Handbuch der inneren Medizin

Begründet von L. Mohr und R. Staehelin
Herausgegeben von H. Schwiegk und E. Buchborn

Dritter Band
Verdauungsorgane

Fünfte, völlig neu bearbeitete und erweiterte Auflage

Teil 3 B

Dünndarm B

Bearbeitet von

W. Bommer · W.F. Caspary · M. Classen · R. Dölp · R. Ecknauer
J. Erckenbrecht · G.E. Feurle · D. Filler · A. Gangl · K.E. Grund
K. Gyr · F. Hagenmüller · V. Helmstädter · H.W. von Heyden · K. Hübner
B. Husemann · F. Kümmerle · V. Lenner · K. Loeschke · H. Lorenz-Meyer
H. Malchow · E.M.H. Mathus-Vliegen · H. Menge · H. Mergerian · B. Miller
U. Rasenack · B. Reichlin · E.O. Riecken · W. Rösch · H. Ruppin
A. Schaudig · H.W. Schreiber · K.H. Soergel · G.N.J. Tytgat · M. Wienbeck
K. Winckler · R. Winkler

Herausgegeben von

W.F. Caspary

Mit 138 Abbildungen und 101 Tabellen

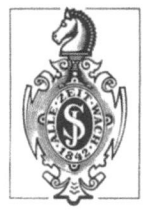

Springer-Verlag Berlin Heidelberg New York 1983

Professor Dr. med. WOLFGANG F. CASPARY

Stadtkrankenhaus, Medizinische Klinik II
Leimenstr. 20, D-6450 Hanau 1

ISBN-13: 978-3-642-68898-0   e-ISBN-13: 978-3-642-68897-3
DOI: 10.1007/978-3-642-68897-3

CIP-Kurztitelaufnahme der Deutschen Bibliothek

Handbuch der inneren Medizin / begr. von L. Mohr u. R. Staehelin. Hrsg. von H. Schwiegk u. E. Buchborn. –
Berlin; Heidelberg; New York: Springer
NE: Mohr, Leo [Begr.]; Schwiegk, Herbert [Hrsg.]
Bd. 3. Verdauungsorgane
Teil 3. Dünndarm / hrsg. von W.F. Caspary
B. bearb. von W. Bommer. – 5., völlig neu bearb. u. erw. Aufl. – 1983.
ISBN 3-540-11259-6 (Berlin, Heidelberg, New York)
ISBN 0-387-11259-6 (New York, Heidelberg, Berlin)
NE: Caspary, Wolfgang F. [Hrsg.]; Bommer, Wolfgang [Mitverf.]

Gesamtherstellung: Universitätsdruckerei H. Stürtz AG, Würzburg
2122/3130-543210

Mitarbeiterverzeichnis

BOMMER, W., Professor Dr., Institut für Allgemeine Hygiene und Tropenhygiene der Universität, Windausweg 2, D-3400 Göttingen

CASPARY, W.F., Professor Dr., Stadtkrankenhaus, Medizinische Klinik II, Leimenstr. 20, D-6450 Hanau 1

CLASSEN, M., Professor Dr., Klinikum der Johann-Wolfgang-Goethe-Universität, Zentrum der Inneren Medizin, Abteilung für Gastroenterologie, Theodor-Stern-Kai 7, D-6000 Frankfurt 70

DÖLP, R., Professor Dr. Städtische Kliniken, Klinik für Anästhesiologie, Pacelliallee 4, D-6400 Fulda

ECKNAUER, R., Dr., †, Klinikum der Universität, Abteilung Klinische Chemie, Mannkopffstr. 1, D-3550 Marburg

ERCKENBRECHT, J., Dr., Medizinische Klinik und Poliklinik der Universität, Klinik D, Moorenstr. 5, D-4000 Düsseldorf

FEURLE, G.E., Professor Dr., Klinikum der Universität, Medizinische Poliklinik, Hospitalstr. 3, D-6900 Heidelberg

FILLER, D., Privatdozent Dr., Klinikum der Justus-Liebig-Universität, Zentrum für Chirurgie, Klinikstr. 29, D-6300 Giessen

GANGL, A., Professor Dr., I. Universitätsklinik für Gastroenterologie und Hepatologie, Lazarettgasse 14, A-1090 Wien

GRUND, K.E., Dr., Klinikum der Johannes Gutenberg-Universität, Chirurgische Klinik und Poliklinik, Langenbeckstr. 1, D-6500 Mainz

GYR, K., Dr., Kantonsspital, Departement Innere Medizin, Abteilung Gastroenterologie, Petersgraben 6/Hebelstr. 2, CH-4031 Basel

HAGENMÜLLER, F., Dr., Klinikum der Johann-Wolfgang-Goethe-Universität, Zentrum der Inneren Medizin, Abteilung für Gastroenterologie, Theodor-Stern-Kai 7, D-6000 Frankfurt 70

HELMSTÄDTER, V., Dr., Klinikum der Universität, Medizinische Poliklinik, Hospitalstr. 3, D-6900 Heidelberg

HEYDEN, H.-W. VON, Professor Dr., Medizinische Klinik und Poliklinik der Universität, Robert-Koch-Str. 40, D-3400 Göttingen

HÜBNER, K., Professor Dr., Johann-Wolfgang-Goethe-Universität, Senckenbergisches Zentrum der Pathologie, D-6000 Frankfurt 70

HUSEMANN, B., Professor Dr., Chirurgische Klinik mit Poliklinik der Universität, Maximiliansplatz, D-8520 Erlangen

KÜMMERLE, F., Professor Dr., Klinikum der Johannes Gutenberg-Universität, Chirurgische Klinik und Poliklinik, Langenbeckstr. 1, D-6500 Mainz

LENNER, V., Privatdozent Dr., Klinikum der Johannes Gutenberg-Universität, Chirurgische Klinik und Poliklinik, Langenbeckstr. 1, D-6500 Mainz

LOESCHKE, K., Professor Dr., Medizinische Klinik Innenstadt der Universität, Ziemssenstr. 1, D-8000 München 2

LORENZ-MEYER, H., Privatdozent Dr., Klinikum der Universität, Medizinische Klinik, Mannkopffstr. 1, D-3550 Marburg

MALCHOW, H., Professor Dr., Medizinische Klinik der Universität, Abteilung Innere Medizin I, Otfried-Müller-Str., D-7400 Tübingen

MATHUS-VLIEGEN, E.M.H., Frau Dr., Universiteit van Amsterdam, Eerste Helmersstraat 104, NL-1054 EG Amsterdam

MENGE, H., Professor Dr., Universitätsklinikum Steglitz, Medizinische Klinik und Poliklinik, Abteilung für Innere Medizin mit Schwerpunkt Gastroenterologie, Hindenburgdamm 30, D-1000 Berlin 45

MERGERIAN, H., Dr., Institut für Allgemeine Hygiene und Tropenhygiene der Universität, Windausweg 2, D-3400 Göttingen

MILLER, B., Professor Dr., Medizinische Klinik und Poliklinik der Universität, Klinik D, Moorenstr. 5, D-4000 Düsseldorf

RASENACK, U., Privatdozent Dr., Stadtkrankenhaus, Medizinische Klinik II, Leimenstr. 20, D-6450 Hanau 1

REICHLIN, B., Dr., FMH für Innere Medizin spez. Magen-Darmkrankheiten, Museggrain 2, CH-6004 Luzern

RIECKEN, E.O., Professor Dr., Universitätsklinikum Steglitz, Medizinische Klinik und Poliklinik, Abteilung für Innere Medizin mit Schwerpunkt Gastroenterologie, Hindenburgdamm 30, D-1000 Berlin 45

RÖSCH, W., Professor Dr., Krankenhaus Nordwest, Medizinische Klinik, Steinbacher Hohl 2–26, D-6000 Frankfurt 90

RUPPIN, H., Privatdozent Dr., Medizinische Klinik mit Poliklinik der Universität, Krankenhausstr. 12, D-8520 Erlangen

SCHAUDIG, A., Professor Dr., Maria Theresia Klinik, Bavariaring 46, D-8000 München 2

SCHREIBER, H.W., Professor Dr., Universitäts-Krankenhaus Eppendorf, Chirurgische Klinik, Martinistr. 52, D-2000 Hamburg 20

SOERGEL, K.H., Professor Dr., The Medical College of Wisconsin, Milwaukee County General Hospital, Department of Medicine, Section of Gastroenterology, 8700 West Wisconsin Avenue, Milwaukee, WI 53226, USA

TYTGAT, G.N.J., Professor Dr., Academisch Medisch Centrum, Universiteit van Amsterdam, Gastro-Enterologie, Meibergdreef 9, NL-1105 AZ Amsterdam

WIENBECK, M., Professor Dr., Medizinische Klinik und Poliklinik der Universität, Klinik D, Moorenstr. 5, D-4000 Düsseldorf

WINCKLER, K., Professor Dr., Medizinische Klinik und Poliklinik der Universität, Robert-Koch-Str. 40, D-3400 Göttingen

WINKLER, R., Professor Dr., Universitäts-Krankenhaus Eppendorf, Chirurgische Klinik, Martinistr. 52, D-2000 Hamburg 20

Vorwort

In der letzten Auflage des Handbuchs der inneren Medizin aus dem Jahre 1953 wurden im Rahmen der Abhandlung der Verdauungskrankheiten dem Dünn- und Dickdarm von NORBERT HENNING und W. BAUMANN insgesamt 270 Seiten gewidmet. Nach 30 Jahren haben unsere Kenntnisse über Funktion, Pathophysiologie, Ätiologie, Pathogenese, Diagnostik und Therapie von Erkrankungen des Dünndarmes so erheblich zugenommen, daß den Erkrankungen des Dünndarmes ein eigener Doppelband gewidmet werden mußte.

Der Dünndarm hat eine zentrale Stellung nicht nur in der Assimilation von Nahrungsstoffen, sondern spielt auch eine wichtige Rolle als Immunorgan, ist inzwischen zu einem der größten hormonproduzierenden Organe geworden, Sekretionsmechanismen sind von eminenter Bedeutung bei Diarrhöen, der Dünndarm spielt eine wichtige Rolle im Lipidstoffwechsel.

Die Gliederung und Zusammenstellung des Bandes basiert auf zwei Prinzipien, die vom Herausgeber als wesentlich erachtet werden:

1. Die Qualität der praktischen Medizin ist abhängig vom Verständnis medizinisch-wissenschaftlicher Grundlagen, denn Fortschritte in der klinischen Medizin basieren fast immer auf wissenschaftlicher Grundlage.

2. Krankheiten oder Störungen physiologischer Zustände sollten kritisch betrachtet werden, bevor über sie einer professionellen Leser- oder Zuhörerschaft berichtet wird.

Langerwiesene Konzepte der Pathogenese und Therapie müssen immer wieder neu und kritisch auf ihre Gültigkeit geprüft werden.

Besonderer Wert wurde deshalb vom Herausgeber auf die profunde Erarbeitung pathophysiologischer Grundlagen gelegt, die Voraussetzung sind für eine rationale Diagnostik und Therapie.

Wesentlich geprägt wurde das Konzept des Herausgebers durch seine früheren Lehrer: experimentell durch Prof. Dr. ROBERT CRANE, Department of Physiology der Rutgers University, New Brunswick, New Jersey, USA; auf dem Gebiet der klinischen Forschung und Gastroenterologie durch Prof. Dr. W. CREUTZFELDT, Medizinische Universitätsklinik Göttingen. Ihnen gilt mein Dank für die Jahre wertvoller und stimulierender Zusammenarbeit.

Die klinischen Aspekte der Dünndarmerkrankungen, mit denen sich der praktische Arzt, der Internist, Gastroenterologe, Chirurg, Pädiater und Röntgenologe konfrontiert sieht, sind im 2. Teil des Buches kritisch dargestellt.

Mein Dank gilt Herrn Prof. Dr. H. SCHWIEGK sowie Herrn Prof. Dr. E. BUCHBORN für die Möglichkeit, den vorliegenden Band herauszugeben.

Mein besonderer Dank gilt meinen langjährigen Mitarbeitern, Herrn Dr. B. LEMBCKE und Herrn Dr. B. ELSENHANS, für zahlreiche Diskussionen und wertvolle Hilfe, den Sekretärinnen, Frau RENATE WIRTHS, Göttingen, und Frau SILVIA OSADNIK, Hanau, sowie Frau JUTTA WEIGT von der Fotoabteilung der Medizinischen Universitätsklinik in Göttingen.

Mein Dank gebührt ferner auch dem Springer-Verlag und seinen Mitarbeitern, wobei sich besonders Frau I. LEGNER mit Umsicht, Nachdruck und Nachsicht wesentlich um die Herausgabe des vorliegenden Bandes verdient gemacht hat.

Hanau   WOLFGANG F. CASPARY

Inhaltsverzeichnis

Parasitosen des menschlichen Dünndarms. Von W. Bommer und H. Mergerian.
Mit 30 Abbildungen 106

Amyloidose des Dünndarms. Von K. WINCKLER. Mit 1 Abbildung und 3 Tabellen   334

Duodenitis. Von F. HAGENMÜLLER, K. HÜBNER und M. CLASSEN.
Mit 7 Abbildungen und 1 Tabelle 347

Eosinophile Gastroenteritis. Von G.N.J. TYTGAT und E.M.H. MATHUS-VLIEGEN.
Mit 7 Abbildungen und 3 Tabellen 366

Magenbypass und Jejunoileostomie: Chirurgische Verfahren zur Behandlung der extremen Adipositas. Von B. Husemann. Mit 3 Abbildungen und 10 Tabellen   535

Beeinflussung der Resorption durch Pharmaka. Von W.F. Caspary. Mit 8 Abbildungen und 3 Tabellen 548

Funktionelle Störungen des Dünndarms. Von M. WIENBECK und J. ERCKENBRECHT.

Ätiologische und epidemiologische Aspekte chronisch-entzündlicher Darmerkrankungen. Von H. MALCHOW. Mit 1 Abbildung und 4 Tabellen

Therapie

Diätetische Behandlung

Inhaltsverzeichnis Teil A

Klinische Krankheitsbilder

Einheimische Sprue

E.O. Riecken

Mit 6 Abbildungen und 1 Tabelle

A. Definition

Die einheimische Sprue ist eine Erkrankung des Erwachsenenalters, die der Zöliakie von Säugling und Kleinkind entspricht (Rubin et al. 1960). Die Geschichte ihrer Definition als Krankheitseinheit ist langwierig und kompliziert. Seit der ersten internationalen Konferenz über die einheimische Sprue in London im Jahre 1969 ist es indes zu einer weitgehenden Übereinkunft über die diagnostischen Kriterien gekommen, auf die ihre Diagnose gegründet werden kann (Booth u. Dowling 1970). Es handelt sich um eine Dünndarmerkrankung, die in erster Linie morphologisch definiert ist. Sie geht mit einem charakteristischen, aber diagnostisch unspezifischen Schwund der Mukosazotten einher; diese strukturelle Veränderung bildet sich nach Glutenentzug aus der Nahrung zurück und tritt bei Glutenreexposition erneut auf. Ohne den Nachweis des klinischen und morphologischen Ansprechens auf Glutenentzug kann die Erkrankung nicht als gesichert angesehen werden. Da die morphologischen Veränderungen je nach Ausmaß und Ausdehnung entlang des Darms mit klinisch mehr oder minder ausgeprägten globalen Resorptionsstörungen einhergehen, kann die Erkrankung symptomarm oder klinisch inapparent bleiben. In diesen Fällen sichert allein die Dünndarmbiopsie durch Nachweis einer unter Glutenentzug wieder aufgebauten Schleimhaut die Diagnose.

Seit dieser Definition sind in Bezug auf die einheimische Sprue des Erwachsenen keine wesentlich neuen Befunde erhoben worden, die zur Modifikation des diagnostischen Konzepts Veranlassung geben. Es ist allerdings auf Beobachtungen hinzuweisen, die der weiteren Analyse bedürfen, so auf die große Variabilität des Zeitintervalls nach Glutenreexposition bis zum Eintritt des Rezidivs (McNicholl et al. 1974), ebenso auf die Tatsache, daß die Zahl manifester einheimischer Spruefälle geringer ist als die der kindlichen Erkrankungen (Bernier et al. 1974) und daß Glutenreexposition bei einzelnen Patienten selbst nach jahrelangem Verlauf nicht von erneutem Zottenschwund gefolgt war (Schmitz u. Rey 1977). Es besteht Einmütigkeit, daß diese Beobachtungen der näheren Analyse bedürfen, das derzeitige diagnostische Konzept aber nicht in Frage stellen sollten.

B. Geschichte

Nach den Untersuchungen von Major (1932) wird das Krankheitsbild erstmalig im Jahre 1669 von Ketelaer erwähnt (Commentarius Medicus De Aphthis
Nostratibus Seu Belgarum Sprouw). Das Wort „Sprue" entstammt dem flä-
mischen „Sprouw" und bedeutet Bläschen oder Aphthe. Es handelt sich um
eine inkonstante Veränderung an der Mundschleimhaut, die bei dieser Erkrankung auftritt. Synonym mit dem Begriff einheimische Sprue sind die Bezeichnungen primäres Malabsorptionssyndrom, idiopathische Steatorrhö, glutensensitive
Enteropathie u.a. Sie spiegeln die Schwierigkeiten, die bei der Definition des
Krankheitsbildes in der Vergangenheit bestanden haben. Im Angelsächsischen
hat sich seit dem Nachweis der Identität von Zöliakie und einheimischer Sprue
der Begriff „coeliac sprue" durchgesetzt.

Die erste umfassende Beschreibung der kindlichen Sprue, der Zöliakie, geht
auf den Engländer Samuel Gee (1888) zurück. Herter (1908) lenkte mit seinem
Begriff des intestinalen Infantilismus das Augenmerk auf den Entwicklungsrück-
stand der Zöliakiekinder. Heubner (1909) deutete die Erkrankung des Kindes
als Verdauungsinsuffizienz. Im Jahre 1932 legte Thaysen seine wichtige Monographie *Non-tropical Sprue* vor, in der er das Krankheitsbild der Erwachsenensprue umfassend darstellte. Er nahm an, daß es sich bei Zöliakie, einheimischer
und tropischer Sprue um die gleiche Erkrankung handelt. Erst Dickes hervorra-
gende Beobachtungen (1950) während und nach der Kriegszeit führten allmählich zur Widerlegung dieser Auffassung. Er hatte bemerkt, daß die Zöliakiesymp-
tome unter dem Mangel an Getreideprodukten während der Kriegsjahre bei
den erkrankten Zöliakiekindern zurückgingen und nach Kriegsende mit der
reichlicheren Verfügbarkeit erneut stärker in Erscheinung traten. Seine systematischen Ernährungsversuche, die er gemeinsam mit van de Kamer und Weijers
durchführte (Van de Kamer et al. 1953), belegten dann, daß die alkohollösliche
Fraktion des Weizenproteins für den Zöliakiekranken toxisch ist. McIver (1952)
und French et al. (1957) zeigten dann, daß Zöliakie und einheimische Sprue
des Erwachsenen im Gegensatz zur tropischen Sprue erfolgreich mit glutenfreier
Kost behandelt werden können. Erst Paulley (1954) beschrieb nach der Entdek-
kung Dickes aufgrund intraoperativ gewonnenen Biopsiematerials den Zottenschwund bei der einheimischen Sprue als charakteristisches morphologisches
Merkmal, während Rubin et al. 1960 die vermutete Identität der Zöliakie als
kindliche Manifestation und der einheimischen Sprue als Manifestation des
Erwachsenen nachwiesen.

C. Epidemiologie

Mitteilungen über die einheimische Sprue stammen im wesentlichen aus Europa, Nordamerika und Australien, also aus Regionen mit weißer Population.
Das hat lange Zeit zu der Auffassung geführt, daß es sich bei dieser Störung
um eine Erkrankung der weißen Rasse handelt. Die Beschreibung eindeutiger
Spruefälle in asiatischen und tropischen Ländern beweist aber ihr Vorkommen
auch außerhalb dieser Regionen (Misra et al. 1966; Nelson et al. 1973). Über
ihre Häufigkeit insgesamt und in den verschiedenen Regionen der Welt liegen

nur unzureichende Kenntnisse vor. Die Ermittlung präziser Zahlen wird dabei durch verschiedene Faktoren behindert: In den Gebieten mit nichtweißer Population fehlen vielerorts die Voraussetzungen für die Stellung der Diagnose, und dort, wo diese gegeben sind, bleiben zumindestens die asymptomatischen Personen in der Regel unerkannt. Angesichts dieser Schwierigkeiten geben alle vorgelegten Studien bestenfalls Anhaltszahlen für bestimmte Länder oder Regionen. Die Prävalenz in England ist von CARTER et al. (1959) mit 1 : 3000 angegeben worden. McCRAE (1969), errechnete sie für Westschottland mit 1 : 1850, und SHMERLING et al. (1972) für die Schweiz mit 1 : 890. Die größte Häufigkeit wurde bislang mit 1 : 303 in Irland beobachtet (MYLOTTE et al. 1973). Auf der Basis einer Untersuchung an pakistanischen Kindern in Birmingham, England, wurde vermutet, daß die Prävalenz in dieser Population der der weißen Bevölkerung in Birmingham annähernd entspricht (McNEISH et al. 1974).

Die Disposition einer Population für die einheimische Sprue ist offenbar an genetische Faktoren geknüpft. Es ist gezeigt worden, daß die Erkrankung in Familien Spruekranker gehäuft auftritt. MACDONALD et al. (1965) fanden unter 96 Angehörigen von insgesamt 17 Familien Spruekranker nach bioptischen Kriterien 11 Betroffene. Klinische Zeichen der Erkrankung waren dabei diskret oder fehlten ganz, so daß die Störung den Trägern nicht bewußt war. Die Prävalenz der Erkrankung liegt nach dieser Familienuntersuchung bei Verwandten 1. Grads unter Berücksichtigung der asymptomatischen Fälle bei 10%. Dabei liegt keinesfalls ein einfacher Erbgang vor. Darauf weist der schwer interpretierbare Befund hin, daß eineiige Zwillinge sowohl kon- als auch diskordant sein können (STROBER 1976). Ebenso ist die Inzidenz in Spruefamilien außerordentlich variabel.

Von besonderem Interesse ist im Zusammenhang mit den genetischen Aspekten der Nachweis, daß die Histokompatibilitätsantigene HLA-1, B8 (FALCHUK et al. 1972) und HLA-DW 3 (KEUNING et al. 1976) bei Patienten mit einheimischer Sprue gehäuft vorkommen. HLA-1, B8 wird mit etwa 80% in der Spruepopulation 4mal häufiger als bei weißen Kontrollpersonen angetroffen, HLA-DW 3 nach der Studie von KEUNING et al. (1976) mit 27 von 28 Fällen sogar noch häufiger. Dabei ist die höchste Genfrequenz für HLA-1, B8 in solchen Ländern ermittelt worden, in denen die einheimische Sprue ein geläufiges Krankheitsbild ist wie in Australien, Irland oder England (McNEISH et al. 1974), während umgekehrt bislang Krankheitsbeobachtungen aus Gegenden fehlen, wo diese Genkonstellation nicht vorkommt. Asiaten mit der HLA-1, B8-Konstellation haben nach Berechnungen ein gegenüber der Kontrollpopulation 4fach höheres Spruerisiko. Die Zelloberflächenantigene HLA-1, B8 und DW 3 stellen somit brauchbare Marker für die Prädisposition der Erkrankung in einer Population dar.

D. Pathologische Anatomie

Die strukturellen Veränderungen des Dünndarms bei der einheimischen Sprue sind in unkomplizierten Fällen auf die Mukosa beschränkt. Sie betreffen die Epithelabdeckung, den zonalen Schleimhautaufbau und das Rundzellsystem der Lamina propria.

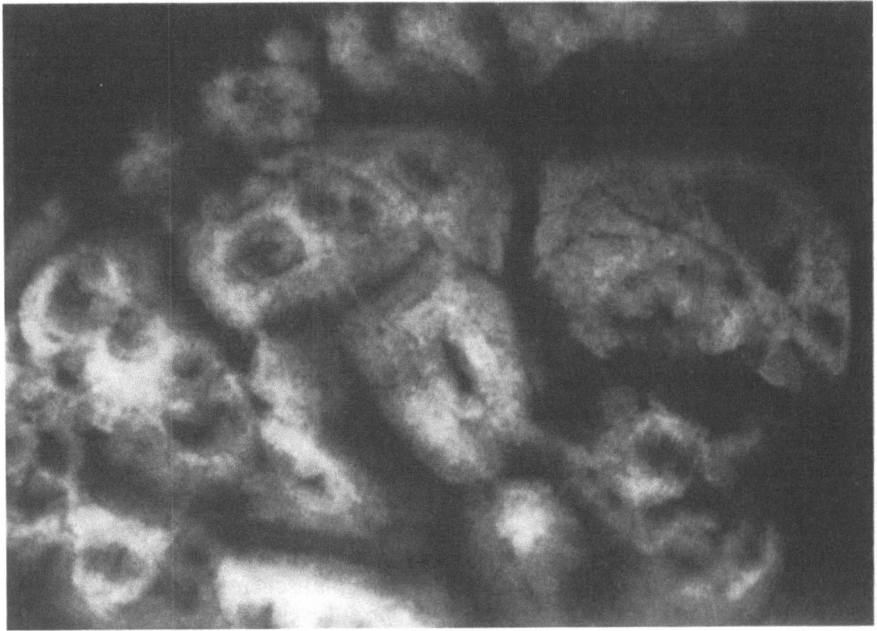

Abb. 1. Schleimhautrelief bei totalem Zottenschwund mit mosaikartiger Felderung der Oberfläche und Einsehbarkeit in die Kryptenmünder bei einheimischer Sprue. Oberes Jejunum. Lupenmikroskopische Aufnahme. × 80

Die hochgradigen Reliefveränderungen sind besonders eindrucksvoll lupenmikroskopisch erkennbar (Rubin et al. 1960) (Abb. 1). Charakteristischerweise sind die Zotten der unbehandelten Sprueschleimhaut geschwunden, so daß der Blick auf die Kryptenmünder freigelegt ist. Dabei kann die Schleimhaut mosaikartig gefeldert sein, wobei Areale von mehreren Krypten gegeneinander abgrenzbar sind. Dieses Oberflächenbild kann auch bei anderen Krankheitszuständen angetroffen werden, statistisch gesehen handelt es sich aber in unseren Breiten bis zum Beweis des Gegenteils um das morphologische Äquivalent einer einheimischen Sprue (Riecken 1970).

Inkompletter Zottenschwund wird überwiegend bei anbehandelten Spruepatienten beobachtet, jedoch auch bei unbehandelten abortiven Formen mit geringen klinischen Störungen. In diesen Fällen zeigt die Oberfläche ein hirnwindungsartig geknäultes Relief, zusammenfließende abgeflachte oder auch einzelne breite Zotten. Die detaillierte Beschreibung dieser diagnostisch verwertbaren lupenmikroskopischen Veränderungen geht auf Booth et al. (1962) zurück (Abb. 1).

Histologisch ist die zottenlose Schleimhaut durch ein kuboid umgeformtes Oberflächenepithel, lange Krypten, eine dichte Rundzellvermehrung der Lamina propria und durch zahlreiche interepithelial gelegene Lymphozyten ausgezeichnet (Abb. 2).

Das Oberflächenepithel zeigt neben der Höhenabnahme eine etwas unregelmäßige Anordnung und Gestalt der Kerne. Das Zytoplasma ist in der Hämatoxylin-Eosin-Färbung deutlich basophil. Zytochemisch läßt sich mittels geeigneter enzymatischer Markerreaktionen erkennen, daß die Zytoarchitektur insgesamt verändert ist (Riecken et al. 1966). Dem entspricht feinstrukturell eine irreguläre Anordnung des verkürzten Bürstensaums, wobei oft mehrere Mikrozotten

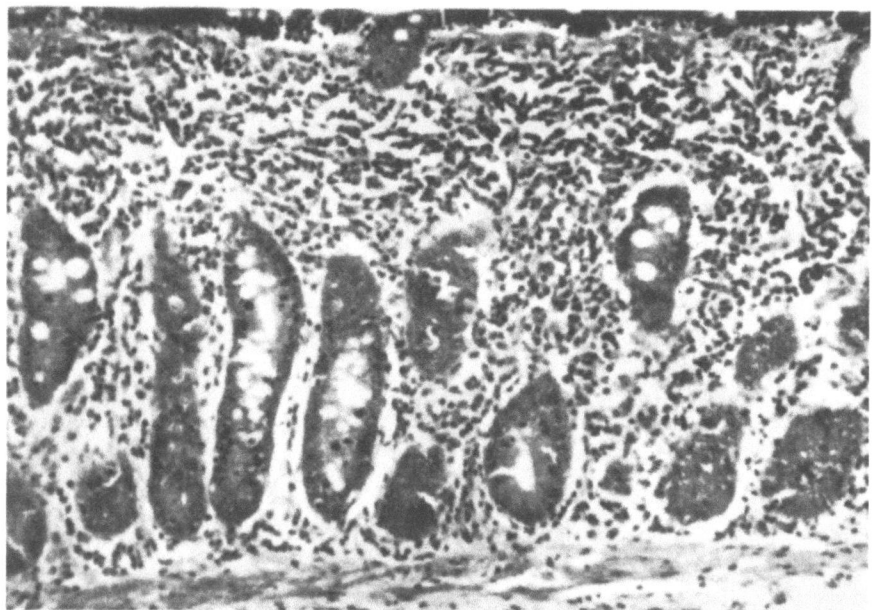

Abb. 2. Total zottenlose Schleimhaut mit langen Krypten, abgeflachtem Oberflächenepithel und dichter Rundzellvermehrung der Lamina propria bei einheimischer Sprue. Oberes Jejunum. Hämatoxylin-Eosin-Färbung. × 120

sockelartig aus der Zelle hervorgehen (Abb. 3). Die Glykokalyx ist dabei meist erhalten. In der Zelle selbst sind das rauhe endoplasmatische Retikulum und die freien Ribosomen vermehrt, der Golgi-Apparat ist aktiviert und die Kernstruktur erscheint aufgelockert. Daneben finden sich zahlreiche Lysosomen, obgleich isolierte lysosomale Granula enzymzytochemisch vermindert darstellbar sind (RIECKEN et al. 1966). Dieser Befund weist ebenso wie biochemische Untersuchungen an Biopsiematerial (PETERS et al. 1978a) auf eine Instabilisierung der Lysosomenmembranen hin und steht wahrscheinlich im Zusammenhang mit den toxischen Effekten des Glutens auf die Zelle. Auch die mit den anderen Zellkompartimenten des Oberflächenepithels assoziierten Enzymaktivitäten sind zytochemisch und biochemisch verändert, in der Regel vermindert. Das gilt auch von den neutralen Disaccharidasen des Bürstensaums. In die Interzellularräume dieses stark veränderten und zahlenmäßig hochgradig reduzierten Epithels sind zahlreiche Lymphozyten eingelagert. Dabei ist das Schlußleistennetz intakt.

Im Gegensatz zum Oberflächenepithel sind die Zellen der verlängerten Krypten bis auf eine Vermehrung der Mitosen morphologisch und zytochemisch unauffällig (PADYKULA et al. 1961; RUBIN et al. 1966). Dabei ist die starke Zunahme der Zellzahl in den Krypten das Ergebnis einer gesteigerten mitotischen Aktivität (WRIGHT et al. 1973). Die Kryptenverlängerung kann das Doppelte der Norm betragen, so daß die Gesamthöhe der Mukosa auch bei totalem Zottenschwund kaum vermindert ist (MANDANAGOPALAN et al. 1965). Nach zellkinetischen Untersuchungen muß angenommen werden, daß die zottenlose Mukosa der unbehandelten Sprue das Endstadium einer zonalen Umformung von Zotten und Krypten ist, das die Leistungsgrenze des Zellersatzes in der Krypte bei extremer Zellexfoliation an der Zottenspitze signalisiert (TRIER u. BROWNING

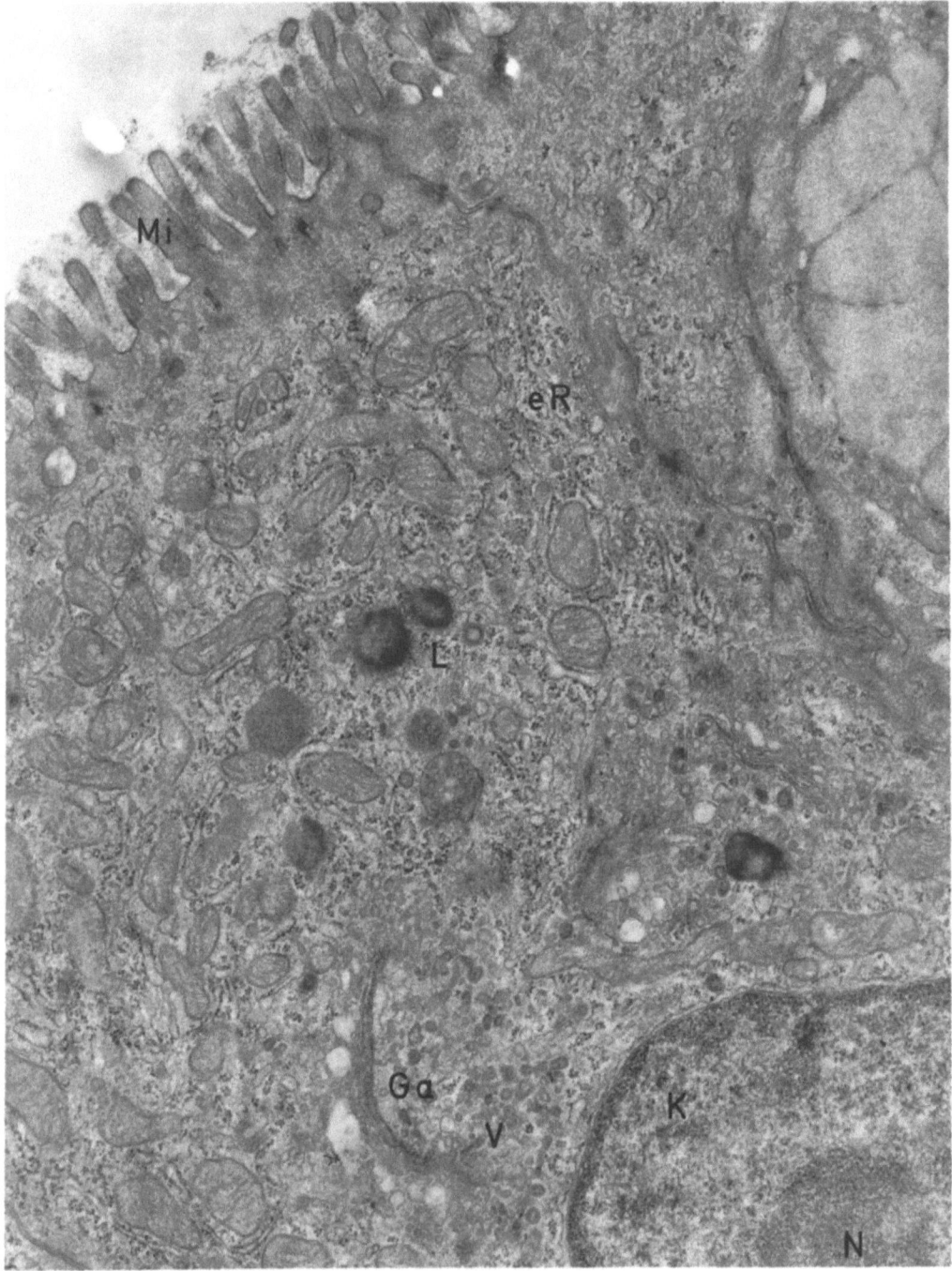

Abb. 3. Feinstruktur des Oberflächenepithels bei unbehandelter Sprue. Ausschnitt. Die Mikrovilli *Mi* sind verkürzt, plump und unregelmäßig angeordnet, das endoplasmatische Retikulum *eR* ist vermehrt ausgebildet, der Golgi-Apparat *Ga* tritt durch zahlreiche mehr oder minder elektronendichte Vesikel hervor und der Kern ist aufgelockert und zeigt im Randbereich Verdichtungen des Karyoplasmas. *L* Lysosomale Strukturen. Elektronenmikroskopische Aufnahme. × 22.600

1970; WRIGHT et al. 1973). Diese Vorstellung war bereits zuvor aufgrund zytochemischer Befunde, der erhöhten Mitosenzahlen (PADYKULA et al. 1961) und der formalen Genese der Schleimhautumformung (RIECKEN 1968) entwickelt worden. Die Relation von Epithelien und Becherzellen sowie die Paneth-Körnerzellen sind in den verlängerten Krypten der glutensensitiven Sprue nicht gegenüber der Norm verändert (RIECKEN et al. 1966), während zahlreiche hormonproduzierende Zellen (GIP-, Somatostatin-, Motilin- und Glukagonzellen) vermehrt gefunden wurden (POLAK ct al. 1973; SJOELUND et al. 1979). Über die Zahl der Sekretinzellen liegen unterschiedliche Informationen vor; POLAK et al. (1973) fanden sie vermehrt, während SJOELUND et al. (1979) sie vermindert fanden. Der Beschreibung von Patienten mit verminderter Paneth-Körnerzellzahl, reduzierten Zellen in Mitose und fehlender Ansprechbarkeit auf Glutenentzug (PINK u. CREAMER 1967) liegt möglicherweise eine von der einheimischen Sprue völlig unterschiedliche Störung zugrunde (TRIER 1978).

Das Rundzellsystem der Lamina propria setzt sich vorwiegend aus Lymphozyten und Plasmazellen zusammen. Die Zahl der Zellen ist insgesamt vermehrt, und die normale Relation der immunglobulinpositiven Zellen ist zugunsten der IgM-produzierenden Zellen verschoben. IgM- und IgA-positive Zellen sind dabei vermehrt (CRABBÉ u. HEREMANS 1967). CRABBÉ und HEREMANS (1967) haben darüber hinaus einen selektiven IgA-Mangel mit glutensensitiver Sprue beschrieben. Bei diesen Patienten ist die Zahl der IgM-positiven Zellen besonders hoch, die IgA-positiven Zellen sind vermindert oder sie fehlen ganz.

Glutenentzug aus der Nahrung führt charakterischerweise zur Rückbildung der beschriebenen Veränderungen (YARDLEY et al. 1962). Dabei kommt es zunächst zu einer Rückbildung der Veränderungen des Oberflächenepithels; diese ist schon nach wenigen Tagen erkennbar und besonders gut enzymzytochemisch nachweisbar (RIECKEN et al. 1966). Die Rückbildung des Schleimhautumbaus und der Veränderungen in der Lamina propria nimmt Monate bis Jahre in Anspruch, wobei geringgradige Veränderungen mit geeigneten Methoden auch dann noch gefunden werden können.

Die Sprueläsion, die charakterischerweise im proximalen Dünndarm ausgeprägt ist, wird in der Regel im distalen Dünndarm nur diskret ausgebildet (RUBIN et al. 1960). Dementsprechend ist sie hier frühzeitiger rückläufig (MACDONALD et al. 1964; STEWART et al. 1967).

Über die beschriebenen Veränderungen hinausgehende histologische Befunde werden bei Sonderformen wie der der kollagenen Sprue und Komplikationen wie den Fällen mit Dünndarmulzera und Malignomen beobachtet.

Bei der kollagenen Sprue (WEINSTEIN et al. 1970) findet sich neben dem typischen Schleimhautumbau eine überwiegend subepitheliale Kollageneinlagerung. Auf Glutenentzug sind die Veränderungen nicht reversibel, und auch klinisch spricht das Krankheitsbild nicht auf Glutenentzug an, obwohl Mitteilungen über einen vorübergehenden Therapieeffekt vorliegen (RIEMANN u. HOFMANN 1978). Ob fließende Übergänge zwischen einheimischer und kollagener Sprue bestehen, ist nicht geklärt. Der Nachweis von Kollagen subepithelial bei 36% aller einheimischen Spruepatienten mit flacher Schleimhaut könnte dafür sprechen (BOSSART et al. 1975); es sind aber weitere Untersuchungen zu dieser Frage erforderlich. Auch ist bislang unklar, ob die bei Gesunden und bei einheimischer Sprue in der Mukosa vorkommenden Kollagentypen I und II auch bei kollagener Sprue angetroffen werden (HEIN et al. 1977).

Das histologische Korrelat der seltenen Dünndarmulzera bei einheimischer Sprue ist uncharakteristisch. Diese Ulzera sind oft nicht auf die Mukosa beschränkt und führen in über 50% zu Perforation, Blutung oder Stenose (BAYLESS

et al. 1967, 1974); sie kommen entlang des gesamten Dünndarms vor und sind
auch am Kolon beobachtet worden.

E. Pathogenese

Die formale Pathogenese der Dünndarmschleimhautschädigung bei der einheimischen Sprue ist relativ gut bekannt (Riecken 1970); die ihr zugrundeliegenden Mechanismen, die Ätiopathogenese, sind indes immer noch hypothetisch,
obwohl in letzter Zeit wichtige Befunde zu dieser Frage erhoben worden sind
(Strober 1976).

Nach tierexperimentellen Untersuchungen mit schädigenden Substanzen, die
das Oberflächenepithel vom Darmlumen her angreifen, kann ein spruetypischer
zonaler Umbau von Zotten und Krypten induziert werden (Townley et al.
1964; Riecken u. Menge 1974). Dabei kommt es zu Veränderungen der Zytoarchitektur des Resorptionsepithels und seines zytochemischen Reaktionsmusters,
die denen bei der einheimischen Sprue ähnlich sind. Die Zellschädigung führt
zur gesteigerten Zellexfoliation und zieht eine Zunahme der Mitosen in den
Krypten nach sich. Das Ergebnis ist ein zonaler Schleimhautumbau, der im
Experiment allerdings in der Regel nicht zur total flachen Schleimhaut führt.

Systematische morphometrische Untersuchungen an Dünndarmbiopsien verschiedener Patientenkollektive haben darüber hinaus für die Humanpathologie
belegt (Riecken 1968, 1970), daß ein spruetypischer Schleimhautumbau bei
verschiedenen Krankheiten vorkommt, so daß entgegen der ursprünglichen Auffassung (Rubin et al. 1960) die total flache Schleimhaut aufgrund dieser Beobachtungen und auch aufgrund ihrer formalen Genese ein unspezifischer Befund
ist. Daß die Zellebenszeit verkürzt und die Zellproduktionsraten bei der Sprue
gesteigert sind, ist in zellkinetischen Untersuchungen an Biopsiematerial direkt
belegt worden (Trier u. Browning 1970; Wright et al. 1973).

Zum ursächlichen Mechanismus, der dem Schleimhautumbau bei der einheimischen Sprue zugrunde liegt, sind 2 Hypothesen intensiv geprüft worden. Die
Enzymdefekthypothese (Frazer et al. 1959) postuliert das Fehlen eines der am
α-Gliadinabbau beteiligten Enzyme im Resorptionsepithel. Als Folge eines solchen Proteinasen- oder Peptidasendefekts wird die Anhäufung toxischer Spaltprodukte angenommen, die zur Zellschädigung führt und den Schleimhautumbau nach sich zieht. Trotz umfangreicher Untersuchungen zu diesem Problem
konnte ein primärer Enzymdefekt nicht nachgewiesen werden. Die vielfältigen
Enzymaktivitätsminderungen bildeten sich unter glutenfreier Kost stets zurück
und waren somit sekundär (Douglas u. Booth 1969).

Die zweite Hypothese, die eine primär immunologische Störung als Ursache
der einheimischen Sprue annimmt, kann sich auf zahlreiche Befunde stützen,
die allerdings einen in sich schlüssigen Beweis noch nicht liefern. So konnte
gezeigt werden, daß die unbehandelte einheimische Sprue mit einer Milzatrophie
und einer Verminderung des peripheren Lymphknotengewebes einhergehen kann
(Read 1970; McCarthy et al. 1966), die Lymphozytentransformation gestört
ist (Blecher et al. 1969) und die IgM-Fraktion im Serum bei 60% der unbehandelten Spruepatienten vermindert ist (Hobbs u. Hepner 1968). Darüber hinaus
wurde nachgewiesen, daß die Dünndarmschleimhaut bei florider Sprue spezifische Antikörper gegen Gliadin bildet (Falchuk u. Strober 1974) und Antikörper gegen Gluten sowohl im Serum wie auch im Dünndarmsekret bei Spruepa-

tienten gefunden werden (TAYLOR et al. 1961; KATZ et al. 1968). Andererseits
kommen Antikörper gegen Gluten auch bei Patienten mit anderen intestinalen
Erkrankungen vor.

Morphologische und immunzytochemische Untersuchungen haben ergeben,
daß die Zahl der Ig-positiven Zellen in der Lamina propria insgesamt und
die IgM-positiven in Relation zu den IgA- und IgG-positiven Zellen vermehrt
sind (DOUGLAS et al. 1970). Diese Veränderungen bilden sich unter glutenfreier
Nahrung (BAKLIEN et al. 1977) wieder zurück. Darüber hinaus wurde eine negative Korrelation zwischen der Zeit bis zum klinischen Rückfall und der Zahl
der IgG-positiven Zellen nach Glutenexposition nachgewiesen (SCOTT et al.
1980), ein Hinweis auf die besondere Bedeutung der lokal produzierten IgG-
Antikörper in der Pathogenese der Sprueveränderungen. Frühere morphologische Untersuchungen und immunologische Befunde nach Glutenexposition sprechen zudem für eine Aktivierung des Komplementsystems und eine Immunkom-
plexbildung in der Mukosa (SHINER u. BALLARD 1972; SHINER 1973; DOE et al.
1973). FERGUSON et al. (1975) führten ferner an Dünndarmbiopsien Spruekranker den Nachweis eines Migrationsinhibitionsfaktors, der von sensibilisierten
Lymphozyten in der Schleimhaut gebildet wird. Weitere Einsichten in die wahrscheinlich immunologische Basis der Erkrankung sind aus Organkulturstudien
an Dünndarmbiopsien (TRIER u. BROWNING 1970) gewonnen worden. Im In-
vitro-System konnte gezeigt werden, daß die unter glutenfreier Nahrung wieder
normalisierte Sprueschleimhaut durch Glutenzusatz zum Kulturmedium nicht
beeinträchtigt wird, während die Schleimhaut unbehandelter Spruekranker an
ihrer Erholung gehindert wird. Inkubiert man hingegen normalisierte und kranke
Sprueschleimhaut zusammen im gleichen Kulturmedium, so führt Glutenzusatz
zur Schädigung der normalisierten Sprueschleimhaut (FALCHUK et al. 1974).
Durch diese Untersuchungen wurde wahrscheinlich gemacht, daß Gluten nicht
direkt toxisch wirkt, sondern zunächst ein endogenes Effektorsystem aktivieren
muß, das die Toxizität vermittelt.

Von wesentlicher Bedeutung für das Verständnis der immunpathologischen
Befunde sind auch die genetischen Studien. Diese haben gezeigt, daß es außer
der charakteristischen HLA-Konstellation bei der einheimischen Sprue (s. oben)
ein von diesem System unabhängiges Oberflächenantigen gibt, das bei 90%
der Spruekranken auf den B-Lymphozyten gefunden wird (MANN et al. 1976;
PEÑA et al. 1978).

Diese verschiedenen Befunde sind zu einer pathogenetischen Modellvorstel-
lung zusammengefaßt worden, nach der mindestens 2 Gene für die Störung
verantwortlich sind (STROBER 1976). Eines ist dabei mit der HLA-Region assoziiert, während das andere unabhängig von dieser vererbt wird. Das zufällige
Zusammentreffen beider Gene führt – nach dieser Vorstellung – zur Ausbildung
von Zelloberflächenrezeptoren für das Gluten, dessen Bindung an die Rezeptoren, zur Interaktion mit den interepithelialen Lymphozyten und den Zellen
der Lamina propria und nachfolgend zur Immunantwort. Diese soll über die
Bildung von Antikörpern, sensibilisierten Lymphozyten und Lymphokininen,
die zu der charakteristischen Zellschädigung und zur nachfolgenden Umformung
der Schleimhaut führt, erfolgen.

Nach der Hypothese von WEISER und DOUGLAS (1976) wird eine primäre
Störung in der Struktur der Glykoproteine der Zellmembran angenommen. Die
immunologischen Reaktionen werden hier als der Ausdruck einer Mukosa-Ab-
wehr auf die Haftung des Glutens im Sinne eines Lektins verstanden. Diese
interessante These wird durch jüngste experimentelle Befunde gestützt (LORENZ-
SONN u. OLSEN 1982).

F. Pathophysiologie

Die Funktionsstörung des Dünndarms bei der einheimischen Sprue ist komplex. Sie betrifft in erster Linie die Mukosa als Resorptionsorgan im engeren Sinne. Darüber hinaus betrifft sie extraintestinale Faktoren wie die Gallen- und Pankreassekretion, die Motilität sowie die intestinale Durchblutung.

Nur die mukosale Störung ist relativ gut erforscht. Sie betrifft die Aufnahme aller Bestandteile in der Nahrung. Von besonderer Bedeutung sind 3 Parameter: die Minderung der resorbierenden Oberfläche, die herabgesetzte Enzymaktivität des Resorptionsepithels und die gestörte Permeabilität der Mukosa.

Nach morphometrischen Untersuchungen mikrodissezierter Schleimhaut ist die total flache Sprueschleimhaut auf mindestens 12% der Norm herabgesetzt (RIECKEN et al. 1976); dabei bleibt der gestörte Mikrozottenbesatz des defekten Oberflächenepithels noch unberücksichtigt. Die Enzymaktivitäten des Oberflächenepithels sind im Gesamthomogenat des aus der Schleimhaut entnommenen Biopsiematerials entsprechend vermindert (PLOTKIN u. ISSELBACHER 1964). Hinzu kommt, daß die Enzymaktivitäten in der einzelnen defekten Oberflächenepithelzelle nach zytochemischen und biochemischen Kriterien (PADYKULA et al. 1961; PETERS et al. 1978 b) in der Regel herabgesetzt sind; das gilt v.a. für die an der Kohlenhydratendverdauung beteiligten Bürstensaumdisaccharidasen.

Darüber hinaus ist eine herabgesetzte Permeabilität für Kationen (FORDTRAN et al. 1965, 1967) und inerte Moleküle mit einem Molekulargewicht zwischen 232 und 594 nachgewiesen worden (CHADWICK et al. 1977). Die Minderung der Permeabilität stand dabei in einer Beziehung zur Gewichtszunahme unter glutenfreier Nahrung.

Über die Durchblutung der Mukosa und des Dünndarms bei einheimischer Sprue liegen keine präzisen Informationen vor. Daß sie geändert ist, geht aus angiographischen Untersuchungen hervor, in denen eine Weitstellung der Mesenterialgefäße nachgewiesen wurde (DOMBROWSKI u. PEMSEL 1974).

Die globale Resorptionsstörung ist bei florider einheimischer Sprue mit den in der Klinik gebräuchlichen indirekten Dünndarmschleimhautfunktionstests und der Fettbilanz nachweisbar (STEWART et al. 1967). Dabei korrelieren die gestörten Parameter nur schlecht oder überhaupt nicht mit dem Grad der morphologischen Schleimhautschädigung. Diese Tatsache verwundert nicht, da die Schleimhautläsion in erster Linie den proximalen Dünndarm betrifft (STEWART et al. 1967). Dementsprechend ist eine gestörte Vitamin-B_{12}-Aufnahme, die Ausdruck einer Schädigung des Ileums ist, nur in besonders schweren Fällen zu erwarten. Die Beobachtung einer gesteigerten Resorption von Glukose und Elektrolyten (SCHEDL u. CLIFTON 1963), Aminosäuren (SCHEDL et al. 1968) und Vitamin B_{12} (ELIAS et al. 1973) im Ileum bei einheimischer Sprue weist im Gegenteil auf eine z.T. kompensatorisch gesteigerte Stoffaufnahme hin, die in blanden Fällen die proximale Dünndarmstörung zu kompensieren und damit zu verdekken vermag (BOOTH 1977).

Anders verhält es sich mit den Ergebnissen direkter Schwundratenmessungen, die eng mit dem Grad der Schleimhautschädigung korrelieren (BLOCK et al. 1973). So besteht zwischen Zottenhöhe und Nettoflüssen von Natrium, Wasser und Glukose eine hochsignifikante Beziehung (Abb. 4). Die Zottenhöhe korreliert ihrerseits mit der Zottenoberfläche (RIECKEN et al. 1976). Darüber hinaus ist gezeigt worden, daß an der total flachen Schleimhaut die Nettobewegung von Wasser, Kalium und Natrium im Sinne der Sekretion ins Lumen umgekehrt

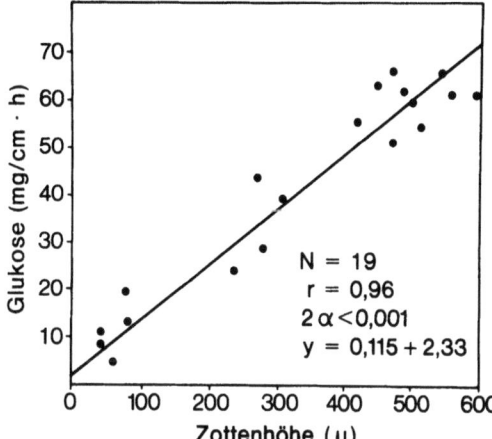

Abb. 4. Beziehungen zwischen Glukoseschwundraten (gemessen mittels mehrlumiger Sonde) und Zottenhöhen bei einheimischer Sprue und dünndarmgesunden Personen (BLOCH et al. 1973)

ist (FORDTRAN et al. 1967; BLOCH et al. 1973). Diese Sekretion ist eine Funktion des Epithels der Zotten und nicht der Krypten (MATUCHANSKY et al. 1979).

Untersuchungen mit Isotopen haben ergeben, daß der Influx von Wasser, Natrium und Kalium herabgesetzt und der Efflux erhöht ist. Für den verminderten Influx des passiv transportierten Kaliums wird dabei die herabgesetzte Permeabilität der Sprueschleimhaut verantwortlich gemacht (SCHMID et al. 1969; FORDTRAN et al. 1967). Auch der Kalziuminflux ist bei einheimischer Sprue herabgesetzt, der -efflux hingegen normal (WENSEL et al. 1968). Die bei der Sprue nachgewiesene negative Kalziumbilanz ist dabei im wesentlichen Ausdruck eines gesteigerten endogenen Verlusts, wobei das über den Darm, die Galle und das Pankreas sezernierte Kalzium offenbar nicht adäquat rückresorbiert werden kann (MELVIN et al. 1970).

Ähnlich wie die Kalziumaufnahme ist auch der Magnesiumstoffwechsel verändert. Direkte Resorptionsstudien liegen zu diesem Problem nicht vor, doch ist gezeigt worden, daß der Magnesiumverlust mit dem Stuhl bei der einheimischen Sprue ausgeprägt ist und mit der Steatorrhö korreliert (MACINTYRE et al. 1961). Dementsprechend ist der Gesamtmagnesiumpool des Körpers erheblich herabgesetzt, wobei die Reduktion überwiegend zu Lasten des intrazellulären Magnesiums der Muskulatur geht und das extrazelluläre Magnesium normal ist.

Eisenresorptionsstudien sind bei einheimischer Sprue mit Ganzkörperradioaktivitätsmessungen durchgeführt worden (SINGH 1970). Sie haben gezeigt, daß bei florider Sprue Nichthämoglobineisen vermehrt über den Darm verlorengeht und dieser Eisenverlust überwiegend Ausdruck der gesteigerten Zellexfoliation ist.

An der Störung der luminalen Phase der Resorption sind eine Reihe von Faktoren beteiligt, die sich unterschiedlich auf die Aufnahme der verschiedenen Energieträger und Nahrungsbestandteile auswirken. Eine besondere Rolle scheinen sie für die Fettresorption zu spielen.

Die Cholezystokininfreisetzung aus der Duodenalschleimhaut in Antwort auf eine Mahlzeit ist gestört und führt zu herabgesetzter oder verzögerter Gallenblasenkontraktion (DIMAGNO et al. 1972) mit inadäquater Entleerung der Galle in den Darm. Ebenso ist nachgewiesen worden, daß die durch Eingabe von Aminsosäuren ins Duodenum induzierte Pankreasstimulation bei der einhei mischen Sprue zu vermindertem Enzymausstoß führt. Dabei sind Gallenblase und Pankreas durch intravenöse Hormonapplikation normal stimulierbar. Die Funktionsstörungen wirken sich in einer Verminderung der Lipase- und Gallensäurekonzentration während der frühen postprandialen Phase aus, wobei im weiteren Verlauf der Verdauung eine zusätzliche exzessive Dilution der Nahrung diesen Effekt verstärkt. Nach korrelierenden Untersuchungen spielt die verminderte intraluminale Gallensäurenkonzentration und eine gestörte Mizellbildung für die resultierende Steatorrhö eine gewichtigere Rolle als die verminderte Lipaseaktivität (DiMagno et al. 1972).

An der Steatorrhö bei der einheimischen Sprue ist nach Untersuchungen an fettfrei ernährten Zöliakiekindern außerdem ein nicht unbeträchtlicher Anteil endogener Fettsäuren (6–10 g/24 h) beteiligt (Weijers u. van de Kamer 1953).

Darüber hinaus ist von diesen Autoren gezeigt worden, daß die gesättigten Fettsäuren im Stuhl über der mit der Nahrung zugeführten Menge liegen. Schließlich finden sich im Stuhl bei florider Sprue Hydroxyfettsäuren mit einem Anteil bis zu 21% an der Gesamtmenge der im Stuhl vorhandenen Fettsäuren. Es handelt sich dabei um Stoffwechselprodukte, die durch Bakterieneinwirkung aus langkettigen Fettsäuren entstehen und bei Normalpersonen wie auch bei Patienten mit einer Sprue in Remission in einer nur sehr geringen Menge im Stuhl gefunden werden (unter 3%). Die Hydroxyfettsäuren hemmen die Wasser- und Elektrolytresorption im Darm, so daß sie im Kolon eine ausgesprochen katarrhalische Wirkung entfalten. Es ist anzunehmen, daß der hohe Hydroxyfettsäurengehalt das Ergebnis der gestörten Fettresorption ist und durch die Wirkung der Bakterien im Kolon zustande kommt, nicht aber als wesentliche Folge einer Bakterienübersiedlung des Dünndarms entsteht. Das geht daraus hervor, daß die propulsive Motilität bei einheimischer Sprue in einigen Fällen verstärkt und die Transitzeit verkürzt gefunden wurde (Ritchie u. Salem 1965). Andererseits ist auch eine Bakterienübersiedlung des Dünndarms bei einheimischer Sprue beobachtet worden (Prizont et al. 1970; Richter u. Beyreiss 1981). Im Gegensatz zur Fettresorption scheint die luminale Phase der Kohlenhydrat- und Proteinverdauung im wesentlichen im Umfange der herabgesetzten resorbierenden Oberfläche und der Verminderung der Enzymaktivität des Resorptionsepithels gestört zu sein. Die herabgesetzte Pankreasstimulation dürfte in Anbetracht der großen funktionellen Reserve des Pankreas kaum ins Gewicht fallen. Eine Aktivierungsstörung des Trypsinogens infolge herabgesetzter Enterokinaseaktivität ist in Anbetracht ihrer hohen Aktivierungsaktivität unwahrscheinlich. Immerhin ist die Chymotrypsinmenge im Stuhl Spruekranker herabgesetzt (Schneider et al. 1974). Die gestörte Endverdauung der Kohlenhydrate und Proteine an der erniedrigten und enzymgeminderten resorbierenden Oberfläche (Plotkin u. Isselbacher 1964; Douglas u. Booth 1970) ist indes zweifellos ein wesentlicher Faktor. Inwieweit darüber hinaus der osmotische Sog durch die niedermolekularen Energieträger und die durch ihn verursachte Flüssigkeitsakkumulation im Darmlumen eine für die intraluminale Phase der Verdauung relevante Enzymkonzentrationsminderung bewirkt, ist nicht bekannt.

Zur Proteinresorption ist nach Untersuchungen mit radiojodmarkiertem Albumin (Jarnum et al. 1970) bekannt, daß die bei florider Sprue übliche Hypalbuminämie in der Regel Ausdruck eines enteralen Eiweißverlusts ist; in einigen Fällen spielt auch eine verminderte Albuminsynthese eine Rolle (Cluysenaer et al. 1974).

Direkte Untersuchungen zur Vitaminresorption bei einheimischer Sprue sind spärlich, andererseits sind multiple Vitaminmangelzustände bei aktiver Sprue charakteristisch und erniedrigte Serumspiegel bekannt. Das gilt v.a. für eine

herabgesetzte Prothrombinkonzentration sowie erniedrigte Vitamin-D- und Fo-
latspiegel (MELVIN et al. 1970; MORTIMER et al. 1968). Für Vitamin B_{12} ist
eine bei ausgedehnter Erkrankung (TRIER 1978) gestörte Resorption mittels des
Schilling-Tests nachgewiesen worden (STEWART et al. 1967).

G. Natürlicher Verlauf

Der natürliche Verlauf der einheimischen Sprue ist klassischerweise gekennzeichnet durch die Erstmanifestation im Kleinkindesalter nach Einführung der
glutenhaltigen Nahrung, d.h. also nach Umstellung der reinen Muttermilch
auf die Zufütterung von glutenhaltigen Kohlenhydraten. Typischerweise kommt
es auch unbehandelt zur klinischen Remission, wobei Rezidive im weiteren
Verlauf charakteristisch sind und gehäuft im 3. und 4. Lebensjahrzehnt auftreten
(TRIER 1978). Die Frühmanifestation ist indes in weniger als der Hälfte der
erwachsenen Spruepatienten eruierbar, und auch der Ausbruch der Erkrankung
im Kindesalter kann durchaus zu einem relativ späten Zeitpunkt stattfinden
(HAMILTON et al. 1969). Erstmanifestationen der Erkrankung werden bis ins
hohe Alter beobachtet. Unbehandelt ist der Patient mit einem schweren Verlauf
bei nicht zeitig einsetzender Spontanremission durch Auszehrung und sich ein-
stellende Komplikationen bedroht, und ein letaler Ausgang ist möglich (THAYSEN
1932). Derartige Verläufe werden heute bei zeitig einsetzender Therapie nicht
mehr beobachtet. Doch ist während der letzten 20 Jahre ein erhebliches Malignomrisiko im gastrointestinalen Bereich bei der einheimischen Sprue nachgewiesen worden (HOLMES et al. 1976), so daß fatale Verläufe auf dieser Basis bei
sorgfältiger Langzeitbeobachtung auch in Zukunft zu erwarten sind. Ob sich
das hohe Malignomrisiko, das im Bereich um Birmingham, England, ermittelt
worden ist (21 von 43 verstorbenen Spruepatienten litten an malignen Tumoren),
in anderen Studien bestätigen lassen wird, bleibt weiteren Untersuchungen vorbehalten. Im Vergleich zum beobachteten Malignomrisiko bestimmen andere Komplikationen den Spontanverlauf weit weniger. Unter ihnen sind jejunale und
ileale Ulzera mit Blutung und Perforation die gravierendsten.
    Der Verlauf unter glutenfreier Ernährung scheint diese Komplikationen nicht
zu beeinflussen; dies ist nach Untersuchungen des Cooke-Arbeitskreises für
das Malignomrisiko wahrscheinlich (HARRIS et al. 1967; HOLMES et al. 1976)
und zumindest aus den Einzelbeobachtungen für die Entwicklung der Dünndarmulzera nicht erkennbar (BAYLESS et al. 1974).
    Glutenentzug führt charakteristischerweise zur dramatischen Rückbildung
der klinischen Störungen, so daß die Diagnose ex juvantibus wahrscheinlich
gemacht werden kann (s.o.). Nicht selten wird andererseits die Wiedereinführung
einer glutenhaltigen Nahrung nach erreichter Remission klinisch toleriert. So
beobachteten VISACORPI und SAVILAHTI (1970) nur 8 klinische Rezidive unter
23 Patienten nach Glutenreexposition; die übrigen 15 Patienten gediehen normal
und zeigten keine klinischen Störungen. Morphologisch war die Mukosa bis
auf die eines Patienten pathologisch, und bei diesem war initial die Schleimhaut
nicht untersucht worden und damit die Diagnose unsicher. Andererseits sind
Beobachtungen mitgeteilt worden, die zeigen, daß auch Kinder mit gesicherter
einheimischer Sprue selbst nach jahrelanger Glutenreexposition eine normale
Schleimhaut aufweisen können (SCHMITZ et al. 1978). Der Verlust der Ansprechbarkeit auf eine glutenfreie Nahrung ist zudem in seltenen Fällen ebenfalls

möglich, auch ohne daß typische Komplikationen dafür verantwortlich sind (Perera et al. 1975). Diese Beobachtungen machen deutlich, daß die für die Diagnose der einheimischen Sprue geforderten Kriterien in einigen Fällen Fragen aufwerfen, die bislang nicht beantwortbar sind.

Erschwert wird die Diagnosestellung dadurch, daß das klinische Erscheinungsbild der Erkrankung außerordentlich variiert, wobei die Schwere der Darmschädigung und ihre Ausdehnung entlang des Dünndarms wesentliche Faktoren sind. Schwere klinische Manifestationen gehen typischerweise mit einer total flachen, zottenlosen Schleimhaut und einer Ausdehnung, die bis ins Ileum hinabreichen kann, einher. Dabei kommt es zu Auswirkungen der Darmerkrankung auf darmferne Organe und den Gesamtorganismus, so daß eine schwere Auszehrung das klinische Bild bestimmt. Daneben gibt es typischerweise oligo- und monosymptomatische Formen, bei denen einzelne Symptomenkomplexe wie eine therapierefraktäre Eisenmangelanämie oder eine megaloblastäre Anämie bei Folsäuremangel, Knochenschmerzen bei enterogener Osteopathie oder Ödeme infolge enterogener Hypalbuminämie das klinische Bild bestimmen (Barry et al. 1974). Darüber hinaus sind Formes frustes oder okkulte Sprueformen bekannt, die durch eine flache Schleimhaut im proximalen Dünndarm oder fleckförmige Zottenreduktion gekennzeichnet sind und klinisch inapparent oder symptomenarm verlaufen (Weinstein et al. 1971). Schließlich ist gezeigt worden, daß es latente Sprueformen gibt, bei denen eine niedriggradige spruetypische Schleimhautumformung erst unter massiver Glutenexposition ausgebildet wird (Weinstein et al. 1970).

H. Symptomatologie

Die durch die Darmerkrankung verursachten Symptome sind vielfältig. Die gastrointestinalen Störungen können dabei im Vordergrund stehen, nicht selten bestimmen aber extraintestinale Manifestationen, Auswirkungen der Fehlresorption auf den Gesamtorganismus, das klinische Bild. Einzelne Störungen können bei der einheimischen Sprue des Erwachsenen hervortreten oder auch das klinische Bild beherrschen; sie werden hier zum Leitsymptom. Die in verschiedenen Studien (Cooke et al. 1953; Bossak et al. 1957; Green u. Wollaeger 1960; Kalser 1976) ermittelte prozentuale Häufigkeit der Leitsymptome und Befunde läßt Patienten mit asymptomatischer oder latenter Sprue außer Betracht; deshalb ist ihre tatsächliche Häufigkeit geringer als die ermittelte.

I. Durchfall

Die Diarrhö gehört zusammen mit dem Gewichtsverlust und der Adynamie zu den häufigsten Symptomen. Sie wird bei 90–95% der Patienten mit florider Sprue beobachtet. Die Zahl der Entleerungen pro Tag variiert stark und kann zwischen 2 und 15 betragen. Auch die Beschaffenheit des Stuhls wechselt sehr. Typischerweise ist der Stuhl voluminös, breiig, fettig, stark faulig und/oder sauer riechend. Bei schweren Schüben nimmt die Konsistenz ab, der Stuhl wird suppenartig-wässrig, so daß sich die Fettbeimengungen auf der Stuhlflüssigkeit ansammeln. Grobe, unverdaute Nahrungspartikel sind atypisch. Schleim- und Blutbeimengungen fehlen. In einem kleinen Prozentsatz ist der Stuhl geformt, in der Regel dann großkalibrig, von fettigem Glanz und am Abortbecken haftend. Gelegentlich kommt es infolge Kalkseifenbildung zur Verhärtung des Stuhls, so daß sich eine Obstipation entwickeln kann. Bei längerem Stehen entwickelt der breiig-flüssige Stuhl Gasblasen infolge fermentativen und bakteriellen Abbaus der im Stuhl enthaltenen Nahrungsbestandteile.

II. Gewichtsverlust

Gewichtsreduktion bis hin zur Auszehrung tritt bei florider einheimischer Sprue mit gleicher Häufigkeit wie der Durchfall auf. Dabei kann die Appetenz bei Patienten mit weniger ausgeprägter Erkrankung gesteigert sein, so daß hier die Gewichtsabnahme die überwiegende Folge der Fehlresorption ist. Schwerkranke Patienten sind meist inappetent. Während des Entwicklungsalters sind Gedeih- und Reifestörungen die Folge.

III. Schwäche

Die Abgeschlagenheit ist eine unmittelbare Folge der reduzierten Körpermasse und der durch Fehlresorption verursachten Elektrolytverarmung, insbesondere der Reduktion des Natrium- und Kaliumbestands. Dementsprechend fehlt dieses Symptom bei aktiver Sprue fast nie und tritt in Zusammenhang mit den o.g. Störungen auf. Die Symptomatik kann durch eine Nebennierenrindeninsuffizienz verstärkt werden.

IV. Zungenbrennen

Brennen der Zunge und des Munds werden bei etwa der Hälfte der Patienten mit klinischen Störungen beschrieben und mit der Fehlresorption von Vitaminen, Folsäure und Eisen in Verbindung gebracht. Eine Stomatitis aphthosa, nach dem das Krankheitsbild ursprünglich benannt worden ist (sprouw=Aphthe), wird mit unterschiedlicher Häufigkeit angegeben (COOKE et al. 1953; BARRY et al. 1974).

V. Meteorismus und Abdominalschmerz

Völlgefühl und Flatulenz werden von der Mehrzahl der Patienten mit florider Erkrankung angegeben. Abdominalschmerzen sind ungewöhnlich, kommen aber vor. Sind Schmerzen im Abdomen vorhanden, so sollte die Diagnose kritisch überprüft werden und Komplikationen wie Malignom und Ulkusbildung ausgeschlossen werden.

VI. Parästhesien, Tetanie und Knochenschmerz

Pelziges Gefühl und Mißempfindungen in Händen und Füßen sowie perioral sind Ausdruck des gestörten Kalzium- und Elektrolytstoffwechsels, können aber auch seltene Manifestation neurologischer Störungen sein. Sie treten oft mit Tetanie und Knochenschmerz gemeinsam in Erscheinung und können bei mehr als 25% der Patienten mit manifesten Krankheitszeichen beobachtet werden. Bei oligosymptomatischem Verlauf sind sie nicht selten das führende Symptom.

VII. Blutungsneigung

Hämatombildung bei inadäquatem Trauma, gynäkologische Blutungen und allgemeine Blutungsneigung bis hin zu Hämaturie und gastrointestinalen Blutungen beruhen auf einem Vitamin-K-Mangel; sie treten nach verschiedenen Erhebungen bei 10–30% der Kranken in Erscheinung und bilden sich nach parenteraler Vitamin-K-Substitution zurück.

Nachtblindheit als Ausdruck eines Vitamin-A-Mangels wird ebenfalls beobachtet.

J. Körperliche Befunde

Das Spektrum der körperlichen Befunde bei der Sprue reicht ähnlich wie das Symptomenbild von unscheinbaren Veränderungen bei den blanden Verlaufsformen bis hin zum hochgradig ausgezehrten Patienten (Abb. 5) mit dem Vollbild der globalen Malabsorption.

Körperliche Befunde, die auf eine Gewichtsabnahme hindeuten, werden deutlich seltener registriert, als die Angabe der Patienten, daß sie an Gewicht abgenommen haben. Ihr Anteil liegt bei florider Sprue über 50% (BOSSAK et al. 1957; GREEN u. WOLLAEGER 1960). Eine ausgesprochene Mazies mit faltiger Haut infolge des Schwunds von subkutanem Fettgewebe und der Muskulatur wird nur bei schweren Verläufen gesehen und ist wesentlich seltener.

Das aufgetriebene tympanitische Abdomen ist ein charakteristischer Befund, der bei Patienten mit aktiver Erkrankung in bis zu 50% der Fälle beobachtet wird (Abb. 5). Flatulenz und vermehrte Blähungsneigung sind häufiger. Eine Organvergrößerung von Leber und Milz oder ein Aszites sind in der Regel nicht Ursache der abdominalen Distension. Obwohl Milzvergrößerungen bei florider Erkrankung beschrieben worden sind (BOSSAK et al. 1957) ist von anderen Autoren auf das Vorkommen einer Milzatrophie im Rahmen der bei der Sprue vorhandenen immunologischen Störungen hingewiesen worden (READ 1970).

Die Haut und ihre Anhangsgebilde sind in mehrfacher Hinsicht Veränderungen unterworfen. Generalisierte Pigmentierung, trockene Haut mit Schuppung und selten auch deutliche pellagroide Ausprägungen werden beobachtet. Darüber hinaus kommen bei erheblicher Malabsorption Uhrglasnägel und Koilonychie vor, die unter Behandlung reversibel sind. Das Fingerleistenmuster ist verändert, bildet sich aber unter glutenfreier Nahrung neu aus (DAVID et al. 1970). Ihm liegt histologisch eine Atrophie der Hautleisten zugrunde. An den Mundwin-

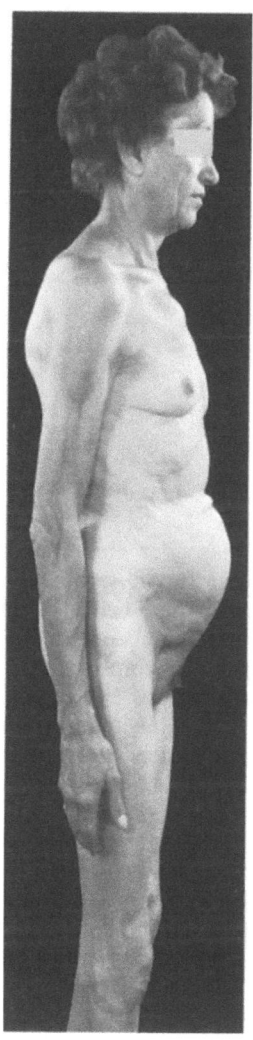

Abb. 5. Patientin mit schwerer Auszehrung bei unbehandelter einheimischer Sprue. Aufgetriebenes Abdomen, Rundrücken mit Hö-
henreduktion (verminderte Distanz zwischen Rippenbogen und
Beckenkamm) und Schwund des Unterhautfettgewebes

keln können sich Rhagaden (Cheilosis) ausbilden, die Zungenpapillen können
abgeflacht sein. Eine Stomatitis aphthosa wird mit unterschiedlicher Häufigkeit
angegeben (bis zu 60%); im eigenen Krankengut ist sie gering. Im Rahmen
der gehäuften Assoziation von Dermatitis herpetiformis Duhring und einheimischer Sprue prägen die typischen Läsionen der Hauterkrankung das klinische
Bild, während die oben beschriebenen abdominellen Befunde entweder nicht
oder kaum in Erscheinung treten.

Hämatombildungen können auf Gerinnungsstörungen hinweisen.

Auswirkungen des gestörten Kalziumstoffwechsels können beim wachsenden
Organismus zu sichtbaren rachitischen Deformierungen und Frakturneigung
führen, beim Erwachsenen stehen Knochenschmerzen, später auch Reduktion
der Körpergröße infolge Zusammensinterung der Wirbelkörper, Rundrückenbil-
dung und pathologische Frakturen im Vordergrund der Befunde. Gelegentlich
findet sich als Hinweis auf eine während der Kindheit durchlaufene floride

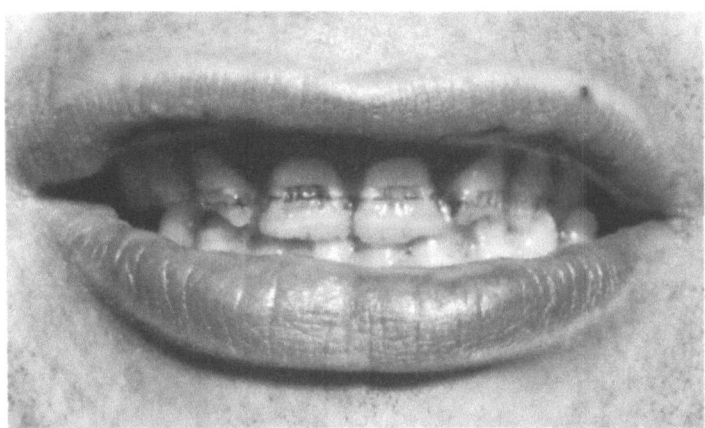

Abb. 6. Schmelzdefekt der Zähne als Ausdruck einer durchlaufenen Knochenbildungsstörung bei einheimischer Sprue

Phase der einheimischen Sprue ein Schmelzdefekt der Zähne in Form einer Querfurche (Abb. 6). Im Zusammenhang mit der Erniedrigung der Serumkalziumspiegel entwickeln die Patienten in Händen und Füßen sowie perioral Parästhesien und bilden Karpopedalspasmen aus. Dabei kann es zur Dauerpfötchenstellung kommen. Als Ausdruck der gesteigerten neuromuskulären Erregbarkeit sind Trousseau- und Chvostek-Zeichen positiv.

Ödeme in den abhängigen Körperpartien werden bei bis zu 50% der Patienten mit aktiver Erkrankung beobachtet. Dabei kann es zu trophischen Störungen der Haut kommen; diese Ödembildung kann das Leitsymptom oligosymptomatischer oder monosymptomatischer Verlaufsformen sein.

Neurologische Manifestationen der Erkrankung sind eher selten. Es kommen aber schwere Neuropathien vor, die einen letalen Ausgang nehmen können. So haben Cooke und Smith (1963) 16 Patienten mit schweren neurologischen Störungen beschrieben, bei denen in 4 Fällen die Neuropathie die wesentliche Ursache für einen letalen Ausgang war. Taubheit, Schmerzen, Schwäche in den Extremitäten, unsicherer Gang, sensorische Ataxie und objektive Zeichen der peripheren Neuritis sowie der Hinterstrang- und Pyramidenbahnläsionen waren die hervorstechenden Befunde. Die Obduktionsbefunde von 9 dieser Patienten deckten schwere zentrale und periphere Veränderungen am Nervensystem auf: diffuse und/oder irreguläre Demyelinisierung, neurale Degeneration mit Atrophie und Vakuolisation, fokaler Untergang von Purkinje-Zellen. Dabei ist von Interesse, daß Vitamin B_{12}, Folsäure und glutenfreie Nahrung keinen wesentlichen Einfluß auf die Störungen hatten.

K. Komplikationen

I. Maligne Tumoren

1962 berichteten Gough et al. über intestinale Retikulosen bei einheimischer Sprue, von denen sie annahmen, daß sie eine Komplikation des primären Malabsorptionssyndroms seien. In der Folge wurde nachgewiesen, daß nicht nur maligne Lymphome, sondern auch das Vorkommen gastrointestinaler Karzinome bei einheimischer Sprue erhöht ist. HARRIES et al. (1967) fanden in einer nachgehenden Untersuchung unter 202 Patienten 31 Malignome. Von diesen hatten 14 ein Lymphom und 13 ein gastrointestinales Karzinom; darüber hinaus fanden sich 4 weitere Patienten mit Malignomen anderer Organe. Der gleiche Arbeitskreis (HOLMES et al. 1976) berichtete 10 Jahre später über 20 weitere Todesfälle in dem gleichen Kollektiv, von denen 10 durch maligne Tumoren verursacht wurden. Gegen diese Studie war einzuwenden, daß die Diagnose der einheimischen Sprue nur in etwa der Hälfte der Fälle bioptisch gesichert war. In einer getrennten Studie untersuchten die Autoren daher die Todesursache bei 210 biopsiegesicherten Spruepatienten, denen die gesicherten Fälle der ersten Studie zugeordnet waren. Auch in diesem Kollektiv war die Malignomrate erschreckend hoch. Von 43 Verstorbenen waren 21 Patienten an einem Malignom zugrunde gegangen und 13 dieser Patienten litten an einem Retikulumzellsarkom.

Vergleichbare Untersuchungen zu diesem Problem stehen aus, so daß abgewartet werden muß, ob diese in Birmingham, England, erhobenen Befunde auch in anderen Regionen Geltung haben. Die Frage, ob durch eine konsequent eingehaltene glutenfreie Kost das Malignomrisiko reduziert werden kann, ist bislang nicht entschieden. Auf der Basis einer Gruppierung des Patientengutes des Birmingham-Arbeitskreises in ein Kollektiv, das länger als 12 Monate unter glutenfreier Nahrung stand, und ein weiteres, das sich nicht oder kürzer als 12 Monate auf einer glutenfreien Kost befand, ergaben sich keine Hinweise für einen protektiven Effekt der glutenfreien Nahrung (HOLMES et al. 1976).

II. Dünndarmulzera

Die Entwicklung intestinaler Ulzera ist eine seltene Komplikation der einheimischen Sprue. Seit dem ersten Bericht über diese Komplikation (BAYLESS et al. 1967) sind von den Beschreibern bis zum Jahre 1977 insgesamt 33 Patienten mit intestinaler Ulzeration und Malabsorption registriert worden (BAYLESS et al. 1978). Von diesen Patienten hatten 14 eine gesicherte einheimische Sprue. In weiteren 8 Fällen schien ebenfalls eine einheimische Sprue vorzuliegen, doch war die pathogenetische Bedeutung des Glutens in diesen Fällen weniger eindeutig. Gegenüber glutenfreier Nahrung und/oder Glucocorticoiden waren 10 Patienten refraktär, so daß hier trotz nachgewiesenen Zottenschwunds eine einheimische Sprue nicht gesichert werden konnte.

Die Prognose dieser Patienten mit intestinalen Ulzerationen ist ungünstig. Von 33 Patienten verstarben 24, unter ihnen 16 innerhalb von 7 Monaten nach Einsetzen von auf die Ulzeration beziehbaren Symptomen. Die Hauptsymptome sind Durchfall, Leibschmerzen, Blutung, Ileus infolge Striktur und mechanische Obstruktion sowie akutes Abdomen infolge Perforation. Von 9 Überlebenden waren 6 einer massiven Dünndarmresektion unterzogen worden.

Morphologisch handelt es sich bei den Ulzerationen um isolierte oder auch multiple Geschwüre unterschiedlicher Größe, die in einer entzündlich verdickten Darmwand liegen und die in allen Abschnitten des Dünndarms lokalisiert sein können. Histologisch ist eine intensive unspezifisch-entzündliche Reaktion ohne Granulombildung nachweisbar. Zu denken ist an diese Komplikation, wenn das Malabsorptionssyndrom nicht oder nicht mehr auf die glutenfreie Kost anspricht. Nicht selten wird der betreuende Arzt von den Folgen der Komplikation, Blutung und Perforation überrascht.

III. Verlust der Ansprechbarkeit auf glutenfreie Nahrung

In seltenen Fällen können Patienten mit einer gesicherten glutensensitiven Sprue im Laufe ihrer Erkrankung gegen das diätetische Regime refraktär werden (Perera et al. 1975), ohne daß für diesen Verlust der Ansprechbarkeit eine Malignomentwicklung oder Dünndarmulzera verantwortlich sind. Gelegentlich sprechen diese Patienten vorübergehend auf eine immunsuppressive Therapie an. Die Prognose ist jedoch ungünstig, da das generalisierte Malabsorptionssyndrom fortschreitet (Trier 1978).

IV. Kollagene Sprue

Es ist unsicher, ob das durch fehlende Ansprechbarkeit auf glutenfreie Nahrung und eine flache Dünndarmschleimhaut mit subepithelialer Kollageneinlagerung gekennzeichnete Spruesyndrom als Komplikation der glutensensitiven Sprue aufgefaßt werden kann (Weinstein et al. 1970). Jedenfalls ist bislang die Entwicklung von einer initial glutensensitiven Sprue zur refraktären kollagenen Sprue nicht beschrieben worden. Der Nachweis, daß in über 30% der glutensensitiven einheimischen Spruepatienten subepitheliale Kollagenablagerungen gefunden werden (Bossart et al. 1975), legt die Vermutung dennoch nahe, daß hier eher quantitative als qualitative Unterschiede zur einheimischen Sprue bestehen.

L. Beziehungen zu anderen Erkrankungen

Krankheitsbeziehungen zwischen einheimischer Sprue und anderen Erkrankungen sind vielfach vermutet worden, aber in nur wenigen Fällen belegt.

I. Dermatitis herpetiformis Duhring

Bei dieser Hauterkrankung besteht eine nachgewiesene Beziehung zur einheimischen Sprue (Shuster et al. 1968). Es ist gezeigt worden, daß in etwa $^2/_3$ der Fälle proximale Dünndarmschleimhautveränderungen nachweisbar sind. Diese sind oft fleckförmig ausgeprägt und haben eine nach ihrer Schwere der einheimischen Sprue ähnliche Verteilung entlang des Dünndarms, doch sind sie insgesamt weniger ausgeprägt. Dementsprechend findet sich nur selten ein klinisch apparentes Malabsorptionssyndrom (Brow et al. 1971). Die Glutensensitivität konnte auch morphologisch belegt werden (Weinstein et al. 1971). Analog der einheimischen Sprue ist die HLA-1, B8 haplotypische Konstellation der Zelloberflächenantigene mit ca. 70% gegenüber der normalen Population stark gehäuft (Katz et al. 1972; Van Rood 1974).

II. Endokrinopathien

Abgesehen von der Entwicklung sekundärer hormonaler Störungen als Folge des Malabsorptionssyndroms ist ein gehäuftes Vorkommen von Diabetes mellitus und einheimischer Sprue postuliert worden (BOYER u. ANDERSON 1955). Obwohl auch in jüngerer Zeit diese Koinzidenz herausgestellt wurde (WALKER-SMITH et al. 1969; VISAKORPI 1969), kann eine Häufung nicht als gesichert gelten; die Ergebnisse der Histokompatibilitätsforschung lassen sie jedoch möglich erscheinen. Dies gilt bislang nicht für Hyperthyreose und Autoimmunthyreoiditis (MACLAURIN et al. 1972).

III. Immunologische Störungen

Selektiver IgA-Mangel bei einheimischer Sprue ist wiederholt beschrieben worden (MAWHINNEY u. TOMKIN 1971). Eine wirkliche Häufung dieser Konstellation ist indes ebenfalls nicht gesichert. Das gilt auch von der Assoziation mit anderen immunologischen Störungen (Sjögren-Syndrom, Autoimmunthyreoiditis, primäre biliäre Zirrhose), die bei der einheimischen Sprue beobachtet worden sind und einen weiteren Hinweis auf die mögliche Immungenese der einheimischen Sprue geben.

M. Diagnostische Befunde

I. Blutbild

Das Blutbild zeigt typischerweise eine Anämie, die durch den Mangel an Eisen, Folsäure und selten an Vitamin B_{12} bedingt ist. Je nach Ausprägung des Mangels der verschiedenen Komponenten ist die Anämie mikro-, normo- oder makrozytär. Leukopenie und Thrombozytopenien kommen bei ausgeprägtem Folatmangel vor. Andererseits sind Thrombozytosen beobachtet worden.

II. Serumchemische Befunde

Das Gesamteiweiß ist bei florider Sprue infolge einer Hypalbuminämie erniedrigt und Ursache der nicht selten vorhandenen Ödeme. Die Häufigkeit des Eiweißmangels wird dabei in den verschiedenen Studien sehr unterschiedlich angegeben, während ein enteraler Eiweißverlust bei etwa 90% der Kranken mit Symptomen gefunden wird (CLUYSENAER et al. 1974). Das proteingebundene und ionisierte Kalzium ist erniedrigt und geht der Hypalbuminämie parallel.

Parallel zum Kalzium ist auch der Magnesiumspiegel im Serum häufig erniedrigt. Eine Verminderung der Serumspiegel an Kalium, Natrium, Bikarbonat und Chlorid ist demgegenüber seltener ausgeprägt, beim schweren Malabsorptionssyndrom aber regelmäßig nachweisbar.

Die alkalische Phosphatase ist bei Osteomalazie erhöht, doch kann sie auch hepatischen Ursprungs sein, da Leberschäden im Sinne einer chronischen Hepatitis bei der einheimischen Sprue beschrieben worden sind (HAGANDER et al. 1977; POLLOCK 1977). Eine Hypoprothrombinämie infolge Vitamin-K-Mangels führt im Zusammenhang mit einer Steatorrhö zu erniedrigten Quickwerten und kann die Ursache von Blutungskomplikationen sein. Die Vitamin-A-Spiegel sind bei ausgeprägter und anhaltender Steatorrhö ebenfalls erniedrigt. Sowohl die Gesamtlipide wie auch die verschiedenen Lipidfraktionen sind bei florider einheimischer Sprue herabgesetzt; erniedrigte Werte können dabei als Aktivitätszeichen der Erkrankung gelten. Das gilt insbesondere für den Cholesterinspiegel, der bei relevanter Malabsorption drastisch vermindert ist.

III. Stuhluntersuchungen

Das Stuhlgewicht kann selbst bei klinisch inapparenter Malabsorption und fehlenden Durchfällen erhöht sein; bei florider Sprue liegt es immer über 200 g/Tag. Die Stuhlfettbestimmung nach van de Kamer zeigt Neutralfettbeimengungen über 7 g/24 h, eine Mindestzufuhr von 60 g/24 h vorausgesetzt und kann die oral zugeführten Fettmengen bei schweren Zuständen annähernd quantitativ wieder nachweisen. Qualitative Stuhlfettnachweise im ausgestrichenen Stuhl, z.B. mit Neutralrot, sind für eine Abschätzung der Fettbeimengungen ungeeignet und führen eher zu Fehleinschätzungen, so daß auf die chemische Analyse nicht verzichtet werden darf (Haemmerli u. Ammann 1963).

IV. Indirekte Resorptionstests

Bei diesen Tests handelt es sich nicht um Resorptionstests im engeren Sinne. Aufgrund des Erscheinens der Testsubstanzen im Blut (Toleranztest), im Urin (Ausscheidungstest) und in der Atemluft (Exhalationstest) sind jedoch brauchbare Rückschlüsse auf die Resorptionstüchtigkeit des Dünndarms möglich. Diagnostische Bedeutung hat bei der einheimischen Sprue v.a. der Xylosetest als Toleranz- und als Ausscheidungstest, da dieser Zucker schlecht metabolisiert wird. Die nach einer oral applizierten Testdosis (25 g Xylose in Tee gelöst) im Blut nachweisbaren Xylosespiegel sind herabgesetzt [unter 2 mmol/h (30 mg%)], die Urinausscheidung ist vermindert (unter 4 g im 5-h-Urin). Falsch pathologische Ausscheidungswerte treten bei verzögerter Magenentleerung, bei bakterieller Übersiedlung des Dünndarms, Ödemen und gestörter Nierenfunktion auf. Der Laktoseintoleranztest ist infolge eines sekundären Laktasemangels und der gestörten Resorption ebenfalls pathologisch. Das gleiche gilt für den H_2-Exhalationstest nach Laktosebelastung (Caspary u. Riecken 1978).

V. Schwundratenmessungen

Der mittels segmentaler Perfusion im oberen Jejunum gemessene Schwund von aktiv resorbierten Substraten, Elektrolyten und Wasser führt zum Nachweis einer herabgesetzten Resorption bzw. einer Wasser- und Elektrolytsekretion (Schedl u. Clifton 1963; Fordtran et al. 1967). Dieses direkte Testverfahren ist jedoch wegen seines Aufwands routinemäßig nicht einsetzbar und diagnostisch nicht entscheidend, weist aber die Resorptionsstörung bei flacher zottenloser Schleimhaut auch dann nach, wenn klinische Störungen fehlen und der proximale Resorptionsdefekt durch die nicht betroffenen oder wenig geschädigten distalen Darmabschnitte kompensiert wird.

VI. Dünndarmbiopsie

Von entscheidender diagnostischer Bedeutung ist der Nachweis einer zottenlosen oder auch zottenhöhenreduzierten Dünndarmschleimhaut mit verlängerten Krypten, abgeflachtem Oberflächenepithel und vermehrter Rundzellbildung, die sich nach Einleitung einer glutenfreien Kost wieder normalisiert. Dabei sollte der Biopsieentnahmeort das obere Jejunum distal des Treitz-Ligament sein, da im Duodenum auch in unseren Breiten physiologischerweise diskrete Schleimhautveränderungen vorkommen (BOOTH et al. 1962). Für die Gewebsentnahme stehen heute verschiedene Sondensysteme zur Verfügung, mit denen einzelne Gewebsproben (z.B. mit der Crosby-Kugler-Kapsel) oder Multibiopsien (Quintensonde) entnehmbar sind und die Schleimhautveränderung sicher erfaßt wird (GOTTESBÜREN u. RIECKEN 1977). Bei den unter glutenfreier Nahrung reversiblen Veränderungen handelt es sich um charakteristische, aber unspezifische Veränderungen, die erst nach ihrer erwiesenen, therapeutischen Ansprechbarkeit im Sinne einer einheimischen glutensensitiven Sprue interpretierbar sind. Von entscheidender Bedeutung ist die histologische Aufarbeitung mit durch die Achse der Zotten und Krypten erfolgender Schnittführung, da anderenfalls ein Zottenschwund vorgetäuscht werden kann. Eine in dieser Weise aufgearbeitete Biopsie ist auch funktionell interpretierbar, da der Grad der Zottenverkürzung mit der verminderten Resorption korreliert, sofern direkte Schwundratenmessungen herangezogen werden (BLOCH et al. 1973) (Abb. 4). Die lupenmikroskopische Betrachtung der Biopsie erlaubt unmittelbar nach der Probengewinnung eine Reliefbeurteilung. Die total flache Schleimhaut spricht in unseren Breiten statistisch gesehen bis zum Beweis des Gegenteils für eine einheimische Sprue (RIECKEN 1970), während partiellen Zottenverkürzungen mit gyriformen Zottenformationen auch häufiger andere Störungen zugrunde liegen.

VII. Röntgenbefunde

Der Röntgenaspekt des Dünndarms ist bei ungehandelter florider einheimischer Sprue charakteristisch und kann die Diagnose wahrscheinlich machen. Bei fraktionierter Bariumfüllung sind die Dünndarmschlingen dilatiert, und die zarte Fiederung des normalen Reliefs ist aufgehoben. Die Kerckring-Falten sind proximal typischerweise verstrichen, so daß ein reliefloser glattwandiger Schlauch entsteht, der wie von Wachs ausgegossen erscheint (moulage sign) oder aber es kommt zur Verbreiterung der Kerckring-Falten mit einer groben Querrillenbildung. Infolge des Wandödems nimmt die Schlingendistanz zwischen benachbarten Dünndarmschlingen zu, und es kommt infolge der oft massiven Flüssigkeitssekretion ins Darmlumen zur Ausflockung des Kontrastmittels. Diese als „Flokkulation" oder „Schneegestöber" bezeichnete Ausfällung ist somit ein Artefakt, der bei Verwendung stabilisierter Kontrastmittel vermieden werden kann. Ähnlich den histologischen Schleimhautveränderungen lassen sich die typischen Röntgenbefunde im proximalen Dünndarm nachweisen, nach distal nehmen sie ab, und im Ileum findet sich häufig wieder ein normales Relief. Patienten, die sich in klinischer Remission befinden und eine glutenhaltige Kost zu sich nehmen, haben bemerkenswerterweise trotz Vorhandenseins einer zottenlosen Schleimhaut in der Regel ein röntgen-morphologisch unauffälliges Relief, so daß das Auftreten der typischen Röntgenbefunde in gewisser Weise mit der aktuellen Aktivität der Erkrankung korreliert ist (LAWS et al. 1963;

DOMBROWSKI u. RIECKEN 1970). Die fehlende Korrelation zwischen Röntgenbefund und bioptischem Befund zeigt interessanterweise, daß sich die röntgenologischen Veränderungen weitgehend unabhängig vom bioptisch verifizierbaren
Oberflächenrelief der Schleimhaut ausbilden.

Insgesamt handelt es sich bei den typischerweise nachweisbaren röntgenmor-
phologischen Veränderungen um für die Sprue charakteristische aber unspezifische Befunde, die erst in Zusammenhang mit der proximal betonten Ausprägung
die Diagnose wahrscheinlich machen.

Neben den röntgenologischen Veränderungen am Dünndarm selbst finden
sich bei Auswirkungen der Erkrankung auf das Skelett eine diffuse Entkalkung,
Looser-Umbauzonen und Wirbelzusammenbrüche. Bei diesen Befunden handelt
es sich stets um fortgeschrittene Stadien einer Kalziumstoffwechselstörung.

N. Differentialdiagnose

Die Abgrenzung der einheimischen Sprue vom Malabsorptionssyndrom aus
anderer Ursache muß v.a. die tropische Sprue, den diffusen Morbus Crohn
des Dünndarms, die diabetische Enteropathie, die Whipple-Erkrankung, die
Amyloidose, das maligne Lymphom des Dünndarms und alle Zustände mit
totalem Zottenschwund (Tabelle 1) berücksichtigen. Darüber hinaus ist eine

Tabelle 1. Störungen, die fakultativ oder stets mit einer total flachen, zottenlosen Dünndarmschleimhaut im oberen Jejunum einhergehen

Morphologisch von einheimischer Sprue nicht unterscheidbar	Im allgemeinen (morphologisch, histochemisch oder durch Immunfluoreszenz) von einheimischer Sprue unterscheidbar
Dermatitis herpetiformis tropische Sprue „nicht klassifizierbare" Sprue Milcheiweißintoleranz der Säuglinge Sojaproteinintoleranz	Hypogammaglobulinämie Whipple-Erkrankung primäres intestinales Lymphom Zollinger-Ellison-Syndrom „kollagene" Sprue eosinophile Gastroenteritis

Abgrenzung von extraintestinalen Erkrankungen, v.a. der exkretorischen Pankreasinsuffizienz, erforderlich. Die Diagnose gründet sich auf den Nachweis
der charakteristischen globalen Malabsorption, auf den typischen röntgenmor-
phologischen Befund im proximalen Dünndarm, den Nachweis des charakteristischen Schleimhautumbaus mit Zottenschwund in der Dünndarmbiopsie und
das eindeutige Ansprechen der klinischen Symptomatologie auf den Glutenentzug in der Nahrung. Der Beweis wird bioptisch durch den Nachweis des Wieder-
aufbaus der Dünndarmschleimhaut mit Ausbildung eines normalen Zottenrasens
unter glutenfreier Nahrung erbracht.

O. Therapie

Die Behandlung besteht in der konsequenten Ausschaltung der im Weizen, Roggen, Gerste und Hafer enthaltenen toxischen Glutenfraktion aus der Nahrung. Die genaue Einhaltung einer solchen Diät muß berücksichtigen, daß nicht nur die aus Getreide hergestellten Nahrungsmittel durch Kartoffel-, Reis- und Maisprodukte ersetzt werden müssen, sondern auch die, die wie mehlhaltige Wurst- und Fleischwaren, Konserven mit gebundenen Soßen, Malzextrakte, Bier u.a. glutenhaltige Zusätze enthalten. Um das zu verwirklichen, muß der Patient umfassend informiert werden, Bezugsquellen über glutenfreie Nahrungsmittel kennen und mit umfangreichen Diätvorschlägen für den Gebrauch versehen werden (SHMERLING u. SCHMIDIGER 1973).

Die verfügbaren glutenfreien Stärkesorten besitzen den Nachteil, daß sie infolge Fehlens des Bindemittels (des Glutens) nicht zu einem Teig verarbeitet werden können. Dieser Nachteil kann durch Eiweißzusätze aus Eiern, Milch und Sojabohnen oder andere Bindemittel wie Johannesbrotkernmehl und Methylzellulose ausgeglichen werden. Inzwischen stehen handelsfertige Präparate zur Verfügung, die ohne Zusätze zum Backen verarbeitet werden können.

Unter konsequenter Durchführung der diätetischen Maßnahmen bilden sich die klinischen Störungen typischerweise innerhalb weniger Wochen deutlich zurück. Die Gewichtszunahme ist dabei ein wichtiger Parameter zur Objektivierung des Erfolgs. Kommt es nicht innerhalb von Wochen zum Rückgang der Beschwerden und Symptome, so muß die Diagnose überprüft werden, oder es liegen dem Therapieversagen Diätfehler zugrunde.

Milchzucker und andere disaccharidhaltige Nahrungsmittel können infolge eines immer bestehenden sekundären Disaccharidasemangels initial zu Blähungen und verstärkten Durchfällen führen, so daß diese Energieträger ebenfalls gemieden werden sollten. Schon nach wenigen Wochen können sie oft wieder der Nahrung zugesetzt werden.

In schweren Fällen ist die Einleitung einer parenteralen Ernährung mit Hyperalimentation und Substitution von Elektrolyten, Wasser und Vitaminen erforderlich. Hier kann auch die Gabe von Glukokortikoiden induziert sein. Der orale Nahrungsaufbau erfolgt vorsichtig und parallel zur parenteralen Ernährung mit glutenfreier Nahrung. Nach wenigen Tagen kann die orale Ernährung in der Regel allein fortgesetzt werden. In dieser Phase können mittelkettige Fettsäuren, die rasch assimiliert werden, zur Deckung des Kalorienbedarfs herangezogen werden (KALSER 1976).

Die völlige Wiederherstellung des Patienten dauert in schweren Fällen Monate. In der Wiederherstellungsphase ist besonders auf ausreichende Zufuhr von Vitaminen, Eisen und Kalzium zu achten, da der Bedarf erhöht ist. Die Normalisierung der Dünndarmschleimhaut setzt innerhalb der ersten Woche nach Einleitung der glutenfreien Ernährung ein (RIECKEN et al. 1966), dauert jedoch bis zur völligen Wiederherstellung Monate oder auch Jahre. Die erforderliche Dauer einer glutenfreien Ernährung nach Erreichen der Remission ist nicht bestimmt. Obwohl die Patienten nicht selten wieder eine glutenhaltige Kost tolerieren, ist unter der Normalkost jederzeit die Entwicklung eines Rezidivs möglich. Zudem ist die Bedeutung des Glutens für die Malignomentwicklung nicht definiert (s.o.). Aus diesen Gründen ist die konsequente lebenslange Einhaltung der glutenfreien Nahrung angezeigt und eine ärztliche Überwachung des Patienten auch nach erreichter Remission von Bedeutung.

Literatur

Ament ME, Ochs HD, Davis SW (1973) Structure and function of the gastro-intestinal tract in primary immune deficiency syndromes. Medicine 52:227

Baklien K, Fausa O, Thune PO, Gjone E (1977) Immunoglobulins in jejunal mucosa and serum from patients with dermatitis herpetiformis. Scand J Gastroenterol 12:161

Barry RE, Baker P, Read AE (1974) Coeliac disease. The clinical presentation. In: Clinics in gastroenterology, voll III/1. Saunders, London, Philadelphia Toronto, p 55

Bayless TM, Kapelowitz RF, Shelley WM, Ballinger WF, Hendrix TR (1967) Intestinal ulceration – a complication of coeliac disease. N Engl J Med 276:996

Bayless TM, Yardley JH, Hendrix TR (1974) Coeliac disease and possible disease relationships. In: Hekkens WTJM, Peña AS (eds) Coeliac disease. Stenfert Kroese, Leiden, p 351

Bayless TM, Baer A, Yardley HJ, Hendrix TR (1978) Intestinal ulceration, flat mucosa and malabsorption: report of registry of 33 patients. In: McNicholl B, McCarthy CF, Fottrell PF (eds) Perspectives in coeliac disease. MTP Press, Northgate Blackburn Lancs, p 311

Bernier JJ, Bourdeloux P, Modigliani R (1974) Preliminary data on the incidence of coeliac disease in France. In: Hekkens WTJM, Peña AS (eds) Coeliac disease. Stenfert Kroese, Leiden, p 338

Blecher TE, Brzechwa-Ajdukiewicz A, McCarthy CF, Read AE (1969) Serum immunoglobulins and lymphocyte transformation studies in coeliac disease. Gut 10:57

Bloch R, Menge H, Lingelbach B, Lorenz-Meyer H, Haberich FJ, Riecken EO (1973) The relationship between structure and function of small intestine in patients with a sprue syndrome and in healthy controls. Klin Wochenschr 51:1151

Booth CC (1977) Coeliac disease. Nutr Metab 21:65

Booth CC, Dowling RH (1970) Coeliac disease. Proceedings of an international conference held at the Royal Postgraduate Medical School, London 1969. Churchill Livingstone, Edinburgh London, p 244

Booth CC, Stewart JS, Holmes R, Brackenbury W (1962) Dissecting microscope appearances of intestinal mucosa. In: Ciba Foundation, Group 14 (eds) Intestinal biopsy. Churchill Livingstone, London, p 2

Bossak ET, Wang CJ, Adlersberg D (1957) Clinical aspects of the malabsorption syndrome. In: Adlersberg D (ed) The malabsorption syndrome. Grune & Stratton, New York, p 112

Bossart R, Henry K, Booth CC, Doe WF (1975) Subepithelial collagen in intestinal malabsorption. Gut 16:18

Boyer PH, Anderson DH (1955) A genetic study of coeliac disease. J Dis Child 91:131

Brow JR, Parker F, Weinstein WM, Rubin CE (1971) The small intestinal mucosa in dermatitis herpetiformis. I. Severity and distribution of the small intestinal lesion and associated malabsorption. Gastroenterology 60:355

Carter CO, Sheldon W, Waller C (1959) Inheritance of coeliac disease. Ann Hum Genet 23:266

Caspary WF, Riecken EO (1978) Methodische Fortschritte in der gastroenterologischen Funktionsdiagnostik. 32. Kongress der Deutschen Gesellschaft für Verdauungs- und Stoffwechselkrankheiten, Göttingen 1977. Z Gastroenterol Sonderband XVI

Chadwick VS, Phillips SF, Hofmann AF (1977) Measurements of intestinal permeability using low molecular weight polyethylene glycols (PEG 400). II. Application to normal and abnormal permeability states in man and animals. Gastroenterology 73:247

Cluysenaer OJJ, Corstens FHM, Hafkenscheid JCM, Yap SH, van Tongeren JHM (1974) Mechanism of hypo-albuminaemia in coeliac sprue. In: Hekkens WTJM, Peña AS (eds) Coeliac disease. Stenfert Kroese, Leiden, p 386

Cooke WT, Smith WT (1963) Neurological disorders associated with adult coeliac disease. Brain 89:683

Cooke WT, Peeney ALP, Hawkins CF (1953) Symptoms, signs and diagnostic features of idiopathic steatorrhoea. Q J Med 22:59

Crabbé PA, Heremans JF (1967) Selective IgA deficiency with steatorrhoea. Am J Med 42:319

David TJ, Ajdukiewicz AB, Read AE (1970) Fingerprint changes in coeliac disease. Br Med J 4:594

Dicke WK (1950) Coeliac disease. Investigation of the harmful effects of certain types of cereal on patients with coeliac disease. Habilitationsschrift, Reichsuniversität Utrecht

DiMagno EP, Go VLW, Summerskill W (1972) Impaired cholecystokinin-pankreozymin secretion, intraluminal dilution, and maldigestion of fat in sprue. Gastroenterology 63:25

Doe WF, Booth CC, Brown DL (1973) Evidence for complement binding immune-complexes in adult coeliac disease, Crohn's disease, and ulcerative colitis. Lancet 1:402

Dombrowski H, Pemsel HK (1974) Angiographie bei entzündlichen Dünndarmerkrankungen und beim Mesenterialinfarkt. Radiologe 14:415

Dombrowski H, Riecken EO (1970) Röntgenologische und lupenmikroskopische Befunde am oberen Dünndarm. Radiologe 10:25

Douglas AP, Booth CC (1969) Postprandial free aminoacids in adult coeliac disease after oral gluten and albumin. Clin Sci 37:643

Douglas AP, Booth CC (1970) Digestion of gluten peptides by normal human mucosa and by mucosa from patients with adult coeliac disease. Clin Sci 38:11

Douglas AP, Crabbé PA, Hobbs JR (1970) Immunochemical studies of the serum, intestinal secretions and intestinal mucosa in patients with adult celiac disease and other forms of celiac syndrome. Gastroenterology 59:414

Elias E, MacKinnon AM, Short MO, Dowling RH (1973) Factors controlling ileas adaptation after proximal small bowel resection and in coeliac disease. Eur J Clin Invest 9:226

Falchuk ZM, Strober W (1974) Gluten-sensitive enteropathy: synthesis of antigliadin antibody in vitro. Gut 15:947

Falchuk ZM, Rogentine GN, Strober W (1972) Predominance of histocompatibility antigen HL-A8 in patients with gluten-sensitive enteropathy. J Clin Invest 51:1602

Falchuk ZM, Gebhard RL, Sessems C, Strober W (1974) An in vitro model of gluten-sensitive enteropathy. Effect of gliadin on intestinal epithelial cells of patients with gluten-sensitive enteropathy in organ culture. J Clin Invest 53:487

Ferguson A, MacDonald TT, McCluse JP (1975) Cell mediated immunity to gliadin within the small intestinal mucosa in coeliac disease. Lancet 1:895

Fordtran JS, Rector FC, Ewton MF, Soter N, Kinney J (1965) Permeability characteristics of the human small intestine. J Clin Invest 44:1535

Fordtran JS, Rector FC, Locklear TW, Ewton MF (1967) Water and solute movement in the small intestine of patients with sprue. J Clin Invest 46:287

Frazer AC, Fletscher RF, Ross CAC, Shaw B, Sammons HG, Schneider R (1959) Gluten-induced enteropathy. The effect of partially digested gluten. Lancet 2:252

French JM, Hawkins CF, Smith N (1957) The effect of wheat gluten-free diet in adult idiopathic steatorrhoea, a study of 22 cases. Q J Med 26:481

Gee SJ (1888) On the celiac affection. St Barth Hosp Rep (London) 24:17

Gottesbüren H, Riecken EO (1977) Die Dünndarmbiopsie – Methodik und diagnostische Aussage. Leber Magen Darm 7:182

Gough KR, Read AE, Naish JM (1962) Intestinal reticulosis as a complication of idiopathic steatorrhoea. Gut 3:232

Green PA, Wollaeger EE (1960) The clinical behavior of sprue in the United States. Gastroenterology 38:399

Haemmerli UP, Ammann R (1963) Malabsorptionssyndrom. Moderne Untersuchungsmethoden und Differentialdiagnose. Schweiz Med Wochenschr 93:1517

Hagander B, Berg NO, Brandt L, Nordén A, Stenstam M (1977) Hepatic injury in adult coeliac disease. Lancet 2:270

Hamilton JR, Lynch MJ, Reilly BJ (1969) Active coeliac disease in childhood. Q J Med 38:135

Harris OD, Cooke WT, Thompson H, Waterhouse JAH (1967) Malignancy in adult celiac disease and idiopathic steatorrhoea. Am J Med 42:899

Hein J, Hahn E, Riecken EO (1977) Kollagentypen und mononukleäre Zellen in der Dünndarmschleimhaut: Lokalisation bei Gesunden und Patienten mit Sprue. Verh Dtsch Ges Inn Med 83:452

Herter CA (1908) On infantilism from chronic intestinal infection. McMillan, New York

Heubner CA (1909) Über schwere Verdauungsinsuffizienz beim Kinde jenseits des Säuglingsalters. Jahrb Kinderheilkd 70:667

Hobbs JR, Hepner G (1968) Deficiency of gamma-M-globulin in coeliac disease. Lancet 1:217

Holmes GKT, Stokes PL, Sorahan TM, Prior P, Waterhouse JAH, Cooke WT (1976) Coeliac disease, gluten-free diet, malignancy. Gut 17:612

Jarnum S, Jensen KB, Söltoft J, Westergaard H (1970) Protein loss and turnover of albumin IgG and IgM in adult coeliac disease. In: Booth CC, Dowling RH (eds) Coeliac disease. Churchill Livingstone, Edinburgh London, p 163

Kalser MH (1976) Classification of malassimilation syndromes and diagnoses of malabsorption. In: Bockus HL (ed) Gastroenterology, vol II. Saunders, Philadelphia London Toronto, p 231

Katz AJ, Kantor FS, Herskovic T (1968) Intestinal antibodies to wheat fractions in celiac disease. Ann Intern Med 69:1149

Katz AJ, Falchuk ZM, Dahl MV, Rogentine GN, Strober W (1972) HL-A8: a genetic link between dermatitis herpetiformis and gluten-sensitive enteropathy. J Clin Invest 51:2977

Keuning JJ, Peña AS, van Hooff JP, van Leeuwen A, van Rood JJ (1976) HLA-DW3 associated with coeliac disease. Lancet 1:506

Laws JW, Shawdon H, Booth CC, Stewart JS (1963) Correlation of radiological and histological findings in idiopathic steatorrhoea. Br Med J 1C:1311

Lorenzsonn V, Olsen WA (1982) In vivo responses of rat intestinal epithelium to intraluminal dietary lectins. Gastroenterology 82:838

MacDonald WC, Brandborg LL, Flick AL, Trier JS, Rubin CE (1964) Studies of coeliac sprue. IV. The response of the whole length of the small bowel to a gluten-free diet. Gastroenterology 47:573

MacDonald WC, Dobbins WO, Rubin CE (1965) Studies on the familial nature of celiac sprue using biopsy of the small intestine. N Engl J Med 272:448

MacIntyre J, Hanna S, Booth CC, Read AE (1961) Intracellular magnesium deficiency in man. Clin Sci 20:297

MacLaurin BP, Matthews N, Kilpatrick JA (1972) Coeliac disease associated with autoimmune thyreoiditis, Sjögren' syndrome, and a lymphocytotoxic serum factor. Aust NZ J Med 4:405

Major RH (1932) Classic descriptions of disease. Thomas, Springfield Ill. (3rd edn, 6th printing, Blackwell, Oxford, 1958)

Mandanagopalan N, Shiner M, Rose B (1965) Measuremants of small intestinal mucosa obtained by peroral biopsy. Am J Med 38:42

Mann DL, Katz AJ, Nelson DL (1976) Specific B-cell antigens associated with gluten-sensitive enteropathy and dermatitis herpetiformis. Lancet 1:110

Matuchansky C, Babin P, Controt S, Druart F, Barbier J, Maire P (1979) Peutz-Jeghers syndrome with metastasizing carcinoma arising from jejunal hamartoma. Gastroenterology 77:1311

Mawhinney H, Tomkin GH (1971) Gluten-enteropathy associated with selective IgA-deficiency. Lancet 2:121

McCarthy CF, Fraser JD, Evans KT, Read AE (1966) Lymphoreticular dysfunction in idiopathic steatorrhoea. Gut 7:140

McCrae WM (1969) Inheritance of coeliac disease. J Med Genet 6:129

McIver C (1952) Gluten-free diet in idiopathic steatorrhoea. Lancet 2:1112

McNeish AS, Rolles CJ, Nelson R (1974) Factors effecting the differing racial incidence of coeliac disease. In: Hekkens WTJM, Peña AS (eds) Coeliac disease. Stenfert Kroese, Leiden, p 330

McNicholl B, Egan-Mitchell B, Fottrell PF (1974) Varying gluten susceptibility in coeliac disease. In: Hekkens WTJM, Peña AS (eds) Coeliac disease. Stenfert Kroese, Leiden, p 413

Melvin KEW, Hepner GW, Bordier P (1970) Calcium metabolism and bone pathology in adult coeliac disease. Q J Med 39:83

Misra RC, Kasthuri S, Chuttani HK (1966) Adult coeliac disease in tropics. Br Med J 2:1230

Mortimer PE, Stewart JS, Norman AP, Booth CC (1968) Follow-up study of coeliac disease. Br Med J 3:7

Mylotte MJ, Egan-Mitchell B, McCarthy CF, McNicholl B (1973) Incidence of coeliac disease in West Ireland. Br Med J 1:703

Nelson R, McNeish AS, Anderson CM (1973) Coeliac disease in children of Asian immigrants. Lancet 1:348

Padykula HA, Strauss EW, Ladman AJ, Gardner FH (1961) A morphologic and histochemical analysis of the human jejunal epithelium in nontropical sprue. Gastroenterology 40:735

Paulley JW (1954) Observations on the aetiology of idiopathic steatorrhoea. Jejunal and lymph node biopsies. Br Med J 4:1318

Peña AS, Mann DL, Hague NE, Heck JA, Leeuwen A van, Rood JJ van, Strober W (1978) Genetic basis of gluten-sensitive enteropathy. Gastroenterology 75:230

Perera DR, Weinstein WM, Rubin CE (1975) Small intestinal biopsy. Hum Pathol 6:157

Peters TJ, Jones PE, Wells G (1978a) Analytical subcellular fractionation of jejunal biopsy specimens: enzyme activities, organell pathology, and response to gluten withdrawal in patients with coeliac disease. Clin Sci Mol Med 55:285

Peters TJ, Jones PE, Jenkins WJ, Nicholson JA (1978b) Analytical subcellular fractionation of jejunal biopsy specimens from control subjects and patients with coeliac disease. In: McNicholl B, McCarthy CF, Fottrell PF (eds) Perspectives in coeliac disease. MTC Press, Northgate Blackburn Lancs, p 423

Pink IJ, Creamer B (1967) Response to gluten-free diet of patients with the coeliac syndrome. Lancet 1:300

Plotkin GR, Isselbacher KJ (1964) Secondary disaccharidase deficiency in adult celiac disease (nontropical sprue) and other malabsorption states. N Engl J Med 271:1033

Polak JM, Pearse AGE, van Noorden S, Bloom SR, Rossiter MA (1973) Secretin cells in coeliac disease. Gut 14:870

Pollock DJ (1977) The liver in coeliac disease. Histopathology 1:421

Prizont R, Hersh T, Floch MH (1970) Jejunal bacterial flora in chronic small bowel disease. I. Celiac disease. II. Regional enteritis. Am J Clin Nutr 23:1602

Read AE (1970) Malignant disease and steatorrhoea. In: Card WJ, Creamer B (eds) Modern trends in gastroenterology, vol IV. Butterworths, London, p 180

Richter T, Beyreiß K (im Druck) Bakterielle Fehlbesiedlung bei Kindern mit Zöliakie. III. Symposium. Gastrointestinale Mikroflora des Menschen. Greifswald 1981

Riecken EO (1968) Histochemische Untersuchungen zur formalen Pathogenese der Dünndarmschleimhautveränderungen bei der einheimischen Sprue (Eine vergleichende Studie an bioptischem Mateerial). Habilitationsschrift, Philipps-Universität Marburg/Lahn

Riecken EO (1970) Vergleichende bioptische Untersuchungen zur formalen Genese der Dünndarmschleimhautveränderungen bei der einheimischen Sprue. Klin Wochenschr 48:1216

Riecken EO, Menge H (1974) Atrophic changes in rats. In: Hekkens WTJM, Peña AS (eds) Coeliac disease. Stenfert Kroese, Leiden, p 292

Riecken EO, Stewart JS, Booth CC, Pearse AGE (1966) A histochemical study on the role of lysosomal enzymes in idiopathic steatorrhoea before and during gluten-free diet. Gut 7:317

Riecken EO, Sahlfeld M, Lorenz-Meyer H (1976) Quantitative Untersuchungen zur dreidimensionalen Struktur der Dünndarmschleimhautveränderungen bei Gesunden und Patienten mit einheimischer Sprue. Dtsch Med Wochenschr 101:51

Riemann JF, Hofmann KP (1978) Kollagen-Sprue. Dtsch Med Wochenschr 103:685

Ritchie JA, Salem SN (1965) Hyper-intestinal motility in ulcerative colitis, idiopathic steatorrhoea and the irritable colon syndrome. Gut 6:325

Rubin CE, Brandborg LL, Phelps PC, Taylor HC (1960) Studies of celiac disease disease. I. The apparent identical and specific nature of the duodenal and proximal jejunal lesion in celiac disease and in idiopathic sprue. Gastroenterology 38:28

Rubin W, Ross L, Sleisenger MH, Weser E (1966) An electron microscopic study of adult celiac disease. Lab Invest 15:1720

Schedl HP, Clifton JA (1963) Solute and water absorption by the human small intestine. Nature 199:1264

Schedl HP, Pierce CE, Rider A, Clifton JA (1968) Absorption of L-methionine from the human small intestine. J Clin Invest 47:417

Schmid WC, Phillips SF, Summerskill WHJ (1969) Jejunal secretion of electrolytes and water in non-tropical sprue. J Lab Clin Med 73:772

Schmitz J, Jos J, Rey J (1977) Transient mucosal atrophy in confirmed coeliac disease In: McCarthy CF, Fottrell PF (eds) Perspecitves in coeliac disease. MTP Press, Northgate Blackburn Lancs p 259

Schneider R, Dürr HK, Bode JC (1974) Diagnostische Wertigkeit der Bestimmung von Chymotrypsin im Stuhl für die Erfassung einer exokrinen Pankreasinsuffizienz. Dtsch Med Wochenschr 99:1449

Scott H, Ek J, Baklien K, Brandtzaeg (1980) Immunoglobulin-producing cells in jejunal mucosa of children with coeliac disease on a gluten-free diet and after gluten challenge. Scand J Gastroenterol 15:81

Shiner M (1973) Ultrastructural changes suggestive of immune reactions in the jejunal mucosa of coeliac children following gluten challenge. Gut 14:1

Shiner M, Ballard J (1972) Antigen-antibody reactions in jejunal mucosa in childhood coeliac disease after gluten challenge. Lancet 1:1202

Shmerling DH, Schmidiger M (1973) Die glutenfreie Ernährung bei Zöliakie. Schwabe, Basel

Shmerling DH, Leisinger P, Prader A (1972) On the familial occurrence of coeliac disease. Acta Paediatr Scand 61:501

Shuster S, Watson AJ, Marks J (1968) Coeliac syndrome in dermatitis herpetiformis. Lancet 2:1101

Singh AK (1970) Excretion of endogenous non-haem iron by the gastrointestinal tract in human subjects and its influence on the size of the body store iron with particular reference to coeliac disease. Br J Haematol 18:597

Sjoelund K, Alumeb, J, Berg NO, Akanson RH, Sundler F (1979) Duodenal endocrine cells in adult coeliac disease. Gut 20:547

Stewart JS, Pollock DJ, Hoffbrand AV, Mollin DL, Booth CC (1967) A study of proximal and distal intestinal structure and absorptive function in idiopathic steatorrhoea. Q J Med 36:425

Strober W (1976) Gluten-sensitive enteropathy. In: Clinics in gastroenterology, vol V/2. Saunders, London, p 429

Taylor KB, Thomson DL, Truelove SC, Wright R (1961) An immunological study of coeliac disease and idiopathic steatorrhoea. Br Med J 2:1727

Thaysen T, Hess E (1932) Non-tropical sprue. Jörgensen, Kopenhagen

Townley RRW, Cass MH, Anderson CM (1964) Small intestinal mucosal patterns in coeliac disease and idiopathic steatorrhoea seen in other situations. Gut 5:51

Trier JS (1978) Celiac sprue disease. In: Sleisenger MH, Fordtran JS (eds) Gastrointestinal disease. Saunders, Philadelphia, p 864

Trier JS, Browning TH (1970) Epithelial-cell renewal in cultured duodenal biopsies in celias sprue. N Eng J Med 283:1245

Trier JS, Falchuk ZM, Carey MC, Schreiber DS (1978) Celiac sprue and refractory sprue. (Clinical conference). Gastroenterology 75:307

van de Kamer JH, Weijers HA, Dicke WK (1953) Coeliac disease: investigation of harmful effects of certain types of cereal on patients with coeliac disease. Acta Paediatr 42:233

van Rood JJ (1974) The anatomy and physiology of the HL-A system. In: Hekkens WTJM, Peña AS (eds) Coeliac disease. Stenfert Kroese, Leiden, p 207

Visakorpi JK (1969) Diabetes and coeliac disease. Lancet 2:1192

Visakorpi JK, Savilahti E (1970) A clinical and morphological study of the permanence of gluten intolerance. In: Booth CC, Dowling RH (eds) Coeliac Disease. Churchill Livingstone, Edinburgh London, p 224

Walker-Smith JA, Vines R, Grigor W (1969) Coeliac disease and diabetes. Lancet 2:650

Weijers HA, van de Kamer JH (1953) Coeliac disease. Excretion of unsaturated and saturated fatty acids, 64 patients. Acta Paediatr 42:97

Weinstein WM, Saunders DR, Tytgat GN, Rubin CE (1970) Collagenous sprue – an unrecognized type of malabsorption. N Engl J Med 283:1297

Weinstein WM, Brow JR, Parker F, Rubin CE (1971) The small intestinal mucosa in dermatitis herpetiformis. II Relationship of the small intestinal lesion to gluten. Gastroenterology 60:362

Weiser MM, Douglas AP (1976) An alternative mechanism for gluten toxicity in coeliac disease. Lancet 1:567

Wensel RH, Rich C, Brown AC (1968) Absorption of calcium measured by intubation and perfusion of the intact human small intestine. J Clin Invest 48:1768

Wright N, Watson A, Morley A, Appleton D, Marks J (1973) Cell kinetics in flat (avillous) mucosa of the human small intestine. Gut 14:701

Yardley JH, Bayless TM, Norton JH, Hendrix TR (1962) A study of the jejunal epithelium before and after gluten-free diet. N Engl J Med 267:1173

Tropische Sprue

E.O. Riecken

Mit 1 Abbildung und 2 Tabellen

A. Definition

Bei der tropischen Sprue handelt es sich um ein Malabsorptionssyndrom, das bei Bewohnern bestimmter tropischer Regionen sowie bei Personen, die diese Gegenden besuchen oder besucht haben, klinisch manifest wird und in seinem klinischen Bild einerseits von der Dauer der Störung, andererseits von den körperlichen Reserven des Betroffenen wesentlich bestimmt wird (Klipstein u. Baker 1970). Dabei wird heute angenommen, daß der Dünndarm dieser Patienten mit enteropathogenen Keimen chronisch kontaminiert ist, die Erkrankung unbehandelt progredient verläuft und auf Folsäure- und/oder Tetracyclinbehandlung anspricht (Klipstein 1981). Dies gilt zumindest, wenn die Erkrankung von Personen erworben wird, die in die Tropen gehen und für aus den Spruegebieten Expatriierte, die in temperierten Regionen erkranken. Bei den in den Tropen lebenden Spruekranken, namentlich der in Indien beobachteten Sprue, ist der Nachweis einer Ansprechbarkeit auf die Folsäure- und Tetracyclinbehandlung als einer spezifischen Behandlung weniger überzeugend (Mathan 1978). In diesem Zusammenhang ist jedoch jüngst herausgestellt worden, daß die 1970 von Klipstein und Baker gegebene Definition Patienten mit gastrointestinalen Störungen einschließt, die mit morphologischen Veränderungen der Dünndarmschleimhaut einhergehen (subclinical malabsorption, Klipstein 1981; tropical enteropathy, Mathan et al. 1981), welche sich im Gegensatz zu denen bei tropischer Sprue nach Rückkehr in gemäßigte Regionen spontan zurückbilden und deren Ansprechbarkeit auf Folsäure oder Tetracyclin unsicher ist. Andererseits ist auch nach Herausnahme dieser Gruppen festzustellen, daß bei den eingeborenen Kranken endemischer Spruegebiete in der Regel erst eine antibiotische Langzeitbehandlung, die bis zu 6 Monaten durchgeführt werden muß, zur Remission führt, und daß selbst dann Rückfälle auftreten können.

Beim Malabsorptionssyndrom handelt es sich in den fortgeschrittenen Stadien um eine generalisierte Resorptionsstörung, für deren Nachweis die Fehlresorption mindestens zweier Testsubstanzen mit unterschiedlichen Resorptionswegen charakteristisch ist und bei dem nach 2- bis 3monatigem Krankheitsverlauf mäßige oder auch höhergradige Schleimhautumformungen in der Dünndarmbiopsie nachweisbar sind. Die Diagnose läßt sich nur nach Ausschluß anderer spezifischer Ursachen der Fehlresorption stellen, wobei besonders be-

rücksichtigt werden muß, daß morphologische Veränderungen der Dünndarmschleimhaut in der Population der betroffenen Regionen charakteristisch sind.
Ursächlich wird der wesentliche Defekt bei der tropischen Sprue darin gesehen,
daß der Spruekranke die bakterielle Kontamination des Dünndarms nicht zu
eliminieren vermag (KLIPSTEIN 1981), wobei die Gründe hierfür unklar sind.

B. Geschichte

Das Krankheitsbild der tropischen Sprue ist nach indischen Quellen schon
Jahrhunderte vor Christi Geburt bekannt gewesen (MATHAN 1978). Im angelsächsischen Bereich hat es HILLARY, der auf Barbados tätig war, im Jahre
1759 erstmals klar beschrieben (BOOTH 1964). Erst im Zuge der Kolonialbewe-
gung des 19. Jahrhunderts wurde dieser Krankheit v.a. von britischen Militär-
ärzten, aber auch von Holländern und Franzosen größere Beachtung geschenkt,
die sie dann in Europa bekannt machte. Der Nachweis morphologischer Veränderungen am Dünndarm bei der tropischen Sprue ist schon Anfang dieses
Jahrhunderts geführt worden (MANSON-BAHR 1915), doch erfolgte die präzise
Beschreibung der Veränderungen erst nach Einführung der Dünndarmbiopsie
(ROYER et al. 1955; SHINER 1956). Seither weiß man, daß mäßiggradige Schleimhautumformungen nach 2- bis 3monatigem Krankheitsverlauf die Regel sind
und auch hochgradige Veränderungen auftreten können, daß sie jedoch nicht
pathognomonisch sind (MATHAN 1978; KLIPSTEIN 1968) und in den Frühstadien
fehlen.

C. Epidemiologie

Die Erkrankung wird in tropischen Regionen mit heißem, feuchtem Klima
oder bei Personen, die diese Gegenden besucht haben, angetroffen. Die Hauptverbreitungsgebiete sind die Karibischen Inseln, Mittelamerika und der Norden
Südamerikas. Interessanterweise sind dabei einige Gebiete wie Jamaika oder
andere karibische Inseln ausgespart, ohne daß die Gründe dafür bekannt sind.
In Asien sind es v.a. Indien, aber auch Bangladesh, Singapur, Burma, Malaysia,
die Philippinen und Indonesien. Aus Afrika liegen nur spärliche Berichte vor.
Es ist aber gesichert, daß die Erkrankung in Nigeria, Simbabwe und Südafrika
auftritt (Abb. 1) (FALAIYE 1970; MOSHAL 1970; THOMAS u. CLAIN 1976; LIPSTEIN
1976, 1978).
Die Erkrankung tritt endemisch und epidemisch auf. Sie befällt gleichmäßig
Männer und Frauen, kann sich in jedem Alter manifestieren und ist offenbar
nicht an Menschen bestimmter Rasse gebunden. Die Prävalenz der Erkrankung
ist nicht bekannt und im Hinblick auf die üblicherweise in den Spruegebieten
angetroffenen diskreten intestinalen, morphologischen und auch funktionellen
Störungen so lange kaum zu bestimmen (KLIPSTEIN et al. 1968; BRUNSER et al.
1970), wie die Ursache der Erkrankung nicht klarer definierbar ist. Eine grobe
Schätzung in einer ländlichen Population Südindiens gibt 3 von 100 Personen

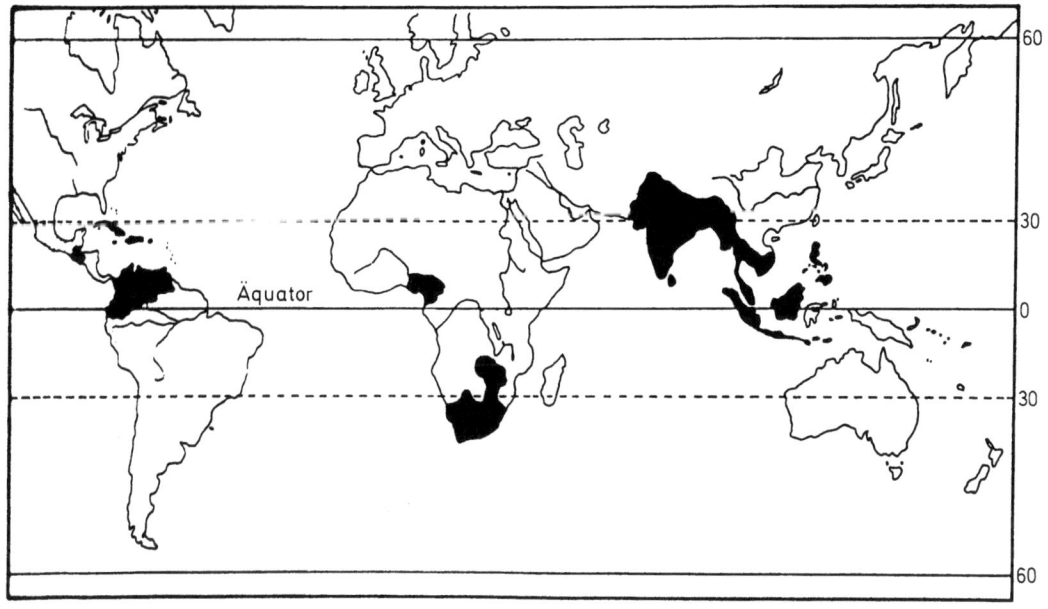

Abb. 1. Verbreitungsgebiete der tropischen Sprue. (Modifiziert nach KLIPSTEIN 1981)

mit subklinischen Zeichen der tropischen Sprue an (MATHAN 1978). Unter Nord-
amerikanern, die in Puerto Rico stationiert waren, trat nach einer anderen
Untersuchung während eines Jahres in 8% der Fälle eine Sprue auf (SHEEHY
et al. 1965).

Besucher der Spruegebiete können innerhalb von Tagen, Monaten oder Jahren von der Erkrankung befallen werden. Dabei kann diese die Betroffenen
auch außerhalb der Spruegebiete ereilen, nachdem sie aus den Tropen zurückgekehrt sind (KLIPSTEIN u. FALAIYE 1969). Der Zeitraum, bis zu dem Erkrankungen
nach Rückkehr aus den Tropen beobachtet worden sind, kann bis zu 20 Jahren
betragen (MATHAN 1978; MOLLIN u. BOOTH 1971). In den Spruegebieten selbst
sind große Epidemien beobachtet worden, wobei nach Schätzungen aufgrund
einer 1960–62 in Indien aufgetretenen Epidemie 100000 Menschen betroffen
waren, von denen mindestens 30000 verstarben (MATHAN u. BAKER 1970).

D. Pathologische Anatomie

Seit der Verfügbarkeit der Dünndarmbiopsietechnik (ROYER et al. 1955; SHI-
NER 1956) ist die Frage der morphologischen Veränderungen des Resorptionsorgans an frisch gewonnenem Material in systematischen Untersuchungen bearbeitet worden (BAKER et al. 1962; SWANSON u. THOMASSEN 1965; SWANSON et al.
1966; BRUNSER et al. 1970). Dabei hat sich gezeigt, daß das Zottenrelief in
der Regel relativ diskrete Veränderungen aufweist; jedoch kommen auch Patienten mit total flacher Schleimhaut, also komplettem Zottenschwund, vor. Überwiegend finden sich verdickte plumpe Zotten, breite Blattformen und Zottenver-

schmelzungen mit Abflachung, so daß ein hirnwindungsartiges Oberflächenrelief resultiert. Diese Veränderungen kommen nicht nur im proximalen Jejunum, sondern auch im Ileum vor (Baker et al. 1962). Histologisch sind die Zotten verkürzt und die Krypten verlängert. Von einigen Autoren ist darauf hingewiesen worden, daß die Gesamtstärke der Mukosa im Gegensatz zur einheimischen Sprue abnimmt (Schenk et al. 1965). Gezielte Untersuchungen zur mitotischen Aktivität liegen nicht vor, doch spricht die Beobachtung, daß die Mitosen bei der tropischen Sprue bis hoch hinauf in die verlängerten Krypten reichen, dafür, daß eine Hyperproliferation vorliegt (Brunser et al. 1970). Das Oberflächenepithel ist ebenfalls weniger stark verändert als bei der glutensensitiven Sprue. In schweren Fällen ist es kuboid umgeformt, und unterhalb des Epithels finden sich charakteristischerweise Fetteinschlüsse (Schenk et al. 1965). Darüber hinaus ist das Oberflächenepithel interepithelial von Rundzellen infiltriert. Feinstrukturell können Störungen am Mikrozottenbesatz, eine Zunahme der Zahl der Lysosomen und Veränderungen an Mitochondrien und endoplasmatischem Retikulum festgestellt werden (Baker et al. 1962; Brunser et al. 1970). Histochemisch ist ein Schwund verschiedener Enzymaktivitäten nachgewiesen worden, so der sauren Phosphatase und der Oxydoreduktasen, der dem Grad der morphologischen Veränderungen parallel ging (Schenk et al. 1965). Andere Enzymaktivitäten wie die alkalische Phosphatase des Bürstensaums waren normal. Bei biochemischer Bestimmung der Disaccharidaseaktivitäten des Bürstensaums im Gesamthomogenat der Schleimhaut waren diese vermindert (Desai et al. 1967), ein Befund, der im Zusammenhang mit den verkürzten Zotten und der reduzierten enzymtragenden Oberfläche nicht verwundert. Besonders ausgeprägte Veränderungen finden sich in der Lamina propria der Mukosa in Form dichter Lymphozyten- und Plasmazellansammlungen, in die eosinophile Granulozyten eingestreut sind. Dabei ist unbekannt, in welcher Weise das Muster der Ig-positiven Zellen Änderungen unterworfen ist.

Die Deutung der morphologischen Veränderungen bei der tropischen Sprue unter pathogenetischen Aspekten ist dadurch erschwert, daß asymptomatische Bewohner der Spruegebiete ganz ähnliche Veränderungen aufweisen können (Baker et al. 1962; Brunser et al. 1970). Darüber hinaus ist gezeigt worden, daß der Zottenrasen bei tropischer Sprue im Anfangsstadium der Erkrankung praktisch normal ist (Jeejeebhoy et al. 1966; Klipstein u. Baker 1970). Diese Befunde sprechen gegen eine primär bestehende generalisierte Malabsorption.

E. Pathogenese

Formal-pathogenetisch handelt es sich nach dem morphologischen Bild der Dünndarmläsion um einen hyperregeneratorischen Schleimhautumbau, wie er durch intraluminale Schädigungen experimentell gesetzt werden kann und klinisch in ausgeprägtester Form bei der glutensensitiven Sprue ausgebildet ist (Riecken u. Menge 1974). Da systematische zellkinetische Untersuchungen zu dieser Frage bei der tropischen Sprue ausstehen, basiert diese Annahme auf dem nachgewiesenen Typ des Schleimhautumbaus mit verkürzten Zotten und verlängerten Krypten.

Es wurde v.a. 3 ursächlichen Faktoren nachgegangen: einem infektiösen Agens, einem ernährungsbedingten Defektzustand und einem in der Nahrung vorhandenen schädigenden Toxin.

Die infektiöse Genese der tropischen Sprue erfährt unverändert eine wesentliche Stützung durch die epidemiologischen Fakten (KLIPSTEIN 1981). Die Begrenzung der Erkrankung auf bestimmte geographische Regionen mit tropischem Klima, das scheinbare Bestehen von Infektketten in endemischen Spruegebieten („Spruehäuser") und das Auftreten von Symptomen bei Neuankömmlingen in den Tropen innerhalb von wenigen Tagen spricht für eine Infektion mit kurzer Inkubationszeit (MATHAN u. BAKER 1971). Daß der Ausbruch der Erkrankung Jahre nach Verlassen der Spruegebiete durch zusätzliche Faktoren bestimmt werden kann, steht nicht im Widerspruch zu dieser Annahme (s.u.). Darüber hinaus sind in verschiedenen Studien koliforme Erreger in höheren Konzentrationen im Dünndarmsaft nachgewiesen worden (GORBACH et al. 1970; KLIPSTEIN et al. 1973, 1978). Dabei handelte es sich v.a. um Enterobacter cloacae, Escherichia coli und Klebsiella pneumoniae. Die Produktion von Enterotoxinen mit sekretorischer Aktivität und ihre mögliche Bedeutung für die Entstehung morphologischer Veränderungen bei chronischer Einwirkung wird heute in den Vordergrund gestellt (KLIPSTEIN 1981). Andererseits ist in früheren Untersuchungen in Indien – wohl aus methodischen Gründen – ein signifikanter Unterschied zwischen Spruekranken und asymptomatischer Population hinsichtlich der Keimbesiedlung im Dünndarm nicht gefunden worden (BHAT et al. 1972). Die entscheidende Störung scheint darüber hinaus darin zu bestehen, daß der Spruekranke nicht in der Lage ist, die bakterielle Übersiedlung des Dünndarms zu eliminieren (KLIPSTEIN 1981).

Ein primärer Ernährungsdefekt als Ursache der tropischen Sprue ist lange Zeit diskutiert, jedoch nicht bewiesen worden. In diesem Zusammenhang ist v.a. ein primärer Folsäure- und Vitamin-B_{12}-Mangel in Betracht gezogen worden, zumal ein derartiger Vitaminmangel zu strukturellen Veränderungen der Dünndarmschleimhaut mit verlängerten Krypten und verkürzten Zotten führen kann (KLIPSTEIN 1972; FOROOZAN u. TRIER 1967). Da die Erkrankung indessen oft gesunde, gut ernährte Personen befällt, ist heute klar, daß der Vitaminmangel sich sekundär ausbildet und dann u.U. einen das Krankheitsbild mitbestimmenden Faktor darstellt (KLIPSTEIN u. CORCINO 1977). Daher verwundert der oft berichtete günstige Therapieeffekt einer Folat- und/oder Vitamin-B_{12}-Substitution nicht (KLIPSTEIN u. BAKER 1970, 1981).

Daß ein primärer Proteinmangel ursächlich bei der Entwicklung der tropischen Sprue von Bedeutung ist, konnte ebenfalls nicht wahrscheinlich gemacht werden. Zwar ist in einer Reihe von Untersuchungen gezeigt worden, daß Eiweißmangel im Rahmen einer generellen Unterernährung in den Spruegebieten mit strukturellen und funktionellen Veränderungen am Dünndarm assoziiert sein kann (CHUTTANI et al. 1968; GARCIA 1968) und daß die Beseitigung der Unterernährung auch die Darmstörung günstig beeinflußt, doch ist eine Ursachen-Wirkungs-Beziehung nicht belegt.

Unter dem Gesichtspunkt möglicher toxischer Faktoren in der Nahrung ist der Verzehr von ranzigem Fett und ungesättigten langkettigen Fettsäuren herausgestellt worden, die beim Kochen von Speisen mit ungesättigten Pflanzenölen entstehen (FRENCH 1955). Eine kausale Beziehung konnte aber auch hier nicht gesichert werden.

F. Klinische Manifestation

Die Erkrankung kann akut oder schleichend beginnen, oder sie manifestiert sich als monosymptomatisches Malabsorptionssyndrom, bei dem eine Anämie oder eine andere Komplikation zutage tritt. Eine Diarrhö, die sonst die Regel ist, fehlt bei dieser letzten Form (Baker u. Mathan 1971).

Initial kommt es zum Absetzen von bis zu 20 Stühlen pro Tag. Die Diarrhö ist in der überwiegenden Zahl wäßrig, hat aber eine Tendenz, mit zunehmendem Verlauf konsistenter zu werden. Im diarrhöischen Stuhl können Schleim- und Blutspuren angetroffen werden. Übelkeit, Erbrechen und Fieber finden sich zu Beginn der Erkrankung, verschwinden aber in der Regel im weiteren Verlauf. Auch die anfängliche Inappetenz geht im weiteren Verlauf üblicherweise zurück. Der Patient leidet unter Blähungen und Meteorismus; Abdominalschmerzen sind initial eher selten, können aber auftreten und haben dann meist kolikartigen Charakter.

Nach dem akuten Beginn der Erkrankung gehen die drastischen Symptome meist innerhalb von Tagen zurück, um in milder Verlaufsform fortzudauern oder durch Remissionen unterbrochen wiederzukehren. Bei einigen Patienten verschwinden die Störungen ganz, bis es später zur apparenten Malabsorption kommt. Der Prozentsatz der verschiedenen Symptome zum Zeitpunkt des Krankheitsausbruchs, der in einem gut untersuchten Kollektiv in Südindien an 307 Erkrankten beobachtet wurde, ist in Tabelle 1 wiedergegeben (Baker u. Mathan 1971).

Der gleiche akute Beginn von Symptomen kann bei einigen Patienten mit tropischer Sprue beobachtet werden, die Monate oder Jahre zuvor die Tropen verlassen haben. Es wird angenommen, daß sie zum Zeitpunkt ihres Tropenaufenthalts durch das „auslösende Agens" affiziert wurden, wobei dieses entweder in subklinischer Form fortwirkt oder durch geeignete Bedingungen – analog einer Herpesviruspersistenz im Gewebe – zum Zeitpunkt der klinischen Manifestation durch besondere Faktoren „aktiviert" wird. Dabei könnten Mangelsituationen, Infektionen oder Änderungen des Immunstatus von Bedeutung sein (*Wellcome Trust Collaborative Study* 1971). Untersuchungen an Tropenheimkehrern in London (Mollin u. Booth 1971) und anderen Regionen legen nahe, daß die Erkrankung bei der chronischen Form der tropischen Sprue in subklinischer Form fortbestanden hat.

Tabelle 1. Symptome zum Zeitpunkt der Erstmanifestation bei 307 Patienten. (Nach Baker u. Mathan 1971)

Symptom	%
Diarrhö	94
Blähungen	88
Anorexie	84
Gefühl der abdominellen Distension	75
Übelkeit	46
Erbrechen	34
Fieber	30
Schleim im Stuhl	27
Blut im Stuhl	14

G. Körperlicher Befund

Während der ersten 2–4 Monate der Erkrankung bieten die Patienten bei der körperlichen Untersuchung meist keine oder nur geringe Abweichungen von der Norm. Abdominelle Distension und Zeichen der Wasser- und Elektrolytverarmung können aber bei stärkeren Durchfällen beobachtet werden.

Mit zunehmender Verlaufsdauer der Erkrankung treten dann die Zeichen der Malnutrition klinisch in den Vordergrund. Gewichtsverlust bis hin zur Auszehrung, Hyperpigmentation der Haut, schwere psoriasiforme Veränderungen, Blässe, Depigmentation der Haare, Glossitis, Cheilosis und Ödembildung sind führende Befunde. Darüber hinaus kann es zu Lebervergrößerung und Aszitesbildung kommen. Nagelveränderungen im Sinne einer Koilonychie können sich ausbilden, und durch die dünnen Bauchdecken kann es zu sichtbarer Peristaltik der Dünndarmschlingen kommen.

Die Abhängigkeit des Auftretens dieser Befunde von der Zeit der ersten klinischen Manifestation ist für das in Südindien beobachtete Kollektiv in Tabelle 2 wiedergegeben. Darüber hinaus ist eine Beziehung zum prämorbiden Körperzustand und der Manifestation dieser Befunde anzunehmen.

Bemerkenswert ist im Zusammenhang mit der bei chronischer tropischer Sprue nicht seltenen Vitamin-B_{12}-Mangelsituation, daß neurologische Störungen nur sehr selten beobachtet werden (KLIPSTEIN 1968).

Tabelle 2. Abhängigkeit einiger klinischer Befunde von der Dauer der Erkrankung (Nach BAKER u. MATHAN 1971)

Befunde	Dauer der Erkrankung [Monate]				Signifikanz
	< 1	2–3	4–6	> 6	
Xerosis der Konjunktiven	10	31	55	40	P < 0,001
Glossitis	17	42	53	45	P < 0,002
Haarveränderungen	11	20	29	40	P < 0,005
Hyperpigmentation	14	24	42	43	P < 0,001
Ödeme	10	19	31	27	P < 0,005

H. Diagnostische Befunde

Die Laboratoriumsdiagnostik erfaßt die gestörte Dünndarmfunktion und die aus ihr resultierenden Mangelzustände.

Dehydratation, Hypokaliämie und Hyponatriämie werden häufiger im Zusammenhang mit ausgeprägten Durchfällen beobachtet. Hypokalzämie, Hypocholesterinämie und Hypalbuminämie treten in Erscheinung, wenn das Krankheitsbild länger als 3–6 Monate dauert. Ebenso können sich eine Hypoprothrombinämie und ein Vitamin-A-Mangel einstellen.

Die Veränderungen des Blutbilds stehen bei längerem Verlauf meist im Vordergrund. Die resultierende Anämie ist die Folge eines Folat-, Vitamin-B_{12}-

und Eisenmangels, wobei erstere in der Regel im Vordergrund stehen. Ihre Häufigkeit hat diesen Befund zum Leitsymptom der tropischen Sprue gemacht und dazu geführt, daß der megaloblastären Anämie temporär eine Bedeutung als primärer Störung der Erkrankung zugemessen wurde. Inzwischen konnte an Patienten mit kurzer Laufzeit der Erkrankung gezeigt werden, daß zunächst ein Folatmangel ausgebildet wird. Im weiteren Verlauf kommt es dann auch zum Abfall der Vitamin-B_{12}-Spiegel. Diese Befunde wurden an britischen Militärangehörigen erhoben (O'BRIEN u. ENGLAND 1971). Demgegenüber tritt der Folat- gegenüber einem Vitamin-B_{12}-Mangel nach Untersuchungen KLIPSTEINS (1971, 1976) bei der haitischen Bevölkerung mit tropischer Sprue ganz in den Hintergrund. Inwieweit für diese Unterschiede folsäuresynthetisierende Bakterien im Darm mitverantwortlich sind, ist nicht geklärt.

Die Stuhluntersuchung weist erhöhte Volumina pro 24 h von wäßriger bis breiiger Konsistenz nach. Die ausgeschiedene Menge kann in Einzelfällen mehrere Liter betragen, wie sie bei sekretorischer Diarrhö durch bakterielle Enterotoxine oder Enterohormone beobachtet wird. Die Serumkonzentrationen verschiedener Enterohormone (Enteroglukagon, Motilin) wurden in der Tat verändert gefunden, ohne daß hier ein Zusammenhang zum pathogenetischen Mechanismus mit den wäßrigen Stuhlentleerungen gesehen werden kann (BESTERMAN et al. 1979). Bakteriologische Untersuchungen des Stuhls bei 133 Patienten mit tropischer Sprue in Indien führten in 16 Fällen zum Nachweis von pathogenen Escherichia coli, Salmonellen und Shigellen. Diese Erreger wurden mit etwa gleicher Häufigkeit in der Erwachsenenpopulation dieser Gebiete nachgewiesen, so daß ihr Vorkommen in dieser Untersuchung bei tropischer Sprue nicht vermehrt war (BAKER u. MATHAN 1971). Andererseits ist eine chronische Übersiedlung des Dünndarms mit enteropathogenen Erregern wiederholt nachgewiesen worden und in Rechnung zu stellen. In einer kürzlich vorgelegten Untersuchung von 12 Sprue-Patienten fanden sich in allen Fällen hitzelabile und/oder hitzestabile Toxine von Klebsiella pneumoniae, Enterobacter cloacae und Escherichia coli. Im Gegensatz dazu konnten bei 5 gleichzeitig untersuchten Patienten mit einem Blindsacksyndrom keine Enterotoxine nachgewiesen werden (KLIPSTEIN et al. 1978). Es ist auch möglich, daß bei der tropischen Sprue über eine verlängerte Passagezeit einer intestinalen Kolonisation Vorschub geleistet wird und Bedeutung zukommt (BAKER u. MATHAN 1971; COOK 1978).

Mikroskopische Stuhluntersuchungen ergaben einen gleich hohen Parasitenbefall bei Patienten mit tropischer Sprue und Personen einer Kontrollpopulation (BAKER u. MATHAN 1971).

Die Steatorrhö ist ein üblicher Befund. Die Angaben über ihre Häufigkeit bei der tropischen Sprue variieren indessen in Abhängigkeit von dem untersuchten Krankengut und der Menge, mit der die Fettbelastung durchgeführt wird (KLIPSTEIN 1976). BAKER und MATHAN fanden bei ihren Patienten unter einer Fettbelastung mit 50–60 g/Tag eine Fettausscheidung mit Werten zwischen 6 und 30 g (1971); 5% der Patienten schieden weniger als 5 g, 4,5% mehr als 30 g des zugeführten Fetts aus. Entsprechend fanden diese Autoren auch herabgesetzte Akkumulationsraten ^{14}C-markierter Stearinsäure bei der In-vitro-Inkubation von Duodenalbiopsien. Ursächlich kommen Translokationsstörungen durch das geschädigte Resorptionsepithel, eine herabgesetzte resorbierende Oberfläche bei Umbau der Schleimhaut, eine Störung der intraluminalen Phase der Fettresorption infolge bakterieller Übersiedlung und weniger auch Veränderungen des Gallensäurepools in Frage.

Eine gestörte Kohlenhydratabsorption ist mit Hilfe des Xylosetests in einem ähnlich hohen Prozentsatz wie die Steatorrhö nachweisbar. So zeigten 94%

von 299 untersuchten Patienten in Südindien eine verminderte 5-h-Ausscheidung im Urin nach oraler Belastung mit 5 g Xylose (BAKER u. MATHAN 1971). In der Kontrollgruppe von 141 erwachsenen Bewohnern eines gleichzeitig untersuchten Referenzdorfs lag die Quote der pathologischen Werte mit 53% ebenfalls hoch und beträchtlich höher als in zuvor von den Untersuchern erhobenen Studien. Der Glukosetoleranztest wurde von den gleichen Autoren in 50% der Patienten mit tropischer Sprue pathologisch gefunden. Eine gestörte Aufnahme von Disacchariden, v.a. der Laktose wurde ebenfalls von verschiedenen Arbeitsgruppen nachgewiesen, wobei die Bedeutung dieser Befunde für die Sprue im Hinblick auf die hohe Inzidenz eines primären oder sekundären Laktasemangels in den untersuchten Populationen relativ schwer zu beurteilen ist (BAKER u. MATHAN 1970).

Zur Frage einer Proteinmalabsorption ist gezeigt worden, daß die N_2-Ausscheidung im Stuhl bei tropischer Sprue erhöht sein kann (RUBINI et al. 1961); ebenso gibt es Untersuchungen, in denen durch segmentale Perfusion des Dünndarms mittels mehrlumiger Sonden eine Reduktion der Aminosäure- und Dipeptidabsorption nachgewiesen worden ist (HELLIER et al. 1976).

Als Ausdruck des gestörten Proteinstoffwechsels findet sich dementsprechend nicht selten eine Hypoproteinämie (LOPEZ 1949). Diese ist indessen das Ergebnis verschiedener Faktoren wie einer verminderten Proteinzufuhr, einer gestörten Proteinsynthese und einer gesteigerten Proteinexsudation in den Darm (RUBINI et al. 1961), die sich zur gestörten Proteinaufnahme addieren (KLIPSTEIN 1968).

Vitamin-B_{12}- und Folsäureabsorption sind in Abhängigkeit von geographischer Region und untersuchtem Kollektiv unterschiedlich gestört. Auf der Basis eines pathologischen Schilling-Tests fanden MATHAN und BAKER (1971) im Gesamtkollektiv der von ihnen untersuchten Patienten eine Malabsorption von Vitamin B_{12} in 59% der Fälle. Dabei bestand bei den Patienten mit endemischer Sprue keine Beziehung zur Dauer der Erkrankung. Bei Heimkehrern aus den Tropen schienen die schweren Krankheitssymptome der untersuchten Patienten hingegen in Beziehung zum Vitamin-B_{12}-Mangel zu stehen (MOLLIN u. BOOTH 1971).

Ein Folatmangel entwickelt sich in der Regel bereits in der Frühphase der Erkrankung (MOLLIN u. BOOTH 1971; O'BRIEN u. ENGLAND 1971), doch bestehen erhebliche geographische Unterschiede hinsichtlich der Häufigkeit dieser Störung. So fehlte sie nach der *Wellcome Trust Collaborative Study* (1971) in 84% der Fälle bei Erkrankten auf Haiti und in 20% der Fälle bei den Untersuchten in New York, während sie in Singapur und London die Regel war.

Die Resorption der fettlöslichen Vitamine A, D und K ist nach oralen Belastungstests, Serumspiegeln und Prothrombinzeit bei chronischer Sprue in erheblicher Anzahl gestört.

Untersuchungen zur Wasser- und Elektrolytabsorption mittels segmentaler Dünndarmperfusion haben sowohl im Jejunum wie auch im Ileum zum Nachweis einer Bewegungsumkehr im Sinne der Sekretion geführt (BANWELL et al. 1970). Eine gestörte Kalziumaufnahme ist mittels Isotopen von HADDOCK und VASQUEZ nachgewiesen worden (1966), wobei Vitamin-D- und Kalziumspiegel sich unter Folsäurebehandlung wieder normalisierten.

J. Morphologische Diagnostik

Die Dünndarmbiopsie zeigt, wie in Abschnitt D dargestellt, unspezifische Veränderungen, die keine spezifische Aussage erlauben. Die Schleimhaut ist in der Regel nur mäßiggradig umgeformt, wobei die Zotten verkürzt und verplumpt sind. Die Krypten sind wie bei der einheimischen Sprue verlängert. Doch sind die Veränderungen insgesamt weit weniger hochgradig ausgebildet (BAKER et al. 1962; BOOTH et al. 1962; BRUNSER et al. 1970; MOLLIN u. BOOTH 1971; BAKER u. MATHAN 1971). Als besonders charakteristisch wird die Ansammlung von Neutralfett unterhalb des Oberflächenepithels beschrieben (SCHENK et al. 1965), wobei dieses unmittelbar unterhalb der Basalmembran in der Umgebung von Kollageneinlagerungen gelegen ist (BRUNSER et al. 1970).

Auch die Magenschleimhaut unterliegt Veränderungen. In 44% von 95 in Indien untersuchten Patienten fand sich eine mäßiggradige bis schwere Schleimhautatrophie im Sinne einer Umbaugastritis (BAKER u. MATHAN 1971); dieser Befund wich deutlich von dem der Kontrollpersonen ab. Ihm kommt indessen keine diagnostische Bedeutung zu.

Die Röntgendiagnostik des Gastrointestinaltrakts zeigt nur im Bereich des Dünndarms charakteristische Veränderungen. Eine Weitstellung der Dünndarmschlingen ist v.a. im Duodenum und Jejunum ausgeprägt, kann aber bis zur Ileozökalklappe hinabreichen. Gelegentlich findet sich nur eine Weitstellung einer einzelnen Dünndarmschlinge, die den Verdacht auf eine Striktur aufkommen lassen kann. Das Kontrastmittel fällt infolge Flüssigkeitsvermehrung im Lumen leicht aus, so daß sich eine Flokkulation ausbildet. Das kann auch dann eintreten, wenn stabilisierter Bariumbrei verwendet wird. Eine Veränderung des normalen Schleimhautreliefs fand sich im Jejunum in 84% und im Ileum in 35% der von BAKER und MATHAN (1971) untersuchten Patienten. Die Peristaltik war häufig verändert: 27% zeigten eine normale Peristaltik, 21% hatten eine beschleunigte Dünndarmpassage, und bei 53% der Patienten lag die Passagezeit des Bariums bis zur Ileozökalklappe über 3 h. Auch im Bereich des Ösophagus sind inkonstante Motilitätsstörungen im Sinne tertiärer Kontraktionen beobachtet worden. Bei schwer erkrankten Patienten war darüber hinaus die Magenentleerung gelegentlich verzögert.

K. Therapie

Die Wirksamkeit der erprobten therapeutischen Maßnahmen – Folsäure- und Vitamin-B_{12}-Therapie sowie Antibiotikabehandlung – stellt sich aus der Sicht erfahrener Untersucher in den verschiedenen geographischen Regionen unterschiedlich dar (KLIPSTEIN 1976, 1981; MATHAN 1978). Während sie in der westlichen Hemisphäre sowohl in den Sprueregionen (KLIPSTEIN 1971) wie auch bei Expatriierten in den USA (KLIPSTEIN u. FALAIYE 1969), bei Tropenheimkehrern in London und bei englischen Militärangehörigen in Ostasien (O'BRIEN u. ENGLAND 1971) praktisch den Charakter einer spezifischen Therapie besitzen, ist ihre Effektivität bei Erkrankten indischer Spruegebiete wenig überzeugend gewesen (BAKER u. MATHAN 1971). Es ist aber anzunehmen, daß diese Diskrepanzen auf die mangelnde Trennung von tropischer Sprue im eigentlichen Sinne und „unspezifischer" Enteropathie in den Tropen (s. Abschn. A) zurückzuführen ist (KLIPSTEIN 1981; MATHAN et al. 1981).

Dem Ausgleich der Flüssigkeits- und Elektrolytverarmung kommt darüber hinaus große Bedeutung zu. So hat sich in Epidemien in Indien die Letalität von 20–30% auf weniger als 1% senken lassen (MATHAN u. BAKER 1971). Diese Maßnahmen sind bei dehydrierten Patienten als erste durchzuführen. Antidiarrhöisch wirkende Drogen wie Diphenoxylat oder Lomotil können in dieser Phase der Erkrankung unterstützend eingesetzt werden.

I. Folsäure- und Vitamin-B$_{12}$-Therapie

Die alleinige Folsäuregabe in relativ großen Dosen (5–15 mg/Tag) führt bei Patienten mit kurzer Krankheitsdauer zu promptem Ansprechen. Megaloblastäre Anämie und gastrointestinale Störungen bilden sich zurück. Das Befinden der Patienten wird eindrucksvoll gebessert. Bei längerer Laufzeit der Erkrankung ist die Rückbildung dieser Störungen und Mangelzustände zögernder. Dies gilt insbesondere von der gestörten Dünndarmfunktion und den Veränderungen der Dünndarmschleimhaut. Zeichen der strukturellen Erholung können andererseits bereits innerhalb weniger Tage nach Einleiten der Behandlung registriert werden; das gilt auch dann, wenn kein Folsäuremangel nachgewiesen werden kann (KLIPSTEIN 1971; SWANSON et al. 1966). Ist ein Vitamin-B$_{12}$-Mangel vorhanden, – das ist bei Patienten mit längerem Krankheitsverlauf meistens der Fall –, so ist eine adäquate parenterale Substitutionstherapie zur Auffüllung der Speicher und Deckung des laufenden Bedarfs in regelmäßigen Intervallen bis zur Normalisierung der Vitamin-B$_{12}$-Absorption erforderlich. Dabei geht es auch um die Vermeidung von neurologischen Komplikationen unter Folsäuretherapie bei gleichzeitig bestehendem Vitamin-B$_{12}$-Mangel.

Bei chronisch Kranken, insbesondere bei Eingeborenen endemischer Spruegebiete ist die Folsäuretherapie weniger eindrucksvoll (Wellcome Trust Collaborative Study 1971). Noch nach 2jähriger Behandlung bestanden in der Hälfte der Fälle behandelter Puertoricaner intestinale Störungen (SHEEHY et al. 1962).

II. Antibiotika

Die Wirksamkeit einer antibiotischen Behandlung ist ebenfalls seit längerem belegt (SHEEHY u. PÉREZ-SANTIAGO 1961; GUERRA et al. 1965; MALDONADO et al. 1969). Dabei setzt der Effekt jedoch – namentlich bei den chronisch Kranken – erst Wochen nach Beginn der Therapie ein; und bei Eingeborenen endemischer Spruegebiete führt erst eine Langzeitbehandlung, die sich über Monate erstrecken muß, schließlich zur Remission, doch kann es auch dann zu Rezidiven kommen (RICKLES et al. 1972). Wiederholt ist darauf hingewiesen worden, daß der Antibiotikaeffekt bei tropischer Sprue dem beim Blindsacksyndrom ähnelt, aber deutlich langsamer einsetzt (BOOTH et al. 1968; MOLLIN u. BOOTH 1971). Dabei ist festzustellen, daß Art und Zusammensetzung der intestinalen Kolonisation (wie oben ausgeführt) von der beim Blindsacksyndrom abweichen (GORBACH u. TABAQCHALI 1969; KLIPSTEIN et al. 1978; COOK 1978) und Enterotoxinbildner mit sekretorischer Aktivität bei tropischer Sprue nachgewiesen worden sind (KLIPSTEIN et al. 1978). Festzuhalten bleibt, daß eine kombinierte Folsäure-, Vitamin-B$_{12}$- und Antibiotika- bzw. Sulfonamidtherapie zur Remission der Erkrankung führt (Guerra et al. 1965; Maldonado et al. 1969; Mollin u. Booth 1971; Klipstein 1981).

Die von Klipstein empfohlene Therapie (1981) liegt bei 5 mg Folsäure/Tag und 4 Einzeldosen à 250 mg eines Tetracyclins. Vitamin B_{12} wird bei nachgewiesenem Mangel parenteral substituiert. Diese Medikation wird über Monate hinweg und mindestens bis zur Normalisierung der Darmfunktion durchgeführt.

Die Therapiebeobachtungen indischer Autoren (Baker u. Mathan 1971; Mathan 1978) beruhen auf kürzeren Beobachtungszeiten und schließen wahrscheinlich Patienten mit unspezifischer Enteropathie ein (Klipstein 1981; Mathan et al. 1981). Von 57 Patienten, die lediglich eine Krankenhauskost und eine symptomatische antidiarrhöische Therapie erhielten, zeigten 33 während eines Mindestbeobachtungszeitraums von 3 Wochen bis zu 3 Monaten eine signifikante Abnahme der Steatorrhö, während 24 Patienten keine Änderung der Steatorrhö aufwiesen. Hingegen zeigten von 47 Patienten, von denen 20 zusätzliche Dosen Folsäure erhielten, nach je 3 Perioden einer etwa 5- bis 7tägigen Behandlung unter Tetracyclinen, Chloramphenicol und Sulfonamiden oder einer 3wöchigen Tetracyclintherapie nur 23 Fälle eine Reduktion der Steatorrhö; die übrigen 24 Patienten ließen keine Beeinflussung erkennen. Eine langfristige Applikation von Antibiotika wurde in dieser Untersuchung nicht geprüft, so daß die günstigen Erfahrungen einer Langzeittherapie durch diese Beobachtungen nicht widerlegt werden.

Betrachtet man die Therapieerfahrungen insgesamt, so kann es keinem Zweifel unterliegen, daß sich die Prognose der Erkrankung bei konsequentem Einsatz der zur Verfügung stehenden Maßnahmen entscheidend zum Guten, wenn nicht zur völligen Heilung gewandelt hat (Klipstein 1981).

L. Differentialdiagnose

Die Differentialdiagnose der tropischen Sprue muß bakterielle, virale und parasitäre Erreger als Ursache der Erkrankung ausschließen. Hierzu gehören v.a. die Erreger der TPE-Gruppe und der Tuberkulose, der Amöbiasis, der Giardiasis und der Strongyloidiasis. Ebenso müssen eine glutensensitive Sprue differentialdiagnostisch in Betracht gezogen werden und v.a. in gemäßigten Regionen die enterogenen, nichtglutensensitiven Spruesyndrome (s. S. 23, Abschnitt M). Da die einheimische Sprue auch bei Asiaten vorkommt, ist diese Differentialdiagnose im Hinblick auf den zunehmenden Verzehr glutenhaltiger Nahrungsmittel auch in diesen Regionen von besonderer Bedeutung (Misra et al. 1966).

Literatur

Baker SJ, Mathan VI (1970) Tropical sprue. In: Card WI, Creamer B (eds) Modern trends in gastroenterology, vol IV. Butterworths, Sevenoaks, p 198

Baker SJ, Mathan VI (1971) Tropical sprue in Southern India. In: Tropical sprue and megaloblastic anaemia. Wellcome Trust Collaborative Study 1961–1969, Churchill Livingstone, London Edinburgh, p 189

Baker JS, Ignatius M, Mathan VI, Vaish SK, Chacko CC (1962) Intestinal biopsy in tropical sprue. In: Ciba Foundation, Study Group 14 (eds) Intestinal biopsy. Churchill Livingstone, London Edinburgh, p 84

Banwell JG, Gorbach SL, Mitra R, Cassells JS, Mazumder DNG, Thomas J, Yardley JH (1970) Tropical sprue and malnutrition in West Bengal. II. Fluid and electrolyte transport in the small intestine. Am J Clin Nutr 23:1559

Besterman HS, Cook GC, Sarson DL, Christofides ND, Bryant MG, Gregor M, Bloom SR (1979) Gut hormones in tropical malabsorption. Br Med J 2:1252

Bhat P, Shantakumari S, Rajan D, Mathan VI, Kapadia CR, Swarnabai C, Baker SJ (1972) Bacterial flora of the gastrointestinal tract in Southern Indian control subjects and patients with tropical sprue. Gastroenterology 62:11

Booth CC (1964) The first description of tropical sprue (William Hillary). Gut 5:45

Booth CC, Stewart JS, Holmes R, Brackenburg W (1962) Dissecting microscope appearances of intestinal mucosa. In: Wolstenholme GWE, Cameron MP (eds) Intestinal biopsy. Ciba Foundation Study Group No. 14. Churchill Livingstone, London Edinburgh, p 2

Booth CC, Tabaqchali S, Mollin DL (1968) Comparison of stagnant loop syndrome with chronic tropical sprue. Am J Clin Nutr 21:1097

Brunser O, Eichelman S, Klipstein BC, Klipstein FA (1970) Intestinal morphology of rural Haitians. Gastroenterology 58:655

Chuttani HK, Mehra ML, Misra RC (1968) Small bowel in hypoproteinaemic states. Scand J Gastroenterol 3:529

Cook GC (1978) Delayed small-intestinal transit in tropical malabsorption. Br Med J 2:238

Desai HG, Chitro AV, Parekh DV, Jeejeebhoy KN (1967) Intestinal disaccharidases in tropical sprue. Gastroenterology 53:375

Falaiye JM (1970) Tropical sprue in Nigeria. J Trop Med Hyg 73:119

Foroozan P, Trier JS (1967) Mucosa of the small intestine in pernicious anaemia. N Engl J Med 279:553

French J (1955) The aetiology and mechanism of steatorrhoea. Postgrad Med J 31:299

Garcia S (1968) Malabsorption and malnutrition in Mexico. Am J Clin Nutr 21:1066

Gorbach SL, Tabaqchali S (1969) Bacteria, bile and the small bowel. Gut 10:163

Gorbach SL, Banwell JG, Jacobs B, Chatterjee BD, Mitra R, Sen NN, Mazumder DNG (1970) Tropical sprue and malnutrition in West Bengal. I. Intestinal microflora and absorption. Am J Clin Nutr 23:1545

Guerra R, Wheby MS, Bayless TM (1965) Longterm antibiotic therapy in tropical sprue. Ann Intern Med 63:619

Haddock L, Vasquez MDC (1966) Antirachitic activity of the sera of patients with tropical sprue. J Clin Endocrinol 26:859

Hellier MD, Radhakrishnan AN, Ganapathy V, Mathan VI, Baker SJ (1976) Intestinal perfusion studies in tropical sprue. I. Amino acid and dipeptide absorption. Gut 17:511

Jeejeebhoy KN, Desai HG, Noronha JM, Antia FP, Parekh DV (1966) Idiopathic tropical diarrhea with or without steatorrhea (tropical malabsorption syndrome). Gastroenterology 51:333

Klipstein FA (1968) Tropical sprue. Gastroenterology 54:275

Klipstein FA (1971) Tropical sprue in the Western hemisphere In: Tropical sprue and megaloblastic anaemia. Wellcome Trust Collaborative Study 1961–1969. Churchill Livingstone, London Edinburgh

Klipstein FA (1972) Folate in tropical sprue. Br J Haematol [Suppl] 23:103

Klipstein FA (1976) Tropical sprue. In: Bockus HL (ed) Gastroenterology, vol II. Saunders, Philadelphia, p 285

Klipstein FA (1981) Tropical sprue in travellers and expatriates living abroad. Gastroenterology 80:590

Klipstein FA, Baker SJ (1970) Regarding the definition of tropical sprue. Gastroenterology 58:717

Klipstein FA, Corcino JJ (1977) Factors responsible for weight loss in tropical sprue. Am J Clin Nutr 30:1703

Klipstein FA, Falaiye JM (1969) Tropical sprue in expatriates from the Tropics living in the Continental United States. Medicine 48:475

Klipstein FA, Samloff IM, Smarth G, Schenk E (1968) Malabsorption and malnutrition in rural Haiti. Am J Clin Nutr 21:1042

Klipstein FA, Holdeman LV, Corcino JJ, Moore WEC (1973) Enterotoxigenic intestinal bacteria in tropical sprue. Am J Intern Med 79:632

Klipstein FA, Short HB, Engert RF, Jean L, Weaver GA (1976) Contamination of the small intestine by enterotoxigenic coliform bacteria among the rural population of Haiti. Gastroenterology 70:1035

Klipstein FA, Engert RF, Short HB (1978) Enterotoxigenicity of colonizing coliform bacteria in tropical sprue and blind-loop syndrome. Lancet II:342

Lopez GG (1949) Association of hypoproteinaemia with severe tropical sprue. Am J Med Sci 218:660

Maldonado N, Horta E, Guerra R, Pérez-Santiago E (1969) Poorly absorbed sulfonamides in the treatment of tropical sprue. Gastroenterology 57:559

Manson-Bahr PHA (1915) Report on researches on sprue in Ceylon. Cambridge University Press, London, p 1912

Mathan VI (1978) Tropical sprue. In: Sleisenger MH, Fordtran JS (eds) Gastrointestinal disease. Saunders, Philadelphia, p 1143

Mathan VI, Baker SJ (1970) An epidemic of tropical sprue in Southern India. I. Clinical features. Am Trop Med Parasitol 64:439

Mathan VI, Baker SJ (1971) The epidemiology of tropical sprue. In: Tropical sprue and megaloblastic anaemia. Wellcome Trust Collaborative Study 1961–1969. Churchill Livingstone, Edinburgh London, p 159

Mathan VI, Ponniah J, Mathan M (1981) Tropical enteropathy: an adaptation of the small intestine to accelerated cell loss in „contaminated" environments. In: Robinson JWRL, Dowling RH, Riecken EO (eds) Mechanisms of intestinal adaptation. Proc Second International Conference on Intestinal Adaptation 1981. MTP Press, Lancaster

Misra RC, Kasthuri S, Chuttani HK (1966) Adult coeliac disease in the tropics. Br Med J 2:130

Mollin DL, Booth CC (1971) Chronic tropical sprue in London. In: Tropical sprue and megaloblastic anaemia. Wellcome Trust Collaborative Study 1961–1969. Churchill Livingstone, Edinburgh London, p 13

Moshal MG (1970) Tropical sprue in Africa. Lancet 2:827

O'Brien W, England NWJ (1971) Tropical sprue amongst British servicemen and their families in Southeast Asia. In: Tropical sprue and megaloblastic anaemia. Wellcome Trust Collaborative Study 1961–1969. Churchill Livingstone, Edinburgh London, p 25

Rickles FR, Klipstein FA, Tomasini J, Corcino JJ, Maldonado N (1972) Long-term follow-up of antibiotic-treated tropical sprue. Ann Intern Med 76:203

Riecken EO, Menge H (1974) Atrophic changes in rats. In: Hekkens WT, Peña AS (eds) Coeliac disease. Proceedings of the Second International Coeliac Symposium. Stenfert Kroese, Leiden, p 292

Royer M, Croxatto O, Biempica L, Balcazar Morrison AJ (1955) Biopsia duodenal por aspiración bajo control radioscópico. Prensa Med Argent XLII, 33:2525

Rubini ME, Sheehy TW, Meroney WH, Louro J (1961) Exudative enteropathy. II. Observations in tropical sprue. J Lab Clin Med 58:902

Schenk EA, Samloff IM, Klipstein FA (1965) Morphological characteristics of jejunal biopsies in coeliac disease and tropical sprue. Am J Pathol 47:765

Sheehy TW, Pérez-Santiago E (1961) Antibiotic therapy in tropical sprue. Gastroenterology 41:208

Sheehy TW, Baggs B, Pérez-Santiago E, Floch MH (1962) Prognosis of tropical sprue. A study of the effect of folic acid on the intestinal aspects of acute and chronic sprue. Ann Intern Med 57:892

Sheehy TW, Cohen C, Wallace DK, Legters MLJ (1965) Tropical sprue in North Americans. JAMA 194:167

Shiner M (1956) Duodenal biopsy. Lancet 1:17

Swanson VL, Thomassen RW (1965) Pathology of the jejunal mucosa in tropical sprue. Am J Pathol 46:511

Swanson VL, Wheby MS, Bayless TM (1966) Morphologic effects of folic acid and vitamin B_{12} on the jejunal lesion of tropical sprue. Am J Pathol 49:167

Thomas G, Clain DJ (1976) Endemic tropical sprue in Rhodesia. Gut 17:877

Morbus Crohn

H. Malchow

Mit 11 Abbildungen und 18 Tabellen

A. Einleitung

Seit der Erstbeschreibung des M. Crohn durch CROHN, GINZBURG und OP-
PENHEIMER im Jahre 1932 hat sich das Wissen über die Krankheit vermehrt,
die Ursache ist jedoch immer noch nicht bekannt. In den verschiedenen Namen
spiegeln sich die sich wandelnden Auffassungen wider. CROHN et al. (1932)
beschrieben als Entität eine *Ileitis regionalis,* wodurch der segmentäre Charakter
und die Lokalisation im Ileum angesprochen wurden. Weil besonders häufig
das letzte Segment des Dünndarms befallen ist, wurde der Begriff *Ileitis terminalis*
lange Zeit bevorzugt. Beide Bezeichnungen sind jedoch etwas eng und verleiten
zu der irrigen Annahme, daß die Lokalisation nur im Ileum zu suchen sei.
Während der Befall im Kolon durch die Bezeichnung *Colitis granulomatosa*
ebenfalls nur die Abgrenzung zur Colitis ulcerosa hervorhebt, lassen 2 weitere
Namen der Krankheit, *Enteritis granulomatosa* und *Enteritis regionalis* mehr
den wahren Charakter der Krankheit erkennen. Da aber auch aus ihnen die
Tendenz der Krankheit, den gesamten Gastrointestinaltrakt zu befallen, nicht
entnommen werden kann, bleibt der Name *Morbus Crohn,* der sich vom Erstbeschreiber ableitet, die treffendste, weil am wenigsten kompromittierende Bezeichnung. Korrespondierend dazu wird die Krankheit im angloamerikanischen
Raum meist als *Crohn's disease* geführt. Ursprünglich galt die Darmtuberkulose
als wichtig bei der Abgrenzung zum M. Crohn (CROHN et al. 1932). Erst viel
später wurde auch die Beteiligung des Kolons erkannt und entsprechend gewürdigt. Damit wurde die Abgrenzung gegenüber der Colitis ulcerosa in den Vordergrund differentialdiagnostischer Überlegungen gerückt (LOCKHART-MUMMERY
u. MORSON 1960).

B. Definition

Der M. Crohn ist eine gutartige, zumeist lebenslange Krankheit, die sich
ausschließlich am Gastrointestinaltrakt manifestiert. Gelegentlich auftretende
systemische Zeichen – Fernwirkungen – betreffen Haut, Augen und Gelenke.

Bei genetischer Disposition ist die auslösende Ursache bisher noch nicht entdeckt worden. Die Krankheit kann an jeder Stelle des Gastrointestinaltrakts vorkommen. Prädilektionsorte sind das Ileum und das Kolon. Der Entzündungsprozeß beteiligt alle Darmwandschichten. Die Verdickung der Darmwand führt zur Einengung des Lumens. Epitheloidzellige Granulome und fissurale Geschwüre sind kennzeichnende histologische Merkmale. Aus den Geschwüren können sich Fisteln entwickeln. Die Patienten leiden an Bauchschmerzen und an den Folgen von Malabsorption sowie Verlusten durch die entzündete Schleimhaut.

C. Pathologische Anatomie

I. Makroskopie

Der M. Crohn ist eine segmentale, transmurale Darmerkrankung, die in der Frühphase durch aphthenähnliche Läsionen gekennzeichnet ist. Es sind dies kleine, oberflächliche Defekte der Mukosa, nur wenige Millimeter im Durchmesser groß und von einem roten Saum umgeben. Sie sind unregelmäßig angeordnet. Diese runden aphthösen Ulzera sind häufig über Lymphfollikeln oder Granulomen lokalisiert (MORSON u. DAWSON 1972; SCHMITZ-MOORMANN et al. 1979). Mit zunehmender Dauer der Krankheit werden aus den Aphthen größere Geschwüre, die flächig, netzartig, länglich oder fissural erscheinen können. Das Bild des Kopfsteinpflasters resultiert aus der ödematösen und entzündlichen Schwellung der Schleimhaut zwischen solchen länglichen, fissuralen Ulzerationen. Infolge einer massiven Verdickung der Darmwand, die vermehrt induriert und mit Narbensträngen durchsetzt ist, kommt es zur Einengung des Darmlumens. Solche Stenosen sind unterschiedlich ausgedehnt. Nach OTTO et al. (1976) sind stenotische Segmente zwischen 1, 5 und 180 cm lang. In diesen verengten Darmpartien ist die Lamina muscularis propria hypertrophiert und auch die Submukosa stark fibrös verbreitert. Die Schleimhaut zeigt ödematöse Schwellungen und Geschwüre unterschiedlicher Ausprägung, wobei die „gletscherspaltenähnlichen" Geschwüre besonders auffällig sind. Unter der Einwirkung von Bakterien können sich diese Geschwüre weiter vertiefen, so daß Fisteln entstehen. Da die Entzündung die gesamte Darmwand durchsetzt, werden auch die Serosa und das mesenteriale Fettgewebe mitbetroffen. Dadurch kommt es zur „Verklebung" und zum „Verbacken" mit der Umgebung, z.B. Bauchwand, anderen Darmschlingen, Ovar, Harnblase, Psoasmuskulatur, woraus ein Konglomerattumor entstehen kann, in welchen zumeist mehrere Darmschlingen und z.B. die genannten anderen Organe einbezogen sein können. Mit fortschreitender Krankheitsdauer entwickelt sich dann in diesem entzündlichen Tumor ein fuchsbauartiges Fistelsystem mit Abszessen unterschiedlicher Größe.

Die regionären Lymphknoten sind zumeist vergrößert und auch histologisch verändert.

II. Histologie

Im Gegensatz zur Colitis ulcerosa, für die es histologisch keinen eindeutig positiven Beweis gibt, kann der M. Crohn aufgrund seiner Beschaffenheit besser

histologisch diagnostiziert werden (MORSON u. DAWSON 1972; OEHLERT 1978).
Die Diagnose gründet sich dabei auf folgende Elemente: transmurale Entzündung, Fibrose, Granulome, Hyperplasie des lymphatischen Gewebes und Fissuren. In Resektionspräparaten erkennt man zumeist alle oder mehrere Stadien nebeneinander. Im Stadium der akuten Entzündung ist die gesamte Darmwand infolge einer ödematösen Schwellung von Mukosa und Submukosa verdickt. In der Submukosa und Subserosa finden sich Lymphangiektasien. Die ödematös verquollene Schleimhaut wird von einer zellulären Infiltration begleitet, die vorwiegend aus Lymphozyten, Makrophagen, Plasmazellen und eosinophilen Granulozyten besteht. Es entwickeln sich epitheloidzellige Granulome. Neben den vergrößerten Peyer-Plaques und den Mesenteriallymphknoten sind auch in allen Schichten der Darmwand Lymphfollikel mit und ohne Keimzentren anzutreffen. In den Randbereichen aphthöser oder fissuraler Ulzerationen sind reichlich segmentkernige Granulozyten anzutreffen. Im Stadium der Fibrose ist das entzündliche Ödem durch Bindegewebe ersetzt. Wenn auch jetzt die Bindegewebsbildung vorherrscht, sind nichtsdestoweniger auch noch Zeichen der akuten Entzündung sichtbar. Die Mehrzahl der Aphthen ist verschwunden. Das sog. Kopfsteinpflaster mit den gletscherspaltenähnlichen Ulzerationen beherrscht das Bild. Fissuren haben fuchsbauähnliche Fistelsysteme hervorgerufen. In der Umgebung von Fissuren und Fisteln hat sich reichlich Granulationsgewebe gebildet. Größere tuberkuloide oder kleinere epitheloidzellige Granulome werden bei sorgfältiger Aufarbeitung des Materials fast immer beobachtet (MORSON u. DAWSON 1972; OEHLERT 1978).

III. Formale Pathogenese

Die Aufarbeitung von Serienschnitten aus Kolonbiopsien bei M. Crohn hat zur Aufstellung einer formalpathogenetischen Kette durch SCHMITZ-MOORMANN et al. (1979) geführt: In der Umgebung einer Krypte entsteht lokal eine entzündliche Infiltration mit Granulozyten, die in den Randbereichen Lymphozyten und Plasmazellen enthält. Die Kryptenepithelien werden zerstört. Leukozyten wandern ein. Wenn nur Teile der Krypte zerstört werden, entstehen die sog. Kryptenabszesse. Dort, wo das Epithel zerstört wurde, proliferieren breitleibige Makrophagen, die sich in Epitheloidzellen umwandeln. Mit dem Auftreten von Langhans-Riesenzellen bilden sich epitheloidzellige Granulome, die sich an der Stelle des zerstörten Kryptenabschnitts befinden. Anfangs enthalten sie in ihren zentralen Anteilen Granulozyten, später fibrosiert das Granulom.
Je nach Ausdehnung der Entzündung variiert das histologische Bild. Entwikkelt sich die Entzündung in der Tiefe einer Krypte, so bildet sich an dieser Stelle ein epitheloidzelliges Granulom, während die Krypte das Bild eines Kryptenabszesses bietet. Kommt es im Laufe der Zeit zu einer Regeneration der Krypte, so liegt das epitheloidzellige Granulom in einer Schleimhaut, die keine Zeichen von Entzündung aufweist. Ist hingegen die Entzündung an der Oberfläche einer Krypte lokalisiert, so entwickeln sich um die Mündung kleinste Erosionen, in die die epitheloidzelligen Granulome einbezogen sind. Kommt es zur Zerstörung der gesamten Krypte, so resultiert ein mikroskopisch kleines fissurales Ulkus. Bei mehreren Krypten werden es größere Erosionen. Wenn die betroffenen Krypten im Bereich eines Lymphfollikels lokalisiert sind, so zeigen sich Aphthen.

D. Diagnostik

Die Diagnose des M. Crohn beruht neben Anamnese und der körperlichen Untersuchung auf den Ergebnissen der Radiologie, der Endoskopie, der Histologie und des Labors. Die Sonographie kann ebenfalls Hinweise liefern, eignet sich jedoch nicht zur Sicherung der Diagnose.

I. Radiologie

Die Methoden und Ergebnisse der Radiologie des Dünndarms sind an anderer Stelle dargestellt (s. Bd. III/3A, S. 857ff.). Radiologie und Endoskopie können bei M. Crohn alternativ eingesetzt werden, falls beide Methoden möglich sind, d.h. in allen Bereichen außer im Dünndarm. Die Untersuchung des Dünndarms hingegen ist eine Domäne der Radiologie, da unter Normalbedingungen endoskopisch nur das Duodenum und das terminale Ileum der Inspektion zugänglich sind. Nach resezierenden Operationen am Magen, Kolon oder Ileum bieten sich für die Endoskopie günstigere Bedingungen.

Grundsätzlich gilt, daß der gesamte Magen-Darm-Kanal inspiziert werden muß, da neben der Sicherung der Diagnose auch die Ausdehnung der Krankheit von Bedeutung ist. Für die Radiologie bedeutet dies, daß bei der Erstuntersuchung die Befunde an Speiseröhre, Magen, Zwölffingerdarm, Dünndarm und Dickdarm dokumentiert werden müssen. Darunter ist zu verstehen, daß sämtliche endoskopisch nicht eingesehenen oder einsehbaren Anteile des Gastrointestinaltrakts auf Röntgenfilm abgebildet sein sollen. Die alleinige Durchleuchtung und die Beschreibung des Durchleuchtungseindrucks sind als ungenügend anzusehen.

Da Patienten mit M. Crohn zumeist lebenslang unter ihrer Krankheit leiden, ist darauf zu achten, daß radiologische Untersuchungen nicht unkritisch häufig wiederholt werden. Je subtiler die verwandte Technik, um so eher wird sich eine erneute Röntgenuntersuchung vermeiden lassen. Bei der Vorbereitung zur Röntgenuntersuchung sollte stets daran gedacht werden, daß ein entzündeter Darm eine rauhe Oberfläche aufweist und sich nicht so leicht reinigt wie ein gesunder Darm. Durchfälle sind ebenfalls kein Anzeichen dafür, daß der Darm sauber ist oder sich leichter reinigen läßt!

1. Ösophagus

Aphthen, Ulzerationen oder Stenosen im Bereich der Speiseröhre können Hinweise auf einen M. Crohn bedeuten.

2. Magen

Zur genauen Abklärung empfiehlt sich eine Untersuchung im Doppelkontrast. Ein M. Crohn kann sich hinter Schleimhautunregelmäßigkeiten verbergen, die aussehen wie chronische Erosionen (Abb. 1), peptische Ulzera oder ein Frühkarzinom. Stenosen oder ein Pflastersteinrelief sind schon eher spezifisch für einen M. Crohn.

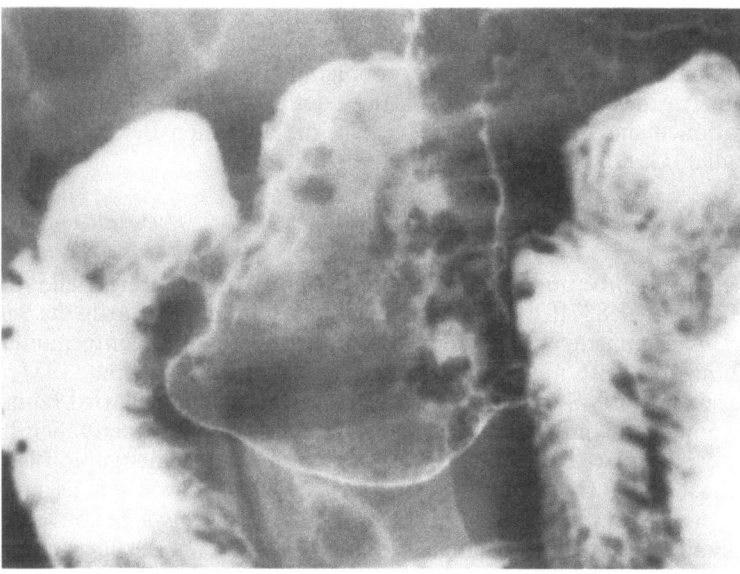

Abb. 1. M. Crohn im Magen. Im Antrum erkennt man Kontrastmittelaussparungen, die endosko-pisch wie chronische Erosionen imponieren

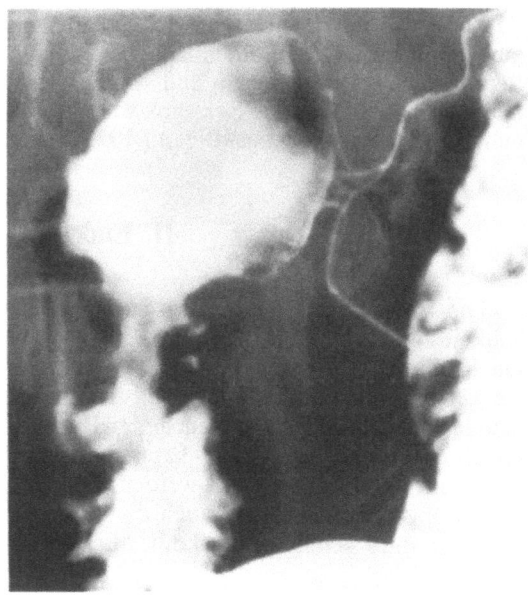

Abb. 2. M. Crohn im Duodenum. Im oberen Drittel der Pars descendens duodeni erkennt man eine Stenose mit fissuralen Ulzerationen

3. Duodenum

Ein unregelmäßiges Relief der Schleimhaut mit Verdickung der Falten, Asymmetrie des Duodenums, Striktur oder Einengung (Abb. 2) sowie flache Ulzerationen sind die häufigsten Zeichen, die auf einen Befall des Duodenums hindeuten (Goldberg et al. 1979).

4. Dünndarm

Die Röntgenbefunde am Dünndarm sind an anderer Stelle dargestellt (s. Bd. III/3A, S. 857ff.). Deswegen sollen hier nur stichwortartig die wichtigsten Kriterien zusammengefaßt werden. Entscheidend für die Röntgenuntersuchung des Dünndarms ist nicht die angewandte Technik (Pansdorf 1937; Sellink 1971), sondern die Sorgfalt, mit der der Patient untersucht wird (zum Beispiel alle 30 min eine Röntgenaufnahme ist obsolet!). Am häufigsten fallen im Dünndarm auf: noduläre Schleimhautdefekte, diffuse Lumeneinengung, Fissuren und längliche Ulzera, Distanzierung der Darmschlingen sowie ein asymmetrischer Befall der Darmwand. Das sog. Pflastersteinrelief ist etwa bei 50% der Dünndarmmanifestation zu beobachten (Goldberg et al. 1979). Frühe Veränderungen des M. Crohn, wie zum Beispiel Aphthen werden fast ausschließlich mit der Enteroklyse entdeckt (Sellink 1976).

5. Kolon

Die Methode der Wahl ist die Doppelkontrastuntersuchung des Dickdarms (Brahme u. Fork 1975; Hildell 1978; Laufer u. Hamilton 1976). Durch sie können auch Aphthen entdeckt werden. Die häufigsten Spätveränderungen am Kolon bei M. Crohn sind kleine noduläre Konturdefekte, asymmetrischer Befall, flache Ulzerationen und Verlust der Haustren. Ein Pflastersteinrelief und eine Beteiligung des Rektums wird bei $^1/_3$ aller Patienten mit Kolonbeteiligung beobachtet (Goldberg et al. 1979).

II. Endoskopie

Die Endoskopie ist dort, wo sie eingesetzt werden kann, durch die Möglichkeit zum Erkennen früher und kleiner Läsionen der Radiologie überlegen. Die Radiologie hingegen besitzt den Vorzug der besseren Dokumentation. Durch die Verwendung neuer, dünner und flexibler Instrumente, und durch die zunehmende Erfahrung der Untersucher hält sich der Grad der Belästigung für den Patienten in Grenzen. Daher kann und soll die Endoskopie bei jeder diagnostischen Indikation eingesetzt werden. Da der Dünndarm nur in Ausnahmefällen endoskopisch einsehbar ist, auch dann nur partiell in den oralen oder aboralen Anteilen, muß sich die Endoskopie auf den oberen und den unteren Gastrointestinaltrakt beschränken.

1. Ösophago-Gastro-Duodenoskopie

Zur Inspektion des oberen Gastrointestinaltrakts dient die Gastroskopie. Am nüchternen Patienten können mit den modernen Fiberskopen alle Anteile

Tabelle 1. Endoskopische Zeichen des M. Crohn im oberen Verdauungstrakt

Aphthöse Läsionen
Chronische Erosionen
Irreguläre Ulzerationen
Pflastersteinrelief
Stenose
Verdickte Schleimhautfalten
Fleckige Rötung
Granularität

Tabelle 2. Häufigkeit der koloskopisch erkennbaren Läsionen (n = 111)

Läsionstyp	Häufigkeit (%)
Rötung	49
Pseudopolypen	45
Längsgestellte Ulzera	34
Stenosen	29
Aphthen	25
Vermehrte Lädierbarkeit	23
Pflastersteinrelief	21
Landkartenartige Ulzera	15
Runde Ulzera	14
Granularität	4

des oberen Gastrointestinaltrakts vom oberen Ösophagus bis zur Pars descendens duodeni eingesehen werden. Dabei sollten routinemäßig Biopsien aus dem Bulbus duodeni sowie dem Antrum und Fundus ventriculi entnommen werden, auch wenn die Schleimhaut äußerlich keine Veränderungen erkennen läßt. Bei pathologischen Befunden soll zusätzlich aus den erkennbaren Läsionen biopsiert werden (DANZI et al. 1976). Die durch den M. Crohn im Magen und Duodenum hervorgerufenen Läsionen sind aus Tabelle 1 zu entnehmen. Ganz charakteristische Zeichen, die unverwechselbar sind, sind abgesehen vom Pflastersteinrelief (Abb. 3, 4) selten. Eine Klärung muß jeweils die Biopsie erbringen. Dies ist insbesondere bei den Befunden, die auch als chronische Erosionen oder peptische Ulzera gedeutet werden können, von klinischer und therapeutischer Bedeutung. Welchen diagnostischen Wert Granulome in makroskopisch intakter Schleimhaut besitzen, ist bisher ungeklärt. Ob dies ein prognostisch günstiges Zeichen ist oder vielmehr ein Hinweis auf eine Progression der Erkrankung bedeutet, werden erst weitere Verlaufsbeobachtungen in der Zukunft zeigen (EHMS et al. 1977, 1979).

2. Koloskopie

Mit Hilfe der Koloskopie können Rektum, Kolon und terminales Ileum oder – nach Operationen – die mit dem Kolon verbundenen Anteile des Dünndarms inspiziert werden. Besonders frühe Veränderungen fallen eher koloskopisch als durch einen Kontrasteinlauf auf. Der Nachweis von Aphthen (Abb. 5) in sonst regelrechter Schleimhaut hat in dieser frühen Phase der Erkrankung die größte Bedeutung. Weitere koloskopische Zeichen des M. Crohn (Tabelle 2) sind Geschwüre, die alle Formen annehmen können: klein und rund, unterminiert, länglich, landkartenartig, gletscherspaltenartig. Auffallend sind auch die Ulkusstraßen, die dem Verlauf der Tänien entsprechen (Abb. 6). Hier wird der asymmetrische Befall durch die Krankheit besonders deutlich. Zwischen den gletscherspaltenähnlichen (fissuralen) Ulzera liegen Polster ödematöser Schleimhaut, die das sog. Pflastersteinrelief hervorrufen (Abb. 7). Insbesondere bei längerer Krankheitsdauer findet man nicht selten Pseudopolypen (GEBOES u. VANTRAPPEN 1975; WAYE 1980).

Zur Sicherung der Diagnose und zum Ausschluß einer malignen Entartung sollten von verschiedenen Stellen des Kolons Biopsien entnommen werden. Dabei ist darauf zu achten, daß sowohl aus den Läsionen, als auch aus anscheinend

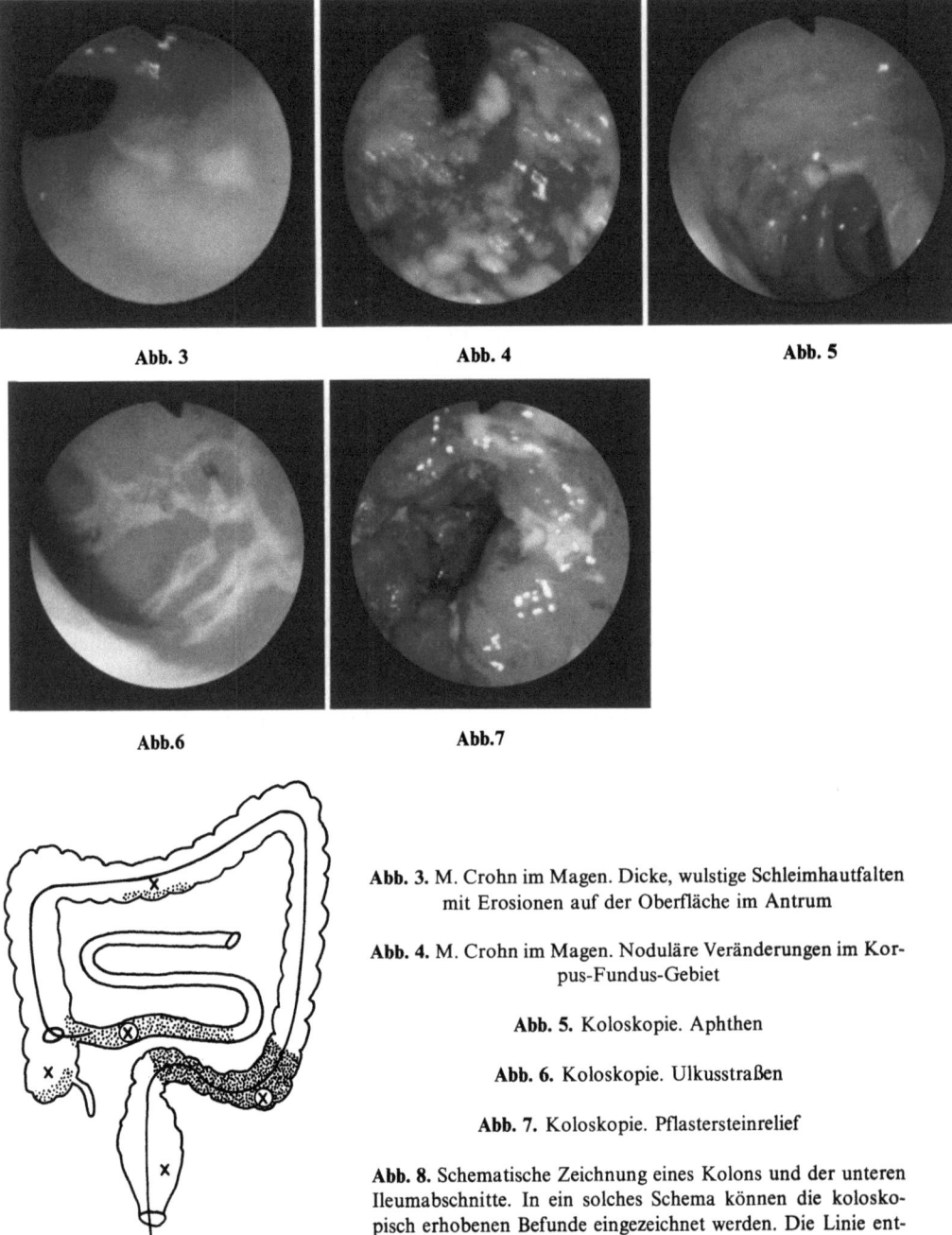

Abb. 3   Abb. 4   Abb. 5

Abb.6   Abb.7

Abb. 3. M. Crohn im Magen. Dicke, wulstige Schleimhautfalten mit Erosionen auf der Oberfläche im Antrum

Abb. 4. M. Crohn im Magen. Noduläre Veränderungen im Korpus-Fundus-Gebiet

Abb. 5. Koloskopie. Aphthen

Abb. 6. Koloskopie. Ulkusstraßen

Abb. 7. Koloskopie. Pflastersteinrelief

Abb. 8. Schematische Zeichnung eines Kolons und der unteren Ileumabschnitte. In ein solches Schema können die koloskopisch erhobenen Befunde eingezeichnet werden. Die Linie entspricht dem bis in das terminale Ileum eingeführten Koloskop; *gepunkteter Bereich* befallene Darmareale, x Biopsiestellen

Abb. 8

regelrechter Schleimhaut biopsiert wird. Mindestens 2 Biopsien sollten von jeder Biopsieregion entnommen werden und von einem versierten Pathologen begutachtet werden. Das Handikap der Endoskopie liegt bei der Dokumentation der Befunde. Es hat sich daher bewährt, neben dem schriftlichen Befund auf einer Skizze einzuzeichnen, 1. welche Abschnitte eingesehen wurden, 2. wo pathologische Läsionen gesehen wurden und 3. von welchen Stellen Biopsien entnommen wurden (Abb. 8). Darüber hinaus kann durch Fotografieren der endoskopische Befund zur Demonstration festgehalten werden.

III. Labor

Laborwerte spielen bei der Diagnose sowie im Verlauf des M. Crohn eine untergeordnete, aber zur Beurteilung von Entzündungsgrad, Blutverlust, Mangelzuständen und Medikamentennebenwirkungen dennoch eine unverzichtbare Rolle:

1. Um das Ausmaß der entzündlichen Komponente abschätzen zu können, eignen sich: Blutsenkung, Leukozytenzahl, rotes Blutbild, Eisen, Elektrophorese, Albumin (VAN HEES et al. 1980), C-reaktives Protein und Orosomukoid (ANDRÉ et al. 1980). Der Befund der Thrombozytose und der Lysozymerhöhung sind zu inkonstant und nicht verläßlich genug (EHMS et al. 1976, RÖLLINGHOFF et al. 1977).

2. Zur Bestimmung des Blutverlusts über den Darm: Stuhl auf okkultes Blut; Hämoglobingehalt, Erythrozytenzahl und Hämatokrit des Bluts; Eisenwert und Transferrin im Serum.

3. Malabsorption und Folge der Diarrhö: Stuhlgewicht und Fettgehalt (Durchschnitt von 3 Tagen), Gesamteiweiß und Albumingehalt, Quickwert, Vitamine A, D und B_{12} (oder Schilling-Test), Elektrolyte, Natrium, Kalium, Kalzium und Magnesium im Serum.

4. Weitere Laborparameter sind in besonderen Situationen erforderlich, z.B. zum Ausschluß einer Beteiligung der Leber, bei Verdacht auf Osteomalazie und zur Erkennung von unerwünschten Wirkungen durch Arzneimittel. Sie werden in den entsprechenden Abschnitten erwähnt.

E. Klinik

I. Pathophysiologische Vorbemerkungen

Der Entzündungsprozeß, der hier besprochen wird, ist in einer Körperregion lokalisiert, nämlich dem Intestinaltrakt, welcher entscheidend an der Digestion und Absorption der Nahrung und somit auch am Ernährungszustand des Patienten beteiligt ist. Dieser verursacht sowohl gastrointestinale Symptome als auch systemische Fernwirkungen. Bei den meisten Patienten beherrscht die Beteiligung von Ileum und/oder Kolon das klinische Bild. Bei Befall von Mund, Speiseröhre, Magen und Zwölffingerdarm treten Symptome auf, die auch bei anderen Erkrankungen dieser Organe vorkommen können. Die wichtigsten systemischen Auswirkungen des M. Crohn sind Gewichtsverlust, Fieber, Anämie,

Anorexie und Schwäche. Der *Gewichtsverlust* kann als Folge von Appetitlosigkeit und verminderter Nahrungsaufnahme, der Katabolie durch die chronische Entzündung und der exsudativen Enteropathie bzw. Malabsorption für Fett und Eiweiß auftreten. *Fieber* entsteht durch die chronische Entzündung im Darm an sich oder durch Fistel- und Abszeßbildung in einem Konglomerattumor. Von dort kann auch eine akute Sepsis ihren Ursprung nehmen. *Übelkeit und Erbrechen* müssen in erster Linie auf ein mechanisches Problem bezogen werden, d.h. also eine Einengung des Darmlumens. Sie können jedoch auch als Konsequenz einer aktiven Entzündung im Darm mit einer daraus resultierenden Antiperistaltik erklärt werden. *Subileus* oder *Ileus* treten bei langdauernder Krankheit infolge entzündlicher oder narbiger Stenosen auf. Eine toxische Erweiterung von Dünn- oder Dickdarm (*toxisches Megakolon* oder *Megaileum*) kommt relativ häufig auch bei M. Crohn vor. Diese toxische Dilatation deutet auf eine fulminante Entzündung hin, die nicht selten durch Antidiarrhoika (z.B. Diphenoxylat oder Loperamid) oder Spasmolytika und Analgetika erst manifest wird. Elektrolytverschiebungen, besonders auch die Hypokaliämie und Hypomagnesiämie tragen zu ihrer Entstehung bei. Die *Schwäche* kann auf mehrere Faktoren bezogen werden: zum einen auf den Entzündungsprozeß an sich, zum anderen auf die Unterernährung und Katabolie. Hinzu kommen Fieber, Elektrolytverarmung und Anämie. Die *Anämie* – bei M. Crohn ein nahezu konstantes Symptom der Krankheit – kann auf mehreren Ursachen beruhen. Dabei ist der Eisenmangel der wichtigste Faktor. Eisen geht durch die chronische (okkulte) Blutung verloren. Eisen wird aber auch am Ort der Entzündung benötigt und fehlt daher für die Hämoglobinsynthese. Die katabole Stoffwechselsituation beeinträchtigt ebenfalls die Erythropoese. Ein Mangel von Folsäure ist nach den Untersuchungen von GERSON und COHEN (1976) mehr auf eine Fehl- und Mangelernährung der Crohn-Patienten zu beziehen als auf eine Malabsorption. Möglicherweise besteht zusätzlich ein gesteigerter Verbrauch. Ein Vitamin-B_{12}-Mangel ist bei allen Patienten mit ausgedehntem Befall des terminalen Ileums (oder nach Resektion) zu vermuten. Da sich oft mehrere Faktoren addieren, kann die für eine perniziöse Anämie charakteristische Makrozytose durch den gleichzeitig bestehenden Eisenmangel kaschiert sein. Schließlich kann eine Anämie auch als unerwünschte Nebenwirkung z.B. bei einer Behandlung mit Azathioprin oder Salazosulfapyridin in Erscheinung treten.

Manche Patienten mit M. Crohn stellen keine oder nur unwesentliche Änderungen in der Zahl, Form und Konsistenz ihrer Stühle fest. Die Mehrzahl der Patienten leidet jedoch unter Durchfällen. Die *Diarrhö* kann Ausdruck unterschiedlicher pathophysiologischer Mechanismen sein:

1. Motilitätsänderung infolge einer diffusen Entzündung im Dünn- und/oder Dickdarm,

2. eine Exsudation im Entzündungsgebiet mit Verlust von Eiweiß (exsudative Enteropathie) und/oder Fett,

3. Steatorrhö als eine Folge der Entzündung oder bei Stenosen durch die bakterielle Dekonjugierung der Gallensalze (vergleichbar dem Syndrom der blinden Schlinge,

4. sekundärer Laktasemangel,

5. interenterische Fisteln, die die Passagezeit verkürzen,

6. eine gastrale oder intestinale Hypersekretion als häufige Folge einer Erkrankung (oder Resektion) des distalen Dünndarms oder des Kolons,

7. schließlich eine chologene Diarrhö, die daraus resultiert, daß die letzten Ileumabschnitte funktionell (durch die Erkrankung) oder komplett (durch Resektion) für die Absorption der Gallensalze ausfallen. Die Gallensalze gelangen

dann in das Kolon und bewirken dort eine Sekretion von Wasser und Elektrolyten mit nachfolgend wäßrigen Stühlen.

Vereinfacht kann festgehalten werden, daß bei Dünndarmbefall eher breiige Stühle abgesetzt werden, während sie bei Dickdarmbefall wäßrig sind. Nächtliche Defäkationen deuten auf einen Befall des Dickdarms hin.

Bauchschmerzen bei M. Crohn weisen auf die transmurale Entzündung unter Mitbeteiligung des angrenzenden Mesenteriums hin (Serosaschmerz). Spasmen treten in entzündeten Abschnitten auf. Tenesmen werden mehr bei einer Beteiligung der linksseitigen Kolonabschnitte bemerkt. Die Dilatation prästenotischer Darmsegmente führt zu krampfartigen Bauchschmerzen. Greift die Entzündung direkt auf das Peritoneum über, so entsteht ein peritonitischer Reizzustand.

Ein *palpabler abdominaler Tumor* besteht zumeist aus entzündlich verdickten Darmschlingen unter Einbeziehung des entzündeten Mesenterialabschnitts. In diesem Konglomerattumor kommt es häufig auch zur Ausbildung von interenterischen Fisteln und Abszessen (SCHACHTER u. KIRSNER 1980).

II. Anamnese

Die Vorgeschichte von Patienten mit M. Crohn ist meist sehr wechselvoll und läßt viele diagnostische Irrwege erkennen, weil die Diagnose nur selten früh gestellt wird. Aus der Beobachtung von Wachstumskurven bei Kindern kann man aus Analogiegründen schließen, daß in der Regel 3–5 Jahre verstreichen, bevor die richtige Diagnose gestellt wird (BENDER 1979). Auch bei Erwachsenen werden nach den Beobachtungen von MEKHJIAN et al. (1979) 35 Monate vom Beginn der Symptome bis zur Diagnose benötigt. Nach BRANDES und EULENBURG (1976) sind die ersten Symptome Durchfall und Bauchschmerzen (Tabelle 3). Da aber auf Grund pathophysiologischer Überlegungen die *Symptome,* die ein M. Crohn verursacht, Spätsymptome sind – z.B. Bauchschmerzen als Folgen von Stenosen oder eines Konglomerattumors, Durchfall infolge funktionellen Ausfalls des unteren Ileums (chologene Diarrhö) oder durch Verlust der Resorptionsoberfläche für Wasser infolge Beteiligung großer Abschnitte des Kolons –, kann angenommen werden, daß bis zur Diagnosefindung beziehungsweise auch davor bis zum Auftreten der ersten Symptome schon geraume

Tabelle 3. Klinische Manifestationen vor der Behandlung

	Initiales Symptom	
	MEKHJIAN et al. (1979) n=68 (%)	BRANDES u. EULENBURG (1976) n=101
Diarrhö	92	42
Bauchschmerz	94	39
Blutige Stühle	32	
Gewichtsabnahme	82	3
Fieber	38	5
Anale Läsionen	12	10
Andere Fisteln	6	
Arthritis		2

Zeit verstrichen ist. Bei ausschließlicher Beteiligung des Kolons wird die Diagnose meist etwas eher gestellt als bei reinem Dünndarmbefall, da diese Patienten, die blutige Stühle und perianale Läsionen aufweisen, frühzeitiger den Arzt aufsuchen (MEKHJIAN et al. 1979).

III. Befunde

Die Altersverteilung zeigt einen Gipfel zwischen dem 20. und 30. Lebensjahr (Abb. 9) (FARMER et al. 1975; RIKER 1981). Frauen und Männer erkranken gleich häufig. Die Krankheit manifestiert sich hauptsächlich im Ileum und im Kolon (Tabellen 4, 5). Die Zahlen über die Beteiligung der einzelnen Darmabschnitte differieren noch. Neuere Arbeiten, die koloskopische Befunde einschließen, zeigen immer häufiger eine (Mit-)Beteiligung des Kolons (69%). Bei etwa 14% aller Patienten kann ein abdominaler Tumor getastet werden. Bei einem Drittel finden sich auch anale Läsionen wie Fissuren, Fisteln oder Abszesse (Tabellen 6, 7) (RANKIN et al. 1979; BUCHMANN u. ALEXANDER-WILLIAMS 1980).

Der M. Crohn kann alle Teile des Gastrointestinaltrakts – also vom Mund bis zum After – befallen. Das klinische Bild, das bei den jeweiligen Lokalisationen vorherrscht, soll nachfolgend beschrieben werden.

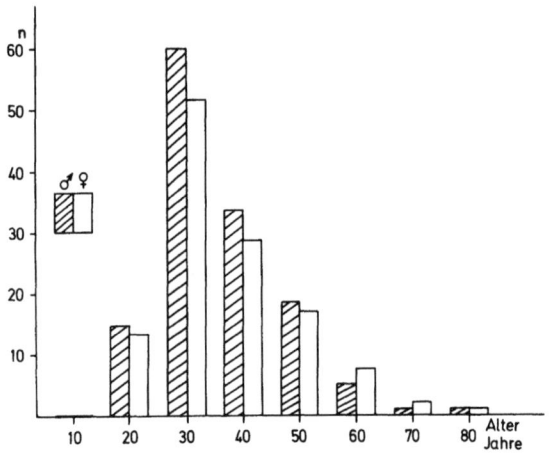

Abb. 9. Altersverteilung bei M. Crohn. (Nach RIKER 1981)

Tabelle 4. Lokalisation des M. Crohn (n = 400)

	Häufigkeit	
	n	%
Ösophagus	2	0,5
Magen	24	6
Duodenum	18	4,5
Jejunum	12	3
Ileum	348	87
Kolon	274	68,5
Rektum	83	20,75

Tabelle 5. Lokalisation des M. Crohn nach verschiedenen Autoren

Lokalisation, Manifestation	FARMER et al. (1975) n = 615 (%)	MEKHJIAN et al. (1979) n = 569 (%)	Eigene Ergebnisse n = 400 (%)
Dünndarm	28,6	31	29,5
Dünn- und Dickdarm	40,9	58	57,8
Dickdarm	26,9	11	11,5
Rektum und seltene Lokalisationen	3,4		1,2

Tabelle 6. Perianale Läsionen und andere Fisteln bei M. Crohn unter Berücksichtigung der Lokalisation aus einer Zusammenstellung der amerikanischen Crohn-Studie (RANKIN et al. 1979)

Manifestation	Gesamt n = 569 (%)	Kolon n = 60 (%)	Dünndarm n = 212 (%)	Kolon und Dünndarm n = 297 (%)
Perianale Läsionen	36,0	46,7	25,5	41,4
Interne Fisteln	16,3	8,3	9,0	23,2
Enterokutane Fisteln	5,3	5,0	1,9	7,7

Tabelle 7. Perianale Läsionen bei M. Crohn. (Nach BUCHMANN u. ALEXANDER-WILLIAMS 1980)

Perianale Region	Mazeration Erosion Ulzeration und Abszeß Marisken
Analkanal	Fissur Ulkus Stenose mit Induration
Fisteln	Oberflächliche (Analkanal zur Haut) Tiefe (Rektum zur Haut) Rektovaginale

1. Mund

Die Beteiligung des Munds wurde zuerst von DUDENEY und TODD (1969) beschrieben. Dabei gleichen die Veränderungen im Munde denjenigen im Darm: chronische Ulzerationen der Wangenschleimhaut und noduläre Vorwölbungen. Nach BASU und ASQUITH (1980) kommen 6 verschiedene Erscheinungsformen des M. Crohn im Mund vor: 1. Aphthen, 2. diffuse Lippen- und Wangenschwellung, 3. Pflastersteinrelief, 4. Pseudopolypen, 5. tiefe längliche Ulzera und 6. indurierte Fissuren der Unterlippe. Die verminderte Produktion von IgA im Speichel wird als eine Erklärung für das Auftreten der Läsionen im Mund angesehen (BASU u. ASQUITH 1980). Pharynx und Larynx können gleichfalls betroffen werden (KELLY et al. 1979).

2. Ösophagus

Die Beteiligung des Ösophagus ist relativ selten (SCHACHTER u. KIRSNER 1980). In unserem Krankengut sind es 0,5%. Ulzerationen scheinen häufiger in der Ösophagusmitte, Stenosen eher distal vorzukommen. Wie bei der Beteiligung des Munds liegt zumeist gleichzeitig ein Befall tieferer Darmabschnitte vor. Die histologische Sicherung durch Routinebiopsien ist schwierig, da die Biopsien im Ösophagus infolge der nur schräg ansetzbaren Biopsiezange meist zu oberflächlich entnommen werden. Daher stellt sich fast immer die Differentialdiagnose zur Reflux- oder Soorösophagitis.

3. Magen

Die Beteiligung des Magens (wie auch des Ösophagus) kann erst durch den vermehrten Einsatz der Gastroskopie richtig beurteilt werden (EHMS et al. 1977, 1979). Nach eigenen Beobachtungen muß ein M. Crohn im Magen bei 6% der Patienten angenommen werden. Der isolierte Befall des Magens hingegen ist selten. Wenn bei einem Patienten mit M. Crohn (z.B. des Dünn- oder Dickdarms) ein Ulkus festgestellt wird, sollte auch daran gedacht werden, daß hier kein peptisches Ulkus, sondern eine Crohn-Läsion vorliegt. Die histologische Klärung sollte angestrebt werden, da sich aus einer Magenbeteiligung bei M. Crohn ganz andere therapeutische Konsequenzen als bei einem peptischen Ulkus ergeben. Die Diagnose eines M. Crohn im Magen wird immer dann gestellt werden können, wenn die Diagnose bereits an anderer Stelle des Gastrointestinaltrakts gesichert ist. Schwierig hingegen wird sie, wenn nur isolierte Magenläsionen vorliegen. Besonders dann werden andere Krankheiten (Karzinome, Lymphome, Sarkoidose) differentialdiagnostisch ausgeschlossen werden müssen.

4. Duodenum

Für das Duodenum gilt ebenso wie für Mund, Ösophagus und Magen, daß der isolierte Befall selten, eine Beteiligung von mehr kaudal liegenden Darmabschnitten dagegen die Regel ist. Ein duodenaler M. Crohn kommt nach unseren Beobachtungen bei 4,5% der Patienten vor. In einem fortgeschrittenen Stadium kann es infolge der zunehmenden Stenosierung zu Übelkeit, Erbrechen und Gewichtsverlust kommen. Die radiologischen und endoskopischen Kriterien sind oben in den entsprechenden Abschnitten beschrieben. Sofern keine histologische Sicherung gelingt, sind andere Erkrankungen wie eine postbulbäre peptische Stenose, ein Karzinom (Pankreas, Papilla Vateri, Duodenum) und ein malignes Lymphom auszuschließen.

5. Jejunum und Ileum

Bei Beteiligung von Jejunum und Ileum stehen krampfartige Bauchschmerzen und Durchfall im Vordergrund. Eine Beteiligung des Jejunums wird häufiger bei Männern als bei Frauen (Verhältnis etwa 3:1) gesehen. Das klinische Bild wird durch die exsudative Enteropathie, den allgemein schlechten Ernährungszustand und die Seltenheit von perianalen Läsionen geprägt. Obwohl meist große Partien von Jejunum und Ileum erkrankt sind, sind die Allgemeinerscheinungen eher mild (SCHACHTER u. KIRSNER 1980).

6. Terminales Ileum

Bei einem Befall des terminalen Ileums werden von der Mehrzahl der Patienten krampfartige Bauchschmerzen angegeben, die entweder auf den gesamten Bauchraum oder den rechten Unterbauch projiziert werden. Durchfälle mit 4–8 Stühlen/Tag sind die Regel, obwohl auch Verstopfung vorkommen kann. Regelmäßige Begleiterscheinungen sind Gewichtsverlust, Fieber, Übelkeit und Erbrechen. Gelegentlich werden blutige Stühle gemeldet; okkulte Blutverluste sind hingegen häufig zu beobachten. Perianale Abszesse und Fisteln (obwohl Spätsymptome) können jahrelang bestehen, bevor der Ileumbefall Symptome bereitet. Subfebrile Temperaturen können für lange Zeit das einzige Symptom bleiben. Die initialen Symptome des M. Crohn in der Ileozökalregion sind: krampfartige Bauchschmerzen, die in den rechten Unterbauch ausstrahlen, Übelkeit und Erbrechen, Temperaturerhöhung, Empfindlichkeit bzw. leichte Abwehrspannung im rechten Unterbauch sowie eine mäßige Leukozytose. Da dies auch Symptome der akuten Appendizitis sind, wird die Erstdiagnose nicht selten anläßlich einer Appendektomie gestellt.

7. Appendix

Eine Beteiligung der Appendix wird gelegentlich beobachtet. Von EWEN et al. (1971) wurde sogar vermutet, daß die Krankheit in der Appendix ihren Ausgangspunkt hat.

8. Kolon

Das Kolon kann teilweise oder ganz betroffen sein. Der alleinige Befall ist weniger häufig als die Ileokolitis (Tabelle 5). Die Läsionen tendieren zu einem irregulären, diskontinuierlichen und asymmetrischen Verteilungsmuster. Durchfälle ohne Blut (okkultes Blut oft positiv) sind das hervorstechendste Symptom. Blutige Stühle können ebenfalls vorkommen. Krampfartige Bauchschmerzen, Fieber, Gewichtsverlust und schlechter Allgemeinzustand sind weitere Symptome. Anale Läsionen wie Fissuren, Fisteln und Abszesse sind bei Mitbeteiligung des Kolons häufiger als beim reinen Dünndarmbefall (Tabelle 6) (LOCKHART-MUMMERY u. MORSON 1964).

9. Rektum

Die Beteiligung des Rektums ist immer als selten angesehen worden, und daher wird nach wie vor der fehlende Befall im Rektum als differentialdiagnostisches Kriterium zur Colitis ulcerosa herangezogen. Dies ist jedoch nicht richtig, denn MEKHJIAN et al. (1979) fanden eine Beteiligung des Rektums bei 14% ihrer Patienten (Rektum alleine 1%), in unserer Serie sind es 20,75%. Wenn die Aphthen fehlen, kann die Erscheinungsform des M. Crohn im Rektum der einer Colitis ulcerosa gleichen (MALCHOW et al. 1978b). Die möglichen analen Läsionen sind in Tabelle 7 zusammengestellt.

IV. Extraintestinale Komplikationen (Tabelle 8)

1. Systemische Fernwirkungen (Tabelle 9)

Die systemischen Fernwirkungen des M. Crohn gleichen, im großen und ganzen, denjenigen der Colitis ulcerosa. Die meisten dieser Fernwirkungen treten irgendwann im Verlauf der Krankheit auf, meist assoziiert mit einem akuten

Tabelle 8. Extraintestinale und assoziierte Komplikationen. (Modifiziert nach Schachter u. Kirsner 1980)

Haut und Schleimhaut	Gefäßsystem
Stomatitis aphthosa	Venöse Thrombosen
Erythema nodosum	Thrombophlebitis
Pyoderma gangraenosum	Periphere Gangrän
Erythema multiforme	Nekrotisierende Vaskulitis
Lichen planus	
Papulonekrotische Läsionen	*Lungen*
Steven-Johnson-Syndrom	Fibrosierende Alveolitis
Kutane Vaskulitis	Bronchiektasen
	Granulomatöse Erkrankung der Lungen
Auge	
Konjunktivitis	*Herz*
Episkleritis	Perikarditis
Iritis	Myokarditis
Uveitis	
Iridozyklitis	*Urogenitalsystem*
Sekundäres Glaukom	Pyelonephritis
Retrobulbäre Neuritis	Glomerulonephritis
	Nephrolithiasis
	(Kalziumoxalat, -phosphat, Urat)
Bewegungsapparat	Retroperitonealfibrose
„Intestinale" Arthritis	Fisteln zum Urogenitalsystem
Sakroiliitis	Amyloidose
M. Bechterew	
Rheumatoide Arthritis	*Ernährung und Stoffwechsel*
Tendovaginitis	Protein-, Kalorien-, Vitaminmangel
Osteomalazie	Elektrolytverarmung (Na, K, Ca, Mg, Zn, Cu)
Osteomyelitis	Minderwuchs
Hypertrophische Osteoarthropathie	Amenorrhö
Trommelschlegelfinger	
Myositis, Myopathie	*Psyche*
	Psychische Störungen
Blut	
Autoimmunhämolytische Anämie	*Neurologie*
Mikroangiopathische hämolytische Anämie	Periphere Neuropathie
Methämoglinämie (Heinz-Innenkörper)	
Thrombozytose	*Neoplasien*
Übergerinnbarkeit (erhöht: V, VII, Fibrinogen)	Karzinome (Kolon, Rektum, Dünndarm)
Disseminierte intravaskuläre Gerinnung	Intestinales Lymphom
Glukose-6-P-Dehydrogenasemangel	Leukämien
Thrombozytopenische Purpura	Gallengangskarzinome
Knochenmarksuppression	

Tabelle 9. Systemische Fernwirkungen		
	Häufigkeit (%)	
	MEKHJIAN et al. (1979)	GREENSTEIN et al. (1975)
Stomatitis aphthosa	5	4
Arthritis (Spondylitis)	19	22
Iritis/Uveitis	4	4 (?)
Erythema nodosum/ Pyoderma gangraenosum	5	8

Tabelle 10. Mitbeteiligung von Leber und Gallenwegen

Fettleber
Pericholangitis
Leberfibrose
(Virushepatitis)
Granulomatöse Hepatitis
Primär sklerosierende Cholangitis
Gallengangskarzinome
Cholelithiasis

Schub. Sehr selten gehen sie der Manifestation der Grundkrankheit voran. In jedem Fall scheint der veränderten Darmschleimhaut und dem bakteriellen Milieu eine besondere Bedeutung zuzukommen. Ähnliche Komplikationen sind nämlich auch bei den wegen Adipositas operierten Patienten mit jejunoilealem Bypass zu beobachten. Bei ihnen wurde eine abnormale anaerobe Darmflora nachgewiesen. Daher scheint es gerechtfertigt zu vermuten, daß die intestinale Flora und ihre metabolischen Produkte zur Entstehung zumindest einiger extraintestinaler Komplikationen beitragen.

a) Erkrankungen aus dem rheumatischen Formenkreis

Die Inzidenz der *Arthritis* bei den chronisch-entzündlichen Darmerkrankungen ist mehr als 20mal so groß wie bei der Normalbevölkerung. Die „intestinale" oder „kolitische" Arthritis, wie sie auch genannt wird, unterscheidet sich nicht histologisch – wohl aber klinisch – von der rheumatoiden Arthritis. Der Rheumafaktor ist negativ und radiologische Veränderungen fehlen. Alle Gelenke können betroffen sein. Eine Beteiligung der großen Gelenke, gelegentlich auch unter Ausbildung eines Gelenkergusses, überwiegt. Die Symptome halten oft über Wochen an. Nach Überstehen der akuten Attacke bleiben meist keine Bewegungseinschränkungen zurück. Es besteht eine Koinzidenz zur Aktivität der intestinalen Grundkrankheit. Arthritische Symptome treten signifikant häufiger gemeinsam mit anderen systemischen Fernwirkungen wie Stomatitis aphthosa, Iritis/Uveitis und Erythema nodosum/Pyoderma gangraenosum auf (RANKIN et al. 1979). Die *ankylosierende Spondylitis* (M. Bechterew) kommt bei männlichen Crohn-Patienten etwa 20mal häufiger vor als in der Normalbevölkerung. Von Patienten mit M. Crohn, die Träger des Histokompatibilitätsantigens HLA-B 27 sind, erkranken $2/3$ auch an einer ankylosierenden Spondylitis. Dabei besteht zwischen ihr und der Aktivität des M. Crohn kein so enger Zusammenhang wie zwischen der „intestinalen" Arthritis und dem M. Crohn. Der Verlauf ist weitgehend unabhängig von der Aktivität der Grundkrankheit. Der M. Bechterew kann dem Auftreten des M. Crohn auch um Jahre vorauseilen. Nicht immer bildet sich das Vollbild einer ankylosierenden Spondylitis aus, manchmal kann nur radiologisch eine Sakroiliitis nachgewiesen werden. Bei diesen Patienten fehlt oft das Histokompatibilitätsmerkmal HLA-B 27.

Auch Arthralgien und Myalgien werden gelegentlich bei akuten Exazerbationen der Darmentzündung beobachtet. Sie gehen jedoch meist nach Besserung der intestinalen Symptomatik vorüber.

b) Erkrankungen des Auges

Die wahre Inzidenz der Augenbeteiligung ist nicht genau bekannt, da hierzu systematische Untersuchungen mit der Spaltlampe notwendig wären. Sie wird jedoch auf 3–10% aller Patienten geschätzt. Die Augenbeteiligung kann von der Konjunktivitis bis zur Iridozyklitis reichen. Warum diese Augenbeteiligung nur bei einigen Patienten auftritt ist unklar. Fast immer jedoch liegt zur Zeit des Auftretens eine Aktivität des Darmprozesses vor. Neben der lokalen Behandlung des Auges darf daher niemals die Behandlung der Grundkrankheit vergessen werden.

c) Erkrankungen von Haut und Schleimhaut

Ob die *Stomatitis aphthosa* eine echte systemische Fernwirkung des M. Crohn ist, ist bis heute noch ungeklärt. Bei ihr könnte es sich sowohl um eine direkte Mitbeteiligung des M. Crohn im Mund als der Pforte des Gastrointestinaltrakts handeln, als auch – in Analogie zum Auftreten eines Herpes labialis bei Fieber etc. – um die unspezifische Exazerbation einer Virusinfektion bei akuten Schüben der Grundkrankheit. Die Aphthen im Mund heilen mit der positiven Beeinflussung der Darmentzündung ab, um allerdings beim nächsten Schub erneut zu rezidivieren (BASU u. ASQUITH 1980).

Das *Pyoderma gangraenosum* ist selten und tritt fast nur als Komplikation einer chronisch-entzündlichen Darmerkrankung auf. Meistens ist es im tibialen Bereich des Unterschenkels lokalisiert, es kann auch an allen anderen Stellen des Körpers vorkommen. Es heilt erst ab, wenn der akut-entzündliche Schub der Darmkrankheit beherrscht ist.

Das *Erythema nodosum* als systemische Fernwirkung des M. Crohn ist bei Frauen häufiger als bei Männern (Frauen: Männer = 3:1). Das Aufschießen der kutanen Läsionen reflektiert den akuten Schub der zugrundeliegenden Darmentzündung.

2. Beteiligung von Leber und Gallenwegen (Tabelle 10)

Fettleber, Pericholangitis sowie seltener die *Fibrose* sind die am häufigsten genannten Veränderungen der Leber bei M. Crohn (4–30%) (MEKHJIAN et al. 1979; SCHACHTER u. KIRSNER 1980). Die Pericholangitis kommt i.allg. eher bei einem schweren Verlauf der Darmkrankheit vor. Klinisch tritt sie kaum in Erscheinung. Eine Erhöhung der alkalischen Phosphatase sowie eine deutliche vermehrte Bromsulphthaleinretention lassen an sie denken. Das Auftreten einer Leberfibrose oder -zirrhose als Folge einer solchen Pericholangitis muß als Rarität bezeichnet werden (EADE et al. 1971; SCHACHTER u. KIRSNER 1980). Die Fettleber resultiert aus den Entzündungsprozessen im Intraperitonealraum.

Die *primär sklerosierende Cholangitis,* eine *chronische Entzündung der intra- und extrahepatischen Gallenwege,* kommt häufiger als Komplikation der Colitis ulcerosa vor, wird aber auch bei M. Crohn beobachtet. Die Verlaufsformen dieser Begleiterkrankung sind sehr unterschiedlich, sie variieren von klinischer Symptomlosigkeit bis zur Gelbsucht, die mit Kolik und Pankreatitisschüben einhergeht. Die Aktivität des Prozesses ist meist unabhängig von der Intensität der Entzündung der Grundkrankheit. Die Diagnose wird dann gestellt, wenn zur Abklärung erhöhter Cholestaseenzyme eine retrograde Cholangiographie

(ERCP) vorgenommen wird. Die Inzidenz der Gallengangskarzinome ist bei den chronisch-entzündlichen Darmerkrankungen erhöht. Eine Cholelithiasis wird bei Patienten mit M. Crohn 2–4mal so häufig wie bei einer Kontrollgruppe beobachtet (HEATON u. READ 1969). Die Erklärung für das vermehrte Vorkommen von Gallensteinen bei Crohn-Patienten ist darin zu suchen, daß bei einer Entzündung oder Resektion des terminalen Ileums die Reabsorption der Gallensäuren behindert ist. Dadurch vermindert sich der Pool an Gallensäuren. Die Folge ist eine Gallensäurenverarmung in der von der Leber gebildeten Galle, das heißt, der Cholesteringehalt wird erhöht und der lithogene Index steigt (DOWLING et al. 1972).

3. Andere assoziierte Komplikationen (Tabelle 8)

a) Erkrankungen der Harnwege

Eine *Nephrolithiasis* kann auf dem Boden verschiedener Ursachen entstehen. Es kommen sowohl Oxalat- als auch Uratsteine vermehrt vor. Die Inzidenz beträgt 2–10% im Vergleich zu 0,1% bei der Bevölkerung. Chronische Durchfälle mit hohem Flüssigkeitsverlust und damit auch Bikarbonatverlusten erleichtern die Steinbildung durch einen konzentrierten sauren Urin. Eine Hyperoxalurie entsteht durch vermehrte Absorption von Oxalsäure im Kolon. Diese Konstellation ergibt sich, wenn bei intaktem Kolon ein ausgedehnter Ileumbefall oder eine Ileumresektion vorliegen. In diesem Fall kann die aus der Nahrung stammende Oxalsäure nicht durch Kalzium gebunden werden, da es bereits von den Fettsäuren gebunden wurde. Eine andere Erklärung ist die, daß in Gegenwart der Gallensäuren eine vermehrte Durchlässigkeit des Kolons für die Oxalsäure besteht. Daher bieten sich 2 Wege an, die Bildung von Oxalsteinen zu verhindern: 1. oxalatfreie Kost, 2. Cholestyramin, welches die Gallensäuren und Oxalat bindet (SMITH et al. 1972; DOBBINS u. BINDER 1977). Eine *Hydronephrose* wird infolge Kompression des rechten Ureters v.a. bei Konglomerattumoren beobachtet. Die *retroperitoneale Fibrose* hingegen ist selten. *Enterovesikale Fisteln* oder *Fisteln zu anderen Teilen der Harnwege* sind direkte Komplikationen des M. Crohn. Rezidivierende Infektionen der Harnwege, Leukozyturie, Erythrozyturie sowie Luft- oder Kotabgang durch die Harnröhre sind Leitsymptome, die zu ihrer Diagnose führen. Eine chirurgische Sanierung ist die Therapie der Wahl.

b) Trommelschlegelfinger

Sie werden u.a. bei chronischen und schweren Verläufen beobachtet (FIELDING u. COOKE 1971).

c) Thrombosen

Bei beiden chronisch-entzündlichen Darmerkrankungen besteht eine Neigung zu Thrombosen. Sie ist jedoch bei der Colitis ulcerosa häufiger als bei M. Crohn. Die Thromboseneigung beruht auf der Thrombozytose, die bei einigen Patienten während einer akuten Exazerbation zu beobachten ist (EHMS et al. 1976).

d) Amyloidose

Als Folge des entzündlichen Prozesses am Darm kann es gelegentlich zur Ausbildung einer Amyloidose mit Nierenbeteiligung mit nephrotischem Syndrom und konsekutiver Niereninsuffizienz sowie zur Leber- und Milzbeteiligung kommen (FAUSA et al. 1977; FITCHEN 1975; GREENSTEIN et al. 1975). Es handelt sich dabei um eine seltene Komplikation, die durch Resektion der entzündeten Darmsegmente zumindestens teilweise reversibel ist.

e) Intestinaler Proteinverlust

Bei manchen Patienten mit M. Crohn kommt es durch einen erheblichen intestinalen Proteinverlust zu einer schweren Hypoproteinämie mit entsprechenden klinischen Symptomen, dabei tritt diese Komplikation etwa gleich häufig bei Befall der verschiedenen Darmabschnitte auf (BEEKEN et al. 1972; KAUFMANN et al. 1979). Offensichtlich besteht eine Beziehung zwischen Ausmaß des intestinalen Eiweißverlusts und der Ausdehnung des entzündlich erkrankten Darmsegments (BEEKEN et al. 1972).

f) Perikarditis

Eine weitere seltene Komplikation ist die Assoziation des M. Crohn mit einer Perikarditis. Diese Komplikation wird auch bei der Colitis ulcerosa beobachtet und mit anderen extraintestinalen Manifestationen wie Arthritis und bullösen Hautveränderungen assoziiert gefunden.

Die Ursachen einer Mitbeteiligung des Perikards am Krankheitsprozeß ist nicht klar. Am ehesten ist an eine Mitreaktion des Perikards infolge eines immunologischen Prozesses zu denken (THOMPSON et al. 1979).

g) Peptische Ulzerationen

Unabhängig von einer Mitbeteiligung des oberen Gastrointestinaltrakts durch M. Crohn findet sich u.a. bei Befall des terminalen Ileums sowie nach Ileumresektion eine gehäufte Inzidenz von peptischen Ulzerationen. Dabei gibt es tierexperimentelle Hinweise, daß eine Dünndarmresektion mit vermehrter Säuresekretion beantwortet wird (FAHRLÄNDER et al. 1979; FIELDING u. COOKE 1970 a).

Weitere assoziierte Komplikationen sind in Tabelle 8 aufgeführt. Eine Literaturzusammenstellung auch der seltenen Komplikationen findet sich bei SCHACHTER und KIRSNER (1980).

F. Differentialdiagnose (Tabelle 11)

Die Diagnose eines M. Crohn kann nur nach sorgfältigem Ausschluß anderer Krankheitszustände ausgesprochen werden. Manchmal erweist sich dabei die Differentialdiagnose als ausgesprochen schwierig, was zur verzögerten Diagnosestellung führen kann (DYER u. DAWSON 1970). Zur Diagnose gehören: Anamnese, physikalischer Befund, Stuhluntersuchung auf pathogene Erreger sowie Wurmeier, Laboruntersuchungen und die endoskopische bzw. radiologische

Tabelle 11. Differentialdiagnose des M. Crohn

1. Infektionen	Bakterien	Yersiniose (akute Ileitis und Kolitis)
		Salmonellose
		Tuberkulose
		Pseudomembranöse Kolitis (Clostridium difficile)
		Gonorrhö
		Staphylokokkenenterokolitis
	Viren	Lymphogranuloma venereum
	Pilze	Histoplasmose
		Aktinomykose
	Protozoen	Amöbenruhr
		Schistosomiasis
2. Andere spezifische Krankheiten		Colitis ulcerosa
		Strahlenenteritis
		Ischämische Kolitis
		Divertikulitis
		Irritables Kolon
		Behçet-Syndrom
		Appendizitis
		Spruesyndrom
3. Neoplasien		Maligne Lymphome
		Karzinom (Kolon, Dünndarm, Magen)
		Karzinoid
		Familiäre Polypose

Beurteilung des gesamten Gastrointestinaltrakts. Die Sonographie kann eingesetzt werden, um nach Komplikationen im Bereich von Niere und Gallenblase zu fahnden.

Die Diagnose eines M. Crohn ist dann nicht schwierig, wenn die klassische Lokalisation im terminalen Ileum und im proximalen Kolon vorliegt. Hierbei sind der Beginn der Erkrankung mit Diarrhö, systemischen Fernwirkungen, druckempfindlicher Resistenz im rechten Unterbauch sowie endoskopisch und oder radiologisch erwiesenen Ulzerationen und Stenosierungen kennzeichnende Erscheinungen. Bei Befall des terminalen Ileums können die intestinale Tuberkulose, Lymphome oder (weniger häufig) neoplastische Tumoren wie Karzinom oder Karzinoid fälschlicherweise für einen M. Crohn gehalten werden. Eine *akute Ileitis* – meist durch Yersinia enterocolitica oder pseudotuberculosis hervorgerufen – ist eine sich selbst limitierende Krankheit. Drei Monate nach Krankheitsbeginn sollten alle Symptome verschwunden sein. Gleichzeitig kommt es zum Titeranstieg der entsprechenden spezifischen Antikörper. Eine *akute Appendizitis* oder eine *Entzündung des Meckel-Divertikels* können zur Verwechslung mit M. Crohn führen. Sehr häufig muß auch ein *irritables Kolon* ausgeschlossen werden.

Die *Amöbenruhr* kann sowohl mit der Colitis ulcerosa als auch mit M. Crohn verwechselt werden. Bei Patienten, die sich in Endemiegebieten der Entamoeba histolytica aufgehalten haben, kann die Diagnose mikroskopisch aus der frischen Stuhlprobe oder der endoskopischen Biopsie und serologisch durch den Titeranstieg gestellt werden. Salmonellen- und Shigellenenteritiden sind akute, sich selbst limitierende Erkrankungen. Die *pseudomembranöse Enterocolitis* tritt nach Behandlung mit Antibiotika auf. Bei ihr liegt eine Infektion mit Clostridium difficile vor. Die Therapie der Wahl ist Vancomycin.

Tabelle 12. Klinische und endoskopische Unterschiede zwischen Colitis ulcerosa und M. Crohn

	Colitis ulcerosa	M. Crohn
Blutige Stühle	Häufig	Selten
Bauchschmerzen	Selten	Häufig
Beteiligung des Rektums	Immer	Selten (20%)
Perianale Läsionen	Selten	Häufig
Fisteln	Selten	Häufig
Toxische Dilatation	Gelegentlich	Selten
Rezidiv nach kurativer Operation	Nein	Häufig
Endoskopisch:		
Aphthen	Nein	Häufig
Längsgestellte Ulzera	Nein	Häufig
Kontinuierlicher Befall	Regelmäßig	Selten
Epitheloidzellige Granulome	Nein	Häufig

Die Colitis ulcerosa muß besonders bei Befall des Kolons als erste und wichtigste Alternative in die differentialdiagnostischen Überlegungen eingeschlossen werden. Anhaltspunkte für die Unterscheidung der beiden Krankheiten sind in Tabelle 12 zusammengestellt. Bei sorgfältiger Ausschöpfung aller diagnostischen Möglichkeiten wird sich fast immer die korrekte Diagnose stellen lassen. Im Zweifelsfall müssen die Untersuchungen (Endoskopie und Histologie) nach einiger Zeit wiederholt werden.

G. Therapie

I. Allgemeine Bemerkungen

Die Therapie des M. Crohn darf weder ausschließlich konservativ noch chirurgisch sein. Die wechselnden Phasen der Krankheit bedingen unterschiedliche therapeutische Maßnahmen. Da die Krankheit den Patienten lebenslang begleiten wird, erscheint es angebracht, die Behandlung langfristig zu planen. Dabei darf nicht vergessen werden, auch den Erfolg (oder Mißerfolg) der Therapie zu überprüfen und dementsprechend den Behandlungsplan neu abzustimmen. Grundsätzlich müssen mehrere Faktoren in die Rechnung einbezogen werden: 1. Aktivität, 2. Ausdehnung (Lokalisation), 3. Alter, 4. Ernährungszustand und 5. Psyche.

1. Aktivität

Der Schweregrad der Krankheit kann ausreichend gut und für die Praxis auch praktikabel genug durch den von BEST et al. (1976) entwickelten Aktivitätsindex abgeschätzt werden (Tabelle 13). Dieser Index hilft jedoch wenig bei der Entscheidung, ob eine Verschlechterung die Folge einer zunehmenden Entzündung ist oder mehr auf eine narbige Stenosierung bezogen werden muß. Entzündliche Aktivität kann durch den Index von VAN HEES et al. (1980) oder durch die Blutsenkungsreaktion, C-reaktives Protein oder Orosomukoid beurteilt wer-

Tabelle 13. Aktivitätsindex. Nr. 1–3 sind aus dem Wochenbericht des Patienten zu übertragen

1. Anzahl der weichen Stühle oder Durchfälle in der letzten Woche	× 2 = ...
2. Grad der Bauchschmerzen (Summe über eine Woche)	× 5 = ...
3. Allgemeinbefinden (Summe über eine Woche)	× 7 = ...

4. Andere mit M. Crohn assoziierte Symptome (Zutreffendes bitte ankreuzen):

☐ Gelenkschmerz, Arthritis ☐ Iritis, Uveitis
☐ Erythema nodosum ☐ Pyoderma gangraenosum
☐ Stomatitis aphthosa ☐ Analfissur, -fisteln, -abszesse
☐ Andere Fisteln ☐ Temperaturen über 37^5 in der letzten Woche

Anzahl der zutreffenden Punkte	× 20 = ...
5. Symptomatische Durchfallbehandlung wenn ja	× 30 = ...
6. Resistenz im Abdomen nein = 0, fraglich = 2, sicher = 5	× 10 = ...
7. Hämatokrit (Frauen 42 minus Hkt, Männer 47 minus Hkt) (Vorzeichen beachten)	× 6 = ...

8. Gewicht ...., ... kg
Standardgewicht .... kg

$$\left(1 - \frac{\text{Gewicht}}{\text{Standardgewicht}}\right) \times 100$$

(Übergewicht subtrahieren) = ...

Aktivitätsindex Summe = ...

den. Eine noch bessere Orientierung gelingt durch die endoskopische Betrachtung.

2. Ausdehnung (Lokalisation)

Die Lokalisation beziehungsweise die Ausdehnung der Entzündungsvorgänge diktieren weitgehend die therapeutischen Maßnahmen. Vor Einleitung einer Therapie muß daher eine aktuelle Information über beide Faktoren vorliegen, denn ist die Ausdehnung begrenzt, so kann eine kurative Operation diskutiert werden, liegt ein disseminierter Befall vor, so verbietet sich a priori eine chirurgische Therapie.

3. Alter

Bei Kindern und Jugendlichen sowie bei sehr alten Patienten können von dem üblichen Vorgehen abweichende Entscheidungen getroffen werden. In diesen Altersgruppen wird eher eine operative Therapie anzustreben sein, weil eine langfristige Kortisontherapie mit noch mehr unerwünschten Wirkungen belastet ist als bei den mittleren Altersgruppen.

4. Ernährungszustand

Ein guter Ernährungszustand, ausgewiesen durch das Verhältnis des aktuellen Gewichts zum sog. Durchschnittsgewicht, Oberarmumfang und Hautfaltenstärke, erlaubt andere therapeutische Belastungen als ein schlechter Ernährungszustand. Der operative Erfolg und die Letalität des Eingriffs korrelieren direkt mit der Art des Ernährungszustands.

5. Psyche

Der jahrelange, schwere Entzündungsprozeß im Bauchraum bleibt bei den meisten Patienten nicht ohne Folgen auf das psychische Verhalten. Griffige Ansatzpunkte für eine Psychotherapie sind allerdings noch nicht zu sehen (Freyberger et al. 1980).

Die Mehrzahl der Crohn-Patienten steht einer psychotherapeutischen Zusammenarbeit ablehnend gegenüber. Patienten mit M. Crohn sind nach Freyberger et al. (1980) zwar nicht so ausgeprägt infantil-abhängigkeitssuchend und nicht so stark narzisstisch vulnerabel gegenüber Versagen wie Colitis-ulcerosa-Patienten, sie neigen jedoch zu aggressivem Agieren. Eine sehr kleine Gruppe von Patienten weist ähnliche seelische Modalitäten auf wie die Colitis-ulcerosa-Patienten und kommt daher für eine Psychotherapie in Betracht.

II. Konservative Therapie

Grundsätzlich gilt, daß die Therapie des M. Crohn konservativ sein soll. Diese Richtlinie beruht auf der Erkenntnis, daß die Rückfallraten nach „kurativer" Operation hoch sind. Die Bestandteile der konservativen Therapie setzen sich aus folgenden Bausteinen zusammen: 1. differente medikamentöse Therapie, 2. Ernährung und 3. den besonderen therapeutischen Problemen, die im wesentlichen den Ausgleich von Mangelzuständen und die Behandlung der Komplikationen beinhalten.

1. Differente medikamentöse Therapie

Wie einleitend zur konservativen Therapie ausgeführt, beruht die Aussage, nicht primär zu operieren, sondern konservativ zu behandeln, auf der Erkenntnis, daß auch eine vollständige operative Entfernung des gesamten entzündlichen Gewebes nicht verhindert, daß die Krankheit postoperativ wiederkehrt und erneut auch bis dahin gesunde Darmpartien befällt. Umgekehrt kann nämlich nur schwer ein Langzeiterfolg der konservativen Therapie bewiesen werden. In den letzten Jahren haben jedoch einige Studien, zumindest unter bestimmten Vorbedingungen, eine Wirksamkeit der medikamentösen Therapie nachgewiesen. Danach kann als gesichert angenommen werden, daß im akuten Schub der Krankheit – definiert nach dem Aktivitätsindex von Best et al. (1976) – Salazosulfapyridin oder Prednison helfen (Summers et al. 1979) (Abb. 10). Azathioprin, in Primärbehandlung und Monotherapie unwirksam (Summers et al.

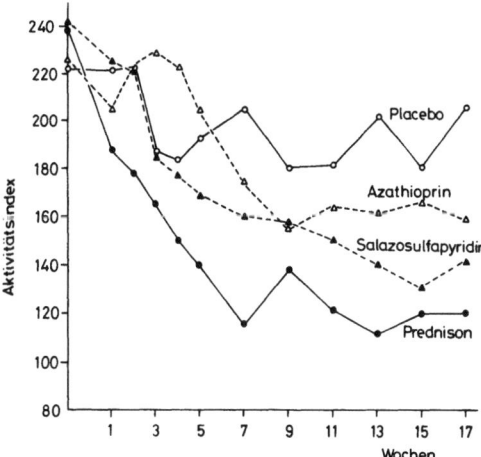

Abb. 10. Graphische Darstellung der Ergebnisse der amerikanischen Crohn-Studie (SUMMERS et al. 1979). Prednison, bzw. Salazosulfapyridin schneiden in der Therapie der akuten Phase (17 Wochen) signifikant besser ab als Azathioprin oder Plazebo. Die Beurteilung erfolgt anhand des von BEST et al. (1976) entwickelten Aktivitätsindexes, der sich zur Abschätzung des Schweregrads der Krankheit sehr bewährt hat

1979), kann eine durch Prednison induzierte Remission aufrecht erhalten (O'DO-NOGHUE et al. 1978).

a) Glukokortikosteroide

Die allgemeine antiinflammatorische und immunsuppressive Wirkung der Glukokortikosteroide sowie deren Nebenwirkungen sind bekannt. Die Derivate Prednison und Prednisolon sind die bei der Behandlung des M. Crohn am meisten verwendeten Substanzen. Viele Arbeiten beschreiben eine prompte Sofortwirkung, zweifeln aber an einer Langzeitwirkung. COOKE und FIELDING (1970) warnen vor der Langzeittherapie, da nach ihren Untersuchungen das Operationsrisiko nach einer Steroidtherapie verdoppelt ist. Ebenso war die Letalität in der Gruppe mit Glukokortikosteroiden höher als in der Kontrollgruppe. Dieser Befund konnte jedoch von anderen Gruppen nicht bestätigt werden (FROMM et al. 1971; MALCHOW et al. 1981). Die amerikanische Crohn-Studie hat den günstigen Effekt von Prednison auf den akuten Schub der Krankheit bewiesen (SUMMERS et al. 1979). Während bei der alleinigen Manifestation im Kolon der Unterschied zu Plazebo nicht signifikant besser ist, ist der Effekt besonders deutlich bei der ausschließlichen Lokalisation im Ileum oder Ileum und Kolon (Tabelle 14). Prednison muß in der akuten Phase hochdosiert verordnet werden. Die Reduktion der Dosis richtet sich nach dem Abfall des Aktivitätsindexes. Die Ausschleichphase muß sehr behutsam gestaltet werden. Dabei müssen Monate oder Jahre eingeplant werden (s. Behandlungsbeispiel Tabelle 15). Wenn die Glukokortikosteroide infolge der Aktivität der Erkrankung nicht abgesetzt werden können, so helfen zur Begrenzung ihrer unerwünschten Wirkungen am Bewegungsapparat und der verunstaltenden Umverteilung der Fettpolster die Gewichtskontrolle mit der Waage sowie sportliche Betätigung zur Kräftigung von Muskeln und Knochen.

Tabelle 14. Wirksamkeit der Therapie unter Berücksichtigung der Krankheitslokalisation. *P* Signifikanzniveau, *n.s.* nicht signifikant. (Modifiziert nach Summers et al. 1979)

Lokalisation	Salazosulfapyridin *P*	Prednison *P*	Azathioprin *P*
Dünndarm	n.s.	0,002	n.s.
Dickdarm	0,006	n.s.	n.s.
Dünn- und Dickdarm	0,027	0,008	n.s.

Tabelle 15. Behandlungsbeispiel: Prednisolon bei M. Crohn, Aktivitätsindex > 150. (Nach Best et al. 1976)

	mg Prednisolon/Tag
1. Woche	60
2. Woche	40
3. Woche	30
4. Woche	25
5. Woche	20
6. Woche	15
Wenn der Aktivitätsindex < 150 7.–12. Woche	10
Bei anhaltender Remission 13.–26. Woche	alternierend 10 und 5
Bei weiter anhaltender Remission (Aktivitätsindex!) 27.–52. Woche	jeden 2. Tag 10 mg

Vor einem endgültigen Absetzen endoskopische Beurteilung der entzündlichen Aktivität

b) Salazosulfapyridin

Salazosulfapyridin setzt sich aus 5-Aminosalizylsäure und Sulfapyridin zusammen. Nach den Experimenten von Azad Khan et al. (1977) entfaltet die Substanz nach ihrer Spaltung durch die Darmbakterien ihre Wirkung nur durch die 5-Aminosalizylsäure am Ort der Freisetzung in den distalen Darmabschnitten. Sulfapyridin ist unwirksam und dient nur als Trägersubstanz. Während die 5-Aminosalizylsäure nur in geringen Mengen resorbiert wird, wird Sulfapyridin in Abhängigkeit von der Passagezeit resorbiert. Die unerwünschten Wirkungen korrelieren direkt mit der Höhe des Sulfapyridinspiegels im Plasma. Aufgrund der kontrollierten Studien kann die Wirksamkeit von Salazosulfapyridin im akuten Schub der Krankheit als gesichert angesehen werden (Summers et al. 1979). Aus der Erkenntnis, daß die wirksame Komponente erst durch eine bakterielle Spaltung freigesetzt wird, ergibt sich, daß Salazosulfapyridin erst in den tiefen, bereits durch Bakterien besiedelten Darmabschnitten, einen therapeutischen Einfluß hat. Daher verwundert es nicht, daß Kolonmanifestationen am günstigsten ansprechen (Tabelle 14). Eine Dosis von 3(–4) g/Tag erscheint optimal. Eine Wirksamkeit der 5-Aminosalizylsäurekomponente kann angenommen werden, wenn die Sulfapyridinspiegel zwischen 20–50 µg/ml Plasma liegen.

Tabelle 16. Unerwünschte Wirkungen von Salazosulfapyridin. (Nach MILLER 1980)

Allgemeine Überempfind-lichkeitsreaktionen	*Herz*
Fieber	Myokarditis, Perikarditis
Arthralgien	
Lupus-erythematodes-Syndrom	*Lunge*
Vaskulitis	
Serumkrankheit	Eosinophiles Lungeninfiltrat
Anaphylaktischer Schock	Fibrosierende Alveolitis
	Asthma bronchiale
Haut	*Nieren*
Allergische Exantheme	Kristallurie (Verstopfung der Tubuli)
Erythema multiforme	Hämaturie, Proteinurie
Exfoliative Dermatitis und Epidermolyse	Toxische Nephrose
Photosensibilisierung	Anurie
Alopezie	
	Hoden
Knochenmark	Hemmung der Spermiogenese
Leukopenie, Thrombopenie	
Agranulozytose	*Zentralnervensystem*
Aplastische Anämie	Kopfschmerzen zum Teil migräneartig
	Benommenheit, Schwindel, Ohrensausen
Erythrozyten	Neuropathie mit Ausfällen im Bereich
Hämolytische Anämie	der Hinterstränge
Heinz-Innenkörper-Bildung	Geschmacksstörungen
Methämoglobinämie	Hörstörungen
	Depressive Reaktionen, Halluzinationen
Augen	
Periorbitales Ödem	*Harmlose Begleiterscheinungen*
Konjunktivale Injektion	Gelborange Verfärbung des Urins
	im alkalischen Bereich
Abdominalorgane	„Zyanose" der Haut ohne Met- oder
Völlegefühl, Übelkeit, Erbrechen	Sulfhämoglobinämie und ohne
Stomatitis	Beeinträchtigung des Sauerstofftransports
Blutiger Durchfall	
Störung der Folsäure- und Digoxinresorption	
Toxische Leberschädigung (Hepatitis)	
Pankreatitis	

Oberhalb dieses Spiegels in der Regel bei mehr als 3 g/Tag werden die unerwünschten Nebenwirkungen wie Kopfschmerzen, gastrointestinale Unverträglichkeit und Methämoglobinbildung häufiger beobachtet (Tabelle 16). Patienten, die zu den langsamen Azetylierern zählen, leiden mehr unter den Nebenwirkungen. Bei ihnen schafft eine Reduktion der Dosis Abhilfe. Generell empfehlenswert ist eine einschleichende Dosierung. Wird die Substanz vertragen, sollte ebenso wie bei der Colitis ulcerosa, eine kontinuierliche Behandlung über Jahre bzw. Jahrzehnte beibehalten werden.

c) Azathioprin und 6-Merkaptopurin

Azathioprin und das 6-Merkaptopurin zählen zu den Immunsuppressiva (Zytostatika). Einzelnen Beobachtungen über eine günstige Wirkung bei M.

Crohn stehen eine Reihe von kontrollierten Studien gegenüber, die die Wirksamkeit von Azathioprin bezweifeln. Besonders gewichtig ist dabei das Ergebnis der amerikanischen Crohn-Studie, das für Azathioprin als Monotherapie negativ ausfiel (SUMMERS et al. 1979). Gravierend sind insbesondere die Nebenwirkungen, die besonders das Knochenmark und das Pankreas betreffen (SINGLETON et al. 1979; STURDEVANT et al. 1979). Dennoch gibt es gesicherte Indikationen für Azathioprin. O'DONOGHUE et al. (1978) konnten zeigen, daß Patienten, die durch Prednison in eine Remission kommen, mit der fortgesetzten Gabe von Azathioprin in Remission gehalten werden können. PRESENT et al. (1980) konnten in ähnlicher Weise auch über eine erfolgreiche Therapie mit 6-Merkaptopurin berichten. Unter Berücksichtigung der potentiellen Toxität kann sich daher Azathioprin (6-Merkaptopurin) zur Erhaltung der Remission in Kombination mit Prednisolon oder anderen Medikamenten als sehr hilfreich erweisen, insbesondere, um eine Reduktion von Glukokortikoiden zu ermöglichen. Azathioprin (6-Merkaptopurin) kann in verzweifelt gelagerten Situationen als Reservemedikament dienen. Im akuten Schub kann die Dosis 2–3 mg/kg Körpergewicht betragen. Bei Ansprechen der Therapie werden zunächst die Steroide unter die Cushing-Schwelle gesenkt, bevor die Dosis von Azathioprin reduziert wird. Eine sorgfältige Überwachung (Kontrolle der Aktivität und der Nebenwirkungen) ist conditio sine qua non für die Einleitung einer Therapie mit Azathioprin (6-Merkaptopurin). Es gibt noch keine Erfahrungsberichte darüber, wie lange eine einmal begonnene Azathioprintherapie beibehalten werden sollte. Bei einer Langzeittherapie über Jahre wird man eine niedrige Erhaltungsdosis (1–0,5 mg/ kg Körpergewicht) wählen.

d) Weitere differente Medikamente

Metronidazol steht für eine Gruppe ähnlicher Substanzen (z.B. Ornidazol), die die Zahl der anaeroben Bakterien im Darm reduzieren. Einzelfallmitteilungen berichten über Erfolge bei Kolonbefall und Fisteln. Als Dosis werden 20 mg/kg Körpergewicht empfohlen. Nach Ansprechen kann die Dosis bis auf die Hälfte reduziert werden. Bei rund 20% der Patienten zwingen allergische Reaktionen zum Absetzen der Therapie (MALCHOW 1979).

Antibiotika werden schon seit Jahrzehnten zur Behandlung des M. Crohn eingesetzt. Bisher gibt es dazu jedoch weder einen durch die Pathogenese erklärbaren Grund, noch einen Wirksamkeitsnachweis, da kontrollierte Studien fehlen. Lediglich die Begleitphänomene der Krankheit, die durch eine Überwucherung mit Bakterien ausgelöst oder verstärkt werden – wie Fisteln oder Abszesse – können durch Antibiotikagabe positiv beeinflußt werden.

Das *Dinatriumsalz der Cromoglyzinsäure* hat möglicherweise bei Patienten mit Colitis ulcerosa, bei denen eine Allergie auf Salazosulfapyridin besteht, den Charakter eines Reservemedikaments. Über die Behandlung des M. Crohn mit dieser Substanz gibt es noch keine Berichte. Das Medikament wird unter der Vorstellung ausprobiert, daß eine allergische Reaktion am Darm, die in der Pathogenese eine Rolle spielen könnte, durch Cromoglyzinsäure unterdrückt wird. Die einzusetzenden Dosen (1 g/Tag) übertreffen die der Asthmabehandlung um ein Mehrfaches.

2. Ernährung

Der Beitrag der Ernährung zur Therapie des M. Crohn muß unter 2 grundverschiedenen Aspekten betrachtet werden: 1. Im akuten Schub wird eine Entlastung des Verdauungstraktes angestrebt. 2. In der Remission ist eine ordentliche Belastung erwünscht.

a) Vollbilanzierte Diäten oder parenterale Ernährung im akuten Schub

Beide therapeutischen Verfahren kommen unter der vereinfachten Vorstellung der mechanischen Entlastung der erkrankten Darmpartien zur Anwendung. Darüber hinaus wird die Darmflora beeinflußt (reduziert?). Vollbilanzierte oder niedermolekulare Formuladiäten sind zudem allergenfrei. Obwohl zahlreiche Publikationen über unkontrollierte Studien vorliegen, fehlen bislang kontrollierte und vergleichende Studien, die den Stellenwert der parenteralen Ernährung oder den der sog. Astronautendiäten belegen (MALCHOW et al. 1978; STEINHARDT et al. 1978a). Beiden Verfahren kommt offenbar jedoch mehr als nur supportiver Charakter zu. Wenn eine Behandlung mit einer der beiden Methoden begonnen wird, so soll sie auch lege artis durchgeführt werden. Beide Therapiearten erfordern eine sehr subtile Betreuung der Patienten. Aufgrund der Unannehmlichkeiten, die der parenteralen Ernährung (Risiko des zentralvenösen Katheters!) und den Elementardiäten (geschmackliche Akzeptanz, osmotische Diarrhö!) zueigen sind, werden sie in der Regel dem akuten Schub und der Krankenhausbehandlung vorbehalten bleiben.

b) Ernährung in der Remission

Epidemiologische Untersuchungen deuten auf einen Nahrungsfaktor bei der Pathogenese des M. Crohn hin (HEATON et al. 1979). In den hochtechnisierten Ländern der westlichen und nördlichen Hemisphäre der Erde ist die Inzidenz des M. Crohn höher als in den übrigen Regionen. Möglicherweise spielt dabei der Zucker eine Rolle (MARTINI u. BRANDES 1976). Andererseits kann auch der mangelnde Verzehr von Fasern aus rohem Obst und Gemüse dafür verantwortlich sein. Eine Studie, die diese Überlegungen berücksichtigt, kann zeigen, daß Patienten, die raffinierte Nahrungsprodukte meiden, letztendlich mit weniger Beschwerden und Komplikationen rechnen müssen als eine Kontrollgruppe (HEATON et al. 1979a, b). Es kann daher nicht schaden, Patienten mit M. Crohn in Remission dahingehend diätetisch zu beraten, Zucker, Süßigkeiten, Schokolade, Soft Drinks und weißes Mehl zu meiden und dafür Kartoffeln mit Schale, Gemüse und Obst zu verzehren. Auch Lumeneinengungen des Darms stellen für eine solche ballastreiche Kost keine Kontraindikationen dar.

3. Besondere therapeutische Probleme

a) Symptomatische Therapie

Antidiarrhoika sind erst dann indiziert, wenn durch die spezifische antiinflammatorische Behandlung keine weitere Besserung erzielt werden kann, oder wenn die Diarrhöen als Folge von ausgedehnten Resektionen auch diätetisch nicht mehr beeinflußbar sind. Kontraindiziert sind sie beim akut-entzündlichen Schub, da möglicherweise ein toxisches Megakolon provoziert werden kann. Cholestyramin hilft bei der chologenen Diarrhö. Loperamid kann bei den anderen Varianten einer Diarrhö verordnet werden. Durch eine ballastreiche Kost, Weizenkleie oder Psyllium läßt sich auf diätetischem Wege die Stuhlkonsistenz festigen. Liegt den Diarrhöen eine Malabsorption zugrunde, können mittelkettige Triglyzeride (Ceres) als Ersatz für die gewöhnlichen Nahrungsfette empfohlen werden. Eine Indikation für Enzympräparate ergibt sich nur bei einer begleitenden exokrinen Pankreasinsuffizienz.

Eisen wird bei einer mikrozytären (Eisenmangel-)Anämie oral substituiert. Eine Gabe ist jedoch erst dann sinnvoll, wenn die Entzündung ausreichend kontrolliert ist und damit die Eisenverluste durch den Entzündungsprozeß vermindert sind. Eine Indikation für eine intravenöse Eisenapplikation stellt sich fast nie, weil die orale Eisenaufnahme nicht gestört ist.

Vitamine sind bei Bedarf zu substituieren. Der Vitamin-B_{12}-Mangel ist oft mit einer chologenen Diarrhö vergesellschaftet, weil bei Erkrankung bzw. Resektion des Endileums, der für beide Stoffe notwendige Resorptionsort ausgefallen ist. Vitamin B_{12} wird parenteral substituiert. Eine Fehlernährung sowie eine Therapie mit Salazosulfapyridin oder Azathioprin können zu Folsäuremangel führen. Die orale Substitution von Folsäure ist ausreichend. Die fettlöslichen Vitamine A, D, E und K sind bei Steatorrhö vermindert und müssen parenteral substituiert werden.

Elektrolyte und *Spurenelemente* müssen bei entsprechendem Bedarf ausgeglichen werden.

Eine *oxalsäurearme Kost* ist bei Vorliegen von (oxalathaltigen) Nierensteinen anzuraten.

b) Fisteln

Das Auftreten von Fisteln ist ein kennzeichnendes Merkmal des M. Crohn. Die fissuralen Ulzerationen neigen dazu, in die angrenzenden Organe durchzubrechen. Die postoperativen Fisteln bei M. Crohn werden von den Chirurgen gefürchtet. Allgemein ist die Heilungstendenz der Fisteln sehr schlecht. Bei perianalen Fisteln ist eine konservative Chirurgie angezeigt. Die Exzision perianaler Fisteln kann zu großen, schlecht heilenden Wunden führen und den Sphinkterapparat noch mehr in Mitleidenschaft ziehen. Meist reicht es aus, wenn ausreichend Abfluß geschaffen ist, um einen vorzeitigen Fistelschluß zu verhindern (BUCHMANN u. ALEXANDER-WILLIAMS 1980). Interenterische, enterokutane und zu anderen Hohlorganen führende Fisteln können nur durch Resektion saniert werden. Ein dauerhafter Erfolg wird nur dann gewährleistet sein, wenn die Quelle, die die Fistel speist, durch kurative Resektion entfernt werden kann.

c) Toxisches Megakolon

Eine toxische Erweiterung des Dick- oder Dünndarms wird nicht nur bei der Colitis ulcerosa, sondern zunehmend auch beim M. Crohn beobachtet. (FAZIO 1980). Das toxische Megakolon ist eine seltene, aber lebensgefährliche Komplikation (rund 5% aller Krankenhauspatienten mit chronisch-entzündlichen Darmerkrankungen). Sofern keine Perforation vorliegt, sollte in den ersten 48–72 h durch konservative Maßnahmen versucht werden, den Zustand zu bessern. Sind innerhalb dieses Zeitraums keine eindeutigen Besserungen erzielt worden, wird der Chirurg operativ Entlastung schaffen müssen, indem er entweder ein Ileostoma mit multiplen Fisteln im Kolon anlegt (TURNBULL et al. 1971) oder die (Prokto-)Kolektomie ausführt (FAZIO 1980).

Die konservativen Maßnahmen beinhalten: 1. Ausgleich der Elektrolyt-, Wasser- und Eiweißverluste durch parenterale Zufuhr, 2. keinerlei orale Flüssigkeits- oder Nahrungsaufnahme, 3. eine komplette, der katabolen Situation gerecht werdende parenterale Ernährung, 4. Antibiotika mit hoher Wirksamkeit gegen gramnegative und anaerobe Bakterien sowie 5. Prednisolon in einer ausreichend hohen Dosis (ca. 150–250 mg/Tag).

III. Chirurgische Therapie

Die chirurgische Behandlung des M. Crohn ist vielgestaltig, jedoch soll an diesem Ort aus internistischer Sicht zu den Indikationen und zu den Erfolgen der chirurgischen Therapie Stellung genommen werden.

1. Indikationen

Wie an anderer Stelle bereits besprochen, ist die chirurgische Intervention immer erst dann angezeigt, wenn die konservativen Maßnahmen ausgeschöpft sind. Dabei können aber die Indikationen zur Operation nach Dringlichkeit geordnet werden (Tabelle 17) (HERFARTH u. EWE 1977). Unumstritten gelten als absolute Operationsindikationen die Perforation und der komplette mechanische Ileus. Da der Subileus auch durch eine konservative Behandlung mit Nahrungskarenz, parenteraler Ernährung und – falls entzündlich bedingt – auch mit den differenten Medikamenten beherrschbar ist, ist zu fordern, daß nur beim kompletten mechanischen Ileus sofort laparotomiert wird. Beim toxischen Megakolon sollten nicht mehr als 3 Tage mit einem konservativen Versuch einer Beherrschung der Situation verstreichen, aber innerhalb dieses Zeitlimits alle Möglichkeiten ausgeschöpft werden bevor operativ entlastet wird. Eine massive, langanhaltende Blutung bei M. Crohn ist auf die Gesamtzahl der Patienten betrachtet zwar selten, kommt dennoch häufiger vor als vermutet. Bei einer solchen massiven Blutung sollte nicht zu lange nur konservativ versucht werden sie zu stillen. Spätestens nach 7–10 Tagen ist auch hier die Operation angezeigt.

Wenn auch solche chirurgischen Eingriffe nicht aufschiebbar sind, so sollten sie doch unter den gleichen technischen Voraussetzungen vorgenommen werden wie planbare Eingriffe, d.h., die kurative Resektion im Gesunden mit End-zu-End-Anastomose unter Verwendung eines resorbierbaren Nahtmaterials ist anzustreben (HERFARTH u. EWE 1977).

Abwartend kann immer dann vorgegangen werden, wenn keine zwingende, lebensbedrohliche Komplikation vorliegt, was insbesondere bei den Fisteln zutrifft. Fisteln heilen unter einer konservativen Therapie nur ausnahmsweise.

Tabelle 17. Indikationen zur Operation bei M. Crohn

Dringlich (absolut)	Perforation
	Ileus
	Toxisches Megakolon
	Blutung (konservativ nicht beherrschbar)
Abwartend (relativ)	Fisteln (z.B. zu den Harnwegen)
	Septische Komplikationen
	Konglomerattumor mit Fisteln
	„Versagen der konservativen Therapie"
	Chronischer Subileus

Fisteln zu den Harnwegen sind eine ständige Infektionsquelle für das Urogenital-system und müssen daher sobald als möglich chirurgisch saniert werden. Septi-sche Komplikationen gehen am ehesten von Fisteln und Abszessen aus, können aber auch allein durch die entzündete Oberfläche nach Durchwanderung auftre-ten. Allzulanges Zögern mit dem chirurgischen Eingriff ist hier unangebracht (Mühe et al. 1981). Die Operationsindikation infolge „Versagens der konservati-ven Therapie" sollte andererseits nicht leichtfertig als Alibiindikation betrachtet werden. Zuvor wird geprüft werden müssen, ob wirklich alle konservativen Maßnahmen ausgeschöpft wurden und ob der Patient auch die verordneten Medikamente eingenommen hat. Die Operationsindikation bei Kindern wird in einem gesonderten Abschnitt betrachtet.

2. Erfolge der kurativen Operationen

Die Rezidivraten nach kurativer Operation sind hoch (Tabelle 18). Chirurgi-sche Statistiken weisen meist niedrigere Rezidivzahlen aus als internistische

Tabelle 18. Rückfallraten nach „kurativer Operation" bei M. Crohn

Autoren	Rezidivrate (%)/Anzahl Patienten
Van Patter et al. (1954)	64/297 nach 2 Jahren
Jackson (1958)	55/126
Atwell et al. (1965)	51/172
De Dombal et al. (1971)	34,2/168
Greenstein et al. (1975)	94/160
Hellers (1979)	42/793 (60/793 nach 15 Jahren)

Nachuntersuchungen. Darüber hinaus sind die Angaben über die Erkennung des Rezidivs und das Zeitintervall in den einzelnen Statistiken nur schwer ver-gleichbar. Die bisher vorliegenden Zahlen orientieren sich zumeist durch den röntgenologischen oder symptomatischen Hinweis auf ein Rezidiv. Endoskopi-sche Nachuntersuchungen haben gezeigt, daß weder die Röntgenuntersuchung noch die Symptome ein verläßliches Indiz für ein Rezidiv darstellen (Lee u. Papaioannou 1980). Bei ausschließlichem Befall des Kolons scheinen die Rück-fallraten niedriger zu liegen als bei einer Mitbeteiligung des Dünndarms (Hellers 1979).

H. Besondere Aspekte

I. Morbus Crohn bei Kindern

Der M. Crohn kann sich bei Kindern mit noch mehr unspezifischen Zeichen präsentieren als bei Erwachsenen. Solche unspezifischen Symptome sind Anore-xie, Verlangsamung der Gewichtszunahme und zurückbleibendes Längenwachstum. Nur sehr selten klagen die Kinder und Jugendlichen über Bauchschmerzen. Von den Laborwerten ist meist nur der Eisenwert erniedrigt. Diese Symptome werden nicht selten über mehrere Jahre nur registriert, ohne daß eine Diagnose gestellt wird. Das Knochenalter kann bevor sich noch weitere, spezifischere Symptome hinzugesellen bereits um 2–3 Jahre dem wirklichen Alter hinterherhinken und somit auf eine mindestens ebensolange Krankheitsdauer hinweisen.

Durchfall, rapide Gewichtsabnahme, blutige Stühle, Anämie und Bauchschmerzen gehen ebenfalls der endgültigen Diagnose nochmals um mehrere Monate voran (BENDER 1979).

Die Röntgenuntersuchung erbringt besonders bei den Frühveränderungen häufig keine sicheren Befunde. Dadurch entfällt die Möglichkeit einer rechtzeitigen Diagnose. Minimale und frühe Veränderungen werden besser durch die Endoskopie (des oberen und unteren Gastrointestinaltrakts) erfaßt.

Kinder und jugendliche Patienten mit einem lokalisierten Krankheitsprozeß – besonders die, bei denen das Kolon betroffen ist – können operiert werden, wenn eine konservative Therapie über mehrere Jahre erfolglos geblieben ist. Bei Dünndarmbefall scheint eine größere Zurückhaltung angebracht, da hier die Rezidivraten höher sind. Eine stärkere Wachstumsverlangsamung oder – ein Stillstand, und/oder das Ausbleiben der Pubertät stellen ebenfalls Operationsindikationen dar, da durch die Entfernung des entzündeten Gewebes, selbst wenn ein Rezidiv eintritt, eine Entlastung des Organismus herbeigeführt werden kann. Postoperativ wird die verzögerte Entwicklung rasch aufgeholt. KRAUSE (1979) empfiehlt die radikale Resektion (als Frühoperation), weil die Rückfallrate im Vergleich zu einem nicht radikalen Vorgehen wesentlich niedriger liegen soll (KRAUSE 1979).

II. Infertilität

Die Infertilität liegt nach FIELDING und COOKE (1970b) bei Patientinnen mit M. Crohn mit 32% sehr hoch. Hierzu tragen Anorexie, Ausbleiben der Menstruation sowie die Fisteln im Bereich der äußeren Genitale bei. Wenn sich das Fistelsystem sanieren läßt und der Ernährungszustand verbessert wird, werden bei niedriger entzündlicher Aktivität wieder ovulatorische Zyklen auftreten. Infertilität beim Mann kann auf eine Behandlung mit Salazosulfapyridin zurückzuführen sein. Nach TOTH (1979) kann es unter Salazosulfapyridin zu einer Verminderung der Quantität des Samens, zu morphologischen Veränderungen und zu einer Reduktion der Spermienmotilität kommen. Die beschriebenen Veränderungen sind reversibel, fast alle Patienten haben nach Absetzen der Therapie mit Salazosulfapyridin ihre Fertilität wieder erlangt (H. MALCHOW, Effects of sulfasalazine on fertility, unveröffentlicht).

III. Schwangerschaft

Da die Manifestation des M. Crohn vorwiegend in die fortpflanzungsfähige Zeit fällt, ist das Problem der Schwangerschaft für fast alle Frauen mit dieser Krankheit stets aktuell. Unter dem Einfluß der Schwangerschaft bessert sich zumeist die Grundkrankheit, zumindest im 2. und 3. Trimenon der Schwangerschaft (DE DOMBAL et al. 1972; SCHOFIELD et al. 1970; HOMAN u. THORBJARN-

SON 1976). Während eine Behandlung mit Glukokortikosteroiden in der Frühschwangerschaft möglichst vermieden werden sollte (ZETZEL 1975), gibt es für
eine Therapie mit Salazosulfapyridin keine Kontraindikationen (FAHRLÄNDER
1980). Es wurden bisher keine unerwünschten Wirkungen bei Mutter oder Kind
beobachtet. Immunsuppressive Medikamente vom Typ des Azathioprins sind
während einer Schwangerschaft nicht geeignet.

Die Schwangerschaft sollte nicht mit einer akuten Exazerbation der Krankheit zusammenfallen. Wird infolge einer hohen Aktivität des M. Crohn eine
differente Therapie mit Prednisolon oder Immunsuppressiva notwendig, so sollte
gleichzeitig eine wirksame Methode der Kontrazeption (z.B. Einnahme von
Ovulationshemmern) angeraten werden. Kommt es zur Schwangerschaft, kann
eine Behandlung mit Glukokortikosteroiden und/oder Salazosulfapyridin (mit
einer optimalen Dosis von 3 g/Tag) beibehalten werden (FAHRLÄNDER 1980).
In der zweiten Hälfte der Schwangerschaft können zumeist beide Medikamente
ausschleichend abgesetzt werden. Bei Fortbestehen der Krankheitssymptome
darf eine Progression der Krankheit bei der Mutter durch das Absetzen oder
Nichtverordnen von Salazosulfapyridin (evtl. auch Prednisolon) nicht riskiert
werden. Nach einer Zusammenstellung von HOLTERMÜLLER und WEISS (1979)
übt der M. Crohn keinen ungünstigen Einfluß auf den Verlauf der Schwangerschaft aus. Bei 288 Schwangerschaften wurden 82% zeitgerechte Entbindungen beschrieben. Auch ein Ileostoma stellt kein Hindernis für einen normalen
Schwangerschafts- und Geburtsverlauf dar. Die Rate an Fehlgeburten unterscheidet sich nicht von der gesunder Schwangerer (HOLTERMÜLLER u. WEISS
1979).

IV. Allgemeine Lebensführung

Ziel der Behandlung des M. Crohn muß sein, Patienten in einen weitgehend
beschwerdefreien Zustand zu bringen. Das bedeutet, daß alle differenten therapeutischen Möglichkeiten ausgeschöpft werden sollten, bis dieses Ziel erreicht
ist. Eine gute Kontrolle hierfür ist der von BEST et al. (1976) entwickelte Aktivitätsindex, der annähernd bei Null liegen sollte. Außerdem sollten die Patienten
dahingehend beraten werden, nicht aus Furcht irgendwelche Neigungen oder
Wünsche zu unterdrücken. Dies gilt besonders für Beruf und Freizeit. Körperliche Schonung ist nur während einer akuten Krankheitsphase angebracht. Berufe mit körperlicher Bewegung oder gar Anstrengung sind durchaus mit M.
Crohn vereinbar. Patienten, die durch die Art ihrer Beschäftigung wenig körperliche Bewegung haben, sind immer wieder zu ermuntern, durch sportliche Betätigung ihren Bewegungsapparat in guter Kondition zu halten, um einerseits mit
den Nebenwirkungen der Therapie, andererseits auch mit anstehenden Operationen besser fertig werden zu können. Ausdauersportarten sollten bevorzugt werden.

J. Prognose

I. Lebenserwartung

Die Inzidenz (Anzahl der Neuerkrankungen pro 100000 Einwohner und
Jahr) des M. Crohn kann auf 5 geschätzt werden, wobei der Eindruck vorherrscht, daß sie zunimmt. Hat sich die Krankheit einmal manifestiert, so ist

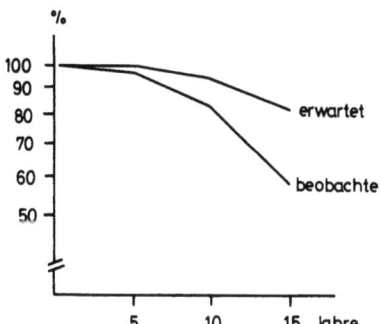

Abb. 11. Überlebensquote bei M. Crohn. (Nach
TRUELOVE u. PEÑA 1976)

sie – von Ausnahmen abgesehen – im medizinischen Sinne weder konservativ
noch chirurgisch ausheilbar. Im besten Falle kann eine Inaktivität der Krankheit
(Vernarbung) erreicht werden. Bisher ist nicht gesichert, ob eine konservative
oder chirurgische Therapie die Lebenserwartung verlängert (MALCHOW et al.
1981). Ungünstig wirken sich Notfalloperationen aus, da sie mit einem relativ
hohen Letalitätsrisiko belastet sind. Im Vergleich zur Normalbevölkerung läßt
sich für Patienten mit M. Crohn eine auf das 3–5fache erhöhte Sterberate errechnen (MALCHOW et al. 1981, STORGAARD et al. 1979). Diese Letalitätsrate geht
weitgehend zu Lasten der postoperativen Todesfälle durch die Notfalloperationen (DE DOMBAL et al. 1974; MÜHE et al. 1981). TRUELOVE und PEÑA (1976)
haben festgestellt, daß die Gefährlichkeit des M. Crohn mit zunehmender Krankheitsdauer zunimmt, wobei auch dies als Folge des erhöhten Operationsrisikos
anzusehen ist (Abb. 11). Je aktiver die Krankheit ist, desto ungünstiger ist die
Lebenserwartung (MALCHOW et al. 1981).

II. Karzinomrisiko

Nach den Untersuchungen von GREENSTEIN et al. (1980) entwickelten 28
von 579 Patienten mit M. Crohn (4,8%) ein Karzinom. Die Mehrzahl der
Karzinome fand sich bei Befall des Dünndarms (5,2%) oder einem kombinierten Befall von Dünn- und Dickdarm (5,8%), während bei dem alleinigen Kolonbefall der Prozentsatz mit 2,7% deutlich niedriger lag. Nur etwa die Hälfte
der Karzinome war im Gastrointestinaltrakt lokalisiert; ein besonders hoher
Prozentsatz davon fand sich in operativ ausgeschalteten blinden Schlingen. Je
länger die Krankheit verläuft, um so größer wird das Karzinomrisiko (GREEN-
STEIN et al. 1980). Nach WEEDON et al. (1973) ist das Karzinomrisiko bei Patienten mit M. Crohn im Vergleich zur Normalbevölkerung (insbesondere bei einem
Kolonbefall) ca. 20fach höher.

Literatur

André C, Descos L, Landais P, Fermanian J (1980) Laboratory supplementation of Crohn's disease
    activity index. Lancet II: 594–595
Atwell JD, Duthie HL, Goligher JC (1965) The outcome of Crohn's disease. Br J Surg 52: 966–972
Azad Khan AK, Piris J, Truelove SC (1977) An experiment to determine the active therapeutic
    moiety of sulphasalazine. Lancet II: 892–895
Basu MK, Asquith P (1980) Oral manifestations of inflammatory bowel disease. Clin Gastroenterol
    9: 307–321

Beeken WL, Busch HJ, Sylroster DL (1972) Intestinal protein loss in Crohn's disease. Gastroentero-
    logy 62:207–215

Bender SW (1979) Crohn's disease in children. Z Gastroenterol [Suppl] 17:164–170

Best WR, Becktel JM, Singleton JW, Kern F jr (1976) Development of a Crohn's disease activity
    index. Gastroenterology 70:439–444

Brahme F, Fork FT (1975) Dynamic aspects of colonic Crohn's disease. Radiology 15:463–468

Brandes JW, Eulenburg F (1976) Der lange Weg zur Diagnose Morbus Crohn. Z Gastroenterol
    14:400–406

Buchmann P, Alexander-Williams J (1980) Classification of perianal Crohn's disease. Clin Gastroen-
    terol 9:323–330

Cooke WT, Fielding JF (1970) Corticosteroid or corticotrophin therapy in Crohn's disease (regional
    enteritis). Gut 11:921–927

Crohn BB, Ginzburg L, Oppenheimer GD (1932) Regional ileitis: a pathological-clinical entity.
    JAMA 99:1323–1329

Danzi JT, Farmer RG, Sullivan BH, Rankin GB (1976) Endoscopic features of gastroduodenal
    Crohn's disease. Gastroenterology 70:9–13

Dobbins JW, Binder HJ (1977) Importance of the colon in enteric hyperoxaluria. N Engl J Med
    296:298–301

Dombal FT de, Burton IL, Goligher JC (1971) Recurrence of Crohn's disease after primary excisional
    surgery. Gut 12:519

Dombal FT de, Burton IL, Goligher JC (1972) Crohn's disease and pregnancy. Br Med J 3:550–
    553

Dombal FT de, Burton I, Clamp SE, Goligher JC (1974) Short-term course and prognosis of
    Crohn's disease. Gut 15:435–443

Dowling RH, Bell GD, White J (1972) Lithogenic bile in patients with ileal dysfunction. Gut
    13:415–420

Dudeney TP, Todd IP (1969) Crohn's disease of the mouth. Proc R Soc Med 62:1237–1238

Dyer NH, Dawson AM (1970) Diagnosis of Crohn's disease. A continuing source of error. Br
    Med J 1:735–737

Eade MN, Cooke WT, Williams JA (1971) Liver disease in Crohn's disease – a study of 100
    consecutive patients. Scand J Gastroenterol 6:199

Ehms H, Miller B, Bremer G, Jakobi E, Strohmeyer G (1976) Thrombocytose bei Morbus Crohn.
    Verh Dtsch Ges Inn Med 82:927–930

Ehms H, Miller B, Borchard F, Wienbeck M, Strohmeyer G (1977) Endoskopische und histologische
    Befunde im oberen Gastrointestinaltrakt bei Patienten mit Morbus Crohn. Verh Dtsch Ges
    Inn Med 83:455–459

Ehms H, Miller B, Borchard F, Wienbeck M, Strohmeyer G (1979) Granulomatöse Schleimhautver-
    änderungen im oberen Gastrointestinaltrakt bei Patienten mit Morbus Crohn: Verlaufsbeobach-
    tung. Verh Dtsch Ges Inn Med 85:195–197

Ewen SWB, Anderson J, Galloway JMD et al. (1971) Crohn's disease initially confined to the
    appendix. Gastroenterology 60:853–857

Fahrländer H (1980) Salazosulfapyridin in der Schwangerschaft. Dtsch Med Wochenschr
    105:1729–1731

Fahrländer H, Bianchi L, Mikatsch MJ (1979) Die chronischentzündlichen Darmkrankheiten. Ergeb
    Inn Med Kinderheilkd 42:1–111

Farmer RG, Hawk WA, Turnbull RB (1975) Clinical patterns in Crohn's disease: a statistical
    study of 615 cases. Gastroenterology 68:627–635

Fausa O, Nygaard K, Elgjo K (1977) Amyloidosis and Crohn' disease. Scand J Gastroenterol
    12:657–662

Fazio VW (1980) Toxic megacolon in ulcerative colitis and Crohn's colitis. Clin Gastroenterol
    9, 2:389–407

Fielding JF, Cooke WT (1970a) Peptic ulceration in Crohn's disease (regional enteritis). Gut
    11:998–1000

Fielding JF, Cooke WT (1970b) Pregnancy and Crohn's disease. Br Med J 2:76–77

Fielding JF, Cooke WT (1971) Finger clubbing an regional enteritis. Gut 12:442–444

Fitchen JH (1975) Amyloidosis and granulomatous ileocolitis, regression after surgical removal
    of the involved bowel. N Engl J Med 292:352–353

Freyberger H, Liedtke R, Wellmann W (1980) Möglichkeiten und Grenzen der Psychotherapie bei Colitis ulcerosa und Morbus Crohn. Dtsch Aerztebl 77:2731–2734

Fromm H, Wilson FA, Rodgers JB, Balint JA (1971) Granulomatous bowel (Crohn's) disease. A retrospective study of the course and treatment. Arch Intern Med 128:739–745

Geboes K, Vantrappen G (1975) The value of colonoscopy in the diagnosis of Crohn's disease. Gastrointest Endosc 22:18–23

Gerson CD, Cohen N (1976) Folic acid absortion in regional enteritis. Am J Clin Nutr 29:182–186

Goldberg HI, Caruthers SB jr, Nelson JA, Singleton JW (1979) Radiographic findings of the national cooperative Crohn's disease study. Gastroenterology 77:925–937

Greenstein AJ, Sachar DB, Pasternak BS, Janowitz HD (1975) Re-operation and recurrence in Crohn's colitis and ileocolitis. Crude and cumulative rates. N Engl J Med 293:685–690

Greenstein AJ, Sachar DS, Smith H, Janowitz HD, Aufses AH (1980) Patterns of neoplasia in Crohn's disease and ulcerative colitis. Cancer 46:403–407

Heaton KW, Read AE (1969) Gallstones in patients with disorders of the terminal ileum and disturbed bile salt metabolism. Br Med J 3:494–496

Heaton KW, Thornton JR, Emmet PM (1979a) Dietary factors in Crohn's disease. Z Gastroenterol [Suppl] 17:140–144

Heaton KW, Thornton JR, Emmett PM (1979b) Treatment of Crohn's disease with an unrefined carbohydrate, fibre rich diet. Br Med J 2:764–766

Hees PAM van, Eltern PH van, Lier HJJ van, Tongeren JHM van (1980) An index of inflammatory activity in patients with Crohn's disease. Gut 21:279–286

Hellers G (1979) Crohn's disease in Stockholm country 1955–1974. A study of epidemiology, results of surgical treatment and long-term prognosis. Acta Chir Scand [Suppl] 490:1–84

Herfarth CH, Ewe K (1977) Die chirurgische Behandlung des Morbus Crohn. Chirurg 48:569–576

Hildell J (1978) Radiographic patterns of Crohn's disease. A long term study of pre- and postoperative findings in 195 patients, with special reference to recurrence of the disease. PhD thesis, University of Lund, Malmo Sweden

Holtermüller KH, Weiss HJ (1979) Gastroenterologische Erkrankungen in der Schwangerschaft. Gynäkologe 12:35–51

Homan WP, Thorbjarnson B (1976) Crohn's disease and pregnancy. Arch Surg 111:545–547

Jackson BB (1958) Chronic regional ileitis – survey of 126 casestreated at Massachusetts General Hospital from 1937–1954. Ann Surg 48:81

Kaufmann S, Chalmar B, Helman R, Becken W (1979) A prospective study of the course of Crohn's disease. Dig Dis Sci 24:269–276

Kelly JH, Montgomery WW, Goodman ML et al. (1979) Upper airway obstruction associated with regional enteritis. Ann Otol Laryngol 88:95–99

Krause U (1979) The role of surgery in Crohn's disease. Z Gastroenterol [Suppl] 17:171–178

Laufer I, Hamilton J (1976) The radiological differentiation between ulcerative and granulomatous colitis by double contrast radiology. Am J Gastroenterol 66:259–269

Lee ECG, Papaioannou N (1980) Recurrences following surgery for Crohn's disease. Clin Gastroenterol 9, 2:419–438

Lockhart-Mummery HE, Morson BC (1960) Crohn's disease (regional enteritis) of the large intestine and its distuction from ulcerative colitis. Gut 1:87–105

Lockhart-Mummery HE, Morson BC (1964) Crohn's disease of the large intestine. Gut 5:493–509

Malchow H (1979) Die konservative Behandlung des Morbus Crohn. Int Welt 2:75–81

Malchow H, Egberts EH, Müller PH (1978a) Parenterale Ernährung bei gastrointestinalen Erkrankungen. In: Eckart J, Heuckenkamp PU, Weinheimer B (Hrsg) Grundlagen und neue Aspekte der parenteralen und Sonderernährung. Thieme, Stuttgart, S 45–50

Malchow H, Jenss H, Steinhardt HJ, Schütze R, Hartmann F, Schmitz-Moormann P (1978b) Welche Wertigkeit kommt dem koloskopischen Befund bei der Differenzierung zwischen Colitis ulcerosa und Morbus Crohn zu? Verh Dtsch Ges Inn Med 84:1019–1022

Malchow H, Riker U, Dietz K (1981) Lebenserwartung bei Morbus Crohn. Lebensversicherungsmedizin 33:27–30

Martini GA, Brandes JW (1976) Increased consumption of refined carbohydrates in patients with Crohn's disease. Klin Wochenschr 54:367–371

Mekhjian HS, Switz DM, Melnyk CS, Rankin GB, Brooks RK (1979) Clinical features and natural history of Crohn's disease. Gastroenterology 77:898–906

Miller B (1980) Nebenwirkungen der Therapie mit Salazosulfapyridin. Dtsch Med Wochenschr 105:1596–1597

Morson B, Dawson JMP (1972) Gastrointestinal Pathology. Blackwell, Oxford London Edinburgh Melbourne

Mühe E, Gall FP, Hager Th, Angermann B, Söhnlein B, Schier F, Hermanek P (1981) Die Chirurgie des Morbus Crohn. Dtsch Med Wochenschr 106:165–170

O'Donoghue DP, Dawson M, Powell-Tuck J, Brown RL, Lennard-Jones JE (1978) Double blind withdrawal trial of azathioprine as maintenance treatment for Crohn's disease. Lancet II:955–957

Oehlert W (1978) Klinische Pathologie des Magen-Darm-Traktes. Schattauer, Stuttgart New York

Otto HF, Wanke M, Zeithofer J (1976) Darm und Peritoneum. In: Doerr W, Seifert G, Uehlinger E (Hrsg) Spezielle pathologische Anatomie, Bd II/2. Springer, Berlin Heidelberg New York

Pansdorf H (1937) Die fraktionierte Dünndarmfüllung und ihre klinische Bedeutung. ROEFO 56:627–634

Patter WN van, Bargen JA, Dockerty MB, Feldmann WH, Mayo CW, Waugh JM (1954) Regional enteritis. Gastroenterology 26:347–450

Present DH, Korelitz BI, Wisch N, Glass JL, Sachar DB, Pasternack BS (1980) Treatment of Crohn's disease with 6-Mercaptopurine. N Engl J Med 302:981–986

Rankin GB, Watts HD, Melnyk CS, Kelley ML jr (1979) National Cooperative Crohn's Disease Study: extraintestinal manifestations and perianal complications. Gastroenterology 77:914–920

Riker U (1981) Lebenserwartung bei Morbus Crohn. Med Dissertation, Universität Tübingen

Röllinghoff W, Brandes JW, Ehms E, Miller B, Schmülling RM, Tischendorf FW, Malchow H (1977) Lysozym bei chronisch entzündlichen Darmerkrankungen. Klin Wochenschr 55:225–230

Schachter H, Kirsner JB (1980) Crohn's disease of the gastrointestinal tract. John Wiley & Sons, New York Chichester Brisbane Toronto

Schmitz-Moormann P, Malchow H, Miller B, Brandes JW (1979) Häufigkeit und Vorkommen der epitheloidzelligen Granulome in Rektum und Kolonbiopsien bei Morbus Crohn. Ein Beitrag zur formalen Pathogenese. Z Gastroenterol 17:287–295

Schofield PF, Turnbull RB, Hawk A (1970) Crohn's disease and pregnancy. Br Med J 2:363–364

Sellink JL (1971) Examination of the small intestine by means of duodenal intubation. Steufert Kroese, Leiden

Sellink JL (1976) Radiological atlas of common diseases of the small bowel. Steufert Kroese, Leiden

Singleton JW, Law DH, Kelley ML, Mekhjian HS, Sturdevant RAL (1979) National Cooperative Crohn's Disease Study: adverse reactions to study drugs. Gastroenterology 77:870–882

Smith LH, Fromm H, Hofmann AF (1972) Acquired hyperoxaluria nephrolithiasis, and small intestinal disease: description of a syndrome. N Engl J Med 286:1371–1375

Steinhardt HJ, Hartmann F, Malchow H (1978) Therapie chronisch entzündlicher Darmerkrankungen mit vollresorbierbaren Diäten. Internist 19:44–51

Storgaard L, Bischoff N, Henriksen FW, Fischer-Man K, Jarnum S (1979) Survival rate in Crohn's disease and ulcerative Colitis. Scand J Gastroenterol 14:225–230

Sturdevant RAL, Singleton JW, Deren JJ, Law DH, McCleery JL (1979) Azathioprine-related pancreatitis in patients with Crohn's disease. Gastroenterology 77:883–886

Summers RW, Switz DM, Sessions JT jr, Becktel JM, Best WR, Kern F jr, Singleton JW (1979) National Cooperative Crohn's Disease Study: results of drug treatment. Gastroenterology 77:847–869

Thompson DG, Lennard-Jones JE, Swarbrick ET, Brown R (1979) Pericarditis and inflammatory bowel disease. Q J Med 189:93–97

Toth A (1979) Reversible toxic effect of salicylazosulfapyridine. Fertil Steril 31:538–540

Truelove SC, Pēna AS (1976) Course and prognosis of Crohn's disease. Gut 17:192–201

Turnbull RB jr, Hawk WA, Weakley FL (1971) Surgical treatment of toxic megacolon: ileostomy and colostomy to prepare patients for colectomy. Am J Surg 122:325–331

Waye JD (1980) Endoscopy in inflammatory bowel disease. Clin Gastroenterol 9:279–296

Weedon DD, Shorter RG, Ilstrup DM et al. (1973) Crohn's disease and cancer. N Engl J Med 289:1099–1103

Zetzel L (1975) Fertility, pregnancy and idiopathic inflammatory bowel disease. In: Kirsner JR, Shorter RC, (eds) Inflammatory bowel disease. Lea & Febiger, Philadelphia, pp 146–193

Morbus Whipple

G.E. FEURLE

Mit 1 Abbildung

A. Einleitung, kurze Geschichte, Definition

Im Jahre 1953 widmete die 4. Auflage des Handbuchs der inneren Medizin dem Thema M. Whipple 44 kleingedruckte Zeilen im Kapitel über die Sprue. Der Text endet mit den Worten: „Die Prognose ist infaust. Die bisher bekannt gewordenen Fälle sind stets tödlich verlaufen" (HENNING u. BAUMANN 1953). Heute werden dem Thema im Handbuch 21 Seiten eingeräumt, und die Erkrankung läßt sich, wenn erkannt und behandelt, meist jahrelang in Remission bringen oder vollständig ausheilen.

Die Krankheit wurde von ihrem Erstbeschreiber, dem Pathologen G.H. WHIPPLE (1907) aus Baltimore intestinale Lipodystrophie genannt. In seiner Beschreibung der Krankheit, die wir heute M. Whipple nennen, sind bereits wesentliche Symptome und Befunde aufgeführt: Sie begann mit einer chronischen Arthritis von über 5jähriger Dauer, dann kam es zu Gewichtsabnahme, chronischer Bronchitis, Steatorrhö, Bauchschwellung, Ödemen und vermehrter Hautpigmentation. Es bestand eine Anämie, im Differentialblutbild waren die Granulozyten vermehrt. Der Patient starb in der Kachexie. Bei der Autopsie fanden sich ein dilatiertes Jejunum mit weißlichen Knötchen auf der geschwollenen Schleimhaut, große, gut abgrenzbare mesenteriale Lymphknoten, eine chronische Peritonitis, Pleuritis und Perikarditis und eine Endokarditis der Aortenklappe. Histologisch zeigte sich, daß die Dünndarmmukosa und die mesenterialen Lymphknoten von großen mononukleären Zellen mit schaumigem Zytoplasma durchsetzt waren. Die Zelleinschlüsse wurden von WHIPPLE als Fett gedeutet. Mit einer Versilberungsmethode entdeckte er in mesenterialen Lymphknoten stäbchenartige Organismen mit einer Länge von weniger als 2 µm. Bei einer Kultur wurde ein „Bazillus der Kolongruppe" gezüchtet.

WHIPPLES Beschreibung fand wenig Beachtung. Die nächste nennenswerte Entdeckung machte BLACK-SCHAFFER (1949), der beobachtete, daß die schaumige Substanz in den Makrophagen ein Glykoprotein enthielt, welches sich mit der Periodic-acid-Schiff-(PAS-)Färbung tiefrot anfärbte. Diese Beobachtung hat die Diagnostik wesentlich vereinfacht. In den ersten 43 Jahren nach der Erstbeschreibung sind nur 18 weitere sichere Fälle diagnostiziert worden (HENDRIX et al. 1950). Im Jahre 1952 wurden dann 23 verschiedene Theorien zur Ätiologie des M. Whipple aufgeführt (RUSSO) und erst 1958 gelang es, die Diagnose mittels einer peroralen Dünndarmbiopsie zu stellen (BOLT et al. 1958); bis dahin war eine Diagnose nur durch Laparotomie oder bei der Autopsie möglich gewesen. SIERAKI und FINE (1959) beobachteten die PAS-positiven Zellen – wegen körnchen- oder sichelartiger Einlagerungen von ihnen sickle particle containing cells (SPC-Zellen) genannt – auch außerhalb von Darmschleimhaut und Lymphknoten, nämlich in Herz, Lunge, Milz, Gallenblase, Pankreas, Niere, Nebenniere, Ösophagus, Magen, Knochen und Gehirn. Elektronenoptisch wurden die von WHIPPLE beschriebenen stäbchenförmigen Bazillen zunächst als Viren mißdeutet (COHEN et al. 1960), danach aber als Bakterien charakterisiert (CHEARS u. ASHWORTH 1961; YARDLY u. HENDRIX 1961). Der M. Whipple ist also morphologisch gekennzeichnet durch eine Infiltration PAS-positiver SPC-Zellen; elektronenoptisch findet man intra- und extrazelluläre Bakterien oder Bakterienreste. Da sich diese Veränderungen in praktisch allen Körpergeweben finden, ist das klinische Erscheinungsbild vielgestaltig.

In den letzten Jahren sind mehrere Übersichtsarbeiten über den M. Whipple erschienen, so von ENZINGER und HELWIG (1963), MAIZEL et al. (1970), PALLIS und LEWIS (1974), MIKSCHE et al. (1974) mit 309, OTTO (1975) mit 286 und SCHLIEP et al. (1979) mit 175 Literaturzitaten. Diese Zitate werden nicht alle wiederholt.

B. Häufigkeit, Geschlechtsverteilung, Alter und Heredität

Inzidenz und Prävalenz der Erkrankung sind unbekannt. ENZINGER und HELWIG (1963) stellten bei 900000 Autopsien 15 und LIE und DAVIS (1976) bei 7315 Sektionen 2 Fälle mit M. Whipple fest. Im Jahre 1974 zählten MIKSCHE et al. 238 publizierte Fälle. Seither ist nach einer Zählung anhand des Index medicus über weitere etwa 150 Fälle berichtet worden. Da sicherlich nicht alle publiziert werden und die Diagnose wegen der Vielgestaltigkeit der Krankheit (s. Abschnitt D) häufig verkannt wird, ist mit einer beträchtlichen Dunkelziffer zu rechnen.

Nach einer Übersicht von MAIZEL et al. (1970) sind 88% der Erkrankten Männer vorwiegend der weißen Rasse. Morbus Whipple ist aber auch bei einem Indianer (LINDERT et al. 1964, zit. nach MAIZEL et al. 1970) und der schwarzen Rasse (SUGARMAN et al. 1960; BOBRUFF et al. 1963; KOUDOURIS et al. 1963; VOLPICELLI et al. 1976; LE BRAS et al. 1977; LELAND u. CHAMBERS 1978) beobachtet worden. Das mittlere Alter zum Zeitpunkt der Diagnose liegt in der 4. Dekade (MIKSCHE et al. 1974). Der bislang jüngste Patient war ein 3 Monate alter Junge (AUST u. SMITH 1962), der älteste ein 80jähriger Mann (PUPPALA et al. 1978). Nach 2 Berichten trat die Erkrankung bei einem männlichen Geschwisterpaar auf (GROSS et al. 1959; PUITE u. TESLUK 1955), wobei in einem Fall die Mutter an einer chronischen Durchfallserkrankung gestorben war, nachdem sie jahrelang an Polyarthritis gelitten hatte (PUITE u. TESLUK 1955).

C. Pathologie

I. SPC-Zellen

Der M. Whipple ist gekennzeichnet durch eine Gewebsinfiltration mit großen polygonalen, z.T. zipflig ausgezogenen Makrophagen, die körnige oder sichelförmige Zytoplasmaeinschlüsse enthalten – den sog. SPC-Zellen (SIERACKI u. FINE 1959). Sie sind pathognomonisch für den M. Whipple (OTTO 1975). Die Einschlüsse färben sich mit PAS leuchtend rot. Elektronenoptisch handelt es sich dabei um stäbchenförmige Bakterien und Bakterienreste. Die Organismen haben eine Länge von 1,5–2,5 µm und eine Breite von 0,2–0,3 µm. Sie werden von einem oft homogenen, gelegentlich auch mehrfaserigen, etwa 35 nm dicken Mantel umgeben. Ihm schließt sich innen die etwa 30 nm dicke mehrschichtige Bakterienwand an. Das Zentrum ist gefüllt mit fibrillären DNA-Strukturen. Detaillierte morphologische Angaben siehe HAUBRICH et al. (1960), TRIER et al. (1965), THEMANN et al. (1969), ROBERTS et al. (1970), MORNINGSTAR (1975) und OTTO (1975). Die Stäbchenbakterien finden sich jedoch nicht nur in Makrophagen, sondern auch in Enterozyten (KENT et al. 1963; TRIER et al. 1965; DOBBINS u. RUFFIN 1967; MAIZEL et al. 1970; OTTO 1975), Plasmazellen (MORNINGSTAR 1975), Leukozyten (TRIER et al. 1965), Kupffer-Sternzellen (VITERI et al. 1979), Glia- (SIERACKI et al. 1960; MINAUF u. STOCHDORPH 1969; FEURLE et al. 1979b), Ependym- (SCHLIEP et al. 1979), Ganglienzellen (B. VOLK u. G.E. FEURLE unveröffentlicht) und in der glatten Muskulatur (DOBBINS u. KAWANISHI 1981). Bei unbehandelten Fällen beobachtet man auch massenweise extrazellulär liegende Bakterien, deren Verschwinden bei Behandlung einen ersten Therapieerfolg anzeigt (TRIER et al. 1965; MORNINGSTAR 1975). Das Wiederauftreten extrazellulärer Bakterien deutet lange vor einer klinischen Manifestation auf ein Rezidiv hin (TRIER et al. 1965; BECKER et al. 1965).

II. Organbefunde

Eine detaillierte Übersicht findet sich bei ENZINGER und HELWIG (1963).

1. Dünndarm

Er ist aufgetrieben, seine Wand verdickt, die Schleimhaut oft mit weißlichgelblichen Knötchen bedeckt, die auch endoskopisch gesehen wurden (ASSEBURG et al. 1973; VOLPICELLI et al. 1976; MASSARRAT et al. 1977; GAERTNER et al. 1978; ARBEITER et al. 1978; RIEMANN u. RÖSCH 1978; HEHEMANN u. HEISING 1979). Die Schleimhaut blutet bei Berührung leicht (ASSEBURG et al. 1973; HEHEMANN u. HEISING 1979), die Zotten sind bei der Lupenauflichtmikroskopie verkürzt und plump, in ausgeprägten Fällen gyriform verändert. Die SPC-Zellen finden sich am häufigsten in der oberen Lamina propria, zur Muscularis mucosae hin werden sie seltener, in der Submukosa sind sie nur spärlich anzutreffen. Die Lymphgefäße sind dilatiert, Lymphozyten und Plasmazellen vermindert.

2. Lymphknoten

Die mesenterialen Lymphknoten sind auf durchschnittlich 2–3 cm vergrößert, weich und vom umgebenden Fett scharf abgegrenzt. Oft enthalten sie Zystchen, aus denen man etwas ölige Flüssigkeit pressen kann. Neben mesenterialen finden sich auch paraaortale, inguinale, zervikale und axilläre Lymphknotenvergrößerungen (Sieracki u. Fine 1959; Rutishauser u. Borer 1960). Die normale follikuläre Struktur ist von zystisch erweiterten Sinus durchsetzt, die ein sudanophiles, oft eingedicktes Material enthalten. Sie werden von mehrkernigen Riesenzellen, SPC-Zellen und auch extrazellulären Bakterien gesäumt.

3. Peritoneum, Pleura und Perikard

Sie sind oft im Sinne einer Panserositis befallen. Laparoskopisch ist das Peritoneum bedeckt von Lymphzystchen (Arbeiter et al. 1978) oder Knötchen, die SPC-Zellen enthalten (Isenberg et al. 1971). Eine chronische Perikarditis fand sich in 60–70% der Fälle, eine chronische Pleuritis in 40–80% (Clemmesen 1945; Drube 1959; Enzinger u. Helwig 1963). Häufig besteht auch ein Aszites (Enzinger u. Helwig 1963; Isenberg et al. 1971), ein Perikard- oder Pleuraerguß (Weigel u. Spies 1956; Pastor u. Geerken 1973; Isenberg 1971). Leber und Milz sind bei etwa 50% der Fälle von einer fibrösen Kapsel überzogen, manchmal ergab sich das Bild einer Zuckergußmilz. In den verdickten Kapseln 3er Milzen fanden sich SPC-Zellen (Sieracki u. Fine 1959).

4. Herz

Auch das Herz ist oft befallen. Bereits Whipple (1907) beobachtete bei seinem Patienten eine Endokarditis der Aortenklappe. Nach Enzinger und Helwig (1963) finden sich in über 50% der autopsierten Fälle Endokarditiden, meist an der Aorten- und Mitralklappe mit verrukösen Vegetationen und Ulzerationen. Diese Vegetationen enthalten SPC-Zellen (Sieracki u. Fine 1959; Rutishauser u. Borer 1960; Ludwig et al. 1976; Rose 1978) und elektronenoptisch Bakterien (McAllister u. Fenoglio 1975; Lie u. Davis 1976).

5. Blutgefäße

Weiterhin konnte ein Befall von Blutgefäßen, manchmal bis zur Arteriitis (Sieracki u. Fine 1959; Greenberger et al. 1971; James u. Haubrich 1975) beobachtet werden.

6. Gelenke

Auch die Gelenke sind oft betroffen; während die Synovialis entzündliche Veränderungen, SPC-Zellen (Sieracki u. Fine 1959; Rutishauser u. Borer 1960; Le Bras et al. 1977) und elektronenoptisch stäbchenartige Bakterien zeigt, sind Knorpel und Knochen selten destruiert (Delcambre et al. 1974; Hawkins et al. 1976; Rubinow et al. 1976; D'Eshougues et al. 1976). Ein unauffälliger Befund an der Synovialis schließt aber einen M. Whipple nicht aus (Caughey u. Bywaters 1963).

7. Zentralnervensystem

Im Zentralnervensystem kann eine herdförmige, granulomatöse Polioenzephalitis auftreten. In den Läsionen finden sich SPC-Zellen und extrazelluläre

Bakterien. Die Veränderungen sind perivaskulär akzentuiert und führen zur Destruktion und Atrophie der befallenen Hirnteile (SIERACKI et al. 1960). Häufig besteht auch eine granulomatöse Ependymitis, die einen Okklusionshydrozephalus zur Folge haben kann. Meist sind Basalganglien, Kortex und Hirnstamm befallen, in Einzelfällen außerdem oder ausschließlich die weiße Substanz, das Kleinhirn, das Rückenmark oder das Auge. Eine Literaturübersicht bis 1977 findet sich bei SCHLIEP et al. (1979), weitere Angaben s. Abschnitt D.IX.

8. Andere Organe

SPC-Zellen durchsetzen auch *Lunge, Milz, Leber, Gallenblase, Pankreas, Niere, Nebenniere, Ösophagus, Magen, Kolon, Rektum* und *Knochenmark* (SIERACKI u. FINE 1979; HAUBRICH et al. 1960), manchmal auch die *quergestreifte Muskulatur* (SWASH et al. 1977). Sowohl SPC-Zellen als auch stäbchenförmige Bakterien sind in Leber (CORNET et al. 1976; VITERI et al. 1979), im Knochenmark (AUST et al. 1962; RAUSING 1973) und in der Lunge (WINBERG et al. 1978) nachgewiesen worden. Weitere pathologisch-anatomische Befunde beschrieben RUTISHAUSER u. BORER (1960), CHEARS et al. (1961), ENZINGER u. HELWIG (1963) und OTTO (1975).

D. Krankheitsverläufe

Die einzelnen Symptome, mit Ausnahme mancher neurologischen Erscheinungen, sind unspezifisch. Der Krankheitsverlauf ist variabel zwischen Monaten und Jahrzehnten, fulminant oder schleichend, wobei unterschiedliche Organdefekte im Vordergrund stehen, so daß auch heute noch Einzelfälle veröffentlicht werden. Die folgenden prozentualen Zahlenangaben, die sich auf ältere Literatur stützen, täuschen eine Einheitlichkeit von Anamnese und Befund vor, da „atypisch" verlaufende Fälle weniger erkannt werden als „typische".

I. Allgemeinsymptome

Häufig sind geringes Fieber, uncharakteristische, meist postprandiale Bauchschmerzen, Appetitlosigkeit, Übelkeit. Gewichtsabnahme soll in 96%, Bauchschmerzen in 64% der Fälle vorkommen (MIKSCHE et al. 1974). Wir beobachteten aber 2 Patienten, bei denen eine Hyperphagie mit Adipositas ohne jegliche Bauchbeschwerden bestand. Manchmal finden sich hohes Fieber, eine Lymphknotenschwellung, Hautpigmentierung, Ödeme oder Splenomegalie.

II. Arthritis

Eine chronische, meist nicht destruierende *Polyarthralgie, Oligo-* oder *Polyarthritis* mit Schwellung, Rötung und schmerzhafter Bewegungseinschränkung ist das früheste Symptom. Es kommt bei etwa 70% der Patienten vor (MIKSCHE et al. 1974; D'ESHOUGUES et al. 1976) und geht den intestinalen Symptomen

typischerweise bis über 2 Jahrzehnte voraus (CLEMMESEN 1945; KELLY u. WEISI-
GER 1963; CAUGHEY u. BYWATERS 1963; DELUCA et al. 1975). In Anbetracht
der großen Häufigkeit von Arthralgie und Arthritis sind bleibende periphere
Gelenkdestruktionen nur sehr selten beschrieben worden (SAILER u. McGANN
1942; STAEFFEN 1978), während röntgenologische Veränderungen der Sakroilia-
kalgelenke dagegen mehrmals beobachtet worden sind (PUITE u. TESLUK 1955;
EYLER u. DOUB 1956; KELLY u. WEISIGER 1963; HOULI u. REZEK 1965; D'ESHOU-
GUES et al. 1976; BIENVENU et al. 1976; BLOCH et al. 1978; CANOSO et al. 1978;
MINKARI et al. 1980). Häufig wird auch über jahrelange *Myalgien* der Schulter-
und Rückenmuskulatur geklagt (DRUBE 1959; OTTO 1975).

III. Durchfälle

Chronische wäßrige Diarrhö oder häufiger *Steatorrhö* sind bei 80% der
Patienten beobachtet worden (MIKSCHE et al. 1974), sie sind meist Spätsymptom.
Diagnostiziert man einen Morbus Whipple frühzeitig, kann man eine symptomlose Steatorrhö finden, in einigen Fällen ist auch Obstipation beschrieben worden. Manchmal äußert sich die Krankheit in einer *Melaena* (ASSEBURG et al.
1973), in Spätstadien fortgeschrittener Fälle beobachtet man ein schweres *Malabsorptionssyndrom.*

IV. Seröse Häute

Gelegentlich findet sich ein Aszites (HENDRIX et al. 1950; DRUBE 1959; ISEN-
BERG et al. 1971), ein Pleura- (WEIGEL u. SPIES 1956) oder Perikarderguß, die
entweder im Rahmen der *Polyserositis,* einer Hypalbuminämie oder einer
Lymphbahnblockade entstehen.

V. Pulmonale Symptome

Manche Patienten klagen über chronischen Reizhusten, Bronchitis bzw. Pleuritis (DRUBE 1979; PASTOR u. GEERKEN 1973; WINBERG et al. 1978), die zuweilen
mit dem Auftreten intestinaler Symptome verschwinden (SAILER u. McGUNN
1942; PUITE u. TESLUK 1955). Bei einem Patienten traten Lungeninfiltrate, Husten, Hämoptysen auf, wobei die Lungenbiopsie histologisch und elektronenoptisch einen Morbus Whipple ergab (WINBERG et al. 1978). Ob den bronchialen
und pulmonalen Symptomen in jedem Fall eine Infiltration der Atemorgane
mit SPC-Zellen zugrunde liegt, ist unklar.

VI. Seltene Beobachtungen

Dies sind eine *Amyloidose* (SANDER 1964) oder eine proximale *Myopathie*
bei einem 51jährigen Mann, bei der SPC-Zellen und Bakterien interfaszikulär
zu finden waren, die nach antibiotischer Behandlung vollkommen verschwand
(SWASH et al. 1977). Während eine Anämie vom Typ der Infektanämie häufig
ist, sind Symptome einer Beteiligung des *Knochenmarks* wie Leuko- und Throm-

bopenie (RAUSING 1973) oder Eosinophilie (OTTO 1975; HERREMANN et al. 1977)
selten. In anderen Fällen beobachtete man eine Thrombozytose (NUZUM et al.
1981). Eine Eosinophilie ist bereits von WHIPPLE (1907) beobachtet worden.
In einigen Fällen entwickelt sich aufgrund von Malabsorption oder Blutung
eine Eisenmangelanämie. Ein Patient klagte über Arthritis, Lymphknotenschwellung und Gewichtsverlust, die Biopsie eines axillären *Lymphknotens* zeigte SPC-
Zellen, das Elektronenmikroskop die typischen Bakterien. Neun Dünndarmbiopsien waren negativ, der Patient hatte keine Zeichen einer Darmerkrankung.
Unter Tetracyclinbehandlung gingen alle Symptome zurück (MANSBACH et al.
1978). Bei einem anderen Patienten mit M. Whipple und Arthritis trat ein
subkutaner Knoten rechts prätibial auf, der SPC-Zellen enthielt (GOOD et al.
1980). Ein weiterer Patient hatte zusätzlich zum M. Whipple eine Lambliasis
(BELSHEIM et al. 1980).

VII. Herzbeteiligung

In den letzten Jahren wird vermehrt auf kardiale Komplikationen hingewiesen. In einer Serie von 19 Patienten mit M. Whipple bestanden bei 58% klinische
Symptome wie Herzinsuffizienz, apikales systolisches Geräusch mit Deformie-
rung der Mitralklappe, Perikardreiben oder infarktverdächtige EKG-Verände-
rungen ohne Infarktnachweis (MCALLISTER u. FENOGLIO 1975). In anderen Mitteilungen wird über Kardiomegalie, Perikarditis und Galopprhythmus (PASTOR
u. GEERKEN 1973; KRAUNZ 1969; BIENVENUE et al. 1976), Herzinsuffizienz (SIL-
BERT et al. 1976; KRAUNZ 1969), Perikarditis (FONT et al. 1978), Concretio peri-
cardii (VLIETSTRA et al. 1978) oder eine Aorteninsuffizienz Schweregrad 4 berichtet, die einen prothetischen Klappenersatz notwendig machte (WRIGHT et al.
1978). Herzinsuffizienz und Perikarditis waren bei einem Patienten unter Tetrazyklinbehandlung reversibel (KRAUNZ 1969).

VIII. Assoziation mit Epitheloidzellgranulomen

Bemerkenswert und ungeklärt ist die Koexistenz mit einer Sarkoidose. Das
Zusammentreffen von Epitheloidzellgranulomen bei M. Whipple bei manchen
Patienten in Form einer bihilären Lymphadenopathie ist häufig beobachtet worden (AMMANN et al. 1957; BABARYKA et al. 1979; SILBERT et al. 1976). Sowohl
in peripheren Lymphknoten (GIRODROUX et al. 1978; AUBERT et al. 1979) als
auch in der Leber (CORNET et al. 1976; BLOCH et al. 1978) sind nichtverkäsende
Epitheloidzellgranulome gefunden worden, die an einen M. Boeck denken ließen.
Während OTTO et al. (1972) eine „rein zufällige Kombination 2er seltener Krankheiten" vermuten, nehmen BABARYKA et al. (1979) an, die solche Granulome
in der Lamina propria des Jejunums und in mesenterialen Lymphknoten beobachteten, daß es sich hier um die Manifestation eines immunologischen Prozesses
handle. Zu ähnlicher Ansicht kommen auch BEYLOT et al. (1978), die Epitheloidzellgranulome in Haut und Lymphknoten fanden.

IX. Neurologische und ophthalmologische Komplikationen

Dem Befall des Zentralnervensystems wird zunehmend Aufmerksamkeit gewidmet (PALLIS u. LEWIS 1974). Im Jahre 1976 wurden 32 Kasuistiken in der

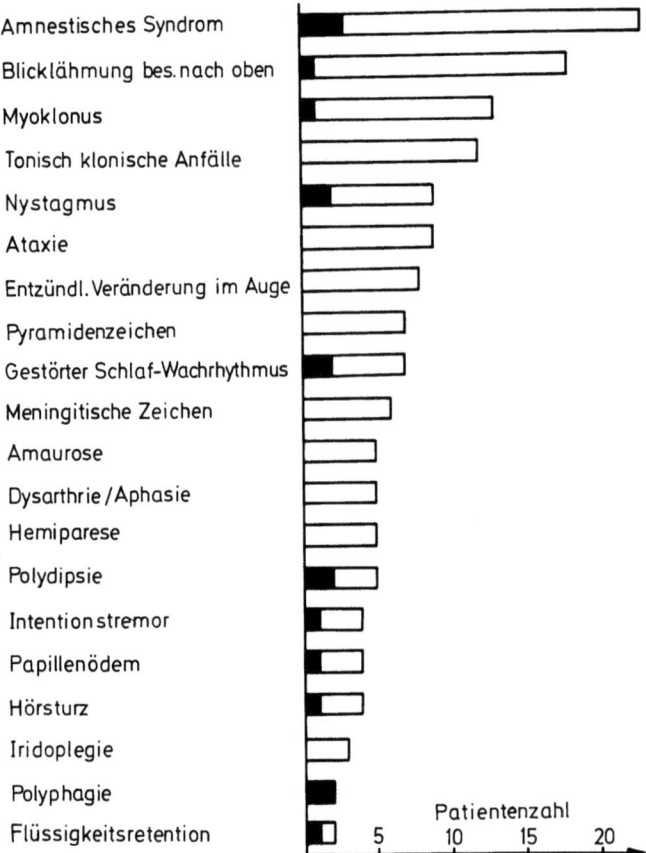

Abb. 1. Die häufigsten neurologischen Symptome bei 52 Fällen mit zerebralem Morbus Whipple aus der Literatur (*weiß*) und bei 5 selbst beobachteten Patienten (*schwarz*). Die Erscheinungen Desorientiertheit, Gedächtnis- und Merkfähigkeitsverlust sind unter dem Begriff amnestisches Syndrom zusammengefaßt, die Symptome Bewußtseinstrübung, Apathie, Stupor, Koma nicht aufgenommen, da sie bei den oft schwerkranken Patienten vieldeutig sind. Auch psychiatrische Diagnosen (in 4 Fällen Schizophrenie, 2mal schwere Depressionen) sind nicht berücksichtigt worden

Literatur gefunden (FEURLE et al.), bis 1979 sind 11 (SCHLIEP et al.) und bis Sommer 1981 mindestens 9 weitere Fälle beschrieben worden (DE JONGHE et al. 1979; FEURLE et al. 1979b; LELAND u. CHAMBERS 1978; WINFIELD et al. 1979; VOGEL u. GAERTNER 1979; FERNANDEZ PASCUAL et al. 1979; GÄRTNER 1980; JOHNSON u. DIAMOND 1980; FELDMAN et al. 1980; SCHMITT et al. 1981). Während frühere pathologisch-anatomische Untersuchungen ausgedehnte Beteiligungen des Zentralnervensystems erwähnen, ohne daß eine neurologische Symptomatik mitgeteilt wird (HAUBRICH et al. 1960; RUTISHAUSER u. BORER 1960; SIERACKI et al. 1960; THOMAS SMITH et al. 1965), entsprechen jetzt die Symptome, wie sie in Abb. 1 dargestellt sind, den pathologisch-anatomischen Befunden. Die Kombination Merkfähigkeitsstörung, Blicklähmung, besonders nach oben, evtl. mit Myoklonus, oder Störungen des Schlaf-Wach-Rhythmus muß immer an einen M. Whipple denken lassen! Typisch sind auch Kombinationen granulärer Ependymitis und Hydrozephalus (KRÜCKE u. STOCHDORPH 1962; LAPOINTE et al.

1980; ROMANUL et al. 1977; POWERS u. RAWE 1979) mit Einengung des Aquädukts. Bemerkenswert sind *ophthalmische Störungen*, die in früheren Übersichtsarbeiten wenig berücksichtigt wurden: Es handelt sich meist um entzündliche Veränderungen am Augenhintergrund oder um Stauungspapillen (ODESSKY u. BURDISON 1950; PETERSON u. KAMPMEIER 1951; KRÜCKE u. STOCHDORPH 1962; BADENOCH et al. 1963; THOMAS SMITH et al. 1965; KNOX et al. 1968; SWITZ et al. 1969; VÁZQUEZ RODRÍGUEZ et al. 1972; FEURLE et al. 1976; FINELLI et al. 1976; FONT et al. 1978). LELAND und CHAMBERS (1978) beobachteten eine Keratitis, Uveitis mit fibrovaskulärem Pannus in der Vorderkammer, KNOX et al. (1968) und GÄRTNER (1980) sahen weißliche Glaskörpereinlagerungen. Darüber hinaus ist ein akut meningitischer Verlauf beschrieben worden (SCHWARTZOVÁ et al. 1967; THOMPSON et al. 1978; FELDMAN et al. 1980).

Die bei mehreren Patienten beobachtete Schlaf-Wach-Störung konnte in einem Fall – in Analogie zu experimentellen Läsionen beim Versuchstier – auf eine Zerstörung der präoptischen und suprachiasmatischen Hypothalamuskerne und eine Polyphagie auf Läsionen im Nucleus ventromedialis hypothalami analog zu entsprechenden Läsionen bei der Ratte zurückgeführt werden (FEURLE et al. 1979b). Eine komplette Hypophyseninsuffizienz (MOORTHY et al. 1977) beruht möglicherweise auf Infiltraten im Infundibulum und der Hypophyse selbst.

Relativ häufig besteht die Kombination von ausgeprägten zerebralen und minimalen oder fehlenden intestinalen Symptomen (KRÜCKE u. STOCHDORPH 1962; LAMPERT et al. 1962; SCHWARTZOVÁ et al. 1967; KNOX et al. 1968; MINAUF u. STOCHDORPH 1969; STOUPEL et al. 1969; KITAMURA 1975; SILBERT et al. 1976; ROMANUL et al. 1977; MOORTHY et al. 1977; THOMPSON et al. 1978; FONT et al. 1978; POWERS u. RAWE 1979; FEURLE et al. 1979b; GÄRTNER 1980). Bei einigen Patienten ist sogar zur Zeit ausgeprägter zerebraler Symptomatik in der Dünndarmbiopsie kein (ROMANUL et al. 1977; FEURLE et al. 1979; JOHNSON u. DIAMOND 1980) oder nur ein minimaler Befall (MOORTHY et al. 1977; POWERS u. RAWE 1979) festgestellt worden. KNOX et al. (1976) beschrieben 4 Fälle, bei denen sich nach einem unspezifischen, einige Jahre andauernden Prolog, gastrointestinale Beschwerden entwickelten, die zur Diagnose und antibiotischen Behandlung eines M. Whipple führten. Nach vollständiger oder fast vollständiger auch bioptischer Remission traten nach einem weiteren Intervall von einigen Jahren die Zeichen des zerebralen Befalles auf. Ein ähnlicher Verlauf ist auch von anderen beobachtet worden (ROMANUL et al. 1977; LAPOINTE et al. 1980; POWERS u. RAWE 1979; FEURLE et al. 1979). Der zerebrale Befall scheint also eine Spätkomplikation zu sein, die durch die übliche antibiotische Therapie mit Tetrazyklinen nicht verhindert werden kann. Es läßt sich keine Aussage darüber machen, ob die neurologischen Spätkomplikationen gegenüber der präantibiotischen Zeit (BADENOCH et al. 1963; THOMAS SMITH et al. 1965; STOUPEL et al. 1969) heute seltener oder häufiger geworden sind. Die Frage, ob die Konstellation zerebraler Befall bei negativer Dünndarmbiopsie auf eine frühere antibiotische Therapie zurückzuführen ist (BAYLESS u. KNOX 1979), die den intestinalen Befall beseitigte, wegen geringer Penetration des Antibiotikums ins Gehirn die zerebralen Läsionen aber nicht beeinflußte, oder ob es primär einen zerebralen M. Whipple ohne intestinalen Befall gibt, muß offen bleiben. Neue Berichte über 2 Patienten mit massivem zerebralen Befall und bioptisch nur minimalen intestinalen Veränderungen (SILBERT et al. 1976; MOORTHY et al. 1977) tragen nicht zur Beantwortung dieser Frage bei, da eine vorangegangene antibiotische Behandlung in den Arbeiten zwar nicht erwähnt, aber auch nicht ausgeschlossen wird. Auch bei einem weiteren Bericht, in dem ein 22jähriger Mann an einem zerebralen M. Whipple unter dem Bild einer akuten Enzephalitis innerhalb von 19 Tagen ad exitum kam (Kitamura 1975), sind die anamnestischen Daten nicht vollständig.

Von Bedeutung ist, daß bei mehreren Patienten mit zerebralem Befall SPC-Zellen im lumbalen Liquor gefunden worden sind (Feurle et al. 1976; Knox et al. 1976; Thompson et al. 1978; Feurle et al. 1979b).

E. Klinische Befunde

Der Untersuchungsbefund ist uncharakteristisch, doch findet sich oft eine bräunliche Hyperpigmentation an lichtexponierten Stellen und an Narben. Die Genese dieser Hautveränderung ist unklar und nicht auf eine Nebennierenrinden-insuffizienz zurückzuführen (Maizel et al. 1970). Bei 46% der Patienten sollen periphere Lymphknotenvergrößerungen tastbar sein (Miksche et al. 1974). Im Spätstadium tastet man im Abdomen vergrößerte mesenteriale Lymphknoten und beobachtet Folgen der Malabsorption wie Untergewicht, Eiweißmangelöde-me, Aszites, Vitaminmangel, Polyneuropathie (Schliep et al. 1979) oder Kach-exie. Je nach dem klinischen Verlauf kann man außerdem psychiatrische, neurolo-gische, pulmonale, kardiale, rheumatologische, myopathische oder hämatologi-sche Befunde erheben.

F. Laborergebnisse

Es gibt keinen einzelnen Laborwert, der für die Diagnose beweisend wäre. Als typische, aber natürlich unspezifische Befundkonstellation kann gelten: be-schleunigte Blutsenkungsgeschwindigkeit, hypochrome Anämie, Leukozytose, evtl. mit Linksverschiebung, erniedrigtes Serumeisen, Hypalbuminämie und – den Verdacht bestärkend – Steatorrhö. In späteren Stadien verschwindet die Leukozytose, die Folgen von exsudativer Enteropathie und Malabsorption wie Hypalbuminämie und Steatorrhö nehmen zu, andere Folgen wie Hypokalzämie, Hypocholesterinämie, Hypokaliämie, Folsäure- und Vitamin-D-Mangel werden evident. In wenigen Fällen wurde eine Hypo-γ-Globulinämie beobachtet (Gross et al. 1959). Weitere Literatur zu Laborergebnissen s. Laster et al. (1966), Mai-zel et al. (1970) und die Übersichtsarbeit von Otto (1975).

G. Röntgenbefunde

Spezifische Röntgenbefunde fehlen ebenfalls. In fortgeschrittenen Fällen be-obachtet man prominente Falten im Dünndarm bei verminderter Kontrastmittel-haftung und vermehrter Ausflockung und Segmentation. Gelegentlich wird der Dünndarm durch mesenteriale Lymphknoten verlagert oder imprimiert. Frič et al. (1964) und SCHÖNER (1972) beschrieben rundliche Pelotteneffekte am mesenterialen Jejunumansatz, die vergrößerten mesenterialen Lymphknoten entsprechen. Die Ileosakralfugen zeigen manchmal ankylosierende Veränderungen (s. Abschnitt D.III). Bei der Lymphographie erscheinen die paraaortalen Lymphknoten geschwollen und aufgelockert. Vermutlich werden mit Oberbauchsonographie und Computertomographie die vergrößerten abdominellen Lymphknoten darstellbar, jedoch nicht von solchen anderer Genese differenzierbar sein. Röntgenbefunde des Mediastinums, der Lunge, des Herzens oder Ergebnisse der Pneumenzephalographie und zerebralen Computertomographie sind ebenfalls unspezifisch. Ähnlich den Laborergebnissen läßt sich auch bei Röntgenuntersuchungen lediglich aus einer Kombination verschiedener Befunde eine auf den M. Whipple hinweisende Konstellation finden.

H. Diagnose

Immer wenn ein M. Whipple vermutet wird, ist eine Biopsie aus der Jejunalschleimhaut indiziert. Mit dem zunehmenden Gebrauch endoskopischer Techniken sind Duodenalbiopsien während der Gastroduodenoskopie zur Diagnosestellung und Verlaufsbeobachtung vorgeschlagen worden (FURUGARD u. GAD 1979). Nach ENZINGER und HELWIG (1963) war das Duodenum aber nur in 9 von 15, das Jejunum jedoch in allen 15 Fällen pathologisch befallen. Die Jejunumbiopsie ist deshalb aussagekräftiger. Nicht nur bei Kombination aller genannten Symptome und Befunde ist an einen M. Whipple zu denken, sondern auch bereits bei einzelnen Erscheinungen. Die Häufigkeit der Diagnose wird zunehmen, wenn bei jedem Mann mit seronegativer chronisch-nichtdestruierender Polyarthritis, bei chronischer ungeklärter Entzündungskonstellation, bei ungeklärter Steatorrhö oder Hypalbuminämie, bei Patienten mit Blicklähmung, evtl. mit Merkfähigkeitsverlust, bei chronischer Perikarditis, bei chronisch „rheumatischen" Herzklappenvitien – jeweils unklarer Ursache – eine Jejunumbiopsie durchgeführt wird. Da eine effektive Therapie möglich ist, die Risiken der Jejunumsaugbiopsie – z.B. mit der Crosby-Kugler-Kapsel – gering sind, ist ein derartiger diagnostischer Schritt gerechtfertigt. Wenn bei starkem Verdacht die Jejunumbiopsie negativ bleiben sollte, wird man sie mehrmals wiederholen und Stufenschnitte anfertigen lassen müssen. Manchmal ergibt sich während einer Laparotomie die Diagnose aus mesenterialen Lymphknotenbiopsien. Von Versuchen, den Morbus Whipple aus einer Kolon- oder Rektumbiopsie zu diagnostizieren, muß abgeraten werden; ein Befall der Rektumschleimhaut ist zwar beschrieben (ENZINGER u. HELWIG 1963), die Gefahr ist aber groß, lichtmikroskopisch SPC-Zellen mit PAS-positiven Kolonhistiozyten zu verwechseln (FISHER u. HELLSTROM 1964; PITTMANN et al. 1966; AZZOPARDI u. EVANS 1966; GONZALEZ-LICEA u. YARDLEY 1968). Bei Biopsiematerial anderer Herkunft wie von subkutanen Knoten, Pleura, Peritoneum, Perikard, Synovialis, Muskeln, Leber oder Gefäßen, bei exzidierten Herzklappen kann eine PAS-Färbung mit der Suche nach SPC-Zellen nützlich sein.

Da bei der zerebralen Manifestation die Dünndarmbiopsie negativ sein kann (s. Abschnitt D.IX), sollte bei Verdacht auf zerebralen Befall mehrmals versucht werden, ob sich nicht zytologisch aus dem Liquor cerebrospinalis SPC-Zellen gewinnen lassen. Falls dies negativ verläuft, der Verdacht weiter besteht, läßt sich durch eine Kraniotomie manchmal noch eine Diagnose gewinnen. Biopsien aus der rechten Frontalrinde waren zwar in 3 Fällen negativ (Knox et al. 1976; Powers u. Rawe 1979) – bei anderen Patienten mit vorwiegendem Befall der basalen Ganglien ist kein positives Ergebnis zu erwarten –, positive Befunde wurden aber in Biopsien aus dem rechten Parietallappen (Finelli et al. 1977; Johnson u. Diamond 1980) und aus der Arachnoidea (Lapointe et al. 1980) erhoben. Derart eingreifende diagnostische Maßnahmen scheinen bei der Schwere der Krankheit und ihrer potentiellen Behandelbarkeit im Einzelfall angemessen.

J. Bakteriologie

Verschiedentlich ist es gelungen, aus Biopsie- und Autopsiematerial Mikroorganismen zu züchten, von denen anzunehmen ist, daß sie den licht- und elektronenoptisch auffindbaren Bakterien entsprechen. Bereits Whipple (1907) isolierte einen „Bazillus der Kolongruppe", Korynebakterien wurden von Caroli et al. (1963), Kent et al. (1963), Sarles et al. (1970), Greenberger et al. (1971) und Barbier et al. (1975) beobachtet. In anderen Fällen fanden sich α-hämolysierende Streptokokken (Kent et al. 1963), teilweise mit Zellwanddefekt (Charache et al. 1966; Knox et al. 1968). Clancy et al. (1975) isolierten Streptococcus dysgalactiae aus Zellkulturen von enteralen Lymphozyten, und Keren et al. (1976) zeigten bei 3 Fällen eine gleichartige Immunfluoreszenzreaktion der Makrophagen mit Streptokokkenantiseren, während Kok et al. (1964), Dybkaer (1965) unter anderen Keimen, Kjaerheim et al. (1966), Miksche et al. (1974) und Tytgat et al. (1977) einen Hämophilusstamm isolierten. Obwohl Kontamination und unspezifische Immunreaktion nicht ausgeschlossen werden kann (Taylor-Robinson 1975), muß man zum jetzigen Zeitpunkt annehmen, daß nicht ein Keim, sondern von Fall zu Fall verschiedene Bakterien beteiligt sind.

K. Immunologie

Mehrere Untersucher haben mit den jeweils verfügbaren Methoden Defekte in der zellvermittelten Immunität gefunden. Es wurden Intrakutanteste durchgeführt, die In-vitro-Stimulation der Lymphozytentransformation meist mit Phytohämagglutinin, Concanavalin A und Pokeweed Mitogen untersucht sowie die peripheren T-Lymphozyten mittels E-Rosetten gezählt (Maxwell et al. 1968; Watson et al. 1969; Cerf et al. 1970; Martin et al. 1972; Groll et al. 1972; Barbier et al. 1975; Le Bodic et al. 1977; Haeney u. Ross 1978). Andere Beobachter stellten eine Verminderung der Lymphozyten und Plasmazellen in der Lamina propria des Dünndarms fest (Trier et al. 1965; Dobbins u. Ruffin 1967; Maxwell et al. 1968; Cerf et al. 1970; Martin et al. 1972; Groll et al. 1972; Cheli u. Giacosa 1977). Um zu differenzieren, ob diese Defekte primär oder sekundär sind, ist untersucht worden, ob sie im Laufe einer therapieinduzierten klinischen und morphologischen Remission persistieren. Die Ergebnisse sind wegen der unterschiedlichen Methoden, der ungenügenden Definition einer Remission, wegen kleiner Fallzahlen – es wurde oft nur ein Patient untersucht –, dem Fehlen direkter Teste der zellvermittelten Immunität und der Heterogenität der untersuchten Patienten schwierig zu interpretieren. Die meisten Untersucher fanden persistierende Defekte. TYTGAT et al. (1977) folgerten bei ihrem Patienten, daß der zelluläre Immundefekt sekundär sei, da sich einige Teste normalisierten (obwohl die Transformierbarkeit der Lymphozyten in anderen Testen pathologisch blieb). KEREN et al. (1979) konnte bei 3 Patienten keinen eindeutigen Defekt der zellulären Immunreaktion feststellen. CLANCY et al. (1977) sahen eine weitgehende Normalisierung humoraler und zellulärer Immunphänomene bei einem Patienten nach Therapie. KWITKO et al. (1980) fanden zirkulierende Immunkomplexe.

In einer eigenen Untersuchung an 9 Patienten war die Intrakutanreaktion auf Tuberkulin und Varidase, die T-Zellzahl und die Reaktion auf Concanavalin A bei Patienten in Remission vermindert. Bei Patienten in der akuten Phase der Krankheit waren die T-Zellzahlen noch niedriger, und die gemischte Lymphozytenkultur ergab zusätzlich pathologische Werte. Aus diesen Ergebnissen wurde auf einen persistierenden Defekt der T-Zell-vermittelten Immunität bei Morbus Whipple geschlossen, ein Defekt, der während akuter Krankheitsphasen verstärkt ist (FEURLE et al. 1979a). Bei 4 der 9 Patienten fand sich HLA B 27, was auch bei einem Einzelfall beobachtet wurde (CANOSO et al. 1978). Diese Beobachtungen bedürfen der Bestätigung durch eine größere Serie. Manche der von MOLL et al. (1974) und DAUSSET (1977) angegebenen klinischen Kriterien für HLA-B-27 – assoziierte Krankheiten finden sich auch beim M. Whipple: Es handelt sich meist um Männer, es finden sich gehäuft Arthritis und Sakroileitis, es fehlen Rheumafaktoren sowie antinukleäre Antikörper. Bakterien spielen eine entscheidende Rolle; eine familiäre Häufung ist allerdings nur 2mal beobachtet worden (s. Abschnitt B).

L. Ätiologie und Pathogenese

Ätiologie und Pathogenese sind unbekannt. Es läßt sich allerdings auf der Basis der jetzt (1981) bekannten Befunde eine Hypothese formulieren: Die Tatsache, daß die früher unweigerlich zum Tode führende Krankheit durch Einsatz von Antibiotika in den meisten Fällen zu heilen ist, beweist – zusammen mit dem Vorkommen von stäbchenförmigen Mikroorganismen im Gewebe, die unter Therapie verschwinden und beim Rezidiv als erste wiederauftreten – die bedeutsame Rolle einer bakteriellen Infektion in der Pathogenese. Die Beobachtungen, daß unterschiedliche Bakterien isoliert worden sind, daß Übertragung auf andere Menschen nicht bekannt ist und daß eine typische zelluläre Reaktion auf invasive Bakterien fehlt, haben zu der These geführt, daß Wirtsfaktoren eine entscheidende Rolle in Ätiologie und Pathogenese spielen (KENT et al. 1963; TRIER et al. 1965; DOBBINS u. RUFFIN 1967). Die immunologischen Untersuchungen scheinen zu zeigen, daß in der Tat ein Defekt in der zellulären Immunabwehr besteht, der möglicherweise in der Darmmukosa besonders ausgeprägt ist, da dort nach übereinstimmenden Berichten die Lymphozytenzahl erniedrigt ist. Die Invasion der Bakterien erfolgt nach dieser Hypothese vom Darmlumen aus durch die Enterozyten oder zwischen ihnen in die Lamina propria; allerdings wurden auch Zweifel an einem solchen Weg geäußert (DOBBINS u. RUFFIN 1967). Stäbchenförmige, intakte Bakterien sind aber sowohl im Interzellularraum der Lamina epithelialis mucosae, zwischen den Mikrovilli und im Kryptensaum (WATSON u. HAUBRICH 1960) als auch innerhalb der Enterozyten selbst (MOPPERT et al. 1968; THEMANN et al. 1969; ROBERTS et al. 1970) angetroffen worden. In der Lamina propria mucosae stellen – wiederum nach der Hypothese – Makrophagen die wesentliche Abwehrfunktion dar, indem sie Bakterien phagozytieren. Ob sich der Immundefekt auch auf die Makrophagen erstreckt, ist ungeklärt. Die Fülle dieser Zellen in Schleimhaut und Lymphgefäßen verursacht Lymphstau und exsudative Enteropathie. Die Bakterien und SPC-Zellen breiten sich durch Lymphknoten, Lymphwege und später den Ductus thoracicus (TESLER et al. 1965) aus, zirkulieren im Blut (LUDWIG et al. 1976) und gelangen so in alle Organe. Der zeitliche Ablauf der Krankheit, das Vorkommen der SPC-Zellen im Gefäßendothel (TRIER et al. 1965; GREENBERGER et al. 1971; JAMES u. HAUBRICH 1975), die Häufigkeit des Befalls der Herzklappen und die meist von Gefäßen ausgehenden PAS-positiven Granulome im Gehirn (FERNANDES PASCUAL et al. 1979) würden mit einem derartigen Ausbreitungsweg in Einklang stehen. Die Synovitis entsteht entweder allergisch oder durch einen direkten Befall der Synovialis. Die Tatsache, daß der Dünndarm und die angrenzenden mesenterialen Lymphknoten die am stärksten befallenen Organe sind, stützt die Annahme einer enteralen Eintrittspforte. Während der Ausbreitung ist wie bei anderen akuten Infektionskrankheiten (MACKOWIAK 1978) sekundär eine weitere Schwächung der zellvermittelten Abwehr zu beobachten.

Bei dieser sich nur auf fragmentarische Kenntnisse stützenden Hypothese bleiben Ursache und Art des postulierten primären Immundefekts ungeklärt und die Frage offen, warum es nach ausreichender Therapie und persistierendem Defekt nur wenig extrazerebrale Rezidive gibt. Weitere Beobachtungen müssen zeigen, inwieweit die aufgeführte Hypothese revidiert werden muß.

Die Malabsorption, insbesondere die bereits frühzeitig feststellbare Steatorrhö, wird entweder auf die Infiltration der Lamina propria (WATSON u. HAUBRICH 1960) oder auf strukturelle Änderungen der von Bakterien befallenen Enterozyten wie Verkürzung der Mikrovilli, Dilatation des rauhen endoplasmatischen Retikulums, irreguläre Strukturen des terminal web etc. zurückgeführt (DOBBINS u. RUFFIN 1967; MOPPERT et al. 1968; OTTO 1975; BALÁZS 1979).

M. Therapie und Prognose

PAULLEY (1952) erkannte als erster, daß sich der M. Whipple durch Antibiotika in langjährige klinische Remission überführen oder sogar heilen läßt. Bei Unbehandelten bewirkt die Krankheit nach etwa 5 Jahren den Tod (DRUBE 1959), wobei auch kurzfristige Spontanremissionen auftreten können (GROSS et al. 1959; TENGSTRÖM u. WERNER 1966). Unter antibiotischer Therapie bessern sich bereits nach einwöchiger Behandlung eindrucksvoll die intestinalen, rheumatischen und kardiopulmonalen Symptome, später normalisieren sich die Laborwerte und die extrazellulären Bakterien verschwinden, während SPC-Zellen mit mehr oder weniger weit abgebauten Bakterienresten sich meist nach etwa 1- bis 3jähriger Therapie zurückbilden (THEMANN et al. 1969) oder in seltenen Fällen jahrelang zu finden sind (BAYLESS 1970). Wird das Antibiotikum vorzeitig abgesetzt, kündigt sich das Rezidiv durch das Wiederauftreten freier Bakterien an (TRIER et al. 1965). Nach einem Vorschlag von RUFFIN et al. (1966) werden auch heute noch viele Patienten zunächst 2 Wochen mit einer Penicillin-Streptomycin-Kombination und dann 1 Jahr lang mit Tetracyclin behandelt. Die Auswahl der Antibiotika war durch die in den 60er Jahren erhältlichen Substanzen vorgegeben, da Chloramphenicol, das auch wirksam ist (PAULLY 1952), als Langzeittherapie ausschied. Neuerdings ist die Penicillin-Streptomycin-Phase häufig ausgelassen und mit einer oralen Tetracyclinmonotherapie guter Erfolg erzielt worden.

Neurologische Symptome aber können während der Tetracyclinbehandlung auftreten oder zunehmen, obwohl sonst die Zeichen der Krankheit verschwinden (s. Abschnitt D.IX). Es ist vermutet worden, daß die schlecht liquorgängigen Tetracycline (Oxytetracyclin, Doxycyclin, Chlortetracyclin) bei nicht entzündlich alterierten Meningen die Bakterien und SPC-Zellen im Zerebrum nicht erreichen (FEURLE et al. 1979b). Deshalb wurde empfohlen, liquorgängige Antibiotika in der Anfangsphase (Chloramphenicol oder Minocyclin) und als Dauertherapie Co-trimoxazol zu verwenden (FEURLE et al. 1979b). Unter dieser Dauertherapie sind gute Besserungen der extrazerebralen Erscheinungen beobachtet worden (FEURLE et al. 1976; TAURIS u. MOESNER 1978). Die zerebrale Symptomatik besserte sich dabei zumindest kurzfristig, es ist jedoch unklar, ob auch langfristig ein Stillstand oder Rückgang erreichbar ist. Zerebrale Substanzdefekte sind auf keinen Fall reversibel (VOGEL u. GAERTNER 1979). Bei nachgewiesenem, trotz adäquater Therapie fortschreitendem zerebralen M. Whipple kann die Implantation eines intraventrikulären Reservoirs zur Instillation von Aminoglykosiden erwogen werden. Eventuell lassen sich mit dem gut hirngängigen Lamoxactam bessere Ergebnisse erzielen.

Die *Prognose* der extrazerebralen Erkrankung ist gut, wenn sich die Therapiedauer nach bioptischen Befunden der Jejunummukosa richtet. Aber auch nach anscheinend vollständiger Heilung sollten in größeren Abständen Dünndarmbiopsien durchgeführt werden, da ein bioptisch nachweisbares Rezidiv der klinischen Symptomatik Jahre vorausgehen kann (BECKER et al. 1965). Da die Prognose – wenn mit der Behandlung rechtzeitig begonnen wird – gut ist, sollte jede Anstrengung gemacht werden, den M. Whipple frühzeitig zu erkennen. Die Prognose eines zerebralen Befalls ist, soweit z.Zt. gesagt werden kann, zumindest in bezug auf eine Restitutio ad integrum schlecht, in bezug auf Stillstand des Prozesses zweifelhaft. Die Aussage „niemand muß, wenn angemessen behandelt, mehr an einem M. Whipple sterben" (RUFFIN et al. 1979), ist beim zerebralen M. Whipple zu optimistisch. Symptomatische Therapie bei Exsikkose, Malabsorptionssyndrom, kardiopulmonalen Komplikationen oder hirnorganischen Anfällen darf nicht vernachlässigt werden. Die Bedeutung von Kortikosteroiden in der Therapie des M. Whipple scheint aufgrund der Literaturübersicht gering zu sein, wenngleich versucht wird, damit eine Kollagenisierung der Dünndarmmukosa hintanzuhalten (OTTO 1975). Ein Nutzen längerfristiger Glukokortikoidbehandlung beim M. Whipple ist nicht nachgewiesen.

Literatur

Ammann R (1957) Zur Differentialdiagnose, Pathogenese und Ätiologie des Morbus Whipple. Helv Med Acta 24:118–143

Arbeiter G, Leonhardt H, Bippus P-H, Pickartz H, Ingerowski R (1978) Laparoskopische Diagnostik beim M. Whipple – Diagnose auf Umwegen. Leber Magen Darm 8:104–110

Asseburg U, Kienecker B, Manitz G (1973) Melaena bei M. Whipple. Z Gastroenterol 11:547–552

Aubert L, Quilichini R, Gharbi G, Daumas B (1979) Les adénopathies de la maladie de Whipple. Nouv Presse Med 8:2986

Aust CH, Smith EB (1962) Whipple's disease in a 3-month-old infant with involvement of the bone marrow. Am J Clin Pathol 37:66–74

Azzopardi JG, Evans DJ (1966) Mucoprotein-containing histiocytes (muciphages) in the rectum. J Clin Pathol 19:368–374

Babaryka I, Thorn L, Langer E (1979) Epithelioid cell granulomata in the mucosa of the small intestine in Whipple's disease. Virchows Arch [Pathol Anat] 382:227–235

Badenoch J, Richards WCD, Oppenheimer DR (1963) Encephalopathy in a case of Whipple's disease. J Neurol Neurosurg Psychiatry 26:203–210

Balázs M (1979) Repeated light- and electron microscopic studies of the small bowel mucosa in Whipple's disease. Exp Pathol 17:249–263

Barbier P, Balasse-Ketelbant P, Kennes B, Menu R, Platteborse R, Parmentier R (1975) Maladie de Whipple, étude électronique et immunologique. Arch Fr Mal Appar Dig 64:659–666

Bayless TM (1970) Whipple's disease: newer concepts of therapy. Adv Intern Med 16:171–189

Bayless TM, Knox DL (1979) Whipple's disease: a multisystem infection. N Engl J Med 300:920–921

Becker FF, Witte MH, Tesler MA, Dumont AE (1965) Intestinal lipodystrophy (Whipple's disease). JAMA 194:559–561

Belsheim MR, Champion M, Sullivan SN, Troster M (1980) Concurrent Whipple's disease and Giardia lamblia infection. Can Med Assoc J 6:394–396

Beylot C, Doutre M-S, Bioulac P, Desormeaux M-P, Beylot J, Le Quintrec Y (1978) Aspects histologiques cutanéo-ganglionnaires Sarcoïdosiques au cours d'une maladie de Whipple. Ann Dermatol Venereol 105:235–238

Bienvenu P, Groussin P, Metman E-H, Medelsi M, Morand P (1976) Maladie de Whipple avec localisations cardiaque. Ann Cardiol Angeiol (Paris) 25:207–216

Black-Schaffer B (1949) Tinctorial demonstration of a glycoprotein in Whipple's disease. Proc Soc Exp Biol Med 72:225–227

Bloch HM, Hammersma T, Vorster L, Ziady F (1978) Whipple's disease. S Afr Med J 54:1105–1110

Bobruff J, DiBianco J, Loebel A, Groisser VW (1963) Whipple's disease. Report of a case in a Negro man followed by serial biopsies of the small intestine. Gastroenterology 45:108–113

Bolt RJ, Pollard HM, Standaert L (1958) Transoral small bowel biopsy as an aid in the diagnosis of malabsorption states. N Engl J Med 259:32–34

Canoso JJ, Saini M, Hermos JA (1978) Whipple's disease and ancylosing spondylitis. Simultaneous occurrence in HLA-B 27 positive male. J Rheumatol 5:79–84

Caroli J, Prèvot A-R, Julien C, Guèritat L, Stralin H (1963) L'étiologie bactérienne de la maladie de Whipple. Arch Fr Mal App Dig 52:177–194

Caughey DE, Bywaters EGL (1963) The arthritis of Whipple's syndrome. Ann Rheum Dis 22:327–335

Cerf M, Hurez D, Marche C, Debray C (1970) Etude des plasmocytes de l'intestin grêle au cours de la maladie de Whipple. Presse Med 78:2127–2130

Charache P, Bayless TM, Shelley WM, Hendrix TR (1966) Atypical bacteria in Whipple's disease. Trans Assoc Am Physicians 79:399–408

Chears WC, Ashworth CT (1961) Electron microscopic study of the intestinal mucosa in Whipple's disease. Gastroenterology 41:129–138

Chears WC, Hargrove MD, Verner JV, Smith AG, Ruffin JM (1961) Whipple's disease: a review of twelve patients from one service. Am J Med 30:226–234

Cheli R, Giacosa A (1977) Inflammatory cell count and identification in specific duodenitis. Endoscopy 9:147–151

Clancy RL, Tomkins WAF, Muckle TJ, Richardson H, Rawls WE (1975) Isolation and characterization of an aetiological agent in Whipple's disease. Br Med J 3:568–570

Clancy R, Muckle TJ, de Jesus D, Stevens D (1977) Characteristics of the immune response in a patient with Whipple's disease. Aust NZ J Med 7:294–298

Clemmesen J (1945) Steatorrhoea arthro-pericarditica. Acta Med Scand 121:495–524

Cohen AS, Schimmel EM, Holt PR, Isselbacher KJ (1960) Ultrastructural abnormalities in Whipple's disease. Proc Soc Exp Biol Med 105:411–414

Cornet A, Barbier JP, Henry-Biabaud E, Malvy JP, Benisty H, Carnot F (1976) Maladie de

Whipple. Localisations granulomateuses hépatiques décelées par ponction-biopsie du foie. Ann Med Interne 127:139–146

Dausset J (1977) HLA complex in human biology in the light of associations with disease. Transplant Proc 9:523–529

De Jonghe P, Martin JJ, Budka H, Ceuterick C (1979) Cerebral manifestations of Whipple's disease. Acta Neurol Belg 79:305–313

Delcambre B, Luez J, Léonardelli J, Paris J-C, Mairesse M, D'Eshougues JR (1974) Les manifestations articulaires de la maladie de Whipple. Sem Hôp Paris 50:847–854

DeLuca RF, Silver TS, Rogers AI (1975) Whipple's disease: occurrence in a 76-year-old man with a 20-year prodrome of arthritis. JAMA 233:59–60

D'Eshougues JR, Delcambre B, Defrance D (1976) Les manifestations articulaires de la maladie de Whipple. Rev Rhum 43:565–573

Dobbins WO III, Kawanishi H (1981) Bacillary characteristics in Whipple's disease: An electron microscopic study. Gastroenterology 80:1468–1475

Dobbins WO, Ruffin JM (1967) A light- and electron-microscopic study of bacterial invasion in Whipple's disease. Am J Pathol 51:225–242

Drube HC (1959) Die Whipplesche Krankheit. Ergeb Inn Med Kinderheilkd 12:605–633

Dybkaer R (1965) The diagnosis, pathogenesis, and treatment of Whipple's disease illustrated by two cases. Dan Med Bull 12:138–144

Enzinger FM, Helwig EB (1963) Whipple's disease: a review of the literature and report of fifteen patients. Virchows Arch [Path Anat] 336:238–269

Eyler WR, Doub HP (1956) Extraintestinal roentgen manifestations of intestinal lipodystrophy. JAMA 160:534–536

Feldman M, Hendler RS, Morrison EB (1980) Acute meningoencephalitis after withdrawal of antibiotics in Whipple's disease. Ann Intern Med 93:709–711

Fernandez Pascual JS, Muños Muños I, Dominguez Macias A, Perez Gomez MB (1979) El sistema nervioso central en la enfermedad de Whipple. Presentación de un caso y revisión de la literatura. Rev Clin Esp 153:451–456

Feurle GE, Utz G, Kies D, Aumüller G (1976) Neurologische Manifestationen des Morbus Whipple. Schweiz Med Wochenschr 106:1642–1646

Feurle GE, Dörken B, Schöpf E, Lenhard V (1979a) HLA B 27 and defects in the T-cell system in Whipple's disease. Eur J Clin Invest 9:385–389

Feurle GE, Volk B, Waldherr R (1979b) Cerebral Whipple's disease with negative jejunal histology. N Engl J Med 300:907–908

Finelli PF, McEntee WJ, Lessell S, Morgan TF, Copetto J (1977) Whipple's disease with predominantly neuroophthalmic manifestations. Ann Neurol 1:247–252

Fisher ER, Hellstrom HR (1964) Ceroid-like colonic histiocytosis. Am J Clin Pathol 42:581–593

Font RL, Rao NA, Issarescu S, McEntee WJ (1978) Ocular involvement in Whipple's disease. Arch Ophthalmol 96:1431–1436

Frič P, Lepšík J, Baudiš V, Šobra J (1964) Das Röntgenbild des Dünndarms bei intestinaler Lipodystrophie und seine Veränderungen während der Dexamethason- und Tetrazyklin-Behandlung. Z Gastroenterol 2:11–17

Furugard K, Gad A (1979) Whipple's disease: the role of duodenal biopsy in diagnosis and follow-up. Scand J Gastroenterol [Suppl 54] 14:59–61

Gärtner J (1980) Whipple's disease of the central nervous system, associated with ophthalmoplegia externa and severe asteroid hyalitis. A clinicopathologic study. Doc Ophthalmol 49:155–187

Gaertner U, Petzold D, Heisig N, Vogel P, Otto HF (1978) Endoskopische Befunde bei Morbus Whipple. Dtsch Med Wochenschr 103:1740–1742

Girodroux C, Paladoyan A, Monges A, Payan H (1978) Lésions ganglionnaires de la maladie de Whipple. Arch Anat Cytol Pathol 26:185–189

Gonzalez-Licea A, Yardley JH (1968) Whipple's disease in the rectum. Am J Pathol 52:1191–1206

Good AE, Beals TF, Simmons JL, Ibrahim MAH (1980) A subcutaneous nodule with Whipple's disease: key to early diagnosis? Arthritis Rheum 23:856–859

Greenberger NJ, de Lor CJ, Fisher J, Perkins RL, Murad T, Kapral F (1971) Whipple's disease. Characterization of anaerobic Corynebacteria and demonstration of bacilli in vascular endothelium. Am J Dig Dis 16:1127–1136

Groll A, Valberg LS, Simon JB, Eidinger D, Wilson B, Forsdyke DR (1972) Immunological defect in Whipple's disease. Gastroenterology 63:943–950

Gross JB, Wollaeger EE, Sauer WG, Huizenga KA, Dahlin DC, Power MH (1959) Whipple's disease; report of four cases, including two brothers, with observations on pathologic physiology, diagnosis and treatment. Gastroenterology 36:65–93

Haeney MR, Ross IN (1978) Whipple's disease in a female with impaired cell-mediated immunity unresponsive to co-trimoxazole and levamisole therapy. Postgrad Med J 54:45–50

Haubrich WS, Watson JH, Sieracki JC (1960) Unique morphologic features of Whipple's disease. Gastroenterology 39:454–468

Hawkins CF, Farr M, Morris CJ, Hoare AM, Williamson N (1976) Detection by electron microscope of rod-shaped organisms in synovial membrane from a patient with the arthritis of Whipple's disease. Ann Rheum Dis 35:502–509

Hehemann K, Heising A (1979) Morbus Whipple im höheren Lebensalter. Leber Magen Darm 9:324–329

Hendrix JP, Black-Schaffer B, Withers RW, Handler P (1950) Whipple's intestinal lipodystrophy. Arch Intern Med 85:91–131

Henning M, Baumann W (1953) Die Krankheiten des Darmes. In: Bergmann G v, Frey W, Schwiegk H (Hrsg) Verdauungsorgane. Springer, Berlin Göttingen Heidelberg (Handbuch der inneren Medizin, 4. Aufl, Bd III/2, S 63)

Herreman G, Gentilini M, Danis M, Brucker G, Marche C (1977) Un cas de maladie de Whipple avec hyperéosinophilie. Ann Med Interne 128:973–978

Houli J, Rezek J (1965) Articular diseases in ulcerative colitis, regional ileitis and Whipple's disease. Acta Rheum Scand 11:291–298

Isenberg JL, Spencer B, Gilbert SB, Pitcher JL (1971) Ascites with peritoneal involvement in Whipple's disease. Gastroenterology 60:305–310

James TN, Haubrich WS (1975) Bacterial arteritis in Whipple's disease. Circulation 52:722–731

Johnson L, Diamond I (1980) Cerebral Whipple's disease; diagnosis by brain biopsy. Am J Clin Pathol 74:486–490

Kelly JJ, Weisiger BB (1963) The arthritis of Whipple's disease. Arthritis Rheum 6:615–632

Kent TH, Layton JM, Clifton JA, Schedl HP (1963) Whipple's disease: light and electron microscopic studies combined with clinical studies suggesting an infective nature. Lab Invest 12:1163–1178

Keren DF, Weisburger WR, Yardley JH, Salyer WR, Arthur RR, Charache P (1976) Whipple's disease: demonstration by immunfluorescence of similar bacterial antigens in macrophages from three cases. Johns Hopkins Med J 139:51–59

Keren DF, Weinrieb IJ, Bertovich MJ, Brady PG (1979) Whipple's disease: no consistent mitogenic or cytotoxic defect in lymphocyte function from three cases. Gastroenterology 77:991–996

Kitamura T (1975) Brain involvement in Whipple's disease. Acta neuropathol (Berl) 33:275–278

Kjaerheim A, Midtvedt T, Skrede S, Gjone E (1966) Bacteria in Whipple's disease. Acta Pathol Microbiol Scand 66:135–142

Knox DL, Bayless TM, Yardley JH, Charache P (1968) Whipple's disease presenting with ocular inflammation and minimal intestinal symptoms. Johns Hopkins Med J 123:175–182

Knox DL, Bayless TM, Pittman FE (1976) Neurologic disease in patients with treated Whipple's disease. Medicine 55:467–476

Kok N, Dybkaer R, Rostgaard J (1964) Bacteria in Whipple's disease. Acta Pathol Microbiol Scand 60:431–449

Koudouris SD, Stern TN, Utterback RA (1963) Involvement of central nervous system in Whipple's disease. Neurology (Minn) 13:397–404

Kraunz RF (1969) Whipple's disease with cardiac and renal abnormalities. Arch Intern Med 123:701–706

Krücke W, Stochdorph O (1962) Über Veränderungen im Zentralnervensystem bei Whipple'scher Krankheit. Verh Dtsch Ges Pathol 46:198–202

Kwitko AO, Shearman DJC, McKenzie PE, La Brooy JT, Rowland R, Woodroffe AJ (1980) Whipple's disease: A case with circulating immune complexes. Gastroenterology 79:1318–1323

Lampert P, Tom MI, Cumings JN (1962) Encephalopathy in Whipple's disease. Neurology (Minn) 12:65–71

Lapointe LR, Lamarche J, Salloum A, Beaudry R (1980) Meningo-ependymitis in Whipple's disease. J Can Sci Neurol 7:163–167

Laster L, Waldmann TA, Fenster LF, Singleton JW (1966) Albumin metabolism in patients with Whipple's disease. J Clin Invest 45:637–644

Le Bodic L, Le Bodic M-F, Delumeau G, Hamza H, Prost A, Leportz J, Lenne Y, Mussini-Montpellier J (1977) Aspects immunologiques de la maladie de Whipple. Gastroenterol Clin Biol 1:9–21

Le Bras M, Loubiere R, Beda B, Sarracino E-T, Bertrand ED (1977) Une forme rhumatologique de maladie de Whipple chez un africain noir. Nouv Press Med 6:3646

Leland TM, Chambers JK (1978) Ocular findings in Whipple's disease. South Med J 71:335–338

Lie JT, Davis JS (1976) Pancarditis in Whipple's disease. Am J Clin Pathol 66:22–30

Ludwig J, Mölleken K, Steudte E (1976) Do SPC cells of Whipple's disease circulate in the blood? Gastroenterology 70:824–825

Mackowiak PA (1978) Microbial synergism in human infections. N Engl J Med 298:21–26

Maizel H, Ruffin JM, Dobbins WO (1970) Whipple's disease: a review of 19 patients from one hospital and a review of the literature since 1950. Medicine 49:175–205

Mansbach CM, Shelburne JD, Stevens RD, Dobbins WO (1978) Lymph-node bacilliform bodies resembling those of Whipple's disease in a patient without intestinal involvement. Ann Intern Med 89:64–66

Martin FF, Vilseck J, Dobbins WO, Buckley CE, Tyor MP (1972) Immunological alterations in patients with treated Whipple's disease. Gastroenterology 63:6–18

Massarrat S, Janzen R, Schmitz-Moormann P (1977) Endoskopische Befunde bei M. Whipple. Leber Magen Darm 7:52–53

Maxwell JD, Ferguson A, McKay AM, Imrie RC, Watson WC (1968) Lymphocytes in Whipple's disease Lancet 1:887–889

McAllister HA, Fenoglio JJ (1975) Cardiac involvement in Whipple's disease. Circulation 52:152–156

Miksche LW, Blümcke S, Fritsche D, Küchemann K, Schüler HW, Grözinger K-H (1974) Whipple's Disease: etiopathogenesis, treatment, diagnosis, and clinical course. Case report and review of the world literature. Acta Hepatogastroenterol (Stuttg) 21:307–326

Minauf M, Stochdorph O (1969) Das ZNS bei Morbus Whipple. Arch Psychiatr Nervenkr 212:180–199

Minkari T, Pars B, Erbengi T, Yalçin B, Aytaç S, Yurdakul S, Canberk Y, Müftüoglu AÜ (1980) A case of Whipple's disease complicated by fatal hepatitis. Hepato-gastroenterology 27:322–326

Moll JHM, Haslock I, Macrae IF, Wright V (1974) Associations between ankylosing spondylitis, psoriatic arthritis, Reiter's disease, the intestinal arthropathies, and Behcet's syndrome. Medicine 53:343–364

Moorthy S, Nolley G, Hermos JA (1977) Whipple's disease with minimal intestinal involvement. Gut 18:152–155

Moppert J, Bianchi L, Bühler H (1968) Zur Morphologie der Dünndarmschleimhaut bei Morbus Whipple (intestinale Lipodystrophie). Virchows Arch [Pathol Anat] 344:307–321

Morningstar WA (1975) Whipple's disease: an example of the value of the electron microscope in diagnosis, follow-up, and correlation of a pathologic process. Hum Pathol 6:443–454

Nuzum CT, Sandler RS, Paulk HT (1981) Thrombocytosis in Whipple's disease. Gastroenterology 80:1465–1467

Odessky L, Burdison WR (1950) Intestinal lipodystrophy (Whipple's disease) occurring with parathyroid hyperplasia and nephrosis. Arch Pathol 49:307–320

Otto HF (1975) Morbus Whipple. In: Bartelheimer H, Kühn HA, Becker V, Stelzner F (Hrsg) Gastroenterologie und Stoffwechsel, Bd 9. Thieme, Stuttgart

Otto HF, Siemssen S, Sill V (1972) Zur Differentialdiagnose von Morbus Whipple und Sarkoidose. Dtsch Med Wochenschr 97:1343–1347

Pallis CA, Lewis PD (1974) Whipple's disease and the nervous system. In: Walton JN (ed) Major problems in neurology: The neurology of gastrointestinal diseases. WB Saunders, London, pp 207–214

Pastor BM, Geerken RG (1973) Whipple's disease presenting as pleuropericarditis. Am J Med 55:827–831

Paulley JW (1952) A case of Whipple's disease (intestinal lipodystrophy). Gastroenterology 22:128–133

Peterson JC, Kampmeier RH (1951) Whipple's intestinal lipodystrophy: its relationship to the rheumatic state. Am J Med Sci 221:543–560

Pittmann FE, Thomas Smith W, Mizrahi A, Blanc WA, Pittmann JC (1966) Clinical, histochemical, and electron microscopic study of colonic histiocytosis. Gut 7:458–467

Powers JM, Rawe SE (1979) A neuropathologic study of Whipple's disease. Acta Neuropathol (Berl) 48:223–226

Puite RH, Tesluk H (1955) Whipple's disease. Am J Med 19:383–400

Puppala AR, Singh S, Munaswamy M (1978) Whipple's disease. Am J Gastroenterol 70:407–411

Rausing A (1973) Bone marrow biopsy in diagnosis of Whipple's disease. Acta Med Scand 193:5–8

Riemann JF, Rösch W (1978) Synopsis of endoscopic and related morphological findings in Whipple's disease. Endoscopy 10:98–103

Roberts DM, Themann H, Knust F-J, Preston FE, Donaldson JR (1970) An electron-microscope study of bacteria in two cases in Whipple's disease. J Pathol 100:249–255

Romanul FCA, Radvany J, Rosales RK (1977) Whipple's disease confined to the brain: a case studied clinically and pathologically. J Neurol Neurosurg Psychiatr 40:901–909

Rose AG (1978) Mitral stenosis in Whipple's disease. Thorax 33:500–503

Rubinow A, Canoso JJ Goldenberg DL, Cohen AS (1976) Synovial fluid and synovial membrane pathology in Whipple's disease. Arthritis Rheum 19:820

Ruffin JM, Kurtz SM, Roufail WM (1966) Intestinal lipodystrophy (Whipple's disease). JAMA 195:182–184

Ruffin JM, Dobbins WO, Roufail WM (1979) Whipple's disease. In: Beeson PB, McDermott W, Wyngaarden JB (eds) Textbook of medicine. Saunders, Philadelphia London Toronto, pp 510–517

Russo FR (1952) Whipple's disease. Arch Intern Med 89:600–614

Rutishauser E, Borer F (1960) Aspects morphologiques dans la pathologie de l'intestin grêle. II. La maladie de Whipple. Bibl Gastroenterol 2:80–109

Sailer S, McGann RJ (1942) Lipophagic granulomatosis of the enteric tract. Am J Dig Dis 9:55–63

Sander S (1964) Whipple's disease associated with amyloidosis. Acta Path Microbiol Scand 61:530–536

Sarles H, Peloux Y, Tasso F, Lebreuil G, Tamalet J, Fournier P (1970) Sur un cas de maladie de Whipple. Étude bactériologique et morphologique. Pathol Biol (Paris) 18:129–140

Schliep G, Müller W, Schaefer HE, Schröder R, Passarge C, Seidenfaden I, Stammler A (1979) Morbus Whipple. Fortschr Neurol Psychiatr 47:167–208

Schmitt BP, Richardson H, Smith E, Kaplan R (1981) Encephalopathy complicating Whipple's disease. Ann Intern Med 94:51–52

Schöner E (1972) Röntgenbefunde bei Whipplescher Erkrankung. Fortschr Röntgenstr 117:563–567

Schwartzová K, Schwartz A, Marek J (1967) (in tschechisch) Whipplesche Erkrankung mit neurologischer Symptomatologie. Plzen Lék Sb 28:99–106

Sieracki JC, Fine G (1959) Whipple's disease – observations on systemic involvement. Arch Pathol 67:81–93

Sieracki JC, Fine G, Horn RC, Bebin J (1960) Central nervous system involvement in Whipple's disease. J Neuropathol 19:70–75

Silbert SW, Parker E, Horenstein S (1976) Whipple's disease of the central nervous system. Acta Neuropathol (Berl) 36:31–38

Staeffen J, Terme R, Laborie G, Séries C, Pachebat B (1978) Arthropathies destructrices au cours d'une maladie de Whipple diagnostiquée par duodénoscopie. Sem Hôp Paris 54:117–120

Stoupel N, Monseu G, Pardoe A, Heimann R, Martin JJ (1969) Encephalitis with myoclonus in Whipple's disease. J Neurol Neurosurg Psychiatr 32:338–343

Sugarman MH, Bigman O, Jarkowski TL (1960) Whipple's disease. Report of a case in a Negro woman diagnosed by peroral jejunal biopsy. JAMA 174:2192–2195

Swash M, Schwartz MS, Vandenburg MJ, Pollock DJ (1977) Myopathy in Whipple's disease. Gut 18:800–804

Switz DM, Casey TR, Bogaty GV (1969) Whipple's disease and papilledema. Arch Intern Med 123:74–77

Tauris P, Moesner J (1978) Whipple's disease. Clinical and histopathological changes during treatment with sulphamethoxazole-trimethoprim. Acta Med Scand 204:423–427

Taylor-Robinson D (1975) An aetiological agent in Whipple's disease? Br Med J 4:163

Tengström B, Werner I (1966) Whipple's disease. Acta Soc Med Ups 71:237–252

Tesler MA, Witte MH, Becker FF, Dumont AE (1965) Whipple's disease: identification of circulating Whipple cells in thoracic duct lymph. Gastroenterology 48:110–117

Themann H, Roberts DM, Knust F-J, Schmidt E (1969) Elektronenmikroskopischer Beitrag zum Morbus Whipple. Beitr Pathol Anat Allg Pathol 139:12–36

Thomas Smith W, French JM, Gottsman M, Smith AJ, Wakes-Miller JA (1965) Cerebral complications of Whipple's disease. Brain 88:137–150

Thompson DG, Ledingham JM, Howard AJ, Brown CL (1978) Meningitis in Whipple's disease. Br Med J 3:14–15

Trier JS, Phelps PC, Eidelman S, Rubin CE (1965) Whipple's disease: light and electron microscope correlation of jejunal mucosal histology with antibiotic treatment and clinical status. Gastroenterology 48:684–707

Tytgat GN, Hoogendijk JL, Agenant D, Schellekens PT (1977) Etiopathogenetic studies in a patient with Whipple's disease. Digestion 15:309–321

Vázquez Rodríguez JJ, Silva Pozo J, Segura A, López Serrano C, Ortiz Vázques J (1972) Whipplesche Krankheit und Papillenödem. Z Gastroenterol 10:475–482

Viteri AL, Stinson JC, Barnes MC, Dyck WP (1979) Rod-shaped organism in the liver of a patient with Whipple's disease. Am J Dig Dis 24:560–564

Vlietstra RE, Lie JT, Kuhl WE, Danielson GK, Roberts MK (1978) Whipple's disease involving the pericardium: pathological confirmation during life. Aust NZ J Med 8:649–651

Vogel P, Gaertner U (1979) Cerebrale Manifestation bei Morbus Whipple. Nervenarzt 50:392–396

Volpicelli NA, Salyer WR, Milligan FD, Bayless TM, Yardley JH (1976) The endoscopic appearance of the duodenum in Whipple's disease. Johns Hopkins Med J 138:19–23

Watson JHL, Haubrich WS (1960) Manifestations of Whipple's disease in the human small intestine mucosa. In: Houwink AL, Spit BJ (eds) Procedings of the Second European Conference Electron Microscopy, vol II. De Nederlandse Vereniging Voor Electronenmicroscopie, Amsterdam, pp 921–925

Watson WC, Maxwell JD, Ferguson A (1969) Lymphocytes in Whipple's disease. Proc R Soc Med 62:32–33

Weigel H, Spies B (1956) Ein Beitrag zum Krankheitsbild der „Lipodystrophia intestinalis". Dtsch Arch Klin Med 203:66–78

Whipple GH (1907) A hitherto undescribed disease characterized anatomically by deposits of fat and fatty acids in the intestinal and mesenteric lymphatic tissues. Johns Hopkins Hosp Bull 18:382–391

Winberg CD, Rose ME, Rappaport H (1978) Whipple's disease of the lung. Am J Med 65:873–880

Winfield J, Dourmashkin RR, Gumpel JM (1979) Diagnostic difficulties in Whipple's disease. J R Soc Med 72:859–863

Wright CB, Hiratzka LF, Crossland S, Isner J, Snow JA (1978) Aortic insufficiency requiring valve replacement in Whipple's disease. Ann Thorac Surg 25:466–469

Yardley JH, Hendrix TR (1961) Combined electron and light microscopy in Whipple's disease – demonstration of "bacillary bodies" in the intestine. Johns Hopkins Hosp Bull 109:80–98

Parasitosen des menschlichen Dünndarms

W. Bommer und H. Mergerian

Mit 30 Abbildungen

A. Vorbemerkung

Wie bei anderen Warmblütern ist auch beim Menschen der Verdauungstrakt mit seinem reichen Angebot an Nährstoffen ein Hauptansiedlungsort für Parasiten. Insbesondere leben die meisten Helminthen (Eingeweidewürmer) im Darm oder im Gallengangsystem. Aber auch viele Protozoen – Flagellaten, Ziliaten, Amöben, Kokzidien – bevorzugen den Aufenthalt im Darm oder machen dort einen Teil ihrer Entwicklung durch. Protozoenzysten und Wurmeier rechnen gewissermaßen darauf, in den zunächst stark sauren, später alkalischen, mit Galle und Enzymen angereicherten Verdauungssäften ihre feste Hülle, die sie in der Außenwelt überdauern ließ, zu verlassen und anschließend ihre Entwicklung im neuen Wirt zu beginnen.

Nur wenige Parasiten haben während ihres Daseins im menschlichen Organismus überhaupt keine Beziehung zum Verdauungstrakt wie die von blutsaugenden Arthropoden übertragenen Hämoflagellaten (Trypanosomen) und Wurmarten (Filarien). Andere verbringen dort nur einen Teil ihrer Entwicklung wie z.B. Trichinellenlarven, die in der Darmwand lebend geboren werden und dann auf dem Lymph- und Blutweg in die Skelettmuskulatur abwandern, oder wie die Onchosphären des Schweinebandwurms, die sich nach Verlassen der Eihülle mit Hilfe ihrer scharfen Haken durch die Darmwand bohren, um einen ähnlichen Weg zu beschreiten. – Auch das Beispiel des Medinawurms wäre zu nennen, dessen Infektionslarven aus dem Panzer kleiner Flohkrebschen, die mit Tümpelwasser getrunken wurden, mit Hilfe des Magensafts befreit werden, um dann in die Leibeshöhle mit dem Ziel der Ansiedlung im Unterhautbindegewebe auszuwandern. – Die Erreger der Darmbilharziose (Schistosoma mansoni, S. japonicum, S. intercalatum) leben selbst gar nicht im Darmtrakt, sondern in Blutgefäßen des Mesenteriums, benutzen jedoch den Darm als Ausscheidungsrohr für ihre großen, meist mit einem Stachel bewehrten Eier, indem sie diese in großer Zahl in den Darmwandkapillaren ablegen, von wo sie über entzündliche Gewebsprozesse schließlich in das Darmlumen gelangen.

Andere parasitische Würmer wie z.B. die Zestoden (Bandwürmer) haben zum Ziel, sich für die Jahre ihres Erwachsenendaseins und damit der Geschlechtsreife im menschlichen Dünndarm auf Dauer einzunisten, indem sie sich mit ihrem Haftorgan (Skolex) an der Darmschleimhaut festsetzen und immer neue

Bandwurmkettenglieder (Proglottiden) abschnüren, deren Uterusäste zuletzt mit zahllosen Eiern angefüllt erscheinen. Die Skolizes sind mit wirksamen Haftapparaten ausgerüstet: mit Saugnäpfen oder Sauggruben, oft noch zusätzlich bewaffnet mit kranzförmig angeordneten, typisch geformten Haken.

Die Gruben- oder Hakenwürmer (Ancylostoma duodenale, Necator americanus) beißen sich mit Hilfe ihrer zahnartigen Kieferhaken oder -platten regelrecht an den Dünndarmzotten fest und führen so zu erheblichem Blutverlust.

Adulte Spulwürmer (Ascaris lumbricoides) bewohnen dagegen ausschließlich das Darmlumen, in dem sie umherwandern, sich verknäulen (Ileusgefahr) oder etwa in den Ductus choledochus eindringen (Stauungsikterus).

Die meisten im Darm vorkommenden Protozoen leben im Darmlumen, wo sie sich mittels Diffusion und Pinozytose, ferner durch Umfließen der Nahrung oder mit Hilfe mundähnlicher Strukturen (Cytostomata) aus dem Verdauungsstrom ernähren. Viele bilden Zysten, d.h. mit einer festeren Membran umgebene Dauerformen, die mit den Fäzes in die Außenwelt gelangen und die Infektion auf passivem Wege auf andere Individuen übertragen können. Einige Darmprotozoen haben die Eigenschaft, sich an der Darmschleimhaut festzuheften oder in diese einzudringen. Die mit 8 Geißeln versehene, birnförmige Giardia lamblia z.B. besitzt einen im Verhältnis zur Körpergröße riesigen Bauchsaugnapf, mit dem sie sich an der Duodenalschleimhaut festsaugt. Wenn dies massenhaft geschieht, kommt es zum Malabsorptionssyndrom. Schließlich sind Lamblien unter bestimmten Bedingungen auch innerhalb der Schleimhaut nachgewiesen worden. – Die Ruhramöbe (Entamoeba histolytica) – von Haus aus ein Darmlumenbewohner – kann sich unter besonderen Bedingungen wie z.B. nach vorausgegangener Schleimhautalteration in eine invasive, geschwürsbildende Amöbenform verwandeln, die an ihrer lebhaften Beweglichkeit sowie an den phagozytierten Erythrozyten kenntlich ist. – Auf ähnliche Weise können Balantidien – die einzigen potentiell darmpathogenen Ziliaten (Balantidium coli) – plötzlich eine invasive Kolitis oder eine ileozökale Enteritis auslösen.

Obligate Schleimhaut – Endoparasiten sind die im Menschen vorkommenden Darmkokzidien (Sarcocystis hominis, S. suihominis, Isospora belli), deren geschlechtliche Entwicklung (Gamogonie) in der Darmwand abläuft und zur Bildung von charakteristischen Oozysten führt, die mit dem Stuhl ausgeschieden werden.

Was die *Diagnostik* der Darmparasitosen betrifft, so ist vor allem der Nachweis von mit dem Stuhl ausgeschiedenen Protozoen- bzw. Wurmstadien von Bedeutung. Vegetative Protozoenformen oder Zystenstadien, Wurmeier und -larven lassen sich unter dem Mikroskop im Nativpräparat mit Kochsalzlösung, Lugol-Lösung (4%ig: Anfärbung der Protozoenkerne) oder nach Anwendung verschiedener Anreicherungsverfahren, schließlich auch mit Hilfe der klassischen Eisen-Hämatoxylinfärbung nach Heidenhain erkennen. Folgende Anreichungsmethoden werden empfohlen:

1. Zinksulfatanreicherung für Protozoenzysten einschließlich Kokzidienoozysten,
2. Merthiolat-Jod-Formalin-Anreicherung für Protozoenzysten (JIROVEC 1960; MINNING 1969; GEYER u. BOMMER 1971; MEHLHORN u. PIEKARSKI 1981), vegetative Protozoen und Wurmlarven,
3. Salzsäure-Äther-Anreicherung nach TELEMAN als Universalverfahren für den Nachweis von Wurmeiern und Wurmlarven.

Manche Protozoeninfektionen wie z.B. eine Giardiasis, oder Helminthiasen wie die Strongyloidose lassen sich besser durch mikroskopische Untersuchung des Duodenalsafts erkennen. Hierfür wurde neben der üblichen Duodenalsondierung in den letzten Jahren der sog. Enterotest als für den Patienten angenehmer und zugleich diagnostisch ergiebiger eingeführt (GOLDSMID u. DAVIES 1978): Ein 1,4 m langer, bleibeschwerter Nylonfaden wird in einer Gelantine-Silikon-Kapsel verschluckt. Nach 4 h wird der Faden – getränkt mit galligem Schleim – wieder herausgezogen und in Nativpräparaten sowie in giemsagefärbten Ausstrichen mikroskopisch untersucht.

In besonderen Fällen kann eine Schleimhautbiopsie zur Diagnostik herangezogen werden, wobei native und gefärbte Gewebeausstriche mit histologischen Untersuchungen sowie mit der Elektronenmikroskopie kombiniert werden sollten.

Für lichtmikroskopische Nativuntersuchungen empfiehlt sich, in Ergänzung der einfachen mikroskopischen Betrachtung, die Inanspruchnahme moderner optischer Kontrastverfahren. Neben dem Phasenkontrast- eignet sich das Interferenzkontrastverfahren besonders zum Nachweis von Kernen in Protozoen bzw. Protozoenzysten.

Eine serologische Immundiagnostik steht nur für einen Teil der parasitären Darminfektionen z.B. für den Nachweis einer invasiven Amöbiasis, einer Schistosomeninfektion oder einer Trichinellose zur Verfügung.

Therapeutisch sind bei Infektionen durch Darmprotozoen (Amöbiasis, Giardiasis) zur Zeit die Imidazolabkömmlinge Metronidazol und Ornidazol (Tiberal) die Mittel der Wahl. Bei Bandwurminfektionen gelten Niclosamid, Mebendazol und Praziquantel, bei Fadenwurminfektionen Pyrantelpamoat und Mebendazol, bei Saugwurmbefall Praziquantel als wirksame und gut verträgliche Therapeutika.

Eine generelle *Prophylaxe* besteht im Vermeiden der bekannten Infektionsquellen: rohes bzw. ungares Fleisch, gedüngtes Rohgemüse, bedenkliches Trinkwasser, geeiste Getränke. Hakenwurm- und Strongyloidesinfektionen werden v.a. durch Barfußgehen auf larvenverseuchter Erde erworben. Zum Befall mit Schistosomen kommt es durch den Aufenthalt in zerkarienverseuchten Gewässern.

B. Durch Protozoen bedingte Infektionen

I. Darmflagellaten

Die im menschlichen Darmtrakt vorkommenden begeißelten Protozoen gelten mit einer Ausnahme (Giardia lamblia) als nichtpathogene Kommensalen: Enteromonas hominis, Retortamonas intestinalis, Chilomastix mesnili, Trichomonas hominis. Gleichwohl ist ihr massenhaftes Auftreten in dünnflüssigen Stühlen nicht ohne medizinische Bedeutung. Da die Entwicklung dieser Flagellaten vom Gehalt des Darminhalts an aufschließbaren Kohlenhydraten abhängt, deutet ihr Erscheinen auf eine mangelhafte Kohlenhydratverdauung im Dünndarm hin und ist somit als Folge und nicht als Ursache der Darmstörung anzusehen (PIEKARSKI 1954; FRANK 1976; MEHLHORN u. PIEKARSKI 1981; JIROVEC 1960; FISCHER u. REICHENOW 1952).

1. Enteromonas hominis

Enteromonas ist ein kleiner, beinahe kugeliger bis ovaler Flagellat mit 3 freien, nach vorn beweglichen Geißeln sowie einem vierten Flagellum, das nach hinten gerichtet ist und dem Körper großenteils dicht anliegt. Im Zytoplasma finden sich zahlreiche Vakuolen. Das vegetative Stadium (4–10 μm) besitzt einen 1 μm großen Zellkern nahe dem Geißelursprung. Die Zysten (6–8 μm) enthalten 1–4 Kerne. Der Nachweis gelingt am besten im Frischpräparat.

2. Retortamonas intestinalis

Die Art wurde erstmalig in Ägypten bei 2 Patienten mit dünnen Stühlen gefunden. In den seither beobachteten Fällen kamen die Flagellaten fast stets in diarrhöischen Stühlen vor. Die vegetative Form (5–10 × 3–4 μm) ist länglich und hat ein konisch verjüngtes Hinterende. Sie besitzt eine lange Vordergeißel sowie eine nach hinten durch das Zytostom schlagende kürzere Geißel. Der helle Kern mit einem zentralen Karyosom liegt nahe dem Vorderende. Die Zyste (4,5–7 μm) ist einkernig, von ovaler Form und mit einer polartigen Kappe versehen. Eine Pathogenität ist nicht erwiesen, doch kann die Infektion über mindestens 1,5 Monate bestehen bleiben.

3. Chilomastix mesnili

Alle Arten der Gattung Chilomastix sind Bewohner des Darmtrakts von Wirbeltieren. Chilomastix mesnili wird beim Menschen in allen Klimazonen angetroffen. In Deutschland soll die Häufigkeit des Befalls zwischen 5 und 10% (bei Kindern 2,5%, bei Asylbewohnern um 13%) liegen (PIEKARSKI 1954). Das Geißeltierchen ist 10–15 μm lang, hat die Form einer spitzen Tüte und besitzt am Vorderende, in der Nachbarschaft des großen Zellkerns, 3 freie Geißeln. Eine vierte feine und kurze sog. Lippengeißel ist innerhalb der länglichen Mundöffnung (Zytostom) verankert. Das Zytoplasma ist vakuolisiert und enthält Bakterien sowie kleine Hefezellen. Die Zysten sind einkernig und tragen einen kappenartigen Aufsatz. In diesen finden sich neben dem Zellkern Basalkörner, Geißelreste und jene zytostomalen Fibrillen, welche die Mundöffnung der vegetativen Form säumen.

4. Trichomonas hominis

Trichomonaden sind beim Menschen, vielen Wirbeltieren und auch Wirbellosen weltweit verbreitet. Trichomonas hominis kommt bei Menschen und Affen im Darm vor. Die sehr lebhaft beweglichen Trophozoiten (7–15 μm) haben 4 freie Geißeln sowie ein fünftes, nach hinten gerichtetes Flagellum, welches an einer feinen Plasmahaut (undulierende Membran) entlangzieht, um am posterioren Körperende wiederum frei zu enden. Die Bewegungen der von der Geißel angetriebenen undulierenden Membran erinnern an ein sich drehendes Zahnrad. An der Basis der Geißeln finden sich Basalkörner. Besonders charakteristisch ist ein den Protozoenkörper median durchziehender Achsenstab (Axostyl), der meist über das Hinterende der Trichomonaden hinausragt. Der Kern liegt vorn in der Nähe des Geißelursprungs. Zysten werden nicht gebildet. Die Infektion kann daher nur durch die Trophozoiten übertragen werden. Diese sind gegen Umwelteinflüsse kurze Zeit relativ beständig, z.B. auch in gechlortem Wasser. Auch die Passage durch den Fliegendarm wird überstanden, so daß eine Verschleppung durch Fliegen als möglich angesehen wird. Trichomonaden lassen sich am besten im frischen Stuhlpräparat an ihrer typischen Gestalt und Bewegung erkennen und außerdem in geeigneten Kulturmedien bei 37° C züchten.

5. Giardia lamblia (Synonym: Lamblia intestinalis)

Nachdem die Pathogenität der Lamblien früher umstritten war, dürfte heute die potentielle Erregernatur (Giardiasis, Lambliasis) dieser 8geißeligen Flagellaten als gesichert gelten (Spech 1978; Amin 1979; Fleischer u. Strik 1978; Meyer u. Radulescu 1979; Brandborg 1978).

Verbreitung. Die Infektion ist weltweit verbreitet, doch kommen die Parasiten im wärmeren Klima und bei Kindern häufiger vor. In gemäßigten Breiten können 2–10% der Erwachsenen und bis zu 25% der Kinder infiziert sein. In den USA hat man die Lamblieninfektion in den letzten Jahren als relativ häufige Ursache von diarrhöischen Darmstörungen, die sogar in Form epidemischer Ausbrüche auftreten können, erkannt. Die Staaten mit der höchsten Durchseuchungsrate sind dort Colorado, Utah, Oregon, Washington, New Hampshire und New York. Epidemische Ausbrüche wurden z.B. durch die Kontamination von Brunnen aus defekten Abwasserleitungen verursacht. In der Stadt Rome (New York) wurden im Jahr 1975 10% der Einwohner über die städtische Trinkwasserversorgung infiziert (Spech 1978; Amin 1979; Meyer u. Radulescu 1979; Brandborg 1978; Craun 1979; Jakubowski u. Hoff 1978; Eckert u. Wolff 1979). Auffällig war ferner die hohe Infektionsrate von rückkehrenden amerikanischen Reisenden aus der Sowjetunion (35% Erkrankte zwischen 1969 und 1973) (Amin 1979; Brandborg 1978). In Europa wird eine klinisch manifeste Giardiasis öfter bei Rückkehrern aus den Tropen oder bei zureisenden Einwohnern tropischer Länder festgestellt (Mohr 1968, 1973). Vor wenig mehr als einem Jahr wurde in Schweden über Giardiainfektionen in verschiedenen Kinderheimen berichtet, die mit anhaltenden Durchfällen und verlangsamter Gewichtszunahme einhergingen (Bergman u. Dahl 1979).

Biologie. Die morphologisch einander sehr ähnlichen Vertreter der Gattung Giardia bzw. Lamblia kommen im Darmkanal vieler Wirbeltiere (Fische, Amphibien, Reptilien, Nagetiere, Katzen, Hunde, Affen, Rind, Ziege, Schaf) und auch beim Menschen vor. Möglicherweise sind Hunde und Katzen als Reservoirwirte für die menschliche Infektion von Bedeutung, da eine Übertragung von Giardiazysten aus menschlichem Stuhl auf Hunde möglich ist und auch durch Verfütterung von Sedimentproben eines lamblienhaltigen Trinkwassers beim Hund eine Giardiasis hervorgerufen werden konnte. In einem Jagdgebiet in Kanada wurde eine Infektionskette zwischen giardiabefallenen Bibern, Jagdhunden und Menschen aufgedeckt (Eckert u. Wolff 1979; Wolff u. Eckert 1979).

Die vegetativen Stadien der Lamblien haben ein birnförmiges Aussehen, besitzen jedoch von der Seite gesehen eine gewölbte dorsale und eine flach-konkave ventrale Körperpartie. An der Bauchseite befindet sich ein im Vergleich zum übrigen Körper riesiger Saugnapf (Mehlhorn u. Piekarski 1981), mit dem sich die Flagellaten am Darmepithel festheften können (Abb. 1). Diese Trophozoiten (10–20 × 5–15 × 2–4 µm) tragen 4 symmetrisch angeordnete Geißelpaare und haben einen bilateral-symmetrischen Körperbau. Charakteristisch ist der Besitz von 2 runden bis ovalen Zellkernen mit großem zentralen Karyosom. Die beiden vorderen Geißeln umsäumen auf einem Teil ihres Wegs durch das Zytoplasma die Bauchsaugscheibe in weitem Bogen. In der mittleren hinteren Körperpartie finden sich 2 gebogene konstrastreiche Stäbchen. Ihre Bedeutung ist unbekannt. Man bezeichnet sie als Median- oder Parabasalkörper. Die Vermehrung erfolgt durch Längsteilung. Als Nahrung dienen gelöste Substanzen (Kohlenhydrate), die mit der ganzen Körperoberfläche aufgenommen werden (Piekarski 1954; Mehlhorn u. Piekarski 1981; Fischer u. Reichenow 1952). Die ovalen Giardiazysten (Abb. 1) (8–14 × 7–10 µm) enthalten 4 Kerne und 4 Parabasalkörper neben Geißelresten und Fibrillen.

Infektionsquellen. Die Zysten sind die eigentlichen Träger der Infektion. Sie werden oft in großen Mengen mit dem Stuhl infizierter Personen ausgeschieden und können durch Fäkaldüngung auf Salat- und Gemüsepflanzen gelangen sowie über unsaubere Hände und mit verunreinigtem Trinkwasser – auch mit geeisten Getränken – peroral aufgenommen werden. Fliegen tragen wahrscheinlich zur Verbreitung bei, indem Giardiazysten den Fliegendarm ungeschädigt passieren oder an den Beinen der Insekten haften.

Pathogenese. Lamblien sind obligatorische Dünndarmbewohner. Sie halten sich vorwiegend im Duodenum auf und können auch im Gallensaft – etwa bei Insuffizienz der Ductus-choledochus-Papille – gefunden werden. Eine direkte

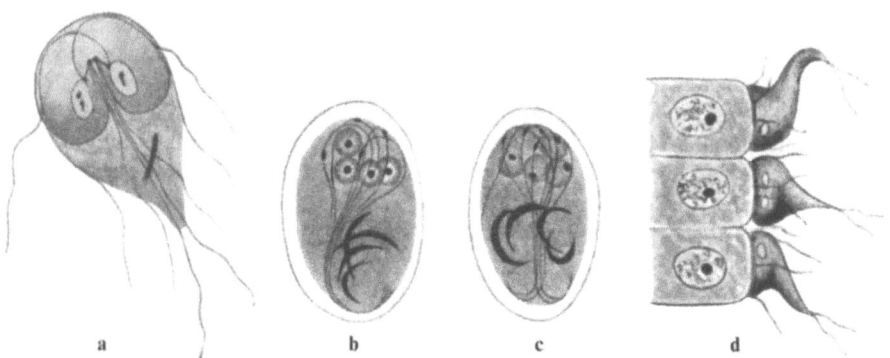

Abb. 1a–d. Giardia lamblia. **a** Vegetative Form, **b** und **c** Zysten, **d** vegetative Formen, an Epithelzellen des Dünndarms haftend (**a–c** × 3000) (Original). (Aus PIEKARSKI 1954)

Ansiedlung in der Gallenblase oder in den Gallengängen ist jedoch nicht wahrscheinlich (SPECH 1978).

Die Infektion mit Giardia lamblia muß nicht zwangsläufig mit einer Erkrankung verbunden sein wie die zahlreichen symptomfreien Giardiaträger z.B. unter Kindern beweisen. Die im Verdauungskanal aus den Zysten befreiten Trophozoiten entwickeln und vermehren sich im oberen Dünndarmbereich, wo sie gewöhnlich in den Schleimhautkrypten des Duodenums gefunden werden. Bioptische Untersuchungen in den letzten Jahren haben eine Vielzahl von Schleimhautveränderungen einschließlich Abflachung der Zotten bis zu deren völliger Atrophie ergeben, die allerdings nach spezifischer Therapie wieder voll reversibel waren (SPECH 1978; LEVINSON u. NASTRO 1978; WRIGHT u. TOMKINS 1978; BRANDBORG et al. 1967). Bei der Mehrzahl der Biopsieproben fanden sich die Lamblien auf der Oberfläche des Duodenal- und Jejunumepithels mit der größten Konzentration in den glandulären Krypten (ALBRECHT et al. 1978). Die kryptenbegrenzenden Schleimhautzellen zeigten eine gesteigerte mitotische Aktivität. In einigen Fällen wurde die Invasion der Mukosa durch Giardiatrophozoiten ebenso wie das Vorkommen von Lamblien in der Lamina propria nachgewiesen, wobei allerdings eine nur geringgradige lymphozytäre Reaktion zu beobachten war (BRANDBORG et al. 1967). Gelegentlich fanden sich Nekrosen von Schleimhautzellen nahe den Zottenscheiteln, die in oberflächliche Ulzera übergehen können. Bei einem Todesfall war die Dünndarmschleimhaut mit zahlreichen kleinen Ulzerationen durchsetzt. – Andererseits ist hervorzuheben, daß auch bei einer größeren Anzahl von Lamblien auf der Dünndarmschleimhaut Schädigungen der Mukosazellen fehlen können. Sehr große Mengen von Trophozoiten bedecken manchmal rasenartig fast die gesamte Schleimhautoberfläche. Inwieweit hierdurch auf mechanischem Wege die Darmresorption beeinträchtigt werden kann, ist umstritten, obgleich Malabsorptionssyndrome und Steatorrhö nicht selten eine Giardiasis begleiten (SPECH 1978; MEYER u. RADULESCU 1979). Sie müssen differentialdiagnostisch gegen eine ähnliche Symptomatik bei Sprue, Zöliakie, Isosporiasis und Strongyloidiasis abgegrenzt werden. Eine auffallende Korrelation besteht zwischen manchen Giardiainfektionen und einer Dysgammaglobulinämie. Vorwiegend besteht dabei ein Mangel an den Immunglobulinen A und M bei wechselndem Verhalten von IgG. Diese Immunglobulinabnormalitäten können mit Lymphknotenhyperplasien im Intestinum einhergehen. Patienten, die Symptome eines isolierten IgA-Mangels zeigen, haben manchmal zusätzlich eine Giardiainfektion (MEYER u. RADULESCU 1979).

Klinisches Bild. Die Klinik der Giardiasis reicht von häufigen symptomlosen Infektionen bis zu schweren Krankheitsbildern. Es lassen sich akute von subakuten und chronischen Erscheinungsformen abgrenzen (SPECH 1978; AMIN 1979). Eine *akute Symptomatik* setzt in der Regel etwa eine Woche nach bekannter Exposition ein und dauert von wenigen Tagen bis zu 2 oder 3 Wochen. Die Krankheitszeichen ähneln den Symptomen einer bakteriellen bzw. Amöbenruhr oder auch einer salmonellenbedingten bzw. viralen Gastroenteritis. Bei einem von uns beobachteten vietnamesischen Flüchtlingskind hatte man sich wegen einem „akuten Abdomen" unklarer Genese bereits zur Operation entschieden, als durch den noch rechtzeitigen Nachweis einer massiven Giardiasis der chirurgische Eingriff verhütet und das Kind in wenigen Tagen medikamentös geheilt werden konnte.

Charakteristisch ist der stark faulige Geruch der entleerten Stühle, die jedoch i.d.R. von Blut und Eiter frei sind. Krampfartige Leibschmerzen, oft über dem Epigastrium, Nausea, Brechreiz und Anorexie, aufgetriebener Leib mit extrem übelriechender Flatulenz, Kopfschmerzen, Frösteln und leichte Temperaturen vervollständigen häufig das Bild.

Die *subakute Infektion* kann über Monate andauern. Charakteristisch sind weiche Stühle – bis zu etwa 6 pro Tag – von stark fauligem Geruch und mit gelegentlicher Steatorrhö. Oft wird von Patienten ein kaum beherrschbarer Stuhldrang z.B. unmittelbar nach dem Frühstück angegeben. Während der Stuhlentleerung treten vorübergehende ziehende Oberbauchschmerzen und Übelkeit auf. Unbehagen im Oberbauch, häufiges Völlegefühl und Flatulenz sind typische Zeichen. Wenn nicht an eine mögliche parasitologische Ursache gedacht wird, liegen Verwechslungen mit Gallenleiden, Magen-Darm-Ulzera, Hiatushernie oder malignen Prozessen nahe, die u.U. zu umfangreichen diagnostischen Maßnahmen veranlassen, ohne daß die richtige Diagnose gestellt wird (FLEISCHER u. STRIK 1978).

Ein *chronisches Stadium* kann sich über Jahre hinziehen, wobei in vielen Fällen Krankheitssymptome und Parasiten zwischenzeitlich verschwinden. Periodische kurze Episoden mit locker-semisoliden Stühlen von typischem Geruch wechseln gelegentlich mit Obstipation. Aufgetriebener Leib und Flatulenz sind häufig. Ferner wird über Gewichtsverlust sowie über intermittierende Attacken großer Mattigkeit und Unpäßlichkeit geklagt. Bei der Palpation findet sich oft ein mäßiger, diffuser Druckschmerz im Oberbauch. Bei fettarmen Bauchdecken können geblähte Darmschlingen getastet werden. Die Stühle – 2–6/Tag und mehr – sind ziemlich hell, gelblich bis grau, breiig, oft sehr umfangreich und übelriechend. Schleim- oder Blutbeimengungen, Vergrößerungen von Milz und Leber gehören nicht zum Bild. Leukozyten und BSG liegen im Normbereich. Anämie oder Eosinophilie fehlen. Blutchemische und immunologische Befunde geben keine Hinweise, es sei denn, daß eine gleichzeitige Dysgammaglobulinämie vorliegt.

Im Röntgenbild findet man bei Patienten mit klinisch manifester Giardiasis öfter eine Verdickung und Verzerrung der Schleimhautfalten sowie Zeichen einer Hypersekretion und Hypermotilität. Es wird aber auch über vergleichende Röntgenuntersuchungen an Patienten mit und ohne Lamblieninfektion berichtet, bei denen keine Unterschiede im Schleimhautbild festgestellt werden konnten (BRANDBORG 1978; MENITORE et al. 1978).

Diagnose. Die Diagnose wird durch den Erregernachweis im Stuhl oder im Duodenalsaft gestellt (BURKE 1977). Lauwarmes, durch die Duodenalsonde gegebenes Magnesiumsulfat (10%ig, 20 ml) führt zur Ablösung der Lamblien

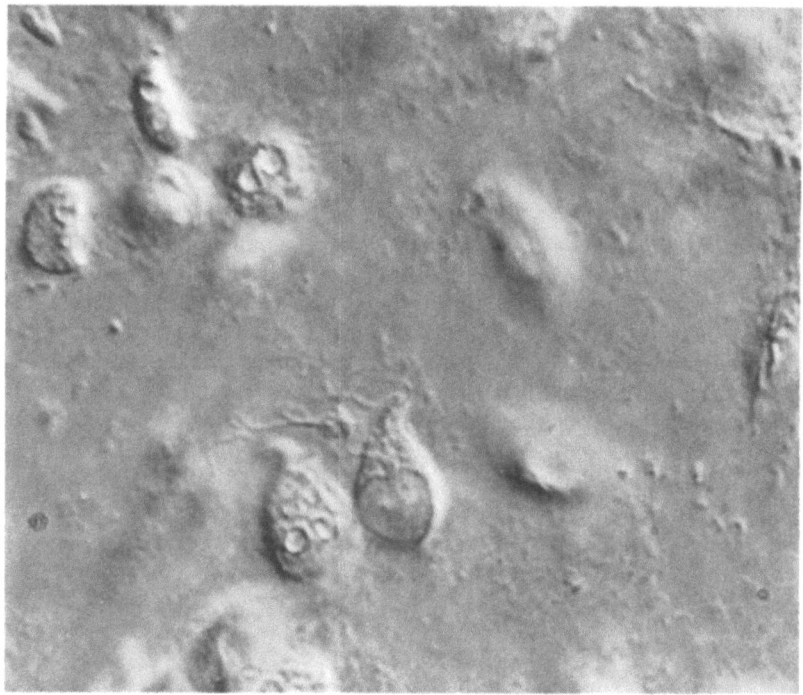

Abb. 2. Vegetative (begeißelte) Formen von Giardia lamblia im Stuhl bei akuter Lamblienenteritis. Interferenzkontrast, × 1 600

von der Duodenalschleimhaut. Wegen der Hinfälligkeit der Trophozoiten muß die mikroskopische Untersuchung sofort nach der Entnahme erfolgen. Eine praktische und für den Patienten angenehmere Methode ist das Schluckenlassen einer Duodenalkapsel nach GOLDSMID u. DAVIES (1978). Im Stuhl deutet das Vorhandensein von zahlreichen Geißelformen auf eine akute bis subakute Infektion hin (Abb. 2). Der Nachweis von oft massenhaft ausgeschiedenen Zysten gelingt bei chronischen Formen wie auch bei symptomlosen Giardiaträgern. Bei der mikroskopischen Untersuchung sind optische Kontrastverfahren (Phasenkontrast, Interferenzkontrast) sowie Anfärbungen mit Eosin oder Lugol-Lösung (4%) hilfreich (COLLINS et al. 1978). Auch das Rasterelektronenmikroskop kann zur Diagnose herangezogen werden (ALBRECHT et al. 1978).

Therapie. Jede Giardiainfektion sollte aus epidemiologischen Erwägungen behandelt werden, auch wenn keine Krankheitssymptome vorliegen. Metronidazol (Clont, Flagyl) führt in einer Dosierung von 3 × 200 mg/Tag nach 8 Tagen zu einer Beseitigung der Lamblien (80–90% der Fälle). Ornidazol (Tiberal) ist bereits in einer Einzeldosis von 1 500 mg (3 Tabletten) erfolgreich. Unter Umständen empfiehlt sich eine Wiederholung der Kur (SPECH 1978; IYNGKARAN et al. 1978; SCHWARTZ u. JEUNET 1976; HOFFMANN-LA ROCHE 1981; LEIMER et al. 1980; LASSERRE 1979; BUNNAG u. HARINASUTA 1981 b). Tinidazol (Simplotan) hat sich in einer Dosis von 1 000–1 500 mg (2–3 Tabl.) täglich über 1–3 Tage als gut wirksam erwiesen. Das bei uns nicht mehr im Handel befindliche – in den USA jedoch noch erhältliche ε-9-Aminacridin (Quinacrin, Atabrine) soll bei einer Gabe von 3 × 100 mg täglich über 5 Tage eine Heilungsrate von nahezu 100% haben. Bei einer Göttinger Patientin mit monatelang bestehender imidazolresistenter Giardiasis konnte mit Quinacrin Heilung erzielt werden.

Prophylaxe. Prophylaktische Maßnahmen ergeben sich aus dem über die Infektionsquellen Gesagten.

6. Trypanosoma cruzi

Charakterisierung und Verbreitung. Obgleich Trypanosomen von blutsaugenden Insekten übertragen werden und Blut- bzw. Gewebsinfektionen außerhalb des Verdauungstrakts verursachen, kommt es z.B. bei der durch T. cruzi hervorgerufenen. Chagas-Krankheit in Süd- und Mittelamerika zur Zerstörung von Ganglionzellen und damit zu erheblichen Schädigungen der Innervierung innerer Organe mit dem Ergebnis enormer Dilatationen des Herzens oder der Darmwandungen (Megaösophagus, Megakolon, Megajejunum) (FRANK 1976; KÖBERLE 1958, 1963, 1973; WOODY u. WOODY 1961; EDINGTON u. GILLES 1976a; SPENCER 1973; CANÇADO 1968; WINSLOW u. CHAFFEE 1965; JUNG 1959) (Abb. 3).

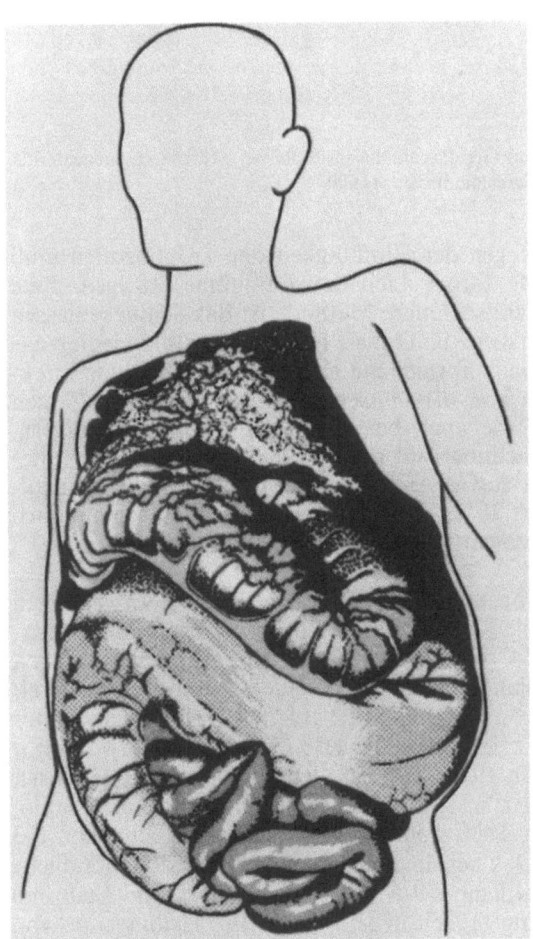

Abb. 3. „Megabildungen" des Verdauungstrakts bei Chagas-Krankheit. (Nach KÖBERLE 1963 sowie FRANK 1976)

Biologie, Pathogenese und klinisches Bild. Die Trypanosomen werden durch den Kot von Raubwanzen der Gattungen Triatoma, Panstrongylus, Rhodnius u.a. übertragen, indem dieser in die Stichstelle, in Schrunden der Haut oder in die Augenschleimhäute gelangt. Im letztgenannten Fall tritt einseitig am Auge eine starke ödematöse Reaktion auf (Romaña-Phänomen). – Es kommt zunächst zu einer fieberhaften Allgemeinerkrankung, wobei sich die Trypanosomen im Blut nachweisen lassen, während die Vermehrung der Parasiten intrazellulär im RES sowie in Skelettmuskelzellen und im Herzmuskel stattfindet. Die Teilungen erfolgen in einem geißellosen (amastigoten) Stadium (Leishmaniaform) (VOLLERTHUN et al. 1980). Diese Vermehrungsherde und die dadurch ausgelösten entzündlichen Reaktionen führen offenbar mit der Zeit zu o.g. Störungen. Nach jahre- bis jahrzehntelanger Latenz treten diese praktisch irreversiblen Organveränderungen plötzlich klinisch in Erscheinung und führen zu lebensbedrohlichen Zuständen oder zu langdauerndem Siechtum.

Infektionsquellen. Raubwanzenarten in den Hütten der ärmeren Bevölkerung in Mittel- und Südamerika, gelegentlich auch in den südlichen USA. Blutkonserven!

Diagnose. Sie kann nur im akuten Staddium durch den direkten Trypanosomennachweis im Blutpräparat gestellt werden. Später sind serologische Untersuchungsmethoden (KBR, IHA, Immunfluoreszenz u.a.) entscheidend, ferner eine „Xenodiagnose" mit Hilfe trypanosomenfrei gezüchteter Wanzen, die man in einem mit Gaze versehenen Kästchen auf die Haut bindet, so daß sie das Blut des Patienten in sich aufnehmen können. Es kommt in den Wanzen zu einer Anreicherung der Trypanosomen, die sich dann im Wanzenkot mikroskopisch nachweisen lassen.

Therapie. Eine Therapie mit Lampit (Bayer 2502; Kinder bis zu 11 Jahren 15–20 mg/kg/KG/Tag; 11–16 Jahre 12,5–15 mg/kg/KG/Tag 90 Tage lang; Erwachsene 8–10,5 mg/kg/KG/Tag über 120 Tage) hat nur im akuten und subakuten Stadium Aussicht auf Erfolg. Die z.T. enormen Dilatationen z. B. des Verdauungstrakts lassen sich hierdurch nicht beeinflussen.

Prophylaxe. Allgemeine Hebung des Lebensstandards. Verbesserung des Wohnungsbaus. Wanzenbekämpfung durch Sprayaktionen, z.B. mit Propoxur (Baygon). Vorsicht bei nächtlichem Aufenthalt in einfachen Unterkünften. Blutkonserven für Transfusionen nur nach serologischer Testung auf Trypanosomaantikörper verwenden!

7. Leishmania donovani

Verbreitung. Die durch Schmetterlingsmücken der Gattung Phlebotomus übertragene viszerale Leishmaniasis (Kala Azar) hat ihre Endemiegebiete v.a. in Indien und im Mittelmeergebiet – auch in europäischen Mittelmeerländern – in Teilen Afrikas und Ostasiens sowie in vielen Ländern Südamerikas.

Pathogenese. Die viszerale Form der Leishmaniasis befällt vorzugsweise das retikuloendotheliale System: Milz, Knochenmark, Leber, Lymphknoten (PIEKARSKI 1969; WIEK u. JANITSCHKE 1973). Auch der Darmtrakt wird auf diese Weise in Mitleidenschaft gezogen. Mit Parasiten beladene Histiozyten können in der Lamina propria von Duodenum und Jejunum gefunden werden. Die Darmzotten sind vergrößert und verdickt, und öfter sind Ulzerationen die Folge (EDINGTON u. GILLES 1976c). Die Ausbildung eines sekundären Malabsorptionssyndroms ist nicht sicher erwiesen. Parasiten können in den Fäzes gefunden werden. Sati (1962) berichtet über eine tödlich verlaufene Leishmaniaenteritis, mit nicht beherrschbaren Durchfällen, bei der in Ausstrichen der Dünndarmschleimhaut große Mengen von Parasiten nachgewiesen wurden.

Klinisches Bild. Das Gesamtbild einer Leishmaniasis visceralis (Kala Azar), deren Erreger durch Schmetterlingsmücken der Gattung Phlebotomus übertragen werden, sei kurz in Erinnerung gerufen: Nach einer Inkubation von meist einigen Monaten (10 Tage bis 9 Jahre!) tritt intermittierendes oder remittierendes Fieber mit oft typischer Zweigipfligkeit in 24 h auf. Kopfschmerzen, Schwäche, Schweißausbrüche sowie ein Abflauen und Wiederkehren der Fieberperioden lassen nicht selten an eine Malariainfektion denken. Dafür spricht auch die rasche Vergrößerung der Milz, die allerdings bald riesige Ausmaße erreicht. Gegen Malaria sprechen die Lymphknotenschwellungen. Die Leber ist vergrößert. Eine Anämie vom hyperchromen makrozytischen oder vom normochromen normozytischen Typ verbindet sich mit Leukopenie (Granulozyten) und Thrombozytopenie. Die Blutsenkung ist beschleunigt, die Retikulozytenzahl gewöhnlich niedrig. Abnahme des Prothrombins und Verlängerung der Gerinnungszeit gehören ebenfalls zum klinischen Bild. Die Prognose ist in unbehandelten Fällen häufig infaust.

Infektionsquellen. Stechmücken der Gattung Phlebotomus, besonders in der Nähe von alten Gemäuern, Dung- und Schutthaufen. Nagetiere und kranke, verwahrloste Hunde dienen als Erregerreservoire.

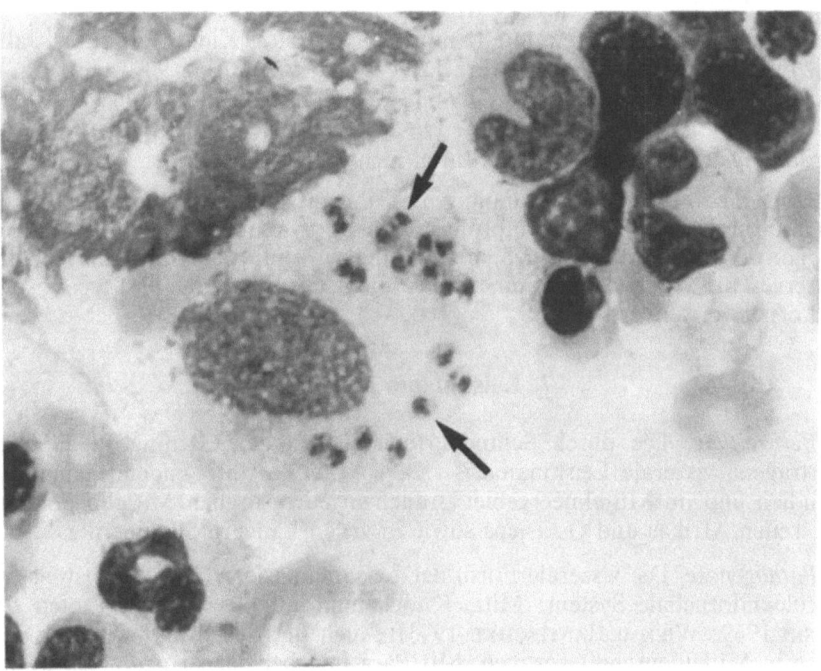

Abb. 4. Leishmanien (L. donovani) (*Pfeile*) im Sternalmark bei akuter viszeraler Leishmaniasis (Kala Azar). Färbung nach Pappenheim, ca. × 750

Diagnose. Sie kann durch den Erregernachweis v.a. im Sternalmark (Abb. 4) oder im Leberpunktat sowie durch die Bestimmung der meist signifikant hohen und somit die spezifische Erkrankung beweisenden Antikörperspiegel im Serum (ind. Hämagglutination, KBR, ind. Immunfluoreszenz, Enzymimmuntest) gestellt werden.

Therapie. Therapeutisch erfolgreich sind mindestens 2 Kuren mit den 5wertigen Antimonderivaten Pentostam oder Glucantime, ferner mit Pentamidin (Lomidin). Eine Kontrolle des Heilerfolges sollte 2 Jahre lang in regelmäßigen Abständen durchgeführt werden (NAUCK 1975a).

Prophylaxe. Schutz vor Mückenstichen (Mückennetze u.U. mit Repellentien besprühen, da die sehr kleinen Phlebotomen manchmal durch die Gazemaschen schlüpfen). Insektizide. Gute Ventilation hält die Phlebotomen fern. Beseitigung von möglichen Brutplätzen und von infizierten Hunden. Erfassung aller menschlichen Parasitenträger durch systematische serologische Untersuchungen.

II. Darmamöben

Verschiedene Amöbenarten können den Verdauungstrakt der Wirbeltiere und des Menschen bewohnen. Hauptansiedlungsort ist der Dickdarm (Entamoeba coli, Entamoeba histolytica, Endolimax nana, Jodamoeba bütschlii). Dientamoeba fragilis wird neuerdings als geißellose Gattung der Ordnung Trichomonadida zugeordnet. Gelegentlich wird bei einer Amöbeninfektion das untere Ileum mit einbezogen. Dies gilt auch für die invasive Darmamöbiasis durch Entamoeba histolytica. Entamoeba gingivalis lebt in der Mundhöhle. Die Amöbiasis wird in dem Abschnitt über die Infektionen des Dickdarms ausführlich besprochen (vgl. Handbuch der inneren Medizin, Bd. III/4).

III. Darmkokzidien

Kokzidienarten sind bei Haus-, Nutz- und Wildtieren weit verbreitet und können bei stärkerer Infektion zu Verlusten führen. Die Kokzidien entwickeln sich in den Zellen der Darmschleimhaut und sind ausgesprochen wirtsspezifisch (BOCH u. SUPPERER 1971; LONG 1973; HAMMOND 1973; SCHOLTYSECK 1973; PELLÉRDY 1974; KHEYSIN 1972; HEYDORN 1979; ROMMEL 1978; LEVINE u. IVENS 1975).

Für den Menschen, der verhältnismäßig selten eine Kokzidiose erwirbt, kommen folgende Arten als Infektionserreger in Betracht:
1. *Isospora belli,*
2. *Sarcocystis hominis und S. suihominis* („Isospora hominis"),
3. *Cryptosporidium.*
4. *Toxoplasma gondii* benutzt den Dünndarm als Eintrittspforte und kann außerdem eine abdominale Toxoplasmose verursachen.
5. *Plasmodium falciparum* vermag bei der Malaria tropica eine schwere gastrointestinale Symptomatik hervorzurufen.

1. Isospora belli

Die erstmals 1915 bei griechischen, mesopotamischen und palästinensischen Arbeitern in Gallipoli beschriebene Kokzidienart kann über die ausgeschiedenen

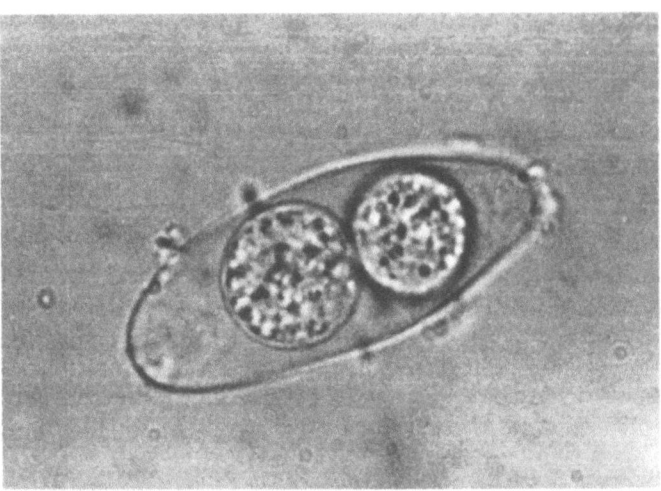

Abb. 5. Oozyste von Isospora belli mit 2 heranreifenden Sporozysten im menschlichen Stuhl, × 1350. (Präparat und Aufnahme K. Janitschke, Robert-Koch-Institut Berlin)

und in der Außenwelt herangereiften Oozysten von Mensch zu Mensch übertragen werden (Pellérdy 1974; Janitschke et al. 1976; Werner u. Janitschke 1975; Davies et al. 1963).

Verbreitung. Infektionen mit Isospora belli konnten in Mitteleuropa bisher nur gelegentlich festgestellt werden. Meist fanden sie sich bei Personen, die aus wärmeren Ländern eingereist waren (Janitschke et al. 1976; Werner u. Janitschke 1975). Eine besondere regionale Häufung findet sich offenbar in Chile (Schmidt et al. 1967; Gana 1966).

Biologie und Pathogenese. Die ovalen Oozysten (20–33 × 10–19 μm, Abb. 5), die in der Außenwelt mindestens 1 Jahr überleben und auch gegen Chemikalien (Formalin, Kalium-bichromat) recht widerstandsfähig sind, verjüngen sich zu einen Pol hin flaschenhalsartig und enthalten in ausgereiftem Zustand 2 Sporozysten mit je 4 Sporozoiten. Die im Darm aus ihren Hüllen befreiten Sporozoiten dringen in die Schleimhautzellen des Dünndarms – vorwiegend des Ileums – ein, wo ungeschlechtliche (Schizogonie) neben geschlechtlichen (Gamogonie) Entwicklungen vor sich gehen (Abb. 6). Bei der Schizogonie teilt sich der Kern des intrazellulären Parasiten (Schizont) mehrfach durch Zweiteilungen, so daß schließlich viele, meist an der Peripherie des Schizonten angeordnete Kerne vorhanden sind. Diese Kerne teilen sich dann nochmals, wobei sie eine V-förmige Figur bilden. Über den beiden Kernschenkeln bildet sich eine konusförmige Tochterzellanlage mit den typischen Organellen aus. Die Tochterzellen (Merozoiten) lösen sich vom Restkörper des Schizonten, um über das Darmlumen in andere Wirtszellen einzudringen. Dort wachsen sie abermals zu einem Schizonten mit nachfolgender multipler Teilung heran, oder es entstehen nun geschlechtlich differenzierte Stadien (Gamogonie). Die in den männlichen Gamonten gebildeten Mikrogameten dringen via Darmlumen in Schleimhautzellen mit weiblichen Geschlechtsformen (Makrogameten) ein, wo sie diese befruchten. Aus der Zygote entwickelt sich eine unsporulierte Oozyste, die später mit dem Stuhl ausgeschieden wird (Mehlhorn u. Piekarski 1981; Schmidt et al. 1967; Brandborg et al. 1970).

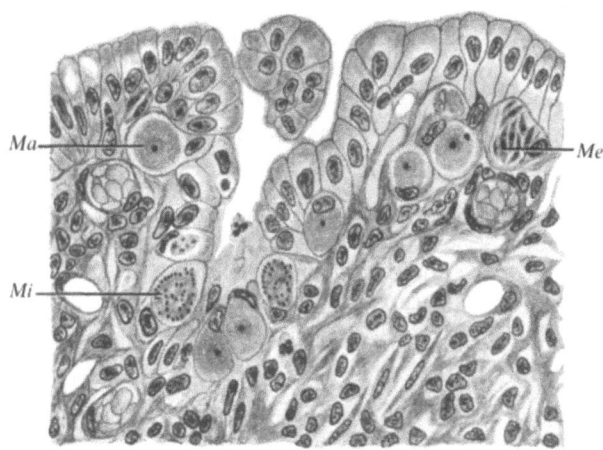

Abb. 6. Isosporakokzidiose. Subepitheliale Entwicklungsstadien in der Darmschleimhaut. *Ma* Makrogametozyt, *Mi* Mikrogametozyt, *Me* Merozoiten; × 560. (Aus PIEKARSKI 1954)

Infektionsquellen für den Menschen sind oozystenhaltige menschliche Ausscheidungen, möglicherweise auch fäkalgedüngtes Rohgemüse sowie verunreinigtes Trinkwasser. Für die Existenz tierischer Zwischenwirte, welche Ruhestadien (Dormozoiten) beherbergen – wie dies z.B. bei anderen Isosporaarten (I. felis, I. rivolta: Darmkokzidien der Katze) nachgewiesen werden konnte, fanden sich bisher bei I. belli keine Anhaltspunkte.

Klinisches Bild. Über klinische Erscheinungen werden sehr unterschiedliche Angaben gemacht (PELLÉRDY 1974; JANITSCHKE et al. 1976; SCHMIDT et al. 1967; BRANDBORG et al. 1970). Leichtere Infektionen verlaufen in der Regel symptomlos. Bei stärkerer Infektion treten jedoch nach einer Inkubationszeit von 6–12 Tagen allgemeine wie enteritische Krankheitszeichen auf. Fieber, Mattigkeit, Schüttelfrost, Anorexie, Nausea, Erbrechen, Gewichtsverlust, Leib- und Kopfschmerzen werden in verschiedener Häufigkeit angegeben. Die Diarrhö kann erheblich sein mit wäßrigen oder schleimigen Durchfällen ohne Blutbeimengung und einer Dauer von wenigen Tagen bis zu einigen Wochen. Die Oozystenausscheidung im Stuhl beginnt frühestens am 10. Tag nach der Infektion und kann zwischen 3 und ca. 6 Wochen anhalten. Dann erlischt die Infektion in der Regel von selbst. In Einzelfällen sind jedoch wesentlich längere Ausscheidungsperioden beobachtet worden (TRIER et al. 1977). Andererseits konnten in einigen Fällen trotz schleimhautbioptisch nachgewiesener Infektion niemals Oozysten im Stuhl gefunden werden (BRANDBORG et al. 1970). Im histologischen Bild bei Jejunalbiopsien werden Abflachung der Mukosa, Zottenveränderungen sowie Zellansammlungen (Lymphozyten, Plasmazellen, Eosinophile) in der Lamina propria beschrieben (BRANDBORG 1978; BRANDBORG et al. 1970; TRIER et al. 1974).

Diagnose. Die Infektion wird am besten durch den mikroskopischen Nachweis der typischen unsporulierten Oozysten im Stuhl nach Anreicherung mittels Zinksulfatflotation erkannt (Abb. 5). BRANDBORG et al. empfehlen die 2tägige Inkubation der Stuhlprobe bei Zimmertemperatur, um den Oozysten Gelegenheit zur Sporulation zu geben. Sporulierte Oozysten lassen sich optisch leichter nachweisen (1970). Die sicherste Methode ist jedoch die Schleimhautbiopsie des Jejunums. Man findet die verschiedenen Stadien des parasitären Zyklus, v.a. zahlreiche Schizogonieformen sowie unreife, gelegentlich auch bereits sporulierte Oozysten (Brandborg et al. 1970; Trier et al. 1974) (Abb. 6).

Prophylaxe. Prophylaktische Maßnahmen sind aufgrund der mangelhaften Kenntnis epidemiologischer Zusammenhänge nicht möglich.

Therapie. Sulfonamide (Sulfathiazol) sollen in üblicher Dosierung kokzidiostatisch wirken, ebenso gleichzeitige Gaben von Pyrimethamin und Sulfadiazin (Brandborg 1978). Auch durch Chloroquin (Janitschke et al. 1976) und Furadantin (Trier et al. 1974) wurde Besserung der klinischen Erscheinungen erzielt. Mit Co-Trimoxazol konnte eine über Monate bestehende chronische I.-belli-Kokzidiose geheilt werden (Westerman u. Christensen 1979). Von anderen Autoren wird demgegenüber die Erfolglosigkeit jeglicher Chemoterapie hervorgehoben (Brandborg et al. 1970). Vereinzelt wurde über Todesfälle berichtet.

2. Sarcocystis hominis und S. suihominis („Isospora hominis")

Miescher entdeckte 1843 (zit. nach Aryeety 1979) in der Muskulatur der Hausmaus mit bloßem Auge sichtbare weißliche „Fäden", die sich mikroskopisch als mit „Sporen" gefüllte „Schläuche" darstellten. Man fand diese Miescher-Schläuche (Rainey 1858, zit. nach Aryeety 1979) später bei nahezu allen Säugetieren einschließlich Mensch, Affe und Wal, ferner bei Vögeln und Reptilien (Mehlhorn, Piekarski 1981; Aryeety 1979; Jeffrey 1974). Insbesondere zeigte sich eine große Verbreitung bei allen Weide- und Schlachttieren (z.B. bei Rindern bis zu 100%) (Rommel et al. 1979; Heydorn et al. 1976). Seit 1882 besteht der Gattungsname „Sarcocystis". Als die Kokziennatur der Parasiten bekannt wurde, nannte man diese „Sarkosporidien". Durch die grundlegenden Untersuchungen von Rommel et al. (1979) wurde erkennbar, daß zwischen einer seit langem bekannten, im menschlichen Darm parasitierenden Kokzidienart „Isospora hominis" und den Sarkosporidienzysten im Rind- bzw. Schweinefleisch ein Entwicklungszusammenhang bestand. Es zeigte sich, daß Rinder (Sarcocystis hominis (Boch et al. 1978a) auch: Sarcocystis bovihominis) und Schweine (Sarcocystis suihominis) bei dieser Kokzidiose als Zwischen- oder Nebenwirte dienen, in welchen die ungeschlechtliche Entwicklung vor sich geht. Mensch, Hund, Katze und Affen (Paviane, Rhesusaffen (Boch et al. 1978b) sind dagegen Haupt- oder Endwirte, weil sie den geschlechtlichen Zyklus beherbergen und die infektionstüchtigen reifen Dauerformen (Oozysten bzw. Sporozysten) mit ihrem Kot ausscheiden.

Verbreitung. Sarkosporidien beim Tier sind weltweit verbreitet (Rommel et al. 1979; Levine u. Tardos 1980). In Deutschland sind Schlachtrinder beinahe zu 100% infiziert (Heydorn et al. 1976). Während 5 Jahren erwiesen sich in Berlin alle untersuchten Rinder, die älter als 2 Jahre waren, als sarkozystispositiv (Heydorn 1977). Allerdings sind nicht alle Sarkozystisarten beim Rind für den Menschen infektiös. Der Anteil für Sarcocystis hominis liegt bei etwa 60%. Ein ähnlicher Prozentsatz gilt für infizierte Schweine (S. suihominis). Mehrere Studien in den letzten 22 Jahren über die Häufigkeit der Ausscheidung von Sarkozystissporozysten („Isospora hominis") im Stuhl verschiedener Personengruppen ergab Infektionsraten zwischen 1,6 und 10,4% (Bundesrepublik Deutschland: 7,3%) (Janitschke et al. 1976; Smitskamp u. Oey-Müller 1966; Barksdale u. Routh 1948).

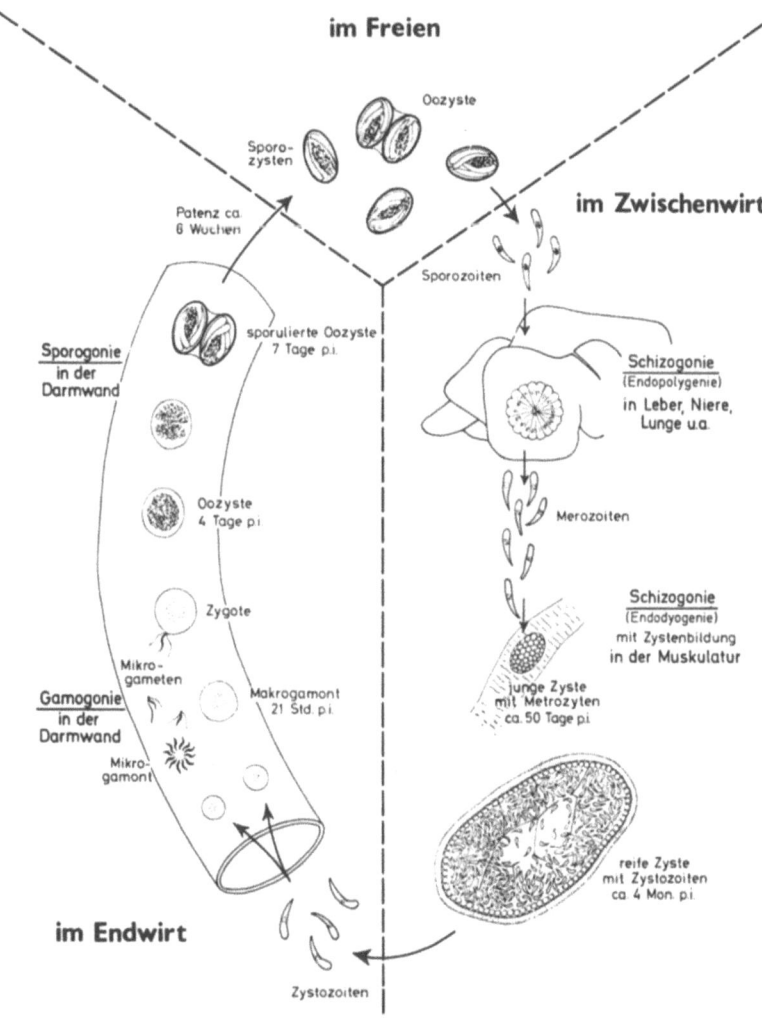

im Freien

Oozyste

Sporo-
zysten

Patenz ca.
6 Wochen

im Zwischenwirt

Sporozoiten

Sporogonie
in der
Darmwand

sporulierte Oozyste
7 Tage p.i.

Schizogonie
(Endopolygenie)
in Leber, Niere,
Lunge u.a.

Merozoiten

Oozyste
4 Tage p.i.

Zygote

Schizogonie
(Endodyogenie)
mit Zystenbildung
in der Muskulatur

Mikro-
gameten

Gamogonie
in der
Darmwand

Makrogamont
21 Std. p.i.

junge Zyste
mit Metrozyten
ca. 50 Tage p.i.

Mikro-
gamont

reife Zyste
mit Zystozoiten
ca. 4 Mon. p.i.

im Endwirt

Zystozoiten

Abb. 7. Entwicklungskreislauf der Sarkosporidien. *Rechts* ungeschlechtliche Entwicklung im Zwischenwirt (Rind, Schwein); *links* Gamogonie und Sporogonie im Darm des Endwirts (Mensch, Hund, Katze, Affen); *oben* reife Oozysten bzw. Sporozysten in den abgesetzten Fäzes

Biologie (Abb. 7). Die von Mensch, Hund oder Katze mit dem Kot ausgeschiedenen Sporozysten – meist wird die dünne Oozystenhülle schon im Darm zerstört (Abb. 8) –, welche jeweils 4 infektionstüchtige Sporozoiten enthalten, werden von den Zwischenwirten (Rind, Schwein) mit verunreinigter Nahrung aufgenommen. Im Darm werden die Sporozoiten frei und gelangen vermutlich über den Lymph- und Blutweg in die verschiedensten Organe (Leber, Niere, Lunge, Gehirn u.ä.), wo sie sich in den Endothelzellen der Gefäße vermehren. Es handelt sich dabei um eine sog. Endopolygenie, d.h. um eine Vielfachteilung, bei der sich die Merozoiten innerhalb der Mutterzelle um zahlreiche Abschnürungen (50–90) des großen Kerns als Tochterzellen bilden. Die freiwerdenden Merozoiten dringen in neue Endothelzellen ein, um wiederum zu Schizonten heranzuwachsen und sich auf die gleiche Weise zu teilen (Merozoiten der 2. Generation). Während dieser Phase können die Zwischenwirte erheblich erkranken und sogar an der Infektion sterben. – Ab 20. Tag post infectionem dringen die Merozoiten der 2. Generation in Muskelfasern der Skelettmuskulatur und des Herzens ein, wo sie beginnen, Zysten zu bilden und sich in diesen zu vermehren. Die Zysten enthalten

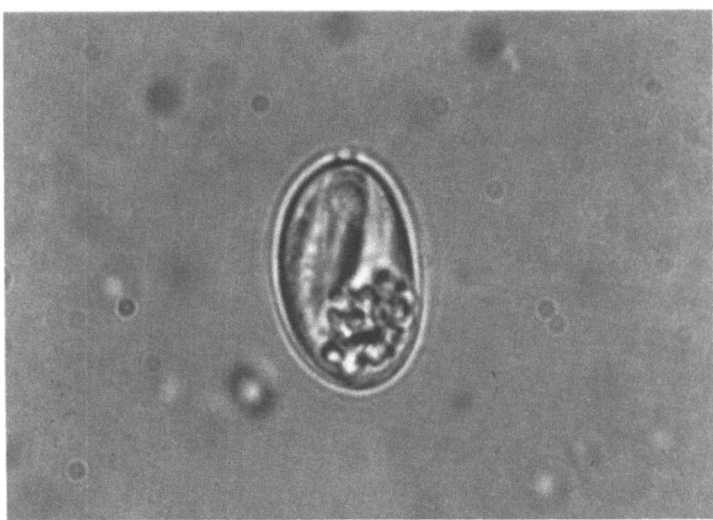

Abb. 8. Reife freie Sporozyste von Sarcocystis hominis im menschlichen Stuhl, ×1800. (Präparat und Aufnahme K. Janitschke, Robert-Koch-Institut, Berlin)

zuletzt Hunderte von reifen, bananenförmigen Zystozoiten, (Abb. 7) welche bei rohem Fleischgenuß für den Menschen infiziös sind. Bis zur Ausreifung der Zystozoiten vergehen 2–3 Monate (Mehlhorn u. Piekarski 1981; Rommel et al. 1979; Markus 1978).

Pathogenese. Nach dem Verzehr von ungarem infiziertem Schlachtfleisch werden die Zystozoiten im menschlichen Dünndarm frei und entwickeln sich in den Schleimhautzellen ohne weitere Vermehrung sofort zu Mikro- und Makrogameten (Zeitdauer 14 h). Die Verschmelzung der Geschlechtszellen erfolgt unmittelbar danach, und bereits 24 h nach der Infektion sind die Oozystenhüllen ausgebildet. Noch in den Mukosazellen läuft die volle Sporulation ab, und zwischen dem 5. und 14. Tag post infectionem werden die ersten Sporozysten mit dem Stuhl ausgeschieden (Ausscheidungsdauer ca. 6–8 Wochen) (Mehlhorn u. Piekarski 1981) (Abb. 8).

Klinisches Bild. Krankheitszeichen werden beim Menschen vorwiegend nach dem Genuß von rohem sarkosporidienhaltigem Schweinefleisch, das Sarkosporidienzysten enthält beobachtet (Rommel et al. 1979; Heydorn 1977). Es kommt zu Durchfällen, Übelkeit und Benommenheit. Fast alle Testpersonen, die experimentell infiziertes Schweinemett gegessen hatten, mußten vorübergehend hospitalisiert werden (Heydorn 1977; Piekarski et al. 1978). Rindersarkozysten scheinen weniger pathogen zu sein, doch konnten im Experiment durch rohes Rindfleisch Schwindelgefühl, Übelkeit, Leibweh und leichte Durchfälle hervorgerufen werden (Heydorn 1977).

Diagnose. Der Nachweis der typischen Sporozysten – sporuliert einzeln oder paarweise – im Stuhl infizierter Personen wird durch Anreicherung mittels Zinkchlorid- oder Zinksulfat-Kochsalz-Flotation erleichtert (Abb. 8). In der Mukosa des Dünndarms lassen sich die Parasiten durch Biopsie im Quetschpräparat darstellen. Sarkozystisantikörper konnten mit Hilfe der indirekten Immunfluoreszenz bereits vor Beginn der Sporozystenausscheidung nachgewiesen werden (Aryeety 1979; Piekarski et al. 1978).

Therapie. Über eine zuverlässige Therapie oder eine Chemoprophylaxe ist noch nichts bekannt.

Prophylaxe. Der einzige sichere Schutz für den Menschen ist der Verzicht auf den Genuß von rohem Fleisch. Tiefgefrieren auf ca. −20° C sowie Erhitzen auf über 60° C töten die Parasiten sicher ab (HEYDORN 1977). Die Infektionsrate von Weidetieren läßt sich nur dadurch eindämmen, daß keine menschlichen Fäkalien zur Düngung von Weide- und Grünfutterflächen verwendet werden. Menschliche Ausscheidungen sollten nicht in Schweineställe gelangen, Hunde und Katzen möglichst von dort ferngehalten werden. Personen, die im Stall oder mit der Futterzubereitung zu tun haben, müßten konsequent den Genuß von rohem Schweinefleisch vermeiden, damit sie nicht zu Ausscheidern von Sporozysten, d.h. zur Infektionsquelle für Schweine werden.

3. Kryptosporidien

Die Kryptosporidiose ist eine erst seit wenigen Jahren beim Menschen bekannte Kokzidieninfektion des Darms. Die etwa 2–4 µm großen parasitischen Organismen wurden im Jahre 1907 erstmals bei der Maus in den Krypten der Magenschleimhaut aufgefunden (TYZZER 1907). Später konnten sie auch im übrigen Intestinaltrakt der Maus (TYZZER 1912; HAMPTON u. ROSARIO 1966) sowie verschiedener anderer Tierarten nachgewiesen werden. So fand man Kryptosporidien bei Meerschweinchen (chronische Enteritis; VETTERLING et al. 1971 a, b; JERVIS et al. 1966), beim Kalb (Diarrhöen mit Gewichtsverlust; BARKER u. CARBONELL 1974; MEUTEN et al. 1974; PANCIERA et al. 1971; BOCH et al. 1982), bei Schafen (BARKER u. CARBONELL 1974), Hühnern (TYZZER 1929) und Truthühnern (z.T. tödliche Enteritiden; SLAVIN 1955), beim australischen Dingo (BEARUP 1954), bei Dschungelkatzen (DUBEY u. PANDE 1963), bei Rhesusaffen (KOVATCH u. WHITE 1972) und Schlangen (ANDERSON et al. 1968; TRIFFIT 1925).

Verbreitung. Infektionen beim Menschen sind bisher nur in geringer Zahl beschrieben worden (BRANDBORG 1978; NIME et al. 1976; MEISEL et al. 1976; BOOTH et al. 1980; BOCH et al. 1982). Über die tatsächliche Verbreitung können daher noch keine sicheren Angaben gemacht werden.

Biologie. Kryptosporidien sind kleine rundliche Protozoen, welche eng mit der Oberfläche der Darmschleimhaut verhaftet sind und v.a. in den Krypten – manchmal in sehr großer Zahl – angetroffen werden. Es handelt sich um primär einkernige Organismen, die innerhalb ihrer Wirtzellen im Grenzbereich zwischen Ziliensaum und Zytoplasma – extraplasmatisch/intrazellulär – angesiedelt sind, wobei die Mikrovilli sich an der Einbettung beteiligen. Die Kryptosporidien unterscheiden sich dadurch von anderen, tiefer im Zellplasma plazierten Kokzidien. Im Laufe ihrer Entwicklung wird ein Schizogoniezyklus durchlaufen, wobei bis zu 8 Merozoiten im Schizonten entstehen. Die Merozoiten leiten den Zyklus der geschlechtlichen Entwicklung (Gamogonie) ein, indem sie sich nach erneuter Zelladhäsion und teilweiser -invasion zu Mikro- bzw. Makrogameten umwandeln (HAMPTON u. ROSARIO 1966; VETTERLING et al. 1971 a; NIME et al. 1976; BOCH et al. 1982). Ihre Vereinigung führt wie bei anderen Kokzidien zur Ausbildung von Oozysten, welche die Infektion weitergeben können. In der 6,2 µm großen Oozyste bildet sich eine Sporozyste mit 4 Sporozoiten.

Infektionsquellen. Für menschliche Kryptosporidiosen konnte bisher keine sichere Infektionsquelle ermittelt werden.

Pathogenese. Die Häufigkeit des Vorkommens von Kryptosporidien bei gesunden Personen ist unbekannt. Obwohl von manchen Autoren die Pathogenität dieser Parasiten als umstritten angesehen wird, können diese unter bestimmten Bedingungen offenbar schwere Schleimhautläsionen unter partieller Zerstörung der resorptiven Epithelschicht und der Zottenstruktur verursachen. Deutliche Hyperplasie der Krypten und sogar Kryptenabszesse wurden beobachtet (Meisel et al. 1976; Booth et al. 1980). Innerhalb der Lamina propria kommt es zur Ansammlung von Plasmazellen, Lymphozyten und neutrophilen Granulozyten. In einem Fall gleichzeitiger Hypogammaglobulinämie enthielten die Plasmazellen fast ausschließlich Immunglobulin M (Booth et al. 1980). In der parasitierten Zelle zeigt sich unter dem Elektronenmikroskop ein verdichtetes Areal aus geschwollenen z.T. vakuolisierten Mitochondrien. Außer dem Dünndarm können auch alle Abschnitte des Kolon von der Infektion betroffen sein. Sogar im Ösophagus und im Pharynx wurden Kryptosporidien nachgewiesen (Booth et al. 1980). Obgleich Kryptosporidienbefall bei vorher gesunden Patienten als Krankheitsursache wahrscheinlich gemacht werden konnte (Nime et al. 1976), legen die Beobachtungen von Infektionen bei gleichzeitigen Immundefekten oder Immunosuppressionen sowie bei kontemporärem Befall mit anderen Parasiten und Mikroorganismen die Vermutung nahe, daß es sich bei Cryptosporidium um einen vorwiegend opportunistischen Infektionserreger handelt.

Klinisches Bild. Wo klinische Erscheinungen auf einen Befall mit Kryptosporidien zurückgeführt werden, steht das Bild einer Enterokolitis mit abundanten wäßrigen, choleraähnlichen Durchfällen im Vordergrund. Salz- und Wasserverlust – bei einem Patienten wurden innerhalb von 10 Tagen über 60 Liter an parenteralen Infusionen benötigt! – führen zu Dehydratation, Hämokonzentration, Hyponatriämie und prärenaler Azetonämie. Leibschmerzen, Meteorismus, hyperaktive Darmgeräusche, Empfindlichkeit bei tiefer abdomineller Palpation, gelegentlich auch Erbrechen vervollständigen das Bild (Brandborg 1978; Nime et al. 1976; Meisel et al. 1976).

Diagnose. Der Nachweis einer Kryptosporidieninfektion gelingt am besten durch histologische, phasenkontrast- oder elektronenmikroskopische Untersuchung bioptisch entnommenen Schleimhautmaterials aus Jejunum oder Ileum. Unter dem Elektronenmikroskop lassen sich verschiedene Stadien der Schizogonie und Gamogonie eindrucksvoll darstellen (Hampton 1966; Vetterling 1971a; Barker u. Carbonell 1974; Meuten et al. 1974; Nime et al. 1976; Meisel et al. 1976; Booth et al. 1980; Boch et al. 1982). Kryptosporidien im Darmsaft in abradiertem Mukosamaterial oder im Stuhl färben sich im Ausstrichpräparat nach Giemsa oder vital mit Fuchsin an. Durch Flotation (ZnSO$_4$, Zucker) erreicht man eine Anreicherung der Oozysten. Differentialdiagnostisch kommt u.a. auch eine klinisch oft ähnlich verlaufende Giardiainfektion in Betracht.

Therapie. Co-Trimoxazol bewirkte in einem Fall eine vorübergehende (3 Wochen) deutliche Besserung des klinischen Bilds. Im übrigen erwiesen sich alle angewandten Chemotherapeutika als erfolglos. Die Behandlung stützt sich daher v.a. auf symptomatische Maßnahmen (Ausgleich des Wasser- und Elektrolytverlusts). Wie bei anderen Kokzidiosen tritt in der Regel eine Selbstbegrenzung der Infektion ein. Bei gleichzeitigem schweren Immundefekt wurde ein Todesfall beobachtet (Booth et al. 1980).

4. Toxoplasma gondii

Über eine Toxoplasmose des Darms als eindeutiges Krankheitsbild beim Menschen ist wenig bekannt, obgleich feststeht, daß die eigentliche Eintrittspforte für Toxoplasma gondii in der Dünndarmschleimhaut zu suchen ist, und daß in den Schleimhautzellen und angrenzenden Mesenteriallymphknoten reichlich Toxoplasmen und deren Vermehrungsstadien angetroffen werden (Abb. 9) (MEHLHORN u. PIEKARSKI 1981; EDINGTON u. GILLES 1978; WERNER u. JANITSCHKE 1975; KABELITZ 1962; BEVERLY 1973; FRENKEL 1973; BOMMER et al. 1968, 1969; BOMMER 1969a, b).

Am ehesten ist bei der konnatalen Toxoplasmose eine Beteiligung der Abdominalorgane am pathologischen Geschehen hinreichend definiert (BEVERLY 1973; MOHR 1952; WILDFÜHR u. WILDFÜHR 1975), doch sind auch bei postnatal erworbenen Toxoplasmainfektionen abdominelle klinische Verlaufsformen beschrieben worden (KABELITZ 1959, 1962, 1966). Nach KABELITZ und GRANZ sind abdominelle Manifestationen der akquirierten Toxoplasmose häufiger zu beobachten, als ursprünglich angenommen wurde (WILDFÜHR u. WILDFÜHR 1975; KABELITZ 1959; GRANZ 1975).

Hinsichtlich der Häufigkeit des Vorkommens soll die Abdominaltoxoplasmose an zweiter Stelle hinter der Lymphadenitis toxoplasmotica stehen (GRANZ 1975).

Verbreitung. Über die Verbreitung der Darmtoxoplasmose liegen bisher kaum verläßliche Angaben vor.

Infektionsquellen. Infektiöse Stadien für den Menschen sind Toxoplasmazysten (bis ca. 300 µm Durchmesser) in rohem Fleisch – besonders in Schweinemett – ferner von Katzen ausgeschiedene und nachträglich gereifte Oozysten (10,7 × 12,6 µm).

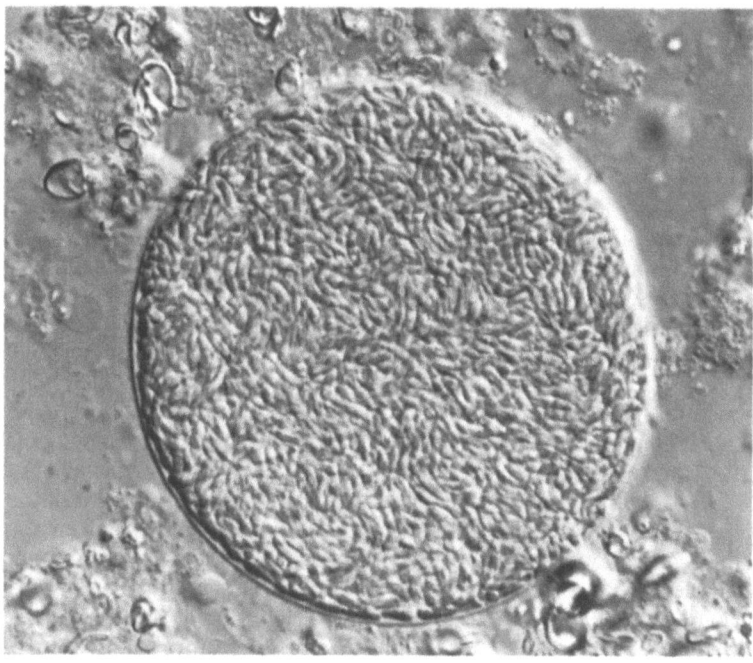

Abb. 9. Toxoplasmazyste im Gewebe (Maushirn) mit Hunderten von Zystozoiten. Interferenzkontrast, ca. × 1760

Biologie und Pathogenese. Die im oberen Magen-Darm-Bereich freigesetzten Zystozoiten (aus Toxoplasmazysten) bzw. Sporozoiten (aus Oozysten) dringen zunächst in die Darmschleimhaut ein, um später über die Mesenteriallymphknoten und die Pfortader in den Blutkreislauf zu gelangen. Lymphknoten und Leber als erste Filter enthalten z.B. bei experimentell infizierten Katzen typische Läsionen mit Toxoplasmaherden (FRENKEL 1973). Die Epithelzellen der Darmschleimhaut können besonders in den oberen Bereichen der Darmzotten dicht von Parasiten besiedelt sein. Dabei werden die Zellen infolge ihrer regenerativen Kapazität oft nicht zerstört. Infizierte junge Katzen entwickeln nicht selten eine Diarrhö mit faulig riechenden Durchfällen bei fehlender Gewichtszunahme. Bei Mäusen, die mit Oozysten gefüttert wurden, trat eine Enteritis mit Toxoplasmenausscheidung und z.T. tödlichem Ausgang auf. Bei hohen Infektionsdosen im Experiment wurde ein großer Teil der Schleimhaut völlig zerstört (FRENKEL 1973).

Klinisches Bild. Im Gegensatz zu den tierexperimentellen Ergebnissen ist die Symptomatologie der menschlichen Abdominaltoxoplasmose meist diskret, zu Beginn oft schleichend und die Diagnose daher schwierig. Unklare Bauchbeschwerden sowie schmerzhafte Resistenzen im mittleren Abdomen, die sich anderweitig nicht klären lassen, können Hinweise sein. Nicht selten tritt die abdominelle Verlaufsform im Gefolge einer allgemeinen Lymphknotentoxoplasmose in Erscheinung. Bei vorwiegender Lokalisation schmerzempfindlicher Resistenzen in der rechten Mittel- oder Unterbauchregion – besonders im Ileozökalbereich – kann eine akute oder subakute Appendizitis vorgetäuscht werden. Die abdominelle Symptomatik kann über längere Zeit permanent bleiben oder intermittierend sein. Der Verlauf ist i.allg. afebril oder subfebril.

Diagnose. Abweichende Laborwerte sind kaum festzustellen. Allein die Immundiagnostik kann zur Erkennung beitragen.

Therapie. Die Behandlung der Toxoplasmose erfolgt üblicherweise mit Sulfonamiden und Pyrimethamin (Daraprim), alternativ mit Spiramycin (Rovamycine) bzw. Demethylchlortetracyclin (Ledermycin).

5. Plasmodium falciparum

Verbreitung. Die Malaria ist noch immer die bedeutendste Infektionskrankheit. Für Millionen von Menschen stellt sie eine ständige Bedrohung dar und tausende Todesfälle sind jährlich zu beklagen. Die Hauptverbreitungsgebiete sind Afrika, Südostasien, Mittel- und Südamerika. Im Nahen und Mittleren Osten sind die Verhältnisse unterschiedlich. In Nordafrika ist derzeit nur das Niltal betroffen. Die europäischen Länder, Australien und die USA gelten heute als malariafrei. Nach anfänglichen eindrucksvollen Erfolgen weltweiter Bekämpfungsmaßnahmen unter Einsatz von Pestiziden und Chemotherapeutica ist inzwischen die Malaria in manche der ehemals „befreiten" Regionen wieder zurückgekehrt (z.B. Indien). Zunehmende Resistenzentwicklungen der Malariaplasmodien gegen spezifische Heilmittel sowie von Moskitostämmen gegen Insektizide haben die Lage besonders in den südostasiatischen Endemiegebieten kompliziert. In steigendem Maße erfolgen Malariaeinschleppungen nach Europa (MOHR 1976; HATZ et al. 1978; DEGREMONT 1979, 1981).

Biologie und Pathogenese. Die zu den Hämosporidien gehörenden Erreger der Malaria (Plasmodien) werden durch Stechmücken der Gattung Anopheles übertragen. Menschliche Malariaerkrankungen werden vorwiegend durch Plas-

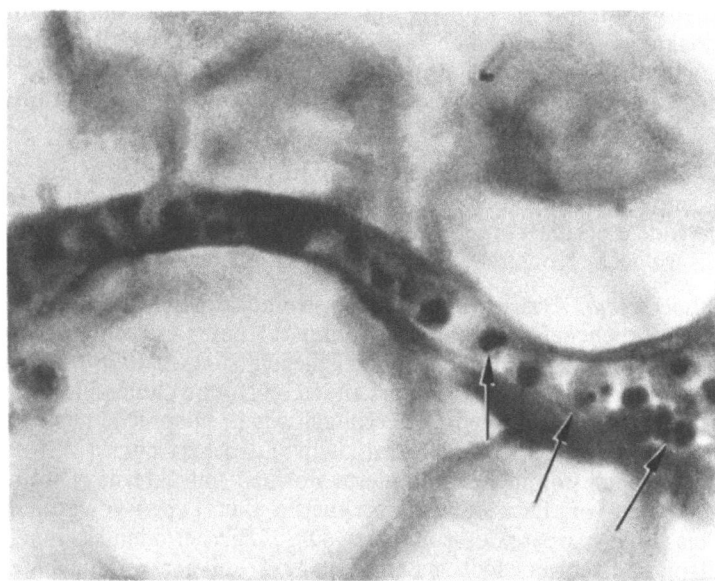

Abb. 10. Malaria tropica. Mit infizierten Erythrozyten angefüllte Blutkapillare der Darmwand. Man erkennt das dunkle Pigment der Plasmodienstadien in den Erythrozyten (*Pfeile*). Histologische Giemsa-Färbung, ca. × 800

modium falciparum oder Plasmodium vivax hervorgerufen. Plasmodium malariae und Plasmodium ovale sind weniger häufige Krankheitsursachen. Nur gelegentlich werden Malariaübertragungen zwischen Affe und Mensch (Plasmodium knowlesi) beobachtet. Mit dem Mückenspeichel werden sog. „Sichelkeime" (Sporozoiten) in die Blutbahn des Menschen injiziert, welche von dort in das Retikuloendothel und v.a. in die Leber gelangen. In den Leberzellen findet eine beträchtliche Vermehrung der Parasiten durch ungeschlechtliche Zerfallsteilung (Schizogonie) statt (präerythrozytärer Zyklus, exoerythrozytärer Zyklus). Nach unterschiedlicher Inkubationszeit setzen mit dem intraerythrozytären Entwicklungskreislauf der Plasmodien die klinischen Erscheinungen ein. Der Erreger der tropischen Malaria (Plasmodium falciparum, Synonym: Laverania subtertiana) ruft ein oft lebensbedrohliches, allgemeines Krankheitsbild hervor, bei welchem die verschiedensten Organe des Körpers infolge der massiven Anstauung von Erythrozyten mit reifen Schizogoniestadien in den Kapillarsystemen (Abb. 10) betroffen und am Krankheitsverlauf entscheidend beteiligt sein können. So kommt es z.B. zum Bild einer zerebralen, einer biliösen oder auch einer gastrointestinalen Malaria (NAUCK 1975 b). Letztere kann klinisch so sehr im Vordergrund stehen, daß diagnostisch anderweitige Darminfektionen weit eher in Betracht gezogen werden und der Arzt die rechtzeitige Erkennung der meist schweren Erkrankung versäumt. Es kommt in der Darmschleimhaut zu kapillaren Stauungen, Nekrosen und Blutungen, beim algiden Typ der Malaria tropica auch zu exzessiver Desquamation der Darmepithelien (EDINGTON u. GILLES 1976 b). Eine Gastroenteritis ist v.a. bei Kindern eine nicht seltene Komplikation bei Malaria (JELLIFFE u. STANFIELD 1978; GENTILINI et al. 1972). OLSON u. JOHNSON (1969) stellten eine Beeinträchtigung der Xyloseresorption bei akuter

Malaria tropica fest. Eine jejunale Biopsie ergab ein Ödem der Laminia propria sowie vaskuläre Obliterationen in der Schleimhaut. Diese Befunde stehen im Einklang mit Beobachtungen an malariainfizierten Affen, die einen verlangsamten Blutstrom in den Eingeweiden aufwiesen (Chongsupajaisiddhi T. 1966, zit. nach Olson u. Johnson 1969).

Infektionsquellen. Stechmücken (mehrere Arten der Gattung Anopheles) übertragen die Krankheit. Durch Bluttransfusionen sowie durch gemeinschaftlich verwendete Spritzen unter Drogensüchtigen sind Übertragungen der Malaria ebenfalls möglich. Konnatale Malariaerkrankungen sind beschrieben worden.

Klinisches Bild. Klinisch kann eine gastrointestinale Malaria unter dem Bild einer ausgesprochenen Dysenterie verlaufen, so daß Verwechselungen mit einer bakteriellen oder einer Amöbenruhr naheliegen (Nauck 1975b). Übrigens können diese Infektionen gleichzeitig vorhanden sein! Eine choleraähnliche Verlaufsform mit exzessiven wäßrigen Entleerungen sowie entsprechendem Flüssigkeits- und Elektrolytverlust kann das Krankheitsbild beherrschen (Maigraith et al. 1976). Schließlich kommen kombinierte Formen mit Ikterus, Durchfällen und Nierenversagen vor. Es werden Fieberkurven aller Typen von subfebrilen Verläufen bis zur Hyperpyrexie beobachtet. Die Fieberperioden sind meist unregelmäßig lang und schwer, doch lassen manche Tropikaerkrankungen einen deutlichen 48-h-Rhythmus erkennen, so daß eine Malaria tertiana (Plasmodium vivax) vorgetäuscht werden kann. Gelegentlich liegt auch eine Doppelinfektion mit beiden Plasmodiumarten vor. Schüttelfrost ist bei der tropischen Malaria nicht die Regel. Starke Kopfschmerzen sind häufig.

Diagnose. Entscheidend für die Erkennung einer akuten Malariaerkrankung ist die mikroskopische Untersuchung gefärbter (Giemsa, Pappenheim, Wright) Blutpräparate (dicker Blutfilm und Blutausstrich, 6stündlich über 24 h). Der Nachweis von Antikörpern dient der nachträglichen Bestätigung oder auch der Erkennung von Doppelinfektionen. – In den Blutpräparaten findet man bei der Malaria tropica meist zahlreiche intraerythrozytäre Ringstadien (Abb. 11). Die typischen halbmondförmigen Gametozyten erscheinen etwa 1 Woche nach Krankheitsbeginn im peripheren Blut. Auch wenn Eile in der Therapie geboten ist, sollten Blutausstrich und dicker Blutfilm (10fach höhere Ausbeute!) angefertigt werden. Sie dienen zur Dokumentation z.B. für die Anerkennung als Berufskrankheit.

Therapie. Bei der Therapie ist zu bedenken, daß es sich bei der gastrointestinalen Verlaufsform in der Regel um eine schwere Erkrankung bzw. eine Komplikation der Malaria tropica handelt. Das bedeutet, daß neben einer möglichst sofortigen und ausreichenden antiparasitären Behandlung die Grundsätze der Intensivmedizin zu gelten haben (Elektrolytausgleich, Flüssigkeitsersatz – cave Lungenödem! –, Kreislauftherapie, Schockbekämpfung etc.). Der Erkrankte bedarf sorgfältiger ärztlicher Kontrolle. Die antiparasitäre Chemotherapie besteht bei schweren Malariafällen in der Regel in parenteraler Chloroquinzufuhr, z.B. am ersten Tag insgesamt 6 Ampullen (900 mg Chloroquinbase) Resochin i.m. bzw. per infusionem über 2–4 h, dazu $1 \times 0,5$ g Chininum bihydrochloricum. Am 2. Tag bis zu 4 Ampullen Resochin plus nochmals 0,5 g Chininum bihydrochloricum. Anschließend kann Resochin per os gegeben werden, falls der Magen-Darm-Zustand dies erlaubt. Im Fall der Parasitenresistenz gegen Chloroquin werden Chlonininfusionen zu 650 mg (Tagesdosis nicht über 2 g) in 8- bis 12stündigem Intervall empfohlen, zusätzlich Pyrimethamin-Sulfadoxin (Fansidar) oder 4-Aminochinolinmethanol (Mefloquin, noch nicht im Handel, bei Hofman-La

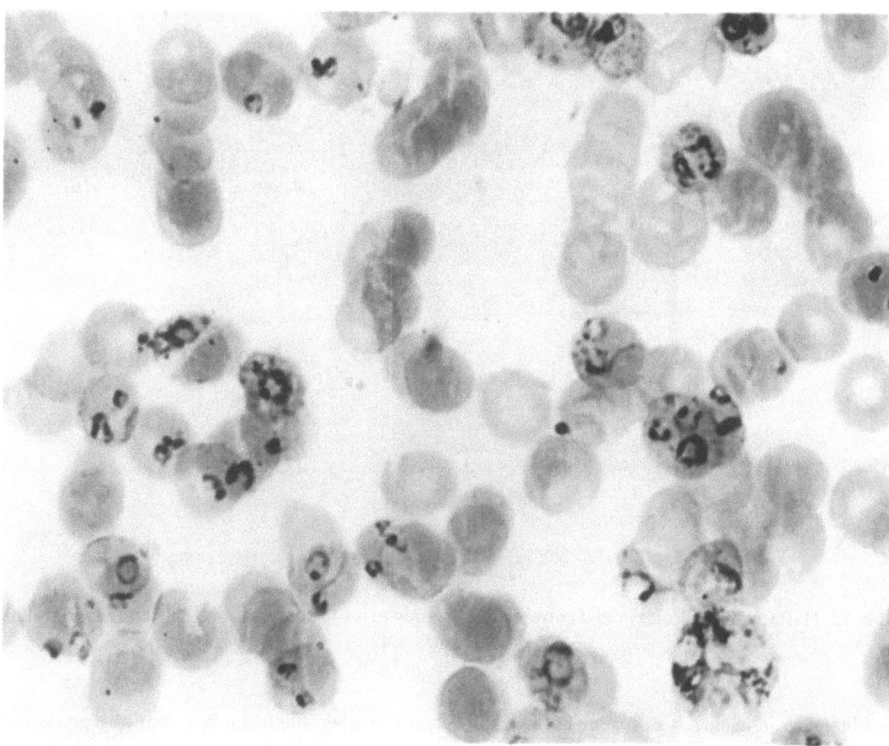

Abb. 11. Malaria tropica. Massenhaft Ringstadien von Plasmodium falciparum in den Erythrozyten (z.T. multipler Befall!) des peripheren Blutes. Pappenheim-Färbung, ca. × 1 420

Roche, Basel, erhältlich). Die kombinierte Therapie mit Chinin und Mefloquin gilt als die z.Z. wirksamste in Endemiegebieten mit hohen Resistenzquoten (in Thailand 100% Heilungsrate!). Kombinationen von Chinin mit Tetrazyklinen werden in Kambodscha und Thailand günstig beurteilt (NAUCK 1975b; HALL 1976; DEGRÉMONT 1978; HOLZER 1981; MARKWALDER 1981).

Prophylaxe. Schutz vor Mückenstichen durch Kleidung, Fenstergaze, Schlafen unterm Moskitonetz, Insektizide, Repellentien (Autan, Zitronellöl (Bonomol) u.a. Präparate). Chemoprophylaxe mit Chloroquin (Resochin, Camoquin, 300–400 mg Base/Woche) evtl. kombiniert mit Pyrimethamin (25 mg/Woche). In Gebieten mit Chloroquinresistenz Fansidar (1 Tablette/Woche, nicht länger als 6 Monate, nicht in der Schwangerschaft) oder Camoquin (Amodiaquin), mit Fansidarreserve für den Fieberfall oder beide Mittel primär kombiniert. Neuderings auch Mefloquin (HALL 1976; STAHEL et al. 1981).

C. Durch Helminthen bedingte Infektionen

I. Bandwürmer (Cestodes)

Die Klasse der Bandwürmer umfaßt ausschließlich parasitische Arten (FRANK 1976; JÍROVEC 1960; GEYER u. BOMMER 1971; BOMMER 1982). Sie bewohnen als geschlechtsreife Individuen den Darmkanal von Wirbeltieren einschließlich des Menschen. Die Würmer sind weiß bis gelblich

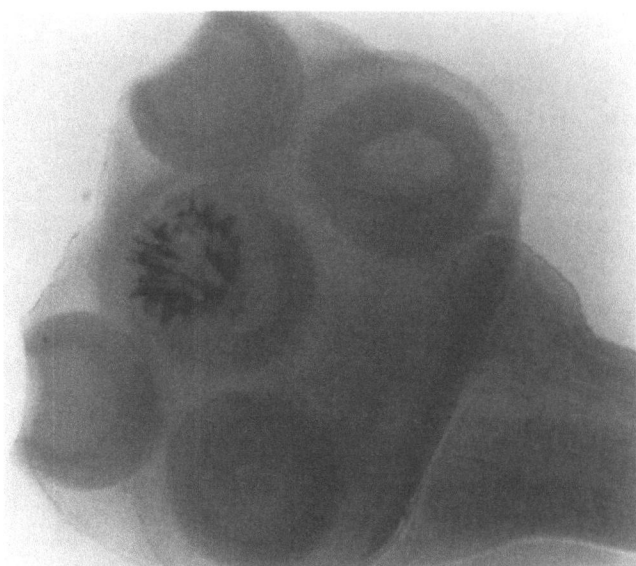

Abb. 12. Haftapparat (Skolex) des Schweinefinnenbandwurms (Taenia solium) mit Saugnäpfen und Hakenkranz, × 42

und bestehen je nach Art aus wenigen bis zahlreichen (bis über 4000) dorsoventral abgeplatteten, kontinuierlich heranreifenden Körpergliedern (Proglottiden), welche durch laufende Abschnürung in der sog. Halsregion gebildet werden und jeweils einen kompletten zwittrigen Geschlechtsapparat besitzen. Die hinteren Glieder sind stets die älteren und reiferen, deren Uterusschläuche prall mit Eiern gefüllt sind (pro Glied bis zu 150 000). Die gesamte Gliederkette (Strobila) kann viele Meter (bis über 10 m, selten 14–20 m) lang werden. Der Kopfteil (1–2 mm dick) ist zur Festheftung an der Darmschleimhaut mit einem Haftapparat, bestehend aus Saugnäpfen oder -gruben, bei manchen Arten noch mit einem zusätzlichen Hakenkranz (Abb. 12) ausgerüstet. Die Nahrungsaufnahme erfolgt vorwiegend in der Halsregion durch Diffusion aus dem Darminhalt. Die meisten Bandwürmer erreichen ihren Endwirt über Ruhestadien in anderen Organismen, sog. Zwischenwirten. Diese müssen nicht immer Wirbeltiere sein, sondern es können auch z.B. kleine Flohkrebse oder Insektenlarven als obligatorische Zwischenwirte dienen.

Die Bedeutung der Bandwurminfektionen für den Menschen richtet sich danach, ob die betreffende Art im menschlichen Darm als geschlechtsreifer gegliederter Wurm parasitiert, oder ob Larvenstadien eines Bandwurms den Menschen als „Fehlwirt" befallen haben. Im ersteren Fall sind die klinischen Symptome in der Regel geringfügig und uncharakteristisch, mit Ausnahme der Fischbandwurminfektion (Diphyllobothriasis), welche bei einem gewissen Prozentsatz der Betroffenen eine Anämie vom Perniziosatyp verursacht. Wenn dagegen Larvenstadien von Bandwürmern beim Menschen vorkommen, so entstehen fast immer schwere und oft lebensbedrohliche Krankheitsbilder. Dies trifft v.a. für Infektionen mit den beiden Echinokokkusarten (Echinococcus granulosus bzw. cysticus und Echinococcus multilocularis bzw. alveolaris) zu, ferner für das im Menschen entwicklungsfähige Larvenstadium (Cysticercus cellulosae) des Schweinefinnenbandwurms (Taenia solium), welches das Bild einer Zystizerkose hervorruft. Das gleiche gilt für das seltene Vorkommen von Coenurus cerebralis, der Larve des Quesenbandwurms (Multiceps multiceps) aus Hund oder Fuchs.

1. Taenia saginata

Verbreitung. Der Rinderfinnenbandwurm (Taenia saginata) ist unter unserer einheimischen Bevölkerung infolge des gewohnheitsmäßigen Verzehrs von Beefsteak Tatar weit verbreitet (0,2–0,4%; in West-Berlin ist der Befall doppelt

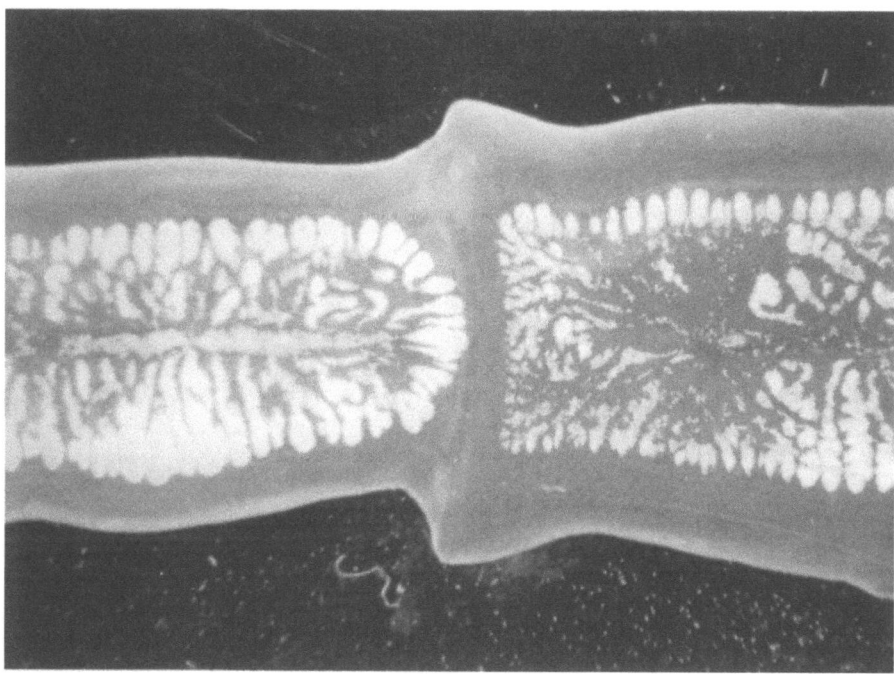

Abb. 13. Ausschnitt aus der Gliederkette (Strobila) des Rinderfinnenbandwurms (Taenia saginata) nach Aufhellung in Glyzeringelatine. Die vielfach verzweigten, mit Eiern gefüllten Uterusschläuche sind deutlich sichtbar, × 7

so hoch). Ein beachtlicher Prozentsatz unseres Rindviehbestands ist mit den Larvenstadien von Taenia saginata infiziert. Von den fast 40 Mio. Bandwurmträgern in der Welt sollen etwa 100000–200000 in der Bundesrepublik leben. Seit dem Jahr 1950 ist in vielen Ländern eine Zunahme von Finnenträgern unter den Rindern festgestellt worden. Ein Zusammenhang mit verstärktem Autotourismus, mit Campingplätzen oder Autobahnparkplätzen mit mangelhaften bzw. fehlenden sanitären Einrichtungen wird für wahrscheinlich gehalten. Auch ungenügend geklärte Abwässer, die auf Weiden und Rieselfelder gelangen, spielen eine wichtige Rolle (FRANK 1976; GÖNNERT 1974; NITSCHE 1974; MERGERIAN 1975).

Außerhalb Europas treten Infektionen mit dem Rinderfinnenbandwurm in allen Ländern auf, in denen Rindfleisch als Nahrungsmittel dient.

Biologie. In der Muskulatur der Rinder, die als Zwischenwirte fungieren, finden sich die invasionsfähigen blasigen Larven (Finnen, Cysticercus bovis, 7–10 × 3–6 mm). Die Finnen enthalten einen bereits fertig ausgebildeten eingestülpten Bandwurmkopf mit 4 Saugnäpfen. Durch die Verdauungssäfte des Endwirts Mensch wird die Blase geöffnet, und unter der Einwirkung des Gallensafts stülpt sich der Bandwurmkopf nach außen und heftet sich an der Schleimhaut des oberen Dünndarms fest. In der Halsregion beginnen sich dann die Bandwurmglieder abzuschnüren. Der Wurm wird 10–14 m und länger und hat eine mittlere Lebensdauer von 18 Jahren, in denen mehr als 10 Mrd. Eier produziert werden. Die Eier werden nicht einzeln freigesetzt sondern gelangen mit dem abgestoßenem Bandwurmglied oder mit einer kurzen Kette von Gliedern durch den Anus nach außen (Abb. 13, 14). Die Glieder verfügen über eine Eigenbeweglichkeit und können daher auch selbständig aus dem Anus auswandern. Einzelne Eier werden dann im Stuhl nachgewiesen, wenn sie durch das Aufreißen von Uterusschläuchen in den Darminhalt gelangt sind (Abb. 15). Ein einzelnes End-

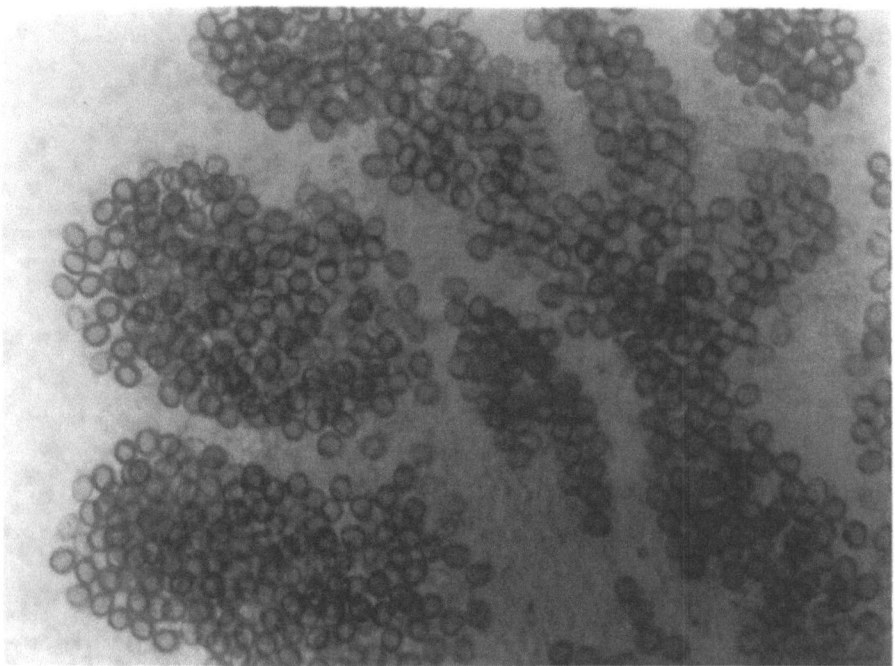

Abb. 14. Massen rundovaler Bandwurmeier füllen die Uterusäste in den Endgliedern von Taenia saginata. Aufhellung in Glyzeringelatine, ×100

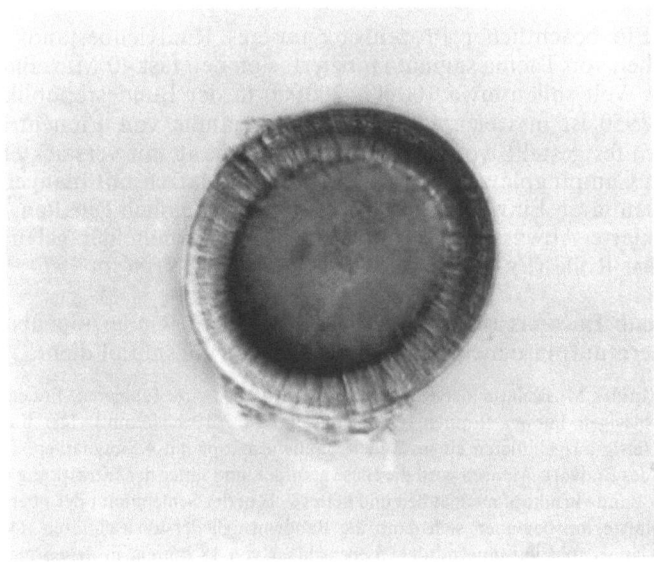

Abb. 15. Ei des Rinderfinnenbandwurms (Taenia saginata) mit typischer radiär gestreifter Eihülle. Interferenzkontrast, ca. ×1300

glied kann über 80 000 Eier enthalten. Die Zahl der Proglottiden kann 2 000 betragen. Die ausgeschiedenen Bandwurmglieder bzw. die in der Außenwelt freigewordenen Eier werden von Weidetieren (Rinder, Büffel, vereinzelt kleine Wiederkäuer) mit dem Gras, mit frisch geschnittenem Grünfutter oder mit Wasser peroral aufgenommen. Die im Verdauungstrakt freiwerdende Larve (Onchosphaera) bohrt sich mit Hilfe von scharfen Häkchen durch die Darmwand und gelangt über den Blutstrom in die Leber und von dort über die Lunge in alle Organe des Körpers. Nur diejenigen Onchosphären können überleben, die in bestimmte Muskulaturbereiche gelangt sind. Prädilektionsorte sind Kau-, Rücken- und Schenkelmuskulatur, Peritoneum und Herz.

Infektionsquellen. Die einzige Quelle ist finnenhaltiges, rohes, ungenügend gekochtes bzw. gebratenes Kalb- oder Rindfleisch. Die Finnen können auch infektiös bleiben, wenn das Fleisch bei zu geringen Minustemperaturen nur kurzfristig gefroren würde. Bei der üblichen Kühlhaustemperatur bleiben die Finnen im Fleisch lange lebensfähig und invasionstüchtig.

Klinisches Bild. Die Bandwurmträger bemerken die Infektion oft erst, wenn Tänienglieder gefunden werden. In der Regel bestehen keine Beschwerden, doch können uncharakteristische Symptome wie Druckgefühl im Leib oder im Epigastrium, Appetitlosigkeit oder Heißhunger, Brechneigung, Kopfschmerz und Abmagerung mit dem Tänienbefall in Zusammenhang stehen. Bei älteren sensitiven Kindern kann auch der Ekel durch Beobachtung von Proglottiden in der Wäsche oder beim gelegentlichen Erbrechen von Bandwurmgliedern zum schlechten Befinden beitragen. Selten ist ein Ileus durch Knäuelbildung der Bandwurmgliederkette, – insbesondere bei multiplem Befall (BEIER 1974) – ferner das Auftreten einer Appendizitis oder einer schweren Pankreatitis mit Bandwurmgliedern im Lumen des Wurmfortsatzes bzw. im Pankreasgang (VOLMER u. SEMLER 1979). Eine Eosinophilie fehlt häufig oder erreicht nur geringe Grade.

Diagnose. 1. Die weißen oder gelblichen, bandnudelartigen, anfangs beweglichen (!) Proglittiden ($16-20 \times 4-7$ mm) werden im Stuhl bzw. in Bett- und Unterwäsche gefunden. Die ersten abgelösten Glieder werden frühestens 10–12 Wochen nach der Infektion festgestellt. Differentialdiagnostisch muß eine Infektion mit dem Schweinefinnenbandwurm abgegrenzt werden, insbesondere wenn mehrere zusammenhängende Glieder im Stuhl nachweisbar waren. Unterscheidungsmerkmale sind einmal die Uterusstruktur (T. saginata 10–30 feinverzweigte Uterusäste (Abb. 13), T. solium 7–10 gröbere Äste) zum anderen das Fehlen eines Vaginalsphinkters bei T. saginata, der bei T. solium vorhanden ist (GEYER u. BOMMER 1971). Schließlich ist auch die Ovarstruktur unterschiedlich (T. saginata: 2lappig; T. solium: 3lappig). Die gepreßten Glieder werden nach Aufhellung in Glyzerin oder nach Fixierung und Anfärbung mittels Essigsäure-Karmin- oder Milchsäure-Karmin-Alkohol unter Lupenvergrößerung auf diese Unterschiede hin untersucht.

2. Mikroskopischer Nachweis von freien, rundovalen Täniaeiern (30–40 µm) im Stuhl. Sie besitzen eine radiär gestreifte (Abb. 15), bräunliche Eischale mit der darin enthaltenen Larve. Die Eier sind von denjenigen des Schweinefinnenbandwurms nicht zu unterscheiden.

Therapie. Niclosamid (Yomesan) (GÖNNERT 1974; BEIER 1966): einmal 4 Kautabletten mit wenig Wasser nach leichter Mahlzeit; Praziquantel (Biltricide, Cesol) (PAZ 1977; GROLL 1977; BECKER et al. 1980a; RIM et al. 1979): 10 mg/kg KG als orale Einzeldosis; Mebendazol (3 Tage lang morgens und abends je 2–3 Tabletten).

Prophylaxe. Wird der Genuß von rohem Rindfleisch vermieden, ist eine Infektion praktisch unmöglich. Die amtliche Fleischbeschau ist bei schwachem

Befall nicht absolut zuverlässig. Die Abtötung der Finnen erfolgt bei 60° C, ferner durch Unterkühlung bei −10° C (Kerntemperatur) über 5–8 Tage. Schnellräuchern und Pökeln bieten keinen sicheren Schutz. Tänieneier sind gegen äußere Einflüsse sehr widerstandsfähig. Benutzung von Latrinen, Verbrennen abgetriebener Bandwürmer und Verzicht auf die Düngung von Weideflächen mit menschlichen Fäkalien sind wichtige prophylaktische Maßnahmen.

2. Taenia solium

Verbreitung. Ein Befall mit dem Schweinefinnenbandwurm (Taenia solium) ist in Deutschland selten; man rechnet eine T.-solium-Infektion auf ca. 200 T.-saginata-Träger. Gelegentlich werden aus dem Ausland eingeschleppte Fälle beobachtet. Taenia solium ist weltweit verbreitet, fehlt jedoch in rein moslemischen Ländern (Weltbefallsrate 2,5 Mio.).

Biologie. Die invasionstüchtigen Bandwurmfinnen (bis 20×10 mm) finden sich in rohem oder ungenügend erhitztem Schweinefleisch. Neben dem Hausschwein können auch Wildschweine, Hunde, Katzen, Ratten, Rinder, Rehe und Schafe sowie der Mensch Finnenträger sein. Die erwachsenen Bandwürmer (bis 4 m) besiedeln den menschlichen Dünndarm. Der Bandwurmkopf (1 mm) besitzt außer 4 halbkugeligen Saugnäpfen noch einen doppelten Hakenkranz (Abb. 12). Die Haken sitzen auf einem rüsselartigen Fortsatz (Rostellum) und stehen auf Lücke. Die Lebensdauer der Bandwürmer kann 10–15 Jahre betragen. Während dieser Zeit werden 200–300 Mio. Eier produziert. Diese sind morphologisch nicht von den Eiern des Rinderfinnenbandwurms zu unterscheiden.

Infektionsquellen. Hauptinfektionsquelle ist rohes, finniges Schlachtfleisch vom Schwein (Schweinemett). Auch nur ungenügend erhitztes, ferner geräuchertes oder gepökeltes Schweinefleisch kann zur Infektion führen.

Klinisches Bild. Die klinischen Erscheinungen entsprechen der bei Befall mit Taenia saginata beschriebenen Symptomatik.

Diagnose und Therapie. Siehe bei T. saginata. Ein Abführmittel ist zusätzlich zu empfehlen. Brechreiz muß unbedingt vermieden werden (Gefahr der Zystizerkose durch Antiperistaltik).

Prophylaxe. Fernhalten der Schweine von menschlichen Fäkalien durch moderne Schweinehaltung unter Ausschaltung des Weidegangs sowie einwandfreie Abort- und Kanalisationsanlagen haben dazu geführt, daß in unserem Lande die Täniasis solium selten geworden ist. Abgetriebene Tänien müssen verbrannt oder desinfiziert werden. Erhitzen des Schlachtfleischs auf 60° C und Tieffrieren über längere Zeit töten die Finnen ab. Am günstigsten ist der Verzicht auf den Genuß von rohem Schweinefleisch.

3. Zystizerkose

Zu diesem Krankheitsbild kommt es durch Infektion mit dem Finnenstadium (Cysticercus cellulosae) von Taenia solium. Besondere Gefährlichkeit kommt dem Schweinefinnenbandwurm durch die Tatsache zu, daß sein Larvenstadium sich im Menschen entwickeln kann, falls dieser akzidentell Bandwurmeier peroral aufgenommen hat. Der Bandwurmträger selbst oder mit ihm zusammen lebende Personen können auf diese Weise zum Fehlzwischenwirt für Taenia solium werden (Geyer u. Bommer 1971; Peeters et al. 1981).

Pathogenese. Der Befall mit T.-solium-Finnen ist meist multipel. Die im Verdauungstrakt von Embryonalhüllen befreiten Onchosphären dringen mittels ihrer Häkchen in die Dünndarmschleimhaut ein und gelangen dann mit dem Blutstrom innerhalb von 24–72 h in die verschiedenen Organe. Befallen werden Zunge, Kehlkopf, Nacken, Zwerchfell, Bauch, Schenkel, Herz (Sitz im intramuskulären Bindegewebe) ferner Leber, Auge (Cysticerus ocularis) Gehirn (vorwiegend in den Liquorräumen, z.T. als große, verzweigte Blasen: Cysticercus racemosus), Knochen, Brustdrüsen, Lymphknoten. Auch diaplazentare Übertragung auf die Frucht kann vorkommen. Die dünnwandige Zystizerkusblase (bis 20 mm) ist von einer Bindegewebshülle umgeben. Eine Reaktion des umgebenden Gewebes ist nicht oder kaum vorhanden. Bei beginnender Verkalkung bildet sich eine entzündliche Reaktionszone mit Epitheloidzellen und Fremdkörperriesenzellen aus. Es können dabei tuberkelähnliche Granulationen entstehen.

Klinisches Bild. Die klinischen Erscheinungen hängen von der Lokalisation und von der Zahl der Zystizerken ab. Die Dauer der Erkrankung beträgt im Mittel 3–6 Jahre. Bei Ansiedlung in der Haut und Muskulatur treten meist nur dann Beschwerden auf, wenn die Zystizerken in der Nachbarschaft von Nerven sitzen.

Insbesondere verkalkte Blasen üben Druck auf die Nerven aus, wodurch Schmerzen und sogar Paresen ausgelöst werden können. Am Auge kann es zu Uveitis, eitriger Iridozyklitis, Panophthalmie und Sehstörungen kommen. Komplikationen sind Retinaablösung, Irissynechien, Katarakte und Bulbusatrophien. Bei der Hirnzystzerkose treten Krampfanfälle vom Jackson-Typ oder generalisiert sowie Hirndrucksymptome, die einen Tumor vermuten lassen auf. Zystizerken im Bereich des 4. Ventrikels führen, wenn sie nicht operativ entfernt werden, innerhalb weniger Monate zum Tode. Psychoseartige Zustände werden bei Ansiedlung in neurologisch stummen Gebieten des Gehirns beobachtet. Beim Befall der Meningen entwickelt sich eine chronische Meningitis. Sitz im Rückenmark oder Spinalkanal kann Querschnittslähmungen bewirken.

Diagnose. Zystizerken des Auges und der Haut sind relativ leicht zu erkennen. Bei den linsen- bis mandelgroßen, meist verschieblichen Hauttumoren kann eine Probeexzision die Diagnose sichern, Nach längerem Bestehen läßt sich eine Zystizerkose der Haut, der Muskeln oder des Gehirns röntgenologisch durch den Nachweis von Kalkschatten diagnostizieren. Für alle liquornahen Infektionen sind chronisch entzündliche Veränderungen des Liquors charakteristisch. Pathognomonisch für eine Hirnzystizerkose ist eine Eosinophilie im Liquorsediment. Bei basaler Zystizerkenmeningitis ist der Liquorzucker stark erniedrigt. Bei Vorhandensein von frei schwimmenden Zystzerken in den Liquorräumen des Gehirns führen plötzliche aktive Kopfbewegungen oder das plötzliche Aufhören von passiven Drehbewegungen des Kopfs am liegenden Patienten zu Schwindel und Kollaps (Bruns-Zeichen).

Therapie. Chemotherapeutisch kann ein Versuch mit Praziquantel (Cesol, Biltricide) gemacht werden. (Dosierung: 3×20 mg/kg KG/Tag an 3 aufeinanderfolgenden Tagen) (THOMAS 1977). Bei zerebraler Beteiligung besteht allerdings die Gefahr eines Antigenstoßes an ungünstiger Stelle, so daß hier Zurückhaltung geboten ist. BOTERO und CASTAÑO (1980) sowie RIM et al. (1980) haben indessen über gute Erfolge mit Praziquantel unter gleichzeitiger Gabe von Kortison bei Gehirnzystizerkose berichtet. Sonst bleibt nur die chirurgische Entfernung übrig; jedoch ist dabei zu bedenken, daß die Zystizerken selten in der Einzahl vorkommen. Falls bei der Entfernung eines Zystizerkus racemosus, wie er in den Ventrikeln oder basalen Zisternen angetroffen wird, Reste der traubenartigen Verästelungen zurückbleiben, kann sich eine neue Parasitenkolonie entwickeln.

Prophylaxe. Bei Trägern einer Taenia solium muß Erbrechen (z.B. während einer Wurmkur) vermieden werden, weil es dadurch über eine Antiperistaltik zum Verschlucken von Eiern oder Proglottiden und damit zur Invasion der

Finnenstadien kommen kann. Wichtig ist peinliche Sauberkeit. Stuhl und Bandwurmabgänge sind mit kochendem Wasser oder Karbolsäure unschädlich zu machen oder zu verbrennen. Grundsätzlich soll das Düngen von Gemüsen und Erdfrüchten mit frischen menschlichen Fäkalien vermieden werden.

4. Diphyllobothrium latum

Verbreitung. Der Fischbandwurm oder breite Bandwurm (Diphyllobothrium latum) kommt in Teilgebieten Mitteleuropas (Bodensee, oberitalienische Seen), Skandinavien (in Finnland sind bis zu 20% der Bevölkerung Bandwurmträger), Polens und der europäischen Sowjetunion sowie in Rumänien (Donaudelta) vor. Außerhalb Europas findet man die Fischbandwurminfektion in den Seen- und Flußgebieten aller Erdteile, in denen Fische der Bevölkerung zur Nahrung dienen. Die Befallshäufigkeit bei der Weltbevölkerung wird auf etwa 10 Mio. geschätzt. Epidemiologisch ist von Wichtigkeit, daß der erwachsene Fischbandwurm außer beim Menschen auch bei zahlreichen land- und wasserbewohnenden Säugetieren angetroffen wird, die sich regelmäßig oder gelegentlich von Fischen ernähren. Hierzu gehören auch Haustiere wie Katze, Hund und Schwein.

Biologie und Pathogenese. Der geschlechtsreife Bandwurm lebt im Darm fischfressender Säugetiere bzw. des Menschen. Der kleine, längliche Kopf (Skolex 3 × 1 mm) sitzt mit Hilfe der beiden seitlichen Sauggruben häufig hoch im Duodenalbereich an. Die reifen Bandwurmglieder sind wesentlich breiter als lang (10–20 × 3–5 mm). Sie enthalten einen rosettenförmigen Uterus, aus dem über eine separate Öffnung (Tokostom) die gedeckelten, am Gegenpol mit einem knopfartigen Ansatz versehenen Eier einzeln abgesetzt werden. Nur wenn die Eier in Wasser gelangen, schlüpft die bewimperte Larve unter Öffnung des Deckels aus. Sie muß von kleinen Flohkrebsen aufgenommen werden, wenn eine Weiterentwicklung erfolgen soll. Diese sind jedoch nur der erste Zwischenwirt, d.h. sie enthalten die erste Larvenform (Prozerkoid). Als zweiter Wirt dienen verschiedene Süßwasserfische (Barsche, Hechte, Forellen u.a.), in deren Fleisch sich die infektiösen Larvenstadien (Plerozerkoide, 5–8 mm) ansiedeln. Wird ein befallener Fisch von einem anderen gefressen, so werden die Larven nicht verdaut, sondern reichern sich in dem Räuber an, ohne daß eine weitere Veränderung erfolgt. Raubfische werden so zu sog. Stapelwirten. Nach peroraler Aufnahme von Plerozerkoiden mit rohem Fischfleisch entwickelt sich der Bandwurm im Darm des Menschen oder anderer empfänglicher Säugetiere (Katze, Hund, Fuchs, Bär) und wird nach etwa 3–4 Wochen geschlechtsreif. Es konnte nachgewiesen werden, daß der Fischbandwurm in der Lage ist, selektiv Vitamin B_{12} dem Nahrungsbrei zu entziehen, wenn sein Kopf im Duodenum nahe dem Magenausgang verankert ist, d.h. an einer Stelle, wo dieses Vitamin normalerweise aus der Nahrung resorbiert wird.

Infektionsquellen. Die Infektion wird durch den Verzehr von rohem oder ungenügend gegartem Fleisch von Süßwasserfischen erworben (rohe Fischsalate u.ä.). Auch getrocknetes Fischfleisch ist infektiös.

Klinisches Bild. Der Befall kann symptomlos bleiben. In der Hälfte der Fälle wird über akute Diarrhoen, Sodbrennen, Völlegefühl – teils mit Hungergefühl, teils mit Appetitlosigkeit – ferner über Schwindel und Parästhesie an den Händen geklagt. Einem Wurmerbrechen gehen Symptome voraus, die einem perforierten Ulcus ventriculi, einer Gallensteinkolik oder einem Ileus ähnlich sind. Bei Sitz des Fischbandwurms im Dünndarm nahe dem Magenausgang kommt es zu einer Megaloblastenanämie vom Pernizosatyp. Ursache ist offenbar die Absorption von Vitamin B_{12} aus der Duodenalschleimhaut oder aus dem Darminhalt. Bei tieferem Ansatz tritt die Anämie nicht in Erscheinung. Diese sog. Bothriozephalusanämie unterscheidet sich von der echten Perniziosa durch eine normale oder leicht erhöhte Retikulozytenzahl im Blut und im Knochenmark, während diese bei der perniziösen Anämie unterhalb der Norm liegt. Im Gegensatz zur perniziösen Anämie kommt die Bothriozephalusanämie auch im Alter unter 20 Jahren vor.

Diagnose. Die charakteristischen, frei im Stuhl ausgeschiedenen Eier ($58–73 \times 40–54$ µm) sind leicht im Stuhl auffindbar. Sie sind rundoval, gelbbraun und relativ dickschalig. An einem Schalenpol befindet sich ein Deckel, während der gegenüberliegende Eipol eine kleine knopfartige Verdickungsstelle an der Eikapsel aufweist. Im frischen Stuhl enthält die Eischale eine Eizelle und mehrere Nährzellen. Der Einachweis gelingt frühestens 3 Wochen nach der Infektion. Nur selten werden Bandwurmglieder im Stuhl gefunden.

Therapie. Die bei der Besprechung der Täniasis genannten Bandwurmmittel Niclosamid, Mebendazol und Praziquantel (BYLUND et al. 1977) sind auch bei der Fischbandwurminfektion gut wirksam. Nach dem Abgang des Bandwurms empfiehlt sich die wöchentliche Injektion von Vitamin B_{12} (1 mg) bis zur Normalisierung des Blutbilds.

Prophylaxe. In Endemiegebieten soll der Genuß von rohem oder ungenügend gebratenem Fischfleisch vermieden werden. Haustiere (Hunde, Katzen, Schweine u.ä.), die als Eiausscheider epidemiologisch eine Rolle spielen, müssen auf Wurmbefall untersucht und ggf. behandelt werden.

5. Hymenolepis nana (Zwergbandwurm)

Epidemiologie. Der Zwergbandwurm (Hymenolepis nana) ist der kleinste beim Menschen vorkommende Zestode. Die Infektion kommt nur in wärmeren Gegenden Europas (Südeuropa einschließlich Südrußland) vor, wobei v.a. Kinder betroffen sind, die empfänglicher zu sein scheinen als Erwachsene. Durch die Möglichkeit einer direkten Übertragung von Mensch zu Mensch kann sich die Infektion rasch ausbreiten und z.B. in Kinderheimen zu einem Massenbefall führen. Außerhalb Europas findet man besondere Vorkommen in verschiedenen Teilen Afrikas, in den arabischen Ländern des östlichen Mittelmeers, in Indien, Pakistan und Nepal, ferner in vielen Gegenden des Fernen Ostens und fast überall in Lateinamerika sowie im Südosten und Mittelwesten der Vereinigten Staaten und in Kanada.

Biologie und Pathogenese. Das Haftorgan des 10–45 mm langen und 0,5–1 mm breiten Bandwurms trägt einen rüsselartigen Fortsatz mit einem einfachen Hakenkranz und 4 Saugnäpfen. Die Glieder (bis 200) der weißen Bandwurmkette sind breiter als lang. Die Lebensdauer kann wenige Monate bis mehrere Jahre betragen. Die charakteristischen Eier (Abb. 16) werden bereits im Darm frei und sind somit im Stuhl leicht nachweisbar. Sie können direkt vom Menschen aufgenommen werden und eine Infektion verursachen. Auch Selbstinfektionen sind möglich. Über ein Ruhestadium (Zystizerkoid) in der Duodenalschleimhaut gelangt der junge Bandwurm nach einigen Tagen unter Ausstülpung des Skolex in das Darmlumen, wo er nach etwa 2 Wochen geschlechtsreif wird. Das Finnenstadium kann sich auch in Arthropoden (z.B. Flohlarven, Mehlkäferlarven) entwickeln, und auf diesem Wege etwa in Nagetiere (Muriden) gelangen.

Infektionsquellen. Die Infektion wird in der Regel von Mensch zu Mensch weitergegeben. Bei Nagetieren und möglicherweise auch bei Kindern kann das Verschlucken von infizierten Insekten zur Infektion führen.

Klinisches Bild. Bei geringem Befall finden sich nur leichte oder gar keine Symptome. Bei stärkerer Infektion kommt es zu Magen-Darm-Beschwerden, insbesondere bei Kindern. Schlagartig einsetzende Leibschmerzen halten 1–2 h an. Durchfälle mit glasigem Schleim, auch mit Blut, sind beobachtet worden. Allgemeine Mattigkeit, Schwindel, Kopfschmerzen und Reizbarkeit vervollständigen die Symptomatik.

Diagnose. Die charakteristischen, leicht ovalen farblosen Eier ($48–60 \times 36–48$ µm; Abb. 16) werden im Stuhl nachgewiesen. Die Eihülle besitzt

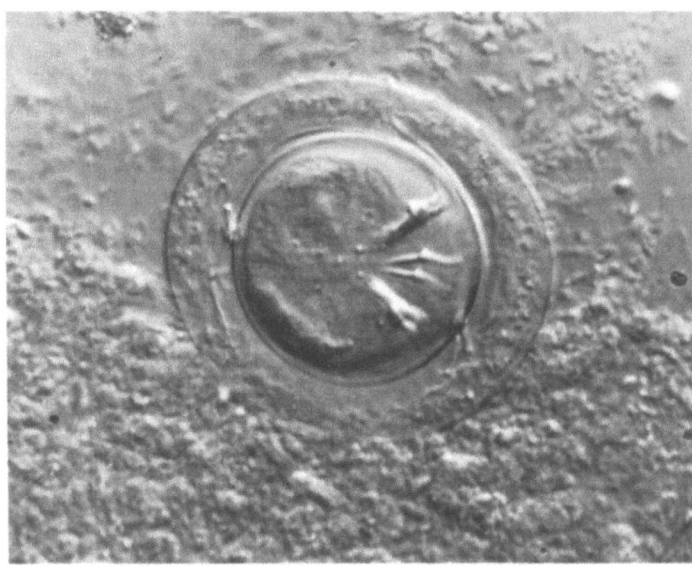

Abb. 16. Ei (mit 6-Haken-Larve) des Zwergbandwurms (Hymenolepis nana). Interferenzkontrast,
×1170

einen auffällig breiten Zwischenraum zwischen äußerer und innerer Schale mit lockeren, fadenartigen Strukturen (Geyer u. Bommer 1971; Bommer u. Geyer 1974). Laborbefunde geben keine Hinweise. Eine Eosinophilie des Bluts fehlt.

Therapie. Die oben erwähnten Bandwurmmittel sind auch hier anwendbar (Baranski 1977; Schenone et al. 1977; Becker et al. 1981; Espejo 1977; Canzonieri et al. 1977). In der Darmschleimhaut sitzende Zystizerkoide werden von Chemotherapeutika meist nicht erreicht, so daß mit Rezidiven zu rechnen ist. Die Bandwurmkur muß deshalb meist noch ein- oder zweimal mit 8–10 Tagen Abstand wiederholt werden.

Prophylaxe. Da der Mensch die wichtigste Infektionsquelle darstellt, müssen Bandwurmträger ermittelt und behandelt werden. Autoinfektionen sind nur durch Erziehung zu persönlicher Hygiene zu verhindern. Eine Verbesserung der Hygiene in Kinderheimen, besonders bei Massenpflege, ist von großer Bedeutung.

II. Saugwürmer (Trematodes)

Saugwürmer leben ausschließlich an oder in anderen Tieren bzw. im Menschen. Ihr Körper hat meist die Form eines Blatts und ist mit 2 Saugnäpfen (Mundsaugnapf, Bauchsaugnapf) sowie mit einem blind endenden Darmsystem ausgestattet. Mit Ausnahme der Schistosomen sind alle Trematoden Hermaphroditen. Die Eier haben einen Deckel. Aus ihnen schlüpfen im freien Wasser die ersten Larvenstadien (Mirazidien), die dicht bewimpert sind und sich in die Haut geeigneter Zwischenwirte – meist Schnecken – einbohren. Unter Einschmelzen fast aller Organe wandeln sie sich hier zu Sporozysten um. In diesen können sich weitere Tochtersporozysten oder auch direkt Zerkarien (Schwanzlarven) entwickeln. Die für Wirbeltiere oder Menschen infektiösen Larvenstadien (Zerkarien) schwimmen nach Verlassen der Schnecke frei im Wasser umher und sind mit bloßem Auge oder mit der Lupe als weißliche Punkte mit Schwanz zu erkennen.

Sie dringen entweder direkt unter Abwerfen des Schwanzes in den geeigneten Endwirt ein oder bilden in tierischen (z.B. Fische, Krebse) oder an pflanzlichen Zwischenwirten von einer Zystenhülle eingeschlossene ungeschlechtliche „Wartestadien" (Metazerkarienzysten), die vom Endwirt verzehrt werden müssen, damit sie zu geschlechtsreifen Trematoden heranwachsen können.

1. Fasciolopsis buski

Verbreitung. Der Befall mit dem großen Darmegel (Fasciolopsis buski, 20–80 × 8–25 × 2 mm) (GEYER u. BOMMER 1971; FRANK 1976; BOMMER 1982) ist in Ostasien von großer Bedeutung. Die Hauptverbreitungsgebiete sind Mittel- und Südchina, Taiwan, Indonesien, Malaysia, Philippinen, Thailand, Vietnam, Indien sowie Ostpakistan. Die Infektion kommt hauptsächlich bei Mensch und Schwein vor. Die Befallshäufigkeit beim Menschen liegt bei ca. 10 Mio.

Biologie. Die erwachsenen Egel parasitieren vorwiegend im Dünndarm. Sie produzieren eine große Zahl von gelblich gefärbten Eiern (täglich bis 20000), die denjenigen von Fasciola hepatica ähnlich, jedoch etwas größer sind. Eine Weiterentwicklung kann nur im Wasser vor sich gehen. Erste Zwischenwirte sind mehrere Arten kleiner Süßwassergehäuseschnecken, die in stehenden oder langsam fließenden, nicht zu tiefen Gewässern mit stärkerem Bewuchs vorkommen.

Infektionsquellen. Für eine Infektion sind bestimmte Wasserfrüchte von Bedeutung, so z.B. die wohlschmeckende Wassernuß (Trapa natans), die in Tümpeln und Teichen kultiviert und mit Fäkalien gedüngt wird. An diesen Früchten, auch an den Pflanzen und Wurzeln finden sich die angehefteten, aus den erwähnten Wasserschnecken stammenden Metazerkarien, die beim Verzehr verschluckt werden.

Pathogenese und klinisches Bild. Krankheitserscheinungen werden durch mechanische Reizung der Darmschleimhaut sowie toxische Ausscheidungen der Darmegel hervorgerufen. 1–2 Monate nach der Infektion stellen sich kolikartige Oberbauchschmerzen ein, die sich anfallsweise über den Tag verteilen. Durchfälle, Meteorismus und Erbrechen, bei dem adulte Egel ausgeworfen werden können, treten hinzu. Bei mäßigem Befall können sich die Symptome trotz Fortbestehen der Infektion zurückbilden. Bei massiver Infektion kommt es neben Verdauungsstörungen zu Abmagerung, Kräfteverfall, Ödemen und Aszites sowie Todesfällen (bei einem 12jährigen Mädchen konnten post mortem über 3000 Egel im Darm gefunden werden). Bei Kindern werden durch die Darmegelinfektion Verzögerungen und Störungen der geistigen und körperlichen Entwicklung beobachtet.

Diagnose. Die mit dem Stuhl ausgeschiedenen großen (138 × 83 mm) und mit einem glatten Deckel versehenen Eier enthalten eine Eizelle, die von Dotterzellen umgeben ist.

Therapie. Bei der Behandlung der Fasziolopsiasis hat sich Niclosamid (Yomesan) bewährt (4 Kautabletten/Tag, 3 Tage lang).

Infektionen mit dem sog. *Zwergdarmegel* und anderen kleinen Darmegeln, die von geringerer humanmedizinischer Bedeutung sind, werden vorwiegend in Ostasien beobachtet. Der Zwergdarmegel *Heterophyes herterophyes* (1,7 × 0,6 mm) befällt über den Rohgenuß mariner Fischarten in Mittelostasien und im Nildelta fischfressende Säugetiere (Katzen, Hunde) und auch den Menschen. Die Infektion mit dem Zwergdarmegel *Metagonimus yokogawai* (2,5 × 0,7 mm) wird vorwiegend in Ostasien durch den Genuß von ungenügend gegartem Süßwasserfischfleisch erworben. Einige Fälle sind aus Rumänien und Spanien bekannt. Auf den Philippinen und auf Java kommt es durch den Verzehr roher metazerkarienverseuchter Schnecken, die dort als Delikatesse beliebt sind, zu Infektionen mit dem kleinen Darmegel *Echinostoma ilocanum* (6,5 × 1,2 mm), der bei Hunden und Ratten gefunden wird. Der v.a. in Indien und Vietnam verbreitete Darmegel *Gastrodiscoides hominis* (10 × 6 mm) bildet Metazerkarien-zysten an Wasserpflanzen, über welche die orale Infektion stattfindet. In West-afrika parasitiert der Darmegel *Watsonius watsoni* (10 × 5 mm) sowohl bei Affen als auch beim Menschen. Die Infektion erfolgt wahrscheinlich wiederum durch Metazerkarienzysten an Wasserpflanzen (Geyer u. Bommer 1971).

2. Schistosoma japonicum und Schistosoma mansoni

Obgleich die Erreger der Darmschistosomiasis (Schistosoma mansoni, S. japonicum und S. intercalatum) vorwiegend die Mesenterialgefäße des Dick-darms besiedeln, neigen S. japonicum und gelegentlich auch S. mansoni dazu, die Venengeflechte des Dünndarmbereichs mit einzubeziehen.

Verbreitung. Schistosoma mansoni ist der Erreger der Darmbilharziose in Afrika und Südame-rika, im östlichen Mittelmeerraum und im Mittleren Osten. Schistosoma-japonicum-Infektionen sind häufig in Teilen Süd- und Zentralchinas, in Indonesien und auf den Philippinen. Herde bestehen ferner in Japan und in Südthailand. Als Zwischenwirte dienen für S. mansoni Süßwasserlungen-schnecken der Gattung Biomphalaria (posthornähnliche Tellerschnecken), für S. japonicum Süßwas-serkiemenschnecken der Gattung Oncomelania, die auch außerhalb von Gewässern in Schlamm- und Uferzonen leben können.

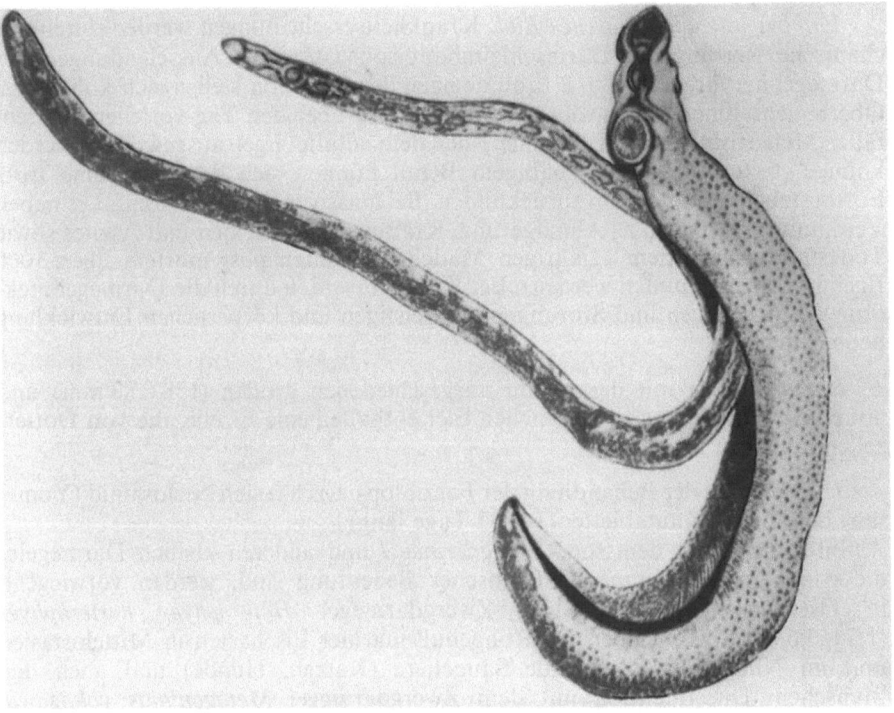

Abb. 17. Pärchenegel (Schistosoma). Das Weibchen (mit Eiern im Uterus) ist etwas aus dem „Canalis gynaecophorus" des Männchens hervorgezogen, ca. × 16

Infektionsquellen. Die Infektion mit Bilharzien wird im Wasser erworben, indem die aus den Überträgerschnecken stammenden Schwanzlarven (Zerkarien) durch die intakte menschliche Haut in das Gefäßsystem eindringen.

Biologie und Pathogenese (s. dazu Bd. III/4 dieser Reihe, S. 789) (GEYER u. BOMMER 1971; DÖNGES 1973; BOMMER 1982). Im Pfortadersystem wachsen die adulten Pärchenegel heran und werden geschlechtsreif (Abb. 17). Zur Eiablage wandern sie in die Mesenterial- und Darmvenen ein. Die Eier werden in den Kapillaren der Submukosa abgesetzt. Über granulomatös-entzündliche Schleimhautprozesse gelangt ein Teil der Schistosomeneier in das Darmlumen und kann so mit dem Stuhl ausgeschieden werden. Die Weibchen deponieren ihre Eier oft über größere Flächen des Darms. Gelegentlich wandern sie auch in die V. cava ein, so daß die Eier in die Lungengefäße gelangen oder mit dem Blutstrom in noch entferntere Organe wie z.B. das Gehirn verschleppt werden. Besonders häufig wird jedoch die Leber in Mitleidenschaft gezogen, in der mit der Zeit fibrös-zirrhotische Veränderungen zu erheblicher Behinderung des Pfortaderkreislaufs führen (portale Stauung, Hypertonie, Aszites). Auch im Dünndarm finden sich im späteren Stadium Fibrosen als Folge granulomatöser Reaktionen, ferner polypoide Schleimhautveränderungen sowie Stenosen verschiedener Dünndarmsegmente als Obstruktionsfolge.

Klinisches Bild. Bei akuter Infektion treten bei den meisten Patienten ruhrartige oder wäßrige, choleraähnliche Durchfälle auf, denen auch Blut beigemengt sein kann. Im späteren Stadium gesellen sich Obstruktionen der Darmwand hinzu. Im Röntgenbild lassen sich dann flüssigkeitsgefüllte Dünndarmschlingen sowie wechselweise Stenosen und Dilatationen nachweisen. Manchmal kann man das verdickte Mesenterium bzw. Omentum als unregelmäßige Masse im Abdomen fühlen. Eine hepatolienale Beteiligung mit Hepatosplenomegalie, Leberzirrhose, Caput medusae, Ösophagusvarizen und Aszites (Abb. 18) ist häufig.

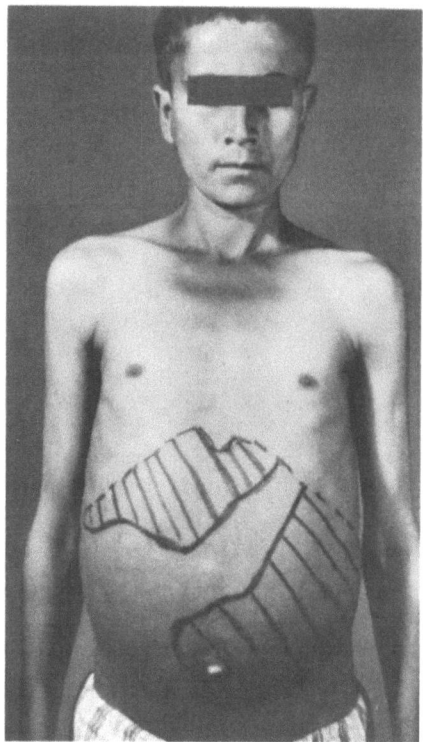

Abb. 18. Junger Ägypter mit hepatolienaler Schistosomiasis (Schistosoma mansoni): Hepatosplenomegalie, Aszites, Pfortaderstauung mit beginnenden Kollateralen der Bauchhaut. (Aufnahme: N. Ayad, Research Institute NAMRU 3, Cairo, Egypt)

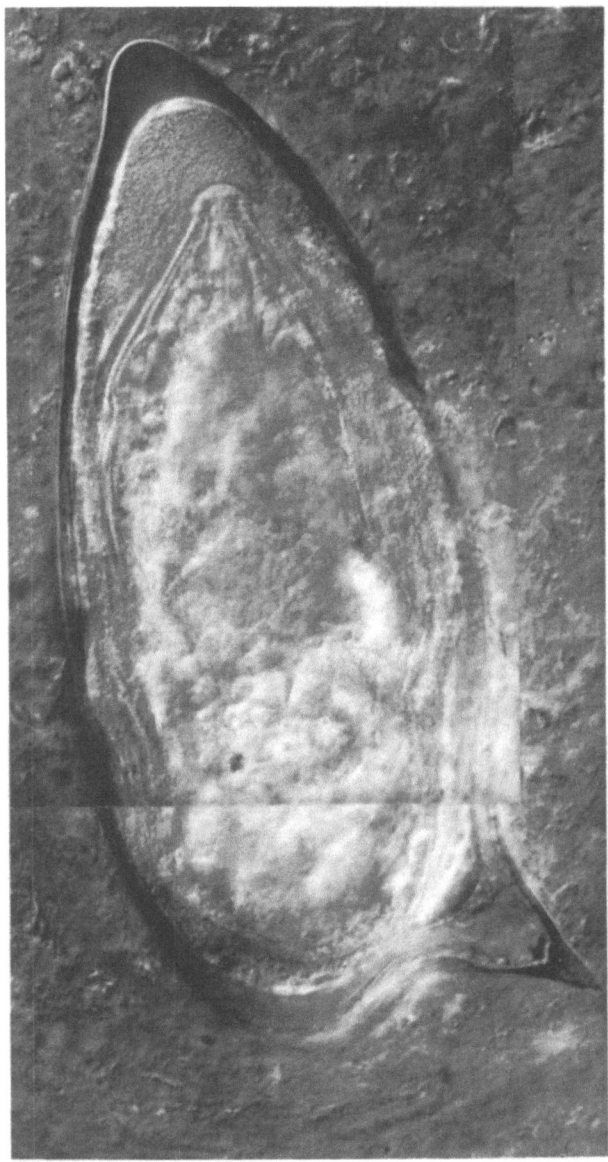

Abb. 19. Ei von Schistosoma mansoni mit typischem Seitenstachel sowie lebender Larve (Miracidium). Interferenzkontrast, × 65

Pulmonaler Hochdruck, Gefäßverschlüsse und zerebrale Störungen – spastische Lähmungen, Krampfanfälle, Zeichen einer diffusen Enzephalitis oder Meningitis – gehören oft zum Bild. Die Kranken sind schwach, bleich und kachektisch. Im Blut findet man eine Eosinophilie und eine Leukozytose.

Diagnose. Für die Erkennung ist der Nachweis der charakteristischen Eier von Schistosoma japonicum (74–106 × 60–80 μm, gedrungen oval, ohne erkennbaren Dorn) bzw. von Schistosoma mansoni (137–183 × 64–73 μm, mit gut sichtbarem Seitenstachel) (Abb. 19) im Stuhl entscheidend. Die Diagnose kann auch mittels Schleimhautbiopsie oder Leberpunktion, ferner durch immundiagnostische Verfahren (indirekte Hämagglutination, Enzymimmuntest) gestellt werden.

Therapie. Das Mittel der Wahl ist Praziquantel (Biltricide, Cesol) (WEGNER 1979, 1980, 1981; LEOPOLD et al. 1978; KATZ et al. 1979; ISHIZAKI et al. 1979; SANTOS 1979; SANTOS et al. 1980; ABDEL-MEGUID u. SAIF 1980; BECKER et al. 1980; CHOU HSÜEH-CHANG 1980; COUTINHO et al. 1980; ANDREWS 1981; BUNNAG u. HARINASUTA 1981a; MEHLHORN et al. 1981). Bei Befall mit Schistosoma mansoni werden 2×20 mg/kg KG an einem Tage, bei Japonikuminfektion 2×30 mg/kg KG/Tag als einmalige Kur empfohlen.

III. Fadenwürmer (Nematodes)

1. Ascaris lumbricoides

Verbreitung. Der Spulwurm (Ascaris lumbricoides) kommt überall in Europa vor. Man findet Infektionen besonders in ländlichen Bezirken mit primitiven hygienischen Verhältnissen sowie unter sozial schwachen Gruppen der Bevölkerung mit vergleichsweise niedrigen Hygienestandard [Obdachlosensiedlungen (GOTHSCH 1973), Flüchtlingslager, Gastarbeiterunterkünfte (MERGERIAN 1975)]. ASPÖCK et al. fanden in 2300 Jahre alten Koprolithen aus prähistorischen Salzbergwerken typische Eier von Askaris und Trichuris (1973). – Außerhalb Europas kommt die Askariasis in allen Erdteilen mit Ausnahme sehr kalter und trockener Gebiete vor.

Biologie und Pathogenese. Die geschlechtsreifen, leicht rötlichen Spulwürmer (Abb. 20, männlich 220–350 × 3,5–4,0 mm, weiblich 270–520 × 3,8–6,0 mm) besiedeln normalerweise das Dünndarmlumen. Die von den Weibchen produzierten Eier werden in den Darminhalt abgegeben und im Stuhl ausgeschieden. Zum Zeitpunkt der Ausscheidung enthalten befruchtete Eier lediglich eine

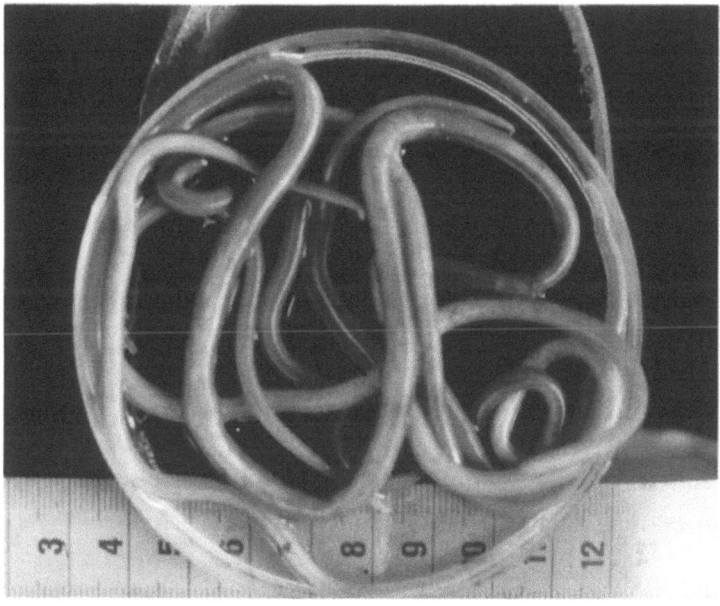

Abb. 20. Adulte Spulwürmer (Ascaris lumbricoides) aus dem menschlichen Darm. (Nativpräparat und Aufnahme: G. Seitz, Eastern Clinic Mobai, Sierra Leone)

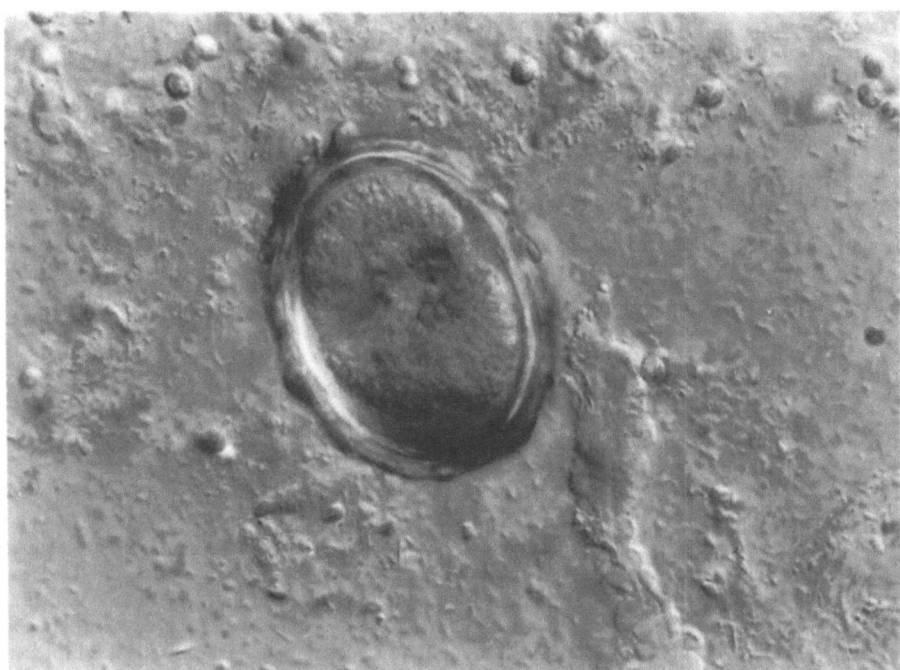

Abb. 21. Askarisei mit typischer wulstiger Eihülle im menschlichen Stuhl. Interferenzkontrast, ×970

geformte Eizelle (Abb. 21). Zur Entwicklung einer infektiösen Larve im Ei wird ein Aufenthalt im Freien unter Sauerstoffeinwirkung benötigt. Werden derartige larvenhaltige Eier, die infolge von Fäkaliendüngung oder Abwasserberieselung an rohen Gemüsepflanzen oder Küchenkräutern haften oder sich in verseuchter Erde befinden, vom Menschen aufgenommen, so schlüpfen die Larven im Dünndarm aus der Eihülle. Sie bleiben jedoch nicht dort, sondern dringen in die Darmwand ein und gelangen über den Blutweg in die Leber. Von dort aus führt der Weg über das Blut in die rechte Herzkammer und in die Lunge. Hier verlassen die Larven nach einer Häutung die Blutkapillaren und erreichen über die Alveolen, Bronchiolen, Bronchien und die Trachea die Rachenhöhle. Von dort aus werden die Larven mit dem Sputum erneut verschluckt und gelangen auf diese Weise – 2 Wochen nach der Eiaufnahme – wieder in den Magen-Darm-Kanal. Im Jejunum erlangen sie nunmehr bei starkem Wachstum nach 6–8 Wochen die Geschlechtsreife. Die Lebensdauer der erwachsenen Spulwürmer wird auf etwa 1 Jahr geschätzt.

Infektionsquellen. Die Hauptursache für eine Spulwurminfektion ist die orale Aufnahme der infektiösen larvenhaltigen Eier mit rohen Gemüsepflanzen oder Küchenkräutern (Blattsalate, Radieschen, Karotten, Rettich, Petersilie, Gurken etc.) nach Düngung mit eiverseuchten menschlichen Fäkalien oder nach Berieselung mit Abwässern, die keine Vorklärung erfahren haben. Auch durch infektiöse Eier in der Erde (Defäkationsstellen) kann die Infektion über verschmutzte Hände direkt oder indirekt erfolgen. Fallobst kann ebenfalls eine Rolle spielen.

Klinisches Bild. Krankheitserscheinungen ergeben sich
1. aus der Larvenwanderung,
2. aus dem Aufenthalt der Würmer im Darm,
3. aus den vom Darm aus stattfindenden Wanderungen und
4. aus den vom Wurm abgegebenen toxischen oder antigenwirksamen Stoffen.

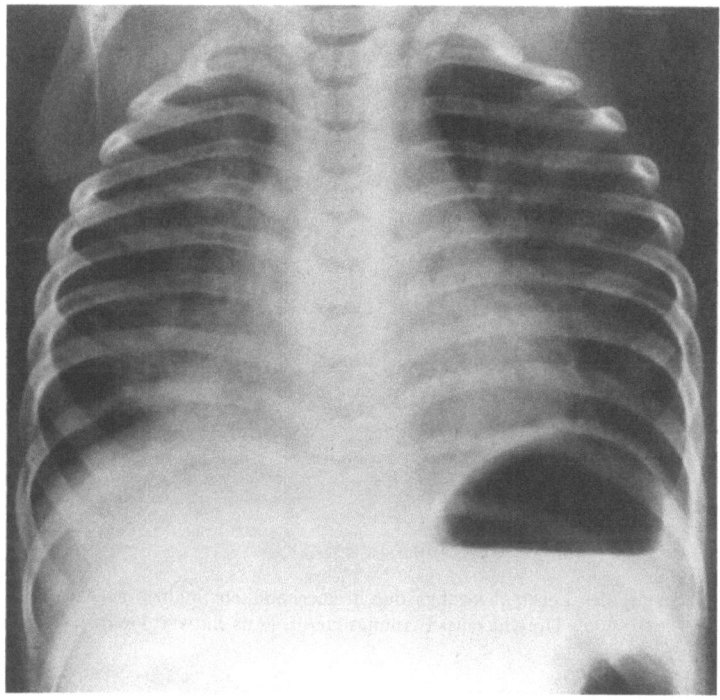

Abb. 22. Flüchtiges eosinophiles Lungeninfitrat (Loeffler-Syndrom) bei einem 7 Monate alten Säugling mit beginnender Ascariasis. (Aufnahme: R.J. Riedel-Seifert, Kinderklinik des Stadtkrankenhauses Kassel)

Die Larven wandern einige Tage im Leberparenchym, wodurch es zu einer vorübergehenden Leberschwellung kommen kann. Bei der Durchwanderung der Lunge bilden sich entzündliche Reaktionen aus, z.B. das sog. flüchtige eosinophile Lungeninfiltrat (Loeffler-Syndrom (Abb. 22) (SPILLMANN 1975). Im Röntgenbild sieht man ein oder mehrere zarte, unscharf begrenzte Trübungen, selten größere Infiltrate oder miliare Bilder. Im Blutbild findet sich eine Eosinophilie bei meist nur geringgradiger Leukozytose. Stärkere Verwurmung des Darms führt meist zu schlechtem Aussehen, Appetitlosigkeit und Übelkeit, zu Druckgefühl und auch zu kolikartigen Schmerzen. Leichte Durchfälle können auftreten. Schwerer verläuft eine weitgehend allergisch bedingte nekrotisierend-hämorrhagische Askaridenenteritis mit blutigen Stühlen, Erbrechen, Leibschmerzen, Meteorismus. Beim Spulwurmileus handelt es sich um eine mechanische Verlegung der Darmlichtung im unteren Ileum durch Wurmknäuel (BLUMENTHAL u. SCHULTZ 1975). Wanderungen der Würmer führen vom Darm aus in Magen, Mund und Nase. Ein einzelner Wurm kann zum Verschluß des Pankreasausführungsgangs oder der Gallengänge führen (Abb. 23). Pankreatitis (KIRK 1958), Pankreasnekrose, Cholangitis und Leberabszeß können die Folgen sein. Allergisch bedingte Hauterscheinungen sind Urtikaria, Strophulus, Pruritus, polymorphe Exantheme, ferner auch Konjunktivitis, Rhinitis, Bronchitis und Bronchialasthma.

Diagnose. Die Infektion kann vom Krankheitsbild her nur vermutet werden. Die Diagnose wird gesichert durch den Nachweis der charakteristischen Eier

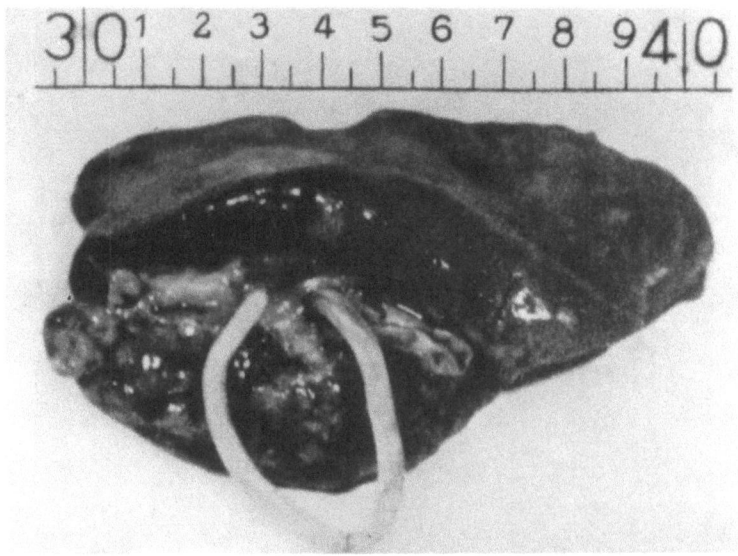

Abb. 23. Verlegung des Lebergallengangs durch einen adulten Spulwurm (Ascaris lumbricoides) als Ursache eines Stauungsikterus. (Aus Jirovec 1960)

(50–90 × 40–61 µm) von orangegelber oder hell- bis dunkelbrauner Farbe und mit auffallend dicker, buckeliger Eischale im Stuhl (Abb. 21). Die Würmer lassen sich röntgenologisch im Darm darstellen. Dies ist von Bedeutung für den Nachweis noch nicht geschlechtsreifer Askariden (Ellman et al. 1980; Weissberg u. Berk 1978).

Therapie. Die früher üblichen Piperazinderivate sind verlassen. Pyrantelpamoat ist in einer einmaligen Gabe von 10 mg/kg KG Pyrantelbase (1 Tablette) voll wirksam und gut verträglich. Neuerdings hat sich das synthetische Benzimidazolderivat Mebendazol bei der Behandlung von Nematodenbefall einschließlich Mischinfektionen gut bewährt (an 3 aufeinanderfolgenden Tagen morgens und abends 1 Tablette). Kontrolluntersuchungen des Stuhls sind 10 Tage nach Abgang des letzten Spulwurms sowie nach weiteren 4 Wochen zu empfehlen.

Prophylaxe. Vorsicht mit dem Verzehr von fäkaliengedüngtem Rohgemüse (evtl. 30 s in kochendes Wasser tauchen!). Kinder können sich durch Einbringen von Erde oder Spielsand in den Mund infizieren.

2. Trichinella spiralis

Epidemiologie. Die Infektion mit Trichinella spiralis durch den Verzehr von ungarem parasitenhaltigem Fleisch ist klimaunabhängig weltweit verbreitet und nur in denjenigen Ländern heute selten anzutreffen, wo eine einwandfreie und lückenlose Trichinenschau bei Schlachttieren durchgeführt wird (in Deutschland seit dem Jahr 1937 allgemein vorgeschrieben). Alle Fleisch- und Allesfresser unter den Säugetieren und auch der Mensch können betroffen sein. Die wichtigste Rolle für menschliche Infektionen spielen Haus- und Wildschweine. Im engeren Lebensbereich des Menschen können ferner Hunde, Katzen, Ratten und gezüchtete Pelztiere von Trichinen befallen sein. In der freien Wildbahn sind außer Wildschweinen Füchse, Dachse und Bären Trichinenträger. In der Arktis werden Eisbären, Polarfüchse, Seehunde und Walrosse, ferner Hunde (in Grönland über 66%) mit Trichinen infiziert gefunden. In den Jahren 1975 und 1976 sind aus Süditalien und Frankreich (Paris) 2 Ausbrüche von Trichinellose bekannt geworden, welche durch trichinöses Fleisch aus Osteuropa importierter Pferde ausgelöst worden sind (BELLANI et al. 1976; BOUREE et al. 1978; MANTOVANI et al. 1976; WHO 1979). Bei einer kürzlich (1980) in Niedersachsen beobachteten Gruppenerkrankung unter Jugendlichen soll ein aus Ägypten mitgebrachtes luftgetrocknetes Stück Kamelfleisch die Ursache gewesen sein (BOMMER et al. 1980, im Druck). Auf welche Weise Equiden eine Trichineninfektion erwerben können, ist allerdings vorläufig unklar (zufälliger Verzehr von verwesten Resten trichinöser Tiere?). Experimentell konnte gezeigt werden, daß Pferde in der Lage sind, Fleischkost anzunehmen und zu verdauen, und daß auf diese Weise eine Trichineninfektion in jedem Alter der Tiere möglich ist (PAMPIGLIONE et al. 1978).

Biologie und Pathogenese. Im parasitenhaltigen Schlachtfleisch – vorwiegend von Schweinen – befinden sich die Trichinenlarven eingerollt in einer zitronenförmigen Kapsel (Abb. 24), in der sie jahrzehntelang lebensfähig und infektionstüchtig bleiben können (PIEKARSKI 1954; JÍROVEC 1960; GEYER u. BOMMER 1971; GOTHE 1980). Auch wenn die Kapseln zu verkalken beginnen, wird die Lebensfähigkeit der Larven meist nicht beeinträchtigt. Wird das infektiöse Fleisch von einem neuen Wirt verzehrt, so werden die Larven durch die Verdauungsprozesse aus der Kapsel befreit. Sie dringen vorübergehend in die Dünndarmwand bis zur Muskularis ein, um sich dort über mehrere Häutungen zu geschlechtsreifen Männchen oder Weibchen zu entwickeln (Darmtrichinen, männlich 1,0–1,6 × 0,04–0,05 mm, weiblich bis 4 × 0,06 mm). Nach der Begattung sterben die männlichen

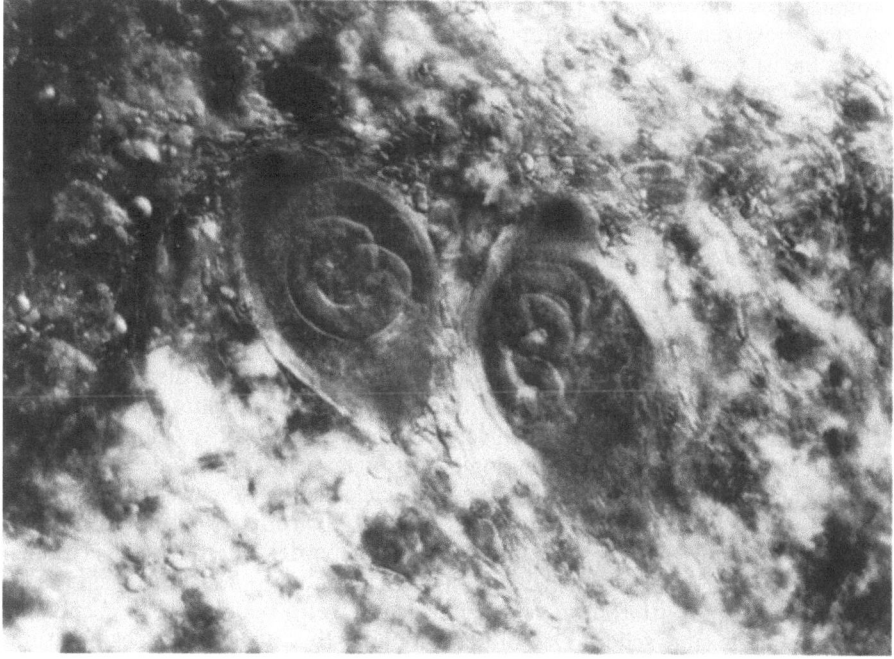

Abb. 24. Zysten von Trichinella spiralis in der Muskulatur einer Ratte nach experimenteller Infektion. Interferenzkontrast, × 120

Exemplare bald ab, während die Weibchen wieder in die Darmwand bis zu den Lymphgefäßen vordringen und dort ihre Larvenbrut absetzen. Die Larven werden schubweise lebend geboren und gelangen mit dem Lymphstrom über den Ductus thoracicus in den Blutkreislauf, der sie über das rechte Herz, die Lunge und das linke Herz schließlich mit dem arteriellen Blutstrom in praktisch alle Organe führt (Wandertrichinen). Die meisten Larven verlassen innerhalb der quergestreiften Muskulatur die Blutgefäße und dringen aktiv mit Hilfe eines Stilettapparats in die Muskelzellen ein. Der Weg vom Darm zur Muskulatur wird in etwa 2–3 Tagen zurückgelegt. Larven, die in andere Organe gelangen, entwickeln sich nicht weiter. Bevorzugt wird die Muskulatur des Zwerchfells, der Zunge, der Augen, aber auch die der Extremitäten und der Interkostalräume. Sehr selten wird der Herzmuskel befallen. Etwa 5–6 Wochen nach der Infektion liegt die aufgerollte Larve (0,8–1,0 mm) in einer zitronenförmigen Kapsel (0,4–0,5 × 0,2–0,3 mm) im Muskelgewebe. Die Kapseln beginnen 5–6 Monate nach der Infektion zu verkalken, ohne daß dadurch die Infektionstüchtigkeit der Larven beeinträchtigt wird. Die eingekapselten Larven sind frühestens 16–18 Tage nach der Muskelinvasion infektiös.

Infektionsquellen. Die Hauptinfektionsgefahr geht von rohem bzw. nicht ausreichend erhitztem Schlachtfleisch trichinöser Tiere aus (Hausschwein, Wildschwein, andere Jagdtiere). Besonders bedenklich ist der Verzehr von Schweinemett und Rohwürsten in Ländern ohne amtliche Trichinenschau (Stumpf et al. 1978; El Nawawi 1977; WHO 1981). Auch geräucherte und gepökelte Fleischwaren sowie gekochtes oder gebratenes Fleisch, das innen roh geblieben ist, können zur Infektion führen. Selbst Schweinebraten, der noch rosa ist, soll nicht sicher sein. Für eine deutliche klinische Symptomatik ist die Aufnahme von mindestens 1500–2000 Trichinenlarven erforderlich (ca. 1,4 Mio. junge Wandertrichinen!). In stark infiziertem Schweinefleisch finden sich bis zu 1000 Larven/g.

Klinisches Bild. Je nach Zahl der aufgenommenen Trichinen werden symptomlose bis schwerste Erkrankungen beobachtet. Die Zeit von der Infektion bis zum Einsetzen der Hauptsymptome beträgt 5–31 Tage (Sapunar u. Szekely 1977). Sie ist bei Schwerkranken in der Regel kürzer als bei nur leicht Erkrankten. Als Prodromalstadium tritt öfter eine Enteritis unterschiedlichen Grads mit Leibschmerzen, Übelkeit und Durchfällen auf. Das Hauptstadium ist durch 4 Kardinalsymptome charakterisiert: Gesichtsödem – [besonders an den Augenlidern] – (Abb. 25), Fieber, Muskelschmerzen und Bluteosinophilie. Das Lidödem kann von Konkunktivitis und Konjunktivalblutungen begleitet sein. Das Fieber kann wenige Tage bis Wochen andauern und einer Typhusfieberkurve ähnlich sehen. Die Muskeln sind geschwollen und sehr schmerzhaft, so daß der Kranke Bewegungen möglichst vermeidet. Bei Beteiligung der Atemmuskulatur können Atembeschwerden, Bronchitis und Pneumonie auftreten; der Befall der Zunge und des Kehlkopfs bewirkt Heiserkeit und Schluckbeschwerden. Über die Kaumuskulatur wird ein Trismus ausgelöst; der Befall der Augenmuskulatur bedingt einen starren Blick. Die Muskelschwäche bei gleichzeitig herabgesetzten Reflexen kann mit schlaffen Paresen verwechselt werden. Außer Ödemen können Exantheme verschiedener Morphologie auftreten, gelegentlich auch Petechien, Herpes simplex und Miliaria cristallina (bei gleichzeitigen Schweißausbrüchen). Bei schwerem Verlauf tritt nicht selten eine Myokarditis (Torojan 1978) mit Tachykardie und Blutdrucksenkung sowie Ödemen der unteren Körperpartien in Erscheinung. Ferner wird eine Neigung zu Thrombosen und Blutungen (Netzhautblutungen, „Splitterblutungen" unter den Nägeln) beobachtet; Enzephalitis und Meningitis sind selten. Die Bluteosinophilie (bis über 80%) beginnt rund 10 Tage post infectionem und erreicht ihren Höhepunkt zwischen der 3. und 5. Krankheitswoche. Sie geht mit der Schwere des Krankheitsbilds nicht parallel. Die Krankheitsdauer schwankt zwischen wenigen Tagen bis Wochen. Bei letalem

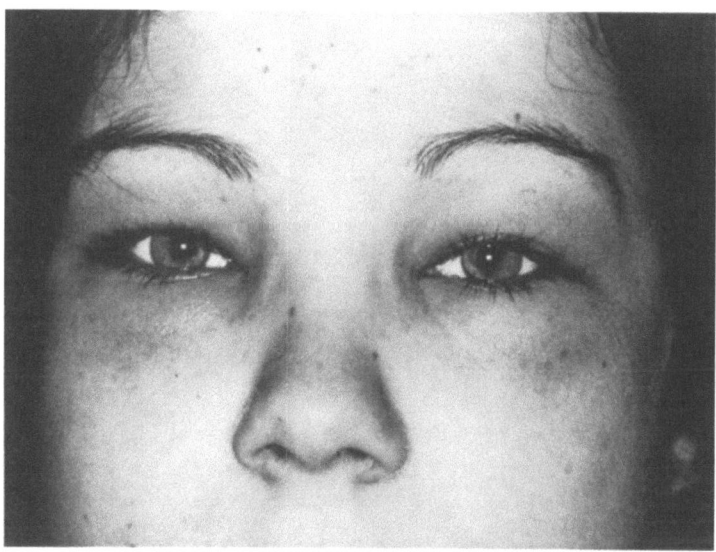

Abb. 25. Lid- und Gesichtsödeme bei akuter Trichinellose durch importiertes Kamel(?)fleisch. (Aufnahme: G. Pottkämper, Medizinische Klinik der Universität Göttingen)

Ausgang tritt der Tod meist zwischen der 3. und 6. Woche unter dem Bild einer Pneumonie oder eines Kreislaufversagens ein. Enzephalitis oder Embolien sind nur selten Todesursache. Bei Kindern verläuft die Erkrankung auffallend gutartig, wobei eine erhebliche Diskrepanz zwischen den geringgradigen klinischen Symptomen und besonders hohen Normabweichungen der Laboratoriumsparameter beobachtet werden kann.

Die Literaturangaben über die Letalität schwanken zwischen 0 und mehr als 30% (OZEREZKOWSKAJA et al. 1978). In den USA wurden von 1947–1979 insgesamt 7213 Trichinosefälle registriert, davon 129 mit tödlichem Ausgang. Die Letalität lag zwischen 1947 und 1961 bei 2,27%, 1962–1976 um 1,04%. Gegenwärtig sollen die Infektionen dort weniger schwer verlaufen entsprechend der ständig abnehmenden Parasitenzahl in den infizierten Schweinen. Die menschliche Morbidität ist am höchsten in Alaska (66,5/1 Mio. der Bevölkerung) gegenüber einem viel niedrigeren Index in den übrigen USA (0,6/1 Mio.) (WHO 1981).

Diagnose. Hinweise sind die Anamnese (Gruppenerkrankung, Genuß von rohem Schweinefleisch) sowie die Bluteosinophilie. Der Parasitennachweis kann in Resten genossenen Fleischs (Verdauung in Pepsin-Salzsäure-Lösung), im Quetschpräparat eines probeexzidierten Muskelstückchens des Patienten (BOMMER et al. 1980a; STUMPF et al. 1978), bei schwerer Infektion auch im Blut (10 ml + 50 ml 2%ige Essigsäure zentrifugieren, Sediment mikroskopieren) geführt werden. Selten finden sich geschlechtsreife weibliche Würmer im Stuhl. Ein deutliches Ansteigen der Enzymreaktionen für Kreatinphosphokinase (CPK) sowie Laktatdehydrogenase (LDH), ferner die signifikante Zunahme des Myoglobins im Serum haben sich in jüngster Zeit als zuverlässige Kriterien für die Diagnostik und die Verlaufskontrolle von Trichinen-Infektionen beim Menschen erwiesen (BOMMER et al. 1980a). Übereinstimmende Antikörperanstiege und -verlaufskurven können mit Hilfe der indirekten Hämagglutination

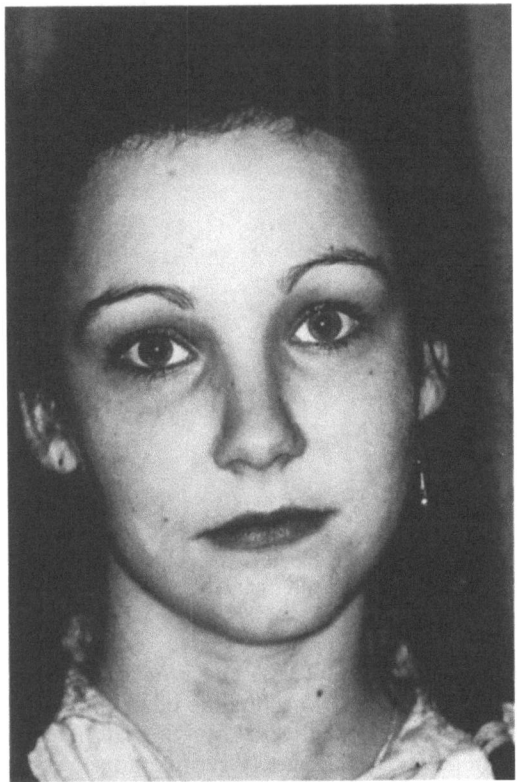

Abb. 26. Dieselbe Patientin wie in Abb. 25 nach erfolgreicher Therapie mit Mebendazol und Prednison

(IHA) sowie des Enzymimmuntests (EIT, ELISA-Test) aufgezeigt werden (MANNWEILER et al. 1978; BOMMER et al. 1980). Wenig brauchbar erschien uns dagegen die ältere Immundiagnostik mit Trichinenlarvenantigen.

Therapie. Mit Mebendazol in sehr hoher Dosierung wurden in letzter Zeit gute Erfolge erzielt (Abb. 26, BOMMER et al. 1980a; STUMPF et al. 1978; SAPUNAR u. SZEKELY 1977; ABOUL-ATTA u. DENHAM 1978). Es empfiehlt sich die gleichzeitige Gabe von Kortikosteroiden, um die krankheitsbedingten sowie die durch die Chemotherapie noch verstärkten allergischen Erscheinungen zu unterdrükken. Es empfiehlt sich folgendes Therapieschema anzuwenden:

1. Mebendazol 600 mg/Tag in steigender Dosierung bis zu einer Tageshöchstdosis von 2400 mg über 14 Tage, anschließend eine Woche lang ausschleichende Reduzierung. Gleichzeitig:

2. Prednison (Decortin) 3 Tage lang 100 mg/Tag, dann 3 Tage je 50 mg, anschließend schrittweise Verminderung der Tagesdosis um jeweils 5 mg als ausschleichende Medikation.

Prophylaxe. Verzicht auf den Genuß von rohem oder gepökeltem Schweinefleisch. Vorsicht bei exotischen Fleischdelikatessen oder beim Angebot von Fleisch ungewöhnlicher Wildarten (halbgare Steaks!), wenn nicht feststeht, daß diese einer amtlichen Fleischbeschau unterworfen wurden. Auch Rohwürste z.B. vom Wildschwein haben sich als gefährlich erwiesen. Rohe Schlachtabfälle oder Tierkadaver (Ratten, Füchse, Dachse, Pelztiere) sollten nicht als Schweinefutter Verwendung finden. Gefrierfleisch ist insofern unbedenklich, als nach 20 Tagen bei −15° C (Kerntemperatur −12° C) alle Trichinenlarven abgestorben sind. Nach Einführung der amtlichen Trichinenschau bei Schlachttieren (in Preußen 1877, im Deutschen Reich 1937) gehört die Trichinellose in Deutschland zu den seltenen Infektionen.

Meldepflicht. Krankheitsverdacht, Erkrankung und Todesfall sind nach dem Bundesseuchengesetz meldepflichtig.

3. Ancylostoma duodenale und Necator americanus

Verbreitung. Infektionen mit dem Hakenwurm (Ancylostoma duodenale, Necator americanus) sowie dem Zwergfadenwurm (Strongyloides stercoralis) kommen in Süd- und Südosteuropa vor (Rumänien, Jugoslawien, Italien, Spanien, Portugal). Sie waren im vorigen Jahrhundert auch in Mitteleuropa in manchen Bergwerken heimisch (Grubenwürmer). Bekannt ist ferner die frühere Hakenwurmepidemie beim Bau des St.-Gotthard-Tunnels. Ihre Hauptverbreitung haben diese Infektionen jedoch in subtropischen und tropischen Ländern. Für den Befall mit Hakenwürmern rechnen hierzu die Länder von West-, Zentral- und Ostafrika, Gebiete in Süd- und Nordwestafrika, die Küstengebiete Nordafrikas, das östliche Mittelmeer und der Mittlere Osten, die Länder des Fernen Ostens und die feuchtwarmen Gegenden des Pazifik, ferner Mittel- und Südamerika sowie die Inseln der Karibischen See. Hakenwurmherde bestehen auch in den südlichen Staaten der USA. Bei der Weltbevölkerung wird der Hakenwurmbefall auf ca. 450 Mio. geschätzt.

Biologie und Pathogenese. Die erwachsenen Hakenwürmer (Ancylostoma duodenale: männlich 8–11 × 0,6 mm, weiblich 10–13 × 0,6 mm, Necator americanus: männlich bis 9 × 0,3 mm, weiblich

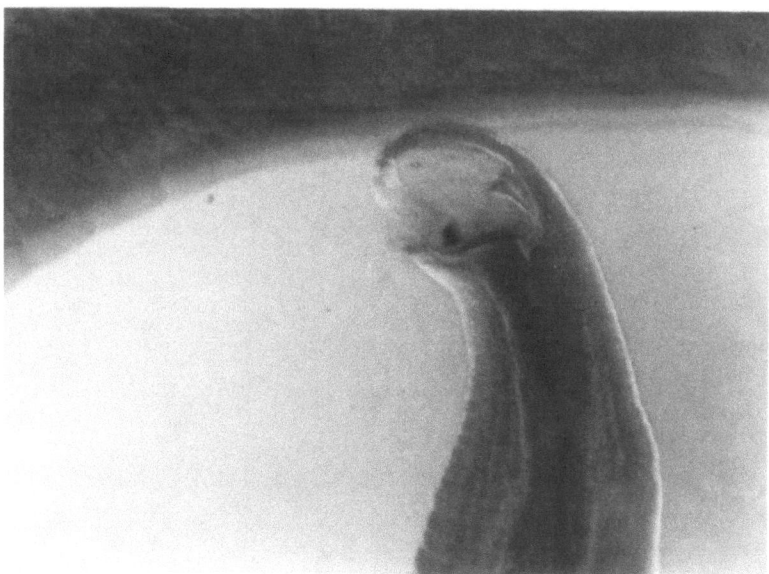

Abb. 27. Vorderende (mit Mundhöhle) des Hakenwurms (Ancylostoma duodenale). Interferenzkontrast, ca. × 60

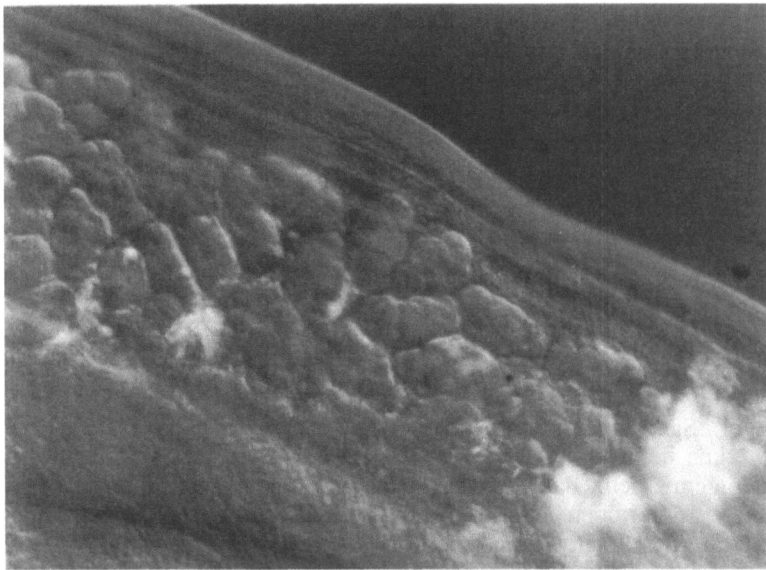

Abb. 28. Mit mehrzelligen Eiern gefüllter Uterusabschnitt eines weiblichen Hakenwurms (Ancylostoma duodenale). Interferenzkontrast, × 130

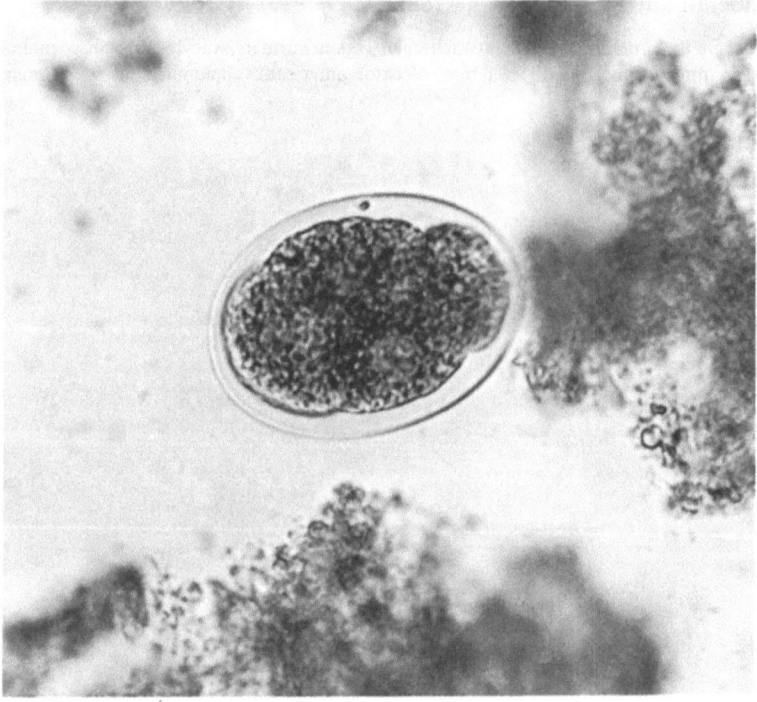

Abb. 29. Ei des Hakenwurms (Ancylostoma duodenale) – mit mehreren Eizellen – im menschlichen Stuhl. (Präparat und Aufnahme: E. Geyer, Abteilung für Medizinische Parasitologie des Fachbereichs Biologie, Universität Marburg/Lahn)

9–11 × 0,4 mm) besitzen zahnähnliche Mundwerkzeuge, mit denen sie sich an den Schleimhautzotten des Dünndarms festbeißen (Abb. 27). Die Lebensdauer beträgt mehrere Jahre. Die Eier werden mit dem Stuhl ausgeschieden. Sie sind oval, mit etwas abgestumpften Eipolen, sehr dünnschalig, farblos und durchsichtig (56–61 × 34–38 µm). Frisch abgesetzt enthalten sie meist 2–8 granulierte Furchungszellen, deren Kerne als helles Bläschen gut erkennbar sind (Abb. 28 u. 29). Hieraus entwickelt sich eine schlüpfbereite Larve, die in feuchtwarmer Umgebung (feuchte Erde) die Eihülle verläßt (rhabditiforme Larve, 0,21 mm). Nach zweimaliger Häutung entsteht aus dieser die invasionstüchtige filariforme Larve (0,55–0,60 mm), die imstande ist, perkutan durch die intakte Haut des Menschen in das Gefäßsystem einzudringen. Über kleine Hautvenen oder Lymphgefäße gelangen die Invasionslarven auf dem Blutweg über die rechte Herzkammer in die Lunge. Dort treten sie aus den Blutkapillaren aus und dringen in die Alveolen ein. Über Bronchiolen, Bronchien und Trachea erreichen sie die Rachenhöhle. Mit dem Sputum werden sie verschluckt und passieren den Magen, um sich nach 3–5 Tagen im Dünndarm anzusiedeln. 4–5 Wochen nach der Infektion erreichen sie dort die Geschlechtsreife. Die Lebensdauer kann mehrere Jahre betragen.

Infektionsquellen. Die infektiösen Larven halten sich in der Oberflächenschicht des feuchten Erdbodens auf. Lockerer lehmhaltiger Sand- und Humusboden mit Beschattung durch Vegetation bietet den Larven bei hinreichenden Temperaturen besonders günstige Bedingungen. Die Infektion wird v.a. durch Barfußgehen in der Nähe von Defäkationsplätzen oder auf fäkaliengedüngten Feldern erworben. Ein infektiöser Kontakt kann sich auch durch Berühren von Gräsern und anderen Pflanzen ergeben, an denen die Larven bei ausreichender Feuchtigkeit oft in großer Zahl emporwandern. Schließlich kann auch eine Infektion über die Mundschleimhäute durch larvenverseuchte rohe Gemüse und Früchte sowie durch das Trinken von larvenhaltigen Wasser stattfinden.

Klinisches Bild. Die perkutane Larveninvasion verursacht Juckreiz, rote Flekken oder Papeln, die sich aber bald zurückbilden. Später können Lymphdrüsenschwellungen, Halsbeschwerden und Husten sowie Schmerzen in der Brust infolge der Durchwanderung des Gefäßsystems und der Lunge auftreten. Die geschlechtsreifen Würmer haben ihren Sitz im Dünndarm, wo sie sich an der Schleimhaut mit Hilfe ihrer Mundwerkzeuge festheften, was zu Blutungen führt. So kann es zu einer Eisenmangelanämie kommen. In ausgeprägten Fällen findet sich eine hochgradige Anämie aller Organe. Bei gleichzeitigem massiven Befall mit beiden Hakenwurmarten kann eine akute Symptomatik mit Diarrhöen, Blutstühlen, Fieber, Leukozytose und hoher Bluteosinophilie auftreten. Häufiger ist die chronische Ankylostomiasis, die sich allmählich entwickelt und im Laufe von Monaten oder Jahren schwerere Stadien erreicht. Anfallsweise Schmerzen im Oberbauch, Völlegefühl, Sodbrennen, Nausea und Obstipation stehen meist am Anfang. Als Folge der Anämie zeigen sich Körperschwäche, Schwindel, Ohrensausen und krankhafte Herzveränderungen. Ödeme und Aszites sind in fortgeschrittenen Stadien häufig. In schwersten Fällen kommt es zum Exitus. Verlauf und Prognose werden durch den Ernährungszustand, die allgemeine Widerstandskraft sowie durch die Befallsstärke bedingt.

Diagnose. Entscheidend ist der Nachweis der typischen dünnschaligen Eier (2- bis 8-Zellstadium) im Stuhl des Patienten (Abb. 29). Eisenmangelanämie und Eosinophilie sind weitere Hinweise auf eine Infektion.

Therapie. 1. Mebendazol an 3 aufeinanderfolgenden Tagen je 1 Tablette morgens und abends oder 2. Pyrantelpamoat: Erwachsene 3 Kautabletten in einmaliger Dosis. Bei starkem Befall an 3 aufeinanderfolgenden Tagen 2 × 3 Kautabletten.

Prophylaxe. Vermeiden von Barfußgehen auf verseuchtem Boden (Nähe von Defäkationsplätzen, feuchter Sand). Auch das Liegen am Strand in der Nähe

von Siedlungen kann bedenklich sein. Durch Änderung der Defäkationsgewohn-
heiten sowie durch Vermeiden von Düngung mit frischen menschlichen Fäkalien
kann die Durchseuchung des Bodens verhindert werden. Maßnahmen zur Mas-
senprophylaxe bzw. -therapie mit Anthelminthica in Endemiegebieten sind versucht worden und grundsätzlich möglich.

4. Strongyloides stercoralis

Verbreitung. Der Zwergfadenwurm (Strongyloides stercoralis) kommt v.a.
in den feuchten Gebieten der Tropen und Subtropen vor: in Afrika – einschließlich Ägypten, Äthiopien und Südafrika – im östlichen Mittelmeerraum (vgl.
Abschn. C.III.3), in Indien, Ostasien, Südamerika – mit den Karibischen Inseln
– und in südlichen Teilen der USA. In Australien und auf einigen pazifischen
Inseln finden sich begrenzte kleinere Herde. Die Befallshäufigkeit der Weltbevölkerung liegt bei 35 Mio.

Biologie und Pathogenese. Strongyloides stercoralis besiedelt vorwiegend die Schleimhaut des
oberen Dünndarms (Duodenum, Jejunum). Eine Besonderheit unter parasitären Wurminfektionen
stellt die Tatsache dar, daß es sich bei den im Menschen lebenden erwachsenen Zwergfadenwürmern
durchweg um weibliche Exemplare handelt (2,2–2,5 × 0,3–0,07 mm). Die Würmer sind farblos durch-
scheinend und von fadenförmiger Gestalt. Das Vorderende erscheint abgestumpft, das Hinterende
hingegen spitz auslaufend. Die erwachsenen Würmer legen ihre parthenogenetisch gebildeten Eier
in die umgebende Schleimhaut am Besiedlungsort ab. Die Eier enthalten meist schon erste Larven
(rhabditiforme Larven, 0,20–0,25 mm), die bereits am Ort der Eiablage die Eihülle verlassen können.
In das Darmlumen gelangt, werden sie mit dem Stuhl oft in großer Zahl ausgeschieden (Abb. 30a,
b). In den abgesetzten Fäzes entwickeln sich die rhabditiformen Larven bei geeigneten Bedingungen
schnell zu den filariformen Infektionslarven (0,55–0,60 mm) weiter. Diese können perkutan in einen
neuen Wirt eindringen, u.U. aber auch erneut denselben Wirt befallen, aus dem sie ausgeschieden
wurden, z.B. über die perianalen Hautregionen (Exoautoinvasion). Hat die Umwandlung zur infektionstüchtigen Larve bereits in den unteren Darmabschnitten stattgefunden, so kann es – insbesondere bei bestehender Obstipation – zu einer Invasion über die Rektumschleimhaut kommen (Endoautoinvasion). In allen Fällen findet eine erneute Wanderung über Blutgefäße und Atemwege in
den Verdauungstrakt statt. Durch Autoinvasion kommt es nicht nur zu einer Anreicherung der
Wurmlast, sondern zu einem möglicherweise jahrzehntelangen Bestehenbleiben der Infektion (eigene
Beobachtung 30 Jahre!). Die ausgeschiedenen Strongyloideslarven können aber auch einen anderen
Entwicklungsweg einschlagen. Sie werden zu männlichen oder weiblichen Würmern, die außerhalb
des Wirts im feuchten Erdreich als freilebende Strongyloides-stercoralis-Generation existenzfähig
sind. Diese freilebenden Würmer (männlich 0,7–0,9 mm; weiblich ca. 1 mm) pflanzen sich geschlechtlich fort. Aus den befruchteten Eiern der Weibchen gehen Larven hervor, die sich häuten und
sich entweder zu Infektionslarven oder erneut zu männlichen oder weiblichen Geschlechtstieren
umwandeln. Diese Abfolge kann sich mehrmals wiederholen und damit zu einer dauernden Verseu-
chung des Bodens, z.B. auch in Bergwerken, führen.

Infektionsquellen. Von der Möglichkeit der Selbstinfektion abgesehen sind
die Bedingungen für eine Ansteckung mit Zwergfadenwürmern die gleichen
wie für die Infektion mit Hakenwürmern. Neben der perkutanen Invasion ist
auch ein Eindringen über die Mundschleimhaut nach Genuß verunreinigten
Rohgemüses oder Trinkwassers möglich. Bei mangelhaften sanitären Verhältnissen muß auch an die mögliche Übertragung auf andere Personen – auch auf
Pflegepersonal – gedacht werden.

Abb. 30a, b. Rhabditiforme Larve von Strongyloides stercoralis im menschlichen Stuhl. Mundhöhle
(*M*), Korpus (*K*), Isthmus (*I*) und Bulbus (*B*) des Ösophagus, **a** Interferenzkontrast, × 900.
b Phasenkontrast, × 1400

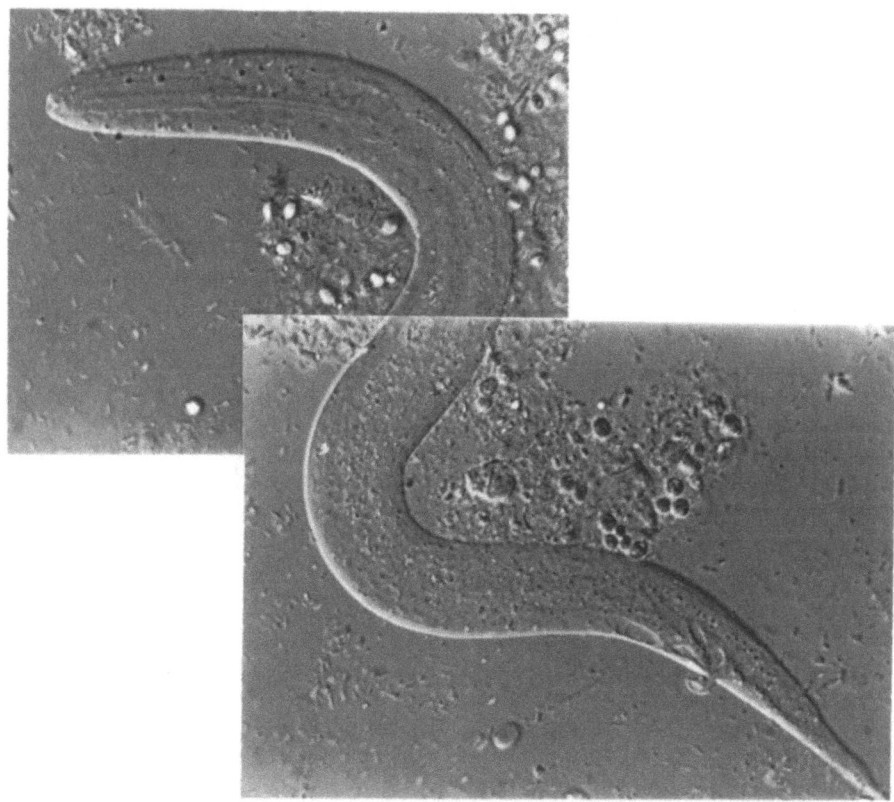

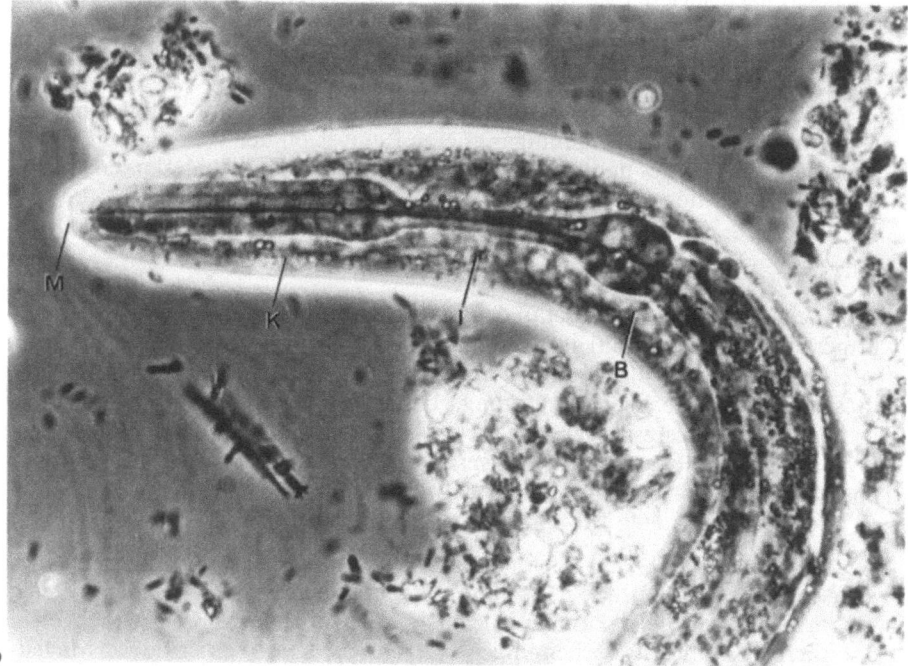

Klinisches Bild. Pathologische Veränderungen entstehen durch die Wanderungen der Larven und der parasitischen Weibchen sowie durch die von ihnen ausgeschiedenen Stoffwechselprodukte. Es kommt zu mechanischen und toxischen Schädigungen, zu Hämorrhagien in Lunge, Niere, Darm sowie zu Nekrosen der Mukosa.

Die in die Haut eindringenden Larven rufen Juckreiz sowie bald wieder verschwindende Fleckchen und Quaddeln hervor. Bei Strongyloidesträgern treten bei wiederholten Infektionen infolge Sensibilisierung die Hautreaktionen verstärkt auf (Urtikaria). Durch die Lungenpassage kann es zu Bronchitis, zu chronischem Husten, Dyspnö, Bronchopneumonie und blutigem Auswurf kommen. Begleitend können Pleuritiden und asthmatische Beschwerden auftreten. Die Darminvasion äußert sich in Diarrhöen, die periodisch oder chronisch in Erscheinung treten. Oft besteht trotz starkem Befall Obstipation, was eine Endoautoinvasion mit filariformen Larven begünstigt. Leibschmerzen und Koliken sind häufig (Brasitus et al. 1980; Drasin et al. 1978). Appendizitis und Ulcus duodeni können durch Strongyloides verursacht werden (Scowden et al. 1978). Längere Zeit anhaltende Darmblutungen können eine hochgradige Anämie bewirken. Neben Kopfschmerzen und Gewichtsverlust werden nervöse Symptome wie Unruhe, Schlaflosigkeit und Depressionen häufig beobachtet. Bei sehr schweren Infektionen, Unterernährung, Immundefekten und Immunosuppression kann eine lebenslängliche disseminiert-systemische Strongyloidiasis das Bild beherrschen (Scowden et al. 1978).

Diagnose. Die Infektion wird durch den mikroskopischen Nachweis beweglicher Larven im Stuhl oder im Duodenalsaft erkannt (Abb. 30a, b), in welchem auch embryonierte Eier zu finden sind. Bei geringem Befall können die Larven über eine einfache Stuhlkultur auf Agar (Vorsicht: Infektionsgefahr!) oder durch Anreicherung im Scheidetrichter mit warmer Kochsalzlösung (Verfahren nach Fülleborn) nachgewiesen werden (Jírovec 1960; Geyer u. Bommer 1971).

Therapie. Mebendazol: an 3 aufeinanderfolgenden Tagen 2–3 Tabletten (Kinder 1 Tablette) morgens und abends.

Prophylaxe. Wie bei C.III.3. Bei Strongyloidesträgern muß durch Analwaschungen und Regelung des Stuhlgangs eine Reinvasion der Wurmlarven verhütet werden. Für Pflege- und Laborpersonal können Strongyloideslarven im Patientenstuhl infektiös sein!

5. Anisakis marina

Epidemiologie. Zu einem Befall des Menschen mit Anisakislarven („Heringswürmer“, Anisakis marina) kommt es in der Nähe von Meeresküsten durch den Genuß ungenügend zubereiteter Seefische, besonders von Heringen. Es handelt sich um eine Nematodengattung, deren geschlechtsreife Individuen im Darmkanal von Meeressäugern als ihrem Hauptwirt leben (Frank 1976). Die Larven finden sich oft zahlreich in Seefischen, die dem Menschen als Nahrung dienen. Auf Fischmärkten in Ostasien (Hongkong, Philippinen) lassen sich derartige Infektionen in hohen Prozentsätzen nachweisen.

Biologie und Pathogenese. Wenn die Larven beim Verzehr ungenügend erhitzten Fischfleisches in lebendem Zustand aufgenommen werden, können sie sich zwar im Menschen nicht zur Geschlechtsreife entwickeln, führen jedoch öfter zu stärkeren Krankheitserscheinungen. Chronische Gastroenteritiden, Magen-Darm-Geschwüre und Tumorbildungen in der Schleimhaut aller Darmabschnitte sind beschrieben worden. Bei Operationen wurden lebende Anisakislarven in bis walnußgroßen Geschwülsten inmitten eines eosinophilen Infiltrats gefunden.

Klinisches Bild. Es treten Magen-Darm-Störungen auf, die längere Zeit anhalten und sogar über Jahre bestehen bleiben. Im Blutbild der Patienten zeigt sich eine schwache bis mittelgradige Eosinophilie. Brechreiz, Appetitlosigkeit und Diarrhöen sind die auffälligsten Krankheitssymptome.

Therapie. Eine spezifische Behandlung ist nicht bekannt.

Prophylaxe. Larven in gut geräucherten oder marinierten Heringen (Bückling, Bismarkhering) sind durch den Herstellungsprozeß abgetötet worden. Ebenso ist tiefgefrorenes Fischfleisch nicht mehr infektiös. In zoologischen Gärten werden an Seehunde, Seelöwen und See-Elefanten Fische nur nach vorherigem Tiefgefrieren verfüttert. Nur so können Verluste unter den Tieren durch sehr starke Verwurmung vermieden werden.

6. Capillaria philippinensis

Epidemiologie. In den Jahren 1967 und 1968 wurden auf den Philippinen Epidemien einer bis dahin fast unbekannten (erste Berichte 1963/64) menschlichen Wurminfektion beobachtet, die eine hohe Sterblichkeit (um 10%) aufwiesen (DAUZ et al. 1967; CABRERA et al. 1967; CROSS u. BASACA-SEVILLA 1980). Es handelte sich um einen massiven Befall mit sehr kleinen (4–5 mm), haardünnen Nematoden, die durch den Genuß von rohem Süßwasserfischfleisch erworben worden waren und die zu starker Vermehrung im menschlichen Darm neigten. Seitdem kommen auf den Philippinen jedes Jahr mehr oder weniger zahlreiche Erkrankungs- und Todesfälle vor. Seit 1971 wird über derartige Infektionen auch in Thailand berichtet (BHAIBULAYA 1980).

Biologie und Pathogenese. Die Gattung der Haarwürmer (Capillaria) ist aus der Parasitologie des Tierreichs wohlbekannt. Die Kapillarien sind vorzugsweise Parasiten des Verdauungstrakts der Vögel, der Leber bei Nagern, der oberen Luftwege bei Karnivoren, der Nieren und der Harnblase bei Fuchs und Hund. Schließlich kommen Kapillarien auch in der Leber von Molchen vor. Bei Affen kann ebenso wie bei Nagern eine tödlich verlaufende Leberzirrhose durch Kapillarienbefall beobachtet werden. Zwischenwirte für die menschliche Infektion sind Süß- und Brackwasserfische, in denen die infektionstüchtigen Larven nachgewiesen werden können. Vermutlich sind fischfressende Wasservögel die natürlichen Endwirte.

Die adulten Exemplare von Capillaria philippinensis besiedeln die Schleimhaut des Dünndarms, vorwiegend des Jejunums. Dort können sie in sehr großer Zahl vorkommen. Bei Obduktionen konnten Zehntausende von Würmern aller Entwicklungsstadien nachgewiesen werden.

Infektionsquelle ist rohes oder ungenügend gegartes Fischfleisch in verschiedenen Zubereitungen.

Klinisches Bild. Obgleich offenbar asymptomatische und milde Verlaufsformen vorkommen, zeigen doch viele befallene Personen ein charakteristisches klinisches Bild. Bauchschmerzen, laute Darmgeräusche und Durchfälle treten früh in Erscheinung. Die Diarrhö kann anhaltend sein und von Anorexie, Nausea, Erbrechen und Hypotonie begleitet werden. Es kann sich eine ausgeprägte Kachexie entwickeln. Sichtbare peristaltische Wellen laufen über das geblähte Abdomen. Eine Hypoproteinämie, niedrige Kalzium- und Cholesterinspiegel sowie andere Zeichen einer proteinzehrenden Enteropathie vervollständigen das Bild. Eine Eosinophilie pflegt nicht deutlich zu sein. Im Darm findet sich eine Verdickung der gesamten Mukosa. Die Zotten erscheinen abgestumpft, flach oder vollständig obliteriert mit Vertiefung der Krypten und entzündlichen submukösen Infiltraten.

Diagnose. Die Krankheitserscheinungen geben unter Berücksichtigung der geographischen und ethnologisch-sozialen Situation wichtige Hinweise. Der Nachweis der mit Polpfröpfen versehenen Eier im Stuhl wie auch eine Schleimhautbiopsie lassen eine sichere Erkennung zu.

Therapie. Das früher empfohlene Thiabendazol (2 × 25 mg/kg KG/Tag über 30 Tage, anschließend 1 g jeden 2. Tag für 6 Monate) war mit Nebenwirkungen belastet und führte zu Rückfällen. Man gibt heute 400 mg Mebendazol/Tag in geteilten Dosen über 20 Tage. Bei dieser Behandlung treten bei gleichzeitig niedriger Rezidivrate keine Nebenwirkungen auf (Cross u. Basaca-Sevilla 1980).

Literatur

Abdel-Meguid M, Saif M (1980) The efficacy of praziquantel in the treatment of schistosomiasis and some other helminthic infections in Egypt. 10th International Congress on Tropical Medicine and Malaria, Nov. 9–15, 1980 Manila, Philippines. Printing Press, Quezon City, Philippines, p 342

Aboul-Atta N, Denham DA (1978) The effects of 5-benzamido-2(4-thiazolyl) benzimidazole on trichinella spiralis. Trans R Soc Trop Med Hyg 72:671–672

Albrecht RM, Borzy M, Odell GB, Whittington P, Horowitz SD (1978) Demonstration of giardia in duodenal fluid by scanning electron microscopy. N Engl J Med 299:1255–1256

Amin N (1979) Giardiasis. A common cause of diarrheal disease. Postgrad Med 66:151–158

Anderson DR, Duszynski DW, Marquardt WC (1968) Three new coccidia (protozoa:telosporea) from kingsnakes, lamproprltis spp., in Illinois, with a redescription of eimeria zamenis phisalix, 1921. J Parasitol 54:577–581

Andrews P (1981) A summery of the efficacy of praziquantel against schistosomes in animal experiments and notes of its mode of action. Arzneim Forsch 31 (I) 538–541

Aryeety ME (1979) Morphologische und serologische Untersuchungen an Sarcosporidien (Protozoa, Sporozoa). Med Dissertation Universität Düsseldorf

Aspöck H, Flamm H, Picher O (1973) Darmparasiten in menschlichen Exkrementen aus prähistorischen Salzbergwerken der Hallstadtkultur (800–350 v. Chr.). Zentralbl Bakteriol Parasitenkd Infektionskr Hyg Abt I Orig A 223:549

Baranski MC (1977) Tratamiento de teniasis e himenolepiasis humanas con praziquantel (Embay 8440). Bol Chil Parasitol 32:37–39

Barker IK, Carbonell PL (1974) Cryptosporidium agni sp.n. from lambs, and cryptosporidium bovis sp.n. from a calf, with observations on the oocyst. Z Parasitenkd 44:289–298

Barksdale WL, Routh CF (1948) Isospora hominis infections among American personnel in the Southwest Pacific. Am J Trop Med 28:639–644

Bearup AJ (1954) The coccidia of carnivores in Sydney. Aust Vet J 30:185–186

Becker B, Mehlhorn H, Andrews P, Thomas H (1980a) Scanning and transmission electron microscope studies on the efficacy of praziquantel on hymenolepis nana (cestoda) in vitro. Z Parasitenkd 61:121–133

Becker B, Mehlhorn H, Andrews P, Thomas H, Eckert J (1980b) Light and electron microscopic studies on the effect of praziquantel on schistosoma mansoni, dicrocoelium dentriticum and fasciola hepatica (trematoda) in vitro. Z Parasitenkd 63:113–128

Becker B, Mehlhorn H, Andrews P, Thomas H (1981) Ultrastructural investigations on the effect of praziquantel on the tegument of five species of cestodes. Z Parasitenkd 64:257–269

Beier A (1966) Therapeutische Erfahrungen mit Yomesan (Bayer) bei menschlichen Bandwurminfektionen. Z Tropenmed Parasitol 17:50

Beier A (1974) Beitrag zur multiplen Taenia-saginata-Infektion des Menschen. Dtsch Med Wochenschr 99:2539 u. 2514

Bellani L, Mantovani A, Pampiglione S, Filippini I (1976) Observations on an outbreak of human trichinellosis in Northern Italy. In: Kim CW, Pawlowski ZS (eds) Trichinellosis. Proceedings of the 4th International Conference on Trichinellosis, Aug 26–28, 1976, Poznán, Poland. University Press of New England, pp 535–539

Bergman G, Dahl IL (1979) Giardiasis at child care centers in Sweden. Lakartidningen 76:4263–4264

Beverly JKA (1973) Toxoplasmosis. Br Med J 2:475–478

Bhaibulaya M (1980) Capillaria philippinensis and intestinal capillariasis in Thailand. 10th International Congress on Tropical Medicine and Malariaa, Nov 9–15, 1980. Manila, Philippines. Printing Press, Quezon City, Philippines, pp 165–166

Blumenthal DS, Schultz MG (1975) Incidence of intestinal obstruction in children infected with ascaris lumbricoides. Am J Trop Med Hyg 24:801–805

Boch J, Supperer R (1971) Veterinärmedizinische Parasitologie. Parey, Berlin Hamburg

Boch J, Laupheimer KE, Erber M (1978a) Drei Sarkosporidienarten bei Schlachtrindern in Süddeutschland. Berl Muench Tieraerztl Wochenschr 91:426–431

Boch J, Mannewitz M, Erber M (1978b) Sarkosporidien bei Schlachtschweinen in Süddeutschland. Berl Muench Tieraerztl Wochenschr 91:106–111

Boch J, Göbel E, Heine J, Brändler U, Schloemer L (1982) Kryptosporidien-Infektion bei Haustieren. Berl Muench Tieraerztl Wochenschr 95:361–367

Bommer W (1969a) Kinematographische Studien über die Eigenbewegung von Toxoplasma gondii. Z Tropenmed Parasitol 20:450–458

Bommer W (1969b) The life cycle of virulent toxoplasma in cell cultures. Aust J Exp Biochem Med Sci 47:505–512

Bommer W (1982) Infektionen durch Helminthen. In: Heilmeyer L, Kühn HA (Hrsg) Innere Medizin, 4. Aufl. Springer, Berlin Heidelberg New York, S 192–223

Bommer W, Geyer E (1973) Wurminfektionen des Menschen. Med Klin 68:1247–1254

Bommer W, Geyer E (1974) Helminthosen des Menschen. Aerztl Prax 26:3393–3394, 3441–3442, 3505

Bommer W, Höfling KH, Heunert HH (1968) Lebendbeobachtungen über das Eindringen von Toxoplasmen in die Wirtszelle. Dtsch Med Wochenschr 93:2365–2367

Bommer W, Heunert HH, Milthaler B (1969) Multiplication of toxoplasma gondii in cell cultures. Ger Med Mon 15:399–405

Bommer W, Kaiser H, Mannweiler E, Mergerian H, Pottkämper G (1980) An outbreak of trichinellosis in a youth center of Northern Germany by imported air-dried camel meat. Positive muscular biopsy, serological studies and successful treatment with mebendazole/prednisone. 10th International Congress on Tropical Medicine and Malaria, Nov 9–15, 1980. Manila Philippines (Abstr 249). Printing Press, Quezon City, Philippines, p 156

Bommer W, Kaiser H, Mergerian H, Pottkämper G (1980a) Trichinellose – Ausbruch durch importiertes Kamelfleisch. Proceedings of the World Congress on Foodborne Infections and Intoxications, Berlin 1980, S 441–444

Booth CC, Slavin G, Dourmashkin RR, Doniach I, Webster D, Birol RG, Bryceson A et al. (1980) Immunodeficiency and cryptosporidiosis. Br Med J 281:1123–1127

Botero D, Castãno S (1980) Treatment of human cysticercosis with praziquantel (a preliminary report). 10th International Congress on Tropical Medicine and Malaria, Nov 9–15, 1980, Manila, Philippines. Printing Press, Quezon City, Philippines

Bourée P, Gascon A, Kauchner G (1978) Epidémie de trichinose en France: 125 cas. 4th International Congress on Parasitology, August 1978, Warschau. Short communications (Sect C 1, C II), p 151

Brandborg LL (1978) Parasitic diseases. In: Sleisenger MH, Fordtran JS (Hrsg) Gastrointestinal disease. Saunders, Philadelphia, pp 1154–1181

Brandborg LL, Tankersley CB, Gottlieb S, Barancik M, Sartor VE (1967) Histological demonstration of mucosal invasion by giardia lamblia in man. Gastroenterology 52:143

Brandborg LL, Goldberg SG, Breidenbach WC (1970) Human coccidiosis – a possible cause of malabsorption: the life cycle in small bowel mucosal biopsies as a diagnostic feature. N Engl J Med 283:1306

Brasitus TA, Gold RP, Kay RH, Magun AM, Lee W (1980) Intestinal strongyloidiasis. A case report and review of the literature. Am J Gastroenterol 73:65–79

Bunnag D, Harinasuta T (1981a) Studies in the chemotherapy of human opisthorchiasis III. Minimum effective dose of praziquantel. Southeast Asian J Trop Med Public Health 12:413–417

Bunnag D, Harinasuta T (1981b) Chemotherapy of intestinal parasites in Southeast Asia. Southeast Asian J Trop Med Public Health 12:422–430

Burke JA (1977) The clinical and laboratory diagnosis of giardiasis. Crit Rev Clin Lab Sci 373–391

Bylund G, Bang B, Wikgren K (1977) Evaluación experimental del efecto de praziquantel contra diphyllobothrium latum in vivo e in vitro. Bol Chil Parasitol 32:7–10

Cabrera BD, Canlas B, Dauz U (1967) Human intestinal capillariasis III. Parasitolocical features and management. Acta Med Philipp 4:92–103

Cançado JR (1968) Chagaskrankheit (in portugiesischer Sprache). Imprensa oficial de estado de Minas Gerais, Belo Horizonte, Brazil, pp 442–480

Canzonieri CJ, Rodriguez RR, Castillo HE, Ibañez de Balella C, Lucena M (1977) Ensayos terapéuticos con praziquantel en infecciones por taenia saginata e hymenolepis nana. Bol Chil Parasitol 32:41–42

Chou Hsüeh-chang (1980) Clinical evaluation of praziquantel in treatment of schistosomiasis japonica. Chin Med J 93:375–384

Collins JP, Keller KF, Brown L (1978) „Ghost" forms of giardia lamblia cysts initially misdiagnosed as isospora. Am J Trop Med Hyg 27:835–836

Coutinho A, Domingues AIC, Neves J, Almeida ST (1980) Treatment of hepatosplenic schistosomiasis mansoni with praziquantel (biltricide): preliminary report on tolerance and efficacy. 10th International Congress on Tropical Medicine and Malaria, Nov 9–15, 1980, Manila, Philippines. Printing Press, Quezon City, Philippines, pp 341–342

Craun GF (1979) Waterborne giardiasis in the United States: a review. Am J Public Health 69:817–819

Cross JH, Basaca-Sevilla V (1980) Intestineal capillariasis in the Philippines. 10th International Congress on Tropical Medicine and Malaria, Nov 9–15, 1980. Manila, Philippines. Printing Press, Quezon City, Philippines, p 166

Dauz U, Cabrera BD, Canlas B (1967) Human intestinal capillariasis. I. Clinical features. Acta Med Philipp 4:72–83

Davies SFM et al. (1963) Coccidiosis. Oliver & Boyd, Edinburgh London

Degrémont A (1978) Diagnose, Behandlung und Prophylaxe der Malaria. Folia Chemother 18:1–26

Degrémont A (1979) Maladies tropicales et parasitaires observées à l'Institut Tropical Suisse de 1974 à 1977. Ther Umsch 36:202–204

Degrémont A (1981) Pathologie d'importation et bilan médical au retour des pays chauds. Schweiz Rundsch Med (Prax) 70:1171–1173

Dönges J (1973) Schistosomiasis (Bilharziose). In: Hornbostel H, Kaufmann W, Siegenthaler W (Hrsg) Innere Medizin in Klinik und Praxis, Bd III. Thieme, Stuttgart, S 13302–13306

Drasin GF et al. (1978) Strongyloides stercoralis colitis: findings in 4 cases. Radiology 126:619–621

Dubey JP, Pande BP (1963) Observations on the coccidian oocysts from Indian jungle cats (felix chaus). Indian J Microbiol 3:103–108

Eckert J, Wolff K (1979) Giardiasis (Lambliasis) – eine Zoonose? Schweiz Rundsch Med (Prax) 68:1471–1472

Edington GM, Gilles HM (1976a) Pathology in the Tropics, 2nd edn. Arnold, London, pp 42–49

Edington GM, Gilles HM (1976b) Pathology in the Tropics, 2nd edn. Arnold, London, pp 23–33

Edington GM, Gilles HM (1976c) Pathology in the Tropics, 2nd edn. Arnold, London, pp 49–57

Ellman BA, Wynne JM, Freeman A (1980) Intestinal ascariasis: new plain film features. AJR 135:37–42

El-Nawawi FA (1977) Trichinella spiralis in Egypt. Proceedings of the 7th Symposium of the World Association of Veterinary and Food Hygiene, Sept 1977, Garmisch-Partenkirchen, pp 170–176

Espejo H (1977) Tratamiento de infecciones por himenolepis nana, taenia saginata, taenia solium y diphyllo – bothrium pacificum con praziquantel (Embay 8440). Bol Chil Parasitol 32:39–40

Fischer L, Reichenow E (1952) Protozoenkrankheiten. In: Bergmann G v, Frey W, Schwiegk H (Hrsg) Infektionskrankheiten. Springer, Berlin Göttingen Heidelberg (Handbuch der inneren Medizin, 4. Aufl: Bd I/2, S 421–719

Fleischer NKF, Strik WO (1978) Lambliasis. Pathogenität, klinisches Bild, Diagnose und Therapie. Med Klin 73:415–421

Frank W (1976) Parasitologie. Ulmer, Stuttgart

Frenkel JK (1973) Toxoplasmosis: parasite life cycle, pathology and immunology. In: Hammond DM, Long PL (eds) The coccidia. University Park Press, Baltimore, pp 343–410

Gana AJ (1966) Coccidiosis humana. Biologica (Santiago) 39:3–26

Gentilini M et al. (1972) Médecine tropicale. Flammarion Médecine-Sciences, Paris, pp 34–35

Geyer E, Bommer W (1971) Wurmerkrankungen des Menschen. Infektionen mit Saug-, Band- und Fadenwürmern. Goldmann, München

Gönnert R (1974) Die Bandwurm-Infektionen des Menschen und ihre Behandlung. Muench Med Wochenschr 116:1531–1538

Goldsmid JM, Davies N (1978) Diagnosis of parasitic infections of the small intestine by the enterotest duodenal capsule. Med J Aust 1:519–520

Gothe R (1980) Durch Parasiten bedingte Zoonosen in Deutschland. Z Allg Med 56:1109–1136

Gothsch D (1973) Sozialhygienische Studie zur gesundheitlichen Situation in einer Obdachlosensiedlung in Marburg-Lahn. Med Dissertation, Universität Marburg

Granz W (1975) Die postnatale Toxoplasmose. In: Wildführ G, Wildführ W (Hrsg) Toxoplasmose. Gustav Fischer, Jena S 151–204

Groll E (1977) Panorama general del tratamiento de las infecciones humanas por cestodes con praziquantel (Embay 8440). Bol Chil Parasitol 32:27–31

Hall AP (1976) The treatment of malaria. Br Med J:323–328

Hammond DM (1973) Life cycles and development of coocidia. In: Hammond DM, Long PL (eds) The coccidia. University Park Press, Baltimore London, S 45–79

Hampton JC, Rosario B (1966) The attachment of protozoan parasites to intestinal epithelial cells of the mouse. J Parasitol 52:939–949

Hatz B, Stahel E, Weiss N, Degrémont A (1978) La malaria importée en Suisse de 1974 à 1976. Schweiz Med Wochenschr 108:1495–1499

Heydorn AO (1977) Sarkosporidieninfiziertes Fleisch als mögliche Krankheitsursache für den Menschen. Arch Lebensmittelhyg 28:1–40

Heydorn AO (1979) Die Katze als Überträger zystenbildenden Kokzidien. Berl Muench Tieraerztl Wochenschr 92:214–220

Heydorn AO, Gestrich R, Janitschke K (1976) Beiträge zum Lebenszyklus der Sarkosporidien VIII. Sporozysten von Sarcocystis bovihominis in den Fäzes von Rhesusaffen (Macaca rhesus) und Pavianen (Papio cynocephalus). Berl Muench Tieraerztl Wochenschr 89:116–120

Hoffmann-La Roche (1981) Basisdokumentation „Tiberal" Roche. Dep Exp Med Clin Res G1–G8

Holzer B (1981) Aktuelle Malariaprobleme. Pharm Krit 3:45–48

Iyngkaran N, Lee EL, Robinson MJ (1978) Single dose treatment with tiberal of giardia lamblia infection children. Scand J Infect Dis 10:243–246

Ishizaki T, Karno E, Boehme K (1979) Double-blind studies of tolerance to praziquantel in Japanese patients with schistosoma japonicum infections. Bull WHO 57:787–791

Jakubowski W, Hoff JC (1978) Waterborne transmission of giardiasis. Proceedings of the Symposium on National Technical Infection Service, Sept 18–20, 1978. Springfield, Virg., USA

Janitschke K, Palme G, Ziegler U (1976) Bericht über eine Infektion mit Isospora belli. Med Welt 27:927–929

Jeffrey HC (1974) Sarcosporidiosis in man. Trans R Soc Trop Med Hyg 68:17–29

Jelliffe DE, Stanfield JP (1978) Diseases of children in the Subtropics and Tropics, 37th edn. Arnold, London, pp 827–856

Jervis HR, Merris TG, Sprinz H (1966) Coccidiosis in the guinea pig small intestine due to a cryptosporidium. Am J Vet Res 27:408–414

Jírovec O (1960) Parasitologie für Ärzte. Gustav Fischer, Jena

Jung R (1959) Chagas'disease, a possible cause of megaesophagus and megacolon. Am J Gastroenterol 32:311–316

Kabelitz HJ (1959) Abdominelle Symptome bei postnatal erworbener Toxoplasmose. Dtsch Med Wochenschr 84:1379–1384

Kabelitz HJ (1962) Klinik der erworbenen Toxoplasmose. Enke, Stuttgart

Kabelitz HJ (1966) Klinik der erworbenen Toxoplasmose. In: Kirchhoff H, Kräubig H (Hrsg) Toxoplasmose. Thieme, Stuttgart, S 78–103

Katz N, Rocha RS, Chocves A (1979) Preliminary trials with praziquantel in human infections due to schistosoma mansoni. Bull WHO 57:781–785

Kheysin YM (1972) Life cycles of coccidia of domestic animals. Todd KS jr (ed) University Park Press, Baltimore London Tokyo

Kirk R (1958) Acute pancreatitis due to ascariasis. J Trop Med Hyg 61:51–52

Köberle F (1958) Megacolon. J Trop Med Hyg 21–24

Köberle F (1963) Enteromegaly and cardiomegaly in chagas' diseases. Gut 4:399

Köberle F (1973) Chagaskrankheit. In: Hornbostel H, Kaufmann W, Siegenthaler W (Hrsg) Innere Medizin in Praxis und Klinik, Bd III. Thieme, Stuttgart, S 13260–13267

Kovatch RM, White JD (1972) Cryptosporidiosis in two juvenile rhesus monkeys. Vet Pathol 9:426–440

Lasserre R (1979) Treatment of amebiasis. Philipp J Microbiol Inf Dis 8:1–6

Leimer R, Fernandez F, Rubio Lotvin B, Marques Pereira GJ, Schenone H (1980) Short-term treatment of acute intestinal amoebiasis with ornidazole. Acta Trop 37:266–270

Leopold G, Ungethüm W, Groll E, Diekmann HW, Novak H, Wegner DHG (1978) Clinical pharmacology in normal volunteers of praziquantel, a new drug against schistosomes and cestodes. Eur J Clin Pharmacol 14:281–291

Levine ND, Ivens V (1965) Isospora species in the dog. J Parasitol 51:859–864

Levine ND, Tardos W (1980) Named species and hosts of sarcocystis (protozoa:apicomplexa:sarcocystidae). Syst Parasitol 2:41–59

Levinson JD, Nastro LJ (1978) Giardiasis with total villous atrophy. Gastroenterology 74:271–275

Long PL (1973) Pathology and pathogenicity of coccidial infections. In: Hammond DM, Long PL (eds) The coccidia. University Park Press, Baltimore London, pp 253–294

Maegraith B, Adams ARD, Maegraith BG (1976) Clinical tropical diseases, 6th edn. Blackwell, Oxford, pp 252–253

Mannweiler E, Stumpf J, Felgner P, Lederer I (1978) Serumantikörper-Befunde bei der Trichinose. Dtsch Med Wochenschr 103:1562–1565

Mantovani A, Filippini I, Saccheti A, Bergomi S, Cavrini C, Marastoni G, Balestrazzi V et al. (1976) Observations sur un foyer de trichinose humaine en Italie. Bull Acad Vet Fr 49:213–217

Markus MB (1978) Sarcocystis and sarcocystosis in domestic animals an man. Adv Vet Sci Comp Med 22:159–193

Markwalder K (1981) Resistenzprobleme bei Patienten aus Südostasien mit Malaria tropica. Schweiz Aerztezg 62:929–930

Mehlhorn H, Piekarski G (1981) Grundriss der Parasitenkunde. UTB 1075, Gustav Fischer, Stuttgart

Mehlhorn H, Becker B, Andrews P, Thomas H, Frenkel JK (1981) In vivo and in vitro experiments on the effects of praziquantel on schistosoma mansoni. A light and electron microscopic study. Arzneim Forsch 31:544–554

Meisel JL, Perera DR, Meligro C, Rubin CE (1976) Overwhelming watery diarrhea associated with a cryptosporidium in an immunosuppressed patient. Gastroenterology 70:1156–1160

Menitove JE, Citro, LA, Brown PP, Gaber EM, Zieminski JJ (1978) Roentgenography and giardiasis. Ann Intern Med 88:719

Mergerian H (1975) Untersuchungen über die helminthologische Durchseuchung bei türkischen Gastarbeitern in der Bundesrepublik Deutschland. Med Dissertation, Universität Göttingen

Meuten DJ, van Kruiningen HJ, Lein DH (1974) Cryptosporidiosis in a calf. J Am Vet Med Assoc 165:914–917

Meyer EA, Radulescu S (1979) Giardia and giardiasis. Adv Parasitol 17:1–47

Minning W (1969) Die Wurmkrankheiten. In: Grumbach A, Kikuth W (Hrsg) Die Infektionskrankheiten des Menschen und ihre Erreger, 2. Aufl (Grumbach A, Bonin O Hrsg): Bd II. Thieme, Stuttgart, S 1853–1902

Mohr W (1952) Toxoplasmose. In: Bergmann G v, Frey W, Schwiegk H (Hrsg) Infektionskrankheiten, 4. Aufl, Bd I/2. Springer, Berlin Göttingen Heidelberg, S 730–770

Mohr W (1968) Beobachtungen bei Rückkehrern aus tropischen Ländern. Med Klin 63:981–985

Mohr W (1973) Tropenkrankheiten in Europa. Wien Med Wochenschr 12:191–198

Mohr W (1976) Verschleppung von Tropen- und Infektionskrankheiten. Aerztl Prax 28:3206–3207

Nauck EG (1975a) Leishmaniasen. In: Mohr W, Schumacher HH, Weyer F (Hrsg) Lehrbuch der Tropenkrankheiten, 4. Aufl. Thieme, Stuttgart, S 187–193

Nauck EG (1975b) Malaria tropica. In: Mohr W, Schumacher HH, Weyer F (Hrsg) Lehrbuch der Tropenkrankheiten, 4. Aufl. Thieme, Stuttgart, S 141–142

Nime FA, Burek JD, Page DL, Holscher MA, Yardley JH (1976) Acute enterocolitis in a human being infected with the protozoan cryptosporidium. Gastroenterology 70:592–598

Nitsche W (1974) Die häufigsten Bandwürmer und Finnen des Menschen. Z Allg Med 11:516–529

Olson RA, Johnson EH (1969) Histopathologic changes and small bowel absorption in falciparum malaria. Am J Trop Med Hyg 18:355

Ozerezkowskaja HH, Morenjez TM, Grugorenko TA (1978) Mebandazol bei der Behandlung von akuten und chronischen Stadien der Helminthiasen. Mitteilung I. Behandlung mit Mebendazol von akuten und chronischen Trichinosen, die durch Trichinenstämme aus Wildtieren hervorgerufen wurden mit Mebendazol (in russischer Sprache). Postupila 23/V

Pampiglione S, Baldelli R, Corsini C, Mari S, Mantovani A (1978) Infezione sperimentale del cavallo con larve di trichina. Parasitologia 20:183–193

Panciera RJ, Thomassen RW, Garner FM (1971) Cryptosporidial infection in a calf. Vet Pathol 8:479–484

Paz G (1977) Tratamiento de teniasis saginata con praziquantel (Embay 8440). Bol Chil Parasitol 32:14–16

Peeters D, Ceuterick C, De Jonghe P, Martin JJ (1980) Cerebral cysticercosis light and electron microscopy report on one case. Ann Soc Belge Med Trop 60:183–194

Pellérdy LP (1974) Coccidia and coccidiosis, 2nd edn. Parey, Berlin Hamburg

Piekarski G (1954) Lehrbuch der Parasitologie. Springer, Berlin Göttingen Heidelberg

Piekarski G (1969) Leishmaniasen. In: Grumbach A, Kikuth W (Hrsg) Die Infektionskrankheiten des Menschen und ihre Erreger, 2. Aufl (Grumbach A, Bonin O Hrsg): Bd II. Thieme, Stuttgart, S 1815–1830

Piekarski G, Heydorn AO, Aryeetey ME, Hartlapp JH, Kimmig P (1978) Klinische, parasitologische und serologische Untersuchungen zur Sarkosporidiose (Sarcocystis suihominis) des Menschen. Immun Infekt 6:153–159

Rim HJ, Park SB, Lee JS, Joo KH (1979) Therapeutic effects of praziquantel (Embay 8440) against taenia solium infection. Korean J Parasitol 17:67–71

Rim HJ, Won CR, Hyun I (1980) A therapeutic trial of praziquantel (Embay 8440) on human cysticercosis. 10th International Congress on Tropical Medicine and Malaria, Nov 9–15 1980. Manila, Philippines. Printing Press, Quezon City, Philippines, p 169

Rommel M (1978) Vergleichende Darstellung der Entwicklungsbiologie der Gattungen Sarcocystis, Frenkelia, Isospora, Cystoisospora, Hammondia, Toxoplasma und Besnoitia. Z Parasitenkd 57:269–283

Rommel M, Heydorn AO, Erber M (1979) Die Sarkosporidiose der Haustiere und des Menschen. Berl Muench Tieraerztl Wochenschr 92:457–464

Santos AT (1979) Preliminary clinical trials with praziquantel in schistosoma japonicum infections in the Philippines. Bull WHO 57:793–799

Santos AT, Blas BL, Portillo G, Nosenas J (1980) Toxicity and efficacy study of embay 8440 (praziquantel) in the treatment of schistosoma japonicum infection in Leyte, Philippines. 10th International Congress on Tropical Medicine and Malaria, Nov 9–15, 1980, Manila, Philippines. Printing Press, Quezon City, Philippines, pp 342–343

Sapunar J, Szekely R (1977) Analisis clinico de 76 pacientes con trichinosis. Bol Chil Parasitol 32:31–36

Sati MH (1962) Leishmanial enteritis as a cause of intractable diarrhoea and death. Sudan Med J 1:216

Schenone H, Galdames M, Rivadeneira A, Morales E, Hoffmann MT, Asalgado N, Meneses G et al. (1977) Tratamiento de las infecciones por himenolepis nana en niños con una dosis oral única de praziquantel (Embay 8440). Bol Chil Parasitol 32:11–13

Schmidt K, Johnston MRL, Stehbens WE (1967) Fine structure of the schizont and merozoite of isospora sp. (sporozoa: eimeriidae) parasitic in gehyra variegata (dumeril and bibron, 1836) (reptilia: gekkonidae). J Protozool 14:602–608

Scholtyseck E (1973) Ultrastructure. In: Hammond DM, Long PL (eds) The coccidia. University Park Press, Baltimore London, pp 81–144

Schwartz DE, Jeunet F (1976) Pharmacokinetic and metabolic studies with ornidazole in man. Comparison with metronidazole. Chemotherapy 6:49–59

Scowden EB, Schaffner W, Stone WJ (1978) Overwhelming strongyloidiasis. An unappreciated opportunistic infection. Medicine (Baltimore) 57:527–544

Slavin D (1955) Cryptosporidium meleagridis (sp.nov.). J Comp Pathol 65:262–266

Smitskamp H, Oey-Müller E (1966) Geographical distribution and clinical significance of human coccidiosis. Trop Geogr Med 18:133–136

Spech HJ (1978) Lambliasis. Das Profil einer Durchfallserkrankung. Dtsch Med Wochenschr 103:2008–2012

Spencer H (1973) Tropical pathology. Springer, Berlin Heidelberg New York, pp 393–394

Spillman RK (1975) Pulmonary ascariasis in tropical communities. Am J Trop Med Hyg 24:791–800

Stahel E, Stürchler D, Degrémont A (1981) Aktueller Stand der Malariaprophylaxe. Schweiz Aerztezg 62:931–932

Stumpf J, Kaduk B, Undeutsch K, Landgraf H, Geofferje H (1978) Trichinose. Epidemiologie, Klinik und Diagnostik. Dtsch Med Wochenschr 103:1556–1562

Thomas H (1977) Resultados experimentales con praziquantel (Embay 8440) en cestodiasis y cisticercosis. Bol Chil Parasitol 32:2–6

Torojan IA (1978) Trichinellosis myocarditis (in russischer Sprache). Arch Pathol B 10, C 66

Trier JS, Moxey PC, Schimmel EM, Robles E (1974) Chronic intestinal coccidiosisin man. Intestinal morphology and response to treatment. Gastroenterology 66:923–935

Triffit MJ (1925) Observations on 2 new species of coccidiain snakes. Protozool 1:19–26

Tyzzer EE (1907) A sporozoan found in the peptic glands of the common mouse. Proc Soc Exp Biol Med 5:12–13

Tyzzer EE (1912) Cryptosporidium parvum (sp.nov.), a coccidium found in the small intestine of the common mouse. Arch Protistenkd 26:394–418

Tyzzer EE (1929) Coccidiosis in gallinaceous birds. Am J Hyg 10:269–383

Vetterling JM, Jervis HR, Merril TG, Sprinz H (1971a) Cryptosporidium wrairi sp.n. from the guinea pig cavia porcellus with an emendation of the genus. J Protozool 18:243–247

Vetterling JM, Takeuchi A, Madden PA (1971b) Ultrastructure of cryptosporidium wrairi from the guinea pig. J Protozool 18:248–260

Vollerthun R, Deutschländer N, Hungerer KD (1980) Histological examination of the footpad of mice after infection with trypanosoma cruzi. Behring Inst Mitt 66:27–33

Volmer J, Semler P (1979) Eine tödlich verlaufene Bandwurmerkrankung (Taenia saginata). Z Gastroenterol 17:79–82

Wegner DHG (1979) The treatment of human schistosomiasis with biltricide (praziquantel, Embay 8440). 14th Joint Conference on Parasitic Diseases. The US-Japan Cooperative Medical Science Program, Aug 12–15 1979, New Orleans. Bayer Pharma Forschungszentrum, Wuppertal, pp 1–17

Wegner DHG (1980) Synopsis of clinical results obtained with biltricide® in the treatment of human schistosomiasis. 10th International Congress on Tropical Medicine and Malaria, Nov 9–15, 1980, Manila, Philippines. Printing Press, Quezon City, Philippines, p 341

Wegner DHG (1981) Klinische Ergebnisse in der Behandlung der Schistosoma-haematobium-Infektion. Versuchsanordnung für multizentrische klinische Prüfungen der Phasen I B bis III mit Praziquantel. Arzneim Forsch 31 (I):566–567

Weissberg DL, Berk RN (1978) Ascariasis of the gastrointestinal tract. Gastrointest Radiol 3:415–418

Werner H, Janitschke K (1975) Neue Erkenntnisse über die Kokzidieninfektionen des Menschen. Bundesgesundheitsblatt 18:419–422

Westerman EL, Christensen RP (1979) Chronic isospora-belli-infection treated with Co-trimoxazol. Ann Intern Med 91:413–414

Wiek K, Janitschke K (1973) Leishmaniosen (Kala Azar). In: Hornbostel H, Kaufmann W, Siegenthaler W (Hrsg) Innere Medizin in Klinik und Praxis, Bd III. Thieme, Stuttgart, S 13268–13269

Wildführ G, Wildführ W (1975) Toxoplasmose. Ratgeber für Ärzte und Tierärzte. Gustav Fischer, Jena

Winslow DJ, Chaffee EF (1965) Preliminary investigations on chagas disease. Mil Med 130:826–834

Wolff K, Eckert J (1979) Giardia-Befall bei Hund und Katze und dessen mögliche Bedeutung für den Menschen. Berl Muench Tieraerztl Wochenschr 92:479–484

WHO (1979) Parasitic zoonoses. Report of a WHO expert committee, WHO Tech Rep Ser 637:77

WHO (1981) Trichinosis surveillance. Who Wkly Epidem Rec 56:37

Wright SG, Tomkins AM (1978) Quantitative histology in giardiasis. J Clin Pathol 31:712–716

Infektiöse und andere entzündliche Erkrankungen einschließlich Tuberkulose

B. Reichlin und K. Gyr

Mit 3 Abbildungen und 9 Tabellen

A. Bakterielle Erkrankungen

I. Cholera

1. Epidemiologie

Die klassische Heimat des Choleraerregers ist das Delta des Ganges und des Bramaputra. Bis 1923 soll die Cholera auch in Osteuropa endemisch vorgekommen sein. Die 7. Cholerapandemie mit dem El-Tor-Biotyp begann 1961 in Indonesien und breitete sich nicht nur durch Südost- und Ostasien, sondern auch durch Indien in den Nahen Osten aus. Vibrio cholerae wurde 1970/71 in Ostafrika in Uganda und Kenia sowie in Nord- und Westafrika nachgewiesen. 1971 gab es Cholerafälle in Spanien und Portugal, 1973 in Neapel und seither liegen weitere Berichte über Cholerafälle z.B. aus Südafrika, Moçambique, den Malediven und Sri Lanka vor (Mackay 1978). 1978 wurden Cholerafälle in Louisiana im Süden der USA (Blake et al. 1980) und 1979 auf Sardinien (Salmaso et al. 1980) gefunden. Begünstigende Faktoren sind schlechte hygienische Verhältnisse, Mangelernährung, Status nach Magenchirurgie sowie Kindesalter (Carpenter 1972; Benenson 1976; Nalin et al. 1978a). Choleraerreger wurden in neuerer Zeit zudem in Muscheln, Garnelen, Krabben, in Proben von Abwasser und Flußmündungen nachgewiesen (Blake et al. 1980). Impfungen mit Vakzinen und Toxoid hinterlassen keine genügende Immunität (Levine et al. 1979).

2. Erreger

Der Erreger der Cholera ist ein leicht gekrümmtes, mit einer Geißel versehenes, gramnegatives Stäbchen, das beim Patienten mit akuter Diarrhö im Gram-Präparat des Stuhls gesehen werden kann. Der Nachweis des Erregers kann im Dunkelfeld bzw. Phasenkontrastmikroskop, in der Kultur oder immunfluoreszenzmikroskopisch erfolgen. Im Dunkelfeld oder im Phasenkontrastmikroskop können die Vibrionen infolge charakteristischer, von der Geißel ausgehender Beweglichkeit leicht erkannt werden. Vibrio cholerae besitzt hitzestabile O- und hitzelabile H-Antigene. Die klassischen Ogawa(AB-)-, Inaba(AC-)- und Hikojima(ABC-)Serotypen sind durch 3 Kombinationen der O-Antigene A, B und C determiniert. Ausnahmsweise läßt sich auf Vibrio cholerae nur das A-Antigen darstellen. Der heute dominante E1-Tor-Biotyp unterscheidet sich von den klassischen Typen nicht antigenetisch, sondern nur durch Agglutination von Hühnererythrozyten sowie durch Resistenz gegen Polymyxin B und einen speziellen Bakteriophagen (Gruppe IV der Mukerjee-Phagen).

Vibrio cholerae wächst gut bei Temperaturen zwischen 22° und 40°C und einem pH zwischen 8 und 9,5. Von den biochemischen Eigenschaften sollen nur die positive Oxydase-, Katalase- und Nitratreduktasereaktion erwähnt werden. Häufig werden selektiv Nährböden wie der Thiosulfat-Zitrat-Gallensalz-Saccharose(TCBS-)Agar angewandt. Näheres siehe Mikrobiologiehandbücher.

3. Klinik

Die Cholera und insbesondere der E1-Tor-Biotyp decken ein Spektrum von Zustandsbildern ab, deren Extreme gesunde Ausscheider bzw. an hypovolämischem Schock sterbende Patienten darstellen. Das Vollbild der Cholera beginnt nach einer Inkubationszeit von 1–5 Tagen mit plötzlichen, schmerzlosen, wäßrigen Durchfällen, in schweren Fällen oft noch von Erbrechen begleitet, und endet unbehandelt in Dehydratation, Schock, Nierenversagen und Tod. Die Patienten sind zyanotisch, haben einen schlaffen Hautturgor, Gesicht und Abdomen sind eingefallen. Tachypnö und Tachykardie ergänzen eine schwere hypokaliämische Azidose als Folge großer Bikarbonat- und Alkaliverluste. Kinder haben gelegentlich zusätzlich Hypoglykämien, epileptische Anfälle bzw. Tetanieepisoden.

4. Pathogenese

Die teilweise extremen Durchfälle der Cholera sind durch ein von Finkelstein 1970 gereinigtes Endotoxin verursacht (van Heyningen et al. 1976). Es handelt sich um einen reinen Eiweißkörper mit einem Molekulargewicht von 82000. Das Molekül besteht aus den Untereinheiten A und B (Abb. 1). Mehrere B-Untereinheiten bilden das sog. Choleragenoid. Dieses ist biologisch inert, jedoch immunologisch nicht vom ganzen Toxinmolekül zu unterscheiden (Molekulargewicht 54000). Der Bestandteil A enthält nochmals 2 Peptidgruppen, A_1 und A_2, wobei A_1 die eigentliche aktive Substanz darstellt (van Heyningen et al. 1976). Man nimmt an, daß sich das Choleratoxin mit einem Choleragenoidanteil am Rezeptor der Darmzellen, einem Gangliosid (GM_1), anlagert. Anschließend dringt die aktive Substanz A_1 in die Zelle ein und führt dort nach einer Latenz von ca. 30 min zu Störungen des Elektrolyttransports. In der Darmzelle aktiviert das Choleraenterotoxin (Abb. 2) die Adenylzyklase, ein Ferment, das die Umwandlung von Adenosintriphosphat (ATP) in das zyklische 3′,5′-Adenosinmonophosphat (cAMP) katalysiert (Evans 1979). Durch die Phosphodiesterase wird cAMP wieder inaktiviert. Es hemmt die Resorption von Natrium und Chlorid durch die Zotten des Darms und stimuliert die Sekretion von Chlor-, teilweise auch von Bikarbonationen durch die Krypten des Dünndarmes (Evans 1979; Hamilton et al. 1976). Die Darmzelle und der Darm zeigen bei diesen Erkrankungen keine mikroskopisch sichtbaren Veränderungen (Norris 1974). Das Toxin bleibt an der Zelle haften, so daß diese bis zu ihrem Untergang weiter sezerniert. Erst ihr Ersatz durch eine neue Zelle setzt diesem Prozeß ein Ende.

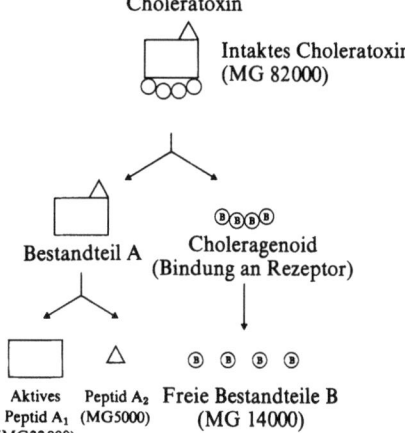

Abb. 1. Choleratoxin und seine Bestandteile (s. Text). (Nach GYR 1981)

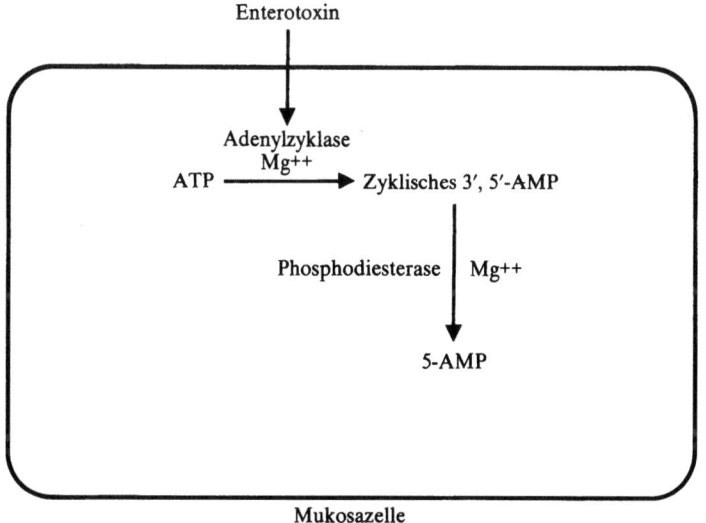

Abb. 2. Wirkungsmechanismus des Choleratoxins. (Nach GYR 1981)

5. Therapie

Die Behandlung der Cholera gliedert sich in Flüssigkeitsersatz und in antimikrobielle und antisekretorische Therapie.

a) Flüssigkeitsersatz

Während einer akuten Diarrhö (Abb. 3) ist die Resorption von physiologischer Kochsalzlösung allein vermindert oder sogar total gehemmt. PHILLIPS (1966) stellte beim Menschen fest, daß die orale Gabe von Kochsalzlösung das Stuhlvolumen entsprechend vermehrte und den Austrocknungszustand nicht verbesserte. Fügt man aber (Abb. 3) der Salzlösung Glukose oder Fruchtzucker zu, wird das Salz zusammen mit Wasser und Zucker resorbiert und somit die

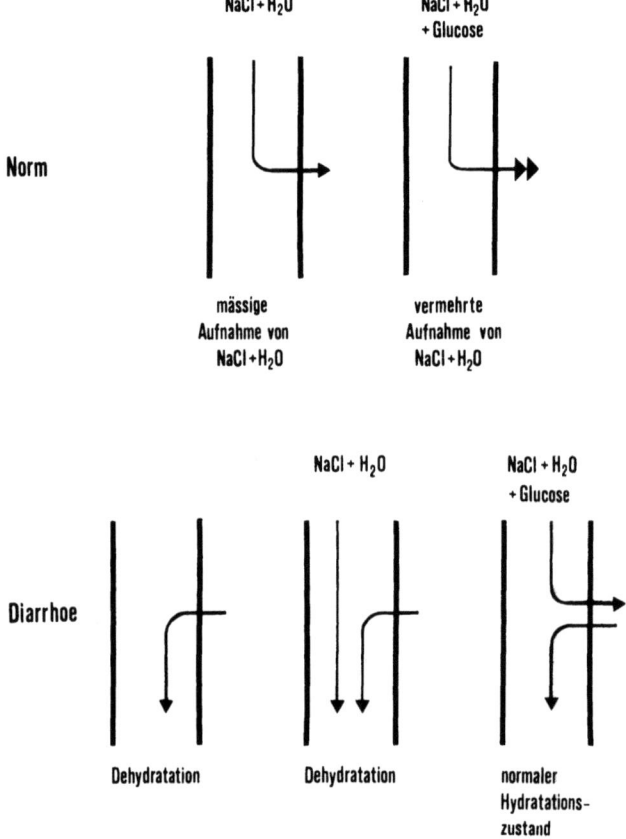

Abb. 3. Wirkung von Glukose auf die NaCl- und H_2O-Resorption im Darm. (Nach Gyr 1981)

Tabelle 1. Elektrolytgehalt in Trinklösungen für Diarrhöpatienten

	g/l		mmol/l
NaCl	3,5	Na	90
$NaHCO_3$	2,5	K	20
KCl	1,5	Cl	80
Glukose	20	Glukose	111

Austrocknung rückgängig gemacht (Cutting u. Langmuir 1980). Die Resorption von Aminosäuren, Bikarbonat und Kalium scheint, wie diejenige von Glukose, bei dieser Art Durchfall intakt zu sein, wodurch eine orale Ernährung möglich ist. Die WHO (1979a, b) empfiehlt daher eine orale Trinklösung, deren Zusammensetzung Tabelle 1 zeigt.

Erwachsenen kann man zur Erhaltungstherapie nach einer WHO-Empfehlung 200 ml, Kindern 100 ml einer verdünnten Trinklösung pro Stuhlentleerung verabreichen.

In Westbengalen behandelte ein im wesentlichen paramedizinisches Team auf obengenannte Weise unter mißlichsten Umständen 3700 schwer an Cholera erkrankte Patienten in weniger als 2 Monaten mit einer Mortalität von nur

3,6%, wovon die Hälfte bereits vor Einleitung der Behandlung ad exitum gekommen war. Weitere Studien aus Bangladesh bestätigen diese Erfahrung (NALIN et al. 1968, 1979; RAHAMAN et al. 1979). Bei schweren Durchfällen von mehr als 8 l/Tag genügt eine nur orale Ersatztherapie nicht, hauptsächlich wegen gleichzeitigem Erbrechen. Diese Patienten bedürfen gleichzeitig auch intravenöser Flüssigkeitszufuhr (NALIN et al. 1978 b).

b) Antibiotische Therapie

Antibiotika reduzieren das Stuhlvolumen und die Diarrhödauer der Cholera und unterbrechen die Infektionskette. Gemäß WHO-Empfehlung (1980 b) sollten die Patienten in erster Wahl mit Tetrazyklin (4·500 mg·2 Tage), in zweiter Wahl mit Furazolidin (4·100 mg·3 Tage) oder Erythromycin (4·250 mg·3 Tage) behandelt werden. In Indien (DUTTA et al. 1978) wurde auch Co-Trimoxazol erfolgreich angewendet. In Tansania wurden nach 6 Monaten in 75% der Fälle oder häufiger Resistenzen gegen Tetrazykline, Sulfonamide, Neomycin und Ampicillin, in rund 50% nach Chloramphenicol und in 19% nach Nitrofurantoin gefunden (MHALU et al. 1979). Da die Resistenzprobleme selbst im geographischen Nahbereich differieren können (COLAERT et al. 1979), muß je nach Resistenz der gezüchteten Erreger therapiert werden.

c) Sekretionshemmer

Tierexperimentelle Untersuchungen zeigen, daß Loperamid beim Meerschweinchen auch nach Gabe von Choleratoxin den Flüssigkeitsverlust im Dünndarm entscheidend vermindert (SANDHU et al. 1981). Nach heutigen Vorstellungen wird diese Wirkung Opiatrezeptoren vermittelt. Klinisch wenig gesichert ist die Wirkung von Chlorpromazin und Prostaglandinsynthesehemmern.

II. Escherichia coli

1. Einleitung

Der deutsche Pädiater Escherich identifizierte 1885 ein gramnegatives, bewegliches, nichtsporenbildendes, peritrich begeißeltes Bakterium, das seinetwegen E. coli genannt wird. Mit Hilfe serologischer Differenzierung gelang es in späteren Jahren, Durchfallepisoden bestimmten serologischen Typen von E. coli zuzuordnen. 1956 wiesen DE et al. (1956) nach, daß gewisse E.-coli-Stämme ähnlich Vibrio cholerae ein Enterotoxin produzieren. Diese E.-coli-Stämme werden heute als enterotoxische E. coli (ETEC) zusammengefaßt. Eine weitere Gruppe von E. coli verursacht in ähnlicher Art wie Shigellen durch Invasion des Dickdarmepithels Diarrhö. Diese E.-coli-Stämme bezeichnet man als enteroinvasive E. coli (EIEC). Eine dritte Gruppe von E.-coli-Stämmen verursacht teilweise durch Oberflächenadhäsion (ULSHEN u. ROLLO 1980), teilweise durch unbekannte Mechanismen Diarrhö. Sie werden als enteropathogene E. coli (EPEC) zusammengefaßt.

2. Epidemiologie

a) Enterotoxische E. coli (EPEC)

EPEC verursachen hauptsächlich bei Säuglingen und Kleinkindern teilweise lebensgefährliche Durchfälle. Sterilisation von Flaschen und Schnullern sowie

Tabelle 2. E.-coli-Serogruppen bei akuter Diarrhö

	Enteropathogene E. coli (EPEC)	Enterotoxische E. coli (ETEC)	Enteroinvasive E. coli (EIEC)
Assoziierte Sero-gruppen	18 26 44 55 86 111 114 119 125 126 127 128 142 158	1 6 7 8 9 15 20 25 27 60 63 75 78 80 85 88 89 99 101 109 114 115 128 148 153 159	28ac 112ac 124 136 143 144 152 164
Altersgruppen	Kinder	Kinder + Erwachsene	Kinder + Erwachsene
Pathogenetischer Mechanismus	Oberflächenadhäsion	Toxinwirkung am Dünndarm	Invasion der Schleimhaut

Tabelle 3. Inzidenz der Reisediarrhö. (Modifiziert nach Gyr 1981)

Betroffene (Nation)	Ort	Befall (%)	Autor
Tropenmediziner (int.)	Teheran	28	Kean (1969)
Militär (U.K.)	Aden	18	Rowe et al. (1970)
Mikrobiologen (Europa, USA)	Mexiko	39–75	Loewenstein et al. (1973)
Gastroenterologen (USA)	Mexiko	49	Merson et al. (1976)
Peace corps (USA)	Kenia	69	Sack et al. (1977)
Touristen (Schweiz)	Tropen	34	Steffen et al. (1978)

Pasteurisierung der Milch ließen solche Durchfallepisoden in Heimen und Krippen drastisch zurückgehen. Ulshen und Rollo (1980) publizierten einen neuen, bestens dokumentierten Einzelfall. EPEC als Ursache von Durchfällen bei Erwachsenen werden selten beschrieben. Ein interessanter Fall wurde 1968 von Schroeder et al. publiziert. In Übersichtsarbeiten finden sich noch weitere relevante Fälle von EPEC (Rowe et al. 1970). Über Zusammenhänge zwischen EPEC und bestimmten E.-coli-Serogruppen informiert Tabelle 2.

b) Enterotoxische E. coli (ETEC)

ETEC sind eine häufige, wahrscheinlich die häufigste Ursache von Durchfällen bei Reisenden, die sich nach tropischen oder subtropischen Ländern begeben. Rowe et al. berichteten 1970 erstmals über eine durch ETEC verursachte Durchfallepidemie bei an den Golf von Aden verlegten britischen Soldaten. DuPont et al. fanden 1971 den gleichen E.-coli-Stamm O 148 bei amerikanischen Truppen in Vietnam. Der Prozentsatz Erkrankter innerhalb einer Gruppe schwankt zwischen 18 und 69% (Tabelle 3). ETEC verursachen jedoch auch Durchfallerkrankungen bei der einheimischen Bevölkerung in Entwicklungsländern. So wiesen Black et al. (1981) in einer Feldstudie in Bangladesh in 20% von Erwachsenen und Jugendlichen über 10 Jahre bei Durchfall ETEC nach.

Über die Beziehung von bestimmten E.-coli-O-Serogruppen und ETEC informiert Tabelle 2.

c) Enteroinvasive E. coli (EIEC)

Die Zusammenhänge zwischen einem dysenterieähnlichen Zustandsbild und EIEC sind bei E. coli O 124 am besten bekannt. ROWE (1979) führt in seiner Übersichtsarbeit Durchfälle bei amerikanischen Truppen im Mittelmeergebiet, eine Epidemie in einer Londoner Schule, epidemieähnliche Ausbrüche in Ungarn infolge kontaminierten Wassers sowie Ausbrüche in einem australischen bzw. englischen Spital als Beispiele an. Am eingehendsten wurde eine durch Käsegenuß ausgelöste E.-coli-O-124-Dysenterie in den USA abgeklärt (MARIER et al. 1973). Über Zusammenhänge zwischen EIEC und bestimmten E.-coli-Serogruppen informiert Tabelle 2.

3. Erreger

E. coli gehört mit Salmonellen, Shigellen und anderen Keimen zu den Escherichiaceae, einer Untergruppe der Enterobacteriaceae. Mit Hilfe biochemischer Reaktionen können die E. coli in der Untergruppe der gramnegativen begeißelten Stäbchen identifiziert werden. Die weitere Spezifizierung der E. coli geschieht serologisch durch die Bestimmung der O-, K- und H-Antigene. Von epidemiologischer Bedeutung ist dabei das O-Ag-System, das mit den Lipopolysacchariden der gramnegativen Zellwand korreliert. EIEC können biochemisch wegen langsamem oder fehlendem Laktoseabbau bzw. verminderter Beweglichkeit und serologisch wegen gemeinsamer O-Antigene mit Shigellen verwechselt werden (ROWE et al. 1977).

4. Klinik

a) Enteropathogene E. coli

EPEC wurden in den letzten Jahren selten als Erreger akuter Durchfälle beschrieben. SCHROEDER et al. berichteten 1968 über eine Reihe von Gastroenteritiden, welche die Besucher eines Kongreßzentrums in der Nähe von Washington D.C. nach Genuß kontaminierten Wassers befielen. Die Durchfälle dauerten 6 h bis 3 Tage, waren nie blutig und durch E. coli O 111 verursacht. ROWE (1979) erwähnt in seiner Übersichtsarbeit auch 2 durch Kontamination von Schweinefleisch bzw. Früchtekuchen ausgelöste Durchfallepidemien, die auf E. coli O 126 bzw. E. coli O 127 zurückzuführen waren. LIEBMAN (1978) beschrieb rezidivierende, nicht lebensbedrohliche Durchfälle mit beschwerdefreien Intervallen bei Kindern und Jugendlichen im Alter bis zu 13 Jahren, die mit klassischen, in Tabelle 2 enthaltenen EPEC-Stämmen assoziiert waren.

b) Enterotoxische E. coli

Die "traveller's diarrhea" korreliert eng mit der Nahrungsmittelhygiene (ERICSSON et al. 1980) und geht mit Durchfällen, Fieber, Erbrechen, Appetitlosigkeit und Abdominalschmerzen einher. Sie dauert 2–3 Tage. ETEC werden jedoch nicht nur aus tropischen und subtropischen Gebieten beschrieben. ROSENBERG et al. berichteten 1977 über eine Durchfallepidemie bei Besuchern und Parkwächtern eines amerikanischen Nationalparks im Bundesstaat Oregon. Die durch kontaminiertes Wasser übertragene Diarrhöepidemie dauerte im Mittel 8 Tage. ETEC spielen auch für die Bewohner von Entwicklungsländern eine Rolle.

So fanden Black et al. (1981) für Kinder zwischen dem 1. und 3. Lebensjahr nahezu 1 ETEC-Episode/Jahr in einer Feldstudie in Bangladesh. In dieser Arbeit ließen sich in allen Altersgruppen ETEC bei 20–28% der Durchfälle nachweisen.

c) Enteroinvasive E. coli

Bekannt und gut dokumentiert ist eine Serie von 107 Durchfallepisoden mit mindestens 387 Patienten, die auf E.-coli-O-124-haltigen Weichkäse zurückzuführen war. Die Inkubationszeit betrug im Mittel 18 h, die Krankheit dauerte 2 Tage. Von den Patienten litten mehr als $^2/_3$ an Durchfällen, Fieber und Bauchkrämpfen; Schüttelfröste, Erbrechen und Kopfweh waren seltener. Lediglich 4 Patienten bemerkten blutige Durchfälle (Marier et al. 1973). Aufgrund von Arbeiten von DuPont et al. (1971) an Freiwilligen ist bekannt, daß für einen EIEC-Infekt höhere Keimzahlen als für einen Shigelleninfekt notwendig sind. So lösten diese Autoren mit 10^8 Keimen ein Spektrum von Reaktionen zwischen leichten Durchfällen und gramnegativer Sepsis mit Hypotonie aus. Eine andere interessante Fallbeschreibung stammt aus einem australischen Heim für ledige Mütter (Rilley 1968).

5. Pathogenese

a) Enteropathogene E. coli

Die Stellung der EPEC ist etwas umstritten, weil ihr pathogenetischer Wirkmechanismus im Gegensatz zu den ETEC und EIEC weniger gründlich abgeklärt ist. Für ihre pathogenetische Bedeutung sprechen Versuche an Freiwilligen (Levine et al. 1978), gut dokumentierte Epidemiebeschreibungen (Schroeder et al. 1968; Marier et al. 1973; Liebman 1978) sowie neuere experimentelle Arbeiten. Cantey und Inman wiesen 1981 nach orogastraler Applikation von E. coli O 15 im Kaninchen nach, daß sich die Keime in den Peyer-Lymphknoten vermehren, nach 3 Tagen von dort das distale Ileum, Zökum und Kolon besiedeln und die Mikrovili durch Adhäsion der Oberfläche ohne Invasion oder Toxinbildung (Cantey u. Blake 1977) schädigen. Ulshen und Rolle (1980) berichten über einen identischen Wirkmechanismus bei einer E.-coli-Infektion bei einem Säugling. Neuere Beobachtungen erhärteten demgegenüber die Vermutung, daß gewisse EPEC Toxine produzieren. So wurde eine direkte Sekretion durch EPEC am Rattenjejunum bei fehlendem „klassischem" Toxinnachweis beschrieben (Klipstein et al. 1978). Bei einem EPEC-Stamm, E. coli O 128, konnte 6 Jahre nach einer Durchfallepidemie ein hitzestabiles Toxin nachgewiesen werden (Ryder et al. 1979).

b) Enterotoxische E. coli

Die ETEC bilden ein hitzestabiles und/oder ein hitzelabiles Toxin, deren Produktion durch Plasmide gesteuert wird und die eine sekretorische Dünndarmdiarrhö bewirken. Das hitzelabile Toxin aktiviert ähnlich dem Choleratoxin die Adenylzyklase. Das hitzestabile Toxin erhöht die Konzentration des GMP (Guanidinmonophosphat) und verursacht ebenfalls eine zyklische Diarrhö (Hughes et al. 1978; Field et al. 1978; Field 1979). Für die verschiedenen Toxinnachweise am Ileum des Kaninchens, am Mäusedünndarm, durch die „infant mouse intragastric technique", den „Chinese hamster ovary cell test" u.a.m. sei auf den Literaturnachweis bei Rowe (1979) verwiesen.

c) Enteroinvasive E. coli

DuPont et al. zeigten 1971 (27), daß gewisse EIEC-Stämme durch Invasion des Dickdarmepithels Diarrhö auslösen. Das histologische Korrelat solcher Erkrankungen sind bakteriell unspezifische Kolitiden. Der Invasionseffekt kann im Labor am Auge des Meerschweinchens, in HeLa- oder HEp-2-Zellen nachgewiesen werden (Übersicht bei Rowe 1979).

6. Therapie

Die Therapie von E.-coli-assoziierten Durchfällen gliedert sich in Flüssigkeitsersatz, Gabe von Antibiotika bzw. Sekretionshemmern.

a) Flüssigkeitsersatz

Siehe Abschnitt A.I.5a.

b) Antibiotika

Therapeutische Antibiotika. Durchfälle auf Grundlage von EPEC bzw. ETEC bedürfen im allgemeinen keiner antibiotischen Therapie. EIEC-Durchfälle können einer blutigen Dysenterie mit Schüttelfrösten, septischen Temperaturen und Hypotonie gleichen. In diesen Fällen ist bei Kenntnis des Erregers und seiner Resistenz eine antibiotische Therapie sinnvoll.

Prophylaktische Antibiotika. Doxyzyklin vermindert – prophylaktisch gegeben – die Gefahr von ETEC-Durchfällen signifikant (Sack et al. 1978, 1979). Da Therapienebenwirkungen von Tetrazyklinen Lichtüberempfindlichkeit, pseudomembranöse Kolitis und das Entstehen von R-Faktoren gegen Tetrazykline bei den Enterobacteriaceae umfassen, ist diese Therapie trotz des bewiesenen Erfolgs, v.a. im Hinblick auf das Salmonellenproblem, von fraglichem Wert.

c) Sekretionshemmer

Bi-Subsalizylat verkürzt – therapeutisch verabreicht – die Durchfallepisode signifikant (DuPont et al. 1977). Bei prophylaktischer Verabreichung reduziert es wahrscheinlich ETEC-assoziierte Durchfälle im Menschen (DuPont et al. 1980) und hemmt die Auslösung des Sekretionsmechanismus durch E.-coli-Toxin im Tiermodell sicher (Ericsson et al. 1977). Aufgrund eines der Wirkmechanismen von Bi-Subsalizylat wird eine Interferenz mit dem „colonisation factor antigen" diskutiert, das seinerseits in Abhängigkeit von Fimbrien mit oberflächenadhäsiven Eigenschaften steht (DuPont et al. 1980). Da Loperamid im Tierversuch eine durch Choleratoxin induzierte Sekretion aufheben kann, könnte diese Substanz künftig auch bei ETEC-assoziierten Durchfällen von Wichtigkeit sein.

III. Yersinien

1. Epidemiologie

Humanpathogene Yersinien mit Dünndarmerkrankungen sind Yersinia enterocolitica und Yersinia pseudotuberculosis. Yersinia enterocolitica kommt

Tabelle 4. Länder, in denen Yersinia enterocolitica isoliert wurde. (Nach Mollaret et al. 1979 u. WHO-Informationen)

Land	Erstiso-lation (Jahr)	n	Land	Erstiso-lation (Jahr)	n
Belgien	1964	+ + + + + +	Jugoslawien	1972	+
Frankreich	1958	+ +	UdSSR	1967	+
Niederlande	1963	+ + + +			
Schweiz	1948	+	Kanada	1960	+ + + + +
Großbritannien	1943	+	USA	1932	+ + + +
DDR	1973	+ +	Brasilien	1968	+
BRD	1962	+ +	Argentinien	1976	+
Dänemark	1932	+ + +	Marokko	1976	+
Faröer-Inseln	1960	+	Algerien	1959	+
Finnland	1965	+ + + +	Kamerun	1967	+
Schweden	1963	+ + + + +	Zaire	1968	+
Norwegen	1967	+ +	Südafrika	1966	+ + +
Spanien	1971	+			
Italien	1968	+	Israel	1972	+
Griechenland	1974	+	Iran	1976	+
Bulgarien	1975	+			
Ungarn	1969	+ + + + +	Japan	1971	+ + + +
Rumänien	1968	+ + + +			
Polen	1971	+ + +	Australien	1977	+
CSSR	1967	+ + + +			

n (Anzahl der Fälle), + 1–100; + + 100–200; + + + 200–500; + + + + 500–1000; + + + + + >1000; + + + + + + >2000

weltweit vor (Tabelle 4), doch scheint der Keim in Skandinavien (Winblad et al. 1966; Winblad 1979; Toivanen et al. 1973; Leino u. Kalliomäki 1974), Frankreich (Alonso et al. 1979), Belgien (Vantrappen et al. 1977; Vandepitte u. Wauters 1979), Kanada (Toma et al. 1979), den USA (Saari u. Jansen 1979; Quan 1979), Japan (Kanazawa u. Ikemura 1979) und Osteuropa häufiger als anderswo gefunden zu werden. Yersinia enterocolitica wurde in Fleisch (Schiemann 1979; Asakawa et al. 1979), Milch (Schiemann 1979) und Wasser (Saari u. Jansen 1979) nachgewiesen. Außer den Menschen sind Schweine (Wauters 1979; Hurvell et al. 1979), Hunde, Katzen, Hasen, Ziegen und Chinchilla (WHO 1980b) als Träger erkannt worden. Yersinia pseudotuberculosis wird seltener als Yersinia enterocolitica gefunden (Leino u. Kalliomäki 1974). Nagetiere und Vögel sind das Primärreservoir der Erreger und scheiden sie in Stuhl und Urin aus (Mair 1973).

2. Erreger

Yersinien sind pleomorphe, häufig kokkenförmige, gramnegative Bakterien der Familie der Enterobacteriaceae. Bewegliche Arten tragen Geißeln. Sie sind eher schwierig züchtbar (Keusch 1981), und ihre Ausbeute ist bei relativ tiefen Wachstumstemperaturen, Anreicherungsverfahren und Selektivnährböden größer (Schiemann 1979). Yersinia enterocolitica und pseudotuberculosis müssen unter sich wie auch gegenüber anderen Enterobacteriaceae biochemisch abgegrenzt werden. Auf Grundlage der somatischen O-Antigene können bei Yersinia

enterocolitica 34 Serogruppen und bei Yersinia pseudotuberculosis 6 Typen
(I–VI) unterschieden werden. Die meisten menschlichen Erkrankungen bei Yersinia enterocolitica sind durch die Serogruppen O 3, O 5, O 8 bzw. O 9 (KEUSCH
1981), bei Yersinia pseudotuberculosis durch Typ I bedingt.

3. Klinik

Das häufigste klinische Zustandsbild bei Yersinia enterocolitica ist ein wäßriger Durchfall, bei Yersinia pseudotuberculosis eine mesenteriale Lymphadenitis
mit dem Bild einer Pseudoappendizitis. Gelegentlich können beide Erreger eine
Entzündung des terminalen Ileums verursachen (Tabelle 5). Diarrhö scheint bei
Kindern unter 5 Jahren und Erwachsenen, extraintestinale Symptome hauptsächlich bei Erwachsenen, Pseudoappendizitis gehäuft in der Altersgruppe zwischen
5 und 15 Jahren vorzukommen (Tabelle 6).
   Die Pseudoappendizitis kann klinisch von einer Appendizitis nicht differenziert werden. Die Durchfälle bei Yersinia enterocolitica können von heftigem
Erbrechen wie bei Nahrungsmittelintoxikationen und Fieber begleitet sein. Die
Entzündung des terminalen Ileums kann einem M. Crohn ähneln (VANTRAPPEN
et al. 1977). Die extraintestinalen Symptome in Form von Gelenkentzündungen
am Knie, Knöchel und kleinen Handgelenken sind häufig HLA-27-assoziiert
und werden hauptsächlich in Skandinavien gefunden. Andere extraintestinale
Symptome 1–3 Wochen nach intestinaler Manifestation sind Veränderungen
an der Haut wie Erythema nodosum oder multiforme, Stevens-Johnson-Syn-

Tabelle 5. Häufigkeit intestinaler Yersiniosismanifestationen. (Nach KEUSCH 1981)

Klinischer Befund	Y. pseudotuberculosis	Y. enterocolitica
Lymphadenitis mesenterialis	+ + + +	+ +
Ileitis terminalis	+	+
Akute Enteritis	±	+ + + +

± selten, + + + + typisch

Tabelle 6. Klinische Befunde bei Yersinia-enterocolitica-Infektion in Beziehung zum Lebensalter.
(Nach LEINO u. KALLIOMÄKI 1974; KEUSCH 1981)

Manifestation	Altersgruppe	Befund
Gastro-intestinal	<5 Jahre	Akute Diarrhö
	5–15 Jahre	Akute Lymphodenitis mesenterialis ("Pseudoappendizitis")
	10–20 Jahre	Akute Ileitis terminalis ("Pseudo-Crohn-Krankheit")
	Erwachsene	Akute Diarrhö und nichtgastro-intestinale Erscheinungen
Nichtgastro-intestinal	Kleinkinder und Erwachsene >60 Jahre	Septikämie
	Vorgeschädigte Patienten	Septikämie
	Erwachsene (besonders Frauen)	Erythema nodosum
	Erwachsene	Polyarthritis

drom, Tendosynovitis, Myoperikarditis, Glomerulonephritis, Schilddrüsenerkrankungen und Thrombosen (Larsen 1979).

4. Pathogenese

Yersinieninfektionen werden gehäuft in den kalten Wintermonaten nachgewiesen, was mit der niederen optimalen Wachstumstemperatur der dabei erhöhten Virulenz der Spezies gut korreliert (Keusch 1981). In gewissen Stämmen konnte ein hitzestabiles Toxin mit invasiven Eigenschaften im Sereny-Test nachgewiesen werden (Feeley et al. 1979).

5. Therapie

Yersinia enterocolitica spricht i. allg. auf Aminoglykoside, Tetrazykline, Co-Trimoxazol und Chloramphenicol, Yersinia pseudotuberculosis auch auf Penizilline und Cephalosporine an. Bei septischen Zustandsbildern sind Antibiotika indiziert, bei den übrigen Zustandsbildern ist ihre Anwendung umstritten.

IV. Salmonellen und Nahrungsmittelintoxikationen

1. Salmonellen

a) Einleitung

Die Salmonellen gehören zu den Enterobacteriaceae und können in 3 ökologische Untergruppen eingeteilt werden: die 1. Gruppe umfaßt die auf den Menschen spezialisierten Salmonellen. Ihre Vertreter sind S. typhi sowie S. parathyphi A, B und C. Zur 2. Gruppe zählen die auf verschiedenste Tiere spezialisierten Salmonellen. Sie sind selten humanpathogen. Repräsentative Ausnahme ist S. cholerasuis. Die 3. Gruppe umfaßt die nichtspezialisierten Salmonellen. Typischer Vertreter ist S. typhimurium.

b) Epidemiologie

Die Inzidenz von Salmonellenerkrankungen wird in neuerer Zeit in den USA mit 11,8 (Ryder et al. 1976a), in England und Wales mit 18 Neuerkrankungen pro 100000 Einwohner und Jahr (Turnbull 1979) angegeben. S. typhi und S. parathyphi A bzw. B befallen stets, S. parathyphi C meistens Menschen, wobei die Übertragung hauptsächlich durch Stuhl, Urin, Wasser oder Nahrung erfolgen kann.

Hauptreservoir der nicht auf den Menschen spezialisierten Salmonellen sind kontaminierte Nahrungsmittel landwirtschaftlichen Ursprungs. Bei Rindern, Schweinen, Hühnern und anderen Nahrungsmittellieferanten liegen Futter und Exkrete nahe beieinander. Gegenseitige Infektionen sind die Folge. Der Trend der Industrielandwirtschaft und die internationalen Handelsverflechtungen können die Salmonellose eines Betriebs weiträumig streuen lassen (Roberts et al. 1975; McCoy 1975). Für eine Perpetuation des Salmonellenproblems sorgen die in der Landwirtschaft als Additive (!) und Therapeutika angewendeten Antibiotika, welche in den Salmonellenstämmen auf den Bauernhöfen bereits zu

Plasmiden mit Mehrfachresistenz gegen Antibiotika führen (ANDERSON 1974;
ROWE et al. 1980). Auch transposongebundene Antibiotikaresistenzen in Nicht-
Enterobacteriaceae wie beispielsweise Klebsiellen (DATTA u. RICHARDS 1981),
Haemophilus influencae und Neisseria gonorrhoeae (EDITORIAL 1979a) sind be-
schrieben. Ein anderes Reservoir für Salmonellen mit Ansteckungsgefahr für
Tier und Mensch sind Fliegen, Nagetiere, Vögel (TURNBULL 1979) sowie Wasser-,
Land- und Sumpfschildkröten (EDITORIAL 1979, 1981).

Weitere Gefahrenquellen für Menschen bzw. Menschen und Tiere sind Grill-
und Rohkost (McCoy 1975), Salmonellenträger (HOWIE 1970), Nahrungsmittel
mit landwirtschaftlichen Rohstoffen (CRAVEN et al. 1975), Medikamente (LIPSON
u. MEIKLE 1977) sowie kontaminiertes Wasser wie bei der Epidemie in Zermatt
1963 (H. REBER 1982, persönliche Mitteilung).

c) Erreger

Als gramnegative, begeißelte, nichtkapselbildende, aerobe und fakultativ anaerobe, stäbchenförmige Bakterien gehören die Salmonellen mit E. coli, Shigellen
und anderen Keimen zu den Escherichiaceae, einer Untergruppe der Enterobacteriaceae. Mit Hilfe biochemischer Reaktionen kann die Gruppe der Salmonellen
sicher identifiziert werden. Die weitere Spezifizierung der etwa 1800 Salmonellen-
spezies geschieht wie bei den E. coli serologisch mit Hilfe von Zellwand- oder
O- und Flagellen- oder H-Antigenen (KAUFFMANN 1966). Gewisse S.-typhi- und
S.-paratyphi-Stämme können ein Vi-Antigen besitzen, welches für Mensch und
Labormaus eine erhöhte Virulenz bedeutet. Die Inkubationszeit für die auf
den Menschen spezialisierten Salmonellen betragen 10–14 Tage, für die übrigen
Salmonellen 6–48 h.

d) Klinik

Einleitung. Man unterscheidet bei den Salmonellenerkrankungen typhoide,
gastroenteritische und bakteriämisch-metastatische Zustandsbilder sowie Träger.
So verursacht S. typhi – nomen est omen – hauptsächlich ein typhoides Zustandsbild, S. typhimurium Gastroenteritiden und S. cholerasuis fokal metastatische
Zustandsbilder (TURNBULL 1979).

Typhoides Zustandsbild. Über Symptome, Befunde und Komplikationen bei
Typhus orientieren Tabellen 7, 8 und 9 (SAMANTRAY et al. 1977). Bei den Komplikationen ist festzuhalten, daß neuropsychiatrische Manifestationen in Indien
und Afrika häufiger beschrieben werden (KHOSLA et al. 1977; OSUNTOKUN et al.
1972).

Gastroenteritis. Die Gastroenteritiden manifestieren sich nach kurzer Inkubationszeit mit Kopfweh, Übelkeit, Brechen, Brechreiz, Bauchschmerzen und
-krämpfen sowie Durchfall. Die Erkrankung dauert in ca. 50% der Fälle um
48 h, bei Kindern und älteren Patienten eher länger. Suchtests auf okkultes
Blut sind gehäuft positiv.

Fokale Manifestationen. Vor allem bei Kindern, immunkompromitierten
Patienten und älteren Leuten kann es im Anschluß an eine Gastroenteritis
zu metastatischer Besiedelung mit Endokarditiden, Meningitiden, Osteomyeliti-
den, Pyelonephritiden, Cholezystitiden oder Abszeßbildung kommen. Speziell
erwähnenswert erscheint der Befall größerer Gefäße mit konsekutiver Bildung
mykotischer Aneurysmata (MONCURE u. YOUNG 1981).

Tabelle 7. Symptome bei 500 Patienten mit Typhus. (Nach Samantray et al. 1977)

	n	%
Fieber	500	100,0
Kopfschmerzen	215	43,0
Anorexie	208	41,6
Frösteln	200	40,0
Mißempfindungen	195	39,0
Diarrhö	150	30,0
Nausea	108	21,6
Erbrechen	79	15,8
Obstipation	58	11,6
Husten	55	11,0
Bauchschmerzen	40	8,0
Bauchschwellung	29	5,8
Halsweh	11	2,2

Tabelle 8. Klinische Befunde bei 500 Patienten mit Typhus. (Nach Samantray et al. 1977)

	n	%
Splenomegalie	325	65,0
Relative Bradykardie	250	50,0
Hepatomegalie	240	48,0
Exsikkiertes Aussehen	228	45,6
Belegte Zunge	218	43,6
Rötliche Flecken	42	8,4
Schwitzen	9	1,8
Herpes labialis	0	0,0

Tabelle 9. Häufigkeit von Komplikationen bei 500 Patienten mit Typhus. (Nach Samantray et al. 1977)

	n	%
Meningismus	49	9,8
Delirium	34	6,8
Intestinale Blutung	19	3,8
Verbrauchskoagulopathie	16	3,2
Verhaltensstörung	12	2,4
Intestinalperforation	4	0,8
Meningitis	1	0,2
Kreislaufversagen	1	0,2
Lobärpneumonie	1	0,2
Otitis externa	1	0,2
Parotitis	1	0,2

Trägerstatus. Er steht zumeist in Zusammenhang mit vorausgegangener antibiotischer Therapie. Von den Stuhlproben sind 3 Monate nach einer typhösen Erkrankung ca. 5%, nach weiteren 9 Monaten noch ca. 3% positiv. Im Rahmen der Bakteriämie kommt es nach Befall von Leber, Milz und RHS zu einer passageren Besiedelung der meisten Organe. Für den Trägerstatus ist die Besiedelung der häufig steinhaltigen Gallenblase relevant. Vi-Antigen scheint zum Träger zu prädisponieren, haben doch 80% der Träger oder mehr erhöhte Vi-Titer

(MANDAL 1979; NOLAN et al. 1981). Urindauerausscheidung und Abszeßbildung nach Jahren klinischer Gesundheit werden gelegentlich ebenfalls beschrieben (MANDAL 1979).

e) Pathogenese

Einleitung. Das Angehen eines Salmonelleninfekts wird durch immunologische Inkompetenz, schwere Grundkrankheit, hohes Alter, verminderte Produktion von Magensäure, gestörte Darmmotilität, Schwangerschaft und Stillzeit des Patienten sowie eine hohe Virulenz des Keims begünstigt.

Salmonellosen mit typhösen oder metastatischen Zustandsbildern. Für Infekte an Freiwilligen sind eher hohe Keimzahlen von 10^8–10^9 Keimen notwendig (HORNICK u. GREISMAN 1978). Nach Überwinden der Säurebarriere gelangen die Keime in den Dünndarm und können in Stuhlkulturen – wahrscheinlich wegen intraintestinaler Vermehrung – gelegentlich nachgewiesen werden. Sie dringen in die Submukosa des Dünndarms und über die Lymphgefäße in die mesenterialen Lymphknoten und gelangen von dort über eine Bakteriämie in Leber, Milz und RHS. Nach Vermehrung in diesen Organen kommt es zu einem weiteren Einbruch in die Blutbahn. Im Dünndarm ist das terminale Ileum am stärksten befallen. Meist dominiert eine Entzündung der Mukosa, seltener tieferer Schichten mit Ulzeration, Blutung und Perforation.

Salmonellosen mit nichttyphösen Zustandsbildern. Für solche Infektionen wurden Keimzahlen zwischen 10^3 und 10^7 Keimen errechnet (TURNBULL 1979). Während für den typhoiden Zustand ein Endotoxin postuliert, jedoch nicht bewiesen wurde, deuten neuere Untersuchungen auf ein Enterotoxin, dessen Wirkung an der isolierten Ileumschleife (SAKAZAKY et al. 1974) und am „infant mouse model" (KOUPAL u. DEIBEL 1975) nachgewiesen wurde. So spielt der invasive Charakter der Salmonellen bei den typhösen und metastatischen, der enterotoxische Effekt möglicherweise bei den Gastroenteritiden eine Rolle.

f) Therapie

Salmonellosen mit typhoiden Zustandsbildern. Als Chemotherapeutikum der Wahl galt lange Zeit Chloramphenicol in einer Dosierung von 500 mg 4stündlich bis zur Entfieberung, dann 6stündlich bis zum 14. Tag. Da das Medikament billig ist und oral gegeben werden kann, ist es für die Dritte Welt noch immer das Therapeutikum der Wahl. Knochenmarktoxizität sowie plasmid- (ANDERSON 1974; ROWE et al. 1980) und transposongebundene (DATTA u. RICHARDS 1981) Chloramphenicolresistenz sind ernsthafte Nachteile. Co-Trimoxazol (2·160 mg Trimetoprim und 800 mg Sulfometoxazol·14 Tage) oder Amoxycillin (4·1 g/die·14 Tage) sind gute, Mecillinam, Furazolidin oder Ampicillin weniger gute Alternativen (GARROD et al. 1981; SCRAGG 1976). Für die Behandlung von Trägern gilt demgegenüber Ampicillin (100 mg/kg/Tag·30 Tage) + Probenecid (25 mg/kg/Tag·30 Tage) als Therapie der Wahl, bringt aber bei nur gut der Hälfte der Salmonellenträger mit funktionstüchtiger Gallenblase die Salmonellen zum Verschwinden (GARROD et al. 1981). Alternativen sind Amoxycillin und Co-Trimoxazol. Als geheilt gelten Träger mit Stuhlkulturen ohne Salmonellen 12 Monate nach Absetzen der antibiotischen Therapie. Für Träger mit erkrankter Gallenblase kommt eine Cholezystektomie in Frage, die 3 von 4 Trägern vom Befall heilt.

Salmonellosen mit bakteriell-metastatischen Zustandsbildern. Bei nachgewiese-
nen Bakteriämien bzw. lokalen Komplikationen gilt Ampicillin als Mittel der
Wahl (DORNFIELD et al. 1974). Alternativen sind Amoxycillin, Co-Trimoxazol,
Mecillinam und Gentamycin (TURNBULL 1979).

Salmonellosen mit Gastroenteritiden. Diese Patienten bedürfen in erster Linie
einer guten „supportive care". Antibiotika gelten i.allg. als kontraindiziert, weil
sie die Diarrhö und „clearance" von Bakterien verlängern können (ASERKOFF
u. BENETT 1969). Gewisse Autoren setzen sich bei älteren Patienten generell
für eine Behandlung wegen häufiger Komplikationen ein (MONCURE u. YOUNG
1981; COHEN et al. 1978).

2. Staphylokokken

a) Epidemiologie

Staphylococcus aureus kommt weltweit vor. Daher drohen Intoxikationen
mit diesem Keim, wo immer die Nahrungsmittelhygiene bei Zubereitung, Lage-
rung oder Verteilung zu wünschen übrig läßt. In einer Sammelstatistik bakterieller Lebensmittelvergiftungen der Jahre 1969–1976 aus Großbritannien verursachten Staphylokokken 17% der Erkrankungen (TURNBULL 1979), in einer amerikanischen der Jahre 1972–1978 39% (SOURS u. SMITH 1980).

b) Erreger

Staphylococcus aureus wird im Gegensatz zu Staphylococcus epidermidis
allgemein als Erreger von Nahrungsmittelvergiftungen anerkannt. Die Inkubationszeit liegt um oder unter 7 h. Die Erreger vermehren sich auf den Nahrungsmitteln vor deren Einnahme. Zellteilungen können innerhalb von 20 min erfolgen; 1 g Nahrung soll innerhalb von Stunden 10^5–10^8 Keime enthalten können.

c) Klinik

DONTA (1981) bezeichnet in seiner Übersicht Erbrechen als Leitsymptom
und Bauchkrämpfe, Diarrhö, Schwitzen, Hypersalivation sowie Schüttelfröste
ohne Fieber als Begleitsymptome, die jeweils bis zu 24 h anhalten können.

d) Pathogenese

Es sind 5 antigenetisch verschiedene Enterotoxine (A–E) beschrieben worden
(DONTA 1981). Die Toxine werden wie bei E. coli durch Plasmide kodiert (SHAFER
u. IANDOLO 1978), wobei die A-, B- und E-Toxine häufiger als die anderen
Toxine vorkommen sollen. Für das Enterotoxin B konnte eine Wirkung über
intestinale Nervenrezeptoren wahrscheinlich gemacht werden (ELWELL et al.
1975).

e) Therapie

Bei dieser Enterotoxinintoxikation sind Antibiotika nutzlos. Orale Ersatztherapie scheint wegen der häufigen Brechneigung nicht sinnvoll. Wegen der kurzen
Dauer der Symptome ist eine I.-v.-Flüssigkeitszufuhr nur selten indiziert.

3. Clostridium perfringens

a) Epidemiologie

Clostridium perfringens kommt weltweit vor. Sein humanpathogenes Potential reicht von der Nahrungsmittelintoxikation über Kindbettfieber und Gasbrand bis zum Darmbrand (Enterocolitis necroticans) auf Neuguinea. Die folgenden Ausführungen beschränken sich auf die Nahrungsmittelintoxikationen.

Die optimale Wachstumstemperatur für Cl. perfringens liegt bei 43–47°, bei einer Temperatur, die in großen, nicht genügend aufgetauten bzw. langsam abkühlenden Fleischstücken nach dem Kochen vorkommen kann. In einer britischen Sammelstatistik bakterieller Lebensmittelvergiftungen der Jahre 1969–1976 verursachte Cl. perfringens 39% (TURNBULL 1979), in einer entsprechenden amerikanischen Statistik der Jahre 1972–1978 9,6% der Erkrankungen. Von den Cl.-perfringens-Infektionen waren 69% auf Fleisch oder Geflügelkontamination zurückzuführen (SOURS u. SMITH 1980).

b) Erreger

Clostridium perfringens ist ein sporenbildendes, grampositives, unbewegliches, weitgehend anaerobes Stäbchen. Mit Hilfe von Antitoxinen können 5 serologische Gruppen unterschieden werden, welche mindestens 12 verschiedene Toxine (α–ν) produzieren können (HOBBS 1981). Typ A bzw. C können während der Sporulation im Dünndarm ein Enterotoxin produzieren. Die Inkubationszeit beträgt 8–14 h. Für diagnostische Zwecke scheint der Toxinnachweis im Stuhl (SKJELKVALE u. Uemura 1977) ebenso wie der Nachweis von Cl. perfringens auf der Nahrung bzw. in hohen Konzentrationen im Stuhl geeignet zu sein (DONTA 1981).

c) Klinik

Mäßige bis heftige abdominelle Krämpfe und wäßrige Durchfälle sind Leitsymptom, Unwohlsein, Brechreiz und Brechen Begleitsymptome. Fieber fehlt, die Symptome verschwinden innerhalb von 24 h.

d) Pathogenese

Das Enterotoxin von Cl. perfringens kehrt ähnlich dem von Vibrio cholerae die intestinale Wasser- und Salzresorption in Sekretion um, jedoch nicht über Stimulierung der Adenylzyklase (McDONEL 1979). Zudem verursacht das Enterotoxin auch einen Mukosaschaden (KANTOR 1981).

e) Therapie

Antibiotika sind nicht indiziert. Wegen der kurzen Dauer der Symptome ist I.-v.-Flüssigkeit nur selten nötig.

4. Vibrio parahaemolyticus

a) Epidemiologie

Vibrio parahaemolyticus kann in vielen Küstengewässern und deren Fischen nachgewiesen werden. Der Genuß von kaltem oder wenig gekochtem Fisch und die Rekontamination nach dem Kochen sind Risikofaktoren. In Japan und Südostasien sollen bis zu 70% sommerlicher Lebensmittelvergiftungen durch Vibrio parahaemolyticus bedingt sein. In einer Sammelstatistik bakterieller Nahrungsmittelvergiftungen der Jahre 1969–1976 aus Großbritannien verursacht Vibrio parahaemolyticus davon knapp 0,6% (Turnbull 1979), in einer entsprechenden amerikanischen Statistik der Jahre 1972–1978 1,6% (Sours u. Smith 1980).

b) Erreger

Der Keim ist ein mit einer Kapsel versehenes, gramnegatives Stäbchen mit beträchtlicher Pleomorphie. Wachstumsvoraussetzung ist NaCl (Chaterjee 1981). Der Erreger besitzt somatische (O-), Geißel-(H-)- und Kapsel-(H-)Antigene, wobei sich die H-Antigene aber nicht voneinander unterscheiden. Die Inkubationszeit beträgt 14–23 h. Der Erreger kann aus Nahrungsresten und aus dem Stuhl von Patienten gezüchtet werden.

c) Klinik

Explosive Durchfälle sind das Leitsymptom, Brechreiz, Brechen, Schüttelfröste und Fieber die Begleitsymptome. Sie dauern ungefähr 3 Tage. In seltenen Fällen tritt ein dysenterieähnliches Zustandsbild auf, das gegenwärtig insbesondere in Bangkok beschrieben wird.

d) Pathogenese

Die Pathogenese der Durchfälle beim Menschen ist unbekannt. Von Tiermodellen her sind oberflächenadhäsive, zytotoxische und invasive Stämme bekannt (Kantor 1981).

e) Therapie

Antibiotika sind wegen der Kürze der Symptome nicht indiziert.

5. Bacillus cereus

a) Epidemiologie

Bacillus cereus wurde auf Getreide, Reis, Kartoffeln, in Teigwaren, Gemüse und anderen Nahrungsmitteln, aber nicht in Tieren gefunden. In einer britischen Sammelstatistik bakterieller Nahrungsmittelintoxikationen der Jahre 1969–1976 verursachte Bacillus cereus 8,5% (Turnbull 1979), in einer amerikanischen der Jahre 1972–1978 1,7% der Zwischenfälle (Sours u. Smith 1980).

b) Erreger

Bacillus cereus ist ein grampositiver, sporenbildender, aerober, dem Bacillus antracis verwandter Keim. Er kann aus der kontaminierten Nahrung, gelegentlich auch aus dem Stuhl der Patienten gezüchtet werden. Der Nachweis von mehr als 10^5 Keimen/g Nahrung gilt als diagnosesichernd. Die Inkubationszeit beträgt bei vorgebildetem Enterotoxin 30–120 min (Kantor 1981), sonst liegt sie im Bereich von 8–12 h (Kantor 1981) mit Extremwerten von 1–20 h (Turnbull 1979).

c) Klinik

Leitsymptom ist eine wäßrige Diarrhö, Begleitsymptome sind Brechen und Brechreiz. Die Symptome dauernd 24 h.

d) Pathogenese

Mehrheitlich werden heute 2 Enterotoxine von Bacillus cereus postuliert, wobei eines für die Diarrhö (SPIRA u. GOEPFERT 1975) und das andere für das Erbrechen verantwortlich sein soll (TERRANOVA u. BLAKE 1978; WILLIAMS 1981).

e) Therapie

Wegen der Kürze der Symptome und der wahrscheinlich pathogenetischen Mitbeteiligung von Toxinen sind Antibiotika nicht indiziert.

V. Campylobacter jejuni

1. Epidemiologie

Campylobacter jejuni ist in Industrieländern ein häufiger Durchfallerreger. Bei adäquater Züchtung läßt er sich ähnlich häufig wie Salmonellen nachweisen (BRUCE et al. 1977; PAI et al. 1979; DALE 1977). Der Erreger kommt auch in Entwicklungsländern vor, dort ist allerdings der Prozentsatz asymptomatischer Ausscheider in gewissen Studien (BOKKENHEUSER et al. 1979; BLASER et al. 1980a) hoch, in anderen tief wie in Industrieländern (BUTZLER 1973; DE MOLET u. BOSMANE 1978). Campylobacter jejuni wird häufig im Kot von Hühnern, Truthähnen und anderen Vogelarten (BLASER u. RELLER 1981) sowie von Hunden und Katzen (PEEL u. MCINTOSH 1978; BLASER et al. 1978; SKIRROW et al. 1980; SVEDHEM u. Norkrans 1980; Gruffydd-Jones et al. 1980) gefunden. Aber auch bei Schweinen, Schafen, Pferden, Ziegen sowie Nagern wurde Campylobacter jejuni gefunden (SMIBERT 1978). Campylobacter jejuni ist ein resistenter Keim und kann in Wasser und Kot mindestens 4 Wochen überleben (BLASER et al. 1980b). Die Übertragung geschieht durch fäkooralen Schmierinfekt, kontaminierte Nahrung wie Milch (BLASER et al. 1979b), Hamburger (OOSTEROM et al. 1980), Muscheln und anderen Nahrungsmitteln (BLASER u. RELLER 1981) oder kontaminiertem Wasser (MENTZING 1981). Im Verlauf der Erkrankung bilden die Patienten meist frühe homologe Antikörper. Die serologische Differenzierung verschiedener Campylobacter-jejuni-Spezies ist jedoch noch ein ungelöstes Problem. Campylobacterinfektionen sind in den Sommermonaten häufiger als in den Wintermonaten.

2. Erreger

Die Gruppe der Campylobacter ist in der Veterinärmedizin seit Beginn des Jahrhunderts bekannt (SMIBERT 1978) und wurde 1963 aufgrund von DNS-Bestimmungen in Campylobacter umbenannt. Beim menschlichen Durchfallerreger handelt es sich um Campylobacter jejuni, ein seltener Erreger nosokomialer Infektionen ist Campylobacter fetus subspecies fetus. Campylobacter jejuni ist ein leicht gebogenes, bewegliches, gramnegatives Stäbchen. Als mikroaerophiler Keim benötigt Campylobacter jejuni für sein Wachstum eine verminderte O_2-Spannung von 5–10% sowie eine etwas erhöhte CO_2-Spannung von 3–10%. Optimales Wachstum erfolgt bei 42° C, was mit dem Habitat in Warmblütern sowie dem Gipfel der Erkrankungen in den Sommermonaten positiv korreliert. Wegen Überwucherungsgefahr muß Campylobacter jejuni auf Selektivnährboden gezüchtet werden (Skirrow u. Benjamin 1980; Butzler u. Skirrow 1979; Blaser et al. 1979b).

3. Klinik

Eine Campylobacterinfektion kann klinisch von anderen Durchfallerkrankungen nicht differenziert werden (Plotkin et al. 1979).

Das Spektrum von Campylobacterinfektionen reicht von einem 24stündigen Brechdurchfall bis zu einem, einer idiopathischen Dickdarmentzündung ähnelnden Zustandsbild (Newman u. Lambert 1980; Goodman et al. 1980; Blaser et al. 1980c; Drake et al. 1981; Lambert et al. 1979; Colgan et al. 1980). Die Inkubationszeit beträgt 1,5–7 Tage (Blaser u. Reller 1981). Bei ungefähr der Hälfte der Patienten machen sich Prodrome wie Fieber bis zu 40° C, Unwohlsein, Kopfweh, Rücken- und Bauchschmerzen bemerkbar. Gelegentlich täuschen die Bauchschmerzen ein akutes Abdomen vor. Selten sind die Prodrome imposanter als die Durchfälle. In einer Untersuchung waren die Durchfälle bei $^2/_3$ der Patienten makroskopisch blutig (Lambert et al. 1979). Bei etwa 20% der Patienten dauert das Krankheitsbild länger als 1 Woche bzw. rezidivieren die Durchfälle (Blaser u. Reller 1981). Als seltene Komplikationen seien Fälle von toxischem Megakolon, typhoiden Zustandsbildern, Fieberkrämpfen, aseptischer Arthritis, Urin- und Gallenblaseninfekten genannt (Blaser u. Reller 1981).

4. Pathogenese

Campylobacter jejuni ist ähnlich wie Salmonellen magensäureempfindlich (Blaser et al. 1980b). Die Keimzahl für Infekte in Freiwilligen liegt zwischen $5 \cdot 10^2$ und 10^6 Keimen (Steele u. McDermott 1978). Patienten scheiden zwischen 10^6 und 10^9 Keimen/g Stuhl aus. Anatomisch-pathologisch korreliert mit den oft blutigen Durchfällen eine unspezifisch-bakterielle Kolitis (Blaser et al. 1980c; Lambert et al. 1979). Der Nachweis von Bakteriämien und von lokalen Entzündungszeichen deuten in erster Linie auf einen invasiven Wirkmechanismus wie bei Salmonellen und Shigellen (Butzler u. Skirrow 1979; Guerrant et al. 1978). Ein Endotoxin wurde bis heute nicht gefunden.

5. Therapie

a) Flüssigkeitsersatz und „Supportive Care"

Die durch Campylobacter jejuni ausgelösten Durchfälle bedeuten für die große Mehrheit der wohlgenährten Westeuropäer keine Gefahr. Sie bedürfen nur selten einer Klinikbehandlung zur „supportive care" bzw. zum Flüssigkeitsersatz.

b) Antibiotika

Da die Durchfallepisode bei 80% der Patienten auf 1 Woche beschränkt ist (BLASER u. RELLER 1981) und in einer prospektiven und kontrollierten Studie der Verlauf der Krankheit durch die Gabe von Antibiotika nicht modifiziert wurde (ANDERS et al. 1982), ist eine generelle Gabe von Antibiotika nicht indiziert. Langdauernde Symptome, sehr heftige oder blutige Durchfälle, septische Temperaturen sowie eine beeinträchtigte Immunitätslage sind hingegen Indikationen für Antibiotika. Antibiotikum der Wahl ist Erythromycin (2 g/Tag), das Campylobacter jejuni innerhalb von 2 Tagen aus dem Stuhl zum Verschwinden bringt (KARMALI u. FLEMING 1979). Erythromycin wird anderen, ebenfalls wirksamen Antibiotika wegen seines engen Spektrums und fehlender, klinisch relevanter Beeinflussung der Enterobacteriacea gewählt. Erythromycinresistente Campylobacter sind selten (KARMALI et al. 1980; GRAF et al. 1980). In solchen Fällen stellen Tetrazykline die Alternative dar.

VI. Tuberkulose

1. Einleitung

Bis 1932 war eine Ileitis terminalis meistens tuberkulosebedingt, seither ist das Leiden immer seltener geworden. Im deutschen Sprachraum ist eine ileozökale Tuberkulose eine Rarität und am ehesten bei zugewanderten Patienten aus Ländern mit schlechterer medizinischer Versorgung (z.B. Gastarbeitern) zu erwarten. In Ländern mit großem asiatischen Einwanderungskontingent und in Entwicklungsländern (BHANSALI 1977; PUJARI 1979) ist die intestinale Tuberkulose keineswegs selten.

2. Entstehungsmechanismen der intestinalen Tuberkulose

Intestinale Tuberkulosen können durch Verschlucken tuberkelhaltigen Sputums, durch hämatogene Streuung meist von mediastinalen Lymphknoten aus, durch Verschlucken tuberkelhaltiger Nahrung, v.a. in Form von Milch oder Käse bzw. durch Übergreifen von Tuberkulose von einem anderen Organ auf den Darm entstehen. Beim Verschlucken tuberkelhaltiger Nahrung kommt es meist zu einer Infektion mit Mycobacterium bovis, in anderen Fällen zu einer Infektion mit Mycobactcrium hominis.

3. Symptome und klinische Befunde

Die Symptome bei intestinaler Tuberkulose sind unspezifisch. SHERMAN et al. (1980) gaben bei 36 Patienten mit tuberkulöser Enteritis und/oder Peritonitis in mehr als 50% Gewichtsverlust und Appetitlosigkeit, in 20–50% chronische oder akut abdominelle Schmerzen, Brechen, Brechreiz sowie pulmonale Symptome und in weniger als 20% Durchfälle oder Verstopfung an. Von den Patienten zeigten 72% Fieber, 58% ein gespanntes Abdomen oder Aszites, 33% eine Hepatomegalie, 17% Peritonismus und 6% einen palpablen Tumor.

4. Komplikationen

Bei 15 Patienten mit tuberkulöser Enteritis mit oder ohne Begleitperitonitis traten bei 4 Ileumperforationen, bei je 5 ein mechanischer Ileus bzw. Fistelungen auf (Sherman et al. 1980). Andere, in der Literatur seltener erwähnte Komplikationen sind Malabsorption mit oder ohne „overgrowth" (Tandon et al. 1980), Rektalblutungen wegen ulzeröser Ileitis (Verma u. Kapur 1979) sowie sekretorische Diarrhö (Davis et al. 1979). Die Dünndarmtuberkulose tritt häufig im Bereiche des Ileums auf, kann jedoch jede Stelle des Dünndarms betreffen (Gleason et al. 1979; Segal et al. 1981).

5. Diagnose

Die Symptome sind – wie erwähnt – zu unspezifisch für eine Diagnose. Die Herkunft eines Patienten kann zwar den Verdacht auf eine solche Krankheit lenken (Bhansali 1977), jedoch nicht ausschließen (Humphreys et al. 1980). Stuhluntersuchungen auf Tuberkelbakterien sind aufwendig und unergiebig (Foster u. Galdabini 1980). Tuberkulintests können bei intestinaler (Sherman et al. 1980) wie bei pulmonaler Tuberkulose (Glassroth et al. 1980) bei $1/3$ der Patienten oder häufiger negativ ausfallen. Thoraxbilder zeigen je nach Autoren in 20–50% der Patienten keinen Hinweis auf eine Lungentuberkulose (Foster u. Galdabini 1980) und von Sputumuntersuchungen kann man bei Patienten mit negativem Röntgenbild nur ausnahmsweise einen positiven Befund erwarten. Bei einer Ileokolitis kann eine kolonoskopisch entnommene Biopsie entscheidend zur Differentialdiagnose helfen (Davis et al. 1979). Bei Verdacht auf einen M. Crohn des Ileums müssen vor einer Kortikosteroidbehandlung die Herkunft des Patienten, ein Tuberkulintest, ein Thoraxröntgenbild und Resultate kolonoskopisch entnommener Biopsien beachtet werden. Bei unerwarteten Komplikationen, insbesondere bei Auftreten von Aszites, muß die Diagnose M. Crohn reevaluiert werden.

6. Therapie

Antituberkulöse Chemotherapie kann große, tuberkulöse Tumoren wegschmelzen (Davis et al. 1979; Segal et al. 1981). Chirurgische Eingriffe sind bei Patienten mit mechanischem Ileus, Perforation, Fisteln und chemotherapieresistenten tuberkulösen Tumoren indiziert. Beim Einsatz der Tuberkulostatika gelten die gleichen Prinzipien wie bei Behandlung der Lungentuberulose.

B. Nichtbakterielle Erkrankungen

I. Norwalk-Virus

1. Epidemiologie

Auf der Grundlage von radioimmunologischen Nachweisen des Norwalk-Virus im Stuhl kann angenommen werden, daß ca. $1/3$ epidemischer, nichtbakterieller Gastroenteritiden in den USA durch das Norwalk-Virus oder eng verwandte Erreger bedingt sind (GREENBERG et al. 1979; BANATVALA 1979). Der erste Nachweis des Virus im Stuhl gelang 1972 mittels Immunelektronenmikroskopie (IEM) (KAPIKIAN et al. 1972). Norwalk-Viren als Ursache epidemischer Gastroenteritiden wurden auf Kreuzfahrten, in Schulen, Sommerlagern, Spitälern und in „community outbreaks" nachgewiesen (GREENBERG et al. 1979). Die Häufigkeit von Serumantikörpern in der USA-Bevölkerung steigt parallel zum Alter langsam an und liegt mit ca. 50 Jahren bei 50% (KAPIKIAN et al. 1978).

2. Erreger

Das Norwalk-Virus ist ein 27 nm kleines, rundes Partikel, dessen Zuordnung zu den Parvoviren nicht ganz unumstritten ist (BLACKLOW u. CUKOR 1981). Nebst der ursprünglich angewandten IEM (KAPIKIAN et al. 1972) haben sich der RIA (GREENBERG et al. 1978) und ein Immunadhärenzhämagglutinationstest (KAPIKIAN et al. 1978) als wertvoll erwiesen.

3. Klinik

Ungefähr die Hälfte von freiwillig mit Norwalk-Virus infizierten Versuchspersonen entwickelten Symptome. Dabei waren Durchfall und/oder Erbrechen Leitsymptome, Brechreiz, Bauchkrämpfe, Fieber, Myalgien und Appetitlosigkeit Nebensymptome (BLACKLOW u. CUKOR 1981).

4. Pathogenese

Das Norwalk-Virus verursacht histologisch sichtbare, ca. 14 Tage persistierende Läsionen in der Jejunalmukosa (SCHREIBER et al. 1974). Bisher gelang es nicht, das Virus selbst in der Schleimhaut nachzuweisen. Eine Dünndarmmalabsorption in Verbindung mit einem abnormen Xylosetest (SCHREIBER et al. 1974) und verminderter Enzymaktivität im Bürstensaum (AGUS et al. 1973) wurden hingegen gefunden. Die Dickdarmschleimhaut ist nicht betroffen, die Leukozyten im Stuhl steigen nicht an (AGUS et al. 1973). Antikörper schützen nicht vor Reinfektion; sie scheinen eher eine anfällige Patientengruppe zu markieren (PARRINO et al. 1977).

5. Therapie

Die Therapie besteht in Flüssigkeitsersatz und eventuellen spasmolytischen und antiemetischen Maßnahmen.

II. Rotaviren

1. Epidemiologie

Aus konservierten Proben von Stuhlfiltraten von Kälbern mit Diarrhö aus den 40er Jahren konnten 1976 Rotaviren nachgewiesen werden (BANATVALA 1979). Rotavirusinfektionen (RVI) kommen charakterischerweise bei Säuglingen nach dem Abstillen, Kleinkindern und Kindern vor und sind auch bei wenige Tage alten Tieren wie Kälbern, Ferkeln, Fohlen etc. bekannt (Banatvala 1979). Bishop et al. wiesen 1973 Rotaviren elektronenmikroskopisch erstmals im Menschen nach. RVI zeigen in gemäßigten und subtropischen Zonen eine saisonale Abhängigkeit: In Costa Rica traten 50% der Infektionen zwischen Dezember und Februar auf (Hieber et al. 1978), in Dallas (USA) und Manitoba (Kanada) mehr als 90% zwischen Oktober und April (Hieber et al. 1978; Wenman et al. 1979). In Bangladesh und Indien werden RVI im Kleinkindes- und Kindesalter angetroffen, ausgeprägter als in nichttropischen Gebieten (Black et al. 1981; Ryder et al. 1976b; Banatvala 1979).

2. Erreger

a) Allgemeines

Rotaviren messen ca. 70 nm im Durchmesser und haben im intakten Zustand ein äußeres und inneres Kapsid. Sie gehören zur Gruppe der Reoviren. Ihr Genom liegt in Form eines RNS-Doppelstrangs vor. Rotaviren menschlicher Stämme können serologisch unterschieden werden (Flewett et al. 1978). Sie reagieren nur mit Antiseren von Menschen. Rotaviren mit nur einem Kapsid werden auch von heterogenen Seren agglutiniert (McNulty 1978).

b) Nachweismethoden

Rotaviren können nur in Ausnahmefällen gezüchtet werden (Wyatt et al. 1976). Die gegenwärtig am häufigsten angewandte Methode ist ein Elisa-Test (Yolken et al. 1978). Andere Nachweismethoden sind IEM (Totterdell et al. 1976), EM (Flewett et al. 1973) sowie RIA (Kalica et al. 1977) sowie Gegenstromelektrophorese und Komplementbindungsreaktion (McNulty 1978).

3. Klinik

Erwachsene mit RVI verursachen in gemäßigten Zonen in 40% der Fälle abdominelle Symptome wie Bauchkrämpfe, Erbrechen oder Übelkeit, in 33% Diarrhö, und sind in 60% symptomlos. Kinder haben in 70% – und damit signifikant häufiger als Erwachsene – gastrointestinale Symptome. Erwachsene mit RVI konsultieren meist keinen Arzt (Wenman et al. 1979). Bei Kindern kann die RVI selbst in gemäßigten Zonen einen schweren Verlauf mit tödlichem Ausgang nehmen (Carlson et al. 1978).

4. Pathogenese

Histologisch sind Epithelveränderungen an Jejunum und Ileum faßbar, wobei reifes Zylinderepithel abgeschilfert und durch unreife Zellen ersetzt wird. In diesen deformierten Zellen können Rotaviren ausgemacht werden (McNulty 1978). Die Adenylatzyklase wird nicht aktiviert (Banatvala 1979). Hingegen fallen D-Xylosetests pathologisch aus (Mauromichalis et al. 1977). Vorhandene Rotavirusantikörper schützen nach heutigem Wissen nicht vor einer Reinfektion (Wenman et al. 1979). Der genaue Stellenwert der RVI für Erwachsene ist schwer abzuschätzen, weil mehr als die Hälfte infizierter Erwachsener keine Symptome zeigt (Wenman et al. 1979) und häufig Doppelinfekte von Viren sowie Bakterien gefunden werden (Bolivar et al. 1978).

5. Therapie

Kinder in tropischen Verhältnissen sind am meisten gefährdet (TAYLOR et al. 1980; RYDER et al. 1976b; BLACK et al. 1981) und bedurften unter Feldverhältnissen wie in Bangladesh in 87% der Fälle oraler Trinklösungen (s. Abschn. A.I.), in 13% intravenöser Rehydration. Auch in gemäßigten Zonen müssen Kinder (EDITORIAL 1979b), nicht aber Erwachsene (WENMAN et al. 1979) häufig unter Spitalbedingungen rehydriert werden.

III. Andere Viren

Deutliche Hinweise sprechen dafür, daß in umschriebenen Ausbrüchen von Gastroenteritiden Calici-Viren (CUBITT et al. 1979; CHIBA et al. 1980) ursächlich verantwortlich waren. Bei Adenoviren, die ebenfalls in Patienten mit nichtbakterieller Gastroenteritis gefunden wurden, ist der Zusammenhang weniger gesichert (GRAY et al. 1979; RICHMOND et al. 1979). Bezüglich Coronaviren, Astroviren und anderen Viren oder virusähnlicher Partikel sei auf die einschlägigen Übersichtsarbeiten von BANATVALA (1979) bzw. BLACKLOW und CUKOR (1981) verwiesen.

IV. Candida

Candida albicans gehört zur Normalflora im Jejunum und Ileum (COHEN et al. 1969). Eine pathologische Candidabesiedelung im Dünndarm gilt als Rarität und wurde am ehesten – jedoch nicht ausschließlich (SCHLOSSBERG et al. 1977) – bei Patienten mit malignen Tumoren, insbesondere Leukämien und malignen Lymphomen unter Antibiotika, Kortikosteroid- oder Zytostatikatherapie, bei Patienten unter Immunsuppression nach Nierentransplantation, bei Patienten mit schwerem Alkoholabusus, Diabetes mellitus bzw. verminderter Magensäure gefunden (ERAS et al. 1972; SCHLOSSBERG et al. 1977; JOSHI et al. 1981; PETERS et al. 1980). In den meisten Fällen wurde die Diagnose postmortal gestellt. Endoskopisch bzw. bioptisch gut diagnostizierbar sind Candidabesiedelungen peptischer Ulzera im Magen oder Duodenum (PETERS et al. 1980). Antemortale Diagnosen jejunaler oder ilealer Candidabesiedelungen sind eine exquisite Seltenheit (JOSHI et al. 1981; SCHLOSSBERG et al. 1977; PETERS et al. 1980). Nur selten werden Durchfälle nachgewiesenermaßen auf Candida zurückgeführt (KANE et al. 1976).

Als Therapie bei intestinaler Candidiasis ist bei Versagen von oraler Nystatinlösung Amphotericin B (JOSHI et al. 1981; SCHLOSSBERG et al. 1977), eventuell auch Ketozonazol indiziert.

Literatur

Agus SG, Dolin R, Wyatt RG, Tousimis AJ, Northrup RS (1973) Acute infectious nonbacterial gastroenteritis: Intestinal histopathology. Histologic and Enzymatic alterations during illness produced by norwalk agent in man. Ann Intern Med 79:18–25

Alonso JM, Bercovier H, Servan J, Mollaret HH (1979) Contribution to the study of the ecology of yersinia enterocolitica in France. In: Carter PB, Lafleur L, Toma S (eds) Yersinia enterocolitica. Biology, epidemiology, and pathology. Karger, Basel München Paris London New York Sydney, pp 132–143

Anders BJ, Lauer BA, Paisley JW, Reller LB (1981) Double-blind placebo controlled trial of erythromycin for treatment of campylobacter enteritis. Lancet I:131–132

Anderson ES (1974) Nalidixic acid or if you can't beat'em ... Recent advertising used to promote a particular antimicrobial drog to the medical profession is based on some remarkable arguments and calculations. New Scient 61:750–751

Asakawa Y, Akahane S, Shiozawa K, Honma T (1979) Investigations of source and route of yersinia enterocolitica infection. In: Carter PB, Lafleur L, Toma S (eds) Yersinia enterocolitica. Biology, epidemiology, and pathology. Karger, Basel München Paris London New York Sydney, pp 115–121

Aserkoff B, Bennett JV (1969) Effect of antibiotic therapy in acute salmonellosis on the fecal excretion of salmonellae. N Engl J Med 281:636–640

Banatvala JE (1979) The role of viruses in acute diarrhoeal disease. Clin Gastroenterol 3:569–598

Benenson AS (1976) Cholera. In: Top FH, Wehrle PF (eds) Communicable and infectious diseases. Mosby, Saint Louis, pp 174–183

Bhansali SK (1977) Abdominal tuberculosis. Experiences with 300 cases. Am J Gastroenterol 67:324–337

Bishop RF, Davidson GP, Holmes IH, Ruck BJ (1973) Virus particles in epithelial cells of duodenal mucosa from children with acute non-bacterial gastroenteritis. Lancet II:1281–1283

Black RE, Merson MH, Huq I, Alim ARMA (1981) Incidence and severity of rotavirus and escherichia coli diarrhoea in rural Bangladesh. Implications for vaccine development. Lancet I:141–143

Blacklow NR, Cukor G (1981) Viral Gastroenteritis. N Engl J Med 304:397–406

Blake PA, Allegra DT, Snyder JD, Barrett TJ, McFarland L, Caraway CT, Feeley JC, Craig PhD, Lee JV, Puhr ND, Feldman RA (1980) Cholera – a possible endemic focus in the united states. N Engl J Med 302:305–309

Blaser MJ, Reller LB (1981) Campylobacter enteritis. N Engl J Med 305:1444–1452

Blaser M, Cravens J, Powers BW, Wang WL (1978) Campylobacter enteritis associated with canine infection. Lancet II:979–981

Blaser MJ, Cravens J, Powers BW, Laforce FM, Wang WL (1979a) Campylobacter enteritis associated with unpasteurized milk. Am J Med 67:715–718

Blaser MJ, Berkowitz ID, LaForce FM, Cravens J, Reller LB, Wang WL (1979b) Campylobacter Enteritis: Clinical and epidemiologic features. Ann Intern Med 91:179–185

Blaser MJ, Glass RI, Huq MI, Stoll B, Kibriya GM, Alim ARMA (1980a) Isolation of Cambylobacter fetus subsp jejuni from bangladeshi children. J Clin Microbiol 12:744–747

Blaser MJ, Hardesty HL, Powers B, Wang WL (1980b) Survival of campylobacter fetus susp. jejuni in biological milieus. J Clin Microbiol 11:309–313

Blaser MJ, Parson RB, Wang WL (1980c) Acute colitis caused by campylobacter fetus ss. jejuni. Gastroenterology 78:448–453

Bokkenheuser VD, Richardson NJ, Bryner JH, Roux DJ, Schutte AB, Koornhof HJ, Freiman J (1979) Detection of enteric Campylobacteriosis in children. J Clin Microbiol 9:227–232

Bolivar R, Conklin RH, Vollet JJ, Pickering LK, DuPont HL, Walters DL, Kohl S (1978) Rotavirus in travelers' diarrhea: Study of an adult student population in Mexico. J Infect Dis 137:324–327

Bruce D, Zochowski W, Ferguson IR (1977) Campylobacter enteritis. Br Med J 11:1219

Butzler JP (1973) Related virbrios in Africa. Lancet II:858

Butzler JP, Skirrow MB (1979) Campylobacter enteritis. Clin Gastroenterology 8:737–766

Cantey JR, Blake RK (1977) Diarrhea due to escherichia coli in the rabbit: A novel mechanism. J Infect Dis 135:454–462

Cantey JR, Inman LR (1981) Diarrhea due to escherichia coli strain RDEC-1 in the rabbit: The peyer's patch as the initial site of attachment and colonization. J Infect Dis 143:440–446

Carlson JA, Middleton PJ, Szymanski MT, Huber J, Petric M (1978) Fatal rotavirus gastroenteritis. An analysis of 21 cases. Am J Dis Child 132:477–479

Carpenter CC (1972) Cholera. In: Hoeprich PD (ed) Infectious Diseases. A guide to the understanding and management of infectious processes. Harper & Row, Virginia, pp 621–626

Chaterjee BD (1981) Vibrios. In: Braude AI, Davis CE, Fierer J (eds) Medical microbiology and infectious diseases. Saunders, Philadelphia London Toronto Mexico City Sydney Tokyo, pp 353–364

Chiba S, Sakuma Y, Kogasaka R, Akihara M, Terashima H, Horino K, Nakao T (1980) Fecal shedding of virus in relation to the days of illness in infantile gastroenteritis due to calcivirus. J Infect Dis 142:247–249

Cohen PS, O'Brien TF, Schönbaum StC, Medeiros AA (1978) The risk of endothelial infection in adults with salmonella bacteremia. Ann Intern Med 89:931–932

Cohen R, Roth RJ, Delgado E, Ahearn DG, Kalser MH (1969) Fungal flora of the normal human small and large intestine. N Engl J Med 280:638–641

Colaert J, Van Dyck E, Ursi JP, Piot P (1979) Antimicrobial susceptibility of vibrio cholerae from Zaire and Rwanda. Lancet II:849

Colgan T, Lambert JR, Newman A, Luk SC (1980) Campylobacter jejuni enterocolitis. Arch Pathol Lab Med 104:571–574

Craven PC, Mackel DC, Baine WB, Barker WH, Gangarosa EJ, Goldfield M, Rosenfeld H, Altman R, Lachapelle G, Davis JW, Swanson RC (1975) International outbreak of salmonella eastbourne infection traced to contaminated chocolate. Lancet I:788–793

Cubitt WD, McSwiggan DA, Moore W (1979) Winter vomiting disease caused by calicivirus. J Clin Pathol 32:786–793

Cutting WA, Langmuir AD (1980) Oral Reydration in diarrhoea: Applied pathophysiology. Trans R Soc Trop Med Hyg 74:30–35

Dale B (1977) Campylobacter enteritis. Br Med J 11:318

Datta N, Richards H (1981) Salmonella typhi in vivo acquires resistance to both chloramphenicol and co-trimoxazole. Lancet I:1181–1183

Davis GR, Corbett DB, Krejs GJ (1979) Ileal chloride secretion as a cause of secretory diarrhea in a patient with primary intestinal tuberculosis. Gastroenterology 76:829–835

De SN, Bhattacharya K, Sarkar JK (1956) A study of the pathogenicity of strains of bacterium coli from acute and chronic enteritis. J Pathol Bacteriol LXXI:201–209

DeMolet P, Bosmane E (1978) Campylobacter enteritis in central Africa. Lancet I:604

Donta ST (1981) Food Poisoning. In: Braude AI, Davis CE, Fierer J (eds) Medical microbiology and infectious diseases. Saunders, Philadelphia London Toronto Mexico City Sydney Tokyo, pp 1034–1040

Drake AA, Gilchrist MJ, Washington JA, Huizenga KA, Van Scoy RE (1981) Diarrhea due to campylobacter fetus subspecies jejuni. A clinical review of 63 cases. Mayo Clin Proc 56:414–423

Dornfield MW, Fletcher J, Langman MJ (1974) Coincident salmonella infections and ulcerative colitis: Problems of recognition and management. Br Med J 1:99–100

DuPont HL, Formai SB, Hornick RB, Snyder MJ, Libonati JP, Sheahan DG, LaBrec EH, Kalas JP (1971) Pathogenesis of escherichia coli diarrhea. N Engl J Med 285:1–9

DuPont HL, Sullivan P, Pickering LK, Haynes G, Ackerman PB (1977) Symptomatic treatment of diarrhea with bismuth subsalicylate among students attending a mexican university. Gastroenterology 73:715–718

DuPont HL, Sullivan P, Evans DG, Pickering LK, Evans DJ, Vollet JJ, Ericsson CD, Ackerman PB, Tjoa WS (1980) Prevention of traveler's diarrhea (Emporiatric enteritis) Prophylactic administration of subsalicylate bismuth. JAMA 243:237–241

Dutta JK, Santhanam S, Misra BS, Ray SN (1978) Effect of trimethoprim-sulphamethoxazole on vibrio clearance in cholera (El Tor): A comperative study. Trans R Soc Trop Med Hyg 72:40–42

Editorial (1979a) Salmonellosis – an unhappy turn of events. Lancet I:1009–1010

Editorial (1979b) The rotavirus sydrome. Lancet II:186

Editorial (1981) Reptilian salmonellosis. Lancet II:130–131

Elwell MR, Liu CT, Spertzel RO, Beisel WR (1975) Mechanisms of oral staphylococcal enterotoxin B-induced emesis in the monkey (38553). PSEBM 148:424–427

Eras P, Goldstein MJ, Sherlock P (1972) Candida infection of the gastrointestinal tract. Medicine 51:367–379

Ericsson CD, Evans DG, DuPont HL, Evans DJ, Pickering LK (1977) Bismuth subsalicylate inhibits activity of crude toxins of escherichia coli and vibrio cholerae. J Infect Dis 136:693–696

Ericsson CD, Pickering LK, Sullivan P, DuPont HL (1980) The role of location of food consumption in the prevention of travelers' diarrhoe in Mexico. Gastroenterology 79:812–816

Evans N (1979) Pathogenic mechanism in bacterial diarrhoea. Clin Gastroenterol 8:599–623

Feeley JC, Wells JG, Tsai TF, Puhr ND (1979) Detection of enterotoxigenic and invasive strains of yersinia enterocolitica. In: Carter PB, Lafleur L, Toma S (eds) Yersinia enterocolitica. Biology, epidemiology and pathology. Karger, Basel München Paris London New York Sydney, pp 329–334

Field M (1979) Modes of action of enterotoxins from vibrio cholerae and escherichia coli. Rev Infect Dis 1:918–925

Field M, Graf LH, Laird WJ, Smith PL (1978) Heat-stable enterotoxin of escherichia coli: in vitro effects on guanylate cyclase activity, cyclinc GMP concentration, and ion transport in small intestine. Proc Natl Acad Sci USA 75:2800–2804

Flewett TH, Bryden AS, Davis H (1973) Virus particles in gastroenteritis. Lancet II:1497

Flewett TH, Thouless ME, Pilford JN, Bryden AS, Candeias JA (1978) More serotypes of human rotavirus. Lancet II:632

Foster GS, Galdabini JJ (1980) A 74-year-old man with a long history of diarrhea and radiologic abnormalities. N Engl J Med 303:445–451

Garrod LP, Lambert HP, O'Grady F, Waterworth PM (eds) (1981) Infections of the alimentary tract. In: Antibiotic and chemotherapy. Churchill Livingstone, Edinburgh London Melbourne New York, pp 337–339

Gary GW, Hierholzer JC, Black RE (1979) Characteristics of noncultivable adenoviruses associated with diarrhea in infants: A new subgroup of human adenoviruses. J Clin Microbiol 10:96–103

Glassroth J, Robins AG, Snider DE (1980) Tuberculosis in the 1980s. N Engl J Med 302:1441–1450

Gleason T, Prinz RA, Kirsch EP, Jablokow V, Greenlee HB (1979) Tuberculosis of the duodenom. Am J Gastroenterol 72:36–40

Goodman MJ, Pearson KW, McGhie D, Dutt S, Deodhar SG (1980) Campylobacter and giardia lamblia causing exacerbation of inflammatory bowel disease. Lancet II:1247

Graf J, Schär G, Heinzer I (1980) Campylobacter-jejuni-Enteritis in der Schweiz. Schweiz Med Wochenschr 110:590–595

Greenberg HB, Wyatt RG, Valdesuso J, Kalica AR, London WT, Chanock RM, Kapikian AZ (1978) Solid-phase microtiter radioimmunoassay for detection of the norwalk strain of acute nonbacterial, epidemic gastroenteritis virus and its antibodies. J Med Virol 2:97–108

Greenberg HB, Valdesuso J, Yolken RH, Gangarosa E, Gary W, Wyatt RG, Konno T, Suzuki H (1979) Role of norwalk virus in outbreaks of nonbacterial gastroenteritis. J Infect Dis 139:564–568

Gruffydd-Jones TJ, Marston M, White E (1980) Campylobacter jejuni enteritis from cats. Lancet II:366

Guerrant RC, Lahita RG, Winn WC, Roberts RB (1978) Campylobacteriosis in man: Pathogenic mechanism and review of 91 bloodstream infections. Am J Med 65:584–592

Gyr K (1981) Infektiöse Diarrhoe – ein weltweites Problem. Folia Chemother Roche 31

Hamilton JR, Gall DG, Butler DG, Middleton PJ (1976) Viral gastroenteritis. In: Acute diarrhea in childhood. Ciba-Fondation symposium 42. Elsevier/North-Holland, Biomedical Press, Amsterdam Oxford New York, pp 209–222

Hieber JP, Shelton S, Nelson JD, Leon J, Mohs E (1978) Comparison of human rotavirus disease in tropical and temperate settings. Am J Dis Child 132:853–858

Hobbs BC (1981) The clostridia. In: Braude AI, Davis CE, Fierer J (eds) Medical microbiology and infectious diseases. Saunders, Philadelphia London Toronto Mexico City Sydney Tokyo, pp 467–479

Hornick RB, Greisman S (1978) On the pathogenesis of typhoid fever. Arch Intern Med 138:357–359

Howie J (1970) Bacteriological checks on food handlers. Br Med J 1:420

Hughes JM, Murad F, Chang B, Guerrant RL (1978) Role of cyclic GMP in the action of heat-stable enterotoxin of escherichia coli. Nature 271:755–756

Humphreys C, Wake PN, Walker R (1980) Jejunoileal tuberculosis: A diagnostic pitfall in Crohn's disease. Br Med J 11:118–119

Hurvell B, Glatthard V, Thal E (1979) Isolation of Yersinia enterocolitica from swine at an abattoir in Sweden. In: Carter PB, Lafleur L, Toma S (eds) Yersinia enterocolitica. Biology, epidemiology and pathology. Karger, Basel München Paris London New York Sydney, pp 243–248

Joshi SN Garvin PJ, Sunwoo YC (1981) Candidiasis of the duodenum and jejunum. Gastroenterology 80:829–833

Kalica AR, Purcell RH, Sereno MM, Wyatt RG, Kim HW, Chanock RM, Kapikian AZ (1977)

A microtiter solid phase radioimmunoassay for detection of the human reovirus-like agent in stools. J Immunol 118:1275–1279

Kanazawa Y, Ikemura K (1979) Isolation of yersinia enterocolitica and yersinia pseudotuberculosis from human specimens and their drug-resistance in the Niigate district of Japan. In: Carter PB, Lafleur L, Toma S (eds) Yersinia enterocolitica. Biology, epidemiology and pathology. Karger, Basel München Paris London New York Sydney, pp 106–114

Kane JG, Chretien JH, Garagusi VF (1976) Diarrhoea caused by candida. Lancet I:335–336

Kantor HS (1981) Bacterial enteritis. In: Braude AI, Davis CE, Fierer J (eds) Medical microbiology and infectious diseases. Saunders, Philadelphia London Toronto Mexico City Sydney Tokyo, pp 1041–1053

Kapikian AZ, Wyatt RG, Dolin R, Thornhill TS, Kalica AR, Chanock RM (1972) Visualization by immune electron microscopy of a 27-nm particle associated with acute infectious nonbacterial gastroenteritis. J Virol 10:1075–1081

Kapikian AZ, Greenberg HB, Cline WL, Kalica AR, Wyatt RG, James HD, Lloyd NL, Chanock RM, Ryder RW, Kim HW (1978) Prevalence of antibody to the norwalk agent a newly developed immune adherence hemagglutination assay. J Med Virol 2:281–294

Karmali MA, Fleming PC (1979) Campylobacter enteritis in children. J Pediatr 94:527–533

Karmali MA, Bannatyne RM, Leers W, Biers K (1980) Erythromycin-resistant. Campylobacter jejuni

Kauffmann F (1966) The bacteriology of enterobacteriaceae. Munksgaard, Copenhagen

Kean BH (1969) Turista in Teheran. Travellers' diarrhoe at the eigth international congresses of tropical medicine and malaria. Lancet II:583–584

Keusch GT (1981) Yersinia enteritis. In: Braude AI, Davis CE, Fierer J (eds) Medical microbiology and infectious diseases. Saunders, Philadelphia London Toronto Mexico City Sydney Tokyo, pp 1063–1067

Khosla SN, Srivastava SC, Subhash Gupta (1977) Neuro-psychiatric manifestations of typhoid

Klipstein FA, Rowe B, Engert RF, Short HB, Gross RJ (1978) Enterotoxigenicity of enteropathogenic serotypes of escherichia coli isolated from infants with epidemic diarrhea. Infect Immun 21:171–178

Koupal LR, Deibel RH (1975) Assay, characterization, and localization of an enterotoxin produced by salmonella. Infect Immun 11:14–22

Lambert ME, Schofield PF, Ironside AG, Mandal BK (1979) Campylobacter colitis. Br Med J 1:857–859

Larsen JH (1979) The spectrum of clinical manifestations of infections with yersinia enterocolitica and their pathogenesis. In: Carter PB, Lafleur L, Toma S (eds) Yersinia enterocolitica. Biology, epidemiology and pathology. Karger, Basel München Paris London New York Sydney, pp 257–269

Leino R, Kalliomäki JL (1974) Yersiniosis as an internal disease. Ann Intern Med 81:458–461

Levine MM, Bergquist EJ, Nalin DR, Watermann DH, Hornick RB, Young CR, Sotman S (1978) Escherichia coli strains that cause diarrhoea but do not produce heat-labile or heat-stable enterotoxins and are non-invasive. Lancet I:1119–1122

Levine MM, Nalin DR, Craig JP, Hoover D, Bergquist EJ, Waterman D, Holley HP, Hornick RB, Pierce NP, Libonati (1979) Immunity of cholera in man: Relative role of antibacterial versus antitoxic immunity. Trans R Soc Trop Med Hyg 73:3–9

Liebman WM (1978) Recurrent diarrhoea in older children associated with enteropathogenic e. coli. Am J Gastroenterol 70:664–666

Lipson A, Meikle H (1977) Porcine pancreatin as a source of salmonella infection in children with cystic fibrosis. Arch Dis Child 52:569–572

Loewenstein MS, Balows A, Gangarosa EJ (1973) Turista at an international congress in Mexico. Lancet I:529–531

Mackay DM (1978) Symposium on cholera. Cholera: the present world situation. Trans R Soc Trop Med Hyg 9:1–2

Mair NS (1973) Yersiniosis in wildlife and its public health implications. J Wildl Dis 9:64–71

Mandal BK (1979) Typhoid and paratyphoid fever. In: Lambert HP (ed) Clinics in gastroenterology. Infections of the GI tract. Saunders, London Philadelphia Toronto, pp 715–736

Marier R, Wells JG, Swanson RC, Callahan W, Mehlman IJ (1973) An outbreak of enteropathogenic escherichia coli foodborne disease traced to imported french cheese. Lancet II:1376–1378

Mauromichalis J, Evans N, McNeish AS (1977) Intestinal damage in rotavirus and adenovirus gastroenteritis assessed by D-xylose malabsorption. Arch Dis Child 52:589–591

McCoy JH (1975) Trends in salmonella food poisoning in England and Wales 1941–72. J Hyg 74:271–282

McDonel JL (1979) The molecular mode of action of clostridium perfringens enterotoxin. Am J Clin Nutr 32:210–218

McNulty MS (1978) Rotaviruses. J Virol 40:1–18

Mentzing LO (1981) Waterborne outbreaks of campylobacter enteritis in central Sweden. Lancet II:352–354

Merson MH, Morris GK, Sack DA, Wells JG, Feeley JC, Sack RB, Creech WB, Kapikian AZ, Gangarosa EJ (1976) Travellers' diarrhea in Mexico. A prospective study of physicians and family members attending a congress. N Engl J Med 294:1299–1305

Mhalu FS, Mmari PW Ijumba J (1979) Rapid emergence of el tor vibrio cholerae resistant to antimicrobial agents during first six months of fourth cholera epidemic in Tanzania. Lancet I:345–347

Moncure AC, Young RH (1981) Abdominal pain, fever, and the passage of maroon stools. N Engl J Med 305:1205–1211

Nalin DR, Cash RA, Islam R, Molla M, Phillips RA (1968) Oral maintenance therapy for cholera in adults. Lancet II:370–373

Nalin DR, Levine RJ, Levine MM, Hoover D, Bergquist E, McLaughlin J, Libonati J, Alam J, Hornick RB (1978a) Cholera, non-vibrio cholera, and stomach acid. Lancet II:856–859

Nalin DR, Levine MM,, Hornick RB, Bergquist EJ, Hoover D, Holley HP, Waterman D, VanBlerk J, Matheny S, Sotman S, Rennels M (1978b) The problem of emesis during oral glucose-electrolytes therapy given from the onset of severe cholera. Trans R Soc Trop Med Hyg 73:10–14

Nalin DR, Levine MM, Mata L, DeCespedes C, Vargas W, Lizano C, Loria AR, Simhon A, Mohs E (1979) Oral rehydration and maintenance of children with rotavirus and bacterial diarrhoeas. Bull WHO 57:453–459

Newman A, Lambert JR (1980) Campylobacter jejuni causing flare-up in inflammatory bowel disease. Lancet II:919

Nolan CM, White PC, Feeley JC, Hambie EA, Brown SL, Wong KH (1981) Vi serology in the detection of typhoid carriers. Lancet I:583–585

Norris HT (1974) The pathology of cholera. In: Barua D, Burrows W (eds) Cholera. Saunders, Philadelphia London Toronto, pp 169–183

Oosterom J, Beckers HJ, VanNoorle Jansen LM, Van Schothorst M (1980) Een explosie von campylobacter-infectie in een hazerne, waarschijnlijk eroorzaakt door rauwe tartaar. Ned T Geneesk 124:1631–1634

Osuntokun BO, Bademosi O, Ogunremi K, Wright SG (1972) Neuropsychiatric manifestations of typhoid fever in 959 patients. Arch Neurol 27:7–12

Pai CH, Sorger S, Lackman L, Sinai RE, Marks MI (1979) Campylobacter gastroenteritis in children. J Pediatr 94:589–591

Parrino TA, Schreiber DS, Trier JS, Kapikian AZ, Blacklow NR (1977) Clinical immunity in acute gastroenteritis caused by Norwalk agent. N Engl J Med 297:86–89

Peel RN, McIntosh AW (1978) The dog it was that died. Lancet II:1212

Peters M, Weiner J, Whelan G (1980) Fungal infection associated with gastroduodenal ulceration: Endoscopic and pathologic appearances. Gastroenterology 78:350–354

Phillips RA (1966) Cholera in the perspective of 1966. Ann Intern Med 65:922–930

Plotkin GR, Kluge RM, Waldman RH (1979) Gastroeneritis: Etiology, pathophysiology and clinical manifestations. Medicine 58:95–114

Pujari BD (1979) Modified surgical procedures in intestinal tuberculosis. Br J Surg 66:180–181

Quan TJ (1979) Biotypic and serotypic profiles of 367 yersinia enterocolitica cultures of human and environmental origin in the united states. In: Carier PB, Lafleur L, Toma S (eds) Yersinia enterocolitica. Biology, epidemiology and pathology. Karger, Basel München Paris London New York Sydney, pp 83–87

Rahaman MM, Aziz KMS, Patwari Y, Munshi MH (1979) Diarrhoeal mortality in two bangladeshi villages with and without community-based oral rehydration therapy. Lancet II:809–812

Richmond SJ, Caul EO, Dunn SM, Ashley CR, Clarke SK (1979) An outbreak of gastroenteritis in young children caused by adenovirus. Lancet I:1178–1180

Riley WB (1968) An outbreak of diarrhoea in an infants' home due to a shigella-like organism. Med J Aust 2:1175–1176

Roberts D et al. (1975) The isolation of salmonellas from british pork sausages and sausage meat. J Hyg 75:173–184

Rosenberg ML, Koplan JP, Wachsmuth IK, Wells JG, Gangarosa EJ, Guerrant RL, Sack DA (1977) Epidemic diarrhea at crater lake from enterotoxigenic escherichia coli. Ann Intern Med 86:714–718

Rowe B (1979) The role of escherichia coli in gastroenteritis. In: Clinics of gastroenterology. Saunders, London Philadelphia Toronto, pp 625–644

Rowe B, Taylor J, Bettelheim KA (1970) An investigation of travellers' diarrhoea. Lancet I:1–5

Rowe B, Gross RJ, Woodroof DP (1977) Proposal to recognise seroovar 145/46 (synonyms: 147, shigella 13, shigella sofia, and shigella manolovii) as a new escherichia coli O group, O 164. Int J Syst Bacteriol 27:15–18

Rowe B, Frost JA, Threlfall EJ, Ward LR (1980) Spread of multiresistant clone of salmonella typhimurium phage type 66:122 in south-east asia and the middle east. Lancet I:1070–1071

Ryder RW, Merson MH, Pollard RA, Gangarosa EJ (1976a) Salmonellosis in the united states, 1968–1974. J Infect Dis 133:483–486

Ryder RW, Sack DA, Kapikian AZ, McLaughlin JC, Chakraborty J, Rahman ASM, Merson MH, Wells JG (1976b) Enterotoxigenic escherichia coli and reovirus-like agent in rural Bangladesh. Lancet I:659–662

Ryder RW, Kaslow RA, Wells JG (1979) Evidence for enterotoxin production by a classic enteropathogenic serotype of escherichia coli. J Infect Dis 140:626–628

Saari TN, Jansen GP (1979) Waterborne Yersinia enterocolitica in the midwest united states. In: Carter PB, Lafleur L, Toma S (eds) Yersinia enterocolitica. Biology, epidemiology and pathology. Karger, Basel München Paris London New York Sydney, pp 185–195

Sack DA, Kaminsky DC, Sack RB, Itotia JN, Arthur RR, Kapikian AZ, Ørskov F, Ørskov I (1978) Prophylactic doxyxycline for travelers' diarrhea. Results of a prospective double-blind study of peace corps volunteers in Kenya. N Engl J Med 298:758–763

Sack RB, Froehlich JL, Zulich AW, Hidi DS, Kapikian AZ, Ørskov F, Ørskov I, Greenberg HB (1979) Prophylactic doxycycline for travelers' diarrhea. Results of a prospective double-blind study of peace corps volunteers in Morocco. Gastroenterology 76:1368–1373

Sakazaki R, Tamura K, Nakamura A (1974) Enteropathogenic and enterotoxigenic activities on ligated gut loops in rabbits of salmonella and some other enterobacteria isolated from human patients with diarrhea. Jpn J Med Sci Biol 27:45–48

Salmaso S, Greco D, Bonfiglio B, Castellani M, DeFelip G, Bracciotti A, Sitzia G, Congiu A, Piu G, Angioni G, Barra L, Zampieri A, Baine WB (1980) Recurrence of pelecypod-associated cholera in Sardinia. Lancet II:1124–1127

Samantray SK, Johnson SC, Chakrabarti AK (1977) Enteric fever: an analysis of 500 cases. Practitioner 218:400–408

Sandhu BK, Tripp JH, Candy DC, Harries JT (1981) Loperamide: studies on its mechanism of action. Gut 22:658–662

Schiemann DA (1979) Enrichment of methods for recovery of yersinia enterocolitica from foods and raw milk. In: Carter BP, Lafleur L, Toma S (eds) Yersinia enterocolitica. Biology, epidemiology and pathology. Karger, Basel München Paris London New York Sydney, pp 212–227

Schlossberg D, Devig PM, Travers H, Kovalcik PJ, Mullen JT (1977) Bowel perforation with candidiasis. JAMA 238:2520–2521

Schreiber DS, Blacklow NR, Trier JS (1974) The small intestinal lesion induced by hawaii agent acute infectious nonbacterial gastroenteritis. J Infect Dis 129:705–708

Schroeder SA, Caldwell JR, Vernon TM, White PC, Granger SI, Bennett JV (1968) A waterborne outbreak of gastroenteritis in adults associated with escherichia coli. Lancet I:737–740

Scragg JN (1976) Further experience with amoxycillin in typhoid fever in children. Br Med J 11:1031–1033

Segal I, Outim L, Mirwis J, Hamilton DG, Manell A (1981) Pitfalls in the diagnosis of gastrointestinal tuberculosis. Am J Gastroenterol 75:30–35

Shafer WM, Iandolo JJ (1978) Chromosomal locus for staphylococcal enterotoxin Bt. Infect Immun 20:273–278

Sherman S, Rohwedder JJ, Ravikrishnan, Weg JG (1980) Tuberculous enteritis and peritonitis. Report of 36 general hospital cases. Arch Intern Med 140:506–508

Skirrow MB, Benjamin J (1980) 1001 Campylobacters: cultural characteristics of intestinal campylobacters from man and animals. J Hyg 85:427–442

Skirrow MB, Turnbull GL, Walker RE, Young SE (1980) Campylobacter jejuni enteritis transmitted from cat to man. Lancet I:1188

Skjelkvale R, Uemura T (1977) Experiment diarrhoea in human volunteers following oral administration of clostridium perfringens enterotoxin. J Appl Bacteriol 43:281–286

Smibert RM (1978) The genus campylobacter. Ann Rev Microbiol 32:673–709

Sours HE, Smith DG (1980) Outbreaks of foodborne disease in the United States, 1972–1978. J Infect Dis 142:122–125

Spira WM, Goepfert JM (1975) Biological characteristics of an enterotoxin produced by bacillus cereus. Can J Microbiol 21:1236–1246

Steele TW, McDermott S (1978) Campylobacter enteritis in south australia. Med J Aust 2:404–406

Steffen R, Van der Linde F, Meyer HE (1978) Erkrankungsrisiken bei 10500 Tropen- und 1300 Nordamerika-Touristen. Schweiz Med Wochenschr 108:1485–1495

Svedhem A, Norkrans G (1980) Campylobacter jejuni enteritis transmitted from cat to man. Lancet I:713–714

Tandon RK, Bansal R, Kapur BM, Shriniwas (1980) A study of malabsorption in intestinal tuberculosis: stagnant loop syndrome. Am J Clin Nutr 33:244–250

Taylor PR, Merson MH, Black RE, Mizanur-Rahman AS, Alim AR, Yolken RH (1980) Oral rehydration therapy for treatment of rotavirus diarrhoea in a rural treatment centre in Bangladesh. Arch Dis Child 55:376–379

Terranova W, Blake PA (1978) Bacillus cereus food poisoning. N Engl J Med 298:143–144

Toivanen P, Toivanen A, Olkkonen L, Aantaa S (1973) Hospital outbreak of yersinia enterocolitica infection. Lancet I:801–803

Toma S, Lafleur L, Deidrick VR (1979) Canadian experience with yersinia enterocolitica (1966–1977). In: Carter PB, Lafleur L, Toma S (eds) Yersinia enterocolitica. Biology, epidemiology and pathology. Karger, Basel München Paris London New York Sydney, pp 144–149

Totterdell BM, Chrystie IL, Banatvala JE (1976) Rotavirus infections in a maternity unit. Arch Dis Child 51:924–928

Turnbull PC (1979) Food poisoning with special reference to salmonella – its epidemiology, pathogenesis and control. In: Lambert HP (ed) Clinics in gastroenterology. Saunders, London Philadelphia Toronto, pp 663–714

Ulshen MH, Rollo JL (1980) Pathogenesis of escherichia coli gastroenteritis in man – another mechanism. N Engl J Med 302:99–101

Vandepitte J, Wauters G (1979) Epidemiological and clinical aspects of human yersinia enterocolitica infections in Belgium. In: Carter PB, Lafleur L, Toma S (eds) Yersinia enterocolitica. Biology, epidemiology and pathology. Karger, Basel München Paris London New York Sydney, pp 150–158

Van Heyningen WE, Van Heyningen S, King CA (1976) The nature and action of cholera toxin. In: Acute diarrhoea in childhood. Ciba Foundation Symposium 42. Elsevier/North-Holland Biomedical Press, Amsterdam Oxford New York, pp 73–88

Vantrappen G, Ponette E, Geboes K, Bertrand PH (1977) Yersinia enteritis and enterocolitis: Gastroenterological aspects. Gastroenterology 72:220–227

Verma P, Kapur ML (1979) Massive rectal bleeding due to intestinal tuberculosis. Am J Gastroenterol 71:217–219

Wauters G (1979) Carriage of Yersinia enterocolitica serotype 3 by pigs as a source of human infection. In: Carter PB, Lafleur L, Toma S (eds) Yersinia enterocolitica. Biology, epidemiology and pathology. Karger, Basel München Paris London New York Sydney, pp 249–252

Wenman WM, Hinde D, Feltham S, Gurwith M (1979) Rotavirus infection in adults. Results of a prospective family study. N Engl J Med 301:303–306

WHO (1979a) Diarrheal diseases control programme. Wkly Epidem Rec 16:121–123

WHO (1979b) Clinical management of acute diarrhoea. WHO/DDC 3

WHO (1980a) Enteric infections due to compylobacter, yersinia, salmonella, and shigella. Bull WHO 58:519–537

WHO (1980b) A manual for the treatment of acute diarrhoea. WHO/CDD/SER/80.2. p 1–25

Williams RP (1981) Bacillus anthracis and other aerobic sporeforming bacilli. In: Braude AI, Davis CE, Fierer J (eds) Medical microbiology and infectious diseases. Saunders, Philadelphia London Toronto Mexico City Sydney Tokyo, pp 315–325

Winblad St (1979) Differentiation of yersinia enterocolitica strains in subgroups after biochemistry and serology. In: Carter PB, Lafleur L, Toma S (eds) Yersinia enterocolitica. Biology, epidemiology and pathology. Karger, Basel München Paris London New York Sydney, pp 44–49

Winblad St, Niléhn B, Sternby NH (1966) Yersinia enterocolitica (Pasteurella X) in human enteric infections. Br Med J11:1363–1366

Wyatt RG, Gill VW, Screno MM, Kalica AR, VanKirk DH, Chanock RM, Kapikian AZ (1976) Probable in-vitro cultivation of human reovirus-like agent of infantile diarrhoea. Lancet I:98–99

Yolken RH, Wyatt RG, Zissis G, Brandt CD, Rodriguez WJ, Kim HW, Parrott RH, Urrutia JJ, Mata L, Greenberg HB, Kapikian AZ (1978) Epidemiology of human rotavirus types 1 and 2 as studied by enzyme-linked immunosorbent assay. N Engl J Med 299:1156–1161

Tumoren des Dünndarms

U. RASENACK

Mit 6 Abbildungen

A. Einleitung

Der Dünndarm stellt ein Organsystem dar, das am wenigsten zu Neubildungen neigt. Obwohl seine Länge 75–80% des gesamten Intestinaltrakts ausmacht, finden sich nur 0,5–6% aller intestinalen Tumoren in seinem Bereich (GROENNIGER u. GEORGI 1977). Benigne Tumoren führen bei fehlender Größenentwicklung zu keinen nennenswerten Symptomen und werden bei Obstruktion oder intestinaler Blutung zufällig entdeckt (COHEN et al. 1971). Malignome des Dünndarms sind in Operationsstatistiken häufiger anzutreffen als benigne Tumoren; dabei stehen an erster Stelle die Karzinome (GEROULANOS u. HAHNLOSER 1975). Von allen Malignomen des Magen-Darm-Trakts sind 40% im Magen oder Kolon lokalisiert, aber nur 0,5–0,7% im Dünndarm. LOWENFELS (1973) sieht in dem flüssigen Darminhalt und der raschen Passagezeit mit nur kurzem Mukosakontakt möglicher Karzinogene einen wichtigen Faktor für die Seltenheit von Dünndarmmalignomen. Die Bildung von Immunglobulinen im Dünndarm mag zu der relativen „Immunität" zusätzlich beitragen (LOWENFELS 1973). Das geringere Auftreten von Adenokarzinomen im Ileum und die größere Menge an lymphatischem Gewebe könnten in diese Richtung weisen (BRIDGE u. PERZIN 1975).

B. Maligne Tumoren

I. Adenokarzinom

1. Duodenum

Ein Karzinom im Duodenum ist relativ selten anzutreffen. Nach ALWMARK et al. (1980) macht es 0,3% aller Malignome des Gastrointestinaltrakts und 25–45% aller malignen Neubildungen des Dünndarms aus. Etwa 700 Fälle wurden bislang in der Literatur beschrieben (SPIRA et al. 1977). Die späte Diagnose trägt meist zu einer schlechten Prognose bei.

a) Symptomatik

Im Vordergrund der klinischen Symptomatik stehen die Auswirkungen der Verlegung des Darmlumens mit Erbrechen und Schmerzen nach Nahrungsaufnahme. Bei 18 der 66 von ALWMARK et al. (1980) beschriebenen Fälle entwikkelte sich entsprechend der Tumorlokalisation zur Papille ein Ikterus. Gewichtsverlust, Abgeschlagenheit, Anämie und Blutabgang im Stuhl sind weitere wegweisende Symptome, die schon sehr früh auftreten können. BURGERMAN et al. (1956) fanden bei 31 Fällen von Duodenalkarzinomen Schmerzen in 74%, Anämie in 55%, Meläna in 29%, Hämatemesis in 23%, Ikterus in 23% und einen tastbaren Tumor in 19%.

b) Diagnose

Die Schwierigkeit der Diagnosestellung wird in der Verzögerung der korrekten Diagnose deutlich. Die Durchschnittszeit zwischen erster Konsultation und der Diagnose betrug in dem Kollektiv von ALWMARK et al. (1980) 7,5 Monate. Eine Magen-Darm-Passage mittels Barium erbrachte in etwa $^2/_3$ der Fälle die Diagnose. MOSS et al. (1974) konnten damit bei 75% ihrer Patienten die Diagnose stellen. Die hypotone Duodenographie bringt diagnostisch Vorteile. LAUFER et al. (1975) berichteten über eine diagnostische Trefferquote von 93% in 2 Untersuchungsreihen mit 280 Fällen, wobei die hypotone Duodenographie und die Duodenoskopie eingesetzt wurden. Beim Vergleich der normalen Magen-Darm-Passage mit der Duodenoskopie fand dieser Autor in 22% der Untersuchungen radiologische Fehldiagnosen. Insgesamt ist also der Einsatz von hypotoner Duodenographie und Duodenoskopie von wesentlichem diagnostischen Wert. Die Angiographie ist dagegen weniger aussagekräftig (ALWMARK et al. 1980). Andere Autoren (OLSSON 1972) weisen dagegen auf die zentrale Bedeutung der angiographischen Darstellung der A. gastroduodenalis hin, die als Grenzscheide zwischen Duodenal- und Pankreasmalignomen angesehen wird. Nach SCHERER et al. (1976) deutet die Integrität der A. gastroduodenalis in Verbindung mit den Gefäßveränderungen im Bereich der Rr. duodenales auf einen malignen Duodenaltumor hin. Das Pankreaskarzinom und das Papillenkarzinom charakterisieren sich meist durch irreguläre Defekte und Verschlüsse der A. gastroduodenalis sowie der Rr. pancreatici. Damit ist eine Möglichkeit der Differentialdiagnose gegeben. Die Angiographie wird von SCHERER et al. (1976) als Methode der Wahl angesehen, um präoperativ die Organzugehörigkeit zu klären. Dabei können auch die Sonographie und Computertomographie wertvolle diagnostische Hinweise geben.

c) Lokalisation

Verschiedentlich wurde ein Vorherrschen der Karzinome in der Papillenregion beschrieben (EDMAN 1973), während andere Autoren (KIBBEY et al. 1976; SPIRA et al. 1977) eine bevorzugte Lokalisation in den infrapapillären Abschnitten fanden. Nach EBERT et al. (1953) waren die Karzinome zu 59,2% peripapillär, zu 22,5% supra- und zu 18,3% infrapapillär lokalisiert, und im Krankengut von RESNIK und COOPER (1958) lagen 17% der Karzinome peripapillär und der Rest war gleichmäßig auf die proximalen sowie distalen Duodenalabschnitte verteilt. Nur wenige Autoren (ALWMARK et al. 1980) berichteten über einen bevorzugten Sitz im suprapapillären Abschnitt. Im Bulbus duodeni kommen derartige Tumoren praktisch nie vor. Lediglich FAWCETT (1966) diskutiert die Entstehung eines Karzinoms aus einem Ulkus des Bulbus duodeni.

d) Morphologie

Makroskopisch handelt es sich bei den Adenokarzinomen des Duodenums um polypöse, exulzerierende und infiltrierend wachsende Karzinome. Histologisch zeigen die meisten zylinderzellhaltige Drüsenstruktur. Stenose des Lumens, Ulzerationen mit Blutungsneigung oder penetrierendes Wachstum können vorherrschen. Bei peripapillärem Wachstum kommt es zum Verschlußikterus. Ausgangspunkt eines Adenokarzinoms kann ein villöses Adenom sein. Von 20 Fällen mit einem derartigen Tumor wiesen 5 ein invasiv wachsendes Adenokarzinom, 2 ein fokales Karzinom und 1 ein In-situ-Karzinom auf (Miller u. Herman 1942).

e) Therapie und Prognose

Chirurgisch ist der Duodenopankreatektomie der Vorzug zu geben. So konnten Kerremans et al. (1979) in 66,7% ihrer Fälle mit Duodenalkarzinom eine Resektion durchführen und zwar bei 7 Patienten eine Whipple-Resektion und in einem Fall eine Segmentresektion.

Die Fünfjahresheilung lag bei 14,2%, wobei die Überlebenszeit in Korrelation zum Befall der regionalen Lymphknoten stand. Die mittlere Überlebenszeit nach der Whipple-Resektion lag ohne Lymphknotenbefall bei 56,5 Monaten. Bei gleichem operativen Vorgehen war bei Metastasierung in die regionalen Lymphknoten der operative Erfolg fast identisch mit der Überlebenszeit nach palliativem Eingriff und betrug etwa 6 Monate (Kerremans et al. 1979). Zum Zeitpunkt der Diagnosestellung und Planung des Eingriffs haben $^2/_3$ der Patienten Metastasen (Kenefick 1972; Spira u. Wolff 1977). Die postoperative Sterblichkeit liegt bei 20% (Kenefick 1972). Ungünstige Resultate berichteten Shukla und Elias (1976), deren Patienten nach kurativen und palliativen Operationen innerhalb von 6 Monaten verstarben. Dagegen beschrieben Cortese und Cornell (1972) nach Duodenopankreatektomie eine Fünfjahresüberlebensrate in 44% der Fälle. Ähnlich günstig sind Resultate von Joesting et al. (1981). Über den Einsatz von Strahlen- und Chemotherapie liegen nur Einzelerfahrungen vor. Sie können allenfalls bei nichtradikaler Operation oder Rezidiven angewandt werden (Shakker u. Ware 1973).

f) Differentialdiagnose bei Karzinomen der Nachbarorgane

Die Infiltration des Duodenums bei *Karzinomen des Magens* bereitet diagnostisch keine Schwierigkeiten. So fanden Koehler et al. (1977) radiologisch in 5% und mikroskopisch in 18% der Fälle mit Magenkarzinom eine Infiltration des Duodenums.

Ferner können fortgeschrittene *Karzinome der rechten Kolonflexur* sekundär das Duodenum infiltrieren und in entsprechenden Fällen zu duodenokolischen Fisteln führen (Welch u. Warshaw 1977).

Neben der allgemeinen Tumorsymptomatik wird klinisch v.a. eine ausgeprägte Diarrhö an eine Fistelbildung denken lassen.

In das Duodenum penetrierende *Pankreaskarzinome* sind abzugrenzen. Ultraschalluntersuchungen, Magen-Darm-Passage und Angiographie geben präoperativ differentialdiagnostische Hinweise auf einen primären Duodenaltumor oder einen sekundären, vom Pankreas aus infiltrierend wachsenden malignen Prozeß im Duodenum.

2. Jejunum und Ileum

Die diagnostisch schwierig zugänglichen Anteile des Dünndarms, Jejunum und Ileum, zeigen nach distal eine abnehmende Rate an Adenokarzinomen (BRIDGE u. PERZIN 1975). Auch wenn das Karzinom des Kolons 40- bis 60mal häufiger anzutreffen ist, muß bei entsprechender klinischer Symptomatik nach negativen Untersuchungsergebnissen des oberen und unteren Intestinaltrakts auch an einen pathologischen Prozeß im Dünndarmbereich gedacht werden. Das Durchschnittsalter der Patienten liegt etwa zwischen 50–60 Jahren; Adenokarzinome kommen aber gelegentlich auch bei Jugendlichen vor.

a) Symptomatik

Häufig werden Symptome durch Obstruktion des Darmlumens hervorgerufen und können sich in abdominellen Schmerzen, Brechreiz und Erbrechen äußern. Gewichtsverlust und chronischer Blutverlust treten hinzu. So fanden BRIDGE und PERZIN (1975) in 72% ihrer Fälle mit Jejunumkarzinom und bei 82% der Patienten mit Ileumkarzinom Zeichen der partiellen und kompletten Obstruktion. Von den Patienten wiesen 41% eine Anämie, die über 2 Monate bis zu 4 Jahren zu verifizieren war, und ferner einen Gewichtsverlust auf. Unklare Meläna weisen auf eine Blutungsquelle dieser Art im Dünndarmbereich hin. Bei klinischer Untersuchung kann in Einzelfällen auf Grund des Tastbefundes der Verdacht auf einen tumorösen Prozeß des Dünndarms ausgesprochen werden.

b) Diagnose

Die radiologische Untersuchung des Dünndarms kann mit verschiedenen Techniken erfolgen (s. Bd. III/3A, S. 857ff.). EKBERG und EKHOLM (1980) konnten mit der fraktionierten Dünndarmpassage bei 11 von 13 Fällen mit Adenokarzinom im Jejunum und Ileum eine typische tumorbedingte Stenose oder eine Invagination nachweisen (Abb. 1, 2). Vorsicht ist bei der Untersuchung wegen der Möglichkeit eines induzierten Ileus geboten. In Fällen unklarer Befunde bei der fraktionierten Dünndarmpassage kann eine angiographische Untersuchung hilfreich sein (EKBERG u. EKHOLM 1980). Jedoch schränkt die mäßige Vaskularisation eines Adenokarzinoms den Wert dieser diagnostischen Maßnahme ein. Zusätzlich kann im Jejunum und Ileum der tumoröse Prozeß durch Überlagerung in der Angiographie leicht entgehen (SCHERER et al. 1976). Allerdings ist der Angiographie im Falle einer stärkeren Tumorblutung ein besonderer diagnostischer Wert beizumessen. Nach MAEDER und FUCHS (1976) sollte der Methode nach Sellink der Vorzug gegeben werden. Speziellen Zentren wird die Untersuchung mittels totaler Enteroskopie vorbehalten bleiben (CLASSEN u. DEMLING 1973).

c) Lokalisation

Die Angaben über die Verteilung primärer Adenokarzinome ist sehr unterschiedlich. DARLING und WELCH (1959) beschrieben 33 Dünndarmkarzinome, davon 10 im Duodenum, 19 im Jejunum und 4 im Ileum. PAGTALUNAN et al. (1964) fanden von 128 Dünndarmkarzinomen 41 im Duodenum, 64 im Jejunum und 22 im Ileum. ROCHLIN und LONGMIRE (1961) lokalisierten von 321 Adenokarzinomen 108 in das Jejunum, 98 in das Ileum, 113 in das Duodenum; 2 traten multizentrisch auf. Selten findet sich ein Adenokarzinom in einem Meckel-Divertikel (WEINSTEIN et al. 1963).

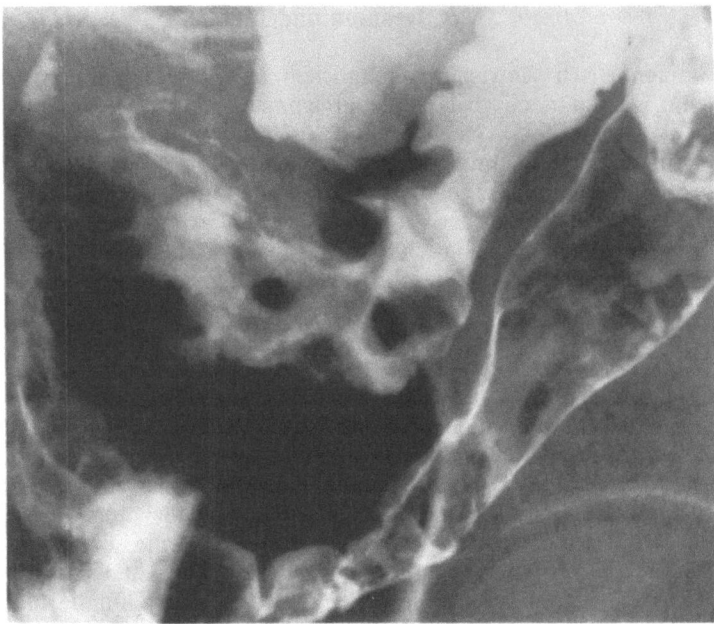

Abb. 1. Adenokarzinom des mittleren Ileums. (Abb. 1–3 von Lissner u. Antes, Klinik für Radiologie, Universität München)

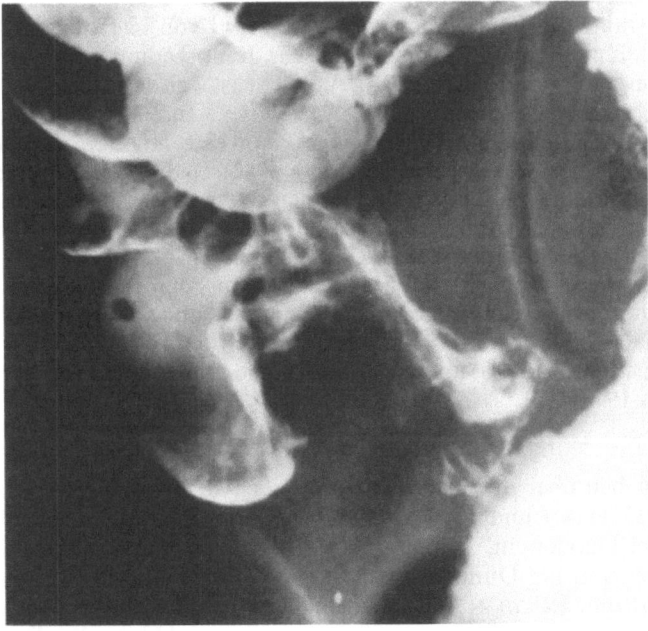

Abb. 2. Adenokarzinom des terminalen Ileums nahe der Ileozökalklappe

d) Morphologie

BRIDGE u. PERZIN (1975) beobachteten am häufigsten ulzerierte, exophytisch wachsende Adenokarzinome. Entsprechend kann es zur Fistelbildung zwischen Dünndarm und Kolon kommen, ebenso zur freien Perforation. Die Größe der Tumoren liegt zwischen 1–9 cm. Histologisch handelt es sich um unterschiedlich differenzierte Adenokarzinome, wobei die meisten der Neoplasien weniger differenziert sind (BRIDGE u. PERZIN 1975). Lymphknoten und Organmetastasen – v.a. in der Leber – entwickeln sich häufig. Ringförmig wachsende, die Darmwand infiltrierende Karzinome verursachen langsam eine Stenose. Polypöse Varianten können zur Invagination führen. Flach infiltrierende Karzinome greifen auf das Mesenterium über und bilden schließlich große Tumorkonglomerate.

e) Therapie und Prognose

Je nach Situation ist eine Resektion des tumortragenden Abschnitts oder eine palliative Maßnahme durchzuführen. Die Prognose wird von der Tumorgröße, der Invasion und dem Lymphknotenbefall bestimmt. Tumoren über 5 cm Größe sind prognostisch ungünstig zu beurteilen (BRIDGE u. PERZIN 1975). Weniger differenzierte Adenokarzinome besitzen auf Grund ihrer größeren Ausdehnung und bei Lymphknotenbeteiligung eine schlechtere Prognose. PRIDGEN et al. (1950) beschreiben eine Fünfjahresheilung von 24%. Chirurgisch muß eine Resektion weit im Gesunden unter Mitnahme des Mesenteriums und der mesenterialen Lymphknoten angestrebt werden. Meistens sind jedoch die Karzinome des Jejunums und Ileums primär inoperabel, so daß nur palliative Eingriffe möglich sind. Oft wird im Ileus oder einer akuten intestinalen Blutung operiert, was die postoperative Sterblichkeit auf 20% erhöht.

3. Adenokarzinom bei anderen Erkrankungen

a) Morbus Crohn

Die Koinzidenz des M. Crohn mit einem Adenokarzinom in befallenen Dünndarm- und Dickdarmabschnitten verdient besondere Beachtung. Nach einer Literaturübersicht von FAHRLÄNDER (1975) wurden beim M. Crohn insgesamt 43 Fälle von malignen Tumoren im Dünndarm und 32 im Dickdarm beschrieben, nachdem erstmals 1956 darüber berichtet wurde (GINZBURG et al. 1956). DARKE et al. (1973) fanden die Karzinome fast ausschließlich im terminalen Ileum, so daß eine zufällige Koinzidenz fast unwahrscheinlich ist. Derartige Malignome sind nur durch histologische Untersuchungen von Resektaten oder endoskopisch gewonnenen Biopsien (TRAUBE et al. 1980), seltener radiologisch zu erfassen.

Nach GREENSTEIN u. JANOWITZ (1975) treten die Dünndarmkarzinome v.a. in operativ ausgeschalteten und in situ belassenen, granulomatös veränderten Dünndarmschlingen auf. Deswegen sollte bei operativer Intervention – wenn möglich – eine Resektion des befallenen Darmabschnitts erfolgen. In Einzelfällen wurde auch eine Azathioprintherapie pathogenetisch bei Entwicklung eines Adenokarzinoms bei M. Crohn diskutiert (WESTABY et al. 1977).

b) Zöliakie

Die Entwicklung eines Adenokarzinoms im Dünndarm bei Zöliakie ist äußerst selten. Nur wenige Kasuistiken berichten darüber (Girdwood et al. 1961; Selby u. Gallagher 1979; Holmes et al. 1980). So konnten Holmes et al. (1980) insgesamt 12 Fälle von Adenokarzinomen des Dünndarms zusammenstellen, wobei diese Patienten lange Zeit eine Zöliakie aufwiesen. Eine typische Tumorsymptomatik mit Schmerzen, Anämie, okkulter gastrointestinaler Blutung, intestinaler Obstruktion und tastbare abdominelle Tumormassen geben klinisch einen Hinweis. Die Prognose ist in Einzelfällen nicht ungünstig (Holmes et al. 1980).

c) Dermatitis herpetiformis Duhring

Bei der Dermatitis herpetiformis Duhring wurde wiederholt eine Enteropathie beschrieben, die bei der idiopathischer Steatorrhö beobachteten Enteropathie gleicht (Fry et al. 1967). Auch im Rahmen einer Dermatitis herpetiformis muß klinisch mit einem erhöhten Malignomrisiko im Dünndarm gerechnet werden (Gjone u. Noröy 1970).

d) Gardner-Syndrom

Das Gardner-Syndrom ist durch eine familiäre Adenomatosis coli und mesenchymale Tumoren gekennzeichnet (s. S. 225ff.). Eine gehäufte Koinzidenz des Gardner-Syndroms mit periampullär lokalisierten Duodenalkarzinomen ist zu beachten (Jones u. Nance 1977).

e) Peutz-Jeghers-Syndrom

Das Peutz-Jeghers-Syndrom, eine Hamartomatose, geht mit gutartigen Gewebsmißbildungen im Dünndarmbereich einher (s.S. 225ff.). In Einzelpuplikationen wurden Dünndarmkarzinome vorgestellt, die auf das Karzinomrisiko bei der Pigmentfleckenpolypose hinweisen (Erbe 1976; Shibata u. Phillips 1970).

II. Leiomyosarkom

Leiomyosarkome sind relativ seltene Malignome des Dünndarms. Sie machen dort etwa 12% aller malignen Tumoren aus (Silberman et al. 1974; Treadwell u. White 1975). Etwa 20% der Leiomyosarkome sind im Duodenum lokalisiert (Pujari u. Deodhare 1976). Nach einer größeren Aufstellung von 259 Fällen lagen 28% im Duodenum, 33% im Jejunum, 6,4% in einem Meckel-Divertikel und 29% im Ileum (Skandalakis et al. 1964). Die Geschlechtsverteilung ist gleich (Starr u. Dockerty 1955). Am häufigsten werden 60- bis 70jährige betroffen.

Die *klinische Symptomatik* kann von abdominellen Beschwerden, Änderung der Stuhlgewohnheiten und von einer Meläna geprägt sein. Die Tumoren sind oft sehr unterschiedlich groß. Je nach Größe des Tumors kann das Darmlumen obstruiert werden oder auch eine Invagination der Darmwand entstehen. Palpable Tumormassen, die verschiebbar sind, weisen auf ein Leiomyosarkom hin (Starzl et al. 1960). Im Durchschnitt sind diese Tumoren 5 cm groß.

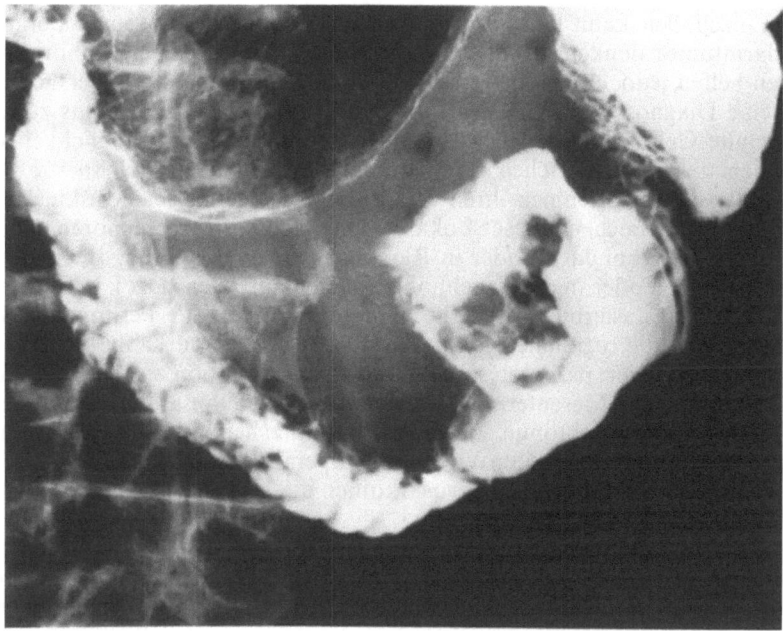

Abb. 3. Leiomyosarkom unmittelbar distal des Treitz-Bands

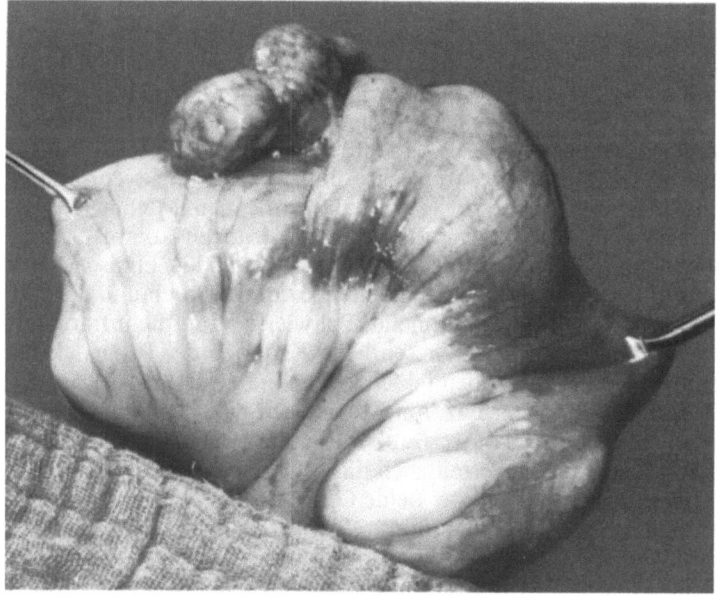

Abb. 4. Leiomyosarkom des Dünndarms. (Abb. 4 u. 6 von Kern, Chirurgische Universitätsklinik, Würzburg)

In Einzelfällen kann der Nachweis einer Eosinophilie an einen derartigen Dünndarmtumor denken lassen (RIEMANN et al. 1976). Sonstige Laboruntersuchungen helfen jedoch diagnostisch nicht weiter. Kontrastmitteluntersuchungen lassen eine Diagnose von 75% der Leiomyosarkome des Duodenums zu (Abb. 3). Die gute Gefäßversorgung des Leiomyosarkoms gibt die Möglichkeit einer erfolgreichen angiographischen Darstellung (MEYERS u. KING 1968).

Leiomyosarkome nehmen ihren Ursprung von der glatten Muskulatur der Darmwand. Entsprechend dieser Lokalisation wachsen diese Tumoren zunächst zum Lumen des Dünndarms oder in Richtung Peritoneum (Abb. 4). Perforationen in das Lumen oder in die Bauchhöhle können auftreten (DECK u. SILBERMAN 1979). Die Metastasierung geschieht hämatogen, über das Peritoneum, lokal invasiv sowie in die regionalen Lymphknoten (RANCHOD u. KEMPSON 1977).

Entsprechend der pathologisch-anatomischen Situation ist eine Resektion unter Mitnahme des Mesenteriums notwendig, bei Lokalisation im Duodenum eine Duodenopankreatektomie. Mit einer Fünfjahresheilung ist bei 50% zu rechnen (STARR u. DOCKERTY 1955). Wiederholte operative Eingriffe haben in Einzelfällen von metastasierenden Leiomyosarkomen die Überlebenszeit erheblich verlängert (KOHNO et al. 1981).

Selten sind Leiomyosarkome in einem Meckel-Divertikel lokalisiert. Das Leiomyosarkom gehört jedoch mit zu den häufigsten Tumoren eines Meckel-Divertikels. Hier ist ebenso eine segmentale Resektion notwendig (RAO et al. 1976).

Über strahlentherapeutische Maßnahme oder Chemotherapie liegen keine sicheren Erfahrungen vor. Bei fortgeschrittenen, nichtresezierbaren Tumoren werden Strahlen- und Chemotherapie empfohlen (PUJARI u. DEODHARE 1976).

III. Maligne neurogene Tumoren

Maligne Neurinome des Dünndarms zählen zu den Raritäten unter den Neoplasien. Unter 53 Neurinomen fand sich nur 1 malignes (BERENDT u. SCHULTRICH 1963). Diese Tumoren nehmen ihren Ausgangspunkt von nervalen Elementen der Darmwand und liegen dementsprechend in der Submukosa oder der Muskularis, seltener subserös. Histologisch unterscheidet man nach FEYRTER (1949) fusiforme, multiforme, retikuläre und mikrozytäre Neurinome, die vom Auerbach-Plexus ausgehen, sowie granuläre, die den Meißner-Plexus als Ursprung haben. Aufgrund degenerativer Veränderungen kommt es zu zentralen Ulzerationen und damit häufig zu Blutungen, die das klinische Bild prägen (JAKESZ et al. 1977). Weiterhin sind die Größe der Tumoren und der Malignitätsgrad für das klinische Bild bestimmend. Schwierig kann die intraoperative Feststellung der Malignität sein, da wesentliche Kriterien der Bösartigkeit in einzelnen untersuchten Gewebsproben fehlen können (JAKESZ et al. 1977). Bei Auftreten von Rezidiven oder Existenz von Metastasen gibt das biologische Verhalten des Tumors einen klaren Hinweis auf Malignität (BAUMANN u. KAMMER 1967; KÖTHE 1971). Altersmäßig verteilt sich das Auftreten des Tumors auf die mittleren und älteren Lebensjahrzehnte. Beide Geschlechter werden gleich häufig befallen. Bevorzugter Sitz ist das Jejunum.

In sehr seltenen Fällen finden sich Neurofibrosarkome (CLAPP u. HAAS 1971), die ähnliche klinische Symptome nach sich ziehen können wie die malignen Neurinome.

WEIBEL et al. (1953) fanden unter 100 malignen Tumoren des Dünndarms 3 Neurofibrosarkome. Prinzipiell ist auch bei der viszeralen Form des M. Recklinghausen mit maligner Entartung der Neurofibrome zu rechnen (s. Abschnitt B.VII).

IV. Seltene Malignome

In einzelnen kasuistischen Publikationen über Malignome des Dünndarms werden sehr seltene maligne Neoplasien mitgeteilt.

1. Rhabdomyosarkom

RÜCKERT et al. (1977) berichteten über einen Fall eines im Dünndarm lokalisierten Rhabdomyosarkoms unter insgesamt 20 Dünndarmsarkomen. Dieser Darmtumor enthält histologisch quergestreifte Muskulatur. Das Auftreten von quergestreiften Muskelfasern in den Tumoren stellt nur eine Differenzierungsrichtung des geschwulstmäßig gewucherten Mesenchyms neben anderen Differenzierungen dar. Demnach liegt also ein Mischtumor vor, in dem neben anderen Gewebsanteilen auch quergestreifte Muskelfasern auftreten (RÜCKERT et al. 1977). YAMADA et al. (1975) berichteten über Rhabdomyosarkome des Duodenums und weisen auf die Bedeutung der Biopsie bei der endoskopischen Untersuchung dieser seltenen Tumoren hin.

2. Fibro- und Liposarkom

Fibro- und Liposarkome werden von RICH (1977) als seltene maligne Dünndarmtumoren angeführt. Typische Symptome wie intestinale Obstruktion, Anämie, intestinale Blutung, Gewichtsverlust und abdominelle Schmerzen weisen auf das Vorliegen eines derartigen Tumors hin. Sehr oft kann ein solcher Tumor durch die Bauchdecken getastet werden, ferner kann eine Perforation bei nekrotisch zerfallenden größeren Tumoren eintreten.

3. Hämangioendotheliom

Von den Gefäßen ausgehende maligne Tumoren sind auch in größeren Kasuistiken Raritäten. Es handelt sich um Hämangioendotheliome, deren Prognose auch nach Resektion ungünstig ist (GARIN et al. 1976).

4. Kaposi-Sarkom

Eine eigenartige und ätiologisch nicht geklärte Systemerkrankung mit Beteiligung des Intestinaltrakts – insbesondere des Dünndarms – stellt das Kaposi-Sarkom dar. Die multifokalen Sarkomherde liegen beim Erwachsenen bevorzugt in der Haut (KAPOSI 1872). Seltener ist neben anderen Organen besonders der Gastrointestinaltrakt befallen (RETHEL et al. 1980). Es besteht die Vermutung, daß dieser Tumor von mesenchymalen Zellen ausgeht (HARRISON u. KAHN 1978); andere sehen wiederum den Ursprung in retikuloendothelialen Zellelementen (DAYAN u. LEWIS 1967; RETHEL et al. 1980). Von den Verlaufsformen interessiert v.a. die viszerale Form.

Histologisch imponieren gefäß- und faserreiche Tumoren, die angiomartigen Charakter besitzen. Bei radiologischer Untersuchung des beteiligten Dünndarms zeigen sich flache, rundliche Aussparungen mit zentralem Kontrastmitteldepot (Bryk et al. 1978). Die Beschreibungen des Kaposi-Sarkoms beim Nierentransplantierten mit immunsuppressiver Therapie häufen sich (Straehley et al. 1975; Rethel et al. 1980).

Therapeutisch ist die kombinierte Anwendung von Zytostatika einer Monotherapie überlegen, wobei Rethel et al. (1980) unter einer Therapie mit Cyklophosphamid, Vincristin und Aktinomycin D eine komplette Remission erzielen konnten. Unter dieser Therapie bilden sich auch intestinale Sarkomherde vollständig zurück. Während Nachbeobachtungszeiten von bisher 16 Monaten kam es zu keinem Rezidiv (Rethel et al. 1980).

V. Metastasen

Obgleich im Dünndarm primäre Tumoren relativ selten sind, ist dieser Darmabschnitt doch bevorzugter Ort von Metastasen. Diese befallen den Dickdarm sowie den oberen Intestinaltrakt in geringerem Maße als den Dünndarm. Es ist nicht klar, warum der Dünndarm für die Entwicklung von Metastasen derart empfänglich ist; möglicherweise steht der Befall durch Metastasen in Korrelation zu der Oberfläche.

Karzinome verschiedener Organe wie Kolon, Pankreas oder Magen können direkt auf den Dünndarm übergreifen, diesen infiltrieren, zu Fisteln führen oder das Darmlumen verlegen. Über das Gefäßsystem oder über Lymphgefäße können sich maligne Prozesse von Uterus, Ovarien, Mamma oder Lunge in den Dünndarm absiedeln (De Castro et al. 1957). Dabei kann der Dünndarm der Hauptmetastasierungsort oder das einzige befallene Organ sein. Gewöhnlich entwickeln sich am Darm multiple Metastasen. Sie können primär im Mesenterium, in der Darmwand oder im lymphatischen Gewebe lokalisiert sein und von dort in das Lumen einwachsen. Ebenso können auch Einzelmetastasen im Dünndarm vorkommen und das Bild eines primären Karzinoms vortäuschen.

Das Melanom ist der wichtigste Tumor, der Absiedlungen am Dünndarm nach sich ziehen kann. Klinisch können bei derartigen Patienten in 9% der Fälle Melanommetastasen gefunden werden (Das Gupta u. Brasfield 1969). Dagegen finden sich bei Autopsien in 60% der Melanomfälle Metastasen im Gastrointestinaltrakt. Der Dünndarm ist in etwa der Hälfte derartiger Fälle von Metastasen befallen (Das Gupta u. Brasfield 1969; Goldstein et al. 1977). Die Entwicklung muköser oder submuköser Metastasen der Dünndarmschleimhaut geschieht am häufigsten über den Blutweg (Meyers u. McSweeney 1972).

Radiologisch können einzelne Schlingen imprimiert gefunden werden, oder es kann der Abstand zu den Nachbarschlingen vergrößert sein, wenn das Mesenterium befallen ist. Füllungsdefekte mit dem Aspekt von „target" oder „bull's eye" sind typisch. Diese Erscheinung weist auf zentrale Nekrosen der Metastasen hin (Reeder u. Cavanagh 1974). Zusätzlich können polypoide Füllungsdefekte imponieren, die rund konfiguriert und scharf abgegrenzt sind (Abb. 5). Solche Veränderungen liegen zu Gruppen dicht beisammen (Wenzel u. Erbe 1978).

Die klinischen Symptome bestehen oft in unbestimmten Beschwerden des Gastrointestinaltrakts wie Übelkeit, Erbrechen und Gewichtsverlust. Intestinale Blutungen kennzeichnen diese metastatischen Tumoren. Ileus oder freie Perforationen sind seltener, ebenso ein unterschiedlich ausgeprägtes Malabsorptionssyndrom in Fällen einer diffusen Metastasierung in größere Dünndarmabschnitte

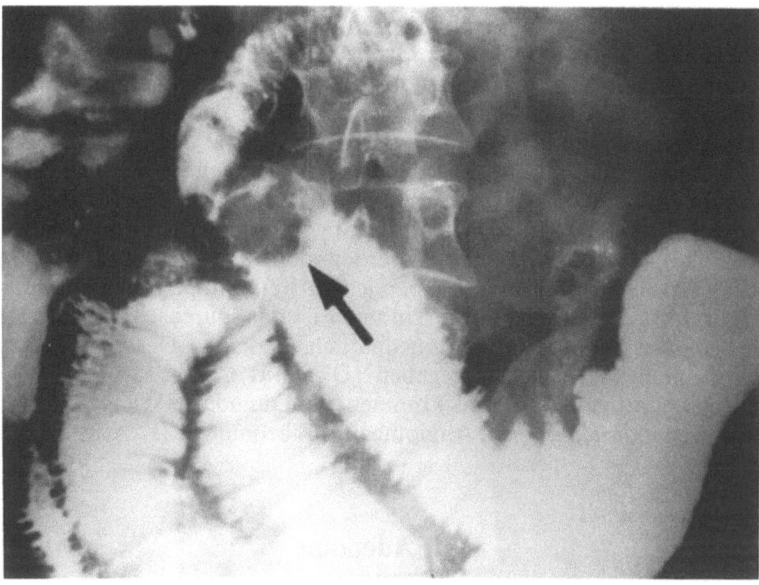

Abb. 5. Melanommetastase (*Pfeil*) des Dünndarms. (Abb. von Nöthiger, Klinik f. viszerale Chirurgie, Universität Bern)

(BENISCH et al. 1972). Zwischen dem Auftreten des Primärtumors und der Entwicklung von Darmmetastasen besteht keine feste zeitliche Korrelation; in Einzelfällen können bis zu 8 Jahre vergehen (WILBUR u. HARTMANN 1931).

Die Prognose eines in den Gastrointestinaltrakt metastasierenden Melanoms ist ungünstig. Die Einjahresüberlebensrate liegt bei viszeraler Metastasierung bei 1% (MCNEER u. DAS GUPTA 1965). Trotzdem zeigen Einzelberichte bei operativen Eingriffen in diesem Stadium Überlebenszeiten bis zu 7 Jahren (GROSS et al. 1981), wobei die Chemotherapie und Immunotherapie des metastasierenden Melanoms noch einen Beitrag leisten kann (COHEN et al. 1972).

Die meisten der gastrointestinalen Melanomherde sind Metastasen von Primärtumoren der Haut. Primäre Melanome des Dünndarms werden immer wieder diskutiert NEDJABAT et al. 1975), aber von dermatologischer Seite eher abgelehnt. Denn oft kann ein Primärtumor ohne gesicherte Diagnose entfernt worden sein. Ferner ist auch damit zu rechnen, daß sich ein Primärtumor spontan zurückbildet (HAPPLE et al. 1975). In solchen Fällen ist eine rechtzeitige Diagnostik und Fahndung nach Metastasen angezeigt (BODHURTA et al. 1976).

C. Benigne Tumoren

Benigne Tumoren kommen im Dünndarm sehr selten vor. Klinisch werden die benignen Tumoren meistens nur dann diagnostiziert, wenn Symptome wie intestinale Blutung oder Obstruktion des Darmlumens hervorgerufen werden. Dementsprechend finden sich in Statistiken von Autopsien benigne Dünndarmtumoren 10mal häufiger als in klinischen Statistiken (River et al. 1956). Die klinische Symptomatik wird von der Größe eines Tumors und von seiner Distanz vom Pylorus bestimmt, weniger vom histologischen Typ. Postprandiale Schmerzen, Brechreiz und Erbrechen kennzeichnen die Lokalisation im Duodenum. Bei Sitz distal des Treitz-Bands überwiegen Symptome der Intussuszeption von Darmabschnitten und damit die Zeichen intermittierender Obstruktion. Allgemein nimmt der gutartige Tumor im Dünndarm nach distal zu, so daß im Ileum die benignen Dünndarmtumoren am häufigsten lokalisiert sind (Kümmerle u. Schier 1973). Bevorzugt werden derartige Tumoren im Alter von 30–60 Jahren angetroffen, wobei aber jede Altersgruppe betroffen sein kann. Im Vergleich zu den Dünndarmkarzinomen ist das Durchschnittsalter des Auftretens benigner Dünndarmtumoren deutlich niedriger. Die Geschlechtsverteilung wird annähernd gleich angegeben (Darling u. Welch 1959; Hancock 1970). Von gutartigen Tumoren kommen im Dünndarm der Häufigkeit nach Leiomyome, Lipome, Polypen, Angiome und Fibrome vor (Kümmerle u. Schier 1973).

I. Adenome

Die Nomenklatur der Adenome des Dünndarms ist uneinheitlich. Es werden 3 Typen differenziert: Der oft gestielte adenomatöse Polyp wird von dem eigentlichen Peutz-Jeghers-Polypen getrennt, und ferner wird das villöse Adenom herausgestellt, das sich oft durch eine breitbasige Proliferation des Oberflächenepithels auszeichnet (Gannon et al. 1962; Delevett u. Cuello 1975).

1. Adenomatöser Polyp

Adenomatöse Polypen repräsentieren etwa 25% der benignen Tumoren des Dünndarms. Gewöhnlich sind sie asymptomatisch und werden bei Operationen oder Autopsien gefunden. Der makroskopische und mikroskopische Aspekt ist ähnlich den Adenomen des Dickdarms (Morson 1962). Bei den adenomatösen Polypen handelt es sich um gestielte Tumoren, die sich aus Mukosa und Submukosa zusammensetzen. Das Epithel besteht aus Zylinder- und Becherzellen. Treten klinisch Symptome auf, dokumentieren sich diese durch Blutungen oder Obstruktion, meist hervorgerufen durch Intussuszeption des Darms. Derartige Adenome finden sich im Duodenum und Jejunum sowie oft im Ileum; sie treten einzeln oder zu mehreren auf. In letzterem Fall liegt oft eine familiäre Häufung vor. Ein Übergang in Malignität ist besonders zu beachten. Histologisch sind die adenomatösen Polypen von den Peutz-Jeghers-Polypen zu trennen. Letztere beinhalten zusätzlich glatte Muskelfasern. So beschreiben River et al. (1956) 397 adenomatöse Polypen und 59 Fälle von diffuser Polyposis bei Peutz-Jeghers-Syndrom.

2. Villöses Adenom

Das villöse Adenom, auch bezeichnet als papilläres Adenom, Papillom, adenomatöses Papillom oder papillärer Tumor (Moersch et al. 1962), ist überwiegend im Duodenum, aber auch im Jejunum und Ileum lokalisiert (Mir-Madjlessi et al. 1973), dort aber viel seltener als im Magen anzutreffen (Bremer

u. BATTAILE 1968). In manchen Zusammenstellungen über benigne Dünndarmtumoren sind sie gar nicht oder nur in geringer Zahl vertreten (OLSON et al. 1951; KOMOROWSKI u. COHEN 1981).

Die klinische Symptomatik kann durch unbestimmte abdominelle Schmerzen und Anämie bei intermittierenden Blutabgängen gekennzeichnet sein. Diese Symptome können Jahre vor der Diagnosestellung schon den ersten Hinweis auf einen derartigen Tumor geben und sollten Anlaß für eine konsequente Untersuchung sein, da mit einer fokalen Entartung immer gerechnet werden muß (SCHULTEN et al. 1976). Je nach Lokalisation zur Papille können villöse Adenome zum Verschlußikterus führen. In einer derartigen Situation ist in 80% der Fälle mit Malignität zu rechnen (SCHULTEN et al. 1976). In einer Sammelstatistik von SCHULTEN et al. (1976) waren villöse Tumoren im Duodenum zu 65% benigne und zu 35% maligne, wobei in 14% fokale Karzinome vorlagen. Villöse Adenome des Duodenums besitzen etwa die gleiche Häufigkeit einer malignen Entartung wie derartige Tumoren im Kolon (SPIRA u. WOLFF 1977).

Radiologische Untersuchungen des oberen Gastrointestinaltrakts decken die Tumoren im Bereich des Duodenums fast immer auf (SPIRA u. WOLFF 1977). Die meisten villösen Tumoren liegen im proximalen Duodenum. Die Diagnosestellung ist besonders im oberen Dünndarm endoskopisch anzustreben (UPPAPUTHANGKULE et al. 1976). Eine Biopsie oder endoskopische Abtragung gestattet eine präoperative Überprüfung evtl. Malignität.

Chirurgischerseits wird beim benignen villösen Adenom die submuköse Exzision und Segmentresektion empfohlen (KOMOROWSKI u. COHEN 1981). Beim Vorliegen eines invasiv wachsenden Karzinoms ist eine Duodenopankreatektomie notwendig. Liegt histologisch ein In-situ-Karzinom vor, wird auch die endoskopische Entfernung diskutiert (DUPAS et al. 1977; HAUBRICH et al. 1977). Strenge Kontrollen sind auch im Falle der Abtragung eines benignen villösen Adenoms indiziert. Die Meinung über die endoskopische Abtragung ist kontrovers und von manchen Chirurgen wird ein operatives Vorgehen mit weiter Exzision des villösen Adenoms und intraoperativer Schnellschnittuntersuchung im Falle eines oder mehrerer Adenome empfohlen (SCHULTEN et al. 1976; COOPERMANN et al. 1978; KOMOROWSKI u. COHEN 1981). In einzelnen Kasuistiken wurden allerdings von chirurgischer Seite operative Situationen beschrieben, in denen die endoskopische Entfernung eines gestielten villösen Tumors in ihrem Erfolg der operativen Abtragung gleichwertig erscheint (KUTIN et al. 1975).

Ein villöses Adenom im Jejunum oder Ileum erfordert einen operativen Eingriff, besonders dann, wenn eine durch Intussuszeption hervorgerufene, akute klinische Symptomatik eingetreten ist (DELEVETT u. CUELLO 1975).

Die Prognose nach operativer Entfernung benigner villöser Adenome oder Adenomen mit nichtinvasiven karzinomatösen Veränderungen ist i. allg. gut (SCHULTEN et al. 1976). Bei Entwicklung invasiver Karzinome sind in Einzelfällen günstige Überlebensraten nach Duodenopankreatektomie berichtet worden (DEUCHER u. VILLIGER 1968; KOMOROWSKI u. COHEN 1981).

3. Brunnerom

Brunnerome kommen ausschließlich im Duodenum vor. Sie nehmen ihren Ursprung von den mukoiden Drüsen der Submukosa des Duodenums (BUCHANAN 1961). Nach MOULINIER et al. (1966) unterscheidet man 3 Formen:

1. Die noduläre diffuse Hyperplasie der Brunner-Drüsen,
2. die noduläre umschriebene Hyperplasie mit Ulzerationsneigung
3. das solitäre, sessile polypoide Adenom.

Gewöhnlich sind Brunnerome im ersten Teil des Duodenums lokalisiert und können sich bis zum Jejunum erstrecken. Nach einer Untersuchung von CLASSEN et al. (1979) liegen in 27% der Fälle mit polypoiden Veränderungen im Duodenum Brunnerome vor.

Radiologisch dokumentiert sich die diffuse Anordnung der hyperplastischen Brunner-Drüsen durch ein vergröbertes pflastersteinartiges Relief besonders im Bulbus duodeni und den anschließenden Duodenalabschnitten (STOKES et al. 1964). Einzelne sessile polypoide Adenome, die sich aus Brunner-Drüsen zusammensetzen, sind von anderen Polypen radiologisch nicht sicher zu differenzieren. Eine endoskopische Klärung mittels Biopsie ist notwendig (FARKAS et al. 1980). Da ein Teil der Brunnerome bis in die Mukosa unter das Epithel reicht, kann eine Zangenbiopsie ausreichend sein.

Trotzdem sind Schlingenbiopsien zu empfehlen, da die Differentialdiagnose zu anderen submukösen Tumoren oft nicht eindeutig zu stellen ist (WOLFERT et al. 1977). Allerdings hat die Schlingenbiopsie im Duodenum ein erhöhtes Risiko. Eine Biopsie läßt die Differentialdiagnose der polypoiden Form der hypertrophischen Duodenitis gegenüber der Hyperplasie der Brunner-Drüsen zu (PATKO et al. 1980). In relativ seltenen Fällen können *Zystadenome* vorliegen (WOLK et al. 1973). Diese sind in der Duodenalwand dicht unterhalb der Lamina muskularis mukosae lokalisiert und setzen sich aus flüssigkeitsgefüllten zystischen Räumen mit Brunner-Drüsen in den Wandungen und Septen zusammen.

Klinisch verursachen die Brunnerome meist keine Symptomatik und werden nur zufällig bei einer Röntgenuntersuchung entdeckt (OSBORNE et al. 1973). Da die gastrale Sekretion häufig vermehrt ist besteht gelegentlich Sodbrennen. Gastrointestinale Blutungen sind selten. Polypoide Tumoren, die sich ins Lumen vorwölben, führen zu Obstruktionen. Häufig besteht die Symptomatik eines Duodenalulkus, wobei das gemeinsame Vorkommen eines Ulkus und einer Hyperplasie der Brunner-Drüsen keine Seltenheit ist (PATKO et al. 1980). Bei Brunneromen, die unmittelbar in der Papillenregion liegen, kann es in seltenen Situationen auch zum Verschlußikterus und zu rezidivierenden Pankreatitiden kommen (SCHOLZ 1976).

Therapeutisch ist in den meisten Fällen ein operativer Eingriff nicht notwendig. Nur bei sehr großen Brunneromen, die zur Obstruktion des Lumens führen, ist eine Exzision angezeigt (WOLK et al. 1973). In Einzelfällen wurden Brunnerome, die zu Blutungen Anlaß gaben, endoskopisch mit Hilfe der Hochfrequenzdiathermieschlinge entfernt (APPEL u. BENTLIF 1976; SHIRAZI u. DECKINGA 1977).

II. Heterotopes Pankreas

Trotz der dichten anatomischen Lage zwischen Duodenum und Pankreas kommt heterotopes Pankreasgewebe am häufigsten im Magen vor und erst in zweiter Linie im Duodenum (PIERANGELI u. BORTOLOTTI 1962). Selten ist eine Pankreasektopie im Jejunum oder Ileum (CROOM u. NEWSOME 1975). Dabei handelt es sich um etwa 2 cm große, geschwulstartige, in der Submukosa liegende Gebilde, die auf einer Heterotopie des Schleimhautepithels beruhen. Diese Gebilde können zur Entwicklung unvollständig differenzierter Pankreaskeime führen (KÜMMERLE u. SCHIER 1973). Ihre Bestandteile sind zystische Ausführungsgänge und nur spärliche Pankreasläppchen, weswegen sie als rudimentäres Nebenpankreas angesprochen werden (KÜMMERLE u. SCHIER 1973). Obgleich sie selten mechanische Symptome wie Obstruktion hervorrufen oder gar radiologisch entdeckt werden, können sie gelegentlich infolge Exulzeration zu intestinalen Blutungen Anlaß geben (CROOM u. NEWSOME 1975). In solchen Situationen sind eine chirurgische Exstirpation und Schnellschnittuntersuchung durchzuführen (Literatur bei BAER et al. 1981).

III. Leiomyom

Leiomyome kommen im Dünndarm recht häufig vor, während sie im Magen allerdings doppelt so zahlreich vertreten sind. Das Leiomyom gehört zu den wichtigsten benignen Tumoren des Dünndarms (WILSON et al. 1975). Häufig kommt es als Einzeltumor vor, kann aber auch an mehreren Stellen des Dünndarms gleichzeitig lokalisiert sein (GOLDEN u. STOUT 1941). Die Leiomyome liegen je nach Ursprung submukös und wölben sich in das Darmlumen vor oder sind subserös und damit extraluminal lokalisiert (Abb. 6). Die inneren Leiomyome erreichen häufig nur Walnußgröße, während die subserös gelegenen bis zu mannsfaustgroß werden können (KÜMMERLE u. SCHIER 1973). Zentrale Nekrosen und Ulzerationen des Tumors und der darüber liegenden Mukosa führen häufig zu schweren intestinalen Blutungen. Verlegungen des Darmlumens, Intussuszeption oder ein Volvulus können als Komplikationen zusätzlich auftreten.

Dementsprechend ist das klinische Bild sehr häufig durch Meläna und abdominelle Schmerzen gekennzeichnet, wobei eine intestinale Blutung in 80% der Fälle vorliegt (STARR u. DOCKERTY 1955; GOOD 1963).

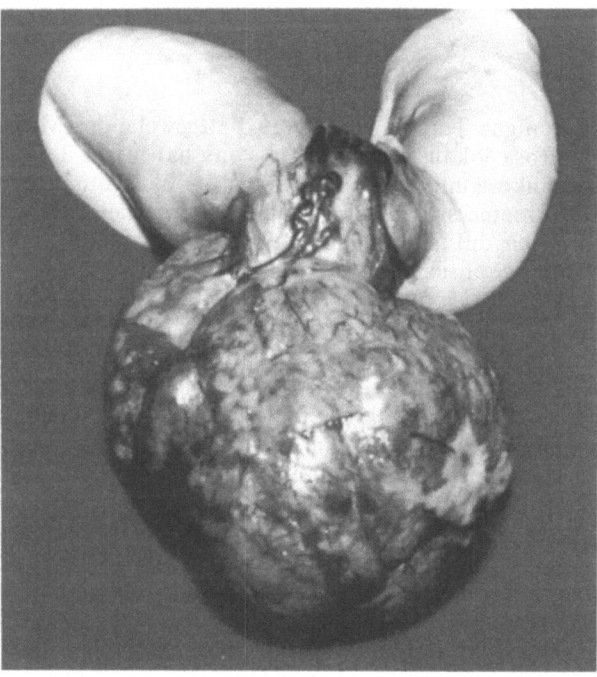

Abb. 6. Extraluminal entwickeltes Leiomyom des Dünndarms

Der Hauptlokalisationsort ist das Jejunum (SKANDALAKIS et al. 1964). Das männliche Geschlecht scheint bevorzugt zu sein. Am häufigsten tritt das Leiomyom in der 5. und 6. Lebensdekade auf (STARR u. DOCKERTY 1955).

Radiologisch können bei konventionellen Bariumuntersuchungen Leiomyome durchaus übersehen werden, es sei denn, daß größere Tumormassen sich entwickelt haben und schon zur Obstruktion des Dünndarmlumens geführt haben. Diagnostisch ist die Angiographie die Methode der Wahl. Damit können besonders extraluminal lokalisierte Leiomyome erfaßt werden (DE SCHEPPER et al. 1974). Für das Leiomyom ist eine kräftige Kontrastmittelaufladung in der Parenchymphase typisch, ferner lassen sich erweiterte zuführende Gefäße, Gefäßneubildungen und eine vorzeitige Füllung der Drainagevenen feststellen (SCHERER et al. 1977). Somit besteht also bei entsprechender klinischer Situation die Möglichkeit, Ort und Ursache einer intestinalen Blutung angiographisch festzulegen (HAN u. ALDRETE 1977). Zusätzlich kann präoperativ die Vermutung einer Artdiagnose ausgesprochen werden (BURROWS et al. 1977).

Die wesentlichste Differentialdiagnose ist das Leiomyosarkom, wobei auch histologisch die Differenzierung zwischen einem benignen oder malignen Tumor schwierig sein kann. Die Entartungstendenz nimmt mit der Größe zu und beträgt bis zu 20% (KLOPP u. CRAWFORD 1935). Bei der hohen Neigung zur malignen Entartung der Leiomyome ist intraoperativ sorgfältig nach Metastasen zu suchen, da das biologische Verhalten eines derartigen Tumors eher als die histologische Untersuchung einen Hinweis auf Benignität oder Malignität geben kann (KÜMMERLE u. SCHIER 1973).

Die Prognose ist nach operativer Entfernung günstig. Mit Rezidiven ist zu rechnen. Infolge ihres langsamen Wachstums können auch Rezidive mit Erfolg operativ angegangen werden (KÜMMERLE u. SCHIER 1973).

IV. Lipom

Lipome sind benigne Tumoren, die vom Fettgewebe der Mukosa ausgehen oder in der Subserosa lokalisiert sind. Meistens haben die Lipome ihren Ursprung in der Submukosa und zeigen ein expansives Wachstum mit Kompression des Lumens. Die Lipome sind häufig polypös und gestielt. Sie können einzeln vorkommen oder sich diffus über den Dünndarm verteilen. Lipome sind am häufigsten im Ileum lokalisiert (RIVER et al. 1956).

Klinisch finden sich Lipome bei Männern und Frauen gleich häufig. Sie treten besonders im Alter von 60–70 Jahren auf. Die klinische Symptomatik kann durch abdominelle Schmerzen oder auch durch eine plötzliche Ileussymptomatik gekennzeichnet sein. Meläna oder der Nachweis okkulten Bluts werden in 14% beobachtet (WILSON et al. 1975). Eine Intussuszeption des Darms kommt in $^1/_3$–$^1/_4$ der Fälle vor (WILSON et al. 1975). Bei Lokalisation des Lipoms in der letzten Ileumschlinge kann es zu einer ileozökalen Intussuszeption kommen (CIAUDO et al. 1981).

Nach größeren Untersuchungen von 72 Fällen mit isolierten Lipomen des Gastrointestinaltrakts war klinisch-pathologisch in 25% eine Lokalisation im Dünndarm festzustellen, davon lagen 11% im Duodenum und 14% im Jejunum und Ileum (HURWITZ et al. 1967).

Selten ist eine diffuse Lipomatose einzelner Dünndarmabschnitte. KÜHN et al. (1973) beschrieben eine diffuse Lipomatose des Duodenums. Noch seltener ist eine diffuse Lipomatose des gesamten Jejunums und Ileums (CLIMIE u. WYLIN

1981). Allgemeine abdominelle Beschwerden, Völlegefühl, Obstipation oder Diarrhö als Frühsymptome und als Spätsymptome krampfartige Schmerzen, Obstipation, Hämatemesis sowie Teerstühle können dadurch hervorgerufen werden (SUREN et al. 1976).

Radiologisch kann mit einer fraktionierten Dünndarmpassage versucht werden, Füllungsdefekte darzustellen. Die Angiographie kann differentialdiagnostisch weiterhelfen (SUREN et al. 1976).

Eine chirurgische Entfernung des Tumors ist notwendig, um Komplikationen vorzubeugen. In Fällen einer diffusen Lipomatose sollten die am dichtesten befallenen Dünndarmabschnitte reseziert werden, ferner ist eine submuköse Ausschälung weiterer Lipome durchzuführen (SUREN et al. 1976; CLIMIE u. WYLIN 1981).

V. Hämangiom

Hämangiome kommen in verschiedenen histologischen Formen im Dünndarm vor. Man unterscheidet kapilläre, kavernöse und kapillär-kavernöse Hämangiome (RIVER et al. 1956). Im wesentlichen nehmen sie ihren Ursprung von submukösen Gefäßen. Klinisch sind Hämangiome wegen ihrer Blutungsneigung bedeutungsvoll. In etwa 70% der Fälle kann es zu Blutungen aus den Hämangiomen kommen. Typischerweise liegt keine Schmerzsymptomatik vor. Obgleich Hämangiome oft klein sind und lokalisiert vorkommen, können sie jedoch polypoiden Charakter annehmen und zu Obstruktionen des Darms führen. Oft kommen Hämangiome multipel vor und werden in verschiedenen Abschnitten des Gastrointestinaltrakts gefunden (HYUN et al. 1969). In seltenen Fällen führt eine diffuse kavernöse Hämangiomatose durch Umwachsen der gesamten Zirkumferenz des Dünndarms zur Verlegung des Lumens und damit zum Ileus (NYS u. BUYSSENS 1963). Gestielte Hämangiome verursachen gelegentlich eine Intussuszeption.

Kavernöse Hämangiome sind vereinzelt durch verkalkte Phlebolithen erkennbar. Ansonsten sind Hämangiome wegen mangelnder Größe und der weichen Konsistenz bei der üblichen Röntgenuntersuchung und auch bei chirurgischen Eingriffen nur schwierig zu finden. Intraoperativ können Hämangiome auf der Serosa erkannt werden (BALTEN et al. 1981). Präoperativ sollte durch die Angiographie die Diagnose angestrebt werden. Unterschiedlich große Gefäßknäuel und früh gefüllte Drainagevenen sind typische radiologische Symptome (SCHERER et al. 1977).

Die Mehrheit dieser Tumoren ist im Jejunum lokalisiert, an zweiter Stelle im Ileum und selten im Duodenum. Hämangiome werden besonders in der 7. Lebensdekade gefunden (WILSON et al. 1975).

Teleangiektasien des Dünndarms treten entweder hereditär oder vereinzelt auf. Die vererbbare Form ist als M. Rendu-Osler-Weber bekannt und dokumentiert sich durch Teleangiektasien der Schleimhaut des Nasopharynx und des Gastrointestinaltrakts, ferner der Haut und des Nagelbetts (s.S. 301 ff.). Intestinale Blutungen aus diesen Herden sind häufig.

VI. Lymphangiom

Lymphangiome sind sehr seltene Tumoren des Dünndarms. Nach einer Literaturübersicht von GANGL et al. (1980) trifft man am häufigsten im Kolon, am zweithäufigsten im Duodenum und gelegentlich im Jejunum auf Lymphangiome. Derartige Lymphangiome sind immer als einzeln lokalisierte Veränderungen beschrieben (Sauerbruch et al. 1977). Die verursachten Symptome sind von der Lokalisation abhängig. Lymphangiome können völlig asymptomatisch sein; in einigen Fällen wurde über leichte, unbestimmte abdominelle Beschwerden berichtet (Elliot et al. 1966). Lymphangiome des oberen Gastrointestinaltrakts, die keine Beschwerden verursachen, sollten operativ nicht angegangen werden, es sei denn, daß es zur Obstruktion des Darmlumens kommt. Maligne Entartungen sind nicht bekannt. Lokalisierte submuköse Lymphangiome gehen im Gegensatz zur intestinalen Lymphangiektasie nicht mit einem intestinalen Eiweißverlust einher (Gangl et al. 1980).

VII. Neurogene Tumoren

Die Einteilung der neurogenen Geschwülste ist uneinheitlich. Im wesentlichen lassen sich 3 Typen unterscheiden, die sich aus Elementen peripherer Nerven zusammensetzen: 1. Neurinom (Neurolemmon, Schwannom), 2. Neurofibrom, 3. Ganglioneurom.

Als Ursprungsort besitzen neurogene Tumoren die Nervenscheide oder das sympathische und chromaffine System (Lukash et al. 1966; Lukash u. Johnson 1969). Aus ersteren resultieren Neurofibrome und Neurinome, aus letzteren die Ganglioneurome. Die Tumoren mit der Nervenscheide als Ursprungsort spielen eine besondere Rolle beim M. Recklinghausen.

1. Neurinom

Die Neurinome nehmen ihren Ursprung von den feinen Nervenausläufern der Darmwand, dem Terminalretikulum. Dementsprechend liegen diese Tumoren in der Tela submucosa oder Tunica muscularis. Gelegentlich sind sie subserös lokalisiert und entwickeln sich mehr außerhalb des Darmlumens in der Tunica serosa (Biese u. Wade 1961). Histologisch können fusiforme, multiforme, retikuläre, mikrozytäre und granuläre Formen unterschieden werden, wobei das granuläre Neurinom vom Meißner-Plexus, die anderen vom Auerbach-Plexus ausgehen. Bevorzugt liegen die Neurinome im Jejunum (Kümmerle u. Schier 1973). Lange Zeit können die Neurinome klinisch asymptomatisch bleiben und zu erheblicher Größe heranwachsen. In Einzelfällen wurden nekrotisch zerfallene Tumoren von mehreren Kilogramm Gewicht beschrieben (Druart et al. 1980). Häufig aber sind diese Tumoren wesentlich kleiner. Prinzipiell kann jede Altersgruppe betroffen sein; eine besondere Bevorzugung zeigen die mittleren und höheren Altersgruppen (River et al. 1956). Eine Geschlechtsbevorzugung liegt nicht vor.

Klinisch ergeben sich oft erste Hinweise auf einen derartigen Tumor durch rezidivierende gastrointestinale Blutungen (Clemens et al. 1978), die auf einem nekrotischen Zerfall des Tumors beruhen.

Eine selektive Angiographie kann als Blutungsquelle ein Neurinom lokalisieren (Brünner 1974). Bei entsprechender Größe der Neurinome kommt es zur Obstruktion des Darmlumens, Invagination, Stenosierung mit intermittierenden Schmerzen oder gar zur Perforation. Ultraschall oder Computertomographie können zur Diagnostik beitragen (Druart et al. 1980). Gelegentlich ist ein derartiger Tumor durch die Bauchdecken zu tasten. Selten tritt maligne Entartung ein.

2. Neurofibrom

Neurofibrome des Dünndarms besitzen besonderes Interesse im Rahmen der Recklinghausen-Krankheit. Diese autosomal dominant vererbte Erkrankung ist durch eine Vielzahl von kutanen, neurologischen, ophthalmologischen, viszeralen und ossären Befunden ausgewiesen. Dabei können die Neurofibrome sehr multipel lokalisiert sein. Die gleichzeitige Beteiligung der Viszera ist weniger häufig. Als Rarität ist eine isolierte viszerale Neurofibromatose anzusehen (GRÖZINGER et al. 1970). Von BANERJEE und CHRISTELLER (1926) wurde die intestinale Neurofibromatose als alleinige Lokalisationsform der Neurofibromatosis generalisata (v. Recklinghausen) besonders herausgehoben.

Histologisch gehören Neurofibrome dem Ektoderm und Mesoderm an. Es handelt sich um isoliert auftretende Tumoren, die gewöhnlich ohne Kapselbildung in Erscheinung treten und sich aus gewellten, fibrillären Zellelementen zusammensetzen. Sie sind in der Tela submucosa, Tunica muscularis oder der Tunica serosa lokalisiert. Die Tumoren entwickeln sich aus der Nervenscheide; es kommt zu einer Proliferation und nachfolgenden Degeneration myelinisierter und nichtmyelinisierter Nerven. Frühe Tumoren enthalten zahlreiche Nervenfasern. Ältere Tumoren zeigen eine Vermehrung der Schwann-Zellen und besonders des endoneuralen Bindegewebes.

Die bevorzugte Organmanifestation bei viszeraler Neurofibromatose und M. Recklinghausen mit Beteiligung der Viszera betrifft den Dünndarm (GRÖZINGER et al. 1970). Überwiegend ist die Altersgruppe zwischen dem 40.–60. Lebensjahr betroffen. Unter den von GRÖZINGER et al. (1970) aus der Literatur zusammengetragenen 15 Fällen der isolierten viszeralen Neurofibromatose waren 4 Kinder. Häufig wird aufgrund klinischer Symptome die Verdachtsdiagnose Appendizitis oder gar Ileitis gestellt, oder es wird eine Raumforderung vermutet (CHALKLEY u. BRUCE 1942; LOGAN 1964; MARSHAK et al. 1963). In seltenen Fällen kommt es zu Blutungen aus dem Tumorgewebe (KÜMMERLE u. SCHIER 1973). Chirurgisch finden sich dann Neurofibrome am Mesozökum, Kolon oder Ileum.

Bei umschriebenen Veränderungen einzelner Darmabschnitte wird der Chirurg eine Resektion vornehmen (STRUBE u. HOFMANN 1977). Bei ausgedehntem Befall des Darms sind alle erreichbaren Tumoren von der Tunica serosa abzulösen, wenn bei zu großer Ausdehnung eine Resektion nicht möglich ist (GRÖZINGER et al. 1970).

Prognostisch ist die Tendenz zur malignen Entartung entscheidend. In keinem der 15 von GRÖZINGER et al. (1970) beschriebenen Fälle wurde eine maligne Entartung gefunden. Unter 39 Fällen von M. Recklinghausen mit Beteiligung der Viszera waren 6 Fälle mit sarkomatöser Entartung (GRÖZINGER et al. 1970). Prinzipiell ist der M. Recklinghausen als Präsarkomatose anzusehen.

3. Ganglioneurom

Ganglioneurome sind gutartige neoplastische Tumoren, die sich aus Nervenfasern und Ganglienzellen zusammensetzen. Sie sind in der Tela submucosa oder Tunica muscularis lokalisiert. Sie kommen im Gastrointestinaltrakt extrem selten vor (GEMER u. FEUCHTWANGER 1966; KEPES u. ZACHRAIS 1971). Prinzipiell können diese Tumoren in allen Abschnitten auftreten und auch im Dünndarm extreme Größen annehmen (Papaziogas et al. 1980). Eine größere Literaturübersicht liegt von Haff und San Diego (1972) vor. Die klinische Symptomatik entspricht der anderer benigner Tumoren des Dünndarms.

Von diesen isoliert auftretenden Ganglioneuromen ist die intestinale *Ganglioneuromatose* zu trennen (Norman u. Otnes 1969). Diese intestinale Ganglioneuromatose ist sehr selten und wurde in Kombination mit einem Phäochromozytom sowie einem medullärem Schilddrüsenkarzinom beobachtet (Whittle u. Goodwin 1976). In Einzelkasuistiken wurde eine stenosierende Ganglioneuromatose des Dünndarms mit Ileus und Darmruptur mitgeteilt (Tobler et al. 1981).

VIII. Fibrom

Fibrome sind Tumoren, die aus dicht liegenden kollagenen Fasern und einer unterschiedlichen Anzahl von Bindegewebselementen zusammengesetzt sind. Sie sind umschriebene Tumoren und liegen in der Tela submucosa, Tunica muscularis oder Tunica serosa. Sie sind häufig im Ileum lokalisiert.

Klinisch machen sich Fibrome sehr oft erstmals durch eine Intussuszeption oder Obstruktion bemerkbar (Wilson et al. 1975). Sie liegen überwiegend intraluminal. Nach einer Zusammenstellung von River et al. (1956) besteht keine Geschlechtsbevorzugung; betroffen ist im wesentlichen die Altersgruppe der 40- bis 60jährigen. In den seltensten Fällen wird präoperativ die Diagnose gestellt. Meist handelt es sich um Mischgeschwülste wie Fibromyome, Fibroadenome oder auch Neurofibrome. Eine maligne Entartung auch der extraluminal wachsenden Tumoren ist sehr selten.

IX. Entzündlicher fibromatöser Polyp (entzündlicher Pseudotumor)

Entzündliche fibromatöse Polypen sind herdförmige, in der Tela submucosa entspringende Veränderungen, die sich aus Bindegewebe, vaskulären Elementen und eosinophilen Infiltraten zusammensetzen. Derartige polypoide Gebilde kommen im Dünndarm sehr selten vor. Sie sind unter verschiedensten Bezeichnungen bisher beschrieben worden (vgl. Dalton et al. 1977). Besonders zu nennen ist der Terminus „eosinophiles Granulom" (Li Volsi u. Perzin 1975). Dieses ist von der diffusen eosinophilen Infiltration der Darmwand zu differenzieren (Sawyer et al. 1972).

X. Hämangioperizytom

Hämangioperizytome kommen im Dünndarm äußerst selten vor (Olsen u. Wellwood 1970). Diese Tumoren setzen sich aus proliferierenden perivaskulären Zellen und vaskulären Strukturen zusammen, die deutlich differenziert sind. Klinisch können Beschwerden und Symptome wie bei anderen Dünndarmtumoren bestehen. Erfolgreiche Enukleationen ohne Darmresektion sind beschrieben (River et al. 1956). Auch bei histologisch „benigne" erscheinenden Hämangioperizytomen ist klinisch ein fakultativ malignes Verhalten zu bedenken (PALAGIANO u. LIGUORI 1974).

XI. Myxom

Myxome sind seltene intraluminal oder auch extraluminal gelegene Tumoren des Dünndarms (RIVER et al. 1956). Neben unbestimmten abdominellen Beschwerden können Intussuszeption oder akute Obstruktionen eintreten. Die Artdiagnose gelingt nur histologisch. Diese Tumoren werden von gut entwickelten, sternförmigen Zellen aufgebaut, die in einer schleimigen Grundsubstanz liegen.

XII. Seltene Tumoren

Osteome, Osteochondrome oder Osteofibrome besitzen klinisch kaum Bedeutung und sind bislang nur als Einzelfälle beschrieben (RIVER et al. 1956).

XIII. Endometriose

Nur in wenigen Publikationen sind Endometriosen des Dünndarms mitgeteilt (MARTINBEAU et al. 1975). Von den Endometriosen sind 3% in der Lamina subserosa des Dünn- und Dickdarms lokalisiert. Diese selten im Ileum liegenden Herde können eine Größe annehmen, die zur Obstruktion des Darmlumens führt. Meist verläuft die Endometriose asymptomatisch, kann jedoch auch mit menstruell gesteuerten Schmerzen einhergehen. Intestinale Blutungen sind bei subseröser Lokalisation kaum zu erwarten.

Radiologisch ergeben sich Hinweise durch einzelne oder mehrere Füllungsdefekte, meist gegenüber dem Mesenterialansatz. Diese sind zirkulär und scharf umschrieben angeordnet. Eine intakte Schleimhaut weist auf intramurales Wachstum hin. Oft werden solche Herde vom Gynäkologen anläßlich einer Laparotomie entdeckt.

Eine konservative Therapie mit Danazol kann bei nichtstenosierender intestinaler Endometriose versucht werden (vgl. INGERSLEV 1977).

Literatur

Alwmark A, Andersson A, Lasson A (1980) Primary carcinoma of the duodenum. Ann Surg 191:13–18

Appel MF, Bentlif PS (1976) Endoscopic removal of bleeding Brunner gland adenoma. Arch Surg 111:301

Baer U, Loch H, Baukneckt K-J (1981) Heterotopes Pankreasgewebe. Med Welt 15:3–6

Balten U, Schaefer EL, Appel A (1981) Das Dünndarmhämangiom. Internist Prax 21:77–80

Banerjee DN, Christeller E (1926) Über die gastrointestinalen und andere seltene Lokalisationen der Neurofibromatosis (M. Recklinghausen). Virchows Arch [Pathol Anat] 261:50

Baumann RP, Kammer G (1967) Zur Frage der Malignität gastrointestinaler Neurome. Schweiz Med Wochenschr 42:1382–1389

Behrendt W, Schultrich S (1963) Das maligne Neurinom. Z Krebsforsch 65:524

Benisch BM, Abramson S, Present DH (1972) Malabsorption and metastatic melanoma. Mt Sinai J Med 39:474–477

Biese L, Wade W (1961) Solitary schwannoma of the small intestine. Am J Surg 101:184–188

Bodhurta AJ, Berkelhammer, Kim YH, Laucius JP, Mastrangelo MJ (1976) A clinical histologic, and immunologic study of a case of metastatic malignant melanoma undergoing spontaneous remission. Cancer 37:735

Bremer EH, Battaile W (1968) Villous tumors of the upper GI tract. Am J Gastroenterol 50:135

Bridge MF, Perzin KH (1975) Primary adenocarcinoma of the jejunum and ileum. Cancer 36:1876–1887

Brünner H (1974) Blutungen aus dem Dünndarm. Langenbecks Arch Chir 337:569–575

Bryk D, Farman J, Dallemand S, Meyers MA, Wecksell A (1978) Kaposi's sarcoma of the intestinal tract: Roentgen manifestations. Gastrointest Radiol 3:425

Buchanan EB (1961) Nodular hyperplasia of Brunner's glands of the duodenum. Am J Surg 101:253

Burgerman A, Baggenstoss AH, Cain JC (1956) Primary malignant neoplasms of the duodenum, excluding the papilla of Vater: a clinicopathologic study of 31 cases. Gastroenterology 30:421–431

Burrows FG, Dodds WN, Thompson H (1977) Diagnosis of a leiomyoma of the small intestine by selective angiography. Br J Surg 64:145–146

Castro CA de, Dockerty MB, Mayo CW (1957) Metastatic tumors of the small intestine. Surg Gynecol Obstet 105:159–165

Chalkley T, Bruce JW (1942) Neurofibromatosis of the colon, small intestine and mesentery in a child. Am J Dis Child 64:888

Ciaudo O, Fingerhut A, Pelletier JM, Bergue A, Ronat R, Pourcher J (1981) Lipome de la dernière anse grêle révélé par une invagination intestinale aiguë. Sem Hop (Paris) 57:384–385

Clapp WA, Haas R (1971) Neurofibrosarcoma of the duodenum. J Maine Med Assoc 62:55

Classen M, Demling L (1973) Der gegenwärtige Stand der Enteroskopie. Dtsch Med Wochenschr 98:1670

Classen M, Hagenmüller F, Wurbs D, Jessen K (1979) Klinischer Wert der endoskopischen Polyektomie in Oesophagus, Magen und Duodenum unter der Berücksichtigung der Spätergebnisse. Aktuel Gastrol 8:495–506

Clemens M, Wittrin G, Mueller KM (1978) Das Dünndarmneurinom als Ursache rezidivierender gastrointestinaler Blutungen. Inn Med 5:93–96

Climie ARW, Wylin RF (1981) Small-intestinal lipomatosis. Arch Pathol Lab Med 105:40–42

Cohen A, McNeill D, Terz JJ, Lawrence W (1971) Neoplasms of the small intestine. Am J Dig Dis 16:815

Cohen DM, Greenspan EM, Weiner MJ, Kabakow B (1972) Triple combination therapy of disseminated melanoma. Cancer 29:1489–1495

Coopermann M, Clausen KP, Hecht C, Lucas JG, Keith LM (1978) Villous adenomas of the duodenum. Gastroenterology 74:1295–1297

Cortese AF, Cornell GN (1972) Carcinoma of the duodenum. Cancer 29:1010

Croom RD, Newsome JF (1975) Tumors of the small intestine. Am Surg 41:160–167

Dalton MD, Vellios F, Goyal RK (1977) Symptomatic inflammatory fibroid polyp of the small bowel: report of two cases with review of literature. South Med J 70:298–301

Darke SG, Parks AG, Grogono JL, Polloc DJ (1973) Adenocarcinoma and Crohn's disease. A report of 2 cases and analysis of the literature. Br J Surg 60:169–175

Darling RC, Welch CE (1959) Tumors of the small intestine. N Engl J Med 260:397–408

Dayan AD, Lewis PD (1967) Origin of Kaposi's sarcoma from the reticulo-endothelial system. Nature 213:889–890

Deck KB, Silberman H (1979) Leiomyosarcomas of the small intestine. Cancer 44:323–325

Delevett AF, Cuello R (1975) True villous adenoma of the jejunum. Gastroenterology 69:217–219

Deucher F, Villiger KJ (1968) Zwei maligne degenerierte Duodenalpapillome: 10- und 14-Jahresheilung nach Duodenopankreatektomie. Schweiz Med Wochenschr 46:1822

Druart ML, Graef J de, Carpentier VA, Rutsaert J (1980) The neurilemmoma of the small bowel. Acta Gastroenterol Belg 43:516–521

Dupas JL, Marti R, Capron JP, Delamarre J (1977) Villous adenoma of the duodenum: endoscopic diagnosis and resection. Endoscopy 9:245–247

Elliot RL, Williams RD, Bayles D, Griffin J (1966) Lymphangioma of the duodenum: case report with light and electron microscopic observation. Ann Surg 163:86–92

Ebert RE, Parkhurst GF, Melendy OA, Osborne MP (1953) Primary tumors of duodenum. Surg Gynecol Obstet 97:135–139

Edman P (1973) Duodenal cancer. Acta Chir Scand 139:759

Ekberg O, Ekholm S (1980) Radiology in primary small bowel adenocarcinoma. Gastrointest Radiol 5:49–53

Erbe RW (1976) Current concepts in genetics. Inherited gastrointestinal polyposis syndromes. N Engl J Med 294:1101

Fahrländer H (1975) Sind chronisch-entzündliche Darmerkrankungen Präkanzerosen? Leber Magen Darm 5:272–274

Farkas I, Patko A, Kovacs L, Koller O, Preisich P (1980) The brunneroma, the adenomatous hyperplasia of the Brunner's glands. Acta Gastroenterol Belg 43:179–186

Fawcett AN (1966) Ulcer cancer of the duodenum. Br J Surg 53:46–49

Feyrter R (1949) Über die granulären neurogenen Gewächse. Beitr Pathol Anat Allg Pathol 110:181

Fry L, Keir P, McMinn RMH, Cowan JD, Hoffbrand AV (1967) Small intestinal structure and function and haematological changes in dermatitis herpetiformis. Lancet II:729–733

Gangl A, Polterauer P, Krepler R, Kumpan W (1980) A further case of submucosal lymphangioma of the duodenum diagnosed during endoscopy. Endoscopy 12:188–190

Gannon RG, Dahlin DC, Bartholomew LG, Beahrs OH (1962) Polypoid glandular tumors of the small intestine. Surg Gynecol Obstet 114:666–672

Garin Ch, Lanitis G, Rousta B, Saegesser F (1976) Anatomical review of 104 cases of small intestine tumors. Int Surg 61:518–526

Gemer M, Feuchtwanger MM (1966) Ganglioneuroma of the duodenum. Gastroenterology 51:689–693

Geroulanos S, Hahnloser P (1975) Komplikationen bei primären Dünndarmtumoren. Schweiz Med Wochenschr 105:582–584

Ginzburg L, Schneider KM, Dreizin DH, Levinson C (1956) Carcinoma of the jejunum occurring in a case of regional enteritis. Surgery 39:347–351

Girdwood RH, Delamore IW, Williams AW (1961) Jejunal biopsy in malabsorptive disorders of the adult. Br Med J 1:319–323

Gjone E, Noröy A (1970) Dermatitis herpetiformis, steatorrhoea and malignancy. Br Med J 1:610

Golden T, Stout AP (1941) Smooth muscle tumors of the gastrointestinal tract and retroperitoneal tissues. Surg Gynecol Obstet 73:748

Goldstein HM, Beydoun MT, Dodd GD (1977) Radiologic spectrum of melanoma metastatic to the gastrointestinal tract. Am J Roentgenol 129:605–612

Good CA (1963) Tumours of the small intestine. Am J Roentgenol 89:685–705

Greenstein AJ, Janowitz HD (1975) Cancer in Crohn's disease. Am J Gastroenterol 64:122–124

Groenniger J, Georgi M (1977) Dünndarmtumoren – Klinik, Diagnostik und Therapie. Leber Magen Darm 7:75–83

Grözinger KH, Schüler HW, Henke D (1970) Isolierte viszerale Neurofibromatose. Brun's Beitr Klin Chir 218:32–38

Gross E, Hartmann W, Eigler FW (1981) Intraabdominelle Melanommetastasen und ihre Prognose. Chirurg 52:89–92

Gupta TK das, Brasfield R (1969) Metastatic melanoma: a clinicopathological study. Cancer 17:1323–1339

Haff RC, Diego AG san (1972) Ganglioneuroma of the ileocecal valve-case report and review of the literature. Arch Pathol 93:549–551

Han SY, Aldrete JS (1977) Angiographic diagnosis of leiomyomas of the small intestine. Am J Gastroenterol 68:91–94

Hancock RJ (1970) An 11 year review of primary tumors of the small bowel including the duodenum. Can Med Assoc J 103:1177

Happle R, Schotola I, Macher E (1975) Spontanregression und Leukoderm beim malignen Melanom. Hautarzt 26:120

Harrison AC, Kahn LB (1978) Myogenic cells in Kaposi's sarcoma: an ultrastructural study. J Pathol 124:157

Haubrich WS, Johnson RB, Foroozan P (1977) Endoscopic removal of a duodenal adenoma. Gastrointest Endosc 19:201

Holmes GKT, Dunn GI, Cockel R, Brookes VS (1980) Adenocarcinoma of the upper small bowel complicating coeliac disease. Gut 21:1010–1016

Hurwitz MM, Redleaf RD, Williams HJ, Edwards JE (1967) Lipomas of the gastrointestinal tract. Am J Roentgenol 99:84

Hyun BH, Palumbo VN, Null RH (1969) Hemangioma of the small intestine. J Am Med Assoc 208:1969

Ingerslev M (1977) Danazol: an antigonadotrophic agent in the treatment of recurrent pelvic and intestinal endometriosis. Acta Obstet Gynecol Scand 56:343–346

Jakesz R, Keminger K, Roka R (1977) Maligne Neurome des Dünndarms. Zentralbl Chir 102:252–254

Joesting DR, Beart RW, Heerden JA van, Weiland LH (1981) Improving survival in adenocarcinoma of the duodenum. Am J Surg 141:228–231

Jones TR, Nance FC (1977) Periampullary malignancy in Gardner's syndrome. Ann Surg 185:565–573

Kaposi M (1872) Idiopathisches multiples Pigmentsarkom der Haut. Arch Dermatol Syph 4:265

Kenefick JS (1972) Carcinoma of the duodenum. Br J Surg 59:52

Kepes J, Zachrais D (1971) Gangliocytic paraganglioma of the duodenum. Cancer 27:61–70

Kerremans RP, Lerut J, Penninckx FM (1979) Primary malignant duodenal tumors. Ann Surg 190:179–182

Kibbey WE, Sirinek KR, Pace WG, Thomford NR (1976) Primary duodenal tumors. Arch Surg 111:377

Klopp EJ, Crawford BL (1935) Leiomyoma of small intestine. Ann Surg 101:726–733

Koehler RE, Hanelin LG, Laing FC, Montgomery CK, Margulis AR (1977) Invasion of the duodenum by carcinoma of the stomach. Am J Roentgenol 128:201–205

Köthe R (1971) Maligne Neurome des Magen-Darm-Kanals. Aerztl Forsch 25:20–26

Kohno H, Nagasue N, Araki S, Kato T (1981) Ten-year survival after synchronous resection of liver metastasis from intestinal leiomyosarcoma. Cancer 47:1421–1423

Komorowski RA, Cohen EB (1981) Villous tumors of the duodenum. Cancer 47:1377–1386

Kühn K, Paul F, Krause H, Boettcher D (1973) Monströse, diffuse Duodenallipomatose mit Mega-duodenum und Duodenaldivertikel. Leber Magen Darm 3:91

Kümmerle F, Schier J (1973) Dünndarmtumoren. In: Demling L (Hrsg) Klinische Gastroenterologie. Thieme, Stuttgart, S 418

Kutin ND, Ranson JHC, Gouge TH, Localio A (1975) Villous tumors of the duodenum. Ann Surg 181:164–168

Laufer I, Mullens JE, Hamilton J (1975) The diagnostic accuracy of barium studies of the stomach and duodenum – correlation with endoscopy. Radiology 115:569

Logan PJ (1964) Visceral neurofibromatosis. Br J Surg 51:360

Lowenfels AB (1973) Why are small bowel tumors so rare? Lancet I:24–26

Lukash WM, Hyams VJ, Nielsen OF (1966) Neurogenic neoplasms of the small bowel: benign nonchromaffin paraganglioma of the duodenum. Report of a case. Am J Dig Dis 11:575–579

Lukash WM, Johnson RB (1969) Gastrointestinal neoplasms in von Recklinghausen's disease. South Med J 62:1237–1239

Maeder HU, Fuchs HF (1976) Pharmakoradiographie des Gastrointestinaltraktes. Radiologe 16:498

Marshak RH, Freund S, Maklansky (1963) Neurofibromatosis of the small bowel. Ann J Dig Dis 8:478

Martinbeau PW, Pratt JH, Gaffey TA (1975) Small-bowel obstruction secondary to endometriosis. Mayo Clin Proc 50:239–243

McNeer G, Gupta TK das (1965) Life history of melanoma. Am J Roentgenol 93:686–694

Meyers MA, King MC (1968) Leiomyosarcoma of the duodenum: Angiographic findings and report of a case. Radiology 91:788–790

Meyers MA, McSweeney J (1972) Secondary neoplasms of the bowel. Radiology 105:1–11

Miller ER, Herman WW (1942) Argentaffin tumors of the small bowel. Radiology 39:214

Mir-Madjlessi SH, Farmer DC, Hawk WA (1973) Villous tumors of the duodenum and jejunum. Am J Dig Dis 18:467

Moersch RN, Woolner LB, Clagett CT (1962) Villous adenoma of the duodenum. Surgery 51:574

Morson BC (1962) Some peculiarities in the histology of intestinal polyps. Dis Colon Rectum 5:337–344

Moss WM, McCart PM, Juler G, Miller DR (1974) Primary adenocarcinom of the duodenum. Arch Surg 108:805–807

Nedjabat T, Paquet KH, Klammer HL, Käufer C (1975) Primäres malignes Melanom des Dünndarms. Med Welt 26:1093–1097

Norman T, Otnes B (1969) Intestinal ganglioneuromatosis, diarrhea, and medullary thyroid carcinoma. Scand J Gastroent 4:553–559

Nys A, Buyssens N (1963) Diffuse cavernous hemangiomatosis of the small intestine. Gastroenterology 45:663

Olsen EGJ, Wellwood JM (1970) Hemangiopericytoma of the small intestine. A report of three cases. Br J Surg 57:66–69

Olson JD, Docheitz MB, Gray HK (1951) Benign tumors of small bowel. Ann Surg 134:195

Olsson O (1972) Angiography in the diagnosis of duodenal lesions. I. Acta Radiol Diagn 12:49

Osborne R, Toffler R, Lowman RM (1973) Brunner's gland adenoma of the duodenum. Am J Dig Dis 18:684–694

Pagtalunan RJG, Mayo CW, Dockerty MB (1964) Primary malignant tumors of the small intestine. Am J Surg 108:13–18

Palagiano V, Liguori L (1974) Haemoperitoneum due to rupture of haemangiopericytoma of the small bowel. Acta Chir Ital 30:287–299

Papaziogas Th, Hanos G, Papazoglou O, Marselos AA (1980) Riesengroßes solitäres Ganglioneurom des Dünndarms. Ther GGW 119:791–794

Patko A, Farkas I, Kovács L (1980) Über die Bedeutung der Röntgenuntersuchung und der Endoskopie in der Diagnostik der Hyperplasie der Brunnerschen Drüsen. Fortschr Roentgenstr 133:142–145

Pierangeli A, Bortolotti G (1962) Contributo allo studio del pancreas aberrante gastro-duodenale. Arch Ital Mal Appar Dig 28:50

Pridgen JE, Mayo CW, Dockerty MB (1950) Carcinoma of the jejunum and ileum, exclusive of carcinoid tumors. Surg Gynecol Obstet 90:513

Pujari BD, Deodhare SG (1976) Leiomyosarcoma of the duodenum. Int Surg 61:237–238

Ranchod M, Kempson RL (1977) Smooth muscle tumors of the gastrointestinal tract and retroperitoneum: a pathological analysis of 100 cases. Cancer 185:255–262

Rao PG, Katariya RN, Sood S, Banerjee AK (1976) Leiomyosarcoma of Meckel's diverticulum. Indian J Cancer 13:381–382

Reeder M, Cavanagh R (1974) 'Bull's eye' lesions, solitary or multiple nodules in the gastrointestinal tract with large central ulceration. J Am Med Assoc 229:825

Resnik HL, Cooper DR (1958) Carcinoma of the duodenum: review of the literature from 1948 to 1956. Am J Surg 95:946–952

Rethel R, Büsing CM, Kempmann G, Kösters W (1980) Kaposi-Sarkom: seltenes Krankheitsbild mit intestinaler Manifestation. Leber Magen Darm 10:41–45

Rich JD (1977) Malignant tumors of the intestine: a review of 37 cases. Am Surg 43:445–454

Riemann JF, Mörl M, Hartwich G (1976) Eosinophilie bei Dünndarmsarkomatosen. Med Klin 71:917–921

River L, Silverstein J, Tope JW (1956) Benign neoplasms of the small intestine. A critical comprehensive review with reports of 20 new cases. Int Abstr Surg 102:1–38

Rochlin DB, Longmire WP (1961) Primary tumors of the small intestine. Surgery 50:586–592

Rückert K, Grönninger J, Brünner H (1977) Sarkome des Dünn- und Dickdarmes. Dtsch Med Wochenschr 102:1631–1634

Sauerbruch TE, Keiditsch E, Wothka R, Kaess H (1977) Lymphangioma of the duodenum. Endoscopy 9:179

Sawyer RB, Sawyer KC, Sawyer KC Jr, Lansen RR (1972) Benign and malignant tumors of the small intestine. Am Surg 29:268

Schepper A de, Hubens A, Vooren W van, Verbraeken H (1974) Angiography in diagnosis of small bowel tumors. Radiology 14:425

Scherer K, Erbe W, Bücheler E (1976) Angiographische Untersuchung von Duodenaltumoren. Fortschr Roentgenstr 124:345–349

Scherer K, Bücheler E, Erbe W (1977) Angiographische Untersuchung von Duodenaltumoren. Fortschr Roentgenstr 124:345–349

Scherer K, Bücheler E, Erbe W (1977) Radiologische Diagnostik von Dünndarm-Tumoren. Roentgen-Bl 30:379–387

Scholz H-G (1976) Rezidivierende akute Pankreatitis – eine Komplikation von Brunneromen. Leber Magen Darm 6:300–302

Schulten MF, Oyasu R, Beal JM (1976) Villous adenoma of duodenum. Am J Surg 132:90–96

Selby WS, Gallagher ND (1979) Malignancy in a 19-year experience of adult celiac disease. Dig Dis Sci 24:684–688

Shakker S, Ware CC (1973) Carcinoma of the duodenum: comparison of surgery, radiotherapy, and chemotherapy. Br J Surg 60:867

Shibata HR, Phillips MJ (1970) Peutz-Jeghers syndrome with jejunal and colonic adenocarcinomas. Can Med Assoc J 103:285

Shirazi SS, Deckinga BG (1977) Brunner gland adenoma of the duodenum: resection through the fiberoptic endoscope. Arch Surg 112:306–307

Shukla SK, Elias EG (1976) Primary neoplasms of the duodenum. Surg Gynecol Obstet 142:858

Silberman H, Crichlow RW, Caplan HS (1974) Neoplasms of the small bowel. Ann Surg 180:157–161

Skandalakis JE, Gray SW, Shepard D (1964) Smooth muscle tumors of the small intestine. Am J Gastroenterol 42:172

Spira IA, Wolff WI (1977) Villous tumors of the duodenum. Am J Gastroenterol 67:63–68

Spira IA, Ghazi A, Wolff WI (1977) Primary adenocarcinoma of the duodenum. Cancer 39:1721

Starr GF, Dockerty MB (1955) Leiomyomas and leiomyosarcomas of the small intestine. Cancer 8:101–111

Starzl TE, Bernhard VM, Herger GC (1960) Leiomyosarcoma of duodenum. Int Abstr Surg 110:313–322

Stokes JF, Turnberg LA, Hawksley JC (1964) Hyperplasia of Brunner's glands. Gut 5:459–462

Straehley CJ, Santos JI, Downey DM, Lewin KJ (1975) Kaposi sarcoma in a renal transplant recipient. Arch Pathol 99:611–613

Strube H-D, Hofmann S (1977) Besondere Manifestationsformen der Neurofibromatose von Recklinghausen im Kindesalter. Therapiewoche 27:3377–3393

Suren EG, Bodewig HO, Leithe J (1976) Diffuse, nodulärpolypöse Dünndarmlipomatose. Chirurg 47:284–288

Tobler A, Maurer R, Klaiber Ch (1981) Stenosierende Ganglioneuromatose des Dünndarmes mit Ileus und Darmruptur. Schweiz Med Wochenschr 111:684–688

Traube J, Simpson S, Riddell RH, Levin B, Kirsner JB (1980) Crohn's disease and adenocarcinoma of the bowel. Dig Dis Sci 25:939–944

Treadwell TA, White RR (1975) Primary tumors of the small bowel. Am J Surg 130:749–755

Uppaputhangkule V, Maas LC, Gelzayd EA (1976) Endoscopic diagnosis of villous adenoma of the duodenum. Gastrointest Endosc 23:97

Volsi VA Li, Perzin KH (1975) Inflammatory pseudotumors (inflammatory fibrous polyps) of the small intestine: a clinicopathologic study. Am J Dig Dis 20:325–336

Weibel LA, Joergensen EJ, Keasby LE (1953) A clinical study of small bowel tumors. Report of 165 lesions. Am J Gastroenterol 21:466

Weinstein EC, Dockerty MB, Waugh JM (1963) Neoplasms of Meckel's diverticulum. Surg Gynecol Obstet 116:103–111

Welch JP, Warshaw AL (1977) Malignant duodenocolic fistulas. Am J Surg 133:658–661

Wenzel E, Erbe W (1978) Röntgendiagnostik gastrointestinaler Metastasierung bei malignem Melanom. Fortschr Roentgenstr 129:181–184

Westaby S, Everett WG, Dick AP (1977) Adenocarcinoma of the small bowel complicating Crohn's disease in a patient treatet with azathioprine. Clin Oncol 3:377–381

Whittle TS, Goodwin MN (1976) Intestinal ganglioneuromatosis with the mucosal neuroma-medullary thyreoid carcinoma-pheochromocytoma syndrome. Am J Gastroenterol 65:249–257

Wilbur DL, Hartmann HR (1931) Malignant melanoma with delayed metastatic growths. Ann Intern Med 5:201

Wilson JM, Melvin DB, Gray G, Thorbjarnarson (1975) Benign small bowel tumor. Ann Surg 181:247–250

Wolfert W, Probst M, Schachenmeyr W, Goebell H (1977) Endoskopisch-bioptische Differentialdiagnose der Bulbustumoren. Leber Magen Darm 7:46–51

Wolk DP, Knapper WH, Farr GH (1973) Brunner's gland cystadenoma of the duodenum. Am J Surg 126:439–440

Yamada K, Douglass HO, Douglas Holyoke E (1975) Rhabdomyosarcoma of the duodenum with sinus tract formation into the gastric wall, visualized by gastroduodenoscopy. Am J Dig Dis 20:871–875

Polyposen des Dünndarms

U. Rasenack

Mit 4 Abbildungen und 1 Tabelle

A. Einleitung

Polyposen des Dünndarms sind selten. Im Gastrointestinaltrakt kommen verschiedene Polyposen vor, die eine unterschiedliche Verteilung der Polypen aufweisen. Teilweise unterscheiden sich die Polypen histologisch und erlauben somit eine Zuordnung zu bestimmten Syndromen. Zusätzlich sind einige dieser Syndrome mit klinisch und morphologisch faßbaren Veränderungen anderer Organe und Organsysteme verbunden. Ein weiteres Kennzeichen ist eine fast regelmäßige familiäre Häufung.

Die Rarität dieser Syndrome erschwert die genaue Kenntnis über die Verteilung der Polypen im gesamten Intestinaltrakt und die Klärung einer Mitbeteiligung des Dünndarms bei vorwiegend im Kolon lokalisierten Polyposen. Zusätzlich wird die Kenntnis über mögliche Dünndarmveränderungen dadurch eingeschränkt, daß dieser Darmabschnitt diagnostisch schwieriger zugänglich ist als der obere oder untere Intestinaltrakt. Somit wird auch verständlich, daß in vielen Publikationen bei Polyposen des Kolons begleitende Veränderungen des Dünndarms oft nicht beschrieben wurden.

Aufgrund histologischer Befunde lassen sich 2 Gruppen von Polyposen differenzieren: 1. Hamartome und 2. neoplastische Polyposen. Zu den Hamartomen rechnet man das Peutz-Jeghers-Syndrom und die juvenile Polypose, zu den neoplastischen Polyposen die familiäre Polypose des Kolons und das Gardner-Syndrom (Bussey et al. 1978). Entzündliche Pseudopolypen trifft man beim Cronkhite-Canada-Syndrom.

Von Interesse sind die vorwiegend im Dünndarm lokalisierten Polyposen. Aber auch bei den primär das Kolon bevorzugenden Polyposen ist die Beteiligung des Dünndarms von klinischer Bedeutung, weswegen diese Erkrankungen im folgenden auch berücksichtigt werden.

B. Peutz-Jeghers-Syndrom

I. Definition

Das Peutz-Jeghers-Syndrom ist durch die Trias abnorme Lippen- und Gesichtspigmentierung, intestinale Polypose und familiäres Auftreten gekennzeichnet. Der Erbgang ist autosomal dominant (Tabelle 1).

Tabelle 1. Klassifikation der Polyposen des Gastrointestinaltrakts mit Dünndarmbeteiligung. (Nach SACHATELLO u. GRIFFEN 1975)

Syndrom	Verteilung der Polypen	Morphologie der Polypen	Extraintestinale Organmanifestation	Symptome, Risiken	Heredität
Peutz-Jeghers-Syndrom	Gesamter Gastrointestinal- und Urogenital-trakt, Bronchialsystem	Hamartome	Pigmentflecken an Haut und Schleimhäuten	Intussuszeption, Obstruktion, intestinale Blutung, Malignomrisiko erhöht	Autosomal dominant
Juvenile Polypose bei Kindern	Magen, Dünn-, Dickdarm	Hamartome	Angeborene Anomalien	Rektale Blutung, Gedeihstörung, Tod vor 2. Lebensjahr	Autosomal rezessiv
Juvenile Polypose des Kolons	Kolon, Rektum, selten Dünndarm	Hamartome	Keine	Rektale Blutung, Diarrhö	Nicht sicher
Generalisierte gastrointestinale juvenile Polypose	Magen, Dünn-, Dickdarm	Hamartome	Keine	Blutungen aus oberem und unterem Gastrointestinaltrakt	Autosomal dominant
Familiäre Polypose des Kolons. Gardner-Syndrom	Dickdarm, Dünndarm, Magen. Lymphatische Hyperplasie im Ileum	Adenome	Osteome, Dermoidtumoren, Epidermoidzysten (nur beim Gardner-Syndrom)	Abdominelle Schmerzen, Diarrhö, Blutung, kolorektale Karzinome, Karzinome im Duodenum	Autosomal dominant
Cronkhite-Canada-Syndrom	Gesamter Gastrointestinaltrakt	„Pseudopolypen"	Alopezie, Nageldystrophie, Hautpigmentierung	Schwere Diarrhö, schlechte Prognose	Keine

II. Historisches

Das gemeinsame Vorkommen einer gastrointestinalen Polypose und Pigmentflecken an Lippen und Wangenschleimhaut bei familiärer Häufung wurde im Jahre 1921 von PEUTZ erstmals beschrieben. PEUTZ (1921) wies v.a. auf die familiäre Häufung dieses Syndroms hin. Schon 25 Jahre zuvor waren von HUT-CHINSON (1896) bei einem weiblichen Zwillingspaar ähnliche Symptome an der Haut und Schleimhaut beschrieben worden, wobei dieser Autor die Zusammenhänge nicht erkannte. WEBER (1919) berichtete später, daß eines dieser Geschwister an einer Intussuszeption des Darms verstorben ist. Schließlich bestätigte JEGHERS (1944) die Befunde von PEUTZ in weiteren Fällen, so daß seit dieser Zeit der Begriff Peutz-Jeghers-Syndrom geprägt war (JEGHERS et al. 1949). Weitere Publikationen auch aus dem deutschen Sprachraum verbreiteten rasch die Kenntnis über dieses vererbbare Syndrom (EXINGER 1956; KLOSTERMANN 1956). Bislang sind in der Literatur etwa 600 Fälle mitgeteilt worden (RILEY u. SWIFT 1980).

III. Klinisches Erscheinungsbild

1. Pigmentflecken

Die Lentiginose der Mundschleimhaut und der perioralen Gesichtshaut ist für die Diagnose des Peutz-Jeghers-Syndroms wegweisend. Diese Herde können erst in der frühen Kindheit in Erscheinung treten, sind aber schon oft bei Geburt vorhanden. Gelegentlich sind Fälle beschrieben, bei denen Pigmentveränderungen erst im hohen Alter bemerkt wurden (TROXELL 1954). Die Pigmentflecken bestehen aus glatten, im Haut- oder Schleimhautniveau gelegenen, dunkelbraunen bis blaubraunen Herden, die bis zu 1 cm Größe erreichen. Die Schleimhaut zeigt häufig größere Pigmentflecken als die Haut.

Neben der häufigsten Lokalisation an der Lippe, der Wangenschleimhaut und perioral finden sich Herde um die Augen und perinasal (Abb. 1a) (MANE-GOLD et al. 1969). Fehlende Pigmentflecken an Lippen bei älteren Patienten hatte schon PEUTZ (1921) beschrieben. Um in solchen Fällen die Diagnose nicht zu verfehlen, dürfen Herde an der Wangenschleimhaut nicht übersehen werden, die dort in 80% der Fälle lokalisiert sind (Abb. 1b). Gelegentlich sieht man größere Pigmentflecken auch an Händen und Füßen, an den Beugeseiten der Finger und Zehen sowie den Streckseiten der Knie- und Ellenbogengelenke (SCHOTT et al. 1974). Haare fehlen an den Pigmentflecken der Haut (BARTHOLO-MEW et al. 1957). Die Nägel sind selten diffus oder longitudinal streifenförmig pigmentiert.

Histologisch handelt es sich um eine Vermehrung von Melanin und um eine Zunahme der Melanozyten in der basalen Schicht der Epidermis (UTSUNO-MIYA et al. 1975).

Weniger als 5% der Patienten mit Peutz-Jeghers-Syndrom weisen keine abnorme Pigmentierung der Haut und Schleimhaut auf (ERBE 1976). Zwischen Verteilung und Lokalisation der Pigmentflecken und dem Ausmaß der intestinalen Polypose besteht keine Korrelation.

2. Polypen

Die Polypen kommen bei Patienten mit Peutz-Jeghers Syndrom vorwiegend im Gastrointestinaltrakt vor. Gelegentlich wurden Polypen im Urogenital- und Respirationstrakt beschrieben (SOMMERHAUG u. MORSON 1970; JANCU 1971). Bei mehr als 50% der Patienten ist der Dünndarm befallen, Kolon und Rektum bei 30% und der Magen bei etwa 25% (DODDS 1976). Diese Durchschnittszahlen

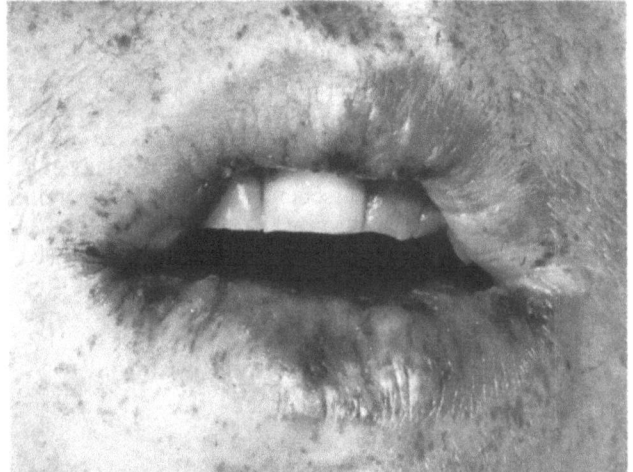

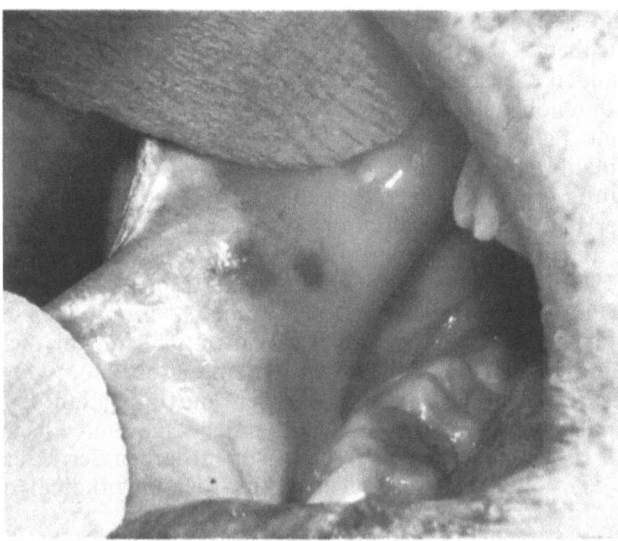

Abb. 1. Pigmentflecken an Lippen (**a**) und Wangenschleimhaut (**b**) bei Peutz-Jeghers-Syndrom

können bei Untersuchung einzelner Familien erheblich variieren (Burdick et al. 1963). Gelegentlich werden auch Polypen im Ösophagus angetroffen. Die Größe der Polypen reicht von radiologisch kaum erfaßbaren Mikroadenomen bis zu Polypen mit einem Durchmesser von 5 cm oder mehr (Abb. 2) (McKittrick et al. 1971). Am zahlreichsten zeigen sich Polypen im Jejunum, wo Mikroadenome von 1–2 mm Durchmesser rasenförmig ausgebreitet sein können. Weniger häufig sind Polypen im Ileum. Gastroskopien sollten regelmäßig durchgeführt werden, um Polypen im oberen Intestinaltrakt nicht zu übersehen. Staley u. Schwarz (1957) fanden bei allen untersuchten Patienten Polypen in diesem Bereich.

Histologisch besitzen die Polypen des Peutz-Jeghers-Syndroms alle Gewebselemente, die normalerweise in der intestinalen Schleimhaut vorkommen wie

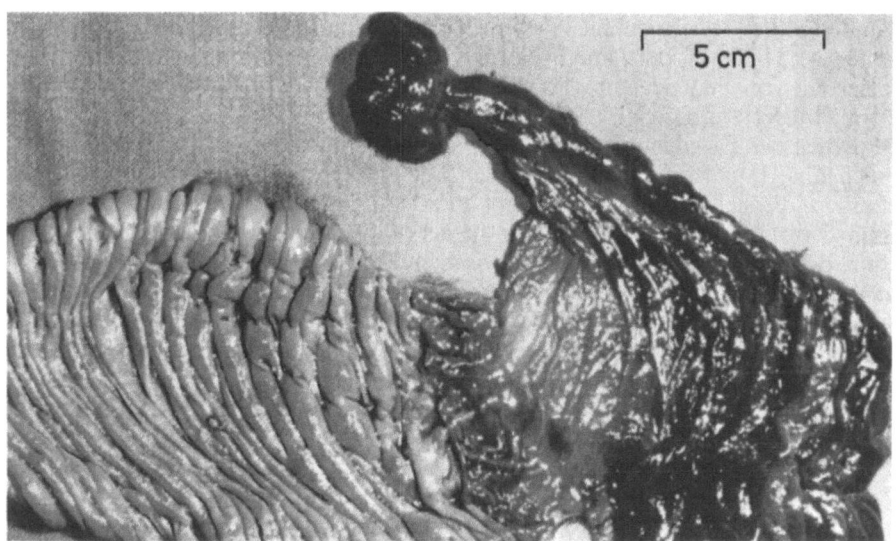

Abb. 2. Jejunumresektat mit gestieltem Peutz-Jeghers-Polypen

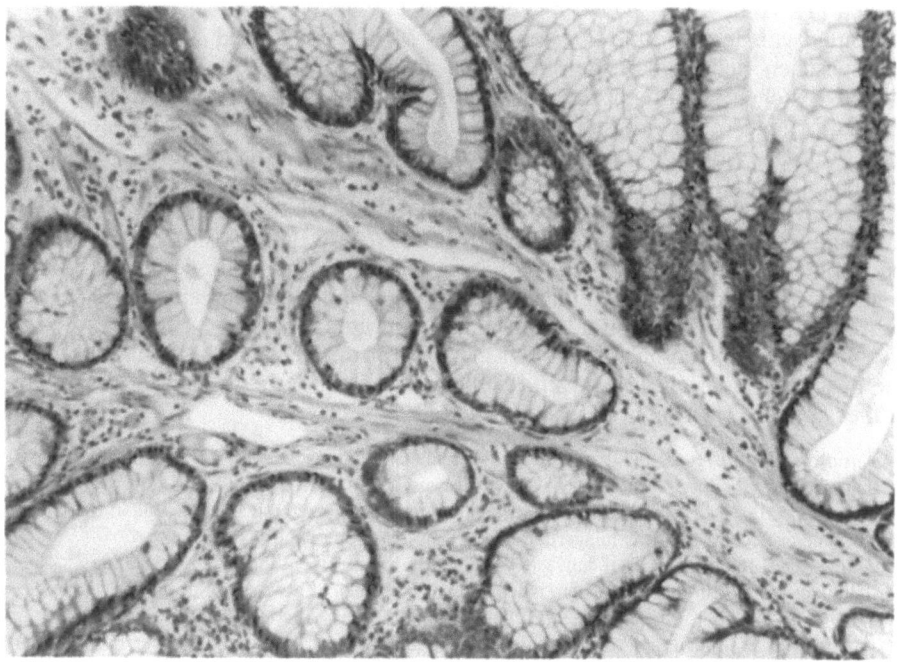

Abb. 3. Ausschnitt eines Peutz-Jeghers-Polypen. Glatte Muskulatur zwischen den Drüsen. HE-Färbung, ×240. (Präparat von Prof. Dr. HERMANEK, Abt. Klin. Pathologie, Chir. Univ.-Klinik Erlangen)

Zylinderepithel, Becherzellen, Paneth-Körnerzellen und argentaffine Zellelemente. Der Nachweis der Paneth-Körnerzellen bietet eine Möglichkeit zur Differenzierung von Peutz-Jeghers-Polypen und adenomatösen Polypen des Dünndarms (MCKITTRICK et al. 1971). Das Auftreten von Brunner-Drüsen wurde in Polypen des Duodenums beobachtet. Bei den Peutz-Jeghers-Polypen handelt es sich um Hamartome; jedoch werden auch Polypen im Magen oder Kolon gefunden, die sich histologisch kaum von adenomatösen Polypen differenzieren lassen (DODDS et al. 1972). Der Peutz-Jeghers-Polyp zeigt eine irreguläre Lokalisation drüsiger Strukturen und dazwischen Bänder glatter Muskelfasern, die aus der Lamina muskularis mukosae und Lamina muskularis propria entspringen (Abb. 3) (MORSON 1962). Diese morphologischen Aspekte veranlaßten frühere Autoren fälschlicherweise ein invasives Wachstum anzunehmen (BAILEY 1957).

3. Symptome

Die Hauptsymptome sind abdominelle krampfartige Schmerzen und intestinale Blutungen. Diese Symptome erscheinen meist in der ersten oder zweiten Lebensdekade. Nach der Geburt auftretendes Erbrechen hämatinisierten Blutes und abdominelle Koliken wurden von ANDREWS (1954) in einem Fall eines Peutz-Jeghers-Syndroms beobachtet, wobei typische Pigmentflecken erst 5 Jahre später auftraten. Andererseits können sich Symptome erst im Greisenalter einstellen (TROXELL 1954). Die Erscheinungen entwickeln sich bei jeweils $^1/_3$ der Patienten vor dem 10. und 20. Lebensjahr (MCKITTRICK et al. 1971).

Zwischen den kolikartigen Attacken im Abdomen können symptomfreie Zeiten bestehen. Während einer Schmerzsymptomatik kann im Abdomen eine knotenförmige oder walzenartige Resistenz zu tasten sein. Dies ist meist auf eine Intussuszeption des den Polypen tragenden Dünndarmabschnitts zurückzuführen (Abb. 4). Die Intussuszeption kann sich lösen oder aber zum Ileus führen. Rektale Blutungen oder Meläna kommen in etwa 30% der Fälle vor. Stärkere intestinale Blutungen sind selten (DODDS 1976). BARTHOLOMEW et al. (1962) beobachteten bei 182 Patienten als häufigste Symptome rezidivierende kolikartige Schmerzen im Abdomen, die auf vorübergehende Intussuszeption zurückzuführen waren, ferner intestinale Blutungen und eine Anämie.

Oft wird die Diagnose anläßlich der Operation eines Ileus gestellt, obwohl die Beachtung typischer Haut- und Schleimhautveränderungen schon wesentlich früher eine exakte Diagnose gestattet.

Kasuistik (SCHOTT et al. 1974; mit freundlicher Genehmigung der Autoren und des Verlages): Aufnahme eines 16jährigen Patienten in die Chirurgische Universitätsklinik Würzburg unter der Diagnose eines Ileus. Mit ihm erschienen sein Vater und sein jüngerer Bruder. Bei allen fiel sofort eine bräunlich-fleckige Pigmenteinlagerung im Bereich der Lippen auf.

Fall 1: Der 16jährige Patient hat seit der Geburt braungelbe Lippen. Er erkrankte 2 Tage vor Klinikaufnahme mit Leibschmerzen, Übelkeit und Erbrechen. Einweisung wegen Ileusverdachts.

Befund: Reduzierter Allgemeinzustand, Puls 110/min, Blutdruck 160/60 mm Hg (21,3/8,0 kPa), braune Flecken an Lippen und Wangenschleimhaut, geblähter Leib sowie druckschmerzhafter linker Mittel- und Oberbauch mit Abwehrspannung. Während der Untersuchung mehrfach blutige Stühle. Dünndarmspiegel in der Abdomenleeraufnahme.

Therapie: Unter der Verdachtsdiagnose eines hohen Dünndarmileus durch Invagination bei Peutz-Jeghers-Syndrom erfolgte die Laparotomie. Es fand sich 15 Zentimeter distal der Flexura duodenojejunalis ein 20 cm langes Invaginat, an dessen Umschlagstelle der Darm nekrotisch war. Resektion und End-zu-End-Anastomose. Weitere Polypen konnten nicht gefunden werden. Im Resektionspräparat fand sich als Ursache der Invagination ein 8 Zentimeter langer, nekrotischer Dünndarmpolyp. Die Histologie war infolge Nekrose nicht verwertbar.

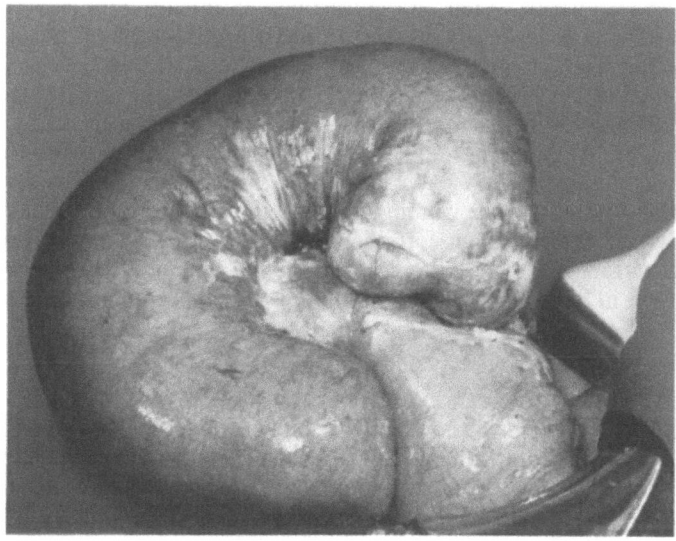

Abb. 4. Invaginat im Jejunum bei 16jährigem Patienten mit Peutz-Jeghers-Syndrom. (Abb. 1, 2 u. 4 von Prof. Dr. Schott, Chir. Univ.-Klinik Würzburg, mit freundlicher Genehmigung des Thieme-Verlags, Stuttgart)

Fall 2: Der 41jährige Vater wies braungelbe Flecken an der Mundschleimhaut seit frühester Jugend auf. Im Alter von 21 Jahren Operation wegen „Darmverschlingung" nicht mehr zu eruierender Genese.

Bei mehrfachen internistischen Untersuchungen wurden Polypen im Kolon gefunden, jedoch das Syndrom trotz der typischen Pigmentflecken nicht erkannt, klinisch war der Patient beschwerdefrei.

Fall 3: Der 6jährige Bruder wies seit Geburt braungefleckte Lippen auf. Der klinische Befund ergab keine Besonderheiten; auf radiologische Untersuchungen wurde angesichts des Alters des Kindes verzichtet.

4. Radiologie

Besteht der Verdacht auf ein Peutz-Jeghers-Syndrom, sind neben endoskopischen v.a. radiologische Untersuchungen des Gastrointestinaltrakts durchzuführen. Polypen im Bereich des Magens sind endoskopisch zu erfassen oder radiologisch durch Doppelkontrasttechnik mit Barium darzustellen. Ebenso können multiple Polypen im Duodenum radiologisch nachgewiesen werden (Dodds et al. 1972). Das Jejunum und Ileum sind mit sorgfältiger Bariumuntersuchung auf Polypen abzusuchen. Neuere Röntgentechniken, wie die Technik nach Sellink (1976) oder Doppelkontrastdarstellungen des Dünndarms mit Barium und Methylzellulose ermöglichen ein besseres Erkennen von pathologischen Prozessen (Antes u. Lissner 1981). Während einer derartigen Untersuchung können Intussuszeptionen beobachtet werden, die sich rasch wieder lösen. Angiographische Untersuchungen zeigen eine Hypervaskularisation der Peutz-Jeghers-Polypen (Fenlon u. Schackelford 1972).

5. Heredität

Aufgrund zahlreicher Beobachtungen von Patienten mit Peutz-Jeghers-Syndrom ist die Vererbung dieses Syndroms erwiesen. Es ist anzunehmen, daß ein einzelnes pleiotropes Gen mit autosomal dominantem Erbgang vorliegt. Polypen und Pigmentflecke sind als pleiotrope Manifestation des gleichen primären genetischen Defekts aufzufassen. MCKITTRICK et al. (1971) vermuten, daß jeder Fall eines Peutz-Jeghers-Syndroms im Intestinaltrakt mit Polypen einhergeht. Die Polypen können sich einem radiologischen Nachweis entziehen, wenn nur eine mäßige Ausprägung der Polypen vorliegt. Nach BARTHOLOMEW et al. (1957) liegt keine Disposition nach Rasse und Geschlecht vor. Ein sporadisches Auftreten dürfte eher auf einer mangelhaften Untersuchung und Erfassung intestinaler Polypen bei einzelnen Familienmitgliedern als auf einer Genmutation beruhen (BARTHOLOMEW et al. 1962). Die Nachkommen von Trägern des Syndroms können in der Hälfte der Fälle manifeste Symptome aufweisen.

6. Malignomrisiko

Die Angaben über gleichzeitig auftretende Malignome des Intestinaltrakts und über mögliche Entartungen von Peutz-Jeghers-Polypen sind sehr unterschiedlich. Eine hohe Rate von Malignomen wurde von BERKOWITZ et al. (1955) ebenso wie von BAILEY (1957), der in den Peutz-Jeghers-Polypen eine Präkanzerose sah, mitgeteilt. Diese Angaben kamen durch Fehldeutung der histologischen Befunde der Peutz-Jeghers-Polypen zustande. Erst als die Untersuchungen von DORMANDY (1957) in 81 Fällen mit Peutz-Jeghers-Syndrom keine Metastasen belegen konnten, war die Diskrepanz zu den früheren Angaben offenkundig. Zu gleicher Zeit interpretierten BARTHOLOMEW et al. (1957) die Peutz-Jeghers-Polypen als Hamartome.

Jedoch wurden verschiedene Karzinome des Gastrointestinaltrakts bei Fällen mit Peutz-Jeghers-Syndrom in der Folgezeit beschrieben. Meistens waren die Malignome im Magen, Duodenum, Kolon und vereinzelt auch im Dünndarm gefunden worden (BUSSEY et al. 1978). Die Koinzidenz derartiger Karzinome mit dem Peutz-Jeghers-Syndrom ist höher als das Auftreten bei der sonstigen Bevölkerung (DODDS et al. 1972; ERBE 1976). Auch andere Studien weisen auf die Prädisposition zur Entwicklung gastrointestinaler Karzinome hin (UTSUNOMIYA et al. 1975). Möglicherweise treten auch Malignome anderer Organsysteme, wie Ovarien und Mamma, bevorzugt im Rahmen des Peutz-Jeghers-Syndroms auf (SCULLY 1970; RILEY u. SWIFT 1980).

Die Entartung eines Peutz-Jeghers-Polypen im Dünndarm ist bislang als unwahrscheinlich oder als Rarität betrachtet worden (SCHOTT et al. 1974). In wenigen Fällen konnte jedoch neuerdings eine maligne Entartung mit Metastasierung weitgehend belegt werden (MATUCHANSKY et al. 1979).

IV. Therapie und Prognose

Nach genauer Kenntnis der Verteilung der Polypen im Gastrointestinaltrakt ist eine endoskopische Polypektomie an den gut zugänglichen Abschnitten anzustreben (MCALLISTER u. RICHARDS 1977). Der Dünndarm sollte operativ nur bei Komplikationen angegangen werden. Dies ist besonders nach Invagination und Ileus der Fall. Eine Resektion des den Polypen tragenden Abschnitts ist dann durchzuführen. Dabei ist eine genaue Exploration des übrigen Dünndarms mit Suche weiterer, evtl. durch Enterotomie zu exstirpierender Polypen notwendig. Ebenso wird eine exakte Überprüfung der Ovarien empfohlen; manche

Autoren befürworten sogar eine prophylaktische Entfernung der Ovarien (SA-
CHATELLO u. GRIFFEN 1975).

Operative Eingriffe bei klinisch stummen Polypen sind abzulehnen (SCHOTT
et al. 1974). Größere Polypen, die radiologisch nachgewiesen werden, sollten
in Anbetracht sich bald einstellender Komplikationen operativ entfernt werden.
Dabei kann eine Enterotomie ohne Resektion des Darms durchgeführt werden.
Die prophylaktische Resektion eines Dünndarmanteils bei Auftreten mehrerer Polypen ist abzulehnen, zumal ein derartiger Eingriff die Entwicklung weiterer
Polypen nicht verhindert (ZILCH 1975). Da auch die maligne Entartung eines
Peutz-Jeghers-Polypen äußerst selten ist, ist eine prophylaktische Resektion von
Dünndarmabschnitten unter diesem Aspekt nicht indiziert (ALM u. LICZNERSKI
1973). Auch vorübergehende abdominelle Beschwerden und eine mäßige Anämie
sind noch keine Indikation zu einem operativen Eingriff, zumal eine Intussuszeption häufig spontan zurückgeht und eine Anämie durch Eisengabe zu therapieren
ist (DODDS 1976). Im allgemeinen ist die Prognose des Peutz-Jeghers-Syndroms
günstig, wenn derartige Fälle klinisch optimal überwacht werden.

C. Juvenile Polypose

I. Definition

Der Begriff „juvenile Polypose" ist dadurch begründet, daß diese Polypen
im wesentlichen bei Kindern und Jugendlichen vorkommen; gelegentlich wird
dieses Syndrom auch bei Erwachsenen angetroffen (STEMPER et al. 1975; DODDS
1976). Diese Polypen können im gesamten Intestinaltrakt vorkommen, sind
jedoch am häufigsten im Dickdarm lokalisiert (VEALE et al. 1966).

II. Allgemeines Erscheinungsbild

1. Polypen

Die Größe der juvenilen Polypen reicht von wenigen Millimetern bis zu
5 cm; sie weisen eine runde und glatte Kontur auf und zeigen oft Hämorrhagien.
Ihre Konsistenz ist weich, und die Schnittfläche läßt zystische, mit Epithel
ausgekleidete Hohlräume erkennen, die mit Schleim gefüllt sind. Histologisch
findet sich reichlich Bindegewebe. Das Oberflächenepithel besteht aus Becherzellen und Zylinderepithelien. Aufgrund von Durchblutungsstörungen kommt es
häufig zu Ulzerationen mit nachfolgender entzündlicher Reaktion des Polypen
(MORSON 1962). Fast immer sind diese Polypen gestielt. Man betrachtet sie
wegen ihres histologischen Aufbaues als Hamartome.

2. Symptome

Klinisch kann sich die Symptomatik durch rezidivierende gastrointestinale
Blutungen, Diarrhö, abdominelle Schmerzen, Obstruktion und Intussuszeption

darstellen. Einzelne größere Polypen können von selbst abgehen. Ein rektaler Prolaps ist häufig.

Wenige Fälle von juveniler Polypose sind bislang beschrieben. Es wird vermutet, daß sich hinter der juvenilen Polypose mehrere untereinander abgrenzbare Syndrome verbergen. Nach SACHATELLO und GRIFFEN (1975) unterscheidet man 3 Syndrome: 1. Juvenile Polypose bei Kindern, 2. juvenile Polypose des Kolons und 3. generalisierte juvenile gastrointestinale Polypose.

III. Einteilung

1. Juvenile Polypose bei Kindern (Tabelle 1)

Eine massive Ausbreitung der Polypen kann zu einer schleimigen und blutigen Diarrhö in den ersten Lebenswochen führen. Anämie und Hypoproteinämie ziehen pulmonale Infekte nach sich, die tödlich enden können. Ein rektaler Prolaps kennzeichnet weiterhin das klinische Bild. Radiologische Untersuchungen lassen Polypen im Magen und auch im Dünndarm neben der Lokalisation im Kolon erkennen. Am dichtesten kann das terminale Ileum mit Polypen besetzt sein, so daß Intussuszeptionen in diesem Abschnitt häufig sind (SACHATELLO et al. 1974). Indikation zu operativem Eingriff sind v.a. intestinale Blutungen oder Obstruktionen. Resektionen der am meisten befallenen Darmabschnitte können durchgeführt werden, während einzeln stehende Polypen durch Enterotomie entfernt werden können (SACHATELLO et al. 1974). Ausmaß und Verteilung der Polypen und die Rezidivneigung nach operativem Eingriff bestimmen die Prognose. Das Gen wird wahrscheinlich autosomal rezessiv vererbt.

2. Juvenile Polypose des Kolons (Tabelle 1)

Nach VEALE et al. (1966) ist die juvenile Polypose des Kolons streng von der familiären Polypose des Kolons zu unterscheiden. Der Dünndarm weist bei intensivem Kolonbefall nur gelegentlich juvenile Polypen auf. Häufig ist die Polypenentwicklung auf das Kolon beschränkt (SACHATELLO et al. 1974).

Klinisch können abdominelle Schmerzen, intestinale Blutungen, Diarrhö und Gewichtsverlust imponieren. Die Symptome treten meist im Alter von 6 Jahren auf (McCOLL et al. 1964).

Therapeutisch werden neben symptomatischer Behandlung endoskopische Polypektomien im Bereich des Kolons notwendig. Damit ist auch eine histologische Untersuchung und Einordnung des Krankheitsbilds möglich. Eine familiäre Häufung sollte zur Untersuchung von weiteren Familienmitgliedern Anlaß geben (GATHRIGHT u. COFER 1974).

3. Generalisierte juvenile gastrointestinale Polypose
(Tabelle 1)

Dieses autosomal dominant vererbte Syndrom ist durch Entwicklung juveniler Polypen im Magen, Dünndarm, Kolon oder Rektum gekennzeichnet. Das Ausmaß und die Verteilung der Polypen können sehr unterschiedlich sein (SACHATELLO et al. 1970). Meist entwickeln sich die Polypen in den einzelnen Darmabschnitten nicht zu gleicher Zeit. So fanden POLLACK und SWINTON (1955) bei einem 35jährigen Patienten nach einer im Alter von 19 Jahren durchgeführten Kolektomie eine Polypose des Dünndarms und 4 Jahre später eine Polypose des Magens, die infolge rezidivierender Blutungen zur Gastrektomie zwang. Differentialdiagnostisch ist v.a. das Peutz-Jeghers-Syndrom abzugrenzen (TU-RELL u. MAYNARD 1956). Ein vermehrtes Karzinomrisiko scheint nicht zu bestehen (SACHATELLO u. GRIFFEN 1975).

D. Familiäre Polypose des Kolons und Gardner-Syndrom

(Tabelle 1)

I. Definition

Die familiäre Polypose des Kolons und das Gardner-Syndrom sind hereditäre Erkrankungen, die mit Entwicklung zahlreicher adenomatöser Polypen des Kolons und Rektums einhergehen (vgl. Handbuch der inneren Medizin, Bd. III/4: Dickdarm). Das Gardner-Syndrom ist zusätzlich durch Osteome, Zahnanomalien, Fibrome, Epidermoidzysten und Dermoidtumoren gekennzeichnet. Das Risiko liegt in der Entwicklung eines Adenokarzinoms in den befallenen Darmabschnitten. Die Schleimhaut ist zum Zeitpunkt der Geburt normal. Die Polypen entstehen erst im jugendlichen Alter. Die Differenzierung zwischen der familiären Polypose und dem Gardner-Syndrom ist schwierig (DE COSSE et al. 1977). Bei familiärer Polypose wurde das Gardner-Syndrom bei 60% der Fälle beobachtet (RÖDL 1979). Die familiäre Polypose des Kolons und das Gardner-Syndrom sind autosomal dominant vererbbar; die Penetranz des Gens ist unvollständig. Das Gen ist sowohl für die intestinalen Veränderungen als auch für die desmoidalen Tumoren verantwortlich. Die volle Ausprägung des Gardner-Syndroms ist selten (GARDNER u. RICHARDS 1953; ZANKA 1956). Es ist anzunehmen, daß aufgrund der variablen Expressivität des Gens bei einigen Fällen nur Dickdarmpolypen gebildet werden (HARTUNG u. KIRCHNER 1976).

II. Mitbeteiligung des Dünndarms

In älteren Darstellungen über die familiäre Polypose des Kolons und das Gardner-Syndrom wird nur wenig über das Vorkommen von Adenomen im Dünndarm berichtet (HEALD 1967; HOFFMAN u. GOLIGHER 1971). De COSSE et al. (1977) und ERBE (1976) vertreten die Ansicht, daß sich die Polypen bei der familiären Polypose des Kolons auf das Kolon beschränken, während das Gardner-Syndrom neben mesenchymalen Befunden auch im Dünndarm mit Adenomen einhergeht. Die Entwicklung der endoskopischen Diagnostik und autoptische Untersuchungen haben die Kenntnis über Veränderungen im Magen und Duodenum gefördert. So konnten WATANABE et al. (1977) bei 26 Patienten mit familiärer Adenomatose des Kolons in 65% Veränderungen wie Adenome, eine Polypose der Fundusdrüsen, Karzinome und Karzinoide am Magen finden. Im Duodenum kommen Adenome, Adenome mit beginnender maligner Entartung und v.a. periampulläre Karzinome vor (JONES u. NANCE 1977). TONELLI et al. (1981) weisen neuerdings darauf hin, daß die familiäre Polypose des Kolons und das Gardner-Syndrom in etwa gleicher Weise mit Polypen im oberen Gastrointestinaltrakt einhergehen. Während histologisch die Polypen des Antrums und Duodenums Adenome darstellen, handelt es sich bei den Korpusveränderungen des Magens um Hamartome (Ohsato et al. 1977; Tonelli et al. 1981).

Die intraoperative Enteroskopie und autoptische Befunde zeigen bei der familiären Polypose des Kolons in 50% der Fälle eine Beteiligung von Ileum und Jejunum (Iida et al. 1980). In erster Linie finden sich im Dünndarm Adenome, ferner auch lymphatische Hyperplasien im terminalen Ileum (Ohsato et al. 1977). Die Entstehung eines Karzinoms im Ileum und Jejunum ist beim Gardner-Syndrom selten.

Die Kenntnis der Veränderungen des Dünndarms, insbesondere des Duodenums, ist bei der familiären Polypose des Kolons und beim Gardner-Syndrom für die frühzeitige Diagnose eines Karzinoms im Duodenum wichtig. Ferner ist neben endoskopischer Untersuchung des oberen Gastrointestinaltrakts eine optimale Untersuchung des Dünndarms durchzuführen, bevor Entscheidungen über operative Eingriffe getroffen werden (vgl. Gingold et al. 1979).

E. Cronkhite-Canada-Syndrom (Tabelle 1)

Cronkhite und Canada beschrieben im Jahre 1955 2 Patienten mit generalisierter gastrointestinaler Polypose, wobei gleichzeitig ektodermale Anomalien bestanden. Diese Erstbeschreiber wählten den Titel „An unusual syndrome of polyposis, pigmentation, alopecia and onychoatrophia". Colabro (1962) bestätigte die Eigenständigkeit dieses Syndroms. Seit dieser Zeit wurden in der Literatur etwa 40 Fälle mitgeteilt (Tokuyasu et al. 1976).

I. Definition

Das Cronkhite-Canada-Syndrom ist durch eine den gesamten Gastrointestinaltrakt befallende Polypose gekennzeichnet, die mit Diarrhö, bräunlichen Hautpigmentierungen, Alopezie und Atrophie der Nägel einhergeht. Die Erkrankung befällt vorwiegend Erwachsene nach dem 40. Lebensjahr und weist einen Gipfel beim 62. Lebensjahr auf. Sie scheint das männliche Geschlecht zu bevorzugen (Johnson et al. 1972). Es besteht keine familiäre Häufung.

II. Klinisches Erscheinungsbild

1. Symptome

Schwere Diarrhöen werden von einer Hypoproteinämie und Elektrolytstörung gefolgt. Die Diarrhö ist wäßrig, Blut und Schleimabgang sind häufig. Die Patienten klagen über abdominelle Schmerzen, starken Gewichtsverlust und Erbrechen. Aufgrund der sich einstellenden Hypalbuminämie entwickeln sich periphere Ödeme. Eine Hypokalzämie kann zur Tetanie führen.

Nach Untersuchungen von JARNUM und JENSEN (1966) mittels Isotopentechnik scheint das Kolon als Ort des Proteinverlusts eine wichtige Rolle zu spielen. Jedoch ist der genaue Mechanismus des Proteinverlusts in den Darmtrakt nicht geklärt. Das Ausmaß der Diarrhö korreliert oft nicht mit dem Umfang der Darmveränderungen (JOHNSON et al. 1972). Neuere Untersuchungen weisen auf eine osmotische Diarrhö hin, die durch eine Kohlenhydratmalabsorption begründet wird (JOHNSON et al. 1972).

Dermatologischerseits finden sich an Händen und Füßen lentigoartige Hyperpigmentierungen, ferner Haarausfall und Nageldystrophien (NISHIYAMA et al. 1965). Der Haarverlust betrifft meist die Kopfhaut; die Körperhaare können ebenso betroffen sein. Braune Hautpigmentierungen sind besonders an Händen und Unterarmen lokalisiert. Die ektodermalen Symptome entwickeln sich oft vor den gastrointestinalen Symptomen.

2. Polypen

Die Polypen können im gesamten Gastrointestinaltrakt gefunden werden. Etwa $^2/_3$ der Patienten weisen Polypen im Dünndarm auf. Selten sind Polypen im Ösophagus. Die endoskopisch bioptische Untersuchung des oberen Gastrointestinaltrakts zeigt noduläre polypoide Falten mit epithelausgekleideten zystischen Räumen, die in einer ödematösen, entzündlich infiltrierten Lamina propria mucosae liegen (RUBIN et al. 1980). Nach RUBIN et al.(1980) handelt es sich um entzündliche Pseudopolypen und nicht um adenomatöse Polypen. Die polypoiden Formationen des Dünndarms sind den im Magen beobachteten ähnlich. Eine ödematöse und entzündlich infiltrierte Lamina propria mucosae beinhaltet unterschiedlich große, mit Epithel ausgekleidete Drüsen, die reichlich Schleim im Lumen einschließen (KINDBLOM et al. 1977). Eine Koinzidenz mit gastrointestinalen Malignomen ist bislang nicht erwiesen (DODDS 1976).

3. Endoskopie und Radiologie

Endoskopisch ist die Diagnose durch Untersuchung des oberen und unteren Gastrointestinaltrakts zu stellen (CLASSEN u. RÖSCH 1971). Zusätzlich ist eine radiologische Untersuchung des Darms notwendig. Dabei sind im Magen und Kolon multiple, bis zu 1,5 cm messende, nichtgestielte Füllungsdefekte zu beobachten. Im Bereich des Dünndarms können ähnliche herdförmige oder multiple polypoide Läsionen beobachtet werden. Die Wand des Dünndarms erscheint infolge des Ödems verdickt, das Kaliber normal, der Inhalt jedoch sehr flüssigkeitsreich (DODDS 1976).

III. Therapie und Prognose

Da die Ätiologie des Krankheitsbilds unklar ist, wird man sich auf symptomatische Maßnahmen beschränken müssen. Zufuhr von Flüssigkeit, Elektrolyt- und Eiweißsubstitution, Gabe von Vitamin A, Riboflavin, Pyridoxin, Nicotinsäure und Ascorbinsäure und Einsatz von Breitspektrumantibiotika sowie die Gabe polysaccharidfreier Diät bestimmen mit die Prognose (JOHNSON et al. 1972). Bei Frauen verläuft die Erkrankung häufig ungünstig und endet in kurzer Zeit tödlich. Dagegen ist die Prognose bei Männern günstiger (TOKUYASU et al. 1976); spontane Remissionen sind selten. Erfolge chirurgischer Eingriffe sind sehr unterschiedlich.

Literatur

Alm T, Licznerski G (1973) The intestinal polyposes. Clin Gastroenterol 2:577–602

Andrews LG (1954) Intestinal polyposis associated with melanosis oris. Arch Dis Child 29:455–456

Antes G, Lissner J (1981) Die Doppelkontrastdarstellung des Dünndarms mit Barium und Methylzellulose. Fortschr Roentgenstr 134:10–15

Bailey D (1957) Polyposis in the gastrointestinal tract: the Peutz syndrome. Br Med J 2:433

Bartholomew LG, Dahlin DC, Waugh JM (1957) Intestinal polyposis associated with mucocutaneous melanin pigmentation (Peutz Jeghers syndrome). Mayo Clin Proc 32:675–680

Bartholomew LG, Moore CE, Dahlin DC, Waugh JM (1962) Intestinal polyposis associated with mucocutaneous pigmentation. Surg Gynecol Obstet 115:1–11

Berkowitz SB, Peach MJ, Shapiro NH (1955) Syndrome of intestinal polyposis with melanosis of the lips and buccal mucosa: a study of the incidence and location of malignancy. Am Surg 141:129–133

Burdick D, Prior J, Scanlon GT (1963) Peutz Jeghers syndrome: clinical-pathologic study of a large family with a 10-year follow-up. Cancer 16:854–867

Bussey HJR, Veale AMO, Morson BC (1978) Genetics of gastrointestinal polyposis. Gastroenterology 74:1325–1330

Classen M, Rösch W (1971) Endoscopic aspect of Cronkhite-Canada syndrome. Endoscopy 3:162–165

Colabro JJ (1962) Hereditable multiple polyposis syndromes of the gastrointestinal tract. Am J Med 33:276–281

Cosse JJ De, Adams MB, Condon RE (1977) Familial polyposis. Cancer 39:267–273

Cronkhite LW jr, Canada WJ (1955) Generalized gastrointestinal polyposis: an unusual syndrome of pigmentation, alopecia, and onychotrophia. N Engl J Med 252:1011–1015

Dodds WJ (1976) Clinical and roentgen features of the intestinal polyposis syndromes. Gastrointest Radiol 1:127–142

Dodds WJ, Schulte WJ, Hensley GT, Hogan WJ (1972) Peutz-Jeghers syndrome and gastrointestinal malignancy. Am J Roentgenol Radium Ther Nucl Med 115:374–377

Dormandy TL (1957) Gastrointestinal polyposis with mucocutaneous pigmentation (Peutz-Jeghers syndrome). N Engl J Med 256:1186–1190

Erbe RW (1976) Current concepts in genetics. Inherited gastrointestinal-polyposis syndromes. N Engl J Med 294:1101–1104

Exinger F (1956) Über gemeinsames Vorkommen von Polypose des Magendarmtraktes mit Pigmentierungen (Peutz'sches Syndrom). Schweiz Med Wochenschr 86:51

Fenlon JW, Schackelford GD (1972) Peutz-Jeghers syndrome: case report with angiographic evaluation. Radiology 103:595–596

Gardner EJ, Richards RC (1953) Multiple cutaneous and subcutaneous lesions occuring simultaneously with hereditary polyposis and osteomatosis. Am J Hum Genet 5:139–147

Gathright JB, Cofer TW (1974) Familial incidence of juvenile polyposis coli. Surg Gynecol Obstet 138:185

Gingold BS, Jagelman D, Turnbull RB (1979) Surgical management of familial polyposis and Gardner's syndrome. Am J Surg 137:54–56

Hartung H, Kirchner R (1976) Ist das Gardner Syndrom ein selbständiges Krankheitsbild? Muench Med Wochenschr 118:227–230

Heald RJ (1967) Gardner's syndrome in association with two tumors of the ileum. Proc R Soc Med 60:914–915

Hoffmann DC, Goligher JC (1971) Polyposis of the stomach and small intestine in association with familial polyposis coli. Br J Surg 58:126–128

Hutchinson J (1896) Pigmentations of lips and mouth. Arch Surg (Lond) 7:290

Iida M, Yao T, Ohsato K, Watanabe H (1980) Diagnostic value of intraoperative fiberscopy for small intestinal polyps in familial adenomatosis coli. Endoscopy 12:161–165

Jancu J (1971) Peutz-Jeghers syndrome: involvement of the gastrointestinal and upper respiratory tracts. Am J Gastroenterol 56:545–549

Jarnum S, Jensen H (1966) Diffuse gastrointestinal polyposis with ectodermal changes. Gastroenterology 50:107–118

Jeghers J (1944) Pigmentation of skin. N Engl J Med 231:88, 122, 181

Jeghers H, McKusick VA, Katz KH (1949) Generalized intestinal polyposis and melanin spots of oral mucosa, lips and digits. A syndrome of diagnostic significance. N Engl J Med 241:993–1005

Johnson GK, Soergel KH, Hensley GT, Dodds WJ, Hogan WJ (1972) Cronkhite-Canada syndrome: gastrointestinal pathophysiology and morphology. Gastroenterology 63:140–152

Jones JR, Nance FC (1977) Periampullary malignancy in Gardner's syndrome. Ann Surg 185:565–573

Kindblom LG, Angervall L, Santesson B, Selander S (1977) Cronkhite-Canada syndrome. Cancer 39.2651–2657

Klostermann GF (1956) Melaninflecke besonderer Anordnung, ein diagnostischer Hinweis auf Polyposis. Das Peutz'sche Syndrom. Dtsch Med Wochenschr 81:631

Manegold BD, Bussmann JF, Fürstenberg HS (1969) Klinischer Beitrag zum Peutz-Jeghers Syndrom mit Befall des Magendarmtraktes, der oberen Luftwege sowie beider Mammae. Med Welt 20 NF:1435

Matuchansky C, Babin Ph, Coutrot S, Druart F, Barbier J, Maire Ph (1979) Peutz-Jeghers Syndrome with metastasizing carcinoma arising from a jejunal hamartoma. Gastroenterology 77:1311–1315

McAllister AJ, Richards KF (1977) Peutz-Jeghers Syndrome. Am J Surg 134:717–720

McColl I, Bussey HJR, Veale AMO, Morson BC (1964) Juvenile polyposis coli. Proc R Soc Med 57:896–897

McKittrick JE, Lewis WM, Doane WA, Gerwig WH (1971) The Peutz-Jeghers Syndrome. Arch Surg 103:57–62

Morson BC (1962) Some peculiarities in the histology of intestinal polyps. Dis Colon Rectum 5:337–344

Nishiyama S, Mori S, Harada S (1965) Gastrointestinale Polyposis mit universeller Alopecie. Onychodystrophie und Pigmentation der Haut. Arch Klin Exp Dermatol 221:144

Ohsato K, Yao T, Watanabe H, Iida M, Itoh H (1977) Small-intestinal involvement in familial polyposis diagnosed by operative intestinal fiberscopy. Dis Colon Rectum 20:414–420

Peutz JLA (1921) About a very remarkable case of familial polyposis of mucous membrane of intestinal tract and nasopharynx combined by peculiar pigmentation of skin and mucous membrane. Ned Maandschr Geneesk 10:134–146

Pollak JL, Swinton NW (1955) Congenital polyposis of the colon with extension to the small intestine and stomach. Lahey Clin Found Bull 9:174–179

Riley E, Swift M (1980) A family with Peutz-Jeghers syndrome and bilateral breast cancer. Cancer 46:815–817

Rödl W (1979) Das Gardner-Syndrom. Drei eigene Beobachtungen mit unterschiedlicher Organmanifestation. Fortschr Roentgenstr 130:558–563

Rubin M, Tuthill RJ, Rosato EF, Cohen S (1980) Cronkhite-Canada syndrome: report of an unusual case. Gastroenterology 79:737–741

Sachatello CR, Griffen WO (1975) Hereditary polypoid diseases of the gastrointestinal tract. Am J Surg 129:198–203

Sachatello CR, Hahn IS, Carrington CB (1974) Juvenile gastrointestinal polyposis in a female infant: report of a case and review of the literature of a recently recognized syndrome. Surgery 75:107–114

Sachatello CR, Pickren JW, Grace JT (1970) Generalized juvenile gastrointestinal polyposis. A hereditary syndrome. Gastroenterology 58:699–708

Schott H, Ferbert W, Kaufner HK, Wolter J (1974) Das Peutz-Jeghers Syndrom. Dtsch Med Wochenschr 99:1525–1530

Scully RE (1970) Sex cord tumor with annular tubules. A distinctive ovarian tumor of the Peutz-Jeghers syndrome. Cancer 25:1107–1121

Sellink JL (1976) Radiological atlas of common diseases of the small bowel. Stenfert Kroese, Leiden

Sommerhaug RG, Morson T (1970) Peutz-Jeghers syndrome and ureteral polyposis. JAMA 211:120–122

Staley CJ, Schwarz H (1957) Gastrointestinal polyposis and pigmentation of the oral mucosa (Peutz-Jeghers syndrome). Int Abstr Surg 105:1–15

Stemper TJ, Kent TH, Summers RW (1975) Juvenile polyposis and gastrointestinal cancer. Ann Int Med 83:639–646

Tokuyasu K, Takebayashi S, Takahara O, Uchiyama E (1976) An autopsy case of Cronkhite-Canada syndrome. Gastroenterol Jpn 11:215–223

Tonelli F, Massi E De, Astarita C, Nardi F (1981) Gastric and duodenal polyps associated with familial polyposis coli: personal experience and review of the literature. Ital J Gastroenterol 13:32–39

Troxell MA (1954) Syndrome of Peutz (melanoplakia and small intestinal polyposis). Oberservation with special reference to oral pigmentation. Arch Dermatol Syph 70:488

Turell R, Maynard AL (1956) Adenomas of the rectum and colon in iuvenile patients. JAMA 161:57–60

Utsunomiya J, Gocho H, Miyanaga T, Hamaguchi E, Kashimure A (1975) Peutz-Jeghers Syndrome: its natural course and management. John Hopkins Med J 136:71–82

Veale AMO, McColl I, Bussey HJR et al. (1966) Juvenile polyposis coli. J Med Genet 3:5–16

Watanabe H, Enjoji M, Yao T, Iida M, Ohsato K (1977) Accompanying gastro-enteric lesions in familial adenomatosis coli. Acta Pathol Jpn 27:823–839

Weber FP (1919) Patches of deep pigmentation of the oral mucous membrane not connected with Addison's disease. Q J Med 12:404–408

Zanka P (1956) Multiple hereditary cartilaginous exostoses with polyposis of the colon. US Armed Forces Med J 7:116–120

Zilch H (1975) Peutz-Jeghers Syndrom mit Karzinomen des Verdauungstraktes. Internist Prax 15:701–708

Intestinale Lymphome

H.-W. von Heyden

A. Allgemeiner Teil

I. Abgrenzung von Hodgkin-Lymphomen gegen Nicht-Hodgkin-Lymphome

Die malignen Lymphome werden in die Hodgkin- und Nicht-Hodgkin-Lymphome unterteilt. Während die bereits 1832 von Hodgkin beschriebene Lymphogranulomatose als diagnostische und therapeutische Einheit angesehen werden kann, gilt dies nicht für die Gruppe der Nicht-Hodgkin-Lymphome. Diese zeichnen sich vielmehr durch eine Vielfalt eigenständiger biologischer Untereinheiten aus, so daß die Bezeichnung Nicht-Hodgkin-Lymphome als Oberbegriff zur Abgrenzung gegen die Hodgkin-Lymphome zu verstehen ist.

II. Herkunft der Nicht-Hodgkin-Lymphome

Während die Herkunft der Hodgkin-Lymphome bzw. die Natur der Hodgkin-Zelle und Sternberg-Riesenzelle unbekannt ist, lassen sich Nicht-Hodgkin-Lymphome überwiegend auf B-Zellen (ca. 75%) und T-Zellen (ca. 25%) zurückführen.

III. Klassifizierung der Nicht-Hodgkin-Lymphome

Neben der Kieler Klassifikation (Lennert et al. 1978) sind weitere in Gebrauch (Rappaport 1966; Lukes u. Collins 1974a, b; Dorfman 1974; Bennet et al. 1974; Mathé et al. 1976). Diese Vielfalt der Vorschläge zur Lymphomklassifizierung verdeutlicht die Schwierigkeit eines einheitlichen Maßstabes. Der simultane Gebrauch mehrerer Klassifikationen führt zu Kommunikationsschwierigkeiten bei Klinikern und Pathologen.

IV. Prognostische Faktoren und therapeutische Konsequenz

Neben der Unterteilung der Lymphome nach morphologischen Gesichtspunkten in diejenige mit niedrigem und hohem Malignitätsgrad ist für die weitere therapeutische Konsequenz das Ausmaß und die Ausdehnung der Tumormasse, die mit einer Stadieneinteilung erfaßt werden kann, von Bedeutung.

Die Stadienzuordnung erfolgt in Ermangelung adäquater Vorschriften für Patienten mit Nicht-Hodgkin-Lymphomen (Ausnahme: chronische und akute lymphatische Leukämie) nach den Richtlinien der Ann-Arbor-Konferenz (Carbone et al. 1971) für Hodgkin-Lymphome. Trotz dieses Nachteils gewährleistet die Stadieneinteilung eine vergleichbare und dem Stadium angepaßte Therapie, obwohl die therapeutischen Konsequenzen nicht wie für Patienten mit Morbus Hodgkin standardisiert sind. Eine für Intestinallymphome geeignetere als die Ann-Arbor-Klassifikation scheint die von Musshoff zu sein (Musshoff 1977). Zur speziellen Stadieneinteilung intestinaler Lymphome s. Abschnitt B.II.

Die Bemühungen, Patienten mit malignen Lymphomen einer der Summe ihrer prognostischen Faktoren angemessenen Therapie zuzuführen, soll nicht darüber hinwegtäuschen, daß alle radio- und chemotherapeutischen Regime auf ihre kurative Potenz in prospektiv kontrollierten Studien einer Bewertung hinsichtlich Remissionsrate, Remissionsdauer, Überlebenszeiten und Toxizität unterzogen werden müssen. Die Resultate sind nach wie vor unbefriedigend.

B. Spezieller Teil

I. Gruppierung intestinaler Lymphome

Nicht-Hodgkin-Lymphome neigen dazu, sich extranodal (d.h. außerhalb von Lymphknoten) im Bereich des Gastrointestinaltrakts zu manifestieren. Man spricht von extranodaler bzw. primärer Organmanifestation. Der Magen-Darm-Trakt kann aber auch sekundär von metastasierenden, nodal entstandenen Lymphomen infiltriert werden. Diese sekundäre Organmanifestation entspricht dann einem Stadium IV.

Diejenigen Kranken, die sich nachweislich mit lymphombedingten gastrointestinalen Symptomen und Befunden erstmals präsentieren, werden definitionsgemäß als Patienten mit primärem intestinalem Befall angesehen. Diese Patienten sollen keine Vergrößerung peripherer oder mediastinaler Lymphknoten zeigen, eine normale Leukozytenzahl mit unauffälligem Differentialblutbild und eine überwiegende Manifestation im Bereich des Gastrointestinaltrakts und/oder regionärer, mesenterischer Lymphknoten aufweisen. Diejenigen aber, bei denen lymphombedingte, gastrointestinale Symptome und Befunde *nach* bzw. *infolge* eines extraabdominell diagnostizierten Lymphoms festgestellt werden, sind Patienten mit sekundär intestinalem Befall (Lewin et al. 1978, Herrmann et al. 1980). Bei fortgeschrittenem Tumorstadium ist eine Unterteilung zwischen primärer und sekundärer Organmanifestation häufig nicht möglich.

Eine gesonderte Besprechung unter den primären intestinalen Nicht-Hodgkin-Lymphomen verdienen das mediterrane Lymphom bzw. die sog. α-Kettenerkrankung (nach neuer Nomenklatur: immunproliferative Dünndarmerkrankung) und die Lymphome der Kindheit. Intestinale Hodgkin-Lymphome sind selten und von wenig wichtiger Bedeutung. Auch diese Erkrankung kann primär und sekundär den Magen-Darm-Trakt befallen.

Formal kann daher folgende Einteilung intestinaler Lymphome getroffen werden:

1. Primäre Nicht-Hodgkin-Lymphome
   a) Primäres Nicht-Hodgkin-Lymphom vom westlichen Typ
   b) Immunproliferative Dünndarmerkrankung (mediterranes Lymphom, α-Kettenerkrankung)

2. Sekundäre Nicht-Hodgkin-Lymphome
3. Nicht-Hodgkin-Lymphome der Kindheit
4. Hodgkin-Lymphome

Nach biologischen Gesichtspunkten wäre eine Einteilung nach anatomischer Lokalisation geeigneter. Dies bleibt aber späteren Arbeiten vorbehalten, da zum jetzigen Zeitpunkt zu wenig Daten zu den Lymphomen unterschiedlicher Darmabschnitte existieren.

II. Primäre Nicht-Hodgkin-Lymphome

1. Primäre intestinale Lymphome des westlichen Typs

a) Vorbemerkung

Im Unterschied zum mediterranen Lymphom (Abschnitt B.II.2) werden von LEWIN et al. die primären intestinalen Lymphome in Nordeuropa und Amerika und diejenigen, die die Charakteristika der immunproliferativen Dünndarmerkrankung nicht aufweisen, als Lymphome vom westlichen Typ bezeichnet (LEWIN et al. 1976). Eingedenk der starken geographischen Überschneidung schließen wir uns dieser Begriffsbestimmung aus formalen und didaktischen Gründen an.

b) Alters-, Geschlechts-, topographische Verteilung und relative Inzidenz

Statistische Angaben sind schwer zu eruieren, da in den größeren retrospektiv erhobenen Serien Lymphome nicht nach der hier vorgenommenen Einteilung unterschieden werden. So gehen z.B. bei den Angaben zu Altersverteilung und Geschlecht die Daten von Kindern mit ein und selten wird zwischen primären und sekundären Lymphomen unterschieden. Das mediane Alter zeigt eine bimodale Kurve mit einem ersten Gipfel im Kindes- und einem zweiten im Erwachsenenalter zwischen 50 und 60 Jahren. Die Geschlechtsverteilung weist bei Patienten mit Magenlymphomen ein leichtes Überwiegen des männlichen Geschlechts (1,1–1,5:1) auf, mit Lymphomen des Ileozökalbereichs eine eindeutige Prädominanz bei Männern (3,2–3,6:1) und mit Lymphomen des Dünndarms allein ein ausgewogenes Verhältnis bis starkes Überwiegen der Männer (1–3:1) (LEWIN et al. 1978; BUGAT et al. 1979; HERRMANN et al. 1980). ROTH und RIEKKEN errechnen unabhängig von der intestinalen Lokalisation ein Verhältnis von 2,1:1 zugunsten des weiblichen Geschlechts (ROTH u. RIECKEN 1977).

Nicht-Hodgkin-Lymphome manifestieren sich in 5–15% primär im Bereich des Gastrointestinaltrakts (RUNDLES 1974; HERRMANN et al. 1980) und in 1–2% im Bereich des Dünndarms (ROSENBERG et al. 1961; FREEMAN et al. 1972; HERRMANN et al. 1980a). Primär intestinale Lymphome werden am häufigsten im Magen diagnostiziert (46–63%), es folgen der Dünndarm (25–37%), die Ileozökalregion (13–20%) und der Dickdarm mit weniger als 10%. Im Gegensatz zur immunproliferativen Dünndarmerkrankung manifestieren sich Dünndarmlymphome in den distalen Abschnitten.

c) Klinik: Symptome, radiologische und endoskopische Befunde

Zu den Symptomen und Komplikationen zählen: Schmerzen, Gewichtsverlust, Übelkeit, Brechreiz, Blutungen, Diarrhöen, abdomineller Tumor, Obstipation, Ileus, Peritonitis infolge Darmperforation, Intussuszeption.

Unabhängig von der intestinalen Lokalisation sind Schmerzen, Gewichtsverlust, Übelkeit, Brechreiz und Blutungen die häufigsten Symptome. Im Gegensatz zur immunproliferativen Dünndarmerkrankung sind Diarrhöen eher selten (4–11%), Fieber und Trommelschlegelfinger werden nicht erwähnt. Die Röntgenuntersuchungen des Magens erbringen folgende Diagnosen: Ulzera bei 14 von 26, Neoplasmen bei 12 von 26 Patienten; diejenigen des Dünndarms: intramurale, extramurale Kompressionen und Pelottenbildung. Die endoskopischen Diagnosen lauten entweder Ulkus oder Karzinom (LEWIN et al. 1978; NOVAK et al. 1979; HERRMANN et al. 1980).

Einige Patienten mit intestinalen Lymphomen weisen simultan oder anamnestisch einen M. Crohn, Colitis ulcerosa, chronische Sprue (s. B. II. 2), Dermatitis herpetiformis Duhring und andere Erkrankungen (Sjörgren-Syndrom, angioimmunoblastische Lymphadenopathie) auf (GOUGH et al. 1962; HARRIS et al. 1967).

d) Pathologische Anatomie

Intestinale Primärlymphome stellen sich überwiegend monolokulär dar (80–90%), wobei die Neoplasie tumorös exophytisch, ulzerös mit Randwall, diffus infiltrierend mit Wandstarre bzw. Faltenhypertrophie, zirkulär stenosierend und perforierend sein kann.

Die Schwierigkeit einer einheitlichen histologischen Interpretation geht aus den Ergebnissen 2er englischer Arbeitsgruppen hervor (HENRY u. FARRER-BROWN 1977; ISAACSON u. WRIGHT 1978, 1979). In der überwiegenden Zahl werden bei den primär intestinalen Lymphomen solche von hohem Malignitätsgrad diagnostiziert (LEWIN et al. 1978: bei 70 von 117 Patienten; BUGAT et al. 1979: bei 23 von 26 Patienten; COX 1979: bei 32 von 50 Patienten und HERRMANN et al. 1980: bei 27 von 48 Patienten).

e) Stadieneinteilung, Therapieresultate und Prognose

Nach LEWIN et al. befinden sich von 75 Patienten zur Zeit der klinischen Diagnose mit intestinalen Primärlymphomen 40% im Stadium I_E (I_E=Lymphome, die Intestinalwand überschreitend und in benachbarte Organe wie Leber, Pankreas eindringend), 33% im Stadium II_E (II_E=wie I_E+regionäre Lymphknoten befallend) und in 18% im Stadium III und IV [Lymphknotenbefall jenseits des Diaphragma (III), metastatische Organinfiltration (IV)]. Intraabdominell werden bei progressivem Krankheitsverlauf mesenterische, paraaortale Lymphknoten, Leber, Milz und übriger Gastrointestinaltrakt befallen, selten hingegen Nieren, Nebennieren, Pankreas, Peritoneum. Zu den extraabdominellen Manifestationen zählen periphere Lymphknoten, Lunge, Gehirn und Hirnhäute (LEWIN et al. 1978).

Lymphome des Dünndarms metastasieren häufiger extraabdominell (43–50%) als Magenlymphome (14%). Stadium und Histologie sind hierbei nicht berücksichtigt.

Nach der aktuellen 2-Jahre-Überlebenszeit haben Patienten mit Magenlymphomen die beste Prognose (50%). Es folgen Patienten mit Dünndarmlymphomen (42%), mit Ileozökalbefall (41%), Dickdarmbefall (38%) und primär mesenterischer Manifestation (20%). Bezogen auf das Stadium liegt die 2-Jahre-Überlebenszeit im Stadium I_E und II_E bei 82 bzw. 71%, für Stadium III und IV bei 0% (LEWIN et al. 1978). Diese und folgende Daten wurden aus einer Epoche erhoben, in der die zytostatische Therapie nur mit Ausnahmen angewandt wurde. HERRMANN et al. kommen in ihrer retrospektiven Studie zu folgenden Ergebnissen (HERRMANN u. FRIEDMAN 1980; HERRMANN et al. 1980):

1. Patienten mit Magenlymphomen haben eine geschätzte rezidivfreie Überlebenszeit von 82 Monaten gegenüber denen mit Intestinalbefall von 9,5 Monaten.

2. Bezogen auf das Stadium erwarten Patienten im Stadium I_E und II_{1E} (II_1 = Stadium I + regionärer Lymphknotenbefall) eine mediane rezidivfreie Überlebenszeit von 65–75 Monaten gegenüber denen im Stadium II_2 (wie Stadium II_1 + Befall der intraabdominellen extraregionären Lymphknoten) von 11 Monaten und gegenüber jenen im Stadium III und IV von weniger als 8 Monaten.

3. Bezogen auf die Therapie haben Patienten mit chirurgischen und strahlentherapeutischen Maßnahmen nach 169 Monaten den Median ihrer Überlebenszeit noch nicht erreicht, im Vergleich zu ausschließlich operierten Patienten mit einer medianen rezidivfreien Überlebenszeit von 31 Monaten.

4. Das Ausmaß der Infiltration per continuitatem (E-Stadium) scheint die Prognose gegenüber den organbegrenzten Intestinallymphomen nicht zu beeinflussen.

Diese Arbeitsgruppe zieht hieraus die therapeutische Konsequenz, daß bei Patienten im Stadium I und II eine alleinige Resektion nicht als adäquate Therapie angesehen werden kann, sondern diese eher in der Anwendung einer zusätzlichen Strahlentherapie liegt.

f) Therapeutische Richtlinien

Alle bisherigen Therapieergebnisse, auch die hier aufgeführten, ergeben biologisch wichtige Ansatzpunkte für weitere Therapiestudien. Die bisherigen Resultate sind mit Skepsis und Vorsicht aufzunehmen, da diese aus retrospektiven Studien mit kleinen Fallzahlen und unvollständiger Stadieneinteilung erarbeitet sind.

So können Hinweise zur Therapie nur Empfehlungen sein und auf Kenntnisse der Literatur und eigener Erfahrung beruhen. Bei jedem Patienten sollte zuerst die internistische Stadieneinteilung und anschließend in den Stadien I und II eine chirurgische Stadieneinteilung durchgeführt werden. Hierzu zählen: Laparotomie mit Leberkeilexzision, Milzexstirpation bei vergrößerter oder veränderter Milzoberfläche, Austastung aller Lymphknotenstationen, Exstirpation vergrößerter Lymphknoten, evtl. Markierung mit Clips, Entfernung des Tumors möglichst im Gesunden. Bei Patienten im Stadium III und IV erübrigt sich wegen indizierter Chemotherapie evtl. die Laparotomie. Die Indikation zur Tumorentfernung wird häufig weiter gestellt, da Darmperforationen unter Chemo- und Strahlentherapie beobachtet werden. Eine abdominelle Strahlentherapie soll in den Stadien I und II angeschlossen werden. Bei Lymphomen von hohem Malignitätsgrad ist unabhängig vom Stadium eine vor- und/oder nachgeschaltete Chemotherapie empfehlenswert.

2. Immunproliferative Dünndarmerkrankung (mediterranes Lymphom bzw. α-Kettenerkrankung)

a) Begriffsentwicklung

Israelitische Autoren beschreiben 1968 (SEIJFFERS et al. 1968) die Krankengeschichte eines 21jährigen im Iran geborenen Juden, der seit 1963 über zunehmende wäßrige und großvolumige Diarrhöen klagt. Eine 1966 durchgeführte Dünndarmbiopsie führt zur Diagnose eines Lymphoms. Der Patient verstirbt an den Folgen dieser Erkrankung nach 40 Monaten.

Die Autoren schlagen in Analogie zum mediterranen Fieber den Begriff des Lymphoms vom mediterranen Typ vor, weil vor ihnen auch andere Beobachter Patienten mit ähnlichen Krankheitsverläufen beschrieben haben, die sich durch ethnische und geographische Prädilektion sowie durch die jüngere Altersverteilung deutlich von denen mit westlichem abdominellen Lymphomtyp unterscheiden.

Im gleichen Jahr gelingt es SELIGMANN (SELIGMANN et al. 1968) im Serum, Urin und Sputum einer 22jährigen Syrerin mit intestinalem Lymphom inkomplette schwere Ketten vom α-Typ ohne entsprechende leichte Ketten nachzuweisen. Es handelt sich hierbei um die Erstbeschreibung einer sog. α-Kettenerkrankung.

Diese beiden älteren Bezeichnungen werden häufig unabhängig voneinander verwandt, obwohl Altersverteilung, rassische Prädilektion, klinische Symptomatik bzw. Verlauf und pathologisch-anatomische Charakteristika kein einziges Kriterium für eine Differentialdiagnose bieten.

Experten einigten sich daher auf eine weniger präjudizierende neutrale Bezeichnung: immunproliferative small intestinal disorder (IPSID) (WHO-Konferenz 1976).

b) Begriffsbestimmung

Bei der IPSID handelt es sich um eine lymphoproliferative Erkrankung mit rassischer und/oder geographischer Prädisposition, die mit den Symptomen der chronischen Malabsorption Kinder, Jugendliche und jüngere Erwachsene niedriger sozioökonomischer Schichten erfaßt. Pathologisch-anatomisch wird die Lamina propria des gesamten Dünndarms, besonders intensiv dessen proximaler Anteil, und die regionären mesenterischen Lymphknoten von einheitlichen lymphoplasmozytischen Zellen infiltriert. Diese Phase mit klinisch gutartigem Verlauf kann Monate und Jahre bis zur Entstehung eines malignen Lymphoms dauern. Der fehlende Nachweis inkompletter α-Ketten schließt die Diagnose IPSID nicht aus.

c) Alters-, Geschlechtsverteilung und relative Inzidenz

Nach einer Zusammenstellung deutscher Autoren, die zwischen α-Kettenerkrankung und mediterranem Lymphom unterscheiden (Roth u. Riecken 1977), beträgt das mediane Alter der Patienten mit α-Kettenerkrankung bzw. mediterranem Lymphom 25 (12–44) Jahre bzw. 22 (3–55) Jahre mit einer nahezu ausgeglichenen Geschlechtsverteilung. Im Vergleich hierzu liegt das mediane Alter der Patienten mit primären intestinalen Lymphomen vom westlichen Typ bei 55 (10–89) Jahren mit einer männlichen Prädominanz von 2–3:1.

In Israel wird die jährliche Inzidenz des mediterranen Lymphoms unter Arabern zwischen 15 und 30 Jahren auf 8 von 100000 und sephardischen Juden auf 3 von 100000 geschätzt (Zlotnick u. Levy 1971). In einer als größtenteils prospektiv deklarierten Studie aus Irak (Al-Saleem u. Zardawi 1979) wird der mediterrane Typ unter 145 Patienten mit primärem intestinalem Lymphom 89mal (61%) aufgeführt und zwar 21mal ohne und 68mal mit Vorliegen eines malignen Lymphoms. Der Nachweis von α-Ketten gelingt bei 22 von 58 Patienten und zwar bei 10 von 15 ohne und bei 12 von 43 mit malignem Lymphom. In einer ähnlich repräsentativen, allerdings retrospektiven Studie aus den USA wird der mediterrane Typ unter 117 Patienten mit primärem intestinalem Lymphom nur 5mal (4,3%) (2 Israelis, 2 Hispano-Amerikaner, 1 Patient unbekannter Herkunft) diagnostiziert (Lewin et al. 1978).

In 3 jüngeren Publikationen beträgt der Anteil der Patienten mit IPSID und α-Ketten gegenüber denen ohne α-Ketten 20, 38 und 69% (Nassar et al. 1978; Al-Bahrani et al. 1978; Doe et al. 1979). Diese großen Differenzen beruhen zum Teil auf methodischen Schwierigkeiten.

d) Klinik: Symptome, Diagnose und Therapie

Die klinische Symptomatik ist einheitlich. Konstantes Symptom der Patienten mit IPSID sind die Zeichen der chronischen Malabsorption mit wäßrigen, großvolumigen Diarrhöen, konsekutivem Gewichtsverlust, Ödemneigung, abdominellen Schmerzen sowie die Entwicklung von Uhrglasnägeln und Trommelschlegelfingern. Häufig wird während der malignen Spätphase ein abdomineller Tumor palpiert. Gelegentlich werden Erbrechen, tetanische Anfälle, Fieber, Wachstumsretardierung, extraabdominelle Lymphome und Zeichen der normo- bis hypochromen Anämie beobachtet. Leber und Milz sind selten vergrößert. Während der Entwicklung zur malignen Spätphase und besonders des apparenten Tumorstadiums sind die Zeichen eines Ileus, Intussuszeption und einer Peritonitis infolge Darmperforation keine seltenen Beobachtungen. Während manche Autoren die Diarrhöen für ein obligates Zeichen der Patienten mit IPSID halten und als differentialdiagnostisches Kriterium gegen das Vorliegen eines intestinalen Lymphoms westlicher Länder verwenden, wird in jüngeren Publikationen ausdrücklich darauf hingewiesen, daß einige Patienten mit IPSID nicht an Diarrhöen leiden (AL-SALEEM u. ZARDAWI 1979: 2 von 25 Patienten; SELZER et al. 1979: 2 von 9 Patienten; LEWIN et al. 1978: 3 von 5 Patienten). Bemerkenswert ist die Beobachtung, daß Durchfälle um Jahre der Diagnose einer IPSID vorausgehen können (RAPPAPORT et al. 1972; DOE et al. 1972; BONOMO et al. 1972; DOE 1975; GUARDIA et al. 1975; SALEM et al. 1977; AL-SALEEM u. ZARDAWI 1979; SELZER et al. 1979). Mit zunehmender Kenntnis des Krankheitsbilds werden sich diese Latenzzeiten vermutlich verkürzen.

Wegen möglicher ätiologischer und pathogenetischer Zusammenhänge wird der parasitären Zusammensetzung im Stuhl besondere Aufmerksamkeit gewidmet. Häufiger als andere Parasiten werden die Giardia-Lamblien beschrieben (DOE et al. 1972; BONOMO et al. 1972; GALIAN et al. 1977).

Kriterien für die Diagnose IPSID sind:

1. die ethnographische Prädominanz,
2. die klinische Symptomatik der chronischen Diarrhöen,
3. die histomorphologische Infiltration mit lymphoplasmozytischen Zellen der Lamina propria des Dünndarms sowie der mesenterischen Lymphknoten mit und ohne malignem Lymphom,
4. der Nachweis von inkompletten α-Ketten (nicht obligat).

Eine etablierte Therapie für Patienten mit IPSID existiert nicht. In der Frühphase werden Patienten überraschend erfolgreich mit Antibiotika und Mykotika mit jahrelang anhaltenden Vollremissionen behandelt (2 Monate, 3, 6 und 7 Jahre). Wenn auch die Krankengeschichten dieser wenigen Patienten ungenügend dokumentiert sind, werden diesen antibiotikasensiblen Frühphasen wegen des möglichen Beitrags zum pathogenetischen Verständnis große Aufmerksamkeit gewidmet. Für Patienten mit IPSID im Tumorstadium gelten die gleichen Richtlinien wie für Patienten mit intestinalem Lymphom vom westlichen Typ (s.S. 245).

Die klinisch-chemischen und biologischen Eigenschaften der α-Ketten können den folgenden Publikationen entnommen werden: SELIGMANN et al. 1968, 1969; SELIGMANN 1975a, b; BROUET et al. 1977; PANGALIS u. RAPPAPORT 1977; HAGHIGI et al. 1978; RAMBAUD et al. 1978, 1980; DOE et al. 1979.

e) Pathologische Anatomie

Der klinisch phasenartige Verlauf vom chronischen Malabsorptionssyndrom bis zum aperten Tumorstadium ist histomorphologisch durch sequentielle Biopsien, Laparotomien und Obduktionsbefunde eher als ein fließender Übergang zu beschreiben. Es sind deswegen Einteilungen vorgeschlagen (GALIAN et al. 1977; NASSAR et al. 1978), die besonders geeignet erscheinen, die Übergangsstadien möglichst quantitativ zu erfassen.

f) Ätiologische und pathogenetische Gesichtspunkte

Offensichtlich handelt es sich bei IPSID um ein Krankheitsbild mit unterschiedlich stark ausgeprägtem Differenzierungsgrad. Die lymphoplasmozytischen Zellen können entsprechend ihrer unterschiedlichen Differenzierungsleistung 1. Immunglobuline nicht produzieren, 2. diese nur intrazellulär exprimieren und 3. inkomplette und komplette Immunglobuline sezernieren.

Bei der IPSID handelt es sich mit großer Wahrscheinlichkeit um ein geographisch bedingtes Lymphom. Damit erinnert dieses Lymphom zwangsläufig an das Burkitt-Lymphom. Bei Patienten mit IPSID muß die chronische Antigenstimulierung vom Darmlumen aus angenommen werden. Die Cholera ist endemisch verbreitet, Epidemien treten periodisch auf. AL-SALEEM meint daher, daß infolge der chronischen Darminfektion mit Vibrio cholerae die humorale und zelluläre Immunität einerseits gestört ist, andererseits die chronische intestinale Antigenstimulierung eine präneoplastische, zunächst polyklonale lymphoproliferative Darmerkrankung induzieren könnte (AL-SALEEM 1978; GÄRTNER et al. 1979). Hierbei entwickeln sich monoklonale, gut ausdifferenzierte lymphatische Zellen mit unterschiedlich stark ausgeprägten Expressionsqualitäten für Immunglobuline (Lymphom vom niedrigen Malignitätsgrad). Die immunoblastische Metamorphose ist möglicherweise Ausdruck eines Differenzierungsblockes. Diese hypothetischen Annahmen erklären nicht die auffallende partielle und inkomplette Produktion von α-Ketten.

III. Sekundäre intestinale Lymphome

Veröffentlichungen hierzu sind spärlich. HERMANN et al. finden in ihrer retrospektiven Studie unter 813 Patienten mit Nicht-Hodgkin-Lymphomen zu Lebzeiten bei 71 Patienten einen intestinalen Primärbefall und bei 31 (3,7%) Patienten (21 männlich, 10 weiblich) eine Sekundärmanifestation (HERRMANN et al. 1980). Bei 20 Patienten ist der Magen, bei 3 der Dünndarm, bei 2 der Dickdarm und bei den übrigen 6 sind unterschiedliche Bereiche infiltriert.

Bei den meisten Patienten mit sekundärem Intestinalbefall handelt es sich um fortgeschrittene und generalisierte Tumorstadien, die zudem entsprechend der ersten Lymphomdiagnostik zytostatisch und/oder strahlentherapeutisch vorbehandelt sind. Die therapeutischen Erfolgschancen sind damit insgesamt gering einzuschätzen.

Im Gegensatz zu der kleinen Anzahl klinischer Sekundärmanifestationen (3,7%) liegt unter Obduktionsbedingungen der Anteil okkulter Metastasen des Intestinaltrakts zwischen 44 und 60% (ROSENBERG et al. 1961; EHRLICH et al. 1968; HERRMANN et al. 1980). Hieraus kann geschlossen werden, daß der sekundäre Intestinalbefall klinisch selten manifest wird.

IV. Lymphome der Kindheit

Kindliche intestinale Lymphome westlicher Länder unterscheiden sich von denen Erwachsener durch folgende 5 Merkmale:
1. Es werden vorwiegend Jungen betroffen.
2. Die Ileozökalregion ist die bevorzugte anatomische Lokalisation.
3. Histologisch werden Lymphome mit hohem Malignitätsgrad diagnostiziert.

4. Intestinale Lymphome werden als abdominelle Tumoren auffällig.

5. Intestinale Lymphommanifestationen sind bei Kindern (25–35% aller Lymphome) zahlreicher als bei Erwachsenen (bis 15%). Die Intussuszeption ist häufigeres Symptom als die Perforation und der Ileus, hingegen ist die Malabsorption selten (JENKIN et al. 1969; MURPHY 1978; LEWIN et al. 1978; ROSENBERG 1979; BUGAT et al. 1979; COX 1979).

V. Hodgkin-Lymphome

Die Unterteilung in primäre und sekundäre Organmanifestation ist wegen der geringen Anzahl beschriebener Patienten mehr von theoretischer Bedeutung. Symptomatologie und Diagnostik unterscheiden sich nicht wesentlich von den Patienten mit Nicht-Hodgkin-Lymphomen.

Einzelbeschreibungen von Patienten mit intestinalen Lymphogranulomatosen von Ösophagus, Magen, Dünndarm, Appendix, Kolon und Rektum deuten darauf hin, daß eine bevorzugte Lokalisation wahrscheinlich nicht existiert (STERNLIEB et al. 1961; SHAPIRO 1961; MODY et al. 1965; NAGATA et al. 1966; BLOCH 1967; BAGREE 1978; HECKER et al. 1978).

Hodgkin-Lymphome des Magen-Darm-Trakts sind selten. Dies geht daraus hervor, daß unter 340 komplett durchuntersuchten, nicht vorbehandelten Patienten eine intestinale Primärmanifestation kein einziges Mal entdeckt werden konnte (KAPLAN 1972). Andere Autoren diagnostizierten eine Lymphogranulomatose in 10 von 100, 2 von 117, 1 von 124, 1 von 22, 1 von 66 und 0 von 43 Patienten mit primären intestinalen Lymphomen (LOEHR et al. 1969; RAPPAPORT et al. 1972; LEWIN et al. 1978; AL-SALEEM u. ZARDARWI 1979; ISAACSON et al. 1979; SELZER et al. 1979).

Die Diagnose von Hodgkin-Lymphomen des Magen-Darm-Trakts bereitet offensichtlich histologisch-zytologisch gegenüber denen von Nicht-Hodgkin-Lymphomen Schwierigkeiten, so daß dieser Diagnose mit großer Skepsis begegnet werden muß. Hierfür sprechen die zunehmenden Beobachtungen der Morphologen, daß eine Lymphogranulomatose durch immunoblastische Lymphome bzw. pleomorphe, diffuse, histiozytäre Lymphome vorgetäuscht werden kann (RAPPAPORT et al. 1972; GALIAN et al. 1977; LEWIN et al. 1978; NASSAR et al. 1978; ISAACSON u. WRIGHT 1978). Es liegt daher die Vermutung nahe, daß es sich bei vielen der früher beschriebenen Hodgkin-Lymphome in Wirklichkeit um immunoblastische Lymphome mit Reed-Sternberg-ähnlichen Zellen gehandelt hat (NASSAR et al. 1978).

Literatur

Al Bahrani Z, Al-Saleem H, Al-Mondhiry, Bakir F, Yahia H, Taha I, King J (1978) Alpha heavy chain disease (report of 18 cases from Iraq). Gut 19:627–631

Al-Saleem T (1978) Evidence of acquired immune deficiencies in mediterranean lymphoma. A possible aetiological link. Lancet I:709–712

Al-Saleem T, Zardawi IM (1979) Primary lymphomas of the small intestine in Iraq: a pathological study of 145 cases. Histopathology 3:89–106

Bagree MM, Kala PC, Vijayvargiya (1978) Hodgkin's disease of small intestine. J Indian Med Assoc 71:153–154

Bennet MH, Farrer-Brown G, Henry K, Jelliffe AM (1974) Classification of non Hodgkin's lymphomas. Lancet II:405–406

Bloch C (1967) Roentgen features of Hodgkin's disease of the stomach. Am J Roentgenol 99:175–181

Bonomo L, Damacco F, Marano S, Bonoma GM (1972) Abdominal lymphoma and alpha chain disease. Am J Med 52:73–86

Brouet JC, Mason DY, Danon F, Preud'Homme JL, Seligman A, Reyes F, Navab F, Galian A, Rene E, Rambaud JC (1977) Alpha chain disease. Evidence for common clonal origin of intestinal immunoblastic lymphoma and plasmacytic proliferation. Lancet I:861

Bugat R, Voigt JJ, Delsol G, Robert A, Combes PF (1979) Non-Hodgkin's primary lymphomas of the gastrointestinal tract. Front Gastrointest Res 4:192–197

Carbone PP, Kaplan HS, Musshoff K, Smithers DW, Tubiana M (1971) Report of the committee on Hodgkin's disease staging classification. Cancer Res 31:1860–1861

Cox JD (1979) Prognostic factors in malignant lymphoreticular tumors of the small bowel and iliacoecal region. Int J Radiat Oncology Biol Phys 5:185–190

Doe WF (1975) Alpha-chain disease, clinicopathological features and relationship to so called mediterranean lymphoma. Br J Cancer (Suppl II) 31:350–355

Doe WF, Henry K, Hobbs JR, Jones FA, Dent CE, Booth CC (1972) Five cases of alpha-chain disease. Gut 13:947–957

Doe WF, Danon F, Seligmann M (1979) Immundiagnosis of alpha chain disease. Clin Exp Immunol 36:189–197

Dorfman RF (1974) Classification of Non-Hodgkin's Lymphomas. Lancet I:1295–1296

Ehrlich AN, Stalder G, Geller W, Sherlock P (1968) Gastrointestinal manifestations of malignant lymphoma. Gastroenterology 54:1115–1121

Freeman C, Berg JW, Cutler SJ (1972) Occurrence and prognosis of extranodular lymphomas. Cancer 29:252–260

Galian A, Lecestre MJ, Scotto J, Bognel C, Matuchansky C, Rambuad JC (1977) Pathological study of alpha-chain disease, with special emphasis on evolution. Cancer 39:2081–2101

Gärtner H-V, Tigges F-J, Mall A (1979) Mediterranes Lymphom – Entwicklung aus einem nicht malignen immunproliferativen Prozeß. Verh Dtsch Ges Pathol 63:362–368

Guardia J, Rubies-Prat J, Gallart MT, Moragas A, Martinez-Vazques JM, Bacardi R, Vilaseca J (1975) The evolution of alpha heavy chain disease. Am J Med 60:596–602

Gough KR, Read AE, Naish JM (1962) Intestinal reticulosis as a complication of ideopathic steatorrhoea. Gut 3:232–239

Haghigi P, Tabei Z, Kharazami A, Gerami A, Abadi P, Haghshenass M (1978) Immunperoxydase study in α-chain disease. Arch Pathol Lab Med 102:555–557

Harris OD, Cooke WT, Thompson H, Waterhouse JA (1967) Malignancy in adult celiac disease and idiopathic steatorrhoea. Am J Med 42:899–912

Hecker R, Sheers R, Thomas D (1978) Hodgkin's disease as a complication of Crohn's disease. Med J Aust 2:603

Henry G, Farrer-Brown G (1977) Primary lymphomas of the gastrointestinal tract. I. Plasma cell tumors. Histopathology 1:53–76

Herrmann R, Friedman M (1980) Bedeutung der Strahlentherapie primärer, lokal begrenzter Non-Hodgkin-Lymphome des Magens. Dtsch Med Wochenschr 105:262–265

Herrmann R, Panahon AM, Barcos MP, Walsh D, Stutzman L (1980) Gastrointestinal involvement in Non-Hodgkin's lymphoma. Cancer 46:215–222

Isaacson P, Wright DH (1978) Intestinal lymphoma associated with malabsorptions. Lancet I:67–70

Isaacson P, Wright DH, Judd MA, Mepham BL (1979) Primary gastrointestinal lymphomas: a classification of 66 cases. Cancer 43:1805–1819

Jenkin RDT, Sonley MJ, Stephens CA, Darte JMM, Peters MV (1969) Primary gastrointestinal tract lymphoma in childhood. Radiology 92:763–767

Kaplan HS (1972) Hodgkin's disease. Harvard University Press, Cambridge

Lennert K, Stein H, Mohri N, Kaiserling E, Müller-Hermelink HK (1978) Malignant lymphomas other than Hodgkin's disease. Histology, cytology, ultrastructure, immunology. Springer, New York Heidelberg Berlin

Lewin KJ, Kahn LB, Novis BH (1976) Primary intestinal lymphoma of „Western" and „Mediterranean" type, alpha chain disease and massive plasma cell infiltration. Cancer 38:2511–2528

Lewin K, Ranchod M, Dorfman RF (1978) Lymphomas of the gastrointestinal tract. Cancer 42:693–707

Loehr WJ, Mujahed Z, Zahn FD (1969) Primary lymphoma of the gastrointestinal tract. A review of 100 cases. Ann Surg 170:232

Lukes RJ, Collins RD (1974a) Immunologic characterization of human malignant lymphomas. Cancer 34:1488–1503

Lukes RJ, Collins RD (1974b) A functional approach to the classification of malignant lymphomas. Recent Results Cancer Res 46:18–30

Mathé G, Rappaport H, O'Conor GT, Torloni H (1976) Histological and cytological typing of neoplastic diseases of hematopoetic and lymphoid tissues. International histological classification of tumours. Vol 14. World Health Organization, Genf

Mody AE, Mascarenhus AFA, Vora NK, Dalal KA (1965) Hodgkin's disease of the stomach – a case report. J Postgrad Med 24:791–795

Murphy SB (1978) Childhood non Hodgkin's lymphoma. N Engl J Med 26:1446–1448

Musshoff K (1977) Klinische Stadieneinteilung der Nicht-Hodgkin-Lymphome. Strahlentherapie 153:218–221

Nagata Y, Hayakawa T, Ariyama Y (1966) Autopsy case of Hodgkin's disease originating in the appendix. Jpn J Clin Med 24:791–795

Nassar VH, Salem PA, Shahid MJ, Alami S, Balikian JB, Salem AA, Nasrallah SM (1978) „Mediterreanean abdominal lymphoma" or immunoproliferative small intestinal disease. Part II: pathological aspects. Cancer 41:1340–1354

Novak S, Caraveo J, Trowbridge AA, Peterson RF, White RR (1979) Primary lymphomas of the gastrointestinal tract. South Med J 72:1154–1158

Pangalis GA, Rappaport H (1977) Common clonal origin of lymphoplasmocytic proliferation and immunoblastic lymphoma in intestinal α-chain disease. Lancet II:880

Rambaud JC, Galian A, Matuchansky C, Danon F, Preud'Homme JL, Brouet JC, Seligmann M (1978) Natural history of α-chain disease and so called mediterreanean lymphoma. Recent Results Cancer Res 64:271–276

Rambaud JC, Modigliani R, Nguyen Phuoc BK, LeCarrer M, Mehaut M, Valleur P, Galian A, Danon F (1980) Non secretory alpha chain disease in intestinal lymphoma. N Engl J Med 303:53

Rappaport H (1966) Tumors of the hematopoietic system. Atlas of tumor pathology, Sect 3, Fasc 8. Armed Forces Institute of Pathology, Washington, D.C.

Rappaport H, Ramot B, Hulu N, Park JK (1972) The Pathology of so called mediterranean abdominal lymphoma with malabsorption. Cancer 29:1502–1511

Report of a WHO meeting of investigators. Alpha-chain disease and related small intestinal lymphoma (1976) Arch Fr Mal App Dig 65:591–607

Rosenberg SA (1979) Non-Hodgkin's Lymphoma – selection of treatment on the basis of histologic type. N Engl J Med 301:924–928

Rosenberg SA, Diamond HD, Jaslowitz B, Craver LF (1961) Lymphosarcoma, a review of 1269 cases. Medicine 40:31–84

Roth S, Riecken EO (1977) Alpha chain disease Mediterranean lymphoma and primary intestinal lymphoma in western countries: A review of the cases in the literature. Ergeb Inn Med Kinderheilkd 39:79–116

Rundles RW (1974) Malignant lymphomas of the gastrointestinal tract. Cancer 34:948–950

Salem PA, Nassar VH, Shahid MJ, Hajj A, Alami SY, Balikian J, Salem AA (1977) „Mediterreanean abdominal lymphoma" or immunoproliferative small intestinal disease. Cancer 40:2941–2947

Seijffers M, Levy M, Hermann G (1968) Intractable watery diarrhea, hypokalemia, and malabsorption in a patient with mediterranean type of abdominal lymphoma. Gastroenterology 55:118–124

Seligmann M (1975a) Immunochemical, clinical, and pathological features of α-chain disease. Arch Intern Med 135:78–82

Seligmann M (1975b) Alpha chain disease: immunoglobulin abnormalities, pathogenesis and current concepts. Br J Cancer [Suppl II] 31:356–361

Seligmann M, Danon F, Hurez D, Mihaesco E, Preud'Homme JL (1968) Alpha-chain disease a new immunglobulin abnormality. Science 162:1396–1397

Seligmann M, Mihaesco E, Hurez D, Mihaesco C, Preud'Homme JL, Rambaud JC (1969) Immunochemical studies in four cases of alpha chain disease. J Clin Invest 48:2374–2389

Selzer G, Sherman G, Callihan TR, Schwartz Y (1979) Primary small intestinal lymphomas and α-heavy-chain disease. Israel J Med Sci 15:111–123

Shapiro HA (1961) Primary Hodgkin's disease of the rectum. Arch Intern Med 107:270–273

Sternlieb P, Mills M, Bellamy J (1961) Hodgkin's disease of the small bowel. Am J Med 31:304–309

WHO Report on alpha-chain disease and related small intestinal lymphoma: a memorandum (1976) Bull World Health Organ 54:615–624

Zlotnick A, Levy M (1971) α-jeavy-chain disease. A variant of Mediterranean lymphoma. Arch Intern Med 128:432–436

Endokrine Tumoren des Dünndarms

G.E. FEURLE und V. HELMSTÄDTER

Mit 4 Abbildungen und 4 Tabellen

A. Argentaffine Karzinoide

I. Definition und Geschichte

Als Karzinoide (OBERNDORFER 1907) bezeichnet man epitheliale, häufig hormonaktive Tumoren, die sich von den Zellen des diffusen, endokrinen Systems in den Organen des embryonalen Darmrohrs vom Kiemen- bis zum Enddarm (WILLIAMS u. SANDLER 1963) aber auch im Urogenitaltrakt ableiten (WILLIAMS et al. 1980). Da diese Tumoren ein unterschiedliches Spektrum endokriner oder biochemischer Aktivität aufweisen, ist der Begriff Karzinoid im wesentlichen morphologisch charakterisiert (SOGA 1976). Er wird durch histochemische, biochemische und immunhistologische Methoden weiter präzisiert.

In den Organen, die sich von den oberen und mittleren Teilen des embryonalen Mitteldarms aber auch vom kaudalsten Abschnitt des Vorderdarms ableiten, finden sich die serotoninproduzierenden, direkt versilberbaren (argentaffinen) Karzinoide, auf die sich Abschnitt A beschränkt. Sie zeigen sich sehr selten im Duodenum und Pankreas, gelegentlich im Jejunum und häufig im Ileum und der Appendix. Man bezeichnet diese Tumoren als „klassische", enterochromaffine (EC-)Zellkarzinoide, Argentaffinome oder argentaffine Karzinoide (WILLIAMS et al. 1980). Wenn der immunhistologische Nachweis von Serotonin weitere Verbreiterung gefunden haben wird, könnten diese Tumoren künftig spezifischer als bisher Serotoninome genannt werden. Die Peptidhormon – aber nicht Serotonin – produzierenden, nichtargentaffinen, jedoch argyrophilen (indirekt versilberbaren), endokrinen Tumoren des Dünndarms sind meist im Duodenum gelegen, sie werden in Abschnitt B behandelt. Außerdem finden sich im Dünndarm selten sowohl nichtargentaffine, argyrophile, als auch überhaupt nichtversilberbare Karzinoide (SOGA 1976), auf die nicht weiter eingegangen wird, da sie, soweit man weiß, nicht endokrin aktiv sind.

Das erste Karzinoid als „Drüsenpolyp im Ileum" wurde 1867 von LANGHANS beschrieben. HUEBSCHMANN (1910) beobachtete, daß Karzinoide auf der Schnittfläche gelblich waren; er vermutete deshalb, daß sie von den gelben – den enterochromaffinen – Zellen (HEIDENHAIN 1870; KULTSCHITZKY 1897; SCHMIDT 1905) des Intestinums abstammten. GOSSET und MASSON (1914) bewiesen dies, indem sie zeigten, daß sich die Karzinoide ebenso wie die enterochromaffinen

Zellen mit Silbersalzen ohne weitere Reduktionsmittel anfärben ließen (argentaffine Zellen oder Tumoren). Die Abstammung der Karzinoide vom System der diffusen, hellen, endokrinen oder parakrinen Zellen wurde durch die Untersuchung FEYRTERS (1932, 1953, 1962) bestätigt. Nachdem ERSPAMER und ASERO (1952) das 5-Hydroxytryptamin (Serotonin) als spezifisches Hormon der enterochromaffinen Zellen identifiziert hatten, gelang LEMBECK (1953) der Nachweis von 5-Hydroxytryptamin in einem Karzinoidtumor. Neuere Untersuchungen weisen darauf hin, daß die Karzinoide nicht von den EC-Zellen der Schleimhaut (LUBARSCH 1888), sondern von denen der Lamina propria des Darmes ausgehen (SHERMAN et al. 1979; HÖFLER et al. 1982).

Die klinische Manifestation der endokrinen Aktivität der Karzinoide mit gastrointestinalen, vasomotorischen, pulmonalen und kardialen Symptomen wurde zunächst als zufälliges Zusammentreffen gedeutet (SCHOLTE 1931; CASSIDY 1931), in den Jahren 1953 und 1954 aber unabhängig voneinander von Arbeitsgruppen in der Schweiz (ISLER u. HEDINGER 1953), den USA (ROSENBAUM et al. 1953) und Schweden (THORSON et al. 1954) als pathogenetische Einheit erkannt und als Karzinoidsyndrom bezeichnet. SJOERDSMA et al. (1955) beobachteten, daß eine vermehrte Ausscheidung des Serotoninmetaboliten 5-Hydroxyindolessigsäure im Urin die Diagnose sicherte. Nachdem zunächst angenommen wurde, daß Serotonin für die anfallsartigen Gesichtsrötungen (Flush) verantwortlich sei (PERNOW u. WALDENSTRÖM 1954), zeigte sich bald, daß die Erscheinungen des Karzinoidsyndroms nicht oder nur partiell durch Serotonin erzeugt werden konnten und daß der Serotoninspiegel während des Flushs keineswegs immer erhöht war (ROBERTSON et al. 1962; OATES u. SJOERDSMA 1962; LEVIN u. SJOERDSMA 1963). MENGEL (1965) und ENGELMAN et al. (1967) beobachteten, daß Serotoninantagonisten bzw. Serotoninsynthesehemmer lediglich zu einer Verminderung der intestinalen Erscheinungen des Karzinoidsyndroms führten, die anderen Manifestationen aber nicht beeinflußten. OATES et al. (1964) bewiesen dann, daß die Ausschüttung von Kininen (insbesondere dem Enzym Kallikrein) für die vaskulären Erscheinungen verantwortlich waren. Neuere Untersuchungen haben gezeigt, daß in den Karzinoiden des Mitteldarms auch Peptidhormone wie Substanz P (HAKANSON et al. 1977; ALUMETS et al. 1977; SKRABANEK et al. 1978), Enteroglukagon (WILANDER et al. 1979) sowie Prostaglandine (JAFFE u. CONDON 1976) produziert werden.

Zum Thema Karzinoid und Karzinoidsyndrom liegt eine Reihe ausführlicher Monographien vor, deren Zitate nicht alle wiederholt werden (JOUANNEAU u. MALAFOSSE 1971; GRAHAME-SMITH 1972; SANDERS 1973; MARKS 1979). Die Monographie von KÄHLER (1967) weist 885, die von ZULUAGA (1979) 714 Literaturzitate nach.

II. Häufigkeit, Altersverteilung, Geschlecht und familiäres Vorkommen

Eine systematische Studie im Autopsiematerial von Malmö der Jahre 1959–1962 ergab eine Prävalenz von 1,1% und eine Inzidenz von weniger als 1 gastrointestinales Karzinoid pro 100 000 Einwohner und Jahr (LINELL u. MANSSON 1966). Etwa 22% der gastrointestinalen Karzinoide finden sich im Dünndarm, wo sie etwa $^1/_3$ aller bösartigen Dünndarmtumoren ausmachen (GODWIN 1957). Karzinoide können in jedem Lebensalter auftreten, das Maximum liegt im 6. Lebensjahrzehnt (GODWIN 1957). Die Geschlechtsverteilung ist etwa gleich. Bei der weißen nordamerikanischen Bevölkerung scheinen Karzinoide häufiger zu sein als bei der schwarzen. Über eine familiäre Häufung ist sehr selten berichtet worden (Eschbach u. Rinaldo 1962; Methfessel et al. 1973).

III. Pathologie

1. Makroskopie

Die Verteilung im Gastrointestinaltrakt ist in Tabelle 1 abgebildet. Dünndarmkarzinoide sind meist klein, ihr Durchmesser liegt etwa zwischen 3 und 30 mm, in etwa $1/3$ der Fälle treten sie multipel auf: Mitunter findet man über 20 reiskorngroße Tumoren (Hegglin u. Zollinger 1956; Barclay u. Robb 1968). Ihre Schnittfläche ist gelblich, oberflächlich sehen sie wie gutartige Tumoren aus. Sie werden von einer intakten Schleimhaut bedeckt, wachsen aber an der Basis infiltrativ in die Muscularis propria und Serosa ein. Große Tumoren können exulzerieren. Typisch ist weiterhin eine bindegewebige Umgebungsreaktion mit Raffung der umliegenden Strukturen und einer damit verbundenen Faltenbildung und Abknickung des Dünndarms, was röntgendiagnostisch von Bedeutung sein kann. Das Dünndarmkarzinoid bildet im Gegensatz zum Appendixkarzinoid (Marks 1979) häufig Metastasen, die sich zunächst in regionären Lymphknoten, später im Mesenterium, dem Netz, dem Peritoneum und der Leber ausbreiten. Die Metastasierungstendenz ist abhängig von der Tumorgröße. Bei einem Durchmesser von weniger als 1 cm finden sich in etwa 2% der Fälle Metastasen, bei einer Größe von 1–2 cm in etwa 50%, bei Dünndarmkarzinoiden von über 2 cm Durchmesser in 80% (Moertel et al. 1961; Jouanneau u. Malafosse 1971).

Tabelle 1. Lokalisation von Karzinoiden (hierbei handelt es sich keineswegs nur um argentaffine Tumoren)

	Godwin (1975) n=970 (%)	Sanders (1973) n=3633 (%)	Kähler und Heilmeyer (1961)	
			Chirurgische Kollektive n=286 (%)	Autoptische Kollektive n=159 (%)
Magen	1,96	2,7	2,8	–
Duodenum	2,27	2,2	1,4	0,6
Jejunum	1,96	27,3	13,3	59,8
Ileum	13,81	–	–	–
Meckel-Divertikel	–	1,3	–	–
„Dünndarm"	7,22	–	–	–
Appendix	35,05	44,3	63,0	30,0
Kolon	7,53	2,6	4,2	3,8
Rektum	12,27	19,4	14,0	5,1
Gallenblase	–	0,2	–	–
Lunge	14,12	–	–	–
Gonaden	0,31	–	–	–
unbekannt	3,51	–	1,8	0,6

2. Lichtmikroskopie

Runde oder polygonale, gleichförmige Zellen bilden noduläre solide Nester, die häufig durch reichliches Stroma voneinander getrennt sind. Diese Stränge durchwachsen in soliden Formationen die Darmwand. Typisch ist eine Diskrepanz zwischen ruhigem Zellbild und infiltrativem Wachstum (HEDINGER 1972). Das häufig schaumig wirkende Zytoplasma enthält meist am vaskulären Pol die argentaffinen Granula. SOGA und TAZAWA (1971) unterscheiden 4 Karzinoidtypen. Beim Typ A findet man solide Tumorzellnester mit invasiven Wachstumssträngen an der Peripherie. Typ B entspricht einem Tumor mit trabekulären oder bandartigen Strängen, die oft miteinander anastomisieren. Der Typ C baut sich aus tubulären, azinösen oder rosettenartigen Tumorzellgruppen auf. Typ D besteht aus weniger oder atypisch differenzierten Zellen. In einer 5. Gruppe findet man Mischbilder der Typen A–D. Im Dünndarm herrscht die Gruppe A oder der Mischtyp vor. Lokale und bereits metastasierende Karzinoide lassen sich histologisch am Zellbild meist nicht unterscheiden; vereinzelt findet sich eine etwas größere Kernpolymorphie, gelegentlich sind auch Mitosen oder glanduläre Strukturen festzustellen (FUNK et al. 1965).

3. Histochemie

Von der großen Zahl histochemischer Methoden sollen nur einige erwähnt werden. Praktisch wichtig für die Diagnostik ist die Eigenschaft der Dünndarmkarzinoide, Silbersalze ohne Zusatz eines Reduktionsmittels zu metallischem Silber zu reduzieren (GOSSET u. MASSON 1914) (Abb. 1). Dieses Phänomen an formolfixiertem Material – als *Argentaffinität* bezeichnet – erlischt wenige Stunden nach dem Tode. Manche Karzinoidzellen sind in der Lage, Silbersalze in Gegenwart eines Reduktionsmittels zu metallischem Silber zu reduzieren und sich so mit Silber anzufärben, was als Argyrophilie bezeichnet wird (GRIMELIUS 1968). Technische Details finden sich bei HAMPERL (1932), PEARSE (1972) und WILLIAMS et al. (1980). Die Karzinoide von Bronchus, Magen, Duodenum, Pankreas, Kolon und Rektum sind i. allg. argyrophil, die von Dünndarm und

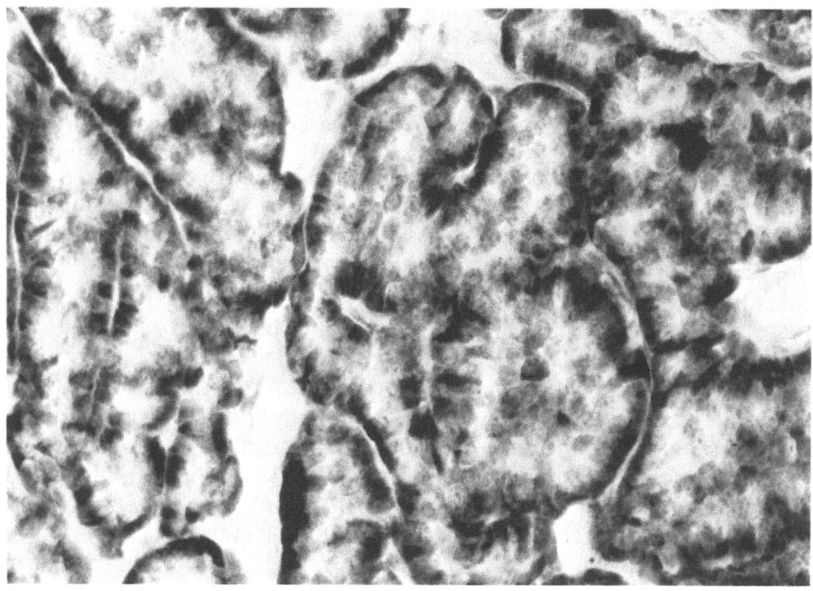

Abb. 1. Argentaffine Reaktion in einem ilealen Karzinoid nach Masson-Fontana (PEARSE 1972). Man erkennt die schwarze Silberansammlung im Zytoplasma. ×1125

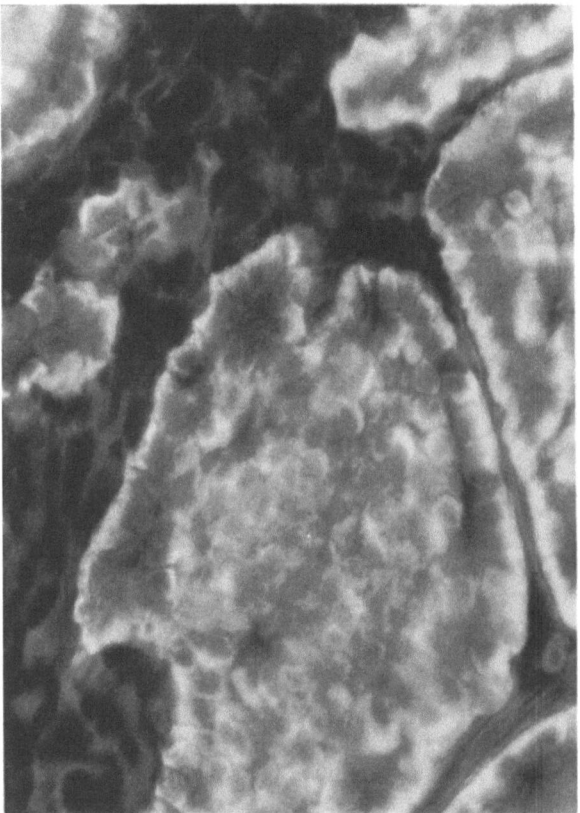

Abb. 2. Fluoreszenzoptische Aufnahme nach Formaldehydbedampfung eines ilealen Karzinoids. Man erkennt die leuchtend helle Reaktion des Zytoplasmas als Serotoninnachweis. Die Kerne sind ausgespart. Nichtfluoreszierende Stromafelder sind dunkel. × 645

Appendix argentaffin und argyrophil (Wilander et al. 1977). Elektronenmikroskopische Untersuchungen haben gezeigt, daß die silberpositiven Granula endokrine Sekretgranula darstellen (Schumacher u. Schulz 1963; Grimelius 1969; Vassallo et al. 1971; Wilander et al. 1977a; Alumets et al. 1977). Die chemische Natur dieser Reaktionen ist nicht völlig geklärt (Wilander et al. 1977).

Eine weitere Nachweismöglichkeit resultiert aus der Beobachtung, daß sich zwischen Formaldehyd und Serotonin ein fluoreszierender Komplex bilden kann (Casella u. Reggiani 1946; Eränkö 1951) (Abb. 2). So zeigt Fluoreszenz nach *Formaldehydbedampfung* Serotonin an (Barter u. Pearse 1953; Falck 1962), die Bedampfung mit o-Phtaldialdehyd Histamin (Ehinger u. Thunberg 1967) und die Bedampfung mit Gloxylsäuremonohydrat Tryptamin und Dopamin (Axelson et al. 1973). Eine Differenzierung zwischen Dopamin und Noradrenalin ist durch die kombinierte Paraformaldehyd-HCl-Bedampfung möglich (Corrodi u. Jonsson 1967). Die Kombination Paraformaldehyd-Ozon-Bedampfung erlaubt den Nachweis von Tryptamin (Björklund et al. 1968). Angaben über weitere Färbungen wie die Ferriferrozyanidreaktion, die Ninhydrinmethode, die alkalische Diazoreaktion und die Indophenolkondensation finden sich bei Sanders (1973).

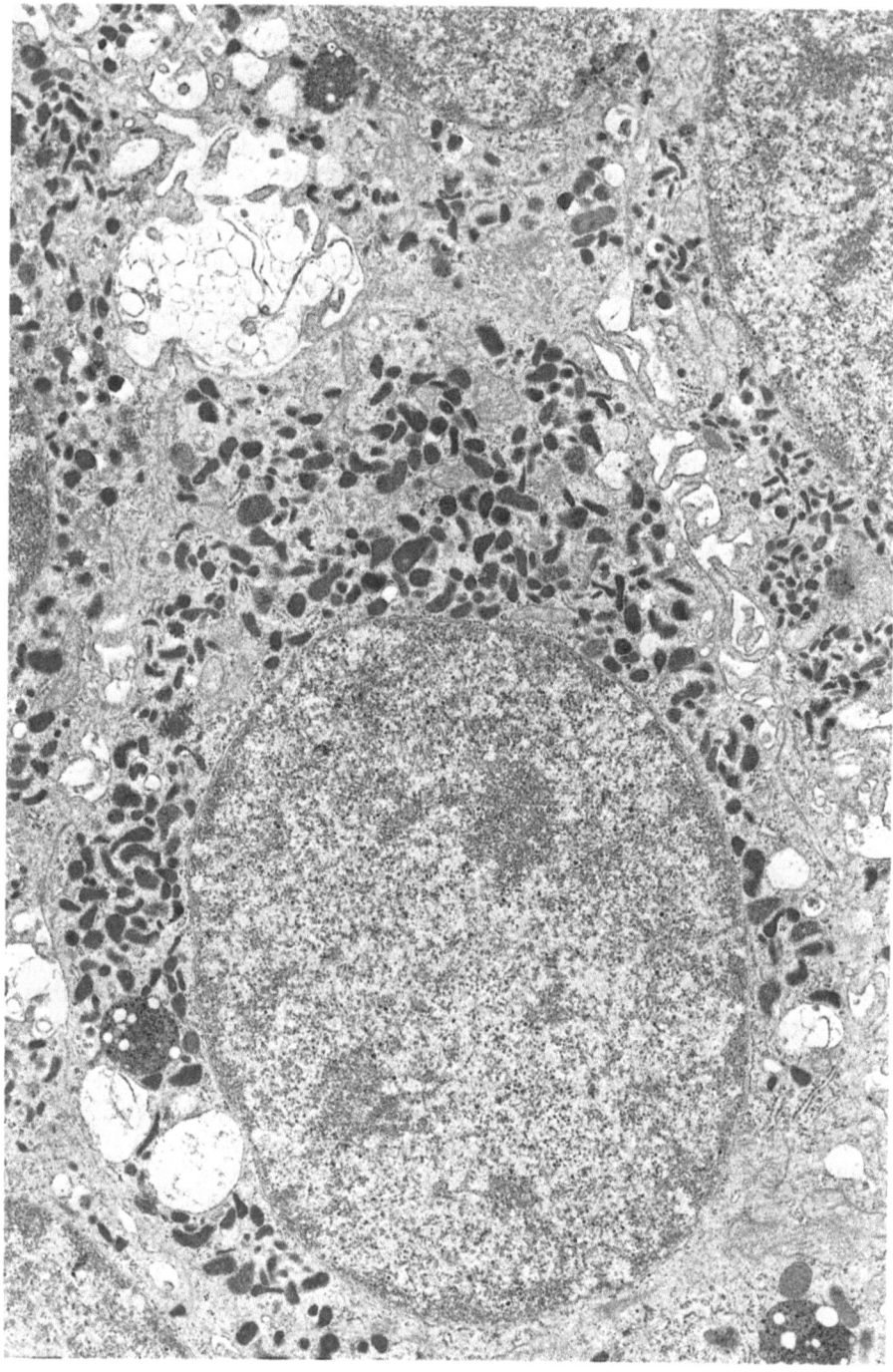

Abb. 3. Elektronenmikroskopische Aufnahme eines ilealen Karzinoids mit typischen EC-Zellen, die elektronendichte, polymorphe Sekretgranula enthalten. EM 10 Zeiss, 20000. (Das elektronenmikroskopische Präparat wurde uns dankenswerterweise von Prof. Dr. FORSSMANN, Anatomisches Institut der Universität Heidelberg zur Verfügung gestellt)

4. Immunhistologie

Der immunhistologische Nachweis von Serotonin ist erst kürzlich gelungen (Solcia et al. 1981). Diese Methode wird vermutlich künftig die Prüfung auf Argentaffinität und auf formolinduzierte Fluoreszenz ablösen, da sie spezifischer ist (Cuello et al. 1982). Bei über 90% der untersuchten Präparate kamen die histochemischen und die immunhistologischen Methoden zu übereinstimmenden Ergebnissen. Es gibt aber sowohl einige argentaffine Zellen, in denen Serotonin immunhistologisch nicht nachweisbar ist, als auch wenige endokrine Zellen, die immunhistologisch Serotonin enthalten, aber nicht argentaffin sind (Portela-Gomes 1982). Die histologischen Methoden, sei es die indirekte Immunfluoreszenz (Coons et al. 1955) oder die Peroxydase-Antiperoxydase-Methode (Sternberger 1974) haben weiter gezeigt, daß Dünndarmkarzinoide außer Serotonin noch Peptide wie Substanz P enthalten (Hakanson et al. 1977; Alumets et al. 1977). Zusätzlich wurde Enteroglucagon nachgewiesen (Wilander et al. 1979). Die Tatsache, daß sowohl die enterochromaffine (EC-)Zelle (Pearse u. Polak 1975; Heitz et al. 1976) als auch Karzinoide Serotonin und Substanz P enthalten, ist ein weiterer Hinweis darauf, daß sich die Karzinoide von der EC-Zelle ableiten (Wilander et al. 1979). Kürzlich sind immunhistologisch außerdem gastrinpositive Zellen in Dünndarmkarzinoiden nachgewiesen worden (Wilander u. El-Salhy 1981). Es ist jedoch noch unklar, ob es sich tatsächlich um Gastrin oder um eine immunhistologische Kreuzreaktion mit einem Peptid ähnlicher Sequenz handelt.

5. Elektronenmikroskopie

Bei der ultrastrukturellen Untersuchung von Dünndarmkarzinoiden findet man Zellen, die weitgehend den intestinalen, enterochromaffinen Zellen (Solcia et al. 1976) gleichen. (Luse u. Lacy 1960; Verley 1965; Black 1968; Serratoni u. Robboy 1975; Schumacher u. Schulz 1963) (Abb. 3).

IV. Biochemie

Aus Dünndarmkarzinoiden läßt sich eine Fülle verschiedener Substanzen extrahieren. Neben dem 5-Hydroxytryptamin (Serotonin) (Lembeck 1953; Pernow u. Waldenström 1957) auch 5-Hydroxytryptophan (Oates u. Sjoerdsma 1962; Grahame-Smith 1964; Feldman 1978), Kallikrein (Oates et al. 1964; Levine u. Sjoerdsma 1963; Melmon et al. 1965a), Histamin besonders bei Magenkarzinoiden (Pernow u. Waldenström 1954; Sandler u. Snow 1958; Oates u. Sjoerdsma 1962), Prostaglandine (Jaffe u. Condon 1976; Jaffe 1979), Substanz P (Skrabanek et al. 1978; Gamse et al. 1982), Enteroglukagon (s. Abschnitt A.I und A.III.4) sowie Dopamin und Noradrenalin (Goedert et al. 1980). In Tabelle 2 sind die Synthese- und Abbauwege sowie die mögliche Mitwirkung am Karzinoidsyndrom – soweit bekannt – vereinfacht dargestellt.

V. Krankheitsverläufe

1. Dünndarmkarzinoide als Tumor

Da die Dünndarmkarzinoide meist klein sind und sehr langsam wachsen, verursachen sie anfangs keine Symptome. Sie werden deshalb in diesem Stadium nur zufällig bei einer Laparotomie, einer abdominellen Arteriographie, einer röntgenologischen Magen-Darm-Passage oder der Autopsie entdeckt. Größere

Tabelle 2. Vereinfachte Darstellung der biochemischen Grundlagen und der möglichen Pathogenese des Karzinoidsyndroms

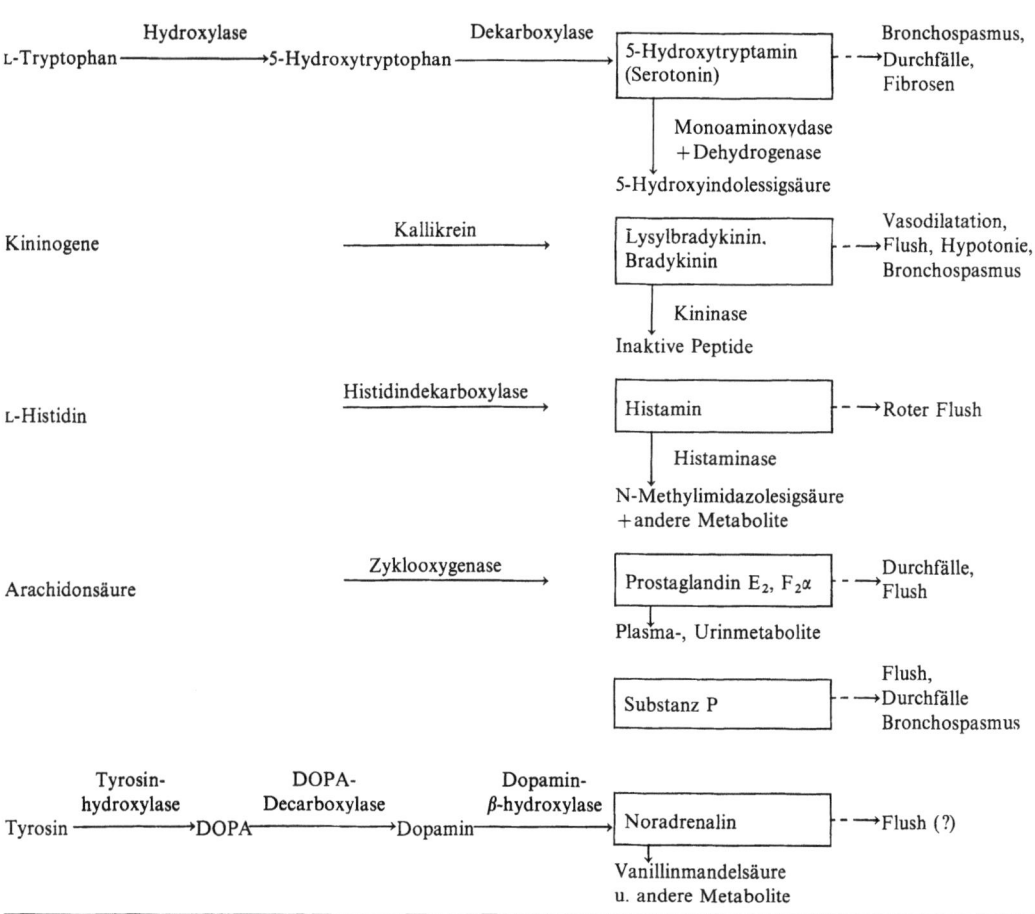

Tumoren können tastbar sein oder einen intermittierenden oder kompletten Dünndarmileus erzeugen, der durch eine Intussuszeption kompliziert sein kann. Gelegentlich macht sich ein exulzeriertes Karzinoid durch eine enterale Blutung bemerkbar (HUI et al. 1978). Selten treten ischämische Mesenterialinfarkte oder eine chronisch-venöse Stauung des Dünndarms auf infolge einer durch das Karzinoid bedingten progredienten Stenosierung der Mesenterialgefäße (ANTHONY 1970; ANTHONY et al. 1970). Die Fibrosierung in der Umgebung des Tumors kann eine Abknickung oder/und Verdickung der Darmwand und so ebenfalls einen Subileus oder Ileus bewirken. In anderen Fällen führen regionale oder hepatische Metastasen zur Entdeckung eines Dünndarmkarzinoids. Fernmetastasen in Ovarien, Lungen, Milz, Nieren, Gehirn, Nebennieren, Hoden oder Subkutangewebe können erstes Anzeichen eines Dünndarmkarzinoids sein (DIFFENBAUGH u. ANDERSON 1956). Knochenmetastasen sind oft osteoplastisch. Bemerkenswert ist die überzufällig häufige Assoziation mit anderen bösartigen Tumoren, die nach GODWIN (1975) bei 9–13%, nach MOERTEL et al. (1961) bei 17–35% liegt.

Tabelle 3. Symptome bei 138 Fällen von Karzinoidsyndrom. (Nach Kähler u. Heilmeyer 1961)

	Symptom	Häufig-keit	%
Haut	Flush	129	93,5
	Dauerzyanose	25	18,1
	Teleangiektasien	35	25,2
	Pellagraartige Dermatose	9	6,5
Respirationstrakt	Asthma	26	18,9
Magen-Darm-Trakt	Diarrhöen	107	77,5
	Kolikartige Leibschmerzen	70	50,7
	Ileus oder Subileus	21	15,2
Herz	Rechtsseitige Endokardfibrose (autoptisch oder durch Herzkatheter gesichertes Klappenvitium)	55	39,9
	Linksseitige Endokardfibrose (nur autoptisch nachgewiesen)	18	13,1
Wasserhaushalt	Oligurie oder Ödeme (ohne Anhalt für Herzerkrankung)	26	18,9
Gelenke	Gelenkbeschwerden, „Arthritis"	10	7,3
Tumor	Palpabler Lebertumor	86	62,4
Körpergewicht	Gewichtsverluste	65	47,1

2. Karzinoidsyndrom

Mit Hilfe ihrer endokrinen Kapazität können Dünndarmkarzinoide eine eigenartige und komplexe Symptomatik erzeugen: das Karzinoidsyndrom (Tabelle 3). Bei 95% der Patienten mit diesem Syndrom ist ein ausgedehnter Tumor mit Lebermetastasen vorhanden. Wenn bei einem Tumor, der sich auf Darm und Peritoneum beschränkt, ein Karzinoidsyndrom auftritt, handelt es sich meist um eine sehr große Geschwulst (Davis et al. 1973).

Man nimmt an, daß die vom Karzinoid in das Pfortadersystem abgegebenen Substanzen in der Leber rasch inaktiviert werden, so daß sie im großen Kreislauf nicht wirksam werden können. Lediglich die von Metastasen in der Leber und extraintestinal gelegenen (in Gonaden oder Bronchien) Karzinoiden gebildeten Substanzen gelangen direkt in den großen Kreislauf und können als lokalisierte Tumoren ein Karzinoidsyndrom verursachen. Aber nur bei etwa 71% der Patienten mit Dünndarmkarzinoidmetastasen in der Leber tritt ein Karzinoidsyndrom auf (Davis et al. 1973). Möglicherweise ist auch die Tumormasse bedeutungsvoll, die i. allg. bei Tumoren mit Lebermetastasen wesentlich größer ist als bei regional beschränkten Geschwülsten. Bei etwa $^3/_4$ der Patienten mit Karzinoidsyndrom läßt sich der Dünndarm als Sitz des Primärtumors feststellen (Kähler u. Heilmeyer 1961; Davis et al. 1973; Jouanneau u. Malafosse 1971) (Tabelle 4).

In einer Serie von 209 Fällen mit Dünndarmkarzinoid litten 35% der Patienten mit Leber- und 6% der Patienten mit Lymphknotenmetastasen an einem Karzinoidsyndrom. Beim lokalisierten Karzinoid wurde ein Karzinoidsyndrom in keinem einzigen Fall beobachtet (Moertel et al. 1961).

Beim Karzinoidsyndrom treten die Symptome zunächst anfallsweise in Erscheinung, im späteren Verlauf kommt es auch zu permanenten Krankheitsfolgen.

Tabelle 4. Lokalisation des Primärtumors beim typischen Karzinoidsyndrom

	KÄHLER und HEILMEYER (1961) n = 138 (%)	DAVIS et al. (1973) n = 94 (%)	JOUANNEAU und MALAFOSSE (1971) n = 40 (%)
Magen	1,5	–	7,5
Duodenum	0,7	–	0
Jejunum	4,4	} 75,8	} 70
Ileum	68,2		
Meckel-Divertikel	0,7	–	0
Appendix	1,5	1	7,5
Zökum	2,2	–	–
Kolon	0,7	5,4	15
Rektum	0	–	0
Gonaden	3,6	–	–
unbekannt	16,6	10,9	–
Lunge	–	5,4	–

a) Anfallsartige Symptome

Flush. Die eindrucksvollste der paroxysmalen Erscheinungen ist der Flush (CASSIDY 1931). Es handelt sich um eine anfallsartig auftretende, purpurrote Verfärbung des Gesichts und der oberen Körperhälfte, der eine Erweiterung von kutanen Kapillaren und präkapillären Arteriolen zugrunde liegt. Dieses Phänomen ist vermutlich durch Bradykinin bedingt, da sich durch Bradykinininfusion Flushanfälle, Hyperpnö, Tachykardie und Hypotonie erzeugen lassen und Kininspiegel im Lebervenenblut bei Patienten mit Karzinoidlebermetastasen erhöht sind (OATES et al. 1964, 1966). Aber nicht bei jedem Patienten mit Karzinoidflush findet man erhöhte Bradykininspiegel, so daß Bradykinin nicht alleiniger Vermittler der Flushsymptomatik sein kann. Auch durch intravenöse Injektion von Substanz P läßt sich ein Flush sowie Tachykardie und Blutdruckabfall erzeugen (DUNÉR u. PERNOW 1960).

Bei etwa $^1/_3$ der Patienten mit Karzinoidsyndrom ist der Flush entweder nicht vorhanden oder so selten oder schwach, daß er klinisch nicht erkannt wird (DAVIS et al. 1973). Beim Flush kann es in der oberen Körperhälfte auch zu Schmerzen und Schwellungen kommen, die an ein Quinckeödem oder an ein Erysipel erinnern. Weiterhin können Kopfschmerzen, Fieber, Übelkeit, Erbrechen und Bewußtseinsstörungen auftreten.

GRAHAME-SMITH (1972) teilt die Flushsymptomatik in 4 Formen ein:

Beim ersten Typ findet sich eine diffuse Rötung im Gesicht, am Hals und der vorderen Brustwand, also der beim Flush typischerweise befallenen Region. Bei genauerer Inspektion ist die Rötung oft auch am Bauch, am Rücken und den Handflächen festzustellen. Diese Erscheinungen dauern in der Regel 2–5 min.

Beim zweiten Typ hat die Verfärbung einen mehr violetten Ton. Die Symptomatik befällt die gleichen Körpergegenden, dauert aber etwas länger. Zusätzlich beobachtet man Konjunktivalschwellungen und Tränenfluß. Es kann auch zu einer permanenten Zyanose mit dilatierten Hautgefäßen kommen (Abschnitt A.V.2b).

Der dritte Typ tritt v.a. beim bronchialen, aber auch beim enteralen Karzinoid auf. Er kann mehrere Stunden anhalten und sich sogar über 2–3 Tage erstrecken. Die Rötung ist geringer als beim ersten Typ, aber weiter ausgebreitet. Starker Tränenfluß, konjunktivale Injektion, Gesichtsschwellung sowie Herzklopfen und Blutdruckabfall sind weitere Symptome. Außerdem kann es zu einer schweren Diarrhö kommen.

Der vierte Typ findet sich v.a. beim Karzinoid des Magens, er soll durch eine Freisetzung von Histamin oder 5-Hydroxytryptophan verursacht sein. Man findet postprandial besonders am Hals eine hellrote, fleckige Verfärbung, wobei auch eine regionale Weißfärbung zu beobachten ist.

Diese Anfälle können durch verschiedene Faktoren ausgelöst werden, so durch Erregung, Defäkation, Miktion, Lagewechsel, Druck auf den Tumor oder große Mahlzeiten. Wichtig, auch in diagnostischer Hinsicht, ist die Auslösung durch Alkohol und Katecholamine (s. Abschnitt A.VI.1).

Diarrhö. Als zweithäufigstes, anfallsweise auftretendes Symptom ist die Diarrhö zu nennen. Hierbei sind Episoden mit starkem Stuhldrang 2- bis 3mal täglich typisch, es können aber auch bis zu 20 Entleerungen auftreten. Häufig sind damit krampfartige Bauchschmerzen, laute Darmgeräusche sowie explosive Defäkationen verbunden. Die Darmentleerung kann mit einem Flush kombiniert sein. Mehrere Beobachtungen deuten darauf hin, daß Serotonin bei der Entstehung der Diarrhö beteiligt ist. Es stimuliert Tonus und Motilität des Dünndarms und hemmt Motilität von Magen und Kolon (LEMBECK 1962; MISIEWICZ et al. 1969); außerdem bewirkt es eine Nettoflüssigkeitssekretion ins Darmlumen (KISLOFF u. MOORE 1976). Für die Rolle von Serotonin bei der Entstehung der Durchfälle im Rahmen eines Karzinoidsyndroms spricht auch die Beobachtung, daß Serotoninantagonisten die Durchfälle bessern können (MELMON et al. 1965). Weiterhin führt Parachlorphenylalanin, ein Hemmer der Serotoninsynthese, zu einer Verringerung der Durchfälle (SJOERDSMA et al. 1970).

Allerdings vermögen auch Prostaglandine eine Wasser- und Elektrolytsekretion ins Dünndarmlumen (MATUCHANSKY u. BERNIER 1973; BUKHAVE u. RASK-MADSEN 1980), eine Erschlaffung der Ring- und eine Kontraktion der Längsmuskulatur des Dünndarms sowie eine Hemmung der segmentalen Kontraktion im Kolon zu erzeugen (BENNET et al. 1968; HUNT et al. 1975). Durch orale Verabreichung von Prostaglandin E_1 und Prostaglandin $F_2\alpha$ lassen sich beim Menschen Bauchkrämpfe und Durchfälle bewirken (HORTON et al. 1968). Die intestinale Transitzeit wird durch Prostaglandin E_1 verkürzt (MISIEWICZ et al. 1966). Die Rolle der Prostaglandine in der Pathogenese der Diarrhö kann aber keineswegs als geklärt gelten, da viele methodische Probleme noch ungelöst sind (BUCKHAVE u. RASK-MADSEN 1979; RASK-MADSEN u. BUCKHAVE 1979).

Des weiteren ist von LILJEDAHL et al. (1958) gezeigt worden, daß sich auch durch Substanz P segmentale und peristaltische Darmkontraktionen erzeugen lassen.

Bronchokonstriktion. Seltener sind Asthmaattacken. Sie treten häufig zusammen mit Tachypnö und Flush auf. Ihnen liegt meist eine reversible, selten auch eine chronisch intermittierende Bronchokonstriktion zugrunde (HALES u. MARK 1981). Dabei kann es zu schweren Asthmaanfällen kommen.

Serotonin kann beim Tier (COMROE et al. 1953) und beim Asthmatiker (HERKHEIMER 1953) eine Bronchokonstriktion auslösen. Es gilt deshalb als ein Faktor bei der Entstehung der bronchialen Symptome beim Karzinoidsyndrom. Da jedoch Serotonininhibitoren die Asthmaattacken beim Karzinoidsyndrom nicht immer bessern, kann man schließen, daß auch bei diesem Symptom noch weitere, unbekannte Faktoren beteiligt sind. Einer davon mag Substanz P sein, da sich dadurch in vivo (BHOOLA et al. 1962; BISSET u. LEVIS 1962) und in vitro (SAID u. MUTT 1977) eine Bronchokonstriktion erzeugen läßt.

b) Dauersymptome

Kardiale Beteiligung. Eine ausführliche Darstellung geben ROBERTS und SJOERDSMA (1964). Die Häufigkeitsangaben schwanken von etwa 50% (SCHWEIZER et al. 1964; GEFFROY et al. 1967) bis 80% (LANFRANCHI et al. 1972).

Pathologisch-anatomisch findet man Endokardverdickungen, v.a. im rechten Vorhof, an der Trikuspidal- und Pulmonalklappe. Die Segel sind verdickt, geschrumpft, man findet Gefäßneubildungen und in späteren Phasen eine Überdeckung der Klappengegend mit einem zuckergußartigen Gewebe, das auch auf die Pulmonalarterie und die Ausflußbahnen des rechten Ventrinkels überkriecht (HEDINGER 1959). Klinisch besteht meist eine Pulmonalstenose, manchmal kombiniert mit Pulmonalinsuffizienz und Trikuspidalfehlern und demzufolge eine Rechtsherzinsuffizienz. Das linke Herz ist nur selten befallen (SCHWEIZER et al. 1964). Ausgeprägte Linksherzveränderungen sieht man allerdings bei Patienten mit Karzinoidsyndrom kombiniert mit Vorhofseptumdefekt (McKUSICK 1956) und auch beim bronchialen Karzinoid.

Fibrosierung. Fibrosen ähnlicher Art entstehen auch in der näheren Umgebung von Karzinoidknoten, so im Peritoneum, dem Mesenterium, dem kleinen Becken und in Gefäßen (SCHAUER u. EDER 1959). In einigen Fällen ist über eine retroperitoneale Fibrose mit Einengung der Ureteren berichtet worden (Literatur bei GRAHAME-SMITH 1972), in anderen über fibrotische Veränderungen der Haut, die eine sklerodermieartige Veränderung erzeugten (ZARAFONETIS et al. 1958). Da sich durch Serotonin eine Fibrose erzeugen läßt (STEGER u. SARRA 1960; STEGER u. SETTE 1964; SCHAUER u. EDER 1959), nimmt man an, daß diese Substanz in der Pathogenese der Fibrosierung eine entscheidende Rolle spielt.

Teleangiektasien. Teleangiektasien, permanente Zyanose und Hautrötungen, besonders im Gesicht, werden als Folge einer Dauerintoxikation mit vasodilatierenden Substanzen angesehen (HEGGLIN u. ZOLLINGER 1965; LACHAPELLE et al. 1977).

Pellagra, Malabsorption und andere Assoziationen. Durch die hohe Syntheserate von Serotonin wird ein großer Teil des mit der Nahrung zugeführten Tryptophans verbraucht (FLEISCHMAJER u. HYMAN 1961). Daher kann ein Niazinmangel mit den klassischen Erscheinungen der Pellagra auftreten (THORSON et al. 1954; SJOERDSMA et al. 1957; SWAIN et al. 1976).

Bei einigen Patienten mit Karzinoidsyndrom tritt ein Malabsorptionssyndrom auf (KOWLESSAR et al. 1959; NASH u. BRIN 1964; MELMON et al. 1965), dessen Genese unklar ist. Andere Assoziationen sind Arthralgien (PLONK u. FELDMAN 1974), Psychosen (HANNA 1965), Flüssigkeitsretention (KÄHLER 1967), Gastroduodenalulzera (McDONALD 1956), Pruritus (MENGEL 1963), Induratio penis plastica (BIVENS et al. 1973), Dermatomyositis (YANG et al. 1978) und Neuromyopathie (GREEN et al. 1964).

3. Karzinoid im Meckel-Divertikel (OBERNDORFER 1907)

Im Meckel-Divertikel ist die argentaffine, enterochromaffine Zelle die häufigste endokrine Zelle, obwohl fast alle anderen Zellen, die gastroenteropankreatische Peptide produzieren, ebenfalls zu finden sind (BÜCHLER 1981). Bislang sind lediglich endokrine Tumoren des Meckel-Divertikels bekannt geworden, die von den argentaffinen Zellen ausgehen, also Karzinoide im engeren Sinne sind. Sie gleichen denjenigen des übrigen Dünndarms. Bis zum Jahre 1973 waren

46 Fälle gezählt worden (Sanders 1973). Bei 54% wuchs der Tumor infiltrativ, bei 22% fanden sich Fernmetastasen, und bei 13% bestand ein Karzinoidsyndrom.

VI. Diagnose

1. Klinische Differentialdiagnose

Ausgehend von dem unter Abschnitt A.V.1 Gesagten ergibt sich, daß bei Dünndarmileus, Blutung aus dem Dünndarm, abdominellen, hepatischen, aber auch Fernmetastasen an ein Karzinoid als Ursache gedacht werden muß. Eine häufige Differentialdiagnose ist die Unterscheidung von der Enteritis regionalis Crohn. Bemerkenswerterweise ist ein Fall beschrieben worden, der gleichzeitig an einem M. Crohn und an einem Dünndarmkarzinoid litt (Wood et al. 1970).

Schwierigkeiten bereitet oft auch die Differentialdiagnose des Karzinoidsyndroms. „Es gibt Verlaufsformen dieses Leidens, die zunächst an alles andere, als an ein endokrin tätiges Karzinoid denken lassen" (Kähler u. Heilmeyer 1961). Die Abgrenzung der ebenfalls mit einer anfallsweisen Rötung der oberen Körperhälfte einhergehenden klimakterischen „Hitzewallung" vom Flush ist zuweilen ohne Zuhilfenahme von Labormethoden unmöglich. Anfallsartiges Hitzegefühl im Gesicht tritt auch beim Phäochromozytom auf, allerdings ist das Gesicht dabei meist eher blaß. Flushanfälle können auch ausgelöst werden durch Alkohol und dessen Interaktion mit Disulfiram, Phentolamin, Procarbazin, Griseofulvin, Metronidazol, Chlorpropamid und einigen Cephalosporinen (Cefamandol, Cefoperazon, Lamoxactam). Eine andere Differentialdiagnose stellt die Gesichtsrötung nach Glutamatgenuß beim Chinarestaurantsyndrom dar. Weiter ist vermutet worden, daß endokrine Pankreastumoren durch Ausschüttung von vasoaktivem intestinalen Polypeptid (VIP), medulläre Schilddrüsenkarzinome durch Kalzitonin und Nierentumoren durch Prostaglandine Flushanfälle verursachen können (Literatur bei Wilkin 1981). Die fleckförmige, psychisch ausgelöste Gesichts- und Halsrötung beim „Erythema e pudore" kann mit dem 4. Typus des Flushs verwechselt werden. Auf die differentialdiagnostisch zu beachtende Möglichkeit eines Quinckeödems wurde bereits hingewiesen.

Diese Formen der Gesichtsrötung sind allerdings reversibel. Sie lassen nicht, wie so häufig beim Karzinoidsyndrom, eine permanente Teleangiektasie und Zyanose zurück. Bei der Rosazea aber treten neben akuten Gesichtsrötungen auch bleibende Teleangiektasien auf, so daß hierbei differentialdiagnostische Schwierigkeiten auftreten können. Im Falle der systemischen Mastozytose können sich wie beim Karzinoidsyndrom flushähnliche Erscheinungen, Teleangiektasie, Hepatomegalie, Diarrhö und osteoplastische Knochenmetastasen finden.

Während bei Pulmonal- und Trikuspidalklappenvitium ohne sonstige Herzerkrankung der Rückschluß auf ein Karzinoidsyndrom keine allzu abgelegene Differentialdiagnose darstellt, wird ein Karzinoidsyndrom nur äußerst selten als Ursache von intermittierender Diarrhö oder asthmoiden Anfällen zu finden sein. Wenn die Flushsymptomatik nur selten auftritt, sind Provokationstests nützlich. Hierbei kann man 10 ml Äthanol oral verwenden; zuverlässiger sind steigende Dosen Noradrenalin (1–15 µg i.v.) oder Adrenalin (1–10 µg i.v.) (weitere Angaben bei Grahame-Smith 1972). Diese Provokationstests sind bei Patienten mit Tachykardie und Extrasystolie risikoreich. Von anderen Untersuchern wird deshalb 0,25–4 µg Pentagastrin verwandt (Fröhlich et al. 1978).

2. Labormethoden

Die ergiebigste Labormethode beim Karzinoidsyndrom ist die Bestimmung der 5-Hydroxyindolessigsäure im 24-h-Urin (KÄHLER 1968). Bewährt hat sich die quantitative kolorimetrische Bestimmung nach UDENFRIEND et al. (1955), bei der 5-Hydroxyindolessigsäure mit 1-Nitroso-2-Naphthol einen violetten Farbton ergibt, sowie ihre Modifikationen von SCHÖN et al. (1960) oder MUSTALA et al. (1964). In Zweifelsfällen wendete man die Papierchromatographie nach JEPSON (1955) an. Die normale Ausscheidung der 5-Hydroxyindolessigsäure liegt zwischen 2 und 8 mg im 24-h-Urin. Werte über 25 mg sind beweisend für eine Überproduktion. Die Sensitivität des Tests soll sehr hoch sein (GRAHAME-SMITH 1972). In seltenen Fällen kann es beim Magenkarzinoid mit normaler 5-Hydroxyindolessigsäure-Ausscheidung notwendig sein, 5-Hydroxytryptophan oder Histamin im Plasma oder Urin zu bestimmen.

Bei der Bestimmung der 5-Hydroxyindolessigsäure gibt es eine Reihe von Fehlerquellen (DEGKWITZ et al. 1962). Dieser Serotoninmetabolit bleibt lediglich im angesäuerten Harn (pH 3) stabil. Phenothiazine können falsch negative, eine Reihe von Nahrungsmitteln oder Medikamenten falsch positive Werte liefern. Erwähnenswert sind Bananen, Walnüsse, Tomaten, Johannisbeeren, Mirabellen, Stachelbeeren, Zwetschgen, Melonen, Avocados und Auberginen, die Serotonin enthalten. Substanzen wie guajakolhaltige Hustensäfte, Reserpin, Prenylamin, Mandelamine oder Koffein können zu fälschlich hohen 5-Hydroxyindolessigsäurewerten führen. Mikroorganismen wie Candida albicans und E. coli enthalten hohe Konzentrationen von Serotonin. Da eine Reihe weiterer Medikamente die Farbreaktion beeinflußt, ist es ratsam, alle Medikamente und jegliches Obst einige Tage vor der Urinsammlung abzusetzen (Literatur bei MUSTALA 1964; ZULUAGA 1979). Ob der Bestimmung von Kallikrein, Bradykinin, Prostaglandin oder Substanz P eine diagnostische Bedeutung zukommt, ist noch ungewiß.

Neuerdings läßt sich auch Serotonin im Plasma radioimmunologisch messen. Größere Erfahrungen darüber liegen aber noch nicht vor.

3. Röntgen und Endoskopie

Bei der röntgenologischen Dünndarmpassage oder der Enteroklyse kann man den Primärtumor selten als eine glatte, rundliche, breitbasige Impression im Ileum entdecken (Abb. 4). Diese Veränderungen sind nicht von anderen intramuralen Prozessen wie z.B. einem Leiomyom zu unterscheiden. Manchmal lassen sich abgeknickte, fixierte oder exzentrisch verengte Dünndarmschlingen beobachten. Karzinoide können Kalk einlagern und gelegentlich verknöchern (KAUDE 1973). Dies gilt insbesondere für ihre mesenterialen Metastasen. Knochenmetastasen sind typischerweise osteoplastisch (PEAVY et al. 1973). Nützlich für den Tumornachweis und seine Lokalisation ist die selektive Arteriographie, die häufig eine Anfärbung des Tumors zeigt, wobei man kleine, sich vorzeitig füllende Venen beobachtet. Die Vasa rectae und die Arkaden sind sternförmig angeordnet, die arteriellen Gefäße unregelmäßig eingeengt. Lebermetastasen zeigen meist eine starke Kontrastmittelanfärbung (REICHART 1978; COLLATZ u. CHRISTENSEN et al. 1979; WEIDNER u. ZITER 1981). Zum Nachweis von Lebermetastasen sind Szintigraphie und Sonographie nützlich, die Computertomographie gibt außerdem Aufschluß über die Ausdehnung der Metastasen im Mesenterium (DAMGAARD-PETERSEN u. STAGE 1979). Mittels der transkolonischen Ileoskopie läßt sich oft nur bei exulzerierten Ileumkarzinoiden eine bioptische Diagnose

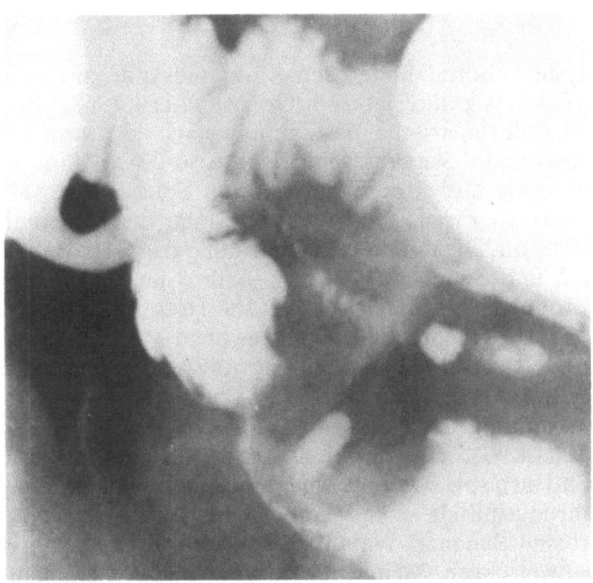

Abb. 4. Zielaufnahme des terminalen Ileums bei der röntgenologischen Magen-Darm-Passage. Man erkennt das Karzinoid als kirschgroße Kontrastmittelaussparung mit zentraler Ulzeration. Abbildungen 1–3 stammen von diesem Tumor, der infolge eines positiven Tests auf okkultes Blut im Stuhl entdeckt wurde. Hinter dem Karzinoid zieht die partiell gefüllte Appendix vorbei. (Die Aufnahme wurde uns dankenswerterweise von Dr. Baldauf, Röntgenabteilung der Medizinischen Universitäts-Poliklinik Heidelberg zur Verfügung gestellt)

stellen, da die Tumoren charakteristischerweise in der Submukosa wachsen. Mittels Feinnadelpunktion, Blindpunktion und gezielter Leberpunktion bei der Laparoskopie läßt sich die Lebermetastasierung histologisch sichern.

VII. Therapie und Prognose

1. Chirurgische Therapie

Wenn es gelingen sollte, ein Dünndarmkarzinoid zufällig oder aufgrund seiner Symptomatik als polypoider Tumor zu diagnostizieren, ist die chirurgische Therapie mit möglichst radikaler Exzision, auch der regionalen Metastasen, die Behandlung der Wahl (Peiper u. Creutzfeldt 1975). Bei solchen Tumoren liegt die mittlere Überlebensrate bei 85%, ist aber ein Karzinoidsyndrom aufgetreten, nur bei 5% (Zakariai et al. 1975); es sind aber auch Fälle mit einem Verlauf von über 23 Jahren mitgeteilt worden (Oates u. Butler 1967; Moertel et al. 1961).

Stellt man die Diagnose aufgrund eines Karzinoidsyndroms, d.h., bestehen Lebermetastasen, dann ist die Entfernung des Primärtumors nur indiziert, wenn er lokale Komplikationen verursacht. Die wesentliche Frage ist aber in dieser Situation, ob es möglich ist, Lebermetastasen zu entfernen oder ihre Masse zu verkleinern. Lokale Exstirpation oder Hemihepatektomie kann ein völliges Verschwinden des Karzinoidsyndroms zur Folge haben. Auch eine wesentliche Tumorverkleinerung kann eine nachhaltige Besserung der Herzerkrankung, des

Flushs oder der Durchfälle bewirken. Wenn andererseits die Symptomatik des Karzinoidsyndroms gering ist, dann ist die Frage schwer zu beantworten, ob eine solch große Operation zu empfehlen ist. Prinzipiell wäre frühzeitiges Entfernen von Metastasen ratsam, es läßt sich aber keine Vorhersage darüber machen, ob die Erscheinungen des Karzinoidsyndroms zunehmen werden oder ob ein Herzbefall auftreten wird. GRAHAME-SMITH (1972) empfiehlt eine Leberresektion, wenn die Metastasen langsam wachsen, wenn Flush oder Durchfälle den Patienten sehr beeinträchtigen, wenn ein Herzbefall besteht und wenn der Tumor hauptsächlich, aber nicht unbedingt vollständig, *einen* Leberlappen betrifft. Der Patient sollte noch in gutem Allgemeinzustand sein. Eine ausführliche Diskussion zu diesem chirurgischen Thema findet sich bei ZEEGEN et al. (1969). Auch bei nekrotisierenden Metastasen, die Schmerzen bereiten, ist ein Versuch der Entfernung angezeigt.

Die chirurgische Behandlung ist beim Karzinoidsyndrom durch eine erhöhte Rate an Komplikationen belastet. Dazu gehören als Spätfolge Verwachsungen sowie während und kurz nach der Operation die Karzinoidkrise. Um diesen lebensgefährlichen Zustand zu vermeiden, sollte der Patient präoperativ hohe Dosen von Serotoninantagonisten erhalten. Methysergid und Cyproheptadin müssen auch während der Operation zur Hand sein; bradykinininduzierte Effekte sollte man versuchen mit Aprotinin und eventuell ε-Aminokapronsäure zu reduzieren (MARTIN 1970; DÉRY 1971; MASON u. STEANE 1976).

Neuere therapeutische Alternativen sind die arterielle Tumorembolisation in der Leber (ALLISON et al. 1977; LUNDERQUIST et al. 1982; MEVES et al. 1982); langfristige Erfahrungen mit dieser Methode liegen jedoch noch nicht vor.

2. Zytostatische Therapie

Eine zytostatische Therapie kommt nur bei Patienten mit nichtresezierbaren Tumoren und ausgeprägter, sonst nicht zu beeinflussender Symptomatik in Betracht. Während manche Autoren nach Behandlung mit Streptozotocin und/oder 5-Fluorourazil über gute palliative Ergebnisse berichten (CARTER u. BRODER 1974), haben andere kaum Erfolge gesehen. Die zusätzliche Verwendung von Adriamycin mag die Ansprechrate verbessern (LEGHA et al. 1977), aber mehr als eine vorübergehende Palliation läßt sich mit den heute zur Verfügung stehenden Pharmaka nicht erreichen.

3. Spezifische pharmakologische Therapie beim Karzinoidsyndrom

Es kann versucht werden, mit Parachlorphenylalanin (bis zu 4 g/Tag) in verteilten Dosen die Serotoninsynthese zu hemmen. Ein Effekt ist bei bis zu 80% der Patienten beobachtet worden (ENGELMAN et al. 1967); allerdings ist die Wirkung unvorhersehbar, oft tritt auch eine Verstärkung der Symptome auf (MENGEL 1965). Als Serotoninantagonisten kommen zur Anwendung: Methysergidmaleat (6–24 mg/Tag p.o. oder 4 mg als Bolus i.v. oder 10–20 mg in 100–200 ml 0,9%iger NaCl-Lösung, während 1–2 h). Nebenwirkungen sind Blutdruckabfall, Wasserretention und selten retroperitoneale Fibrosen. Nähere Angaben bei MENGEL (1965). Ein anderer Serotoninantagonist ist Cyproheptadin (6–20 mg/Tag p.o. oder 20–30 mg in 100–200 ml 0,9%iger NaCl, während 1–2 h i.v.). Die Nebenwirkungen sind ähnlich wie bei Methysergid, es fehlt aber die retroperitoneale Fibrose (MENGEL u. LOTITO 1968).

Weiterhin wird Phenoxybenzamin 10–30 mg/Tag zur Hemmung der katechol-aminbedingten (?) Freisetzung von Kallikrein angewandt. Nach Fenfluramin (200–400 mg/Tag) findet man eine Verminderung der Serotoninproduktion, der Flush bleibt aber unbeeinflußt (Stahl u. Levin 1982). Mit Somatostatin läßt sich Flush und Hypotonie beeinflussen (Thulin et al. 1978; Dharmasatha-phorn et al. 1980; Long et al. 1981). Insgesamt sind diese Maßnahmen auf Dauer wenig wirksam und die Effekte unvorhersehbar. Im weiteren Verlauf sind die Symptome oft refraktär (Mengel 1965). Erste Ergebnisse der Anwen-dung des neu entwickelten Serotoninantagonisten Ketanserin sind günstig (An-tonsen et al. 1982).

4. Strahlentherapie

Die Behandlung mit energiereichen Strahlen ist beim Karzinoidtumor wenig wirkungsvoll (Jouanneau u. Malafosse 1971). Eine Bestrahlung bei Knochen-metastasen kann aber palliativ-analgetisch nützlich sein.

B. Nichtargentaffine Tumoren

Die endokrinaktiven, argyrophilen, nicht argentaffinen Tumoren des Dünn-darms – überwiegend im Duodenum gelegen – werden im weiteren Sinne eben-falls zu den Karzinoiden gerechnet. Es ist aber vorzuziehen, sie nach ihrem Sekretionsprodukt – meist einem Peptid – zu benennen (Soga 1976; Solcia et al. 1981).

I. Gastrinom

Die häufigsten Tumoren dieser Art sind duodenale Gastrinome. Da sie aus-führlich im Handbuch der inneren Medizin (Bd. III/4) (Becker et al. 1976) besprochen wurden, soll hier nur kurz darauf eingegangen werden.

Von den gastrinproduzierenden Tumoren sind 13% im Duodenum zu finden; sehr selten sind sie im Jejunum gelegen (Hofmann et al. 1973). die spezifische immunhistologische Reaktion mit einem Gastrinantiserum ist diagnostisch ent-scheidend. Die Beobachtung, daß sich bei einem jejunalen, endokrinen Tumor mit Zollinger-Ellison-Syndrom immunhistologisch neben G-Zellen eine große Anzahl von Somatostatinzellen fanden (Alumets 1978), zeigt, daß gemischte Tumoren vorkommen. Bei einem weiteren ulzerogenen Duodenaltumor fand sich eine erhöhte Ausscheidung von 5-Hydroxyindolessigsäure, so daß man an-nimmt, daß dieser Tumor sowohl Gastrin als auch Serotonin produzierte (Wei-chert et al. 1967).

Elektronenoptisch sind in den Zellen typische und atypische G-Zellgranula festgestellt worden (Creutzfeldt et al. 1975; Solcia et al. 1981). Die klinische Manifestation ist die eines klassischen Zollinger-Ellison-Syndroms mit Hyperga-strinämie, Hyperchlorhydrie und Ulkusleiden. Es kann aber auch eine Diarrhö im Vordergrund stehen.

Diagnostisch und therapeutisch bieten die duodenalen Gastrinome insofern Besonderheiten, da sie endoskopisch entdeckt und auch abgetragen werden können (OTTEN et al. 1978). Bei der Lokalisationsdiagnostik sind konventionelle Röntgenkontrastuntersuchung des Duodenums, Sonographie und Computertomographie häufig negativ. Effektiver sind Duodenoskopie, Doppelkontrastduodenographie und selektive Arteriographie. Der spezifische Nachweis kann mit der Duodenalbiopsie oder der transhepatischen Phlebographie und Blutentnahme aus den gastroduodenopankreatischen Venen mit Gastrinbestimmung geführt werden (INGEMANSSON et al. 1977; FEURLE et al. 1982). Die Prognose nach erfolgreicher Tumorentfernung ist möglicherweise besser als bei Pankreasgastrinomen.

In der Chirurgie der duodenalen Gastrinome ist manchmal eine Exzision aus der Duodenalwand möglich (BAĆA et al. 1982). Bevor man eine Duodenopankreatektomie vornimmt, sollte mit den erwähnten diagnostischen Methoden eine Metastasierung oder ein Zweittumor so weit wie möglich ausgeschlossen sein. Wenn es nicht gelingen sollte, das duodenale Gastrinom chirurgisch zu entfernen, da etwa die Umgebung infiltriert ist, Metastasen oder multiple Tumoren vorliegen oder das Operationsrisiko hoch ist, ist eine palliative Dauertherapie mit H_2-Rezeptorantagonisten durchzuführen. Die totale Gastrektomie bleibt lediglich jenen Fällen vorbehalten, die gegen H_2-Rezeptorantagonisten selbst in Kombination mit Pirenzipin und anderen potenten Antazida resistent sind.

II. Somatostatinom

Ein endokriner Tumor des Duodenums zeigte immunhistologisch eine spezifische Reaktion mit einem Antiserum gegen Somatostatin. Es ließ sich Somatostatin extrahieren, und bei der elektronoptischen Untersuchung fanden sich Zellen mit großen runden Granula (400 μm Durchmesser) sehr ähnlich den pankreatischen D-Zellen (Somatostatinzellen) (KANEKO et al. 1979). Der Patient litt unter den Symptomen eines Duodenaltumors, die Erscheinungen eines Somatostatinomsyndroms – wie von GANDA et al. (1977) und LARSSON et al. (1977) beschrieben – fehlten, wie auch bei einem weiteren nichtargentaffinen, immunhistologisch Somatostatin enthaltenden Dünndarmkarzinoid (LUNDQUIST u. WILANDER 1981).

III. Glukagonom

Bei einem anderen Duodenaltumor fanden sich histochemisch eine argyrophile Reaktion, immunhistologisch eine spezifische Färbung mit einem Glukagonantikörper und elektronenoptisch Granula, die denen in pankreatischen A-Zellen (Glukagonzellen) glichen (ROGGLI et al. 1979). Da der Patient an Diabetes und einem erythematösen, makulösen Exanthem litt, hat es sich möglicherweise auch um das klinische Bild eines Glukagonomsyndroms – wie von MALLINSON et al. (1974) beschrieben – gehandelt.

Literatur

Allison D, Modlin IM, Jenkins WJ (1977) Treatment of carcinoid liver metastases by hepatic artery embolization. Lancet II: 1323–1325

Alumets J, Hakanson R, Ingemansson S, Sundler F (1977) Substance P and 5-HT in granules isolated from intestinal argentaffin carcinoid. Histochemistry 52:217–222

Alumets J, Ekelund G, Hakanson R, Ljungberg O, Ljungqvist U, Sundler F, Tibblin S (1978) Jejunal endocrine tumour composed of somatostatin and gastrin cells and associated with duodenal ulcer disease. Virchow Arch A Pathol Anat Histol 378:17–22

Anthony PP (1970) Gangrene of the small intestine – a complication of argentaffin carcinoma. Br J Surg 57:118–122

Anthony PP, Drury RAB (1970) Elastic vascular sclerosis of mesenteric blood vessels in argentaffin carcinoma. J Clin Pathol 23:110–118

Antonson S, Hansen MGJ, Burkhave K, Rask-Madsen J (1982) Influence of a new selective 5-HT$_2$ receptor antagonist (ketanserin) on jejunal PGE$_2$ release and ion secretion due to malignant carcinoid syndrome. Gut 23:A884

Axelson S, Björklund A, Falck B, Lindvall O, Svensson LA (1973) Glyoxylic acid condensation: A new fluorescence method for the histochemical demonstration of biogenic monoamines. Acta Physiol Scand 87:57–62

Baća I, Junghanns KH, Feurle GE, Hoevels J (1982) Gastrinom der Duodenalwand. Akt Chir 17:125–126

Barclay GPT, Robb WAT (1968) A clinicopathologic study of carcinoid tumors. Surg Gynecol Obstet 126:483–496

Barter R, Pearse AGE (1953) Detection of 5-hydroxytryptamine in mammalian enterochromaffin cells. Nature 172:810

Becker V, Kümmerle F, Schlier J, Lenner V, Londong W (1976) Tumoren des endokrinen Pankreas. In: Forell MM (Hrsg) Handbuch der inneren Medizin III, Teil 6. S 1042–1104

Bennett A, Eley KG, Scholes GB (1968) Effects of prostaglandins E$_1$ and E$_2$ on human guinea-pig and rat isolated small intestine. Br J Pharmacol 34:630–638

Bhoola KD, Collier HOJ, Schachter M, Shorley PG (1962) Actions of some peptides on bronchial muscle. Br J Pharmacol 19:190–197

Bisset GW, Lewis GP (1962) A spectrum of pharmacological activity in some biologically active peptides. Br J Pharmacol 19:168–182

Bivens CH, Marecek RL, Feldmann JM (1973) Peyronie's disease – a presenting complaint of the carcinoid syndrome. N Engl J Med 289:844–845

Björklund A, Falck B, Hakansson R (1968) Histochemical demonstration of tryptamine. Properties of the formaldehyde-induced fluorophores of tryptamine and related indole compounds in models. Acta Physiol Scand [Suppl] 318:1–31

Black WC III (1968) Enterochromaffin cell types and corresponding carcinoid tumors. Lab Invest 19:473–486

Büchler MW (1981) Strukturanalyse des Meckelschen Divertikels unter besonderer Berücksichtigung der endokrinen Zellen. In: Doerr W, Leonhardt H (Hrsg) Normale und pathologische Anatomie. Thieme, Stuttgart New York

Bukhave K, Rask-Madsen J (1979) Prostaglandins and chronic diarrhoea: Methodological problems. Scand J Gastroenterol [Suppl 53] 14:67–71

Bukhave K, Rask-Madsen J (1980) Saturation kinetics applied to in vitro effects of low prostaglandin E$_2$ and F$_2$ concentrations on ion transport across human jejunal mucosa. Gastroenterology 78:32–42

Carter SK, Broder LE (1974) The cytostatic therapy of hormone-secreting tumours of the gastrointestinal tract. Clin Gastroenterol 3:733–745

Casella C, Reggiani M (1946) Spettro di fluorescenza delle cellule enterochromaffini di cavia. Boll Soc Ital Biol Sper 22:480–481

Cassidy MA (1931) Abdominal carcinomatosis with probable adrenal involvement. Proc Roy Soc Med 24:139–141

Collatz Christensen S, Stage JG, Henriksen FW (1979) Angiography in the diagnosis of carcinoid syndrome. Scand J Gastroenterol [Suppl 53] 14:111–114

Comroe JH, Van Lingen B, Stroud RC, Roncoroni A (1953) Reflex and direct cardiopulmonary effects of 5-OH-tryptamine (serotonin). Their possible role in pulmonary embolism and coronary thrombosis. Am J Physiol 173:379–384

Coons AH, Leduc EH, Conolly JM (1955) Studies on antibody production. 1. A method for the histochemical demonstration of specific antibody and its application to a study of the hyperimmune rabbit. J Exp Med 102:49–60

Corrodi H, Jonsson G (1967) The formaldehyde fluorescence method for the histochemical demonstration of biogenic monoamines. A review on the methodology. J Histochem Cytochem 15:67–78

Creutzfeldt W, Arnold R, Creutzfeldt C, Track NS (1975) Pathomorphologic, biochemical, and diagnostic aspects of gastrinomas (Zollinger-Ellison syndrome). Hum Pathol 6:47–76

Cuello AC, Wells C, Chaplin AJ, Milstein C (1982) Serotonin immunoreactivity in carcinoid tumours demonstrated by a monoclonal antibody. Lancet I:771–773

Damgaard-Petersen K, Stage JG (1979) CT Scanning in Patients with Zollinger-Ellison Syndrome and Carcinoid Syndrome. Scand J Gastroenterol [Suppl 53] 14:117–122

Davis Z, Moertel CG, McIlrath DC (1973) The malignant carcinoid syndrome. Surg Gynecol Obstet 137:637–644

Degkwitz R, Frowein R, Kirberger E, Kuhlenkamptl C, Mohs U (1962) Über Normalwerte der stündlichen 5-HIES-Ausscheidung im Urin beim Menschen und die Messungen störende Faktoren. Klin Wochenschr 40:285–289

Déry R (1971) Theoretical and clinical considerations in anaesthesia for secreting carcinoid tumors. Can Anaesthet Soc 18:245–263

Dharmsathaphorn K, Sherwin RS, Cataland S, Jaffe B, Dobbins J (1980) Somatostatin inhibits diarrhoea in the carcinoid syndrome. Ann Intern Med 92:68–69

Diffenbaugh WG, Anderson RE (1956) Carcinoid (argentaffin) tumors of the gastrointestinal tract. Arch Surg 73:21–37

Dunér H, Pernow B (1960). Circulatory studies on substance P in man. Acta Physiol Scand 49:261–266

Ehinger B, Thunberg R (1967) Induction of fluorescence in histamine-containing-cells. Exp Cell Res 47:116–122

Engelman K, Lovenberg W, Sjoerdsma A (1967) Inhibition of serotonin synthesis by para-chlorophenylalanine in patients with the carcinoid syndrome. N Engl J Med 277:1103–1108

Eränkö O (1951) On the histochemistry of the rat adrenal medulla. Acta Physiol Scand [Suppl 89] 25:22–23

Erspamer V, Asero B (1952) Identification of enteramine, the spezific hormone of the enterochromaffine cell system, as 5-hydroxy-tryptamine. Nature 169:800–801

Eschbach JW, Rinaldo JA (1962) Metastatic carcinoid: A familial occurrence. Ann Intern Med 57:647–650

Falck B (1962) Observations on possibilities of the cellular localisation of monoamines by a fluorescence method. Acta Physiol Scand 56 Supp 197:1–25

Feldman JM (1978) Serotonin metabolism in patients with carcinoid tumors: incidence of 5-hydroxytryptophan-secreting tumors. Gastroenterology 75:1109–1114

Feurle GE, Helmstädter V, Hoevels J, Wenzel-Herzer E, Klempa I (1982) Wandel von Diagnose und Therapie beim Zollinger-Ellison-Syndrom. Dtsch Med Wochenschr 107:697–704

Feyrter F (1932) Carcinoid und Carcinom. Ergeb Pathol 29:305–489

Feyrter F (1953) Über die peripheren endokrinen (parakrinen) Drüsen des Menschen. Maudrich, Wien Düsseldorf

Feyrter F (1962) Über die peripheren endokrinen (parakrinen) Drüsen und ihre Geschwülste, insbesondere das enterale und das bronchiale Karzinoid. Verh Dtsch Ges Inn Med 68:161–182

Fleischmajer R, Hyman AB (1961) Clinical significance of derangements of tryptophan metabolism. Arch Dermatol 84:563–573

Fröhlich JC, Bloomgarden ZT, Oates JA, McGuigan JE, Rabinowitz D (1978) The carcinoid flush Provocation by pentagastrin and inhibition by somatostatin. N Engl J Med 299:1055–1057

Funk HU, Hardmeier T, Hedinger C (1965) Zur Beurteilung der Dignität intestinaler Carcinoide. Z Krebsforsch 67:278–288

Gamse R, Saria A, Bucsics A, Lembeck F (1981) Substance P in tumors: pheochromocytoma and carcinoid. Peptides [Suppl 2] 2:275–280

Ganda OP, Weir GC, Soeldner JS, Legg MA, Chick WL, Patel YC, Ebeid AM, Gabbay KH, Reichlin S (1977) „Somatostatinoma" A Somatostatin-containing tumor of the endocrine pancreas. N Engl J Med 296:963–967

Geffroy Y, Laumonier R, Matray F (1967) Les tumeurs carcinoides de l'intestine grele. Rev Prat (Paris) 17:727–745

Godwin JD (1975) Carcinoid tumors. An Analysis of 2837 cases. Cancer 36:560–569

Goedert M, Otten U, Suda K, Heitz PU, Stalder GA, Obrecht JP, Holzach P, Allgöwer M (1980) Dopamine, norepinephrine and serotonin production by an intestinal carcinoid tumor. Cancer 45:104–107

Gosset A, Masson P (1914) Tumeurs endocrines de l'appendice. Presse Med 22:237–240

Grahame-Smith DG (1964) Tryptophan hydroxylation in carcinoid tumors. Biochem Biophys Acta 86:176–179

Grahame-Smith DG (1972) The carcinoid syndrome. Heinemann London

Green D, Joynt RJ, van Allen MV (1964) Neuromyopathy associated with a malignant carcinoid tumor. Arch Intern Med 114:494–496

Grimelius L (1968) A silver nitrate stain for a_2-cells in human pancreatic islets. Acta Soc Med Uppsal 73:243–276

Grimelius L (1969) An electron microscopic study of silver stained adult human pancreatic islet cells, with reference to a new silver nitrate procedure. Acta Soc Med Uppsal 74:28–48

Hakanson R, Bengmark S, Brodin E, Ingemansson S, Larsson LI, Nilsson G, Sundler F (1977) Substance P-like immunoreactivity in intestinal carcinoid tumors. In: Euler US, Pernow B (eds) Substance P. Raven, New York, pp 55–58

Hales CA, Mark EJ (1981) Exertional dyspnoea, cough, and hepatomegaly in a 58 year old man. N Engl J Med 304:1350–1356

Hamperl H (1932) Was sind argentaffine Zellen? Virchows Arch Pathol Anat 286:811–833

Hanna SM (1965) Carcinoid syndrome associated with psychosis. Postgrad Med J 41:566–567

Hedinger C (1959) Karzinoidsyndrom. Schweiz Med Wochenschr 52:1362–1364

Hedinger C (1972) Karzinoide des Verdauungstrakts. Helv Chir Acta 40:701–713

Hegglin R, Zollinger H (1956) Klinisch-pathologisch-anatomische Demonstrationen (Mitralstenose, Libman-Sacks-Syndrom und metastasierendes Dünndarmkarzinoid). Cardiologia 28:151–167

Heidenhain R (1870) Untersuchungen über den Bau der Labdrüsen. Arch Mikroskop Anat 6:368–406

Heitz P, Polak JM, Timson CM, Pearse AGE (1976) Enterochromaffin cells as the endocrine source of gastrointestinal substance. P. Histochemistry 49:343–347

Herkheimer H (1953) Further observations on the influence of 5-hydroxytryptamine on bronchial function. J Physiol (Lond) 122:49P–50P

Höfler H, Auböck L, Ratzenhofer M (1982) Neurogene Appendicopathie – eine fakultative Vorer-krankung des Appendixcarcinoids. In: Doerr W, Leonhardt H (Hrsg) Normale und pathologische Anatomie, vol 45. Thieme, Stuttgart New York

Hofmann JW, Fox PS, Wilson SD (1973) Duodenal wall tumors and the Zollinger-Ellison syndrome. Arch Surg 107:334–339

Horton EW, Main IHM, Thompson CJ, Wright PM (1968) Effect of orally administered Prostaglan-din E_1 on gastric secretion and gastrointestinal motility in man. Gut 9:655–658

Huebschmann P (1910) Sur le carcinome primitif de l'appendice vermiculaire. Rev Med Suisse Rom 30:317–332

Hui K, Reza MJ, Busuttil RW (1978) An unusual cause of massive gastrointestinal hemorrhage. JAMA 239:2690–2691

Hunt RH, Dilawari JB, Misiewicz JJ (1975) The effect of intravenous prostaglandins $F_{2\alpha}$ and E_2 on the motility of the sigmoid colon. Gut 16:47–49

Ingemansson S, Larsson LI, Lunderqvist A, Stadil F (1977) Pancreatic vein catheterization with gastrin assay in normal patients and in patients with the Zollinger-Ellison syndrome. Am J Surg 134:558–563

Isler P, Hedinger C (1953) Metastasierendes Dünndarmcarcinoid mit schweren, vorwiegend das rechte Herz betreffenden Klappenfehlern und Pulmonalstenose – ein eigenartiger Symptomen-komplex? Schweiz Med Wochenschr 83:4–7

Jaffe BM (1979) Prostaglandins and serotonin: Nonpeptide diarrheogenic hormones. World J Surg 3:565–577

Jaffe BM, Condon S (1976) Prostaglandins E and F in endocrine diarrheagenic syndromes. Ann Surg 184:516–524

Jepson JB (1955) Paper chromatography of urinary indoles. Lancet II:1009–1011

Jouanneau P, Malafosse M (1971) Le tumeurs carcinoides du tube digestif. Masson, Paris

Kähler HJ (1967) Das Karzinoid. Springer, Berlin Heidelberg New York

Kähler HJ (1968) Laboratoriumsbefunde beim Karzinoidsyndrom. Dtsch Med Wochenschr 93:959–961

Kähler HJ, Heilmeyer L (1961) Klinik und Pathophysiologie des Karzinoids und Karzinoidsyndroms unter besonderer Berücksichtigung der Pharmakologie des 5-Hydroxytryptamins. Ergeb Inn Med Kinderheilk 16:291–559

Kaneko H, Yanaihara N, Ito S, Kusumoto Y, Fujita T, Ishikawa S, Sumida T, Sekiya M (1979) Somatostatinoma of the duodenum. Cancer 44:2273–2279

Kaude JV (1973) Calcification of carcinoid tumors. N Engl J Med 289:921

Kisloff B, Moore EW (1976) Effect of serotonin on water and electrolyte transport in vivo rabbit small intestine. Gastroenterology 71:1033–1038

Kowlessar OD, Law DH, Sleisenger MH (1959) Malabsorption syndrome associated with metastatic carcinoid tumor. Am J Med 27:673–677

Kultschitzky N (1897) Zur Frage über den Bau des Darmkanals. Arch Mikroskop Anat 49:7–35

Lachapelle JM, Philippart JL, Tennstedt D, Balthazar E (1977) Syndrome carcinoide: Manifestations cutanées chroniques florides. Ann Derm Vénéréol (Paris) 104:66–67

Lanfranchi J, Morand P, Groussien P (1972) Le cardiopathies carcinoides. Ann Cardiol Angiol 21:183–192

Langhans T (1867) Über einen Drüsenpolyp im Ileum. Arch Pathol Anat 38:559–560

Larsson LI, Hirsch MA, Holst JJ, Ingemansson S, Kühl C, Jensen SL, Lundqvist G, Rehfeld JF, Schwartz TW (1977) Pancreatic Somatostatinoma. Clinical features and physiological implications. Lancet I:666–668

Legha SS, Valdivieso M, Nelson RS, Benjamin RS, Bodey GP (1977) Chemotherapy for metastatic carcinoid tumors: Experiences with 32 patients and review of the literature. Cancer Treat Rep 61:1699–1703

Lembeck F (1953) 5-hydroxytryptamine in a carcinoid tumor. Nature (London) 172:910–911

Lembeck F (1962) Biochemie und Pharmakologie der Carzinoide. Verh Dtsch Ges Med 68:194–211

Levine RJ, Sjoerdsma A (1963) Pressor amines and the carcinoid flush. Ann Intern Med 58:818–828

Liljedahl SO, Mattsson O and Pernow B (1958) Effect of substance P on intestinal motility in man. Scand J Clin Lab Invest 10:16–25

Linell F, Mansson K (1966) On the prevalence and incidence of carcinoids in Malmö. Acta Med Scand [Suppl] 445:377–382

Long RG, Peters JR, Bloom SR, Brown MR, Vale W, Rivier JE, Grahame-Smith DG (1981) Somatostatin, gastrointestinal peptides, and the carcinoid syndrome. Gut 22:549–553

Lubarsch O (1888) Über den primären Krebs des Ileum nebst Bemerkungen über das gleichzeitige Vorkommen von Krebs und Tuberkulose. Arch Pathol Anat 111:280–317

Lunderquist A, Ericsson M, Nobin A, Sandén G (1982) Gelfoam powder emolization of the hepatic artery in liver metastases of carcinoid tumors. Radiologe 22:65–70

Lundqvist M, Wilander E (1981) Somatostatin-like immunoreactivity in mid-gut carcinoids. Acta Path Microbiol Scand Sect A 89:335–337

Luse SA, Lacy PE (1960) Electron microscopy of a malignant argentaffin tumor. Cancer 13:334–346

McCarthy DM (1980) The place of surgery in the Zollinger-Ellison syndrome. N Engl J Med 302:1344–1347

MacDonald RA (1956) A study of 365 carcinoids of the gastrointestinal tract. Am J Med 21:867–878

McKusick VA (1956) Carcinoid cardiovascular disease. Bull Johns Hopkins Hosp 98:13–36

Mallinson CN, Bloom SR, Warin AP, Salmon PR, Cox B (1974) A glucagonoma syndrome. Lancet II:1–5

Marks C (1979) Carcinoid tumors. Hall, Boston, Mass. USA

Martin RG (1970) Management of carcinoid tumors. Cancer 26:547–551

Mason RA, Steane PA (1976) Carcinoid syndrome: its relevance to the anesthetist. Anesthesia 31:228–242

Matuchansky C, Bernies JJ (1973) Effect of prostaglandin E_1 on glucose, water, and electrolyte absorption in the human jejunum. Gastroenterology 64:1111–1118

Melmon K, Lovenberg W, Sjoerdsma A (1965a) Identification of lysyl-bradykinin as the peptide formed in vitro by carcinoid tumour kallikrein. Clin Chem Acta 12:292–297

Melmon KL, Sjoerdsma A, Oates JA, Laster L (1965) Treatment of malabsorption and diarrhea of the carcinoid syndrome with methysergide. Gastroenterology 48:18–24

Mengel CE (1963) Cutaneous manifestations of the malignant carcinoid syndrome. Ann Intern Med 58:989–993

Mengel CE (1965) Therapy of the malignant carcinoid syndrome. Ann Intern Med 62:587–602

Mengel CE, Lotito CA (1968) A new antiserotonin in the carcinoid syndrome. Arch Intern Med 121:507–510

Methfessel HD, Bettziesche H, Methfessel G (1973) Schwangerschaft und Geburt bei Appendixkarzinoid mit familiärer Disposition. Zbl Gynaekol 95:234–238

Meves M, Abdelhamid S, Wollenweber J (1982) Die Embolisation der Arteria hepatica zur Behandlung des Karzinoid-Syndroms. Z Gastroenterologie 20:438–447

Misiewicz JJ, Waller SL, Eisner M (1966) Motor responses of human gastrointestinal tract to 5-hydroxytryptamine in vivo and in vitro. Gut 7:208–216

Misiewicz JJ, Waller SL, Kiley N, Horton EW (1969) Effect of oral prostaglandin E_1 on intestinal transit time in man. Lancet I:648–651

Moertel CG, Sauer WG, Dockerty MB, Baggenstoss AH (1961) Life history of the carcinoid tumor of the small intestine. Cancer 14:901–912

Mustala OO, Tuomisto JJ, Airaksinen MM (1964) A new modification for the determination of 5-hydroxyindole-acetic acid (5-HIAA) in urine. Scand J Clin Lab Invest 16:655–660

Nash DT, Brin M (1964) Malabsorption in malignant carcinoid with normal 5 HIAA. NY St J Med 64:1128–1131

Oates JA, Butler TC (1967) Pharmacologic and endocrine aspects of carcinoid syndrome. Adv Pharmacol 5:109–128

Oates JA, Sjoerdsma A (1962) A unique syndrome associated with secretion of 5-hydroxytryptophan by metastatic gastric carcinoids. Am J Med 32:333–342

Oates JA, Melmon K, Sjoerdsma A, Gillespie L, Mason DT (1964) Release of a kinin peptide in the carcinoid syndrome. Lancet 1:514–517

Oates JA, Pettinger WA und Doctor RB (1966) Evidence for the release of bradykinin in carcinoid syndrome. J Clin Invest 45:173–178

Oberndorfer S (1907) Karzinoide Tumoren des Dünndarms. Frankf Z Pathol 1:426–432

Otten MH, Birkenhaeger JC, van Blankenstein M (1978) Zollinger-Ellison syndrome treated by endoscopical removal of a duodenal gastrinoma. Neth J Med 21:248–251

Pearse AGE (1972) Histochemistry. Theoretical and applied, vol II, 3rd ed. Churchill Livingstone, Edinburgh London

Pearse AGE, Polak JM (1975) Immunocytochemical localization of substance P in mammalian intestine. Histochemistry 41:373–375

Peavy PW, Rogers JV, Clements JL, Burns JB (1973) Unusual osteoplastic metastases from carcinoid tumors. Radiology 107:327–330

Peiper HJ, Creutzfeldt W (1975) Endokrine Tumoren des Gastrointestinaltraktes. Chirurg 46:194–203

Pernow B, Waldenström J (1954) Paroxysmal flushing and other symptoms caused by 5 hydroxytryptamine and histamine in patients with malignant tumours. Lancet II:951

Pernow B, Waldenström J (1957) Determination of 5-hydroxytryptamine, 5-hydroxy-indole acetic acid and histamine in thirty three cases of carcinoid tumors (argentaffinoma). Am J Med 23:16–25

Plonk JW, Feldmann JM (1974) Carcinoid arthropathy. Arch Intern Med 134:651–654

Portela-Gomes GM (1982) Enterochromaffin cells. A qualitative and quantitative study. University of Uppsala

Rask-Madsen J and Bukhave K (1979) Prostaglandins and chronic diarrhoea: Clinical aspects. Scand J Gastroenterol [Suppl 53] 14:73–78

Reichardt W (1978) Angiographischer Befund bei Karzinoidmetastasen im Mesenterium. Fortschr Röntgenstr 129:185–188

Roberts WC, Sjoerdsma A (1964) The cardiac disease associated with the carcinoid syndrome (carcinoid heart disease). Am J Med 36:5–34

Robertson JIS, Peart WS, Andrews TM (1962) The mechanism of facial flushes in the carcinoid syndrome. Q J Med 31:103–123

Roggli VL, Judge DM, McGavran MH (1979) Duodenal glucagonoma: A case report. Hum Pathol 10:350–353

Rosenbaum FF, Santer DG, Claudon DB (1953) Essential teleangiectasia, pulmonic and tricuspid stenosis, and neoplastic liver disease. A possible new clinical syndrome. J Lab Clin Med 42:941–942

Said SI and Mutt V (1977) Relationship of spasmogenic and smooth muscle relaxant peptides from normal lung to other vasoactive peptides. Nature 265:84–86

Sanders RJ (1973) Carcinoids of the gastrointestinal tract. Thomas, Springfield USA

Sandler M, Snow PDJ (1958) An atypical carcinoid tumor secreting 5-hydroxytryptophan. Lancet I:137–140

Schauer A, Eder M (1959) Der Fibrosierungsvorgang beim Darmcarcinoid. Klin Wochenschr 37:880–881

Schmidt JE (1905) Beiträge zur normalen und pathologischen Histologie einiger Zellarten der Schleimhaut des menschlichen Darmkanals. Arch Mikr Anat 66:12–40

Schön H, Ordnung W, Schmid E (1960) Zum Nachweis der 5-Hydroxyindolessigsäure im Harn. Klin Wochenschr 38:405–406

Scholte AJ (1931) Ein Fall von Angioma teleangiectaticum cutis mit chronischer Endocarditis und malignem Dünndarmcarcinoid. Beitr Pathol Anat 86:440–443

Schuhmacher A, Schulz H (1963) Licht- und elektronenmikroskopische Untersuchungen an einem metastasierenden Dünndarmcarcinoid mit Serotoninbestimmungen an Tumorzellfraktionen. Klin Wochenschr 41:1188–1196

Schweizer W, Gloor F, von Bertrap R, Dubach UC (1964) Carcinoid heart disease with left-sided lesions. Circulation 29:253–257

Serratoni FT, Robboy SJ (1975) Ultrastructure of primary and metastatic ovarian carcinoids: Analysis of 11 cases. Cancer 36:157–160

Sherman SP, Li C-Y, Carney JA (1979) Microproliferation of enterochromaffin cells and the origin of carcinoid tumors of the ileum. Arch Pathol Lab Med 103:639–641

Sjoerdsma A, Weissbach H, Udenfriend S (1955) Simple test for diagnosis of metastatic carcinoid (Argentaffinoma). JAMA 159:397

Sjoerdsma A, Weissbach H, Terry LL, Udenfriend S (1957) Further observations on patients with malignant carcinoid. Am J Med 23:5–15

Sjoerdsma A, Lovenberg W, Engelman K, Carpenter WT, Wyatt RJ, Gessa GL (1970) Serotonin now: Clinical implications of inhibiting its synthesis with para chlorophenylalanine. Ann Intern Med 73:607–629

Skrabanek P, Cannon D, Kirrane J, Powell D (1978) Substance P secretion by carcinoid tumours. Ir J Med Sci 147:47–49

Soga J (1976) Neoplasms of the GEP endocrine cells: The present-day concept of carcinoids. In: Fujita T (ed) Endocrine gut and pancreas. Elsevier, Amsterdam, pp 387–394

Soga J, Tazawa K (1971) Pathologic analysis of carcinoids. Cancer 28:990–998

Solcia E, Capella C, Buffa R, Frigerio B (1976) Histochemical and ultrastructural studies on the argentaffin and argyrophil cells of the gut. In: Coupland RE, Fujita T (eds) Chromaffin, enterochromaffin and related cells. Elsevier Scientific Publishing Company, Amsterdam Oxford New York, pp 209–225

Solcia E, Buffa R, Crivelli O, Yanaihara N, Polak JM (1981a) Immunohistochemistry of gastric releasing peptide (GRP) and 5-hydroxytryptamine (5 HT) in the gut neuroendocrine systeme. International Symposion on Brain-Gut Axis, Florenz, 1981 [Abstr], p 168

Solcia E, Capella C, Buffa R, Usellini L, Fiocca R, Frigerio B, Tenti P, Sessa F (1981b) The diffuse endocine-paracrine system of the gut in health and disease: Ultrastructural features. Scand J Gastroenterol [Suppl 70] 14:25–36

Stahl SM, Levin B (1982) Serotonin depletion by fenfluramine in the carcinoid syndrome. N Engl J Med 306:429

Steger C, Sarra A (1960) Zur Entstehung der beim metastasierenden Dünndarmkarzinoid beobachteten Klappenveränderungen des rechten Herzens. Helv Chir Acta 27:15–29

Steger C, Sette B (1964) Über die pathogenetische Bedeutung des 5-Hydroxytryptamins in der Entstehung der Klappenveränderungen des rechten Herzens bei Karzinoidträgern. Helv Chir Acta 31:353–363

Sternberger LA (1974) Immunocytochemistry Englewood Cliffs. Prentice-Hall, New Jersey

Swain CP, Tavill AS, Neale G (1976) Studies of tryptophan and albumin metabolism in a patient with carcinoid syndrome, pellagra, and hypoproteinemia. Gastroenterology 71:484–489

Thorson A, Biörck G, Björkman G, Waldenström J (1954) Malignant carcinoid of the small intestine with metastases to the liver, valvular disease of the right side of the heart (pulmonary stenosis and tricuspid regurgitation without septal defects), peripheral vasomotor symptoms, bronchoconstriction, and an unusual type of cyanosis. A clinical and pathologic syndrome. Am Heart J 47:795–817

Thulin L, Samnegard H, Tyden G, Long DH, Efendic S (1978) Efficacy of somatostatin in a patient with carcinoid syndrome. Lancet II:43

Udenfriend S, Weissbach H, Clark CT (1955) The estimation of 5-hydroxytryptamin (serotonin) in biological tissues. J Biol Chem 215:337–344

Vassallo G, Capella C, Solcia E (1971) Grimelius silver stain for endocrine cell granules, as shown by electron microscopy. Stain Technol 46:7–13

Verley JM (1965) Les tumeurs carcinoides bronchiques et digestives de l'homme. Z Krebsforsch 66:503–516

Waldenström J, Pernow B, Silver H (1956) Case of metastasizing carcinoma (argentaffinoma?) of unknown origin showing peculiar red flushing and increased amounts of histamine and 5-hydroxytryptamine in blood and urine. Acta Med Scand 156:73–83

Weichert R, Reed R, Creech O (1967) Carcinoid-islet cell tumors of the duodenum. Ann Surg 5:660–669

Weidner FA, Ziter FMH (1981) Carcinoid tumors of the gastrointestinal tract. JAMA 245:1153–1155

Wilander E, El-Salhy M (1981) Immuno-cyto-chemical staining of mid-gut carcinoid tumours with sequence-specific gastrin antisera. Acta Pathol Microbiol Scand Sect A 89:247–250

Wilander E, Portela-Gomes G, Grimelius L, Lundqvist G, Skoog V (1977a) Enteroglucagon and substance P-like immunoreactivity in argentaffin and argyrophil rectal carcinoids. Virchows Arch B Cell Pathol 25:117–124

Wilander E, Portela-Gomes G, Grimelius L, Westermark P (1977) Argentaffin and Argyrophil reactions of human gastrointestinal carcinoids. Gastroenterology 73:733–736

Wilander E, Grimelius L, Portela-Gomes G, Lundqvist G, Skoog V, Westermark P (1979) Substance P and enteroglucagon-like immunoreactivity in argentaffin and argyrophil midgut carcinoid tumours. Scand J Gastroenterol [Suppl 53] 14:19–25

Wilkin JK (1981) Flushing Reactions: Consequences and mechanisms. Ann Intern Med 95:468–476

Williams ED, Sandler M (1963) The Classification of carcinoid tumours. Lancet I:238–239

Williams ED, Siebenmann RE, Sobin LH (1980) Histological typing of endocrine tumours. Internat histological classifications of tumours. No. 23, World Health Organization, Genf, pp 46–52

Wood WJ, Archer R, Schaeffer JW, Stephens C, Griffen WO (1970) Coexistence of regional enteritis and carcinoid tumor. Gastroenterology 59:265–269

Woodtli W, Gemsenjäger E, Heitz Ph U, Gloor F, Rösch W, Bosseckert H (1982) Endokrine Tumoren (APUDome) des Duodenums – Eine kooperative Studie. Schweiz Rundschau Med 71:1045–1053

Yang D, Garner R, Beetham WP (1978) Dermatomyositis, myocardial involvement, and carcinoid syndrome. JAMA 239:1067–1068

Zakariai YM, Quan SHQ, Hajdu SI (1975) Carcinoid tumors of the gastrointestinal tract. Cancer 35:588–591

Zarafonetis CJD, Lorber SH, Hanson SM (1958) Association of functioning carcinoid syndrome and scleroderma. Am J Med Sci 236:1–14

Zeegen R, Rothwell-Jackson R, Sundler M (1969) Massive hepatic resection for the carcinoid syndrome. Gut 10:617–622

Zuluaga U (1979) Karzinoid and Karzinoidsyndrom. Rita G Fischer, Frankfurt

Hormonell induzierte Diarrhöen

H. Ruppin und K.H. Soergel

Mit 5 Tabellen

A. Einleitung – historische Entwicklung

Unter dem Begriff der hormonell induzierten Diarrhö werden eine Reihe sehr heterogener Krankheitsbilder zusammengefaßt. Die gemeinsamen Leitsymptome dieser Erkrankungen sind 1. wäßrige Durchfälle, die bei Nahrungskarenz persistieren, also sekretorischer Natur sind, und 2. autonome Produktion eines oder mehrerer Hormone in Pankreas oder Gastrointestinaltrakt oder gelegentlich auch anderen Organen[1]. ZOLLINGER u. ELLISON (1955) erkannten als erste den Zusammenhang zwischen Inselzelltumoren des Pankreas und therapieresistenten peptischulzerösen Läsionen des oberen Gastrointestinaltrakts. Das pathogenetische Bindeglied Gastrin, welches über die gastrale Hypersekretion von Säure und Pepsin zur Ulkusbildung führt, wurde von GREGORY et al. (1960) aus einem Zollinger-Ellison-Tumor extrahiert. Die nicht selten zu beobachtenden Durchfälle führte man zunächst auf die begleitende Steatorrhö als Folge der Inaktivierung pankreatischer Enzyme durch die Übersäuerung des Intestinaltrakts zurück (MAYNARD u. POINT 1958); in rascher Folge erschienen jedoch Fallberichte, in denen wäßrige Durchfälle und Hypokaliämie im Vordergrund standen (PRIEST u. ALEXANDER 1957), peptische Ulzera hingegen fehlen konnten (ELLISON u. WILSON 1964). VERNER u. MORRISON (1958) beschrieben 2 Fälle von Inselzelladenom mit letaler Diarrhö und Hypokaliämie; peptische Läsionen waren nicht vorhanden, jedoch wurde die Magensäureproduktion nicht gemessen. Die Abgrenzung dieses Syndroms vom Zollinger-Ellison-Syndrom geschah durch KNAPPE et al. (1966) und MARKS et al. (1967), welche bei ähnlichen Patienten Hypo-, bzw. Achlorhydrie feststellten. Damit war weitgehend gesichert, daß Inselzelltumoren des Pankreas, die nicht von β-Zellen ausgehen, Diarrhö grundsätzlich durch 2 verschiedene Mechanismen hervorrufen konnten: das *Zollinger-Ellison-Syndrom* mit Hypergastrinämie, Hyperchlorhydrie und häufig rezidivierenden Ulzera, zu gastrogenen Durchfällen führend; und das *Verner-Morrison-Syndrom,* mit A- oder Hypochlorhydrie, choleraähnlicher Diarrhö und sekundärer Hypokaliämie einhergehend und nicht selten mit Hyperkalzämie, Hyperglyk-

---

[1] Einige der in Frage kommenden Hormone sind nicht nur in den Epithelien des Gastrointestinaltrakts, Pankreas und anderen Organen, sondern auch bevorzugt im zentralen und peripheren Nervensystem anzutreffen. Für einige von ihnen, z.B. das VIP, ist die physiologische Bedeutung als Neurotransmittersubstanz wahrscheinlicher als die eines Hormons

ämie und gelegentlich auch Flushsymptomen (Murray et al. 1961) verbunden. Matsumoto et al. (1966) gaben dem Verner-Morrison-Syndrom die Bezeichnung „Pankreatische Cholera" und Marks et al. (1967) prägten den Begriff des WDHA-Syndroms (watery diarrhea, hypokalemia and achlorhydria), ohne jedoch das Hormon zu kennen, das für diese Symptomatik verantwortlich zu machen war. Zollinger et al. (1968) hielt bei 2 WDHA-Patienten die Produktion eines sekretinähnlichen Hormons durch das Tumorgewebe für wahrscheinlich. Barbezat und Grossman (1971a, b) induzierten beim Hund Durchfälle mit kombinierter intravenöser Infusion von Glukagon und Gastrin und zogen diese beiden Hormone als potentielle Kandidaten für das WDHA-Syndrom in betracht. Des weiteren wurden gastric inhibitory polypeptide (GIP)(Elias et al. 1972) und pancreatic polypeptide (Lundqvist et al. 1978) für je einen Fall von WDHA-Syndrom und ein Cholezystokinin-(CCK-)ähnliches Peptid für ein dem Zollinger-Ellison-Syndrom gleichendes Krankheitsbild (Wilson et al. 1973) verantwortlich gemacht. Die ursächliche Bedeutung von GIP wurde später zwar widerrufen (Bloom et al. 1973), kann aber aufgrund tierexperimenteller Befunde (Barbezat 1973) und eines erst kürzlich publizierten Krankheitsbilds (Kidd et al. 1979) nicht prinzipiell ausgeschlossen werden. Seit der Entdeckung des vasoactive intestinal polypeptide (VIP) durch Said und Mutt (1970) trat dieses Polypeptid ganz in den Vordergrund des Interesses (Bloom et al. 1973; Said u. Faloona 1975), ohne jedoch in seiner pathogenetischen Bedeutung für das WDHA-Syndrom unwidersprochen zu sein (Jaffe 1979). Seine pharmakologischen Wirkungen vermögen zumindestens aber sämtliche Symptome dieser Erkrankung zu erklären (Said u. Faloona 1975). Darüber hinaus erkannten Rambaud et al. (1975) u. Schmitt et al. (1975) durch beispielhaft komplette und sorgfältige Untersuchungen des Intestinaltrakts und Pankreas 2 verschiedene potentielle Ursprungsorte der Diarrhö beim WDHA-Syndrom. Ihnen verdanken wir auch die Erkenntnis, daß nicht nur eine, sondern eine ganze Reihe differenter humoraler Substanzen im Plasma dieser Patienten erhöht sein können und dadurch die Interpretation der pathogenetischen Zusammenhänge ganz wesentlich kompliziert wird. Darüber hinaus kann das Plasmahormonprofil während des Krankheitsverlaufs starken Schwankungen unterliegen (Broor et al. 1979; Soergel et al. im Druck). Auch an völlig anderer Stelle lokalisierte und histologisch verschiedenartige Tumoren, wie das medulläre Schilddrüsenkarzinom (Bernier et al. 1969; Isaacs et al. 1974), das Bronchus- oder Dünndarmkarzinoid (Sandler et al. 1968; Jaffe u. Condon 1976), das Ganglioneurom oder Ganglioneuroblastom (Sandler et al. 1968; Said u. Faloona 1975; Swift et al. 1975) und, selten, bronchogene Karzinome (Said u. Faloona 1975) können mit wäßriger Diarrhö einhergehen. Die humoralen Produkte dieser Tumoren (Thyreokalzitonin, Prostaglandine, Serotonin, VIP) wurden auch bei Inselzelltumoren des Pankreas vom Non-β-Zelltyp häufig (VIP, Prostaglandine) oder gelegentlich (Kalzitonin, Serotonin) in Tumorextrakten oder im Plasma der Patienten vermehrt gefunden (Sandler et al. 1968; Jaffe u. Condon 1976; Jaffe et al. 1977; Schmitt et al. 1975; Rambaud et al. 1975). Die Zuordnung dieser Tumoren zu einem gemeinsamen, pluripotenten endokrinen Stammzellverband, dem der primitiven Neuralleiste entstammenden APUD (amine precursor uptake decarboxylation) Zellsystem, wohl identisch mit Feyrters System der „hellen Zellen" (Feyrter 1938), durch Pearse (1968, 1975) schien der verwirrenden Vielfalt der endokrinen Durchfallsyndrome wieder eine einheitliche Grundlage zu geben.

B. Pharmakologische Effekte

Dieses Kapitel hat zum Ziel, die experimentellen Effekte von Hormonen und hormonähnlichen Substanzen, die mit dem WDHA-Syndrom assoziiert sind, auf Elektrolyt- und Wassertransport, Motilität von Dünn- und Dickdarm sowie andere Funktionen unter dem Gesichtspunkt ihrer potentiellen pathogenetischen Bedeutung für die Diarrhöen und weitere Symptome darzustellen. Die in Frage kommenden Substanzen werden in folgender Sequenz besprochen: VIP, Prostaglandine, GIP, Sekretin, Glukagon, Gastrin, Kalzitonin, pankreatisches Polypeptid (PP), Serotonin, Bradykinin sowie Somatostatin. Insgesamt gesehen sind die vorliegenden Daten über Membrantransportalterationen durch diese Substanzen erheblich weitgehender als jene über Änderungen von Motorik und Propulsion im Intestinaltrakt.

I. Elektrolyt- und Wassertransport (Tabelle 1)

a) VIP

In vitro bewirkt VIP von der Serosaseite her eine elektrogene Sekretion von Chlorid und eine geringere von Natrium durch die Mukosa des Kaninchenileums in der Ussing Kammer; in derselben Konzentration steigert VIP den Gehalt der Ileumschleimhaut an 3, 5-Adenosinmonophosphat (cAMP) und die Aktivität der Adenylzyklase um über das 10fache und induzierte in einem einzelnen Experiment mit menschlicher Ileumschleimhaut identische Reaktionen (SCHWARTZ et al. 1974). Diese Ergebnisse sprechen dafür, daß VIP unter Vermittlung durch cAMP den aktiven Anionentransport im Ileum stimuliert. Auch am Kolon der Ratte hat VIP Wirkungen, die nahezu identisch mit denen am Kaninchenileum sind (WALDMAN et al. 1977; RACUSEN u. BINDER 1977). Ebenso wird beim Menschen die Aktivität der Adenylzyklase der Kolonschleimhaut durch VIP (10 µg/ml) auf etwa das 3fache gesteigert (SIMON u. KATHER 1980).

In vivo. Beim Hund induziert VIP (200 µg/15 min i.v.) an der luftperfundierten Thiry-Vella-Schlinge des Jejunums Sekretion von Wasser, wohingegen das Ileum in dieser Versuchsanordnung unempfindlich gegenüber VIP zu sein scheint (BARBEZAT 1973). Auch beim Menschen hemmen 200 und 400 pmol/kg KG/h i.v., der Substanz dosisabhängig die Absorption von Wasser und Kationen und stimulieren die elektrogene Sekretion von Cl⁻ im perfundierten Jejunum, ohne die Nettobewegung von HCO_3^- oder die passive Permeabilität der Schleimhaut gegenüber Harnstoff zu beeinflussen (KREJS u. FORDTRAN 1980). Ähnliche Befunde wurden auch am perfundierten menschlichen Ileum (KREJS 1980a) und Kolon (KREJS 1980b) erhoben. Obgleich die simultan gemessenen VIP-Plasmaspiegel denen bei WDHA-Syndromen vorkommenden glichen, traten keine Durchfälle auf, womit frühere Befunde mit intravenöser Infusion von VIP in ähnlicher Dosierung (DOMSCHKE et al. 1978) bestätigt wurden. Beim Schwein kommt es nach 4- bis 8ständiger i.-v.-Infusion von VIP (180–600 pmol/kg KG/h) zu heftigen Durchfällen (MODLIN et al. 1978). Obgleich diese Ergebnisse letztlich nicht bewiesen haben, daß VIP beim Menschen profuse wäßrige Diarrhöen auszulösen vermag, steht immerhin der sekretorische Effekt des Peptids an Dünn- und Dickdarm formal mit dem beim WDHA-Syndrom erhobenen Befund in Einklang (KREJS et al. 1977).

b) Prostaglandine (PG)

In vitro. PGE₁ (0,1 m mol; Serosaseite) bewirkt analog dem VIP eine aktive Sekretion von Cl⁻ an der Schleimhaut des Kaninchenileums in der Ussing-Kammer (AL-AWQATI et al. 1970) und steigert die cAMP-Konzentration im Mukosahomogenat um das 2- bis 3fache (KIMBERG et al. 1971). In niedriger Dosierung hemmt PGE₂, nicht aber PGF₂α die Natriumabsorption und provoziert elektrogene Chloridsekretion der Jejunalschleimhaut beim Menschen in der Ussing-Kammer (BUKHAVE u. RASK-MADSEN 1980).

In vivo. Infusion von PGE$_1$ (2–100 µg/min) in die Mesenterialarterie führt dosisabhängig zur Sekretion von Wasser in der Thiry-Vella-Schlinge beim Hund; PGA ist von ähnlicher, PGF$_{2\alpha}$ von stärkerer Wirksamkeit als PGE$_1$ (Pierce et al. 1971). Intrajejunale Infusion von PGE$_1$ (0,9 µg/ kg KG/min) löst beim Menschen eine Nettosekretion von Wasser und Elektrolyten aus und hemmt die Absorption von Glukose (Matuchansky u. Bernier 1973). Die orale und intestinale Applikation von PGE$_1$ ist von wäßrigen Durchfällen gefolgt (Misiewicz et al. 1969; Matuchansky et al. 1972). Bislang liegen noch keine Untersuchungen vor, welche die unter den genannten Bedingungen existierenden Prostaglandinplasmaspiegel mit denjenigen bei WDHA-Patienten vergleichen. Die pathogenetische Bedeutung der PG für die Diarrhö zumindest eines Teils dieser Syndrome ist jedoch sehr naheliegend (Jaffe u. Condon 1976) und wird durch therapeutische Erfolge mit Prostaglandinsynthesehemmern unterstrichen (Jaffe et al. 1977).

c) GIP

In vivo. In-vitro-Untersuchungen mit GIP auf Wasser- und Elektrolyttransportvorgänge des Darms sind nicht publiziert worden. Beim Hund reduziert GIP vom Schwein die Absorption von Wasser und Natrium im Jejunum und bewirkt simultan eine Sekretion von Chlorid. Im Ileum führt es zur Umkehr der Wasserabsorption in Wassersekretion. Die darunter gemessenen GIP-Plasmaspiegel ähneln denen, die unter physiologischen Bedingungen vorkommen (Barbezat 1973). Identische Ergebnisse sind mit GIP (1 µg/min) auch am menschlichen Jejunum erzielt worden (Helman u. Barbezat 1977). Im Gegensatz zu VIP und PG wird die sekretagoge Wirkung von GIP nicht durch cAMP vermittelt (Schwartz et al. 1974).

d) Sekretin

In vivo. Intravenöse Infusion von Sekretin (0,5 µg/kg KG/h) bewirkt am Jejunum beim Menschen eine Nettosekretion von Wasser und Elektrolyten (Hicks u. Turnberg 1972). In höherer Dosierung (1 µg/kg KG/h) ist es jedoch an der Thiry-Vella-Schlinge von Jejunum, Ileum und Kolon beim Hund ohne jeden sekretorischen Effekt (Barbezat 1973). Auch bei Nagetieren hat Sekretin keine laxierende Wirkung (Tai et al. 1976).

e) Glukagon

In vitro. Glukagon stimuliert die aktive Sekretion von Anionen im Dünndarm der Ratte unter Kurzschlußstrombedingungen in der Ussing-Kammer nur in Abwesenheit von Glukose und wenn es auf der Serosaseite der Schleimhaut wirkt (Kaufman et al. 1980).

In vivo. Eine physiologisch niedrige Dosierung von Glukagon (7,5 µg/kg KG/h) regt beim Hund die Sekretion von Wasser und Elektrolyten in der Thiry-Vella-Schlinge von Jejunum und Ileum an. Erst bei Zufuhr erheblich größerer Mengen des Hormons (30 µg/kg KG/h) kommt es auch im Kolon zum Eintritt von Flüssigkeit ins Lumen (Barbezat 1973). In Kombination mit Gastrin (5–20 µg/kg KG/h) ist Glukagon (60 µg/kg KG/h) geeignet, beim Hund profuse wäßrige Durchfälle zu erzeugen (Barbezat u. Grossman 1971a, b; Barbezat 1973). Keinen Effekt hat es auf die Aktivität der Adenylzyklase in der Ileumschleimhaut bei Hund und Kaninchen (Schwartz et al. 1974). Beim Menschen bewirkt die kurzfristige intravenöse Zufuhr des Hormons eine inkonstante Reduktion der Wasser- und Elektrolytabsorption im Jejunum (Mekhjian et al. 1972; Hicks u. Turnberg 1974), während die Ratte bei chronischer Applikation mit einem Anstieg der Absorptionsraten antwortet (Rudo u. Rosenberg 1973; Caspary u. Lücke 1976).

f) Gastrin

In vitro. Am evertierten Ileumsäckchen vom Hamster stimuliert ungereinigtes Gastrin die Sekretion von Wasser und Natrium (Gardner et al. 1967), wobei unklar bleibt, ob dies ein Artefakt durch Kontaminanten war.

In vivo. Kontroverse Ergebnisse werden mit Gastrin und Pentagastrin am Dünndarm beim Menschen und beim Hund beschrieben, während das Kolon in allen Untersuchungen unbeeinflußt blieb. Beim Menschen fanden MOSHAL et al. (1968) mit Pentagastrin eine Hemmung der Wasser-, Natrium- und Glukoseabsorption im Ileum, nicht dagegen im Jejunum, während umgekehrt MODI-GLIANI et al. (1976) mit Gastrin I am Jejunum, nicht aber am Ileum dieselbe Beobachtung machten. BYNUM et al. (1971) erzeugten beim Hund mit Pentagastrin eine Sekretion im Jejunum und eine Absorptionshemmung im Ileum, während GINGELL et al. (1968) nur im Ileum einen hemmenden Effekt des Pentapeptids nachweisen konnten. Bei Konzentrationen im Plasma, die denen beim Zollinger-Ellison-Syndrom vorkommenden ähneln, ist Gastrin jedoch für sich alleine nicht in der Lage, Durchfälle auf dem Boden intestinaler Sekretion auszulösen. Wieweit es in Kombination mit anderen Hormonen durch Überlastung des Darms mit Verdauungssekreten und Hemmung der Reabsorption dieser Sekrete im Dünndarm dazu in der Lage ist, wurde nicht im einzelnen untersucht.

g) Kalzitonin

In vivo. Kalzitonin vom Lachs (1 MRCU/kg KG/h, i.v.) bewirkt postprandial beim Menschen Durchfälle infolge profuser Sekretion von Wasser und Elektrolyten im Jejunum (GRAY et al. 1973). Ähnliche Wirkungen (Sekretion von H_2O, Na und HCO_3) wurden mit Kalzitonin auch am Dünndarm des Kaninchens beobachtet (KISLOFF u. MOORE 1977). Endogenes Tumorkalzitonin (280–350 µg/l, 2–3 ml/min) hemmt bei intraarterieller Infusion (A. mesenterica superior) die Absorption im Jejunum und Ileum beim Hund (COX et al. 1979). Diese Ergebnisse zusammengenommen, machen eine pathophysiologische Bedeutung erhöhter Blutspiegel von Kalzitonin bei endokrin aktiven Tumoren für wäßrige Durchfälle wahrscheinlich.

h) Pankreatisches Polypeptid

In-vitro-Untersuchungen des Wasser- und Elektrolyttransports sind nicht beschrieben worden.

In vivo. Bei der Ratte steigert das pankreatische Polypeptid (PP) die Wasserabsorption im Kolon, nicht aber im Ileum (D'ORISIO et al. 1978). PP ist als Laxans in der Veterinärmedizin patentiert, provoziert aber offenbar eher die Defäkation als die Entstehung von Durchfall (SCHWARTZ 1979).

i) Serotonin

In vitro. Am elektrisch kurzgeschlossenen Kaninchenileum stimuliert Serotonin den elektroneutralen NaCl-Transport und die elektrogene Sekretion von Chlorid. Beide Effekte sind nur in Gegenwart von Kalziumionen nachweisbar und lassen sich allein durch Zufuhr von Serotonin auf der

Tabelle 1. Pharmakologische Effekte gastrointestinaler Hormone: intestinaler Wasser- und Elektrolyttransport im Jejunum

Hormon	Dosis	Hemmung der Absorption			Stimulation der Sekretion		
		H_2O	Na^+	Cl^-	H_2O	Na^+	Cl^-
VIP	200–400 pmol/kg KG/h i.v.	+	+	+	−	−	+
PGE$_1$	0,9 µg/kg KG/min lokal	+ Glukose	+	+	+	+	+
GIP	1 µg/min i.v.	+	+	−	−	−	+
Sekretin	0,5 µg/kg KG/h i.v.	+	+	+	+	+	+
Gastrin	0,5 µg/kg KG/h i.v.	+ (Glukosestimul.)	+	+	−	−	−
Kalzitonin	1 MRCU/kg KG/h i.v.	+	+	+	+	+	+

Serosaseite der Schleimhaut und bei Konzentrationen oberhalb von 0,2 µmol/l auslösen (Donowitz et al. 1980).

In vivo. Beim Kaninchen inhibiert Serotonin (52 µmol/kg/Tag) die Absorption von Wasser und Elektrolyten im mittleren Jejunum (Donowitz et al. 1977) durch Hemmung der unidirektionalen Fluxe vom Lumen zum Blut (Kisloff u. Moore 1976). Im Ileum bewirkt Serotonin sogar eine Sekretion von Wasser und Natrium (Donowitz et al. 1977; Kisloff u. Moore 1976). Serotonin beeinflußt hingegen nicht die D-Glukose- und L-Tryptophanabsorption und die durch sie stimulierte Elektrolyt- und Wasseraufnahme durch den Darm (Donowitz et al. 1977).

II. Motilität (Tabelle 2)

Viele der in Abschnitt B.I besprochenen Hormone, Gewebshormone und Neurotransmitter haben in pharmakologischer Dosierung stimulierende oder inhibierende Effekte auf die Motilität des Gastrointestinaltrakts (Ruppin u. Domschke 1980).

Gastrin übt nur bei hoher Dosierung schwache motorische Wirkungen am menschlichen Dünndarm aus (Smith u. Hogg 1966), während CCK und Motilin nachhaltige stimulierende Effekte haben (Levant et al. 1974; Ruppin et al. 1976). Sekretin hemmt (Gutierrez et al. 1974) ähnlich wie hohe Dosen an Glukagon (Patel et al. 1979) die Dünndarmmotilität, während letzteres in niedriger Dosierung beim Hund exzitatorisch wirkt (Wingate u. Pearce im Druck). VIP hat in vitro beim Hund erregende Effekte am Dünndarm (Kachelhoffer et al. 1976), Magen und Kolon erschlaffen aber in Gegenwart von VIP (Makhlouf u. Said 1975). Prostaglandine der E-Reihe führen in vitro zur Kontraktion der Längs- und zur Erschlaffung der Ringmuskulatur von Dünn- und Dickdarm (Bennet et al. 1968) und reduzieren die intestinale Passagezeit (Misiewicz et al. 1969). Untersuchungen über die Beeinflussung motorischer Funktionen durch GIP oder Kalzitonin wurden bislang nicht veröffentlicht. PP beschleunigt die transintestinale Passage bei der Ratte, hemmt die Amplitude und Frequenz von Kontraktionen am Truthahndarm und hat beim Hund sowohl stimulierende wie hemmende Effekte auf die Dünndarmmotorik (Lin 1980). Bradykinin, das oft von Karzinoidtumoren freigesetzt wird, steigert die Dünndarmmotilität beim Hund, begleitet von mechanischer Hemmung des Blutflusses im Darm, wodurch seine direkte vasodilatatorische Wirkung maskiert wird (Pytowski 1979). Wie die glatte Muskulatur von Gefäßen, Bronchien und Uterus, so kontrahiert sich auch die des Darms unter dem Einfluß von Serotonin (Haverback u. Davidson 1959; Bülbring u. Lin 1958). In Jejunum und Ileum steigert es beim Menschen den Wandtonus und die Frequenz und Amplitude phasischer Kontraktionen, während die Motorik des Dickdarms durch Serotonin gehemmt wird (Misiewicz et al. 1966).

Tabelle 2. Pharmakologische Effekte gastrointestinaler Hormone: intestinale Motilität

Hormon	Organ[a]	Dosis	Kontraktilität	Intestinale Transitzeit
VIP			?	?
PGE$_1$	Sigmoid	2 mg per os	+	+
GIP			?	?
Glukagon	Jejunum Kolon	0,1 mg i.v., intraportal	− !	− !
Sekretin	Jejunum	1 U/kg KG/h	− !	−(?)
Gastrin	Jejunum Ileum Kolon	50 µg i.v.	+	−
Kalzitonin			?	?

[a] Bezieht sich auf Spalte „Kontraktilität"

III. Andere Funktionen

a) Magensekretion

Gastrin kommt wegen seiner säuresekretionsstimulierenden Wirkung am Magen als alleiniges pathophysiologisches Bindeglied zwischen Pankreastumor und WDHA-Syndrom nicht in betracht. Hingegen bieten sich die Polypeptidhormone der Sekretin-Glukagon-Familie (Glukagon, Sekretin, VIP, GIP) als Hemmer der gastrin-, histamin- und nahrungsstimulierten Säuresekretion und Gastrinfreisetzung (KONTUREK 1980) am ehesten für diese Vermittlerrolle an. Somatostatin hat sich zwar als potenter Inhibitor der Magensekretion erwiesen, ist aber bisher beim WDHA-Syndrom nicht untersucht bzw. nicht erhöht gewesen. PP hat keine Bedeutung für die Säuresekretion des Magens (PARKS et al. 1979). Prostaglandine der E- und A-Reihe sind potente Inhibitoren der Magensekretion bei Ratte, Hund und Mensch (ROBERT et al. 1967, 1968; NYLANDER u. ANDERSSON 1974; NYLANDER et al. 1974).

b) Hautdurchblutung

Die i.v. Infusion von VIP löst bei Mensch und Schwein regelmäßig Flushsymptome aus (DOMSCHKE et al. 1978; KREJS u. FORDTRAN 1980; MODLIN et al. 1978). Mit Pentagastrin wurden Flushzustände ab 6 µg/kg KG induziert (HORTON et al. 1968). Auch PGE_1 (10–14 µg/kg KG/h) bewirkte flammende Gesichtsrötung bei 5 von 8 Probanden (CLASSEN et al. 1971). Die Flushsymptomatik beim Karzinoidsyndrom wird möglicherweise durch die Bradykininausschüttung und die vasodilatatorische Wirkung von Bradykinin durch Prostaglandinfreisetzung bewirkt (FOX u. HILTON 1958; PYTOWSKI 1979).

c) Kalzium- und Blutzuckerstoffwechsel

VIP steigert bei i.v. Infusion den Serumkalzium- und Blutzuckerspiegel (DOMSCHKE et al. 1978), während Kalzitonin keinen Effekt auf die Höhe des Kalziumspiegels im Blut hat (GRAY et al. 1973). Die Steigerung des Blutzuckerspiegels durch Glukagon und VIP ist durch vermehrte hepatische Glykogenolyse zu erklären (KEHRINS u. SAID 1973).

C. Klinische Syndrome

I. WDHA-Syndrom (Verner-Morrison-Syndrom, pankreatische Cholera)

1. Klinik (Tabelle 3)

Die Patienten sind vorwiegend (60%) weiblichen Geschlechts und sind im mittleren Lebensalter. Sie erkranken mit an Heftigkeit langsam zunehmenden wäßrigen und unblutigen Durchfällen. Die Durchfallanamnese geht bei Diagnosestellung meist mehrere Monate, in Extremfällen bis zu 10 und mehr Jahren zurück (RAMBAUD et al. 1975; KIDD et al. 1979). Die Stuhlgewichte (Norm 150 g/Tag) sind massiv erhöht (> 500 g/Tag) und von wäßriger Konsistenz (choleraähnlich; daher „pankreatische Cholera"). Infolge des durchfallbedingten Wasserverlusts befinden sich die Patienten bei Krankenhauseinweisung meist in mehr oder weniger hochgradiger Exsikkose und berichten über einen fortschreitenden

Gewichtsverlust von mehreren Kilogramm im symptomatischen Zeitraum. Die Durchfälle können in intermittierenden Attacken auftreten oder mehr oder weniger permanent vorhanden sein. In ca. 50% der Fälle treten Hautsymptome, wie anfallsartige Rötung von Gesicht und Oberkörper (Flush), Teleangiektasien und Pigmentationen hinzu. Ebenfalls in 50% der Fälle finden sich Hyperkalzämie und diabetische Stoffwechsellage. Alle Patienten weisen eine nachhaltige Hypokaliämie auf, bedingt durch den massiven fäkalen Kaliumverlust. Der Salzgehalt des Stuhlwassers (vorwiegend K^+, Na^+, Cl^-) ist ungewöhnlich hoch, seine Osmolalität hingegen normal, so daß $[Na^+]+[K^+]\times 2$ nur 0–30 mmol/l niedriger ist, als die Osmolalität (mosmol/kg) beträgt. Ist anstelle der Chlorid- die Bikarbonatkonzentration in der Stuhlflüssigkeit stark erhöht, so muß an pankreatogenen Durchfall im engeren Sinne gedacht werden, ein Krankheitsbild, das von Schmitt et al. (1975) beschrieben wurde. Differentialdiagnostisch muß eine angeborene oder erworbene Chloridorrhö ausgeschlossen werden, wenn die Chloridkonzentration im Stuhlwasser höher als die Summe der Konzentrationen von Natrium und Kalium ist (Evanson u. Stanbury 1965). Beim WDHA-Syndrom ist die basale und pentagastrinstimulierte Säuresekretion des Magens reduziert; nur in 30% findet sich eine Achlorhydrie. Die intestinale Transitgeschwindigkeit ist nicht bei allen Patienten einheitlich. Bei 1 von 4 Patienten, die Soergel et al. (im Druck) untersucht haben, war die Transitgeschwindigkeit im Jejunum postprandial erhöht, im Ileum und unter Nüchternbedingungen normal; bei einem anderen Patienten war sie dagegen im gesamten Dünndarm erniedrigt.

Tabelle 3. Klinik des WDHA-Syndroms und verwandter Krankheitsbilder. *Med. Ca* Medulläres Schilddrüsenkarzinom, *Z.-E.-S.* Zollinger-Ellison-Syndrom

Symptom	WDHA-S.	Karzinoid	Med. Ca	Z.-E.-S.
Wäßrige Diarrhö	100%	50%	50%	65%
	bis 20 l/Tag	< 3 l/Tag	< 3 l/Tag	< 3 l/Tag
Steatorrhö	−	9%	−	50%
Hypokaliämie	+	(+)	(+)	(+)
Hyperchlorhydrie	−	−	−	+
Hypochlorhydrie	+	−	−	−
Hyperglykämie	50%	−	−	−
Hyperkalzämie	50%	−	−	−
Flush	20%	100%	20%	−
Magen-Darm-Ulzera	−	−	−	95%

2. Differentialdiagnose

Stuhlkulturen, Suche nach enteralen Parasiten, globale Resorptionsteste (Laktosebelastung, Stuhlfettexkretion, Schilling-Test, renale Xyloseexkretion und die renale Exkretion von 5-Hydroxyindolessigsäure sind in der Regel negativ bzw. normal, und Laxantien im Stuhl nicht nachweisbar. Der Ausschluß eines heimlichen Laxantien- und/oder Diuretikaabusus ist von besonderer klinischer Bedeutung (Krejs et al. 1977). Hinweise darauf können eine Pseudomelanosis coli (bei Antrachinonabusus) oder die Violett-rot-Färbung des Stuhls nach Zugabe von 0,1 N NaOH (bei phenolphthaleinhaltigen Laxantien) sein. Bisacodyl läßt sich gaschromatographisch aus Stuhlfiltrat nachweisen. Am schwierigsten ist der Nachweis von osmotisch wirksamen Laxantien, wie $MgSO_4$, $NaSO_4$, Laktulose oder Mannit. Am sichersten führt die Durchsuchung der persönlichen Habe und des Zimmers nach Laxantien und Diuretika zum Ziel. Beim WDHA-Syndrom ist die Dünndarmschleimhaut entweder unauffällig oder nur geringgradig chronisch-entzündlich infiltriert. Die peripheren Schilddrüsenhormone sind nicht erhöht und das Schilddrüsenszintigramm zeigt keine kalten Bezirke, die auf ein medulläres Schilddrüsenkarzinom verdächtig sind. Die Röntgenuntersuchung des Dünndarms ergibt keinen Hinweis auf einen stenosierenden entzündlichen oder tumorösen Prozeß im Ileum, womit ein M. Crohn bzw. ein Karzinoid ebenfalls ausgeschlossen sind.

3. Spezielle gastrointestinale Diagnostik

Die Symptomatik des WDHA-Syndroms läßt in erster Linie an eine sekretorische Diarrhö und damit einen hormonaktiven Tumor denken, der in der Mehrzahl der Fälle im Pankreas lokalisiert ist. Seine Existenz wird weitgehend gesichert durch spezielle Methoden der Pankreasdiagnostik (Computertomographie, Ultraschall, endoskopisch-retrograde Pankreatikographie (ERP) und Zöliakographie). Diese Methoden haben jedoch keine negative Beweiskraft, da kleine Tumoren oft übersehen werden, weil sie nicht vom Gangsystem ausgehen, und die Inselzellhyperplasie nur histologisch erkennbar ist. Die Bestimmung der Magensäure- und -volumensekretion und der hydrokinetischen Pankreasfunktion sind zum Ausschluß gastrogener und pankreatogener Durchfälle notwendig (SCHMITT et al. 1975; BROOR et al. 1979). Darüber hinaus sollten, wenn möglich, in jedem Fall der sekretorische Charakter und der intestinale Ursprung der Diarrhö durch eine Perfusionsuntersuchung von Jejunum und Ileum bewiesen werden RAMBAUD et al. 1975; KREJS et al. 1977; SOERGEL et al. 1981). Eine sekretorische Diarrhö ist anzunehmen, wenn die Durchfälle auch ohne Nahrungsaufnahme persistieren. Gesichert ist sie, wenn bei Perfusion des Dünndarms mit einer blutplasmaähnlichen Elektrolytlösung (Konzentrationen in mmol: Na^+ 130, K^+ 5, Cl^- 105, HCO_3^- 30) Wasser und Elektrolyte nicht, wie dies normalerweise der Fall ist, absorbiert, sondern ins Lumen sezerniert werden. KREJS et al. (1977) beschrieben bei 3 WDHA-Patienten eine Sekretion im Jejunum, aber normale Absorptionsverhältnisse im Ileum. Auch beim Karzinoidsyndrom haben DONOWITZ und BINDER (1975) eine Sekretion von Wasser und Elektrolyten durch das Jejunum gefunden. Da sie allerdings keine Perfusion von Ileum und Kolon durchgeführt haben, wurde nicht geklärt, ob das Jejunum allein für die Durchfälle verantwortlich war. Hauptort der Sekretion war das Ileum bei einem Patienten mit einem medullären Schilddrüsenkarzinom (ISAACS et al. 1974) sowie Ileum und Kolon bei einem Inselzellkarzinom der Pankreas (KH SOERGEL 1980, unveröffentlicht).

4. Hormonanalysen

Im Gegensatz zum Zollinger-Ellison-Syndrom, bei dem neben entsprechenden klinischen Symptomen die Messung der basalen, bzw. kalzium- oder sekretinstimulierten Gastrinausschüttung ins Plasma ausreicht, um die Diagnose zu sichern, ist beim WDHA-Syndrom die Bestimmung eines einzelnen Hormons wenig sinnvoll (KREJS et al. 1977; GARDNER 1978; entgegengesetzte Ansicht: BLOOM 1978). Hier empfiehlt es sich, eine ganze Palette von Hormonen (VIP, Prostaglandine vom Typ E und F, Kalzitonin, PP, GIP, Sekretin, Insulin und

Serotonin) zu untersuchen. Beim Karzinoidsyndrom reicht zwar in der Regel die Bestimmung der 5-Hydroxyindolessigsäure im 24-h-Urin zur Bestätigung aus. Dasselbe gilt für Kalzitonin beim medullären Schilddrüsenkarzinom. Zusätzlich können bei diesen Tumoren aber auch VIP, Prostaglandine, Histamin, Bradykinin und Kallikrein im peripheren Blut vermehrt nachweisbar sein. PP kann bei allen Inselzelltumoren, v.a. aber beim WDHA-Syndrom erhöht sein (SCHWARTZ 1979). Noch ist die Bestimmung vieler Hormone (GIP, VIP, PP, Prostaglandine) problematisch, da z.Z. käufliche Kits nicht existieren und nur wenige Laboratorien zuverlässige Radioimmunoassays zur Hand haben. Da die Analyse nur in ausgewählten Fällen sinnvoll ist, sollte eine ausreichende Menge Blutplasma (Heparin- oder EDTA-Zusatz) aus einer peripheren Vene prä- und postoperativ und während der Operation auch aus den Pankreas- oder den vom Tumor abführenden Venen entnommen und tiefgefroren werden.

5. Verifikation der Verdachtsdiagnose „hormonell induzierte Diarrhö"

Intraoperativ entnommene Gewebeproben aus Pankreastumor oder dem makroskopisch unauffälligen Pankreas sollten nicht nur routinemäßig histologisch aufgearbeitet, sondern elektronenoptisch, immunfluoreszenzmikroskopisch und immunhistochemisch untersucht werden. Die elektronenoptische Analyse gestattet es, den überwiegenden Zelltyp festzustellen. Bei Verwendung verschiedener spezifischer Antiseren sind die beiden anderen Methoden in der Lage das oder die von den Tumorzellen produzierte(n) Hormon(e) nachzuweisen. Neben APUD-Zellkarzinomen und -adenomen finden sich in vielen Fällen keine umschriebenen Tumoren, sondern andere gutartige Formen der Inselzellwucherung. Als Beispiele prinzipieller Abweichung von der normalen Inselstruktur sind Inselhyperplasie, Mikroadenomatose (KLÖPPEL et al. 1975) und die diffuse APUD-Zellvermehrung „Nesidioblastose" GROTTING et al. 1979) genannt worden.

Bei 33 operativ verifizierten Erkrankungsfällen lag 27mal ein Non-β-Inselzelltumor des Pankreas (14 benigne Adenome, 13 maligne Geschwülste), 4mal kein Tumor, sondern eine Inselhyperplasie und 2mal eine andere Diagnose (Ganglioneuroblastom, bronchogenes Karzinom) vor. In einer Übersicht von BURKHARDT (1976) über 34 gesicherte Fälle von WDHA-Syndrom fanden sich 18 maligne und 15 benigne Pankreastumoren bei 1 fraglichen Fall. In der Zusammenfassung von SAID und FALOONA (1975) schließlich sind von 30 Erkrankungen 13 durch gutartige Pankreasadenome, 5 durch Inselhyperplasie, 6 durch bronchogene Tumoren und je 1 durch Phäochromozytom und Ganglioneuroblastom der Nebenniere verursacht worden, während 4 Fälle ungeklärt blieben. Bei der Interpretation der Inselzellproliferation gehen die Ansichten der Pathologen weit auseinander. Diese Unsicherheit erklärt die große Anzahl unklarer Ursachen in diesen Statistiken.

6. Besondere Ursachen

Der von SCHMITT et al. (1975) geschilderte Fall unterschied sich von allen übrigen, bislang beschriebenen durch mehrere Besonderheiten: Die wässrigen Durchfälle entstanden als Folge massiv gesteigerter Flüssigkeits- und Bikarbonatsekretion der Bauchspeicheldrüse. Der HCO_3-Gehalt des Stuhlwassers war mit 104 mval/l erheblich gesteigert. Die Plasmasekretinkonzentration lag weit über der Norm und der Pankreastumor färbte sich intensiv mit fluoreszinmarkiertem Antisekretin an. Auch Glukagon, VIP, Insulin und Serotonin waren im Blut vermehrt nachweisbar. Der Verdacht, daß Pankreastumoren mit WDHA-Symptomatik Sekretin produzieren könnten, war bereits zuvor von Zol-LINGER et al. (1968) am Beispiel 2er Patienten geäußert worden. Der von diesen Autoren verwendete Bioassay konnte jedoch nicht zwischen Sekretin und dem ähnlich, wenngleich schwächer wirksamen VIP unterscheiden. Trotz der gesteigerten Konzentration von VIB in Plasma und Tumorgewebe des Patienten von SCHMITT et al. (1975) wurde im Jejunum keine Sekretion von Wasser nachgewiesen. Die Schleimhaut dieses Darmabschnitts zeigte erheblich hypertrophierte Zotten, möglicherweise als Folge des hohen Enteroglukagonspiegels im Blut.

7. Therapie (Tabelle 4)

Die Behandlung der Wahl ist die operative Entfernung des Tumors. Etwa die Hälfte der Inselzelltumoren vom Non-β-Zelltyp sind jedoch maligne und haben zum Zeitpunkt der Operation bereits Metastasen in die regionären Lymphknoten und die Leber gesetzt. In der Mehrzahl der Fälle verschwinden die Durchfälle mit der radikalen Entfernung des Tumorgewebes. Das hormonelle Tumorprodukt, das präoperativ im Blut erhöht war, fällt postoperativ zur Norm zurück und kann dann als Tumormarker zur Verlaufskontrolle verwendet werden. Gelegentlich bleibt jedoch diese Normalisierung des angeschuldigten humoralen Mediators trotz Verschwindens der Diarrhö aus (JAFFE u. CONDON 1976; RAMBAUD et al. 1975; SOERGEL et al., im Druck). Für die präoperative Vorbereitungszeit und die postoperative Nachsorge gutartiger bzw. metastasierter Tumoren haben sich verschiedene Präparate bewährt. Ausgiebige Erfahrungen liegen über die Resultate mit Resektion, Steroiden und Streptozotocin vor. Andere Pharmaka sind nur in vereinzelten Fällen angewandt worden. Erfolge mit solchen Substanzen sind daher wahrscheinlich häufiger publiziert worden als Mißerfolge. Einige der Pharmaka (z.B. Steroide, Nikotinsäure, Prostaglandinsynthesehemmer, *nicht aber* Zytostatika!) können auch zur Diagnose „ex juvantibus" eingesetzt werden.

a) Streptozotocin

Streptozotocin, Glukopyranose, 2-Deoxy-2-(3-methyl-3-nitrosoureido-D)-glukopyranose ist bei 2 Patienten mit metastasiertem Inselzellkarzinom und WDHA-Syndrom erfolgreich eingesetzt worden (KAHN et al. 1975). Über einen A.-hepatica-Verweilkatheter wurden 1,5 g der Substanz 4- bis 5mal verabreicht. Daraufhin normalisierte sich das Stuhlvolumen bei einem Patienten und reduzierte sich bei dem anderen auf $1/_{10}$ des Ausgangswertes. CREUTZFELDT und ARNOLD (1979) berichteten ebenfalls über günstige Erfolge mit Streptozotocin (2–4 g) bei einem Vipompatienten und LUNDQVIST et al. (1980) präsentierten Erfolge bei 3 Patienten mit Hyperkalzitoninämie, Diarrhö und metastasierten Inselzelltumoren. Auch bei einigen Insulinomen und Karzinoiden hat sich die Behandlung mit Streptozotocin als wirksam erwiesen (SCHEIN et al. 1973a, b; BRODER u. CARTER 1973a, b). Ohne Effekt war Streptozotocin (1 g/m² Körperoberfläche/Woche für 10 Wochen) bei dem von SCHMITT et al. (1975) beschriebenen sekretinproduzierenden Tumor und einem von K.H. SOERGEL (unveröffentlicht) beobachteten Inselzellkarzinom. Als Nebenwirkungen der Behandlung sind vor allem Nierenschäden zu befürchten (Fanconi-Syndrom), die bei intraarterieller (A. hepatica) Verabreichung des Zytostatikums ausbleiben sollen (KAHN et al. 1975). Chlorozocin, das 2-Chloroäthylderivat von Streptozotocin, hatte bei einem Patienten keine bessere Wirkung als die Muttersubstanz, aber dieselben unerwünschten Nebenwirkungen (DONOWITZ et al. 1980).

b) 5-Fluorouracil

5-Fluorouracil, durch das allein (MENGEL 1967) oder mit Streptozocin kombiniert (MOERTEL 1975) bei Karzinoiden Behandlungserfolge erzielt werden konnten, erwies sich als wirkungslos bei 2 WDHA-Patienten (ELIAS et al. 1972; SCHMITT et al. 1975), während es bei 1 zur Remission führte (CERDA et al. 1970). Wenn überhaupt, ist der Einsatz dieser Substanz beim WDHA-Syndrom nur zusammen mit Streptozotocin oder Adriamycin zu empfehlen (MOERTEL et al. 1980).

c) Prostaglandinsynthesehemmer

Indometacin (3×25 mg) beseitigte präoperativ die heftige wäßrige Diarrhö im Falle eines benignen Prostaglandin-E-produzierenden Inselzelltumors (JAFFE et al. 1977). Mit geriebener Muskatnuß (9 Teelöffel/Tag) sind gute Behandlungserfolge bei medullären Schilddrüsenkarzinomen und Prostaglandinämie berichtet worden (BARROWMAN et al. 1975; FAWELL u. THOMPSON 1973). Muskatnuß inhibiert die Prostaglandinsynthese (BENNET et al. 1974), hat aber in therapeutisch effektiver Dosierung auch atropinähnliche Wirkungen (SHAFRAM 1976), die seinen durchfallhemmenden Effekt erklären könnten. Beide Substanzen waren aber therapeutisch ineffizient, wenn Prostaglandine nicht die Ursache der Durchfälle waren (COX et al. 1979; SCHWARTZ et al. 1978; KIDD et al. 1979; K.H. SOERGEL, unveröffentlicht – 3 Fälle).

d) Nebennierenrindensteroide

Glukokortikoide sind von großem therapeutischen Nutzen bei ansonsten therapierefraktären wäßrigen Durchfällen durch Inselzelltumoren (PRIEST u. ALEXANDER 1957; MARKS et al. 1967; COOPERMAN et al. 1978; VERNER u. MORRISON 1974; KIDD et al. 1979). Mit 30–50 mg/Prednison oder eines seiner Derivate pro Tag gelingt in über 50% der Fälle eine Reduktion der Durchfälle (CREUTZFELDT u. ARNOLD 1979). Als Nebenwirkung ist mit einer Verschlechterung der meist vorhandenen diabetischen Stoffwechsellage zu rechnen (ZOLLINGER et al. 1968; VERNER u. MORRISON 1974). Ursache der Wirksamkeit von Steroiden ist ihr stimulierender Effekt auf die Aktivität der Na-K-ATPase und die damit verbundene aktive Natriumabsorption, während die im Rahmen des Syndroms gesteigerte Sekretion von Anionen nicht beeinflußt wird (CHARNEY et al. 1975).

e) Adenylzyklasehemmer

In einem Einzelfall (Inselzellhyperplasie mit stark erhöhter GIP-Produktion) ist Nikotinsäure kürzlich als Antidiarrhoikum wirksam gewesen (KIDD et al. 1979); 4,5 g/Tag reichten aus, um die Durchfälle zu beseitigen, während partielle Pankreatektomie, Indometacin (100 mg/Tag), Propranolol (200 mg/Tag) und Cyproheptadin (16 mg/Tag) zu keiner Normalisierung der Stühle führten. Ebenso wirksam wie Nikotinsäure war Methylprednisolon in der Dosierung von 35 mg/Tag. Keinen Effekt hatte Nikotinsäure bei einem medullären Schilddrüsenkarzinom mit kalzitonininduzierter Diarrhö (COX et al. 1979) und bei einer Patientin, die an einem VIP-bildenden Inselzellkarzinom (und im Plasma erhöhten VIP- und GIP-Spiegeln) litt (KH SOERGEL 1980, unveröffentlicht). Bei der Nikotinsäuretherapie ist mit der Lebertoxizität der Substanz (EINSTEIN et al. 1975) und mit Flushsymptomen bei WDHA-Patienten zu rechnen.

f) Somatostatin

Somatostatin in Form einer intravenösen Infusion (4–8 µg/kg KG/h hat sich ebenfalls bei Vipomen als Antidiarrhoikum bewährt, gefolgt allerdings von einem Rebound-Phänomen nach Unterbrechung der Therapie (BONFILS et al. 1979). Auch (karzinoidassoziierte Durchfälle sprechen positiv auf diese Therapie an (DHARMSATHAPHORN et al. 1980a; DAVIES et al. 1979). Der Wirkungsmechanismus ist unbekannt; Blockierung des cAMP-Effekts (DHARMSATHAPHORN et al. 1980b, c) in den Enterozyten und Reduktion der funktionellen Schleimhautoberfläche (KREJS et al. 1980) sind gegensätzliche Hypothesen, die für die Wirksamkeit von Somatostatin aufgestellt wurden.

g) Phenothiazine

Phenothiazine inhibieren die durch cAMP vermittelte Elektrolytsekretion. Dies ist sowohl in vitro (SMITH u. FIELD 1980) und in vivo (HOLMGREN et al. 1978) als auch bei infektiöser Cholera im Rahmen einer klinischen Studie (RABBANI et al. 1979) gezeigt worden. Bei einem (DONOWITZ et al. 1980) von 2 WDHA-Patienten (KH SOERGEL, unveröffentlicht) reduzierte Trifluoperazin das Durchfallvolumen. Der Wirkungsmechanismus ist auch für diese Stoffgruppe bislang unbekannt. Es werden die Blockierung der Adenylzyklase sowie ein unerforschter membranstabilisierender Effekt diskutiert (HOLMGREN et al. 1978). Am wahrscheinlichsten jedoch handelt es sich um eine Hemmung oder Blockierung von Calmodulin, einem kalziumbindenden Protein, das durch Adenylzyklase stimuliert wird und das Bindeglied zwischen cAMP und den Proteinkinasen

Tabelle 4. Pharmakotherapie beim WDHA-Syndrom und verwandten Krankheitsbildern. *Med. Ca* Medulläres Schilddrüsenkarzinom

Pharmakon	Dosierung	Wirksamkeit beobachtet		
		WDHA-S.	Karzinoid	Med. Ca
Streptozotocin	1,0–1,5 g/m²/5 Tage	+	+	?
5-Fluoruracil	0,4 g/m²/5 Tage in Kombination mit Streptozotocin	+	+	?
Indometacin	3 × 25 mg/Tag	+	?	+
Muskatnuß	9 Teel./Tag	−	−	+
Glukokortikoide	30–50 mg/Tag	+	+	+
Nikotinsäure	4,5 g/Tag	+	?	?
Somatostatin	8 µg/kg KG/Tag	+	+	?
Trifluoperazin	20–38 mg/Tag	+	?	?
LiCO₃	600 mg/Tag	+	?	?

und damit der Phosphorylierung von Enzymen im Rahmen der cAMP-aktivierten Sekretion darstellen (Klee et al. 1980).

h) Lithiumkarbonat

Lithiumkarbonat (LiCO₃) verhindert die Steigerung der intrazellulären cAMP-Konzentration durch eine Anzahl verschiedener Hormone. Deshalb wurde es versuchsweise bei 2 Patienten mit dem WDHA-Syndrom therapeutisch verwendet. Während es bei einem die Durchfälle reduzierte (Pandol et al. 1980) blieb es bei dem anderen ohne Wirkung (KH Soergel, unveröffentlicht). In beiden Fällen wurde die Plasmakonzentration von VIP durch den Wirkspiegel des Präparats (0,5–0,6 mmol/l) nicht gesenkt.

II. Pseudo-WDHA-Syndrom (Tabelle 5)

Mit dem Namen Pseudo-WDHA-Syndrom sollen wäßrige Durchfälle zusammengefaßt werden, die mit erhöhten Plasmaspiegeln von VIP und anderen Hormonen einhergehen, denen aber keine intestinale Sekretion zugrundeliegt (Soergel et al., im Druck; Bloom u. Polak 1976). Um Verwirrungen zu vermeiden, werden idiopathische Formen chronisch sekretorischer Diarrhö ungeklärter Genese (Read et al. 1980) ohne erhöhte Konzentrationen zirkulierender Hormone (VIP, GIP, Gastrin, Motilin, PG, Kalzitonin) nicht als Pseudo-WDHA-Syndrom bezeichnet. Chronischer Laxantien- und Diuretikaabusus geht nicht selten mit einem Anstieg der VIP-Spiegel in Plasma einher (Krejs et al. 1977). Bei 4 Patienten, deren Durchfälle durch Laxantienabusus, Leitungswassereinläufe, Lipasemangel bzw. Gutenenteropathie verursacht waren, gingen die erhöhten VIP-Spiegel nach Beseitigung der Diarrhö zur Norm zurück (Soergel et al., im Druck). Obgleich in der Mehrzahl dieser Fälle die VIP-Spiegel unterhalb der für VIP-produzierende Tumoren kennzeichnenden (nämlich dem 6- bis 10fachen des oberen Normwertes) liegen, sind in Einzelfällen doch auch Konzentrationen im tumortypischen Bereich beobachtet worden (Soergel et al., im Druck). Der reaktive Anstieg von VIP ist auch bei infektiöser Cholera (Bloom et al. 1976) und beim „Short-bowel-Syndrom" (Lezoche et al. 1978) beschrieben worden. Prostaglandine können ebenfalls bei ulzeröser Kolitis im Blut ansteigen (Harris

Tabelle 5. Histologische Befunde bei wäßrigen Durchfallsyndromen

Syndrom	WDHA-Symptome	Tumor	Inselzellanomalie	
			primär[a]	sekundär
Verner-Morrison (Pankreatische Cholera, WDHA)	+	+	(+)	?
Karzinoid	− bis (+)	+	?	?
Medulläres Schilddrüsenkarzinom	− bis (+)	+	?	?
Pseudo-WDHA[b]	+	−	−	(+)

[a] Inselhyperplasie, Mikroadenomatose, Nesidioblastose
[b] Vorkommen möglich u.a. bei: Laxantien- und Diuretikaabusus, Leitungswassereinläufen, Sprue, Pankreasinsuffizienz

et al. 1978). Motilin, das in pharmakologischen Dosen beim Menschen einen sekretorischen Effekt auf das Jejunum ausübt (RUPPIN et al. 1979) kann ebenfalls bei verschiedenen Durchfallerkrankungen erhöht sein (BLOOM et al. 1978, 1979). Die Ursachen, die zur vermehrten Freisetzung oder verminderten Inaktivierung dieser Hormone führen, liegen im Dunkel. Die Tatsache allein, daß die Plasmaspiegel von VIP und anderen Hormonen in solchen Fällen gesteigert sein können, ist aber Grund genug, präoperativ das Pseudo-WDHA-Syndrom mit allen zur Verfügung stehenden Mitteln auszuschließen.

III. Andere Syndrome

1. Gastrinom (Zollinger-Ellison-Syndrom)

Dieses Krankheitsbild wird an anderer Stelle eingehend beschrieben. Hier soll besonders auf die wäßrigen Durchfälle aufmerksam gemacht werden, die bei mehr als $^2/_3$ der Patienten vorhanden sind (WALSH 1978), selten allerdings solche Ausmaße wie beim klassischen WDHA-Syndrom annehmen. Die Differentialdiagnose gegenüber dem WDHA-Syndrom fällt meist nicht schwer, da fast alle Patienten eine mehr oder weniger lange Ulkusanamnese haben. Das Plasmagastrin ist bei allen Patienten erhöht und die Säuresekretion des Magens maximal gesteigert (STADIL 1980). Die Durchfälle verschwinden, wenn der Mageninhalt kontinuierlich aspiriert wird. Über ein verwandtes Syndrom, dem nicht eine erhöhte Sekretion von Gastrin, sondern eines CCK-ähnlichen Hormons zugrunde lag, haben WILSON et al. (1973) berichtet. Neben Gastrin können auch andere Hormone, wie Insulin, GIP und Motilin (BROOR et al. 1979), Insulin und Glukagon (BRODER u. CARTER 1973a), VIP und PGE$_2$ (JUDGE et al. 1977) vermehrt produziert werden, und die Kombination von Insulinom und Gastrinom ist in 3 Fällen beobachtet worden (BROZMYSKI et al. 1973; HAMMAR u. SALE 1975; BROOR et al. 1979).

2. Medulläres Schilddrüsenkarzinom

Dieser Tumor, der von den C-Zellen der Schilddrüse ausgeht und den Apudomen zugerechnet wird, ist in etwa $^1/_3$ der Fälle mit wäßrigen Durchfällen, Hypokaliämie und Gewichtsverlust verbunden. Nur selten jedoch erreichen die Stuhlgewichte ein Ausmaß von mehr als 1000 g/Tag (BERNIER et al. 1969; COX et al. 1979); gelegentlich aber bis 3000 g/Tag (K.H. SOERGEL, unveröffentlicht). Wie beim Karzinoidsyndrom können Flushsymptome auftreten (BERNIER et al. 1969). Die transintestinale Passagezeit ist abnorm verkürzt und Therapie mit Opioiden bewirkt in vielen Fällen Besserung oder Normalisierung des Stuhlverhaltens. Nicht immer sind die Ursachen der Durchfälle so eindeutig klärbar. wie bei den 5 Patienten von BERNIER et al. (1969). ISAACS et al. (1974) berichteten von einem Patienten, bei welchem nur im Ileum die Flußgeschwindigkeit erhöht war und dessen Ileum Wasser, Natrium und Chlorid sezernierte. In einem anderen Fall stieg die Flußrate im distalen Dünndarm v.a. postprandial auf abnorm hohe Werte an (COX et al. 1979). Kodein, Diphenoxylat oder Atropin sind auch nicht immer ausreichend wirksam; in solchen Fällen können Prostaglandinantagonisten (Indometacin, Muskatnuß) versuchsweise eingesetzt werden (BARROWMAN et al. 1975). Neben Kalzitonin, das offenbar regelmäßig erhöht ist, werden in vielen Fällen vermehrt Prostaglandine ausgeschüttet (WILLIAMS et al. 1968). Während Kalzitonin nur sekretorische Wirkungen am Dünndarm hat, stimulieren Prostaglandine sowohl die intestinale Passage wie auch die Wasser- und Elektrolytsekretion des Darms. Trotz massiver Hypersekretion von Kalzitonin beim medullären Schilddrüsenkarzinom, die postoperativ verschwindet, sind Durchfälle nicht regelmäßig vorhanden (H. Ruppin, unveröffentlicht).

3. Karzinoidsyndrom

a) Klinik

Die klassische Symptomatik des Karzinoidsyndroms (roter oder livider Flush an Kopf, oberem Rumpf und Extremitäten, abdominelle Krämpfe, Borborygmi, explosive Diarrhö, Bronchokonstriktion, Nießattacken) bietet differentialdiagnostisch keine Schwierigkeiten. Ebenso wie beim medullären Schilddrüsenkarzinom erreicht das Stuhlgewicht nur selten die 1000-g-Grenze (Donowitz u. Binder 1975), gelegentlich kann es bis zu 3 l/Tag betragen (K.H. Soergel, unveröffentlicht). Neben Serotonin produzieren viele Karzinoide auch Prostaglandine vom E- und F-Typ. Durchfälle und Darmkrämpfe korrelieren jedoch schlecht mit dem Ausmaß der PG-Sekretion, stattessen aber gut mit dem Grad der Metastasierung (Jaffe et al. 1973; Feldman et al. 1974). Auch die günstige therapeutische Wirksamkeit von Serotoninantagonisten (Methysergid, Cyproheptadin und des selektiven Serotonin-S_2-Rezeptorblockers R 41468; G. Lux u. H. Ruppin, unveröffentlicht) ist ein indirekter Hinweis auf die pathogenetische Bedeutung des Serotonins (Donowitz u. Binder 1975). Die Neigung des meist im Ileum sitzenden Tumors zu metastatischer Infiltration und Fibrosierung des viszeralen Mesenteriums führt mitunter zusätzlich zum Bild der Malabsorption (Kowlessar et al. 1959). Tenesmen und Borborygmen sind Ausdruck intestinaler Hypermotilität und wahrscheinlich ebenfalls Folge der Serotoninsekretion der Tumorzellen (Haverback u. Davidson 1958). Dafür verantwortlich ist die Senkung der Erregbarkeitsschwelle der Darmmuskulatur durch Serotonin (Bülbring u. Lin 1958). Bradykinin, das in Karzinoiden durch Vermittlung von Kallikrein synthetisiert wird, bewirkt hingegen die Flushzustände.

b) Therapie

Entscheidend für die Langzeitprognose ist die Resektion des Primärtumors, selbst wenn Metastasen vorhanden sind. Singuläre Lebermetastasen sollten durch partielle Hepatektomie reseziert werden (Davis et al. 1973). Ist das nicht möglich, so kann die arterielle Embolisation der Tumormetastasen mit Gelschaum versucht werden (Allison et al. 1977). Dieses Verfahren war bei 2 von 2 Patienten erfolgreich. Die symptomatisch palliative Behandlung zielt auf die Verhinderung der Serotoninsynthese durch Parachlorphenylalanin (PCPA) oder der Serotoninwirkungen durch Antagonisten (Methysergid, Cyproheptadin) hin. PCPA wird in der Dosis von $4 \times 0,5–1,0$ mg verabreicht (Engleman et al. 1967). Methysergid, das besonders effektiv zur Bekämpfung der Durchfälle nutzbar ist (6–24 mg/Tag), kann eine retroperitoneale Fibrose bewirken (Ormond-Syndrom). Diese Komplikation ist bei Cyproheptadin (6–30 mg/Tag) nicht zu befürchten (Mengel 1967). Somatostatin ist bislang nur experimentell als Kurzinfusion mit Erfolg eingesetzt worden (Davies et al. 1973; Dharmsathaphorn et al. 1980a).

4. Neuroblastom und Ganglioneurom

Neuroblastome sind rasch wachsende Tumoren des Kindesalters, die an Häufigkeit den Wilms-Tumoren folgen. Ganglioneurome sind seltener und treten im späteren Kindes- und im Erwachsenenalter auf und führen unter dem Bild des WDHA-Syndroms nicht selten zu massiven wäßrigen Durchfällen (FAUSA et al. 1973; CAMERON et al. 1967; PETERSON u. COLLINS 1967; HAMILTON et al. 1968). Im Serum sind die Katecholamine häufig, wenngleich nicht regelmäßig erhöht. Für die Pathogenese der Diarrhö kommen sie jedoch nicht in Frage, da eine i.-v. Infusion von Katecholaminen nicht mit Durchfällen einhergeht und Phaeochromozytome eher durch Verstopfung als durch Diarrhö gekennzeichnet sind.

5. Andere endokrine Erkrankungen

Primäre und sekundäre *Nebennierenrindeninsuffizienz* können mit Steatorrhö und Durchfällen vergesellschaftet sein. Wenn diese als hauptsächliche Beschwerden imponieren, besteht für die Patienten durch die eingreifenden diagnostischen Maßnahmen zur Klärung der Ursache Lebensgefahr. Die Pathogenese der Diarrhö bei Nebennierenrindeninsuffizienz ist unklar (McBRIEN et al. 1963). *Bei Hyperthyreose* ist die in 20% der Fälle vorhandene Diarrhö pathogenetisch ebenfalls nicht geklärt. Hyperphagie gefolgt von Überlaufsteatorrhö und Motilitätssteigerung durch Thyroxin sind denkbare, aber wenig untersuchte Ursachen. Auch beim *Hypoparathyreoidismus* können gelegentlich abdominelle Krämpfe, verbunden mit Diarrhö und Steatorrhö, wahrscheinlich als direkte Folge der Hypokalzämie, vorkommen (RUSSEL 1967). Die systemische *Mastozytose* verursacht Durchfälle, Steatorrhö, Flush und Hautpigmentationen, so daß differentialdiagnostisch ein Karzinoidsyndrom in Frage kommt. Die Ursache der Durchfälle ist ungeklärt (BANK u. MARKS 1963).

D. Zusammenfassung, Schlußfolgerung und Ausblick

Das WDHA-Syndrom und verwandte Krankheitsbilder sind selten, und Erkenntnisse über ihre Entstehung haben meist anekdotischen Charakter. Vor allem besteht Unsicherheit hinsichtlich der Bedeutung hormoneller Tumorprodukte, von denen nicht selten gleichzeitig mehrere in die Blutbahn abgegeben werden. Die Beseitigung des Tumors oder der vermutlichen Produktionsstätte, des hyperplastischen Inselapparats der Bauchspeicheldrüse, ist nicht in jedem Fall von der Normalisierung des Plasmahormonspiegels gefolgt. Manche Tumoren enthalten nur eines von mehreren im Plasma erhöhten Hormonen. VIP ist zwar am häufigsten als Kandidat des WDHA-Syndroms beschrieben worden. Viele der zugrunde liegenden Veröffentlichungen leiden jedoch unter dem gravierenden Mangel fehlender Falldokumentationen (GARDNER 1978). Die intravenöse Infusion von VIP führt beim Menschen zwar zu akuten vasomotorischen Reaktionen, bewirkt aber keine Durchfälle. Zudem sind Erkrankungen bekannt, bei denen über längere Zeit erhöhte VIP-Plasmaspiegel gemessen werden können, jedoch Durchfälle ausbleiben. Bei solchen Patienten, bei denen alle Symptome des WDHA-Syndroms mit Ausnahme des erhöhten VIP-Plasmaspiegels vorhanden sind, können entweder andere bekannte Hormone oder APUD-Zellprodukte, wie GIP, Sekretin, Kalzitonin, PG oder Serotonin, erhöht sein oder bislang unbekannte oder dem VIP ähnliche, nicht kreuzreagierende Produkte, wie zum Beispiel das PIHIA (*p*orcine *i*ntestine *h*istamine *i*soleucine *a*mide), in Frage kommen. Ein erhöhter Hormonwert im Plasma eines Patienten, der an chronischen Durchfällen leidet, ist daher keine Indikation zu einer explorativen Tumorsuche durch den Chirurgen. Vielmehr sollte er dazu führen, den Zusammenhang zwischen Durchfall und Hormonspiegel mit allen zur Verfügung stehenden Mitteln zu klären. Nur auf diese Weise wird es gelingen, der Natur dieser wechselnden und vielgestaltigen Krankheitsbilder näher zu kommen.

Literatur

Al-Awqati Q, Field M, Pierce NF, Greenough WB (1970) Effect of prostaglandin E_1 on electrolyte transport in rabbit ileal mucosa. J Clin Invest 49:2a

Allison DJ, Modlin IM, Jenkins WJ (1977) Treatment of carcinoid liver metastases by hepatic-artery embolisation. Lancet 2:1323–1325

Bank S, Marks IN (1963) Malabsorption in systemic mast cell disease. Gastroenterology 45:535–549

Barbezat GO (1973) Stimulation of intestinal secretion by polypeptide hormones. Scand J Gastroenterol 22:3–21

Barbezat GO, Grossman MI (1971a) Choleralike diarrhoea induced by glucagon plus gastrin. Lancet 1:1025–1026

Barbezat GO, Grossman MI (1971b) Intestinal secretion: stimulation by peptides. Science 174:422–434

Barrowman JA, Bennet A, Hillenbrand P, Polles L, Pollock DJ, Wright JT (1975) Diarrhea in thyroid medullary carcinoma: role of prostaglandins and the therapeutic effect of nutmeg. Br J Med 3:11–12

Bennet A, Eley KG, Scholes GB (1968) Effect of prostaglandins E_1 and E_2 on intestinal motility in the guinea pig and rat. Br J Pharmacol 34:639–647

Bennet A, Gradidge CF, Stamford IF (1974) Prostaglandins, nutmeg and diarrhea. N Engl J Med 290:110–111

Bernier JJ, Rambaud JC, Cattan D, Prost A (1969) Diarrhea associated with medullary carcinoma of the thyroid. Gut 10:980–985

Bloom SR (1978) Vasoactive intestinal peptide, the major mediator of the WDHA (pancreatic cholera) syndrome: value of measurement in diagnosis and treatment. Am J Dig Dis 23:373–376

Bloom SR, Polak JM (1976) VIP measurement in distinguishing Verner-Morrison syndrome and pseudo Verner-Morrison syndrome. Clin Endocrinol (Oxf) 5:223s–228s

Bloom SR, Polak JM, Pearse AGE (1973) Vasoactive intestinal peptide and watery diarrhea syndrome. Lancet 2:14–16

Bloom SR, Nalin DR, Mitchell SJ, Bryant MG (1976) High levels of VIP in cholera stool water. Gut 17:817

Bloom SR, Christofides ND, Besterman HS (1978) Raised motilin in diarrhea. Gut 19:A 959

Bloom SR, Besterman HS, Welsby PD, Christofides ND, Sason DL (1979) Gut hormones in acute diarrhea. Gastroenterology 76:1102

Bonfils S, René E, Pignal F, Rambaud JC (1979) Rebound effect after somatostatin treatment in Verner-Morrison syndrome. Lancet 2:476

Broder LE, Carter SK (1973a) Pancreatic islet cell carcinoma. I. Clinical features of 52 patients. Ann Intern Med 79:101–107

Broder LE, Carter SK (1973b) Pancreatic islet cell carcinoma. II. Results of therapy with streptozotocin in 52 Patients. Ann Intern Med 79:108–118

Broor SL, Soergel KH, Garancis JC, Wilson SD (1979) Hormone producing pancreatic islet cell carcinoma: changing clinical presentation. Am J Med Sci 278:229–233

Brozmyski EM, Woodruff K, Sessions JT (1973) Zollinger-Ellison syndrome with hypoglycemia associated with calcification of the tumor and its metastases. Gastroenterology 65:658–661

Bülbring E, Lin RCY (1958) The effect of intraluminal application of 5-hydroxytryptamine and 5-hydroxytryptophan on peristalsis; the local production of 5-HT and its release in relation to intraluminal pressure and propulsive activity. J Physiol (Lond) 40:381–407

Bukhave K, Rask-Madsen J (1980) Saturation kinetics applied to in vitro effects of low prostaglandin

E_2 and $F_{2\alpha}$ concentrations on ion transport across human jejunal mucosa. Gastroenterology 78:32–42

Burkhardt A (1976) Das Verner-Morrison-Syndrom. Klinik und pathologische Anatomie. Klin Wochenschr 54:1–11

Bynum TE, Jacobson ED, Johnson LR (1971) Gastrin inhibition of intestinal absorption in dogs. Gastroenterology 61:858–862

Cameron DG, Warner HA, Szabo HA (1967) Chronic diarrhea in an adult with hypokalemic nephropathy and osteomalacia due to a functioning ganglioneuroblastoma. Am J Med Sci 253:417–424

Caspary WF, Lücke H (1976) Effects of chronic glucagon administration on the digestive and absorptive function of rat small intestine in vivo. Res Exp Med (Berl) 167:1–13

Cerda JJ, Raffensperger EC, Rawnsley HM (1970) Cholera-like syndrome and pancreatic islet cell tumors. Med Clin North Am 54:567–575

Charney AN, Kinsey D, Myers L, Gianella RA, Gots RAE (1975) $Na^+ - K^+$-activated adenosine triphosphatase and intestinal electrolyte transport. Effect of adrenal steroids. J Clin Invest 56:653–660

Classen M, Koch H, Bickhardt J, Topf G, Demling L (1971) The effect of prostaglandin E_1 on the pentagastrin-stimulated gastric secretion in man. Digestion 4:333–344

Cooperman AV, Desantis D, Winkelman E, Farmer R, Eversman J, Said S (1978) Watery diarrhea syndrome: two unusual cases and further evidence that VIP is a humoral mediator. Ann Surg 187:325–328

Cox TM, Fagan EA, Hillyard CJ, Allison DJ, Chadwick VS (1979) Role of calcitonin in diarrhoea associated with medullary carcinoma of the thyroid. Gut 20:629–633

Creutzfeldt W, Arnold R (1979) Endokrine Tumoren des Pankreas. Internist 20:382–391

Davies GR, Camp RC, Raskin P, Krejs GJ (1980) Effect of somatostatin infusion on jejunal water and electrolyte transport in a patient with secretory diarrhea due to malignant carcinoid syndrome. Gastroenterology 78:346–349

Davis Z, Moertel CG, McIlrath (1973) The malignant carcinoid syndrome. Surg Gynecol Obstet 137:637–644

Dharmsathaphorn K, Sherwin RS, Cataland S (1980a) Somatostatin inhibits diarrhea in the carcinoid syndrome. Ann Intern Med 90:68–69

Dharmsathaphorn K, Sherwin RS, Dobbins JW (1980b) Somatostatin inhibits fluid secretion in the rat jejunum. Gastroenterology 78:1554–1558

Dharmsathaphorn K, Binder HJ, Dobbins JW (1980c) Somatostatin stimulates sodium- and chloride absorption in the rabbit ileum. Gastroenterology 78:1559–1565

Domschke S, Domschke W, Bloom SR, Mitznegg P, Mitchell SJ, Lux G, Strunz U (1978) Vasoactive intestinal peptide in man: pharmacokinetics, metabolic and circulatory effects. Gut 19:1049–1053

Donowitz M, Binder HJ (1975) Jejunal fluid and electrolyte secretion in carcinoid syndrome. Am J Dig Dis 20:1115–1122

Donowitz M, Charney AN, Hefferman JM (1977) Effect of serotonin on intestinal transport in the rabbit. Am J Physiol 232:E85–E94

Donowitz M, Elta G, Bloom SR, Nathanson L (1980) Trifluoperazine reversal of secretory diarrhea in pancreatic cholera. Ann Intern Med 93:284–285

Einstein N, Baker A, Galper J, Wolfe H (1975) Jaundice due to nicotinic acid therapy. Am J Dig Dis 20:282–286

Elias E, Bloom SR, Welbourn RB, Kuzio M, Polak JM, Pearse AGE, Booth CC, Brown JC (1972) Pancreatic cholera due to production of gastric inhibitory polypeptide. Lancet 2:791–793

Ellison EH, Wilson SD (1964) The Zollinger-Ellison Syndrome: reappraisal and evaluation of 260 registered cases. Ann Surg 160:512–518

Engleman K, Lovenberg W, Sjoerdsma A (1967) Inhibition of serotonin synthesis by parachlorphenylalanine in patients with the carcinoid syndrome N Engl J Med 277:1103

Evanson JM, Stanbury SW (1965) Congenital chloridorrhea or so-called congenital alkalosis with diarrhea. Gut 6:29–38

Fausa O, Fretheim B, Elgio K, Semb LS, Gjone E (1973) Intractable watery diarrhea, hypokalemia and achlorhydria associated with nonpancreatic retroperitoneal neurogenous tumor containing vasoactive intestinal polypeptide. Scand J Gastroenterol 8:713–717

Fawell WN, Thompson G (1973) Nutmeg for diarrhea of medullary carcinoma of thyroid. N Engl J Med 289:108–109

Feldman JM, Plonk JW, Cornette JC (1974) Serum prostaglandin F_2 concentrations in the carcinoid syndrome. Prostaglandins 7:501–506

Feyrter F (1938) Über diffuse endokrine epitheliale Organe. Zentralbl Inn Med 545:31–41

Fox RH, Hilton SM (1958) Bradykinin formation in human skin as a factor in heat vasodilation. J Physiol 142:219–232

Gaginella TS, D'Orisio TM, Wu ZC, Mekhjian HS, Cataland S (1978) Pancreatic polypeptide: effect on fluid transport in the small and large intestine of the rat. Clin Res 26:661 A

Gardner JD (1978) Plasma VIP in patients with watery diarrhea syndrome. Am J Dig Dis 23:370–373

Gardner JD, Peskin GW, Cerda JJ, Brooks FP (1967) Alterations of in vitro fluid and electrolyte absorption by gastrointestinal hormones. Am J Surg 113:57–64

Gingell JC, Davies MW, Shields RC (1968) Effect of a synthetic gastrinlike pentapeptide upon the intestinal transport of sodium, potassium and water. Gut 9:111–116

Gray TK, Bieberdorf FA, Fordtran JS (1973) Thyrocalcitonin and the jejunal absorption of calcium, water and electrolytes in normal subjects. J Clin Invest 52:3084–3088

Gregory RA, Tracy HJ, French JM, Sircus W (1960) Extraction of a gastrinlike substance from a pancreatic tumor in a case of Zollinger-Ellison syndrome. Lancet 1:1045–1048

Grotting JC, Kassel S, Dehner LP (1979) Nesidioblastosis and congenital neuroblastoma. Arch Pathol Lab Med 103:642–646

Gutierrez JG, Chey WY, Dinoso VP (1974) Actions of cholecystokinin and secretin on the motor activity of the small intestine in man. Gastroenterology 67:35–41

Hamilton JR, Radde IC, Johnson G (1968) Diarrhea associated with adrenal ganglioneuroma. Am J Med 44:453–463

Hammar S, Sale G (1975) Multiple homone producing islet cell carcinoma of the pancreas. A morphological and biochemical investigation. Hum Pathol 6:349–362

Harris DW, Swan CHJ, Smith PR (1978) Venous prostaglandin-like activity in diarrhoeal states. Gut 19:1057–1058

Haverback BJ, Davidson JD (1958) Serotonin and the gastrointestinal tract. Gastroenterology 35:570–578

Helman CA, Barbezat GO (1977) The effect of gastric inhibitory polypeptide on human jejunal water and electrolyte transport. Gastroenterology 72:376–379

Hicks T, Turnberg LA (1972) The influence of secretin on ion transport in the human jejunum. Gut 14:485–490

Hicks T, Turnberg LA (1974) Influence of glucagon on the human jejunum. Gastroenterology 67:1114–1118

Holmgren J, Lange S, Lönnroth I (1978) Reversal of cyclic AMP-mediated intestinal secretion by chlorpromazine. Gastroenterology 75:1103–1108

Horton EW, Main IHM, Thompson CJ, Wright PM (1968) Effect of orally administered prostaglandin E_1 on gastric secretion and gastrointestinal motility in man. Gut 9:655–658

Isaacs P, Whittaker SM, Turnberg LA (1974) Diarrhea associated with medullary carcinoma of the thyroid – studies of intestinal function in a patient. Gastroenterology 67:521–526

Jaffe BM (1979) To be or not to VIP. Editorial. Gastroenterology 76:417–420

Jaffe BM, Condon S (1976) Prostaglandins E and F in endocrine diarrheagenic syndromes. Ann Surg 184:516–523

Jaffe BM, Behrman HR, Parker CW (1973) Radioimmunoassay measurement of prostaglandins E, A and F in human plasma. J Clin Invest 52:398–405

Jaffe BM, Kopen DF, DeSchryver-Kecskemeti K, Gingerich RL, Greider M (1977) Indomethacin-responsive pancreatic cholera. N Engl J Med 297:817–823

Judge DM, Demers LM, Nahrwold DL (1977) Vasoactive intestinal polypeptide and gastrin producing islet cell carcinoma. Arch Pathol Lab Med 101:262–265

Kachelhoffer J, Mendel C, Dauchel J, Hohmatter D, Greiner JF (1976) The effects of VIP on intestinal jejunal loops. Am J Dig Dis 21:957–962

Kahn CR, Levy AG, Gardner JD, Miller JV, Gorden P, Schein PS (1975) Pancreatic cholera: beneficial effects of treatment with streptozotocin. N Engl J Med 292:941–945

Kaufman E, Dinno MA, Huang KC (1980) Effect of glucagon on ion transport in mouse intestine. Am J Physiol 238:G 491–494

Kehrins C, Said SI (1973) Hyperglycemic and glycogenolytic effects of vasoactive intestinal polypeptide. Proc Soc Exp Biol Med 142:1014–1017

Kidd GS, Donowitz M, O'Dorisio T, Cataland S, Newman F (1979) Mild chronic watery diarrhea-hypokalemia syndrome associated with pancreatic islet cell hyperplasia. Am J Med 66:883–888

Kimberg DV, Field M, Johnson J, Henderson A, Gershon E (1971) Stimulation of intestinal mucosal adenylate cyclase by cholera enterotoxin and prostaglandins. J Clin Invest 50:1218–1230

Kisloff B, Moore EW (1976) Effects of serotonin on rabbit jejunal and ileal H_2O and electrolyte transport. Gastroenterology 70:A-44/902

Kisloff B, Moore EW (1977) Effects of intravenous calcitonin on water, electrolyte and calcium movement across in vivo rabbit jejunum and ileum. Gastroenterology 72:462–468

Klee GB, Crouch Th, Richman PG (1980) Calmodulin. Annu Rev Biochem 49:489–515

Klöppel G, Altenahr E, Menke B (1975) The ultrastructure of focal islet cell adenomatosis in the newborn with hypoglycemia and hyperinsulinism: contributions to the classification of neonatal insulinomas. Virchows Arch [Pathol Anat] 366:223–236

Knappe G, Flemming F, Stobbe H, Wendt F (1966) Pankreasinselzellandenom mit der Trias Diarrhoe, Hypokaliaemie und Hyperglykaemie. Dtsch Med Wochenschr 91:1224–1228

Konturek SJ (1980) Gastrointestinal hormones and gastric secretion. In: Glass GBJ (ed) Gastrointestinal hormones. Raven, New York, p 529

Kowlessar OD, Law DH, Sleisenger MH (1959) Malabsorption syndrome associated with metastatic carcinoid tumor. Am J Med 27:673–677

Krejs GJ (1980a) Effect of VIP infusion on ileal water and electrolyte transport in man. Clin Res 28:279 A

Krejs GJ (1980b) Effect of VIP infusion on water and ion transport in the human large intestine. Gastroenterology 78:1200

Krejs GJ, Fordtran JS (1980) Effect of VIP infusion on water and ion transport in the human jejunum. Gastroenterology 78:722–727

Krejs GJ, Walsh JH, Morawski SG, Fordtran JS (1977) Intractable diarrhea. Intestinal perfusion studies and plasma VIP concentrations in patients with pancreatic cholera syndrome and surreptitious ingestion of laxatives and diuretics. Am J Dig Dis 27:280–292

Krejs GJ, Browne R, Raskin P (1980) Effect of intravenous somatostatin on jejunal absorption of glucose, amino acids, water, and electrolytes. Gastroenterology 78:26–31

Levant J, Kun TL, Jachna J, Sturdevant RAL, Isenberg JI (1974) The effects of graded doses of C-terminal octapeptide of cholecystokinin on small intestinal transit time in man. Am J Dig Dis 19:207–209

Lezoche E, Vagni V, Speranza V (1978) Elevated vasoactive polypeptide (VIP) levels in patients with the short bowel syndrome (SBS). Gastroenterology 74:1132

Lin TM (1980) Pancreatic polypeptide: isolation, chemistry, and biological function. In: Glass GBJ (ed) Gastrointestinal hormones. Raven, New York, p 275

Lundqvist G, Krause U, Larsson L-I, Grimelius L, Schaffalitzky de Muckadell OB (1978) A pancreatic polypeptide-producing tumor associated with the WDHA syndrome. Scand J Gastroenterol 13:715–718

Lundqvist G, Öbery K, Lööf L, Grimelius L, Fahrenkrug J, Bergström H (1980) Hypersecretion of calcitonin in patients with the Verner-Morrison syndrome; effects of treatment with streptozotocin (Abstr). Acta Hepato-gastroenterol (Stuttg) [Suppl] p 267

Makhlouf GM, Said SI (1975) The effect of VIP an digestive and hormonal function. In: Thompson JC (ed) G I Hormones. University of Texas Press, p 599

Marks IN, Bank S, Louw JH (1967) Islet cell tumor of the pancreas with reversible watery diarrhea and achlorhydria. Gastroenterology 52:695–708

Matsumoto KK, Peter JB, Schultze RG, Hakim AA, Franck PT (1966) Watery diarrhea and hypokalemia associated with pancreatic islet cell adenoma. Gastroenterology 50:231–242

Matuchansky C, Bernier JJ (1973) Effect of prostaglandin E_1 on glucose, water, and electrolyte absorption in the human jejunum. Gastroenterology 64:1111–1118

Matuchansky C, Mary JY, Bernier JJ (1972) Effets de la prostaglandine E_1 sur le temps de transit et les mouvements nets et unidirectionels de l'eau et des électrolytes dans le jejunum humain. Biol Gastroenterol (Paris) 5:175–186

Maynard EP, Point WW (1958) Steatorrhea associated with ulcerogenic tumor of the pancreas. Am J Med 25:456–459

McBrien DJ, Jones RV, Creamer B (1963) Steatorrhea in Addison's disease. Lancet 1:25

Mekhjian H, King DR, Sanzenbacher L, Zollinger R (1972) Glucagon and secretin inhibit water and electrolyte absorption in the human jejunum. Gastroenterology 62:782

Mengel CE (1967) Therapy of malignant carcinoid syndrome. Ann Intern Med 62:587

Misiewicz JJ, Waller SL, Eisner M (1966) Motor responses of human gastrointestinal tract to 5-hydroxytryptamine in vivo and in vitro. Gut 7:208–216

Misiewicz JJ, Waller S, Horton EW, Kiley N (1969) Effect of oral prostglandin E_1 on intestinal transit in man. Lancet 1:648–651

Modigliani R, Mary JY, Bernier JJ (1976) Effects of synthetic human gastrin I on movements of water, electrolytes and glucose across the human small intestine. Gastroenterology 71:978–984

Modlin IM, Bloom SR, Mitchell SJ (1978) Experimental evidence for vasoactive intestinal peptide as the cause of the watery diarrhea syndrome. Gastroenterology 75:1051–1054

Moertel CG (1975) Clinical management of advanced gastrointestinal cancer. Cancer 36:675–682

Moertel CG, Hanley JA, Johnson LA (1980) Streptozotocin alone compared with streptozotocin plus fluorouracil in the treatment of advanced islet-cell carcinoma. N Engl J Med 303:1189–1194

Moshal MG, Broitman SA, Zamchek N (1970) Gastrin and absorption. A review. Am J Clin Nutr 23:336–346

Murray JS, Paton RR, Pope (1961) II: pancreatic tumor associated with flushing and diarrhea. Report of a case. N Engl J Med 264:436–439

Nylander B, Andersson S (1974) Gastric secretory inhibition induced by three methyl analogs of prostaglandin E_2 administered intragastrically to man. Scand J Gastroenterol 9:751–758

Nylander B, Robert A, Andersson S (1974) Gastric secretory inhibition by certain methyl analogs of prostaglandin E_2 following intestinal administration in man. Scand J Gastroenterol 9:759–762

Pandol SJ, Korman LY, McCarthy DM, Gardner JD (1980) Beneficial effect of oral lithium carbonate in the treatment of pancreatic cholera syndrome. N Engl J Med 302:1403–1404

Parks DL, Gingerich RL, Jaffe BM, Akande B (1979) Role of PP in canine gastric acid secretion. Am J Physiol 236:E 488–E 494

Patel GK, Whalen GE, Soergel KH, Wu WC, Meade RC (1979) Glucagon effects on the human small intestine. Am J Dig Dis 24:501–508

Pearse AGE (1968) Common cytochemical and ultrastructural characteristics of cells producing polypeptide hormones (the APUD series) and their relevance to thyroid and ultimobranchial C cells and calcitonin. Proc R Soc Lond B Biol Sci 170:71–80

Pearse AGE (1975) Neurocristopathy, neuroendocrine pathology and the APUD concept. Z Krebsforsch 84:1–18

Peterson HD, Collins OD (1967) Chronic diarrhea and failure to thrive secondary to ganglioneuroma. Arch Surg 95:934–936

Pierce NF, Carpenter CCJ, Elliott HL, Greenough WB (1971) Effects of prostaglandins, theophyllin, and cholera exotoxin upon transmucosal water and electrolyte movement in the canine jejunum. Gastroenterology 60:22–32

Priest WM, Alexander MK (1957) Islet cell tumor of the pancreas with peptic ulceration, diarrhea and hypokalemia. Lancet 2:1145–1147

Pytkowski B (1979) On the contribution of prostaglandin-like substances to the action of bradykinin on intestinal motility and blood flow. Eur J Clin Invest 9:391–396

Rabbani GH, Greenough WB, Holmgren, Lönnroth (1979) Chlorpromazine reduces fluid loss in cholera. Lancet 1:410–412

Racusen LC, Binder HJ (1977) Alteration of large intestinal electrolyte transport by vasoactive intestinal peptide in the rat. Gastroenterology 73:790–796

Rambaud J-C, Modigliani R, Matuchansky C, Bloom S, Said S, Pessayre D, Bernier JJ (1975) Pancreatic cholera – studies on tumoral secretions and pathophysiology of diarrhea. Gastroenterology 69:110–122

Read NW, Krejs GJ, Read MG, Santa Ana CA, Morawski SG, Fordtran JS (1980) Chronic diarrhea of unknown origin. Gastroenterology 78:268–271

Robert A, Nezamis JE, Phillips JP (1967) Inhibition of gastric secretion by prostaglandins. Am J Dig Dis 12:1073–1076

Robert A, Nezamis JE, Phillips JP (1968) Effect of prostaglandin E_1 on gastric secretion and ulcer formation in the rat. Gastroenterology 55:481–487

Rudo ND, Rosenberg IH (1973) Chronic glucagon administration enhances intestinal transport in the rat. Proc Soc Exp Biol Med 142:521–525

Ruppin H, Domschke W (1980) Gastrointestinal hormones and motor function of the gastrointestinal tract. In: Glass GBJ (ed) Gastrointestinal hormones. Ravens, New York, p 587

Ruppin H, Sturm G, Westhoff D, Domschke S, Domschke W, Wünsch E, Demling L (1976) Effect of 13-nle-motilin on small intestinal transit time in healthy subjects. Scand J Gastroenterol Suppl 39, 11:85–88

Ruppin H, Soergel KH, Dodds JW, Wood CM, Domschke W (1979) Effects of the interdigestive motor complex (IMC) and 13-norleucine motilin (NLEM) on fasting intestinal flow rate and velocity in man. Gastroenterology 76:1231

Russel R (1967) Hypoparathyroidism and malabsorption. Br Med J 3:781–782

Said SI, Mutt V (1970) Polypeptide with broad biological activity: isolation from small intestine. Science 169:1217–1218

Said SI, Faloona GR (1975) Elevated plasma and tissue levels of vasoactive intestinal polypeptide in the watery-diarrhea syndrome due to pancreatic, bronchogenic and other tumors. N Engl J Med 293:155–160

Sandler M, Karim SMM, Williams ED (1968) Prostaglandins in amine-peptide secreting tumors. Lancet 2:1053–1055

Schein PS, DeLellis RA, Kahn CR (1973a) Islet cell tumors: current concepts and management. Ann Intern Med 79:239–257

Schein PS, Kahn R, Gordon P, Wells S, De Vita VT (1973b) Streptozotocin for malignant insulinomas and carcinoid tumor: report of eight cases and review of the literature. Arch Intern Med 132:555–561

Schmitt MG, Soergel KH, Hensley GT, Chey WY (1975) Watery diarrhea associated with pancreatic islet cell carcinoma. Gastroenterology 69:206–216

Schwartz CJ, Kimberg DV, Sheerin HE, Field M, Said SI (1974) Vasoactive intestinal peptide stimulation of adenylate cyclase and active electrolyte secretion in intestinal mucosa. J Clin Invest 54:536–544

Schwartz SE, Fitzgerald MA, Levine RA, Schwartzel EH (1978) Normal jejunal cyclic nucleotide content in a patient with secretory diarrhea. Arch Intern Med 138:1403–1405

Schwartz TW (1979) Pancreatic-polypeptide (PP) and endocrine tumours of the pancreas. Scand J Gastroenterol 53:93–100

Shafram I (1976) Nutmeg toxicology. N Engl J Med 294:849

Simon B, Kather H (1980) Human colonic adenylate cyclase. Stimulation of enzyme activity by vasoactive intestinal peptide and various prostaglandins via distinct receptor sites. Digestion 20:62–67

Smith AN, Hogg D (1966) Effect of gastrin II on the motility of the gastrointestinal tract. Lancet 1:403–404

Smith PL, Field M (1980) In vitro antisecretory effects of trifluoperazine and other neuroleptics in rabbit and human small intestine. Gastroenterology 78:1545–1553

Soergel KH, Bjork JT, Wood CM (1981) The WDHA syndrome: no correlation between clinical course, plasma hormone levels, and small intestinal function. In: Ruppin H, Domschke W, Soergel KH (eds) Diarrhea in disorders of intestinal transport. Thieme, Stuttgart, p 14

Stadil F (1980) Gastrinomas. In: Glass GBJ (ed) Gastrointestinal hormones. Raven, New York, p 729

Swift PGF, Bloom SR, Harris F (1975) Watery diarrhoea and ganglioneuroma with secretion of vasoactive intestinal peptide. Arch Dis Child 50:896–899

Tai HH, Chey WY, Escoffery RG, Hendricks J (1976) Diarrheic factors in non-beta islet cell tumor of the pancreas. Clin Res 24:292 A

Verner JV, Morrison AB (1958) Islet cell tumor and a syndrome of refractory watery diarrhea and hypokalemia. Am J Med 25:374–380

Verner JV, Morrison AB (1974) Non-B islet cell tumors and the syndrome of watery diarrhea, hypokalemia and achlorhydria. Clin Gastroenterol 3:595–608

Waldman DB, Gardner JD, Zfass AM, Makhlouff GM (1977) Effects of vasoactive intestinal peptide, secretin, and related peptides on rat colonic transport and adenylate cyclase. Gastroenterology 74:513–523

Walsh JH (1978) Pancreatic cholera and related syndromes. In: Sleisenger MH, Fordtran JS (eds) Gastrointestinal disease. Saunders, Philadelphia London Toronto, p 1496

Williams ED, Karim SMM, Sandler M (1968) Prostaglandin secretion by medullary carcinoma of the thyroid. Lancet 1:22–23

Wilson SD, Soergel K, Go VLW (1973) Diarrhoea, gastric hypersecretion and "cholecystokinin-like" hormone. Lancet 1:1515–1516

Wingate DL, Pearce EA (im Druck) The physiological role of glucagon in the digestive tract. In: Picazo J (ed) Glucagon in gastroenterology. MTP Press, Lancaster

Zollinger RM, Ellison EH (1955) Primary peptic ulceration of the jejunum associated with islet cell tumors of the pancreas. Ann Surg 142:709–728

Zollinger RM, Tompkins RK, Amerson JR, Endahl GL, Kraft AR, Moore FT (1968) Identification of the diarrheagenic hormone associated with non-beta islet cell tumors of the pancreas. Ann Surg 168:502–518

Vaskuläre Veränderungen und Durchblutungsstörungen

W. RÖSCH

Mit 8 Abbildungen und 7 Tabellen

A. Vaskuläre Veränderungen

I. Definition

Unter dem Begriff der vaskulären Veränderungen sollen Gefäßmißbildungen und -geschwülste zusammengefaßt werden, die zu einer akuten gastrointestinalen Blutung Anlaß geben können. Nicht berücksichtigt werden dabei Systemerkrankungen wie das Grönblad-Strandberg-Syndrom, das Ehlers-Danlos-Syndrom, die Panarteriitis nodosa und die Endangitis obliterans sowie aortointestinale Fisteln, die mit Gefäßveränderungen einhergehen.

II. Vorkommen und Häufigkeit

Nur 1–5% der Blutungen des Verdauungstrakts haben ihre Ursache im Dünndarm (EDER u. CASTRUP 1969). Am häufigsten bluten Tumoren, unter denen sich Hämangiome, neurogene Tumoren und Leiomyosarkome durch eine besonders hohe Blutungsneigung auszeichnen (FARTHMANN u. EICHEN 1977), gefolgt von nekrotisierenden Entzündungen, Mißbildungen und Formanomalien, Unter dem Oberbegriff der Angiodysplasie werden heute Gefäßveränderungen zusammengefaßt (RÖSCH 1978a, b; WEAVER et al. 1979), die als multiple Phlebektasien, kavernöse Hämangiome, Hämangioma simplex oder als Angiomatose im Rahmen des Rendu-Osler-Weber-Syndroms in Erscheinung treten können (Tabelle 1). Eine Assoziation dieser Gefäßmißbildungen mit dem M. von Willebrand-Jürgens ist mehrfach beschrieben worden (AHR et al. 1977; ROSBOROUGH u. SWAIM 1978; VON ROEMELING et al. 1980). Teleangiektasien im Rahmen des CRST-Syndroms (Calcinosis, Raynaud-Phänomen, Sklerodaktylie, Teleangiektasie) können zu persistierenden Blutungen aus dem Dünndarm führen (KOLODNY u. BAKER 1968). Gehäuft gefunden werden Angiodysplasien bei Patienten mit einer Aortenstenose (GELFAND et al. 1979; WEAVER et al. 1979), die für 50% aller intestinalen Blutungen bei diesem Vitium verantwortlich sein sollen. Histologisch unterschiedlich gestaltet sind die Gefäßveränderungen des Blue-rubber-bleb-nevus-Syndroms, dem eine hereditäre Hämangiomatose von

Tabelle 1. Spektrum der Angiodysplasien des Verdauungstrakts.

Krankheitsbild	Lokalisation im Magen-Darm-Trakt		
	Magen	Dünndarm	Dickdarm
Hereditäre hämorrhagische Teleangiektasie	×	×	×
Von-Willebrand-Jürgens-Syndrom	×	×	×
Bean-Syndrom (angeboren) blue rubber bleb nevus	×	×	×
CRST-Syndrom (Calcinosis, Raynaud, Sklerodaktylie, Teleangiektasie)	×		
Angiodysplasie bei Aortenstenose	×	×	×
Angiodysplasie ohne Aortenstenose	×		×
Strahleninduzierte Angiodysplasie (erworben)	×		×

Haut und Verdauungstrakt zugrundeliegt (HAGOOD u. GATHRIGHT 1975; NAKA-GAWARA et al. 1977).

III. Pathologische Anatomie

Kennzeichnend für die Angiodysplasien des Dünn- und Dickdarms sind Gefäßkonvolute in Mukosa und Submukosa aus mittelgroßen Arteriolen und Venen, die von einem dünnen Endothel ausgekleidet sind (BOLEY et al. 1977). Häufig findet sich ein Extravasat mit oberflächlichem Epitheldefekt. Bei der hereditären hämorrhagischen Teleangiektasie imponieren netz- oder sternförmige, wenig prominente Gefäßektasien, während beim Bean-Syndrom (BEAN 1958) ähnlich prall gefüllte Hämangiome im Dünndarm wie auf der Haut gefunden werden, die dem Krankheitsbild den Namen des Blue-rubber-bleb-nevus-Syndroms eingebracht haben.

IV. Symptomatik

Leitsymptom der Gefäßmißbildungen im Dünndarm ist zum einen die akute, mitunter lebensbedrohliche Blutung oder eine Eisenmangelanämie unklarer Genese. Trotz intensiver konventioneller Diagnostik einschließlich Probelaparotomie konnte bei vielen Patienten eine Blutungsquelle nicht gefunden werden.

V. Diagnose

Das Verfahren der Wahl bei der Diagnostik der Angiodysplasien des Dünndarms ist die Angiographie. Nicht nur im akuten Blutungsstadium, wo der Austritt von Kontrastmittel eine Lokalisationsdiagnostik erlaubt, sondern auch im blutungsfreien Intervall gestattet die selektive Darstellung der A. mesenterica superior den Nachweis von Gefäßmißbildungen, wobei insbesondere der Anfärbung einer „early draining vein" in der spätarteriellen Phase diagnostische Bedeutung zukommt (Abb. 1) (JOHNSRUDE u. JACKSON 1978; KELLER u. RÖSCH 1979).

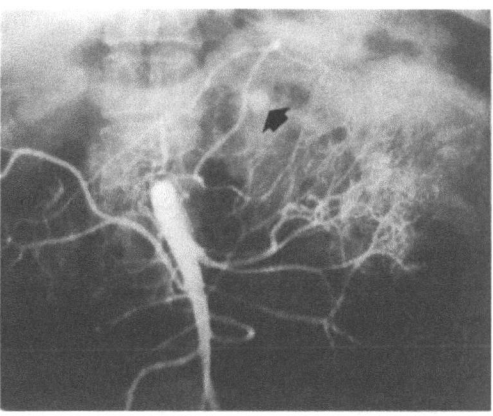

Abb. 2. Hämangiom des Dünndarms. Rundliche Kontrastmittelanreicherung während der Angiographie (*Pfeil*)

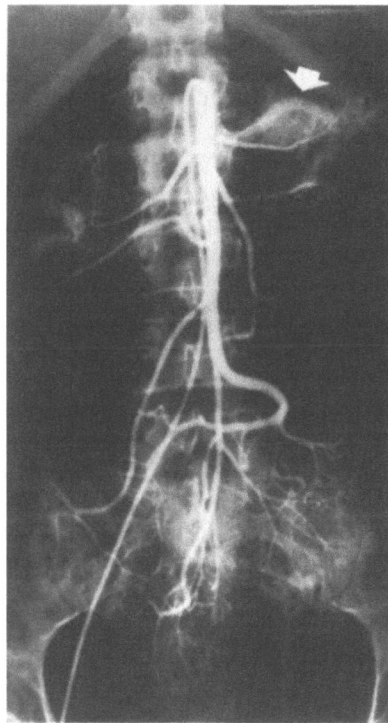

Abb. 1. Angiodysplasie des Duodenums mit Anfärbung einer „early draining vein" (*Pfeil*)

Endoskopisch lassen sich Phlebektasien im Duodenum (POELMAN et al. 1975) erkennen; Angiodysplasien können jedoch auch als flach polypoide Vorwölbungen ohne Hinweis auf die zugrundeliegende vaskuläre Genese imponieren. Die Veränderungen beim Rendu-Osler-Weber-Syndrom und beim Bean-Syndrom entsprechen vom makroskopischen Aspekt her den Haut- und sichtbaren Schleimhautveränderungen (Abb. 2). Die Blue-rubber-bleb-Naevi imponieren bei der Magen-Darm-Passage als polypoide Kontrastmittelaussparungen von Linsen- bis Erbsgröße. Differentialdiagnostisch einfach abzugrenzen sind Duodenalvarizen, die sich nicht selten im Rahmen einer portalen Hypertension bei Leberzirrhose oder bei einer kavernösen Transformation der Pfortader ausbilden (KUNISAKI et al. 1973; KUNERT u. OTTENJANN 1976). Sie entsprechen vom Aspekt her Ösophagus- oder Magenvarizen und verlaufen bläulich transparent und geschlängelt quer zu den Kerkring-Falten.

Zunehmende Bedeutung gewinnt die intraoperative Endoskopie, nachdem die perorale Enteroskopie bei der Lokalisation von Dünndarmblutungen enttäuscht hat (CLASSEN et al. 1972). Diaphanoskopisch lassen sich für den Chirurgen auch winzige Gefäßspider erkennen, so daß gezielt bei multiplen Angiodysplasien vorgegangen werden kann.

VI. Therapie

Die Behandlung vaskulärer Veränderungen im Dünndarmbereich ist primär chirurgisch, wenn eine lebensbedrohende Blutung vorliegt, oder symptomatisch.

Im Rahmen der Notfallangiographie kann neben der intraarteriellen Gabe von Vasokonstriktiva eine gezielte Embolisation des blutenden Gefäßes versucht werden (ADLER u. ROSENBERGER 1976). In Reichweite der Routineendoskope kommt eine Elektrokoagulation (WEINGART et al. 1975) oder eine Photokoagulation mit Laser (FRÜHMORGEN et al. 1975) in Frage; bei einer diffusen Hämangiomatose kann diese Koagulation auch intraoperativ durchgeführt werden (HAGENMÜLLER et al. 1975). Das aktuelle Vorgehen wird sich am Allgemeinzustand des Patienten zu orientieren haben. Bei Patienten mit den wahrscheinlich erworbenen Angiodysplasien bei Aortenstenose wird man mit größeren chirurgischen Eingriffen eher zurückhaltend sein.

VII. Zusammenfassung

Von allen angiographisch untersuchten akuten und chronischen Blutungen des Verdauungstrakts gehen 10% auf Angiodysplasien bzw. arteriovenöse Fehlbildungen in Dünn- und Dickdarm zurück (CASARELLA et al. 1974). Eine gezielte angiographische Diagnostik vermag die in der Literatur mit bis zu 26% angegebenen Blutungen unklarer Genese weitgehend aufzuklären. Bei nachgewiesenen Gefäßmißbildungen im Dünndarm sollte im Falle eines chirurgischen Vorgehens immer eine intraoperative Endoskopie vorgenommen weden, da sich Angiodysplasien diaphanoskopisch leicht erkennen lassen.

B. Durchblutungsstörungen des Dünndarms

I. Definition

Unter den Durchblutungsstörungen sollen der akute Mesenterialinfarkt, die hämorrhagische Enteropathie, die fokale Ischämie, die Mesenterialvenenthrombose, die Angina abdominalis und das Zöliakakompressionssyndrom abgehandelt werden. Die arteriomesenteriale Darmkompression hingegen, bei der die Pars horizontalis duodeni durch die Mesenterialwurzel mechanisch komprimiert wird, geht nicht mit Durchblutungsstörungen einher. Aus klinischer Sicht können ferner akute und chronische Durchblutungsstörungen abgegrenzt werden.

II. Anatomie und Physiologie der abdominellen Durchblutung

Die 4 an der Blutversorgung des Gastrointestinaltrakts beteiligten Arterien Truncus coeliacus, A. mesenterica superior, A. mesenterica inferior und A. hypogastrica bilden ein anatomisch zusammenhängendes Gefäßnetz, das auch funktionell als ein Gesamtsystem agiert. Pankreatikoduodenale Arkaden und die Riolan-Anastomose (Abb. 3) sorgen für ausreichende Kollateralbrücken, die im Falle einer Stenose oder eines Verschlusses einer Hauptarterie die arterielle Versorgung aufrecht erhalten (VAN DONGEN u. SCHWILDEN 1976).

Anastomosen mit systemfremden Arterienbereichen bilden nach oben die Aa. phrenicae und intercostales, nach unten die Aa. recti inferior und superior zur A. iliaca interna. Im Tierexperiment läßt sich zeigen, daß sich nach einer Aortenligatur innerhalb von 10 Tagen die Riolan-Anastomose

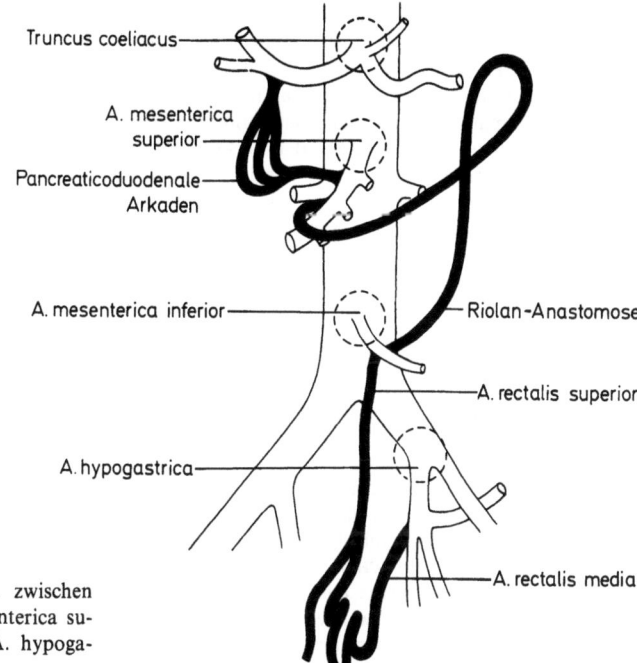

Truncus coeliacus

A. mesenterica superior

Pancreaticoduodenale Arkaden

A. mesenterica inferior

A. hypogastrica

Riolan-Anastomose

A. rectalis superior

A. rectalis media

Abb. 3. Kollateralbrücken zwischen Truncus coeliacus, A. mesenterica superior und inferior sowie A. hypogastrica

Tabelle 2. Vasoaktive Substanzen im Splanchnikusgebiet

Vasokonstriktiva	Vasodilatantien
Propranolol	Phenoxybenzamin
Digoxin	Isoprenalin
Adrenalin	Azetylcholin
Noradrenalin	ATP, ADP, AMP
ADH	Histamin
Angiotensin II	5-Hydroxytryptamin
Kalzium	Bradykinin
	Kalium (> 7 mmol/l)
	Magnesium
	Glukagon
	Gastrin
	Sekretin
	CCK-PZ
	Dopamin
	Prostaglandin E_1
	CO_2
	Krebs-Zyklusderivate

zur Kollateralbahn ausbildet (HARDERS 1976). Eine ausreichende Herzleistung vorausgesetzt stellt eine Querschnittsverlegung von ca. 70% einen ausreichenden Stimulus zur Kollateralenbildung dar.

Die Darmschleimhaut weist einen rascheren Zellturnover auf, als jedes andere Gewebe, vielleicht mit Ausnahme des Knochenmarks, und reagiert dementsprechend recht empfindlich auf Sauerstoffmangel. Die intestinale Kreislaufprovinz beansprucht ein durchschnittliches Minutenvolumen von 1 680 ml, der intestinale Sauerstoffverbrauch liegt mit 83 ml/min außerordentlich hoch (PICKERT 1971). Mikrozirkulationsstudien am Villus des Rattendünndarms (KNOBLAUCH u. HOLLIGER 1977) ergaben eine Erythrozytengeschwindigkeit in den Arteriolen von $1,78 \pm 0,62$ mm/s, im Kapillarnetz von $0,42 \pm 0,08$ mm/s. Blutviskosität, Plasmafibrinogen und Flexibilität der Erythrozyten bestimmen nach Untersuchungen von THOMAS et al. (1977) und NICOLAIDES et al. (1977) die Sauerstoffutilisation des Bluts in der Peripherie. Von den in Tabelle 2 aufgeführten vasoaktiven Substanzen im Splanchnikusgebiet finden einige bei der Therapie von Durchblutungsstörungen Verwendung. Von besonderem Interesse ist der Effekt der Digitalisglykoside auf die mesenteriale Durchblutung; die im Tierexperiment nachweisbare Reduktion der Durchblutung im Splanchnikusgebiet mit gleichzeitiger Zunahme des Gefäßwiderstands (SCHMIDT-HIEBER et al. 1976) wird für Gefäßkomplikationen unter dem Bild der hämorrhagischen Enterokolitis bei Digitalisintoxikation verantwortlich gemacht (KYRIELEIS u. KRAFT 1970).

III. Pathophysiologie der akuten Durchblutungsstörung

In der Frühphase der Ischämie wird die sauerstoffempfindliche Mukosa zuerst geschädigt; es kommt zu Einblutungen in die Schleimhaut und zur Nekrose, während die Submukosa durch ein Ödem verbreitert wird (Abb. 4). Bei Fortdauer der Ischämie greift die Nekrose auf die tieferen Wandschichten über (MIHATSCH u. BIANCHI 1974), bis das Bild einer transmuralen Nekrose besteht. Im Tierexperiment liegt bereits 8 h nach einer Gefäßligatur das Vollbild eines hämorrhagischen Mesenterialinfarkts mit Durchwanderungsperitonitis vor (KHANNA 1959). Schon nach 45 min bedingen die intraluminalen Elastasen eine Reduktion der Bürstensaumenzyme um 60–80%; nach Zerstörung der trypsinresistenten Glykoproteine wird die Mukosa von Trypsin und Chymotrypsin angedaut (BOUNOUS et al. 1977). Innerhalb von 2 h scheinen die Veränderungen der Dünndarmzotten reversibel zu sein, wenn die Durchblutung normalisiert oder durch intraarterielle Gabe von Papaverin verbessert wird (BOOKSTEIN et al. 1977).

IV. Akuter Mesenterialinfarkt

1. Ätiologie und Pathogenese

Verschlüsse der Mesenterialgefäße verursachen 0,4% aller akuten Erkrankungen des Abdomens (MUHRER et al. 1977). Die von JACKSON (1963) an Hand von 1 500 akuten Verschlüssen der A. mesenterica superior ermittelten Zahlen – 62% arterieller Verschluß (26% Embolie, 24% arterielle Thrombose, 12% ohne faßbare Ursache), 33% venöse Thrombose, 5% ,,gemischter Verschluß"

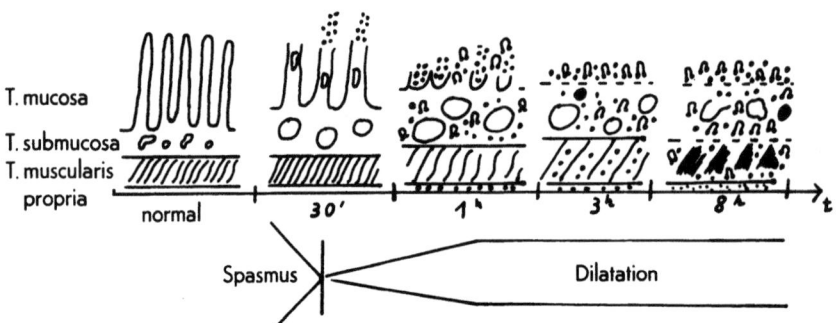

Abb. 4. Die zeitliche Entwicklung des Mesenterialinfarkts im Tierexperiment nach MIHATSCH u. BIANCHI (1974)

– haben in den letzten Jahren dahingehend eine Modifikation erfahren, daß die Embolien abgenommen und insbesondere die Perfusionsischämien zugenommen haben.

Emboliequelle ist in fast allen Fällen das Herz, ausgehend von Parietalthromben bei Herzinfarkten, Vorhof- oder Herzohrthromben bei Rhythmusstörungen, insbesondere Vorhofflimmern, während Herzfehler nur eine untergeordnete Rolle spielen. Cholesterinembolie bei schwerer Arteriosklerose und Embolien, ausgehend von Aortenaneurysmen, spielen nur eine untergeordnete Rolle; in mehr als der Hälfte der Fälle kommt es gleichzeitig zu solitären oder multiplen embolischen Verschlüssen anderer Organe wie Gehirn, Niere und Milz (MIHATSCH u. BIANCHI 1974). Der unter einem Winkel von 90° abgehende Truncus coeliacus ist selten betroffen, meist gerät der Embolus in die unter einem Winkel von 45° abgehende A. mesenterica superior und bleibt proximal oder distal des Abgangs der A. colica media stecken (LEVINE 1972).

Die Mesenterialarterienthrombose entwickelt sich zumeist auf dem Boden einer ausgeprägten Atherosklerose, selten durch ein direkt einwachsendes Karzinom, Vaskulopathien, nach stumpfem Bauchtrauma oder Einnahme oraler Kontrazeptiva (WAGNER 1972).

2. Epidemiologie

Der akute Mesenterialinfarkt ist eine Erkrankung des älteren Menschen. Von den Patienten sind 75% älter als 50 Jahre, der Altersgipfel liegt im 6. Dezennium und Männer überwiegen im Verhältnis 3:1.

3. Klinik

Die Auswirkungen eines akuten Verschlusses der A. mesenterica superior sind in Abb. 5 wiedergegeben (MARSTON 1977a). Der initiale, etwa 30 min anhaltende Gefäßspasmus wird durch Endotoxine verstärkt, da die Hypotension die Entgiftungsfunktion des RES alteriert.

Im *Initialstadium* wird der Patient von abrupt einsetzenden, heftigen abdominellen Schmerzen überrascht, die auch durch stärkste Analgetika kaum zu beherrschen sind. Die mitunter zunächst kolikartigen Schmerzen sind vorwiegend periumbilikal lokalisiert, Druckschmerz und Abwehrspannung fehlen oder sind nur gering ausgeprägt. Fieber, Zeichen der Sympathikusreizung wie Unruhe,

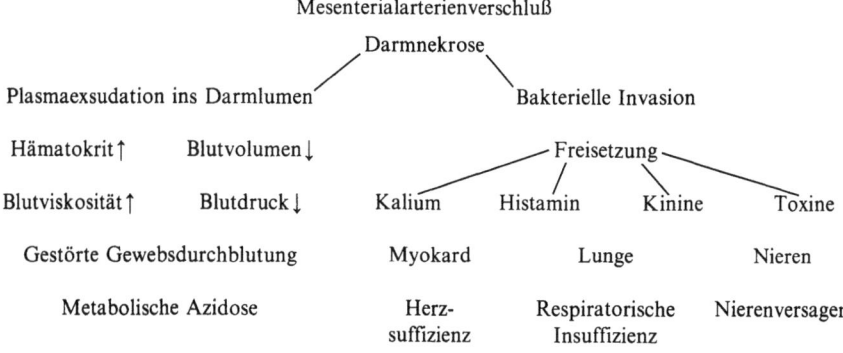

Abb. 5. Auswirkungen eines akuten Mesenterialarterienverschlusses. (Nach MARSTON 1977a)

Schweißausbruch, Erbrechen und Durchfall mit Blutdruckabfall und Pulsanstieg kennzeichnen das 1–2 h anhaltende Initialstadium, bei dem sich auskultatorisch eine normale bis lebhafte Peristaltik (anoxämische Spasmen der glatten Muskulatur) findet.

Nach einem 2–12 h dauernden *Intervallstadium* (Stadium des „faulen Friedens"), in dem die Beschwerden deutlich weniger werden RICHTER u. HAIN 1976), eine zunehmende Leukozytose jedoch auf die Schwere des Krankheitsbilds aufmerksam macht, kommt es zunehmend im *Endstadium* zu einer Durchwanderungsperitonitis mit Ausbildung eines paralytischen Ileus. Fortschreitende Dehydratation, Meteorismus und blutige Durchfälle zeigen die Gangrän des Darms an.

4. Diagnostik

Neben der klinischen Symptomatik, der bei der Mesenterialarterienthrombose anamnestisch fast immer eine Angina abdominalis (vgl. Abschn. B.VIII) vorausgeht, können Laborparameter wichtige diagnostische Hinweise geben. Eine Leukozytose zwischen 15000 und 30000, ein erhöhter Serum-Kreatinin- und -phosphatspiegel (JAMIESON et al. 1975) sowie ein erhöhter LDH-Gehalt der Peritonealflüssigkeit gelten als „pathognomonisch". RICHTER und HAIN (1976) betonen das Basendefizit im Rahmen der metabolischen Azidose als frühes diagnostisches Kriterium. Die Abdomenübersichtsaufnahme kann diagnostisch verwertbare Hinweise geben: die Darmwand erscheint verdickt, die Schlingen sind versteift, Luft in der Darmwand oder im Pfortaderbereich gilt als signum mali ominis. Initial ist der Darm auffallend gasleer, hervorgerufen

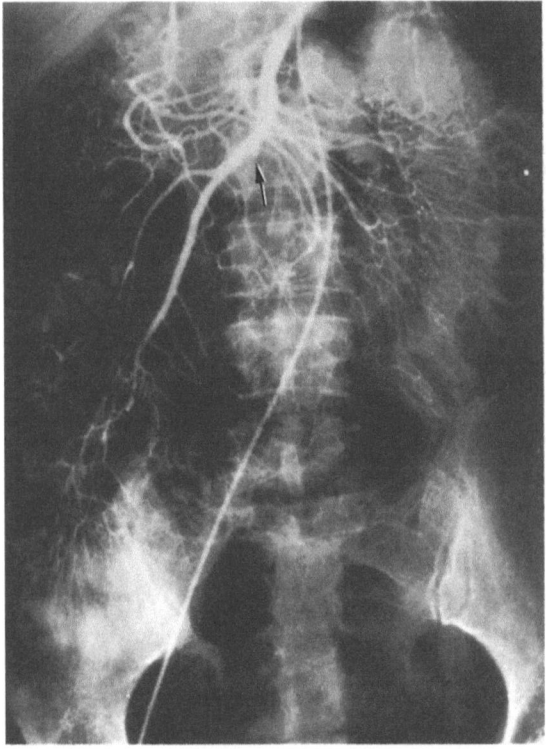

Abb. 6. Embolischer Verschluß eines Astes der Arteria mesenterica superior (*Pfeil*)

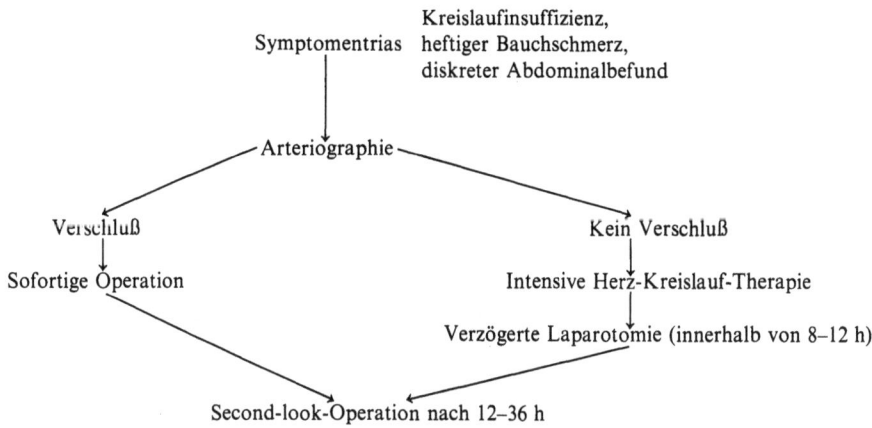

Abb. 7. Schema der Diagnostik und Therapie des Mesenterialinfarkts

durch die Hyperperistaltik. Nach 12 h finden sich 3 charakteristische Zeichen: das „pseudotumour sign" infolge exzessiver Flüssigkeitsansammlung in den atonischen Darmschlingen, ein „ileus pattern" sowie das „rigid loop sign" bedingt durch die unbeweglichen, ödematös verdickten Darmschlingen (WITTENBERG et al. 1973).

Die Mesenterikographie erlaubt als einziges diagnostisches Verfahren, den arteriellen Verschluß im Frühstadium nachzuweisen (Abb. 6). Da jedes akute Abdomen bei einem herzkranken Patienten auf einen Mesenterialinfarkt verdächtig ist, sollte mit dieser Untersuchung nicht zu lange gezögert werden. Aufnahmen in Rücken- und Seitenlage zeigen entweder einen akuten Verschluß oder machen die Diagnose einer Perfusionsischämie (vgl. Abschnitt B.V) wahrscheinlich. Mit dem in Abb. 7 wiedergegebenen Schema konnten WITTENBERG et al. (1973) eine korrekte Diagnose in 80% stellen.

Nach NATHAN (1969) wird das Krankheitsbild nur in 6% der Fälle rechtzeitig erkannt, da für die präoperative Diagnostik nur maximal 8–12 h zur Verfügung stehen.

5. Therapie

Eine frühzeitige chirurgische Intervention zur Embolektomie bzw. zur Revaskularisierung stellt beim akuten Infarkt die einzige Therapiemöglichkeit dar. Beim akuten embolischen Verschluß verspricht die alleinige Embolektomie nur in den ersten 6–12 h Erfolg (BERGAN et al. 1975; OTTINGER 1978). Im Zweifelsfall sollte die Revaskularisierung mit einer Resektion fraglich geschädigter Darmabschnitte kombiniert werden. Eine Second-look-Operation nach 24 h läßt häufig zwischenzeitlich nekrotisch gewordene Darmabschnitte erkennen.

In der Mehrzahl der Fälle wird erst im Stadium der irreversiblen Darmnekrose laparotomiert. Die Patienten haben nur dann eine Überlebenschance, wenn die infarzierten Darmabschnitte großzügig reseziert werden. Nicht selten resultiert daraus, wenn die Patienten überleben, ein Short-bowel-Syndrom.

6. Prognose

Nach wie vor ist die Letalität des akuten Mesenterialgefäßverschlusses erschreckend hoch und erreicht in einigen Statistiken 100%. Wie Tabelle 3 zeigt,

Tabelle 3. Letalität des akuten Mesenterialarterienverschlusses

Autoren	Jahr	Fälle	Letalität (%)
Jenson u. Smith	1956	51	88,6
Mavor et al.	1962	71	93,0
Zimberg	1963	21	88,0
Liavag	1967	22	90,0
Ottinger u. Austen	1967	136	92,0
Huber	1969	60	80,0
Senn	1969	33	66,0
Pierce u. Brockenbrough	1970	56	100,0
Schellerer et al.	1971	20	78,0
Schennach u. Dorfmann	1972	32	85,0
Slater u. Elliott	1972	18	96,0
Bergan et al.	1975	48	48,0
Havia u. Inberg	1976	82	83,0
Richter u. Hain	1976	48	97,3
Muhrer et al.	1977	44	86,0
Ottinger	1978	103	85,0

ist trotz der Fortschritte auf dem Gebiet der Gefäßchirurgie eine signifikante Senkung der Letalität nicht zu verzeichnen gewesen, da die Diagnose meist zu spät gestellt wird. Im Zweifelsfall sollte deshalb bei Verdacht auf das Vorliegen eines Mesenterialarterienverschlusses eine explorative Laparotomie so frühzeitig wie möglich erfolgen, wenn eine angiographische Klärung nicht möglich ist.

V. Hämorrhagische Enteropathie (Perfusionsischämie)

1. Ätiologie und Pathogenese

Durch die A. mesenterica superior fließen 12% des Herzminutenvolumens. Im Kreislaufversagen kommt es über eine Sympathikusstimulierung zur Ausschüttung von Katecholaminen, Angiotensin II und Vasopressin; der periphere Widerstand steigt an. Im Rahmen der kardiovaskulären Dekompensation opfert der Organismus die abdominelle Durchblutung zugunsten der von Herz und Gehirn. Eine Verminderung der Herzauswurfleistung um 30% bedingt eine Abnahme der Durchblutung im Gebiet der A. mesenterica superior um 45% (Friedman 1961). Myokardinfarkt, Herzrhythmusstörungen, v.a. paroxysmale Tachykardien, Herzinsuffizienz, der hämorrhagische und traumatische Schock sowie ausgedehnte Verbrennungen gelten als Ursachen der hypovolämieinduzierten hämorrhagischen Enteropathie (Dirschmid et al. 1972; Oltmanns et al. 1973). Medikamentös-toxische Einflüsse treten bei der Perfusionsischämie unter Octapressin, Methysergidmaleat (Katz u. Vogel 1967), oralen Kontrazeptiva (Ghahremani et al. 1977), Ergotamin (Greene et al. 1977; Stillman et al. 1977), Penicillin (Martin et al. 1973) und Digitalis auf (Muggia 1967). Digitalis führt zu einer Kontraktion der glatten Muskulatur in Arterien und Venen und reduziert dadurch die Perfusion im Splanchnikusgebiet. Perfusionsischämien werden ferner bei Fieber, Hämokonzentration, Diuretikaüberdosierung, Kachexie und Hypoglykämie beobachtet (Baas 1975b). Eine Zusammenstellung ist in Tabelle 4 wiedergegeben. Seltene Ursachen sind viszerale Angiopathien (Löhr u. Höffler 1973), eine retroperitoneale Fibrose (Crummy et al. 1971) und Kollagenkrankheiten (Matolo u. Albo 1971; Shapeero et al. 1974).

Histologisch findet man eine Nekrose der Zottenspitzen, bei länger anhaltender Ischämie eine blutige Durchtränkung der Mukosa mit diffusen Nekrosen sowie eine ödematöse Auftreibung von Muskularis und Serosa ohne Entzündungszeichen.

Tabelle 4. Ursachen des „nichtokklusiven" Mesenterialinfarkts

1. Kardial	Herzinfarkt Arrhythmien Herzklappenfehler Herzinsuffizienz	Low cardiac output
2. Schock	Sepsis Hämorrhagie	Langdauernde Hypotension
3. Hämokonzentration	z.B. Überdosierung von Diuretika	Hypovolämie mit Störung der peripheren Utilisation

2. Epidemiologie

Die ischämische Enteropathie tritt bei Patienten mit durchschnittlich 70 Jahren auf. Bei 20–50% aller Darminfarkte ist kein nachweisbarer Gefäßverschluß vorhanden, weshalb sie dem Krankheitsbild der Perfusionsischämie zugerechnet werden müssen (ATHANASOULIS u. BAUM 1976).

3. Klinik

Milde Formen der Mesenterialgefäßinsuffizienz machen sich durch Übelkeit, Angina abdominalis, Erbrechen, Meteorismus, Diarrhö oder Obstipation bemerkbar, schwere Formen durch abdominelle Schmerzen, Fieber, Hämatemesis oder blutige Durchfälle und Zeichen der peritonealen Irritation bis hin zum Vollbild des Mesenterialinfarkts. Das Herzminutenvolumen ist unter $2 \, l/min/m^2$ abgesunken. Entsprechend findet sich eine Reduktion der Harnmenge mit Kreatininanstieg, eine Leukozytose von 15000–40000 mit deutlicher Linksverschiebung und mitunter eine Hypoglykämie, die durch Leberzellnekrosen erklärt wird. Einer Gangräneszierung der Akren geht eine Akrozyanose voraus.

4. Diagnose

Abdomenübersichtsaufnahme (Spiegelbildung), Auskultation und Elektrokardiogramm (Infarkt, Arrhythmie, Tachykardie) dienen zusammen mit den klinischen Befunden der Diagnosestellung. Erstes radiologisches Zeichen ist ein Meteorismus der Darmschlingen bei Hypomotilität (ALDRETE et al. 1977). Eine selektive Darstellung der Mesenterialgefäße zeigt einen Spasmus der Seitenäste im Arkadenbereich sowie eine irreguläre Füllung der intramuralen Gefäße (SIEGELMAN et al. 1974). Häufig wird wegen der geringfügigen abdominellen Befunde trotz heftiger Leibschmerzen für 24–48 h zugewartet, nachdem sich der Patient von der vorausgegangenen Kreislaufinsuffizienz erholt hat. In der Zwischenzeit haben die ischämischen Nekrosen dann auf die tieferen Wandschichten übergegriffen und es bilden sich die Zeichen einer Durchwanderungsperitonitis aus.

5. Therapie

Zunächst muß die Grundkrankheit, häufig ein chronisch-rezidivierendes Herzleiden primärer oder sekundärer (pulmonaler) Genese intensiv behandelt werden. Ziel der Therapie ist eine Erhöhung des Herzminutenvolumens und eine Reduzierung der mesenterialen peripheren Vasokonstriktion. BOLEY et al. (1973) empfehlen im Anschluß an die Angiographie die Infusion von 30–60 mg/h Papaverin, verdünnt auf eine Konzentration von 1 mg/ml, in die A. mesenterica superior. Diese Papaverininfusion wird für 24–36 h aufrechterhalten. Dann entscheidet eine Kontrollarteriographie, ob die Infusion beendet werden kann oder bis zu 4 Tage lang fortgesetzt werden muß (ALDRETE et al. 1977). LUNDSGAARD-HANSEN (1970) empfiehlt 3-Hydroxytyramin, WILLIAMS (1970) Isoprenalin oder Glukagon. Hochdosierte Steroide (1000 mg), Heparinisierung, Splanchnikusblockade sowie intraarterielle Gabe von Xylocain und Phenoxybenzamin sind weitere Therapiemodalitäten, die mit wechselndem Erfolg versucht werden (RÖSCH 1978c).

Eine Abschirmung mit Antibiotika und ein Flüssigkeitsersatz mit Elektrolytausgleich verstehen sich von selbst, der Hämodilution kommt bei der fast immer vorhandenen Hämatokriterhöhung (der HK liegt in der Peripherie um 2% höher als zentral) neben der Azidosebekämpfung eine entscheidende Bedeutung zu. Bei einer Laparotomie bestehen Schwierigkeiten, durchblutete Darmabschnitte von ischämischen abzugrenzen. CARTER et al. (1970) empfehlen die Einspritzung von Fluoreszenzstoffen in die Mesenterialgefäße. Entscheidend für die Überlebenschance des Patienten ist letztlich die Leistungsfähigkeit des Herzens.

6. Prognose

Die Letalität der hämorrhagischen Enteropathie ist extrem hoch und erreicht trotz chirurgischer Eingriffe 100%. Nur bei umschriebenen, auf die Schleimhaut beschränkten Ischämien, auf die im folgenden Abschnitt eingegangen werden soll, kommt es zu einer spontanen Ausheilung.

VI. Fokale Ischämie

Als Ursache einer fokalen Ischämie kommen die in Tabelle 5 genannten Krankheitsbilder in Frage, die über eine lokale Entzündungsreaktion mit Exulzeration zu einer narbigen Striktur führen. WAYTE und HELWIG (1968) sprechen von einer „subnekrotisierenden Ischämie".

Das akute Krankheitsbild verläuft weniger stürmisch als beim Mesenterialinfarkt mit kolikartigen abdominellen Schmerzen 2–3 h nach Nahrungsaufnahme; Übelkeit, Erbrechen, Durchfall und Meteorismus stehen im Vordergrund der intermittierend auftretenden Symptomatik, die entweder in einer Perforation

Tabelle 5. Ursachen einer fokalen Ischämie

1. Strangulation (Hernie, Bride)
2. Trauma
3. Akute Ischämie eines peripheren Gefäßes
4. Vaskulitis (infektiös, Immunkomplex, allergisch, Amyloidose)
   Lupus erythematodes, Dermatomyositis, Polyarteriitis, Schönlein-Henoch-Purpura, rheumatoide Vaskulitis, maligne atrophische Papulose, Takayasu-Krankheit, M. Behçet
5. Strahlenenteritis
6. Dünndarmlösliche Kaliumdragees

oder einem mechanischen Ileus infolge ischämischer Striktur mündet (Mozes et al. 1971).

Bei der Strahlenenteritis kommt es entweder innerhalb von 2 Wochen nach Beendigung der Radiotherapie zu einer akuten Jejunoileitis mit krampfartigen Leibschmerzen, Erbrechen und blutigen Durchfällen oder nach einem Intervall von 2 Monaten bis 20 Jahren infolge progressiver Vaskulitis und Fibrose zu ischämischen Ulzerationen (Deitel u. Vasic 1979). Umschriebene Strahlenulzera können massiv bluten oder perforicrcn (Schmitz et al. 1974). Ein sprueähnliches Krankheitsbild wird gelegentlich bei einer strahleninduzierten Atrophie des terminalen Ileums gesehen.

Strahlenschäden des Dünndarms treten erst ab einer Dosis von 4200–4500 rad auf; die Zahlenangaben schwanken zwischen 0,6 und 17% (Rogers u. Goldstein 1977). Röntgenologisch finden sich auseinandergedrängte Dünndarmschlingen mit verdickten Valvulae conniventes, noduläre Füllungsdefekte in der Submukosa und die bei der ischämischen Kolitis geläufigen „thumbprintings". Mitunter lassen sich kleine Exulzerationen, ähnlich dem Bild des M. Crohn nachweisen (Allen 1971). Im Spätstadium kommt es zu kurz- oder längerstreckigen Stenosen, einer Verkürzung des Mesenteriums und Adhäsionen einzelner Darmschlingen. Angiographisch lassen sich Gefäßverschlüsse, arteriovenöse Shunts und atypisch verlaufende Vasa recta nachweisen (Dencker et al. 1972).

Perforation oder narbige Striktur machen eine operative Therapie erforderlich. Die Strahlenenteritis kann möglicherweise durch Salazopyrin in Kombination mit Kortison günstig beeinflußt werden (Goldstein et al. 1976).

Die Prognose der fokalen Ischämie ist günstig, wenn lokale Komplikationen ausbleiben. Die Letalität der Strahlenenteritis wird hingegen mit 15–37% angegeben, wobei erforderlich gewordene chirurgische Eingriffe eingeschlossen sind (Wellwood u. Jackson 1973).

VII. Mesenterialvenenthrombose

1. Ätiologie und Pathogenese

Neben einer idiopathischen Thrombose der großen Mesenterialvenen, häufig bei Patienten mit Thrombophlebitis der unteren Extremitäten oder einer Thrombophlebitis migrans, kann diese sekundär nach Trauma, umschriebener Infektion, Volvulus, Hernie, durch Tumorkompression oder bei arterieller Verschlußkrankheit auftreten. In jüngster Zeit ist gehäuft über eine Mesenterialvenenthrombose unter oralen Kontrazeptiva mit hohem Östrogengehalt (0,5 mg) berichtet worden (Reed u. Coon 1963; Koh u. Danzinger 1977). Selten sind Thrombosen bei der Polyzythämia vera bzw. als Anschlußthrombosen bei Leberzirrhose mit Pfortaderthrombose.

Eine Thrombose der V. mesenterica superior führt zu einer lividen Verfärbung des Darms, der mit blutigem Exsudat gefüllt ist. Der infarzierte Darm läßt sich makroskopisch gut vom gesunden Darm abgrenzen, auch wenn die Darmwand in der Umgebung deutlich durch ein submuköses Ödem verdickt erscheint. Eine Schleimhautnekrose oder eine Gangrän treten erst spät auf, die arterielle Pulsation ist meist noch nachweisbar. Das Mesenterium ist stark verdickt, ein serosanguinöser Aszites häufig.

2. Epidemiologie

Bei Patienten mit einer Mesenterialvenenthrombose scheint eine Alters- und Geschlechtsdisposition nicht vorzuliegen; 10–45% aller abdominellen Gefäßverschlüsse betreffen das venöse System (Williams u. Kim 1971).

3. Klinik

Bei einer fulminanten Thrombose ist eine Differenzierung vom arteriellen Verschluß aufgrund der klinischen Symptome nicht möglich. Häufig setzen die Beschwerden jedoch mit progredienten Oberbauch- oder Periumbilikalschmerzen, Inappetenz, Erbrechen und Durchfall langsam ein. Hämatemesis und Teerstuhl treten früher auf als bei der Darmgangrän nach arteriellem Verschluß; bei 80% der Patienten findet sich frühzeitig ein serosanguinolenter Aszites. Bei tiefer Palpation kann das Abdomen druckdolent sein, eine Bauchdeckenspannung fehlt in der Regel, die Leukozyten sind nur mäßig erhöht (Tabelle 6).

Tabelle 6. Differentialdiagnose arterieller und venöser Verschluß

Arterieller Verschluß	Venöse Thrombose
Schlagartiger Beginn	Schleichender Verlauf
Heftiger Dauerschmerz	Kolikartige, langsam an Intensität zunehmende Beschwerden
Leukozytose bis 50000	Mäßige Leukozytose
Metabolische Azidose mit Basendefizit	Blut-pH häufig normal
Erhöhter LDH-Gehalt im Aszites	Serosanguinöser Aszites
Hämatemesis/Meläna Spätsymptom (Gangrän)	Frühzeitig blutige Durchfälle
Häufig Schocksymptomatik	Normaler oder erniedrigter Blutdruck

4. Diagnose

Radiologisch finden sich auf der Abdomenleeraufnahme starre, fixierte Darmschlingen mit verdickter Wandung. Der Dünndarmkontrasteinlauf läßt auseinandergedrängte Schlingen, „thumbprintings" und eine Verdickung der Valvulae conniventes bis zur Lumenobliteration erkennen (CLEMETT u. CHANG 1975). Die Differentialdiagnose zu einem intramuralen Hämatom unter Antikoagulantien kann mitunter schwierig sein. Bei der angiographischen Darstellung gilt eine verlängerte arterielle Phase bei fehlender Anfärbung des venösen Systems als pathognomonisch (Abb. 8).

5. Therapie

Wenn es der Allgemeinzustand des Patienten erlaubt, muß der infarzierte Darmabschnitt reseziert werden. Da bis zu 25% der Patienten innerhalb der nächsten 2 Wochen an einem Rezidiv erkranken (JONA et al. 1974), wird in der Regel eine Antikoagulantientherapie postoperativ begonnen.

6. Prognose

Die in der älteren Literatur mit 30–60% angegebene Letalität der akuten Mesenterialvenenthrombose liegt heute bei 20% (WILLIAMS 1971). Sie ist letztlich

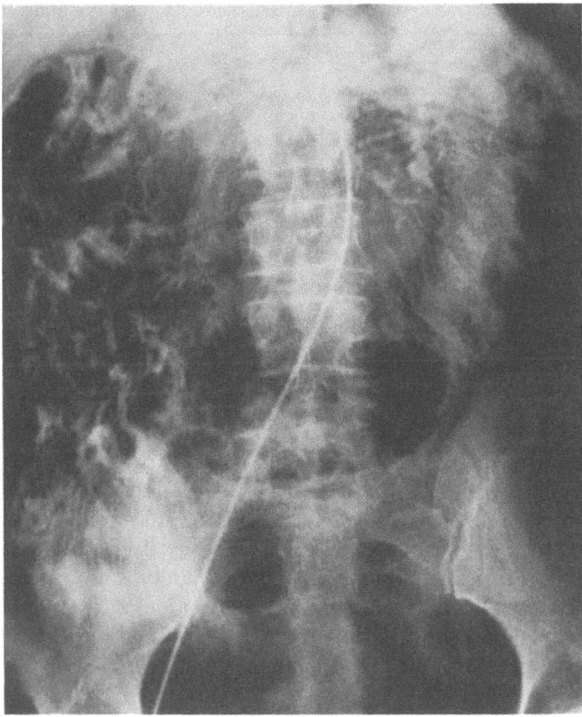

Abb. 8. Zustand nach operierter Mesenterialvenenthrombose mit ausgedehntem Umgehungskreislauf

abhängig vom Ausmaß der Infarzierung, dem zeitlichen Ablauf der klinischen Symptomatik und der Operabilität des Patienten.

VIII. Chronische Durchblutungsstörungen des Darms (Angina abdominalis)

1. Ätiologie und Pathogenese

Von den 3 großen Gefäßen des Bauchraums müssen mindestens 2 hochgradig eingeengt sein, bevor es zum Auftreten von Symptomen kommt. Das Konzept einer Belastungsangina geht auf Schnitzler (1901) zurück und hat dem Krankheitsbild eine Reihe von Synonyma wie Dyspepsia intermittens arteriosclerotica, Dyspragia intermittens, Claudicatio intestinalis oder intestinaler Muskelkater eingebracht. Offensichtlich reicht die Blutversorgung nach Nahrungsaufnahme nicht mehr aus, unterschreitet jedoch nicht das für die Erhaltung der Vitalität erforderliche Maß.

Zu 90% lösen degenerative arteriosklerotische Veränderungen der Mesenterialgefäße eine Angina abdominalis aus, die restlichen 10% verteilen sich auf eine Reihe von Erkrankungen (Tabelle 7).

Ein direkter Zusammenhang zwischen Gefäßverschluß und klinischen Beschwerden scheint jedoch nicht zu bestehen und die meisten Verschlußprozesse werden zufällig anläßlich einer Angiographie bei asymptomatischen Patienten erhoben. So wiesen nur 20% der von Van Dongen und Schwilden (1976) untersuchten Patienten mit einem Verschluß einer oder mehrerer Intestinalarterien das typische Krankheitsbild einer Angina abdominalis auf.

Tabelle 7. Ursachen einer chronischen arteriellen Durchblutungsinsuffizienz

1. Organisch
   a) Arteriosklerose
   b) Entzündliche Gefäßerkrankungen
   c) Fibromuskuläre Hyperplasie
   d) Externe Kompression (retroperitoneale Fibrose, retroperitonealer Tumor, Aneurysma)
   e) Mißbildungen (konnatale Stenose, Coarctatio aortae abdominalis)
2. Funktionell
   a) Arteriovenöse Fistel
   b) Mesenteriales Steal-Syndrom

2. Epidemiologie

Die Angina abdominalis ist eine Erkrankung des mittleren und höheren Lebensalters, wobei Männer 4mal häufiger betroffen werden. Zumeist finden sich Zeichen einer generalisierten Arteriosklerose und prädisponierende Faktoren wie Hypertonie, Diabetes mellitus, Fettstoffwechselstörungen, Gicht, Nikotin- und Alkoholabusus. In einer Analyse von 2000 angiographischen Darstellungen der Mesenterialgefäße fanden HERTZER et al. (1977) jedoch nur 15 Patienten, bei denen die geklagten abdominellen Beschwerden auf eine Arterienstenose zurückgeführt werden konnten. Durch entsprechende gefäßchirurgische Eingriffe konnten davon 11 gebessert werden.

3. Klinik

Typisch für die chronische intestinale Ischämie ist die Symptomentrias postprandiale Bauchschmerzen, Malabsorptionssyndrom und intraabdominelles Gefäßgeräusch. Die typischen postprandialen Schmerzattacken, u.U. als akute Verschlimmerung eines Dauerschmerzes, entstehen ungefähr 15–30 min nach einer meist voluminösen Mahlzeit, sind periumbilikal lokalisiert und verschwinden nach 1–3 h (SCHWILDEN u. VAN DONGEN 1976). Häufig finden sich während dieser Zeit hyperaktive Darmgeräusche (MARSTON 1971). Alkoholgenuß verschafft Linderung (NEDJABAT et al. 1975). Ein Auftreten einer Angina abdominalis nach körperlicher Belastung spricht für ein Mesenteric-steal-Syndrom. Völlegefühl, Flatulenz, Übelkeit und Inappetenz gelten als uncharakteristische Symptome, desgleichen eine anfänglich bestehende Obstipation, die später in eine Durchfallsneigung übergeht. Bei 15–20% der Patienten entwickelt sich ein Malabsorptionssyndrom mit nachhaltigem Gewichtsverlust, der durch die Angst vor den Schmerzen nach Nahrungsaufnahme (Sitophobie) noch verstärkt wird (Syndrom der kleinen Mahlzeiten). Trotz der in 40% bestehenden Steatorrhö (BAAS 1975) finden sich bioptisch keine Schleimhautveränderungen. Bei 95% der Patienten ist ein systologisches Geräusch im Oberbauch links vom Nabel zu hören, das sich bei Positionswechsel ändern kann und nach Verabreichung eines Spasmolytikums deutlicher wird. VOLLMAR et al. (1968) empfehlen zur Abgrenzung von aortalen Strömungsgeräuschen die Auskultation der Becken- und Femoralarterien, in die aortale Strömungsgeräusche fortgeleitet werden.

4. Diagnose

Die klassische Symptomentrias postprandialer Schmerz, Malabsorptionssyndrom und Gefäßgeräusch ist nur bei 40% der Patienten mit einer Angina abdominalis vorhanden (SCHWILDEN u. VAN DONGEN 1976). Tests mit gefäßwirksamen Medikamenten sowie eine Malabsorptionsdiagnostik sind wenig ergiebig oder werden erst spät positiv (HARDERS 1976). Ein Aortenaneurysma als Ursache einer Angina abdominalis läßt sich fast immer tasten oder kann durch eine Ultraschalluntersuchung des Abdomens objektiviert werden (STIRNEMANN et al. 1977). Die konventionelle Röntgendiagnostik kann allenfalls Gefäßverkalkungen aufdecken, die jedoch kein Beweis für Durchblutungsstörungen sind. Die Übersichtsaortographie in 2 Ebenen liefert die besten Informationen (BÜCHELER u. BUURMANN 1976). In der Regel sind nur die ersten 2–3 cm der A. mesenterica superior stenosiert (LEVINE 1972). Die Objektivierung eines Kollateralkreislaufs und der Zeitpunkt der retrograden Anfärbung des stenosierten oder okkludierten Gefäßes geben Auskunft über die Leistungsfähigkeit des Kollateralsystems.

5. Therapie

In Abhängigkeit von Lokalisation und Ausmaß des Gefäßprozesses kann chirurgisch oder konservativ vorgegangen werden (STOPIK et al. 1971). Im Anfall werden Nitropräparate Erleichterung verschaffen, ein gezieltes und erfolgversprechendes internistisches Behandlungsprogramm gibt es jedoch nicht. Häufige kleine Mahlzeiten, Bettruhe nach Nahrungsaufnahme, Ausschaltung von Risikofaktoren und Spasmolytika können symptomatische Erleichterung bringen, der Einsatz von Antikoagulantien ist problematisch.

Da sich Gefäßstenosen im Mesenterialbereich bei 35% aller Angiographien finden, sollte man sich immer an das Gesetz von MIKKELSEN (1959) erinnern, daß Symptome i. allg. nur resultieren, wenn 2 der 3 Mesenterialgefäße stenosiert sind. VAN DONGEN und SCHWILDEN (1976) stellen die Indikation zur prophylaktischen Wiederherstellung der Mesenterialgefäße auf Grund eigener Erfahrungen und theoretischer Überlegungen:

1. bei Mehrfachverschlüssen der Intestinalarterien,
2. bei Kombination mit einem aortoiliakalen Verschluß,
3. bei Kombination mit einer Nierenarterienstenose.

In Frage kommen Rekonstruktionsmethoden ohne Transplantationsmaterial (Endarteriektomie) und Bypassverfahren.

6. Prognose

Da die Mehrzahl der Patienten mit einem akuten Gefäßverschluß über eine seit längerer Zeit bestehende Angina abdominalis klagt, ist ein protektiver Effekt einer Gefäßrekonstruktion im Sinne einer Infarktprophylaxe anzunehmen. Nach den Untersuchungen von HEBERER et al. (1972) werden 90% der operierten Patienten bei einer Operationsletalität von 2% beschwerdefrei. Postoperative Thrombosen scheinen relativ selten zu sein.

IX. Zöliakakompressionssyndrom

Um das von HARJOLA (1963) und DUNBAR et al. (1965) beschriebene Zöliakakompressionssyndrom war es lange Zeit ruhig geworden, bis WATSON und SADIKALI (1977) über 19 Patienten berichteten, von denen 15 durch eine Durchtrennung des Ligamentum arcuatum mediale bzw. eine Exstirpation des Ganglion coeliacum beschwerdefrei wurden. Seitdem streiten sich reputierte Angiologen und Gastroenterologen in Editorials (MARSTON 1977b; SLEISENGER 1977), ob es dieses Krankheitsbild, das als „non-syndrome" oder „normal distribution curve deficiency syndrome" deklariert wurde, überhaupt gibt.

Im Vordergrund des Beschwerdebilds, das bevorzugt bei Frauen im jüngeren Lebensalter angetroffen wird („abdominal woman"), stehen postprandiale, inter-mittierende Oberbauchschmerzen ohne Gewichtsverlust. Der D-Xylosetest sowie die exkretorische Pankreasfunktion sollen gelegentlich pathologisch verändert sein (WATSON 1977); Beziehungen zum Ulcus duodeni wurden postuliert. Als wichtiger diagnostischer Hinweis gilt ein lautes systolisches Geräusch im Epiga-strium, die Zöliakographie läßt eine deutliche Einengung des in der Regel sehr hoch abgehenden Truncus coeliacus erkennen.

Gegen dieses Krankheitsbild wird eingewandt, daß ein systolisches Geräusch im Abdomen bei 7–31% gesunder Probanden zu hören ist und daß bis zu 50% aller Aortographien eine Stenose des Truncus zoeliakus erkennen lassen. Langzeitbeobachtungen von EVANS (1974) machen es zumindest wahrscheinlich, daß die Durchtrennung des Ligamentum arcuatum keinen anhaltenden Effekt auf die klinische Symptomatik dieser Patienten hat. Die Mehrzahl der Gefäßchir-urgen steht deshalb, eingedenk des oben zitierten Gesetzes von MIKKELSEN, dem Zöliakakompressionssyndrom reserviert gegenüber.

X. Zusammenfassung

Gefäßveränderungen und Durchblutungsstörungen sind relativ seltene, häufig aber lebensbedrohlich verlaufende Krankheitsbilder. Ihnen gemeinsam ist die Beobachtung, daß die konventionelle Diagnostik häufig versagt oder wenig beweiskräftig ist. Die gezielte Gefäßdarstellung erlaubt in der Regel eine exakte Diagnosestellung und bei einem Teil der Krankheitsbilder auch erste therapeutische Maßnahmen. Ein erfahrener Radiologe, der die vielen anato-mischen Varianten der Mesenterialgefäße kennt, gehört heute zum diagno-stischen Team bei gastroenterologischen Notfällen und trägt wesentlich zur Prä-zisierung der Diagnostik bei.

Literatur

Adler O, Rosenberger A (1976) Selective arterial embolization in duodenal bleeding. Radiol Clin 45:413

Ahr JD, Rickles FR, Hoyer LW (1977) Von Willebrand's disease and hemorrhagic teleangiectasia. Association of two complex disorders of hemostasis resulting in life-threatening hemorrhage. Am J Med 62:452

Aldrete JS, Han SY, Laws HL, Kirklin JW (1977) Intestinal infarction complicating low cardiac output states. Surg Gynecol Obstet 144:371

Allen AC (1971) A unified concept of the vascular pathogenesis of enterocolitis of varied etiology. Am J Gastroenterol 55:347

Athanasoulis CA, Baum S (1976) Angiography. In: Bockus HL (ed) Gastroenterology. Saunders, Philadelphia London Toronto, p 329

Baas EU (1975a) Ursachen und Klinik intestinaler Ischämien. Dtsch Med Wochenschr 100:698

Baas EU (1975b) Funktionelle intestinale Ischämie (Perfusionsischämie). Dtsch Med Wochenschr 100:764

Bean WB (1958) Vascular spiders and related lesions of the skin. Thomas, Springfield, Ill., p 178

Bergan JJ, Dean RH, Conn J, Yao JST (1975) Revascularization in treatment of mesenteric infarction. Ann Surg 182:430

Boley SJ, Sprayregen S, Veith FJ, Siegelman SS (1973) An aggressive roentgenologic and surgical approach to acute mesenteric ischemia. 5:355

Boley SJ, Sammartano R, Adams A, DiBiase A, Kleinhaus S, Sprayregen S (1977) On the nature and etiology of vascular ectasias of the colon. Degenerative lesions of aging. Gastroenterology 72:650

Bookstein JJ, Goldberger L, Niwayama G, Naderi MJ, Brahme FJ, Jones TA (1977) Angiographic aspects of experimental nonocclusive intestinal ischemic injury. Am J Roentgenol 128:923

Bounous G, Menard D, Medicis E de (1977) Role of pancreatic proteases in the pathogenesis of ischemic enteropathy. Gastroenterology 73:102

Bücheler E, Buurmann R (1976) Röntgendiagnostik bei chronischen intestinalen Durchblutungsstörungen. Chirurg 47:361

Carter K, Halle M, Cherry G, Myers MB (1970) Determination of the viability of ischemic intestine. Arch Surg 100:695

Casarella WJ, Galloway SJ, Taxin RN, Follett D, Pollak EJ, Seaman WB (1974) Lower gastrointestinal tract hemorrhage. A new concept based on arteriography. Am J Roentgenol 121:357

Classen M, Frühmorgen P, Koch H, Demling L (1972) Enteroskopie-Fiberendoskopie von Jejunum und Ileum. Dtsch Med Wochenschr 97:409

Clemett AR, Chang J (1975) The radiological diagnosis of spontaneous mesenteric venous thrombosis. Am J Gastroenterol 63:209

Crummy AB, Whittaker WB, Morrissey JF, Cossman FP (1971) Intestinal infarction secondary to retroperitoneal fibrosis. N Engl J Med 285:28

Deitel M, Vasic V (1979) Major intestinal complications of radiotherapy. Am J Gastroenterol 72:65

Dencker H, Holmdahl KH, Lunderquist A, Olivecrona H, Tylen U (1972) Mesenteric angiography in patients with radiation injury of bowel after pelvis irradiation. Am J Roentgenol Radium Ther Nucl Med 114:476

Dirschmid K, Jelinek R, Kubista E, Prohaska H, Donner M (1972) Über die hämorrhagische Enteropathie. Dtsch Med Wochenschr 97:1096

Dongen RJAM Van, Schwilden ED (1976) Die chronischen intestinalen Durchblutungsstörungen. Operationsindikationen, Wiederherstellungsmethoden, Ergebnisse. Chirurg 47:366

Dunbar JD, Molnar W, Beman FF, Marable SA (1965) Compression of the coeliac trunk and abdominal angina. Preliminary report of 15 cases. Am J Roentgenol 95:731

Eder M, Castrup HJ (1969) Die gastrointestinale Blutung aus der Sicht des Pathologen. Chirurg 40:97

Editorial (1977a) Does coeliac axis compression matter? Br Med J 3:414

Editorial (1977b) The coeliac artery syndrome-again? Ann Intern Med 86:355

Editorial (1977c) Coeliac axis compression – a treatable cause of persistent abdominal pain? Lancet 1:1240

Evans WE (1974) Coeliac axis compression syndrome. Surgery 76:867

Farthmann EH, Eichen R (1977) Chirurgische Behandlung der intestinalen Blutungen. Chirurg 48:219

Friedman J (1961) Mesenteric circulation in hemorrhagic shock. Circ Res 9:561

Frühmorgen P, Bodem F, Reidenbach HD, Kaduk B, Demling L, Brand H (1975) The first endoscopic laser coagulation in the human GI-tract. Endoscopy 7:156

Gelfand ML, Cohen T, Ackert JJ, Ambos M, Mayadag M (1979) Gastrointestinal bleeding in aortic stenosis. Am J Gastroenterol 71:30

Ghahremani GG, Meyers MA, Farman J, Port RB (1977) Ischemic disease of the small bowel and colon associated with oral contraceptives. Gastrointest Radiol 2:221

Goldstein F, Khoury J, Thornton JJ (1976) Treatment of chronic radiation enteritis and colitis with salicylazosulfapyridine and systemic corticosteroids. Am J Gastroenterol 65:201

Greene FL, Ariyan S, Stansel HC (1977) Mesenteric and peripheral vascular ischemia secondary to ergotism. Surgery 81:176

Hagenmüller P, Wurbs D, Raschke E, Classen M (1975) Endoskopie in der Diagnostik und Therapie der hereditären hämorrhagischen Teleangiektasie (Morbus Rendu-Osler-Weber). Inn Med 2:389

Hagood MF, Gathright JB (1975) Hemangiomatosis of the skin and gastrointestinal tract. Dis Colon Rectum 18:141

Harders H (1976) Chronische intestinale Durchblutungsstörungen. Pathophysiologie und Klinik. Chirurg 47:357

Harjola PT (1963) A rare obstruction of the coeliac artery. Ann Chir Gynaecol Fenn 52:547

Heberer G, Dostal G, Hoffmann K (1972) Zur Erkennung und Behandlung der chronischen Mesenterialarterieninsuffizienz. Dtsch Med Wochenschr 97:750

Hertzer NR, Beven EG, Humphries AW (1977) Analysis of 200 mesenteric arteriograms. Surg Gynecol Obstet 145:321

Huber FB (1969) Der akute Mesenterialgefäßverschluß. Dtsch Med Wochenschr 99:711

Jackson BB (1963) Occlusion of the superior mesenteric artery. Thomas, Springfield

Jamieson WG, Lozon A, Durand D, Wall W (1975) Changes in serum phosphate levels associated with intestinal infarction and necrosis. Surg Gynecol Obstet 140:19

Jenson CB, Smith GA (1956) Clinical study of 51 cases of mesenteric infarction. Surgery 40:930

Johnsrude IS, Jackson DC (1978) The role of the radiologist in acute gastrointestinal bleeding. Gastrointest Radiol 3:357

Jona J, Cummins GM, Head HB (1974) Recurrent primary mesenteric venous thrombosis. JAMA 227:1033

Katz J, Vogel RM (1967) Abdominal angina as a complication of methysergide maleate therapy. JAMA 199:124

Keller FS, Rösch J (1979) Angiography in the diagnosis and therapy of acute upper gastrointestinal bleeding. Schweiz Med Wochenschr 109:586

Khanna SD (1959) Experimental study of mesenteric occlusion. J Pathol Bacteriol 77:575

Knoblauch M, Holliger Ch (1977) Mikrozirkulationsstudien am Villus des Rattendünndarms in vivo. Schweiz Med Wochenschr 107:1391

Koh KS, Danzinger RG (1977) Massive intestinal infarction in young women: complication of use of oral contraceptives? Can Med Assoc 116:513

Kolodny M, Baker WG (1968) CRST syndrome with persistent gastrointestinal bleeding. Gastrointest Endosc 15:16

Kunert H, Ottenjann R (1976) Endoscopy in bleeding duodenal varices. Endoscopy 8:99

Kunisaki T, Someya N, Shimokawa Y, Okuda K (1973) Varices of the distal duodenum seen with a fiber-duodenoscope. Endoscopy 5:101

Kyrieleis Ch, Kraft M (1970) Magen- und Darmblutungen bei Digitalisintoxikation. Med Klin 65:1527

Levine MA (1972) Mesenteric vascular disease. Geriatrics 12:77

Liavag (1967) Acute mesenteric vascular insufficiency. A five-year material, including a case of successful superior mesenteric artery embolectomy. Acta Chir Scand 133:631

Löhr J, Höffler D (1973) Kasuistischer Beitrag zur Klinik und Pathologie viszeraler Angiopathien. Med Welt 24:1886

Lundsgaard-Hansen P (1970) Neues in der Pathophysiologie des klinischen Schocks. Chirurg 41:498

Marston A (1971) Intestinal angina. Proc R Soc Med 64:1079

Marston A (1977a) Intestinal ischemia. Arnold, London

Marston A (1977b) Coeliac axis compression. Lancet 2:32, 721

Martin M, Schulte P, Sobbe A, Klammer HL, Schulz D, Reschke E (1973) Multiple Verschlüsse größerer Arterien nach Penicillin-Gabe. Dtsch Med Wochenschr 98:1333

Matolo NM, Albo D (1971) Gastrointestinal complications of collagen vascular disease. Surgical implications. Am J Surg 122:678

Mihatsch MJ, Bianchi L (1974) Der akute Mesenterialinfarkt. Schweiz Rdschau Med 63:1133

Mikkelsen WP (1959) Intestinal angina: its surgical significance. Am J Surg 94:262

Mozes M, Adar R, Tsur N, David R, Deutsch V (1971) Intestinal obstruction due to mesenteric vascular occlusion. Surg Gynecol Obstet 133:583

Muggia FM (1967) Hemorrhagic necrosis of the intestine: Its occurence with digitalis intoxication. Am J Med Sci 253:263

Muhrer KH, Filler D, Schwemmle K, Feustel H, Schellerer W (1977) Der akute Mesenterialgefäßverschluß. Dtsch Aerztbl 71:2863

Nakagawara G, Asano E, Kimura S, Akimoto R, Miyazaki I (1977) Blue rubber bleb nevus syndrome: report of a case. Dis Colon Rectum 20:421

Nathan H (1969) Der mesenteriale Darminfarkt. Med Welt 20:41

Nedjabat T, Bayerl W, Klammer HL, Bücheler E, Meyer W (1975) Klinik und Therapie der Angina abdominalis. Med Klin 70:2041

Nicolaides AN, Bowers R, Horbourne T, Kidner PH, Besterman EM (1977) Blood viscosity, red-cell flexibility, haematocrit, and plasma fibrinogen in patients with angina. Lancet 2:943

Oltmanns D, Krautheim J, Ott V (1973) Hämorrhagische Enteropathie mit Verbrauchskoagulopathie. Dtsch Med Wochenschr 98:2478

Ottinger LW (1978) The surgical management of acute occlusion of the superior mesenteric artery. Ann Surg 188:721

Ottinger LW, Austen WG (1967) A study of 136 patients with mesenteric infarction. Surg Gynecol Obstet 124:251

Pickert H (1971) Über Gefäßverschluß-Syndrome des Bauchraums. Dtsch Med J 22:357

Pierce GE, Brockenbrough ED (1970) The spectrum of mesenteric infarction. Am J Surg 119:233

Poelman JR, Hausman R, Meijer S (1975) Endoscopy of multiple phlebectasias of the duodenum. Endoscopy 7:245

Reed DL, Coon WW (1963) Thromboembolism in patients receiving progestational drugs. N Engl J Med 269:622

Richter H, Hain B (1976) Klinik und Diagnostik des akuten Verschlusses der oberen Mesenterialarterie. Chirurg 47:276

Roemeling W v, Neidhardt B, Stadler W (1980) Angiodysplasie und von-Willebrand-Jürgens-Syndrom. Med Welt 31:540

Rösch W (1978a) Angiodysplasie des Coecums. Internist 19:191

Rösch W (1978b) Seltene Blutungsquellen im Verdauungstrakt. Inn Med 5:263

Rösch W (1978c) Klinik, Diagnostik und Therapie ausgewählter Krankheiten: Durchblutungsstörungen. In: Bartelheimer H, Classen M, Ossenberg FW (Hrsg) Der kranke Dünndarm. Witzstrock, Baden-Baden Köln New York, S 221

Rogers LF, Goldstein HM (1977) Roentgen manifestations of radiation injury to the gastrointestinal tract. Gastrointest Radiol 2:281

Rosborough TK, Swaim WR (1978) Acquired von Willebrand's disease, platlet-release defect and angiodysplasia. Am J Med 65:96

Schmidt-Hieber W, Strecker EP, Brobmann GF, Barth K, Birg W, Schmidt HA (1976) The entity of non occlusive mesenteric ischemia. Strophanthin effect on mesenteric blood flow in experimental animals. Acta Hepatogastroenterol (Stuttg) 23:47

Schmitz RL, Chao JH, Barolome JS (1974) Intestinal injuries incidental to irradiation of carcinoma of the cervix of the uterus. Surg Gynecol Obstet 138:29

Schnitzler F (1901) Zur Symptomatik des Darmarterienverschlusses. Wien Med Wochenschr 22:506

Schwilden ED, Dongen RJAM van (1976) Angina intestinalis. Med Klin 71:1873

Senn A (1969) Der akute Mesenterialarterienverschluß. Acta Chir Austriaca 1:5

Shapeero LG, Myers A, Oberkircher PE, Miller WT (1974) Acute reversible lupus vasculitis of the gastrointestinal tract. Radiology 112:569

Siegelman SS, Sprayregen S, Boley SJ (1974) Angiographic diagnosis of mesenteric arterial vasoconstriction. Radiology 112:533

Sleisenger MH (1977) The celiac artery syndrome – again? Ann. Intern Med 86:355

Stillman AE, Weinberg M, Mast WC, Palpant S (1977) Ischemic bowel disease attributable to ergot. Gastroenterology 72:1336

Stirnemann P, Schüpbach P, Binswanger RO, Senn A (1977) Das abdominelle Aortenaneurysma. Schweiz Med Wochenschr 107:553

Stopik D, Frisius H, Krüger B, Mielke FW, Hampel KE, Sonderkamp H (1971) Klinik der chronisch-intestinalen Ischämie. Dtsch Med Wochenschr 96:1749

Thomas DJ, Boulay GH du, Marshall J, Pearson TC, Ross Russell RW, Symon L, Wetherley-Mein G, Zilkha E (1977) Effect of haematocrit on cerebral blood flow in man. Lancet 2:941

Vollmar J, Harter H, Hasse HM, Schröder K, Coerper HG (1964) Das chronische Verschluß-Syndrom der Eingeweide-Schlagadern (A. coeliaca, A. mesenterica superior und inferior). Langenbecks Arch Klin Chir 305:473

Wagner A (1972) Gastrointestinale Komplikationen nach Einnahme hormoneller Ovulationshemmer. Dtsch Med Wochenschr 97:520

Watson WC (1977) Coeliac axis compression. Lancet 2:561

Watson WC, Sadikali F (1977) Celiac axis compression. Experience with 20 patients and a critical appraisal of the syndrome. Ann Intern Med 86:278

Wayte DM, Helwig EB (1968) Small bowel ulceration – iatrogenic or multifactorial origin? Am J Clin Pathol 49:26

Weaver GA, Alpern HD, Davis JS, Ramsey WH, Reichelderfer M (1979) Gastrointestinal angiodysplasia associated with aortic valve disease: part of a spectrum of angiodysplasia of the gut. Gastroenterology 77:1

Weingart J, Lux G, Elster K, Ottenjann R (1975) Recurrent gastrointestinal bleeding in Osler's disease successfully treated by endoscopic electrocoagulation in the stomach. Endoscopy 7:160

Wellwood JM, Jackson BT (1973) The intestinal complications of radiotherapy. Br J Surg 60:814

Williams LF, Kim JP (1971) Nonocclusive mesenteric ischemia. In: Boley SI, Schwartz SS, Williams LF (eds) Vascular disorders of the intestine. Appleton-Century-Crofts Medical, New York, p 519

Wittenberg J, Athanasoulis CA, Shapiro JH, Williams LF (1973) A radiological approach to the patient with acute extensive bowel ischemia. Radiology 106:13

Zimberg YH (1963) Mesenteric vascular occlusion. Va Med Mon 90:318

Intestinale Lymphangiektasie, A-β-Lipoproteinämie

A. Gangl

Mit 2 Abbildungen und 1 Tabelle

A. Intestinale Lymphangiektasie

I. Definition

In einer Arbeit über die Rolle des Gastrointestinaltrakts im Albuminturnover von Patienten mit sog. idiopathischer Hypoproteinämie prägten Waldmann et al. (1961) als erste den Begriff „intestinale Lymphangiektasie", der heute als eigenständige Diagnose allgemein etabliert ist. Es wird damit eine Störung des lymphatischen Systems bezeichnet, deren auffälligstes pathologisch-anatomisches Substrat eine abnorme Erweiterung der Lymphgefäße der Submukosa sowie der Serosa und des Mesenteriums des Dünndarms ist. Sie geht mit einem Eiweißverlust in den Darm einher, der zu einer Hypoproteinämie führt, aus der Ödeme resultieren, die oft das klinische Leitsymptom darstellen. Die Diagnose sollte unbedingt histologisch abgesichert sein (Waldmann et al. 1961), da ein gastrointestinaler Eiweißverlust nicht nur bei intestinaler Lymphangiektasie sondern bei mehr als 40 verschiedenen gastrointestinalen Erkrankungen dokumentiert wurde (Waldmann 1966).

II. Pathogenese

Pathogenetisch kann zwischen einer angeborenen, primären und einer erworbenen, sekundären Form der intestinalen Lymphangiektasie unterschieden werden.

Eine angeborene Fehlbildung der Lymphgefäße ist am wahrscheinlichsten bei Patienten, die schon seit Geburt symptomatisch sind. Die Fehlanlage der Lymphgefäße beschränkt sich dabei nicht auf den Dünndarm oder den Gastrointestinaltrakt, sondern es wurde bei solchen Patienten lymphangiographisch auch eine Hypoplasie der Lymphgefäße der unteren Extremitäten (Pomerantz u. Waldmann 1963; Bookstein et al. 1965), ähnlich wie beim Lymphödem (Kinmonth et al. 1957) gefunden, eine partielle Obstruktion oder das völlige Fehlen des Ductus thoracicus (Mistilis et al. 1965; Pomerantz u. Waldmann 1963), eine retroperitoneale Lymphangiodysplasie (Ferenci et al. 1976) und das Fehlen von periaortalen Lymphknoten (Pomerantz u. Waldmann 1963). Überdies wurden einige Familien beschrieben, in denen mehrere Mitglieder von einer intestinalen Lymphangiektasie betroffen waren (Homburger u. Petermann 1949; Cottom et al. 1961; Rosen et al. 1962; Stoelinga et al. 1963).

Bei Patienten, die erst in späteren Jahren die Symptome einer intestinalen Lymphangiektasie entwickeln, liegt wahrscheinlich eine erworbene Störung im intestinalen Lymphabfluß vor (Waldmann 1966), wie sie tierexperimentell durch wiederholtes Unterbinden der intestinalen Lymphgefäße (Wilk et al. 1975) sowie des Ductus thoracicus (Kondo et al. 1976) oder durch Diathermiekoagulation des Ductus thoracicus (Planche et al. 1975) ausgelöst werden kann. Die erworbene Form der intestinalen Lymphangiektasie findet man bei chronischer kardialer Stauung, v.a. infolge einer konstriktiven Perikarditis (Waldmann et al. 1969; Kumpe et al. 1975; Ishida et al. 1979), beim Budd-Chiari-Syndrom (Tsuchiya et al. 1978), bei der Sarkoidose (Popovič et al. 1980), bei entzündlichen Prozessen (Fleisher et al. 1979), Morbus Whipple (Laster et al. 1966), Morbus Crohn (Heatley et al. 1980), retroperitonealen Tumoren, retroperitonealer Fibrose, Sklerodermie, abdomineller Tuberkulose und anderen Krankheiten mehr (Kowlessar 1978).

Der intestinale Eiweißverlust kann durch eine Ruptur eines oder mehrerer ektatischer intestinaler Lymphgefäße bedingt sein, durch die sich eiweißreiche Lymphe in das Darmlumen entleert (Waldmann et al. 1961; Mistilis et al. 1965; Iida et al. 1980), doch spielen in der Pathogenese des intestinalen Eiweißverlustes auch die Verminderung des kolloidosmotischen Druckes und die Erhöhung des mesenterialen Venendruckes eine entscheidende Rolle. Nach Anlegen eines venösen mesenterialen Ausflußblocks an externalisierten Ileumschlingen von Versuchshunden, ließ sich unter Verwendung von Evans Blue T-1824 fluoreszenzmikroskopisch die Region der Zottenspitze als Ort des transmukosalen Albuminverlustes identifizieren, während im Bereich der Krypten kein Albumindurchtritt beobachtet wurde (Granger et al. 1976).

III. Klinisches Bild

Das klinische Bild der intestinalen Lymphangiektasie variiert von Fall zu Fall beträchtlich (Waldmann 1966; Roberts u. Douglas 1976). Fast immer treten im Verlauf der Erkrankung Ödeme auf, meist generalisiert aber gelegentlich auch asymmetrisch lokalisiert. Fast jeder zweite Patient weist einen chylösen Aszites oder Pleuraerguß auf, einige Patienten haben auch beträchtliche Sehstörungen infolge eines Makulaödems. Die gastrointestinalen Symptome sind gleichfalls wechselhaft, meist nur geringfügig, doch können auch Durchfälle, Steatorrhö, Erbrechen und Bauchschmerzen das klinische Bild prägen. Unter den Routinelaborbefunden sind besonders hervorzuheben eine Verminderung des Gesamteiweiß- und Albuminspiegels im Plasma sowie eine Lymphozytopenie.

IV. Diagnose

Die Möglichkeit einer intestinalen Lymphangiektasie sollte bei allen Patienten erwogen werden, die beträchtliche Ödeme aufweisen, ohne Anhaltspunkte für eine Erkrankung der Nieren, der Leber oder des Herzens zu bieten.

Die Sicherung der Diagnose erfolgt durch den Nachweis des intestinalen Eiweißverlustes und seiner Folgen, durch ergänzende Funktionsprüfungen des Dünndarms und durch entsprechende morphologische Untersuchungen des Darms.

Der ständige Übertritt von Plasmaproteinen in das Lumen des Gastrointestinaltrakts ist beim gesunden Menschen für etwa 10% des Katabolismus von Albumin und Caeruloplasmin verantwortlich und ist bei der intestinalen Lymphangiektasie hochgradig gesteigert (SLEISENGER u. JEFFRIES 1973). Trotz gewisser theoretischer Einwände hat es sich in der klinischen Praxis bewährt den intestinalen Eiweißverlust dadurch nachzuweisen, daß ein radioaktiv markiertes Protein oder Makromolekül wie zum Beispiel ^{131}I-Albumin, ^{131}I-γ-Globulin, ^{51}Cr-Albumin, ^{67}Cu-Caeruloplasmin, ^{131}I-Polyvinylpyrrolidone etc. i.v. injiziert wird und die Ausscheidung des Markers im Stuhl durch 96 h verfolgt wird. Aus der

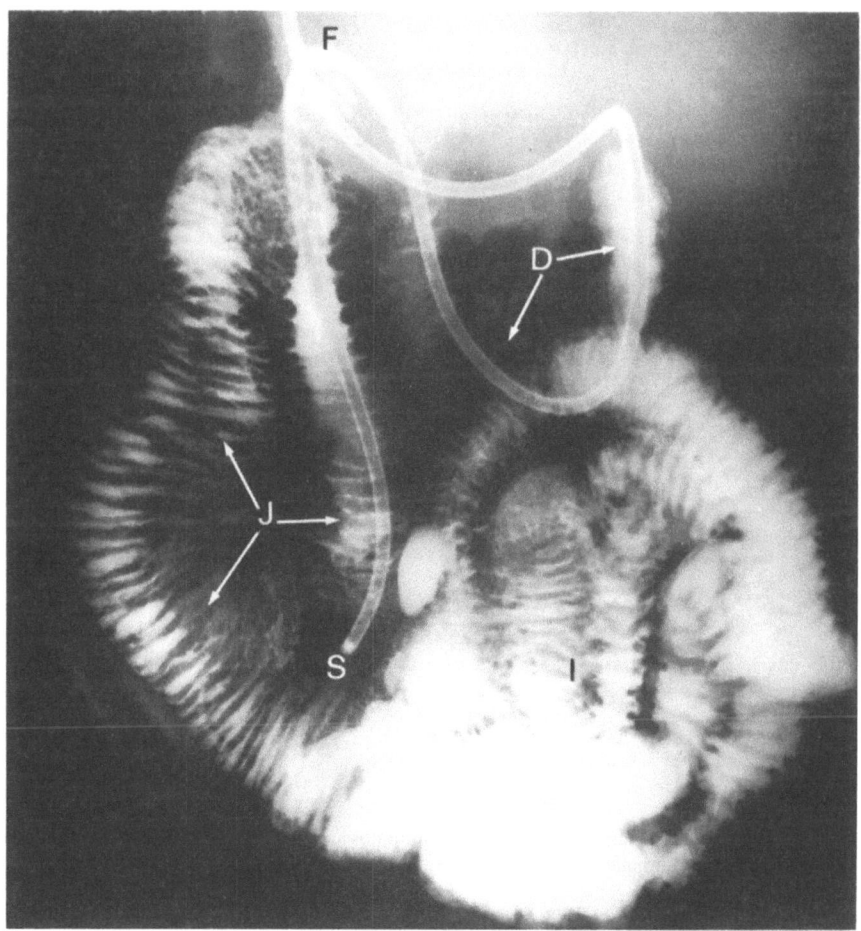

Abb. 1. Dynamische Röntgendoppelkontrastuntersuchung des Dünndarms. Vor allem im Bereich des Jejunums (*J*) sind die zirkulären Falten stark verbreitert (Pat. H.A., intraoperativ verifizierte sekundäre intestinale Lymphangiektasie). *D* Duodenum, *F* Flexura duodenojejunalis, *I* Ileum, *S* Sondenspitze

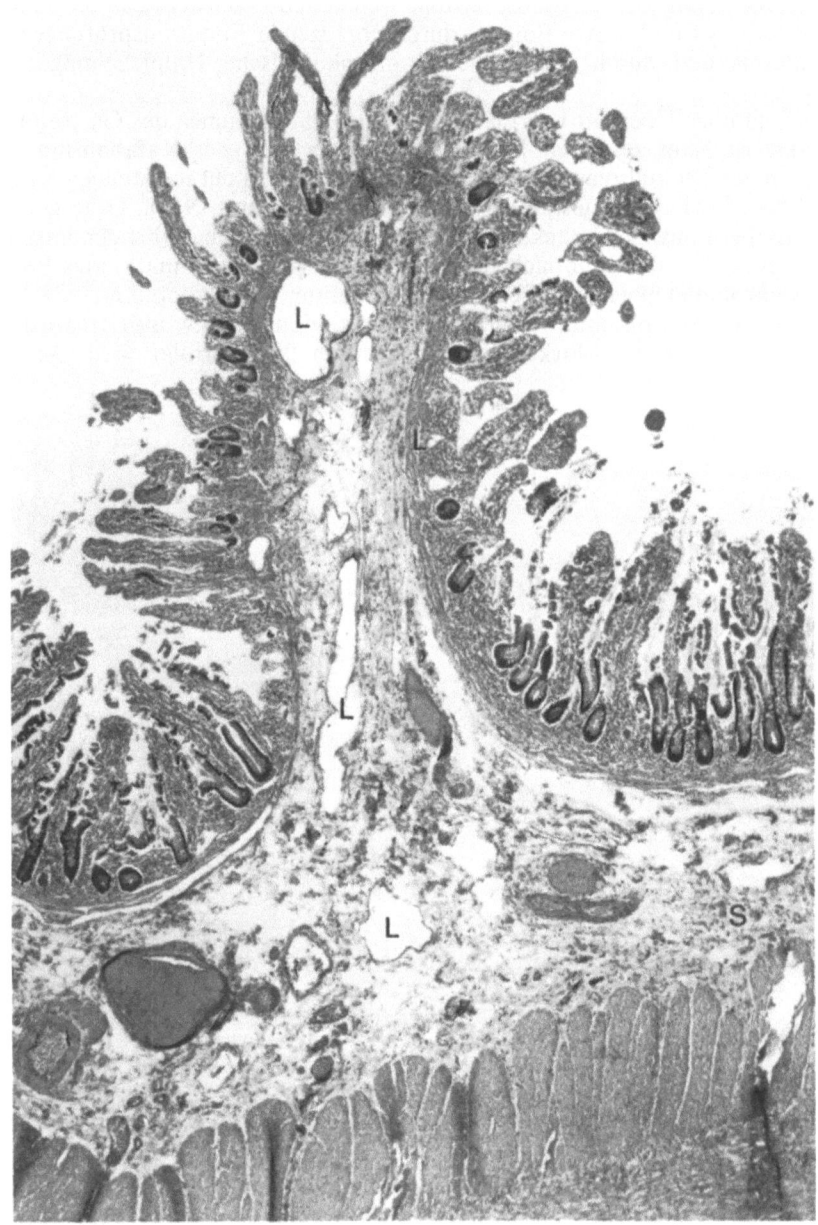

Abb. 2. Zahlreiche Lymphangiektasien (*L*) in der Submukosa (*S*) des Jejunums (Pat. H.A., sekundäre
intestinale Lymphangiektasie; Operations-Präparat). × 130

Verschwindekurve des Markers aus dem Plasma und seinem Auftauchen im
Stuhl kann der intestinale Eiweißverlust geschätzt werden (WALDMANN 1966).
Als obere Normgrenze wurde nach i.-v.-Injektion von ^{131}I-Polyvinylpyrrolidon
eine Ausscheidung von 1,5% der injizierten ^{131}I-Polyvinylpyrrolidon-Dosis
(GORDON 1959) oder nach i.-v.-Injektion von ^{51}Cr-markiertem Albumin eine

Ausscheidung von 0,63% der injizierten ^{51}Cr-Dosis (WALDMANN 1961) in einer 96-h-Stuhlprobe angegeben (Übersicht von WEWALKA 1967).

Patienten mit intestinaler Lymphangiektasie verlieren aber nicht nur Albumin, γ-Globulin und verschiedene andere Plasmaproteine sondern auch Lymphozyten in ihren Darm, woraus eine Lymphozytopenie und eine gestörte Immunitätslage resultieren kann (STROBER et al. 1967).

Mittels Dünndarmresorptionsprüfung kann meist nur eine geringgradige Fettmalabsorption und Steatorrhö nachgewiesen werden, während D-Xyloseresorptionstest und Laktosetoleranztest kaum auffällig sind.

Röntgenologisch kann in der Dünndarmpassage oft ein recht charakteristisches Bild von symmetrisch verdickten Kerckring-Falten in einem längeren Dünndarmabschnitt (Abb. 1) ohne Zeichen von Dilatation und Segmentation gefunden werden. Die Lymphangiographie ergibt ein unterschiedliches Bild, fast immer eine Stase und einen Reflux in die mesenterialen Lymphgefäße, mitunter auch einen Kontrastmittelaustritt in das Darmlumen (ISHIDA et al. 1979), während die peripheren Lymphgefäße oft hypoplastisch sind. Anomalien und Obstruktionen des Ductus thoracicus und der großen mesenterialen und retroperitonealen Lymphbahnen sowie der retroperitonealen, periaortalen Lymphknoten können lymphangiographisch gleichfalls dokumentiert werden.

Mittels peroraler Dünndarmsaugbiopsie, die ohne größeres Risiko durchführbar ist (GANGL et al. 1979), kann die Diagnose durch den Nachweis von dilatierten Lymphgefäßen in der Lamina propria und Submukosa auch histologisch gesichert werden (Abb. 2).

V. Differentialdiagnose

In der Differentialdiagnose der intestinalen Lymphangiektasie sind sowohl extraintestinale als auch primär intestinale Erkrankungen zu erwägen (Tabelle 1), die aufgrund der Anamnese, der klinisch-physikalischen Untersuchung, der Routinelaboruntersuchung und der angeführten spezielleren Untersuchungsmethoden meist gut voneinander abgegrenzt werden können. Bei der Abklärung der primär intestinalen Ursachen einer intestinalen Lymphangiektasie kann die Endoskopie im Verein mit einer gezielten Biopsie die Diagnose eines gastrointestinalen Karzinoms oder eines Morbus Whipple eindeutig sichern, zur Abklärung einer glutensensitiven Enteropathie, eines Morbus Crohn, eines primär intestinalen Lymphoms, einer Parasitose oder gewisser allergischer Syndrome (z.B. eosi-

Tabelle 1. Intestinale Lymphangiektasie: Differentialdiagnose

Extraintestinale Erkrankungen	Intestinale Erkrankungen
Pericarditis constrictiva	Glutensensitive Enteropathie
Nephrotisches Syndrom	Morbus Crohn
Leberzirrhose	Morbus Whipple
Pankreatitis chronica	Gastrointestinale Karzinome
Abdominaltuberkulose	Lymphom, Lymphosarkom
Retroperitoneale Tumoren	Submuköses Lymphangiom
Retroperitoneale Fibrose	Allergische Syndrome
A-γ-Globulinämie etc.	Parasitosen (Hakenwurm) etc.

nophile Gastroenteritis, Nahrungsmittelallergie) wesentlich beitragen und sie erlaubt mitunter auch die Diagnose umschriebener Lymphzysten oder eines submukösen Lymphangioms (GANGL et al. 1980). Retroperitoneale Tumoren können mittels Ultraschalltechnik und Computertomographie sowie gezielter Feinnadelbiopsie erfaßt werden.

VI. Therapie

Da die intestinale Lymphangiektasie sowohl Ausdruck einer primären Fehlbildung des Lymphgefäßsystems als auch Folge verschiedenster intestinaler und extraintestinaler Erkrankungen sein kann, hängt die Therapie ganz wesentlich von der festgestellten Grundkrankheit ab.

Bei sekundären Formen der Lymphangiektasie ist oft eine chirurgische Therapie angezeigt wie z.B. Perikardektomie (KUMPE et al. 1975), Tumorresektion, oder auch Resektion eines Dünndarmsegmentes, sofern sich die Lymphangiektasie auf einen kurzen Dünndarmabschnitt beschränkt.

In besonders ausgewählten Fällen kann auch das Anlegen einer lymphovenösen Anastomose erwogen werden, wodurch bei einem Patienten zwar der intestinale Eiweißverlust nicht verringert wurde, aber Durchfälle, Steatorrhö und Tetanie deutlich gebessert werden konnten (MISTILIS u. SKYRING 1966).

Bei den ausgedehnteren Formen der Lymphangiektasie, die den gesamten Dünndarm betreffen, ist eine resektive Therapie nicht möglich. In diesen Fällen empfiehlt sich eine konservative, hauptsächlich diätetische Behandlung. Die pathophysiologische Grundlage der konservativen Therapie der intestinalen Lymphangiektasie bildet die Beobachtung, daß während der Resorption langkettiger Fettsäuren der intestinale Lymphfluß stark ansteigt (SIMMONDS 1954) und infolge der totalen oder partiellen Blockade des mesenterialen Lymphabstroms auch der retrograde Lymphfluß in das Darmlumen zunimmt, woraus wiederum eine Zunahme des intestinalen Eiweißverlustes und auch der Steatorrhö resultiert (MISTILIS et al. 1965). Überdies wurde gezeigt, daß selbst bei gesunden Ratten während der Resorption von Olivenöl ein verstärkter Übertritt von Evans-blue-markierten Plasmaproteinen in das Dünndarmlumen erfolgt (WOLLIN u. JAQUES 1973). Durch eine fettarme Ernährung mit weniger als 5 g Fett pro Tag kann tatsächlich eine Verringerung des intestinalen Eiweißverlustes und eine Zunahme der Eiweißkonzentration im Plasma erzielt werden (STOELINGA et al. 1963; JEFFRIES et al. 1964). Ein ähnlich günstiger Effekt wurde bei einem 2jährigen Kind auch mit einer Formula-Diät mit mittelkettigen Triglyzeriden beobachtet (HOLT 1964).

Gewisse Sonderformen einer intestinalen Lymphangiektasie, die sich durch beschleunigte Blutsenkungsgeschwindigkeit, normale bis geringfügig erhöhte Immunglobulinspiegel und verschiedene Zeichen einer entzündlichen Erkrankung auszeichnen, scheinen auch sehr gut auf eine hochdosierte medikamentöse Therapie mit Kortikosteroiden anzusprechen (FLEISHER et al. 1979). Aufgrund einer auffallenden Besserung einer seit 13 Jahren dokumentierten intestinalen Lymphangiektasie durch zytostatische Behandlung eines mit der vorbestehenden Lymphangiektasie nicht zusammenhängenden malignen Lymphoms mit Zyklophosphamid, Vinkristin und Prednison (BRODER et al. 1981) wurde kürzlich auch eine zytostatische Kombinationstherapie sekundärer Lymphangiektasien mit ausgeprägtem enteralen Eiweißverlust als aussichtsreiche Alternativbehandlung zur Diskussion gestellt.

VII. Verlauf und Prognose

Die meisten Patienten mit primärer intestinaler Lymphangiektasie sprechen gut auf eine fettarme Diät an und bleiben darunter auch langfristig beschwerdefrei. Bei sekundären Formen der intestinalen Lymphangiektasie bestimmt das Wesen der Grundkrankheit Verlauf und Prognose.

B. A-β-Lipoproteinämie

I. Definition

BASSEN und KORNZWEIG beschrieben 1950 erstmals ein Syndrom bestehend aus einer atypischen Retinitis pigmentosa, Ataxie und auffällig veränderten Erythrozyten bei einem 18jährigen jüdischen Mädchen. Dieses Syndrom wurde später noch bereichert durch die Beschreibung einer auffallenden Hypocholesterinämie (FRIEDMAN et al. 1960) und gleichzeitig erfolgte der Nachweis des völligen Fehlens von Low-density-Lipoproteinen (LDL) im Plasma entsprechender Patienten (LAMY et al. 1960; MARBY et al. 1960; SALT et al. 1960). Seither wurden in der Weltliteratur etwa 50 Patienten mit dieser angeborenen Stoffwechselstörung beschrieben, die nun A-β-Lipoproteinämie genannt wird.

Die A-β-Lipoproteinämie ist charakterisiert durch das völlige Fehlen von Chylomikronen, Very-low-density-Lipoproteinen (VLDL) und LDL im Blut. Überdies finden sich im peripheren Blut zahlreiche „stachelig" aussehende Akanthozyten und es bestehen Fettmalabsorption, neuropathische Ataxie sowie Retinitis pigmentosa.

II. Pathophysiologie

Trotz eingehender Untersuchungen ist die wahre Ursache der A-β-Lipoproteinämie nicht geklärt. Man weiß zwar, daß außer dem Fehlen von Apolipoprotein B praktisch alle Lipoproteinklassen abnorm sind (KOSTNER 1976). Es wurde überdies eine Verminderung der Lezithin-Cholesterol-Azyl-Transferase-(LCAT-)-Aktivität (SCANU et al. 1974) und eine 2- bis 3fach gesteigerte Gesamtkörpercholesterinsynthese (ILLINGWORTH et al. 1980) beschrieben. Aber selbst wenn auf molekularer Ebene bekannt sein wird, warum Dünndarm und Leber außerstande sind, Chylomikronen und VLDL zu sezernieren, bleibt die schwierige Aufgabe, die vielfältigen Krankheitserscheinungen mit dieser Ursache zu korrelieren.

III. Klinisches Bild

Das klinische Bild ist geprägt von gastrointestinalen, hämatologischen, neuromuskulären und okulären Erscheinungen (ausführliche Darstellung bei HERBERT u. FREDRICKSON 1976).

Wahrscheinlich am frühesten fällt eine Entwicklungsstörung eines bei Geburt unauffälligen Kindes auf. Fettstühle, Auftreibung des Bauches, Appetitmangel und Erbrechen lassen an Zöliakie, Mukoviszidose und andere Malabsorptionssyndrome denken.

Die Malabsorption ist aber auf Fette beschränkt. Dies erklärt sich großteils durch das völlige Unvermögen, Apolipoprotein B zu synthetisieren, welches unerläßlich ist für den weiteren Transport der aus dem Darmlumen aufgenommen, quantitativ weitaus überwiegenden, langkettigen Fettsäuren in Chylomikronen und VLDL. Bei einigen Patienten mit A-β-Lipoproteinämie wurde auch eine Vergrößerung und hochgradige Steatose der Leber beschrieben sowie die Entwicklung einer kleinknotigen Leberzirrhose dokumentiert (PARTIN et al. 1974).

Hämatologisch wird oft eine beträchtliche Anämie mit zugehöriger klinischer Symptomatik gefunden, die Blutsenkungsgeschwindigkeit ist verlangsamt und im Blutausstrich fällt bei normaler Leukozytenzahl und -Verteilung v.a. eine „stachelige" Verformung von 40–80% der Erythrozyten auf, die als Akanthozyten bezeichnet werden. Diese Akanthozytose ist typisch, wenngleich nicht pathognomonisch für die A-β-Lipoproteinämie. Da das Knochenmark frei von Akanthozyten ist, nimmt man an, daß die Verformung der Erythrozytenmembran erst im peripheren Blut erfolgt. Der Lipidgehalt der Akanthozyten unterscheidet sich nicht von dem normaler Erythrozyten, doch weisen erstere eine sehr typische, abnorme Verteilung der Phospholipide auf: Akanthozyten enthalten signifikant weniger Phosphatidylcholin und mehr Sphingomyelin als normale Erythrozyten (HERBERT u. FREDRICKSON 1976). Die Erythrozyten sind aber nicht nur morphologisch sondern auch funktionell gestört: sie weisen eine gesteigerte Autohämolyse in sterilem, defibriniertem Blut auf, und ihre mechanische Resistenz ist vermindert. Die osmotische Resistenz wurde hingegen sowohl als vermindert als auch als erhöht beschrieben (HERBERT u. FREDRICKSON 1976).

Die neuromuskulären Störungen treten etwas später als die gastrointestinalen Beschwerden in Erscheinung, manifestieren sich bei einem Drittel der Patienten mit A-β-Lipoproteinämie aber bereits bis zum Alter von 10 Jahren und alle Patienten entwickeln noch vor dem 20. Lebensjahr ataktische Beschwerden. Die neurologischen Störungen betreffen typischerweise das Zentralnervensystem, v.a. die Basalganglien, das Kleinhirn, die spinocerebellaren Bahnen und die Pyramidenbahn aber auch periphere Nerven. Die Patienten werden zunehmend ataktisch, entwickeln einen Intentionstremor, es kommt zu einer Störung der Stellreflexe, die Sensibilität geht zum Teil verloren, die Bewegungen werden athetotisch und mit Erreichen des 40. Lebensjahres ist es fast keinem Patienten mehr möglich, ohne Hilfe zu stehen. Die Pathogenese dieses Prozesses ist unklar.

Das Manifestationsalter der okulären Symptome schwankt beträchtlich zwischen Kleinkindalter und 3. Lebensjahrzehnt, wobei die Störung v.a. die Retina betrifft, die progredient degeneriert (Retinitis pigmentosa). Dies äußert sich als Störung der Sehschärfe, Nachtblindheit, Einengung der Gesichtsfelder und fortschreitende Erblindung. Es liegt nahe zu versuchen, die okulären Manifestationen der A-β-Lipoproteinämie durch einen Vitamin-A-Mangel infolge der Fettmalabsorption erklären zu wollen. Diese Spekulation konnte bisher aber nicht bewiesen werden.

IV. Genetik

Die Vererbung erfolgt wahrscheinlich autosomal rezessiv. Auffallend oft besteht eine Konsanguinität. Heterozygote Erbträger können derzeit noch nicht identifiziert werden. A-β-Lipoproteinämie wurde bei Vertretern der weißen und schwarzen Rasse, bei Arabern und Maoris beobachtet, besonders häufig aber bei Juden (HERBERT et al. 1978).

V. Diagnose

Das Vollbild der A-β-Lipoproteinämie läßt sich bereits klinisch mit hoher Wahrscheinlichkeit diagnostizieren. Erhärtet wird diese Diagnose durch den Nachweis einer Verminderung sämtlicher Plasmalipide auf weniger als 50% der entsprechenden Normalwerte und durch das Fehlen von β-Lipoproteinen in der Lipoproteinelektrophorese. Die im peripheren Blutausstrich nachweisbare Akanthozytose ist ein weiteres Indiz. Durch eine Dünndarmschleimhautbiopsie des mehr als 15 h fastenden Patienten kann schließlich noch ein pathognomonischer histologischer Befund erhoben werden: die Dünndarmzotten sind normal lang und nicht verplumpt, die Dünndarmepithelzellen strotzen aber trotz der langen Nüchternperiode von Fetttröpfchen, besonders im Bereich der Zottenspitze; Lamina propria und Interzellularraum enthalten im Gegensatz dazu keine Fetttröpfchen.

VI. Therapie und Prognose

Da die Ursache der A-β-Lipoproteinämie nicht bekannt ist, kann derzeit auch keine kausale Therapie angegeben werden. Es ist bisher nicht gelungen, die verheerenden neuromuskulären Störungen therapeutisch zu beherrschen. Die Fettmalabsorption und Steatorrhö kann symptomatisch durch den Ersatz langkettiger Triglyzeride durch mittelkettige günstig beeinflußt werden, überdies sollten die fettlöslichen Vitamine A, E, K und D sowie Linolsäure substituiert werden. Auch die Anämie kann symptomatisch mit Folsäure, Vitamin B_{12} und Eisen behandelt werden. Die neuromuskulären Störungen sowie Deformierungen des Skelettes erfordern eine besonders sorgfältige symptomatische Behandlung.

Bei der progredienten Zunahme v.a. der neuromuskulären und okulären Störungen ist angesichts des Fehlens einer kausalen Behandlungsmöglichkeit die Prognose der Abetalipoproteinämie zur Zeit recht trist.

Literatur

Bassen FA, Kornzweig AL (1950) Malformation of the erythrocytes in a case of atypical retinitis pigmentosa. Blood 5:381–387

Bookstein JJ, French AB, Pollard HM (1965) Protein-losing gastroenteropathy: concepts derived from lymphangiography. Am J Dig Dis 10:573–581

Broder S, Callihan TR, Jaffe ES, De Vita VT, Strober W, Bartter FC, Waldmann TA (1981) Resolution of long-standing protein-losing enteropathy in a patient with intestinal lymphangiectasia after treatment for malignant lymphoma. Gastroenterology 80:166–168

Cottom DG, London DR, Wilson BDR (1961) Neonatal edema due to exudative enteropathy. Lancet 2:1009–1012

Ferenci P, Wolf G, Feigl W, Tuchmann B, Imhof H, Leypold F, Pesendorfer F (1976) Retroperitoneale Lymphangiodysplasie mit exsudativer Enteropathie. Ein Fall von zystisch erweiterter Cisterna chyli mit Milzzysten. Z Gastroenterol 14:756–768

Fleisher T, Strober W, Muchmore AV, Broder S, Krawitt EL, Waldmann TA (1979) Corticosteroidresponsive intestinal lymphangiectasia secondary to an inflammatory process. N Engl J Med 300:605–606

Friedman IS, Cohn H, Zymoris M, Goldmann MG (1960) Hypocholesterolemia in idiopathic steatorrhea. Arch Intern Med 105:112–120

Gangl A, Renner F, Obiditsch I (1979) Möglichkeiten und Risiko der Dünndarm-Biopsie. Erfahrung an 80 Patienten. Wien Klin Wochenschr 91:261–264

Gangl A, Polterauer P, Krepler R, Kumpan W (1980) A further case of submucosal lymphangioma of the duodenum diagnosed during endoscopy. Endoscopy 12:188–190

Gordon RS Jr (1959) Exudative enteropathy. Abnormal permeability of the gastrointestinal tract demonstrable with labelled polyvinylpyrrolidone. Lancet 1:325–326

Granger DN, Cook BH, Taylor AE (1976) Structural locus of transmucosal albumin efflux in canine ileum. A fluorescent study. Gastroenterology 71:1023–1027

Heatley RV, Bolton PM, Hughes LE, Owen EW (1980) Mesenteric lymphatic obstruction in Crohn's disease. Digestion 20:307–313

Herbert PN, Fredrickson DS (1976) The hypobetalipoproteinemias. In: Schettler G, Greten H, Schlierf G, Seidel D (Hrsg) Fettstoffwechsel. Springer, Berlin Heidelberg New York (Handbuch der inneren Medizin, Bd VII/4, S 485–510)

Herbert PN, Gotto AM Jr, Fredrickson DS (1978) Familial lipoprotein deficiency (Abetalipoprotein-emia, Hypolipoproteinemia and Tangier disease). In: Stanbury JB, Wyngaarden JB, Fredrickson DS (eds) The metabolic basis of inherited disease, 3rd edn. Mc Graw-Hill, New York, pp 544–588

Holt P (1964) Dietary treatment of protein loss in intestinal lymphangiectasia. Pediatrics 34:629–635

Homburger F, Petermann ML (1949) Studies on hypoproteinemia. II. Familial idopathic dysprotein-emia. Blood 4:1085–1108

Iida F, Wada R, Sato A, Yamada T (1980) Clinicopathologic consideration of protein-losing enteropathy due to lymphangiectasia of the intestine. Surg Gynecol Obstet 151:391–395

Illingworth DR, Connor WE, Lin DS, Diliberti J (1980) Lipid metabolism in Abetalipoproteinemia: a study of cholesterol absorption and sterol balance in two patients. Gastroenterology 78:68–75

Ishida O, Tamura K, Uchida H, Kuroda C (1979) Lymphographic studies on protein-losing enteropa-thy. Lymphology 12:26–28

Jeffries GH, Chapman A, Sleisenger MH (1964) Low-fat diet in intestinal lymphangiectasia: its effect on albumin metabolism. N Engl J Med 270:761–766

Kinmonth JB, Taylor GW, Tracy GD, Marsh JD (1957) Primary lymphoedema: clinical and lymphangiographic studies of a series of 107 patients in which the lower limbs were affected. Br J Surg 45:1–10

Kondo M, Nakanishi K, Bamba T, Hosakowa K, Masuda M (1976) Experimental protein-losing gastroenteropathy. Role of tissue plasminogen activator. Gastroenterology 71:631–634

Kostner GM (1976) ApoB-deficiency (Abetalipoproteinemia): a model for studying the lipoprotein metabolism. In: Rommel K, Goebell H, Böhmer R (eds) Lipid absorption: biochemical and clinical aspects. MTP Press, Lancaster, pp 203–239

Kowlessar OD (1978) Intestinal lymphangiectasia and a- beta-lipoproteinemia. In: Sleisenger MH, Fordtran JS (eds) Gastrointestinal disease. Pathophysiology, diagnosis, management, 2nd edn. Saunders, Philadelphia London Toronto, pp 1201–1210

Kumpe DA, Jaffe RB, Waldmann TA, Weinstein MA (1975) Constrictive pericarditis and protein losing enteropathy. Am J Roentgenol 124:365–373

Lamy M, Frezal J, Polonovski J, Rey J (1960) L'absence congénitale de béta-lipoprotéines. C R Soc Biol (Paris) 154:1974–1978

Laster L, Waldmann TA, Fenster LF, Singleton JW (1966) Albumin metabolism in patients with Whipple's disease. J Clin Invest 45:637–644

Marby CC, Di George AM, Auerbach VH (1960) Studies concerning the defect in a patient with acanthocytosis. Clin Res 8:371

Mistilis SP, Skyring AP (1966) Intestinal lymphangiectasia: therapeutic effect of lymph venous anastomosis. Am J Med 40:634–641

Mistilis SP, Skyring AP, Stephen DD (1965) Intestinal lymphangiectasia: mechanism of enteric loss of plasmaprotein and fat. Lancet 1:77–79

Partin JS, Partin JC, Schubert WK, Mc Adams AJ (1974) Liver ultrastructure in abetalipoprotein-emia: evolution of micronodular cirrhosis. Gastroenterology 67:107–118

Planche NE, Hage G, Montet AM, Sarles H (1975) Experimental lymphatic obstruction and fat absorption in the rabbit. Digestion 13:255–258

Pomerantz M, Waldmann TA (1963) Systemic lymphatic abnormalities associated with gastrointestinal protein loss secondary to intestinal lymphangiectasia. Gastroenterology 45:703–711

Popović OS, Brkić S, Bojic P, Kenic V, Jojic N, Djuric V, Djordjević N (1980) Sarcoidosis and protein losing enteropathy. Gastroenterology 78:119–125

Roberts SH, Douglas AP (1976) Intestinal lymphangiectasia: the variability of presentation. A study of five cases. Qu J Med (New Series) 45:39–48

Rosen FS, Smith DH, Earle R Jr, Janeway CA, Gitlin D (1962) The etiology of hypoproteinemia in a patient with congenital chylous ascites. Pediatrics 30:696–706

Salt HB, Wolff OH, Lloyd JK, Fosbrooke AS, Cameron AH, Hubble DV (1960) On having no beta-lipoprotein. A syndrome comprising a- beta-lipoproteinemia, acanthocytosis and steatorrhea. Lancet 2:325–329

Scanu AM, Aggerbeck LP, Kruski AW, Lim CT, Kayden HJ (1974) A study of the abnormal lipoproteins in abetalipoproteinemia. J Clin Invest 53:440–453

Simmonds WJ (1954) The effect of fluid, electrolyte and food intake and thoracic duct lymph flow in unanaesthetized rats. Aust J Exp Biol Med Sci 32:285–299

Sleisenger MH, Jeffries GH (1973) Protein metabolism and protein-losing enteropathy. In: Sleisenger MH, Fordtran JS (eds) Gastrointestinal disease. Pathophysiology, diagnosis, management. Saunders, Philadelphia London Toronto, pp 35–50

Stoelinga GBA, Van Muster PJJ, Slooff JP (1963) Chylous effusions into the intestine in a patient with protein-losing gastroenteropathy. Pediatrics 31:1011–1018

Strober W, Wochner RD, Carbone PP, Waldmann TA (1967) Intestinal lymphangiectasia: a protein-losing enteropathy with hypogammaglobulinemia, lymphocytopenia and impaired homograft rejection. J Clin Invest 46:1643–1656

Tsuchiya M, Oshio C, Asakura H, Ishii H, Aoki I, Miyairi M (1978) Budd-Chiari syndrome associated with protein-losing enteropathy. Gastroenterology 75:114–117

Waldmann TA (1961) Gastrointestinal protein loss demonsstrated by ^{51}Cr-labelled albumin. Lancet 2:121–123

Waldmann TA (1966) Protein-losing enteropathy. Gastroenterology 50:422–443

Waldmann TA, Steinfeld JL, Dutcher TF, Davidson JD, Gordon RS Jr (1961) The role of the gastrointestinal system in „idiopathic hypoproteinemia". Gastroenterology 41:197–207

Waldmann TA, Wochner RD, Strober W (1969) The role of the gastrointestinal tract in plasma protein metabolism. Studies with ^{51}Cr-Albumin. Am J Med 46:275–285

Wewalka F (1967) Exsudative Enteropathie. Wien Klin Wochenschr 79:434–436

Wilk P, Karipineni R, Dreiling DA, Danese C (1975) Studies of the effects of blockade of intestinal lymphatics. III. Temporary isolation of lymphedematous bowel from intestinal continuity. Am J Gastroenterol 63:400–403

Wollin IA, Jaques LB (1973) Plasma protein escape from the intestinal circulation to the lymphatics during fat absorption. Proc Soc Exp Biol Med 142:1114–1117

Amyloidose des Dünndarms

K. Winckler

Mit 1 Abbildung und 3 Tabellen

It is ironical that amyloidosis, once almost as often a consequence of syphilis as of any other disease, should be taking over the role of syphilis as the mimic among diseases.

W.S.C. Symmers (1956)

Der Magen-Darm-Trakt ist bei generalisierter Amyloidose fast immer mitbefallen. Trotzdem sind gastrointestinale Symptome selten und häufig so bizarr, daß die Diagnose schwerfällt. Die Amyloidose kann fast jede Erkrankung des Gastrointestinaltrakts imitieren.

A. Natur des Amyloids

Amyloid besteht aus 5–10 nm starken Proteinfibrillen mit einer für Wirbeltiere höchst ungewöhnlichen Sekundärstruktur. Diese sog. β-Faltblattstruktur, die sie mit dem Faden der Seidenraupe gemeinsam haben, macht Amyloidfibrillen unlöslich und hochresistent gegenüber proteolytischen Prozessen. Die mangelnde Fähigkeit des Organismus, Proteine dieser Sekundärstruktur abzubauen, ist der Grund für die schließlich letal endende Beeinträchtigung wichtiger Organfunktionen.

Proteine ganz unterschiedlicher Herkunft sind als Vorläufer der Amyloidfibrillen identifiziert worden. Bei primärer Amyloidose und bei plasmozytomassoziierter Amyloidose stammen sie aus den Leichtketten der Immunglobuline, bei der sekundärer Amyloidose und der Amyloidose bei familiärem Mittelmeerfieber aus dem bisher unbekannten SAA-Protein, einem Akutphasenprotein, das in der Leber gebildet wird (Kisilevsky et al. 1979). Im Amyloid des medullären Schilddrüsenkarzinoms wurden Teile des Kalzitoninmoleküls (Sletten et al. 1976), in den Ablagerungen der portugiesischen familiären Amyloidose Antigeneigenschaften des Präalbumins nachgewiesen (Costa et al. 1978).

Obgleich brauchbare Tiermodelle zur Verfügung stehen, ist über die Pathogenese der Amyloidfibrillen wenig bekannt. In vitro gelang es, einige Bence-Jones-Proteine durch proteolytische Spaltung in Fibrillen mit β-Faltblattstruktur zu überführen (GLENNER 1980). Es ist jedoch unbekannt, wo und unter welchen Bedingungen dies in vivo geschieht.

B. Klassifikation

Vorschläge zur Klassifizierung der Amyloidose sind in verwirrender Vielfalt gemacht worden. Sie orientieren sich an klinischen, genetischen, pathologisch-anatomischen und neuerdings immunologischen Kriterien. Ganz überwiegend wird heute noch eine auf REIMANN et al. (1935) zurückgehende klinisch-pathologische Klassifizierung benutzt (Tabelle 1).

Tabelle 1. Klassifikation der Amyloidosen

	Amyloidtyp	Vorläuferprotein
1. Primäre Amyloidose	AL	Leichtketten
2. Amyloidose bei Paraproteinämie	AL	Leichtketten
3. Sekundäre Amyloidose	AA	SAA
4. Familiäre Amyloidosen		
bei familiärem Mittelmeerfieber	AA	SAA
mit Polyneuropathie: Typ I Portugal	AF_P	Präalbumin
Typ II Indiana		
Typ III Iowa		
Typ IV Finnland		
mit Kardiomyopathie (Frederiksen)		
mit Nephropathie (Ostertag)		
mit Urtikaria und Taubhait (Muckle)		
5. Lokalisierte Amyloidablagerungen		
Amyloidtumoren (z.B. Bronchialsystem)		
Medulläres Schilddrüsenkarzinom	AE_C	Kalzitonin
Insulinom		
Langerhans-Inseln bei Diabetes		
Lichen amyloidosus		
Corpora amylacea		
Zerebrale Plaques bei Alzheimer-Demenz		
6. Senile Amyloidablagerungen		

1. Primäre Amyloidose: sporadisch auftretende, generalisierte Amyloidose ohne typische Grundkrankheit. Als Vorläuferprotein wurden die Leichtketten von Immunglobulinen identifiziert. Die Amyloidablagerung erfolgt auch an „atypischen" Stellen wie Zunge, Herz, Nerven, Gelenken, Karpaltunnel.

2. Amyloidose bei Paraproteinämie: 6–15% der Plasmozytompatienten (GLENNER 1980) und ein unbekannter Anteil der Patienten mit M. Waldenström entwickeln eine Amyloidose. Wie bei primärer Amyloidose sind Immunglobulin-leichtketten die Vorläuferproteine, die Ablagerung erfolgt auch an „atypischen" Stellen.

3. Sekundäre Amyloidose: generalisierte Amyloidose bei chronisch-entzünd-lichen Erkrankungen (z.B. rheumatoide Arthritis, Tuberkulose) oder Tumor-krankheiten (z.B. Hypernephrom, M. Hodgkin). Vorläuferprotein ist das in der Leber gebildete Akutphasenprotein SAA. Die Amyloidablagerung erfolgt überwiegend an „typischen" Stellen (Leber, Milz, Niere, Nebennieren).

4. Familiäre Amyloidose: 40% der Patienten mit familiärem Mittelmeerfieber entwickeln eine Amyloidose, als deren Vorläuferprotein SAA identifiziert wurde. Darüber hinaus sind eine Reihe meist dominant vererbter Amyloidosen beschrie-ben worden, bei denen Polyneuropathien, Kardiomyopathien, Nephropathien oder Korneaveränderungen das klinische Bild bestimmen. Bei der verbreitetsten Form, der portugiesischen familiären Amyloidose, ist wahrscheinlich Präalbumin das Vorläuferprotein.

5. Lokalisierte Amyloidablagerungen: Im lokalen Amyloid von medullären Schilddrüsenkarzinomen ließ sich eine Aminosäurensequenz nachweisen, die auch in dem von diesem Tumor gebildeten Kalzitonin vorkommt.

6. Senile Amyloidablagerungen: mit steigendem Lebensalter kommt es zu sehr feinen, funktionell wahrscheinlich unbedeutenden Amyloidablagerungen v.a. im ZNS und im kardiovaskulären System. Von den über 90jährigen zeigen 50% solche Mikroablagerungen im Myokard, 95% in der Aorta.

Andere Klassifikationen nach dem bevorzugten Organbefall („typische" und „atypische" Amyloidose: KING 1948; ISOBE u. OSSERMAN 1974) oder nach der bevorzugten Ablagerungsmatrix („periretikuläre" und „perikollagene" Amyloi-dose: HELLER et al. 1964) haben sich nicht durchgesetzt. Wahrscheinlich wird in Zukunft eine Klassifizierung nach Vorläuferproteinen möglich sein (COHEN u. WEGELIUS 1980).

C. Diagnostik

Die Diagnose einer Amyloidose beruht allein auf dem histologischen Amy-loidnachweis in einer Gewebeprobe. Serologische Nachweismethoden stehen nicht zur Verfügung. Die Bennhold-Kongorotprobe sollte wegen zu großer Un-zuverlässigkeit und der Gefahr anaphylaktischer Reaktionen nicht mehr ange-wendet werden. Der zuverlässigste histologische Nachweis ist die typische grüne Doppelbrechung des Amyloids im Polarisationsmikroskop nach Kongorotfär-bung (MISSMAHL u. HARTWIG 1953). Weniger spezifisch sind die Metachromasie nach Methylviolett und die Fluoreszenz nach Thioflavin-T-Färbung.

Zur Frage, wo biopsiert werden soll, gibt es unterschiedliche Empfehlungen. Die Niere ist bei generalisierter Amyloidose gleich welcher Genese fast obligat beteiligt. Die Nierenbiopsie (positiv in 88–100%) ist jedoch nicht ohne Kompli-kationsrisiko, erfordert eine stationäre Behandlung und wird nicht überall prakti-ziert. Etwas niedriger ist die Rate richtig positiver Befunde in Rektumbiopsien (60–85%), Dünndarmbiopsien (60–100%) und Hautbiopsien (75–88%). Ent-scheidend ist, daß die Biopsien Gefäße enthalten und daß die Untersuchung polarisationsmikroskopisch am Kongorotpräparat erfolgt. Ein negativer Befund in einer Rektum- oder Dünndarmbiopsie ist ohne Relevanz, wenn die Biopsie die Submukosa mit den dort gelegenen Gefäßen nicht miterfaßte. Nicht zu empfehlen sind Gingiva- und Knochenmarkbiopsien (richtig positive Befunde in 10–60% bzw. 23–42% der Fälle).

Der Biopsiebefund kann Hinweise auf den Amyloidtyp geben. AA-Amyloid (bei sekundärer Amyloidose und familiärem Mittelmeerfieber) lagert sich „peri-retikulär" zunächst in der Intima der Arteriolen, AL-Amyloid (bei primärer und paraproteinämischer Amyloidose) „perikollagen" zuerst in der Adventitia ab (HELLER et al. 1964). AA-Amyloid verliert seine Kongorotaffinität nach Vor-behandlung mit Kaliumpermanganat im Gegensatz zu AL-Amyloid (WRIGHT et al. 1977). In Zukunft wird es möglich sein, die unterschiedlichen Amyloidtypen mit Hilfe spezifischer Antikörper am Gewebeschnitt zu identifizieren (CORNWELL et al. 1977; FUJIHARA et al. 1980).

D. Amyloidose als Folge gastrointestinaler Erkrankungen

Bei weitem die häufigste Ursache für eine sekundäre Amyloidose ist bei uns die rheumatoide Arthritis. Seltener sind es Tuberkulose, M. Bechterew, Bronchiektasen, Osteomyelitis (LÜDERS 1971; LANGER u. MISSMAHL 1980). In Einzelfällen sind gastrointestinale Erkrankungen wie M. Whipple (SANDER 1964), Magenkarzinom (BRANDT et al. 1968), intestinales Lymphom (IOACHIM et al. 1978) als Ursache einer Amyloidose beschrieben worden. Dagegen gibt es zahlrei-che Berichte über das Auftreten einer Amyloidose bei Colitis ulcerosa und M. Crohn. Bei einer kritischen Überprüfung der bis dahin publizierten 33 Fälle von Amyloidose bei M. Crohn und Colitis ulcerosa kam SHORVON (1977) zu dem Ergebnis, daß alle 15 als Colitis ulcerosa beschriebenen Fälle Merkmale eines M. Crohn aufwiesen und wahrscheinlich falsch klassifiziert worden waren. Eine spätere Beobachtung an einem zweifelsfreien Fall belegt jedoch, daß auch die Colitis ulcerosa zur Amyloidose führen kann (RAND et al. 1980). FAUSA et al. (1977) fanden bei 7 von 85 Crohn-Patienten, aber nur bei 1 von 247 Colitis-ulcerosa-Patienten Amyloid im Resektionsmaterial. Die operative Sanie-rung der Grunderkrankung scheint wenigstens in einigen Fällen die Amyloidose zum Stillstand (FAUSA et al. 1977) oder sogar zur Rückbildung gebracht zu haben (FITCHEN 1975). Allerdings ist die postoperative Letalität bei diesen Pa-tienten hoch (MIR-MADJLESSI et al. 1972).

E. Amyloidablagerungen im Gastrointestinaltrakt

In älteren Autopsieserien wurde ein Befall des Gastrointestinaltrakts bei generalisierter Amyloidose nur in 30–70% gesehen (DAHLIN 1949; SYMMERS 1956; RUKAVINA et al. 1956). Spätere Untersuchungen mit Polarisationsmikro-skop und Kongorotfärbung zeigten jedoch, daß die Gefäße der Submukosa (HELLER et al. 1964; KUHLBÄCK u. WEGELIUS 1966; GILAT et al. 1969) fast obligat Amyloidablagerungen aufweisen (Abb. 1). Diese liegen bei sekundärer Amylo-idose und bei familiärem Mittelmeerfieber in den inneren Gefäßwandschichten („periretikulär") und breiten sich bei stärkerem Befall überwiegend in der Mu-

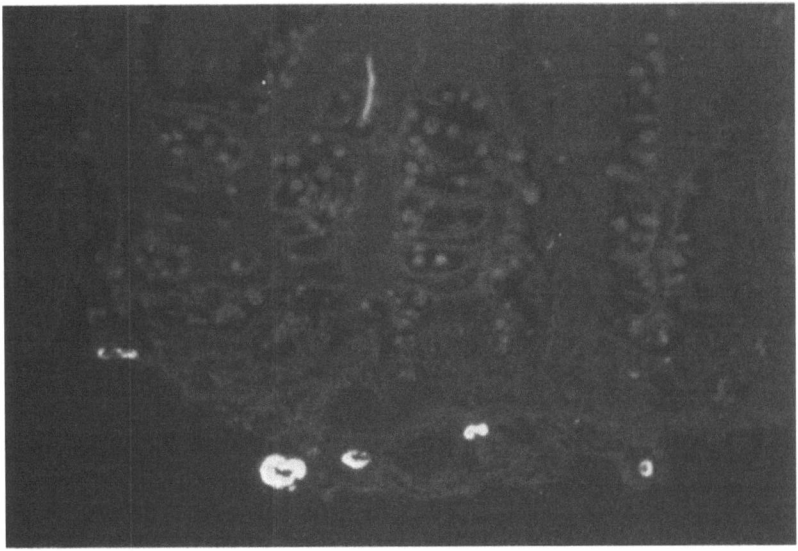

Abb. 1. Amyloidnachweis in einer Dünndarmbiopsie. Fluoreszenz der Amyloidablagerungen in den Gefäßwänden der Submukosa (Fluoreszenzmikroskopie nach Thioflavin-T-Färbung)

kosa aus. Bei primärer Amyloidose sind dagegen die äußeren Gefäßwandschichten betroffen („perikollagen"), die weiteren Ablagerungen erfolgen v.a. in der Darmwandmuskulatur (GILAT et al. 1969). Plexus submucosus, Plexus myentericus und intramurale Nerven können infiltriert sein (BRODY et al. 1964; FRENCH et al. 1965; NORDBORG et al. 1973). Das Vorkommen einer auf den Dünndarm beschränkten Amyloidose ist beschrieben worden (LONG et al. 1965; GRIFFEL et al. 1975). In beiden Fällen wurde jedoch eine generalisierte Amyloidose nicht überzeugend ausgeschlossen.

F. Gastrointestinale Symptome bei Amyloidose

Angaben über die Häufigkeit gastrointestinaler Symptome bei Amyloidose sind sehr unterschiedlich (Tabelle 2). Durchfälle mit und ohne Malabsorption sind bei weitem am häufigsten. Seltener sind intestinale Blutungen, Subileus und Ileus, Perforationen, intestinaler Eiweißverlust sowie Dysphagie. Bei *sekundärer Amyloidose* steht klinisch fast immer der Nierenbefall mit nephrotischem Syndrom im Vordergrund. Nur in seltenen Fällen (BEDDOW u. TILDEN 1960; KIMBALL 1961; LAKE u. ANDREWS 1968; GILAT u. SPIRO 1968; NORDBORG et al. 1973) sind Durchfälle das führende Symptom. In all diesen Fällen bestand jedoch gleichzeitig eine Proteinurie. Ähnlich ist die Situation bei *familiärem Mittelmeerfieber*. RAVID und SOHAR (1974) beschreiben als Ausnahme 2 Patienten, bei denen die Amyloidose mit Durchfällen ohne gleichzeitige Proteinurie symptomatisch wurde. Häufiger scheinen Durchfälle als Leitsymptom bei *primärer Amyloidose* aufzutreten (GREEN et al. 1961; HERSKOVIC et al. 1964; JARNUM

Tabelle 2. Häufigkeit gastrointestinaler Symptome beim Amyloidose

Häufig-keit [%]	Patienten mit Symptomen/Gesamtzahl untersuchter Patienten	Symptome	Autoren
5	6/132	Malabsorption	KYLE u. BAYRD (1975)
8	5/59	Malabsorption	HERSKOVIC et al. (1964)
12	4/34	Diarrhö u. Malabsorption	PRUZANSKI u. KATZ (1976)
12	19/154[a]	Erbrechen	RUKAVINA et al. (1956)
12	19/154[a]	Obstipation	RUKAVINA et al. (1956)
15	23/154[a]	Diarrhö	RUKAVINA et al. (1956)
19	30/154[a]	Abdominalschmerzen	RUKAVINA et al. (1956)
22	9/40	Gastrointestinale Symptome	LANGER u. MISSMAHL (1980)
50	10/20	Diarrhö +/− Obstipation	BRIGGS (1961)
0	0/14	–	PRUZANSKI u. KATZ (1976)
5	3/61	Malabsorption	KYLE u. BAYRD (1975)
2	1/44	Malabsorption	HERSKOVIC et al. (1964)
20	8/40	Gastrointestinale Symptome	LANGER u. MISSMAHL (1980)
21	4/19	Malabsorption	KYLE u. BAYRD (1975)
64	9/14	Diarrhö	KIMBALL (1961)
9	1/11	Diarrhö	YORAN et al. (1969)
36	4/11	Steatorrhö	YORAN et al. (1969)
35	21/60	Diarrhö	EK et al. (1978)
58	18/31	Steatorrhö	EK et al. (1978)
85		Diarrhö	MONTEIRO (1973)
91		Obstipation	MONTEIRO (1973)

Row labels (left margin): Primäre Amyloidose; Myelomamyloidose; Sekundäre Amyloidose; Amyloidose bei Mittelmeerfieber; Familiäre Amyloidose mit Polyneuropathie

[a] gesammelte Fälle aus der Literatur

1965; CHERNENKOFF et al. 1972; SCHULZ et al. 1973). Fehlen bei diesen Patienten wegweisende Symptome wie Makroglossie, Hautblutungen, Karpaltunnelsyndrom, periphere Polyneuropathie, orthostatische Hypotonie oder Proteinurie, so ist die Diagnose schwierig. Beim *portugiesischen Typ der familiären Amyloidose mit Polyneuropathie* klagen $^2/_3$ der Patienten bei Krankheitsbeginn über gastrointestinale Beschwerden. Anfangs besteht meist eine hartnäckige Obstipation, die später durch einen Wechsel von Obstipation und Durchfällen abgelöst wird (MONTEIRO 1973). Letzere können so heftig werden, daß v.a. bei gleichzeitiger Sphinkterinsuffizienz die Anlage eines Anus praeter notwendig wird (EK et al. 1978).

G. Diarrhö und Malabsorption

Drastische Gewichtsverluste gehören zu den häufigsten Allgemeinsymptomen einer generalisierten Amyloidose. Nur ein Teil dieser Patienten leidet an Durchfällen. Bei ihnen ist meist eine Steatorrhö nachweisbar (Tabelle 3). Es gibt jedoch

Tabelle 3. Befunde bei 50 Patienten mit generalisierter Amyloidose. Die erste Ziffer gibt die Anzahl der jeweils untersuchten Patienten, die zweite die der Patienten mit positivem Befund an

	Primäre Amyloidose $(n=11)$[a]	Sekundäre Amyloidose $(n=22)$[b]	Familiäres Mittelmeer-fieber $(n=13)$[c]	Familiäre Amyloidose mit Poly-neuropathie $(n=4)$[d]
Steatorrhö	8/7	3/3	13/6	3/2
Pathologischer Karotinspiegel	4/0	15/7		1/0
Pathologischer D-Xylose-Test	4/2	15/10	5/2	4/3
Pathologische Glukoseresorption	3/2	17/4	9/3	1/0
Pathologischer Schilling-Test	5/3	3/2	11/4	1/0

[a] Green et al. (1961), Herskovic et al. (1964), Brody et al. (1964), French et al. (1965), Brom et al. (1969), Schulz et al. (1973); Battle et al. (1979)

[b] Beddow und Tilden (1960); Green et al. (1961), Kimball (1961), Herskovic et al. (1964), Lake und Andrews (1968), Gilat und Spiro (1968), Pettersson und Wegelius (1972), Nordborg et al. (1973)

[c] Yoran et al. (1969), Ravid und Sohar (1974)

[d] Carrizosa et al. (1973), Ek et al. (1978)

auch Durchfälle ohne Steatorrhö – bei der portugiesischen familiären Amyloidose mit Polyneuropathie ist dies die Regel (Monteiro 1973) –, wie andererseits Steatorrhö ohne Durchfälle beobachtet wurde (Green et al. 1961; Yoran et al. 1969). Die Ergebnisse der Resorptionstests (Tabelle 3) sind mit Vorsicht zu interpretieren. Die Abflachung der Glukosetoleranzkurve kann durch eine verzögerte Magenentleerung bedingt sein, die bei Amyloidose häufig ist (Yoran et al. 1969). Das gleiche gilt für den D-Xylose-Test, dessen Aussagekraft zusätzlich dadurch eingeschränkt wird, daß viele Patienten mit Amyloidose niereninsuffizient sind. Ein pathologischer Schilling-Test kann durch eine atrophische Gastritis bedingt und durch Intrinsicfaktor normalisierbar sein (Brandt et al. 1968). Pettersson und Wegelius (1972) fanden bei 3 von 8 Patienten mit sekundärer Amyloidose einen Laktasemangel der Dünndarmschleimhaut.

H. Gastrointestinale Blutung

Angaben über die Häufigkeit gastrointestinaler Blutungen bei generalisierter Amyloidose sind sehr unterschiedlich (5 von 154 bei Rukavina et al. 1956; 3 von 73 bei Briggs 1961; 16 von 193 bei Kyle u. Bayrd 1975; 3 von 29 bei Levy u. Lender 1976; 17 von 42 Patienten bei Brandt et al. 1968). Als Blutungsquellen wurden nachgewiesen: Ösophagusvarizen (Brandt et al. 1968), Ösophagusulzera (Brandt et al. 1968), Ulcera ventriculi (Kapp 1965; Jarnum 1965; Brandt et al. 1968; Brom et al. 1969), Ulcera duodeni (Akbarian u. Fenton 1964; Brandt et al. 1968; Griffel et al. 1975). Häufig handelt es sich jedoch um diffuse Schleimhautblutungen in Magen (Brandt et al. 1968), Duodenum (Rivera 1971), Jejunum (Long et al. 1965), Ileum (Brandt et al. 1968) und Kolon (Brandt et al. 1968; Brom et al. 1969; Chernenkoff et al. 1972;

MALLORY et al. 1975). Da diese diffusen Sickerblutungen, die ebenso wie die sehr charakteristischen Hautblutungen auf eine erhöhte Fragilität der amyloidin-filtrierten Gefäße zurückgeführt werden, nur intermittierend auftreten, entziehen sie sich häufig dem endoskopischen (PANDARINATH et al. 1978), röntgenolo-gischen (GREEN et al. 1961), angiographischen (SCHROEDER et al. 1978) und auch autoptischen Nachweis (MELKEBEKE et al. 1980). Die Indikation zur Operation sollte zurückhaltend gestellt werden, da die Letalität abdomineller Eingriffe bei Patienten mit Amyloidose bei 50% liegen soll (MIR-MADJLESSI et al. 1972). Milz- und Leberrupturen sind wiederholt als Ursache akuter, meist letaler Blu-tungen in den Bauchraum beobachtet worden (AKBARIAN u. FENTON 1964).

J. Intestinale Pseudoobstruktion

Rezidivierende Zustände von Ileus und Subileus ohne mechanische Ursache wurden in der Mayo-Klinik bei 8 von 121 Patienten mit generalisierter Amylo-idose beobachtet (LEGGE et al. 1970b). Abdomenleeraufnahmen zeigen Dilata-tion und Gasfüllung von Dünndarm (GOLDEN 1954; GILAT u. SPIRO 1968; BROM et al. 1969) oder Dünn- und Dickdarm (LEGGE et al. 1970a). Mehrfach sind amyloidbedingte Magenausgangsstenosen beschrieben worden (SHNIDER u. BURKA 1955; NORDBORG et al. 1973; SCHULZ et al. 1973). Von 10 Patienten, die in Unkenntnis der Diagnose operiert wurden starben 6.

K. Infarkt und Perforation

Typische, allerdings seltene Komplikationen einer intestinalen Amyloidose sind ischämische Nekrosen des Dünn- (MALLORY et al. 1975) und des Dickdarms (BRODY et al. 1964). Sie führen meist rasch zur Perforation. Komplette Ver-schlüsse größerer Gefäße wurden dabei pathologisch-anatomisch nicht gefunden. Arteriographisch ließen sich jedoch durch Amyloidablagerungen verursachte multiple Lumeneinengungen und auch periphere Gefäßabbrüche nachweisen (SCHROEDER et al. 1978). Diese können offenbar in Verbindung mit einer bei Amyloidose häufigen arteriellen Hypotonie zu kritischen Perfusionsstörungen führen. Perforationen wurden beschrieben an Ösophagus (HEITZMAN et al. 1962), Magen (GANZONI u. SCHNEIDER 1981), Dünndarm (AKBARIAN u. FENTON 1964; GRIFFEL et al. 1975; HELD et al. 1978) und Rektum (GILAT u. SPIRO 1968).

L. Intestinaler Eiweißverlust

Bei 3 Patienten wurde ein intestinaler Eiweißverlust mit Hilfe des ^{131}J-Polyvinylpyrrolidontests (Gordon-Test) nachgewiesen (JARNUM 1965; PREVOT et al. 1965). Dieser kann unabhängig von intestinalen Blutungen auftreten (Prevot et al. 1965).

M. Röntgen und Endoskopie

Röntgenologische Veränderungen am Dünndarm sind bei generalisierter Amyloidose uncharakteristisch und können selbst bei Durchfällen und Malabsorption ganz fehlen (Kimball 1961; Lake u. Andrews 1968; Ravid u. Sohar 1974; Battle et al. 1979). Dilatation der Dünndarmschlingen und Vergröberung der Schleimhautfalten sind häufig. Typischer sind Störungen der Motilität mit verminderter Ösophagusmotorik, verzögerter Magenentleerung, verlängerter Passagezeit im Dünndarm und abnormer Kolonmotorik (Legge et al. 1970a). Diese Veränderungen ähneln sehr stark denen bei Sklerodermie. Angiographisch ließen sich bei 2 Patienten Kaliberunregelmäßigkeiten in mittelgroßen und Gefäßabbrüche in kleinen Mesenterialarterien nachweisen (Schroeder et al. 1978). Bei 2 Patienten waren Amyloidablagerungen als submuköse Knoten im Duodenum endoskopisch erkennbar (Rivera 1971; Pandarinath et al. 1978).

N. Differentialdiagnose

Die Symptomenvielfalt der intestinalen Amyloidose führt dazu, daß sie häufig andere Erkrankungen vortäuscht. Wegen blutiger Durchfälle mit verletzlicher Schleimhaut wurde fälschlich zunächst eine Colitis ulcerosa (Goldgraber u. Kirsner 1957; Casad u. Brocian 1965; Chernenkoff et al. 1972) oder eine ischämische Kolitis (Brom et al. 1969) angenommen. Der Wechsel enger und weiter Dünndarmsegmente im Röntgenbild kann einen M. Crohn vortäuschen (Golden 1954; Reynolds 1972). Röntgenologisch nachweisbare Raumforderungen haben zu Verwechslungen mit Magenkarzinom (Shnider u. Burka 1955), Sigmakarzinom (Bergman 1962) und Dünndarmtumoren (Pandarinath et al. 1978) geführt. Die Amyloidose der Leber kann zu portaler Hypertension und Ösophagusvarizenblutung führen (Kapp 1965; Melkebeke et al. 1980).

O. Pathogenese der Amyloidenteropathie

Ausmaß und Lokalisation der Amyloidinfiltration in funktionell wichtigen Strukturen des Gastrointestinaltrakts (Mukosa, Muskularis, Gefäße, Plexus myentericus, abdominale Ganglien, Vagus) sind von Fall zu Fall unterschiedlich und erklären die sehr variable Symptomatik. Intestinale Blutungen, Ulzerationen und Infarkte werden durch die bei generalisierter Amyloidose obligat vorhandene Gefäßwandinfiltration verursacht. Die erhöhte Gefäßfragilität führt zu diffusen Sickerblutungen. Lokalisierte Perfusionsstörungen sollen zum Auftreten der bei Amyloidose häufigen Ulcera duodeni und ventriculi beitragen. Darmwandinfarkte können auftreten, wenn zu arteriellen Stenosen eine arterielle Hypotonie infolge Schädigung des autonomen Nervensystems hinzutritt (Mallory et al. 1975).

Enterale Motilitätsstörungen, die einerseits zu Durchfällen andererseits zu Obstipation, verzögerter Magenentleerung und Pseudoobstruktion führen können, können durch Amyloidinfiltrate der Muskularis bedingt sein (LEGGE et al. 1970b). Wichtiger sind Schädigungen der intramuralen Plexus (BRODY et al. 1964; BATTLE et al. 1979), möglicherweise auch des Vagus und der intraabdominalen Ganglien (NORDBORG et al. 1973). Die klinischen Symptome der Amyloidenteropathien, ihre manometrischen und myoelektrischen Befunde ähneln sehr denen der diabetischen Enteropathie (FRENCH et al. 1965) und der idiopathischen intestinalen Pseudoobstruktion (BATTLE et al. 1979), bei denen ebenfalls neuronale Schädigungen angenommen werden.

Die Pathogenese der Malabsorption ist nicht klar. Gelegentlich zu beobachtende subepitheliale Amyloidbänder sind als Resorptionsbarriere betrachtet worden (GILAT et al. 1969). Wahrscheinlich ist auch hier die Motilitätsstörung wichtiger, die durch bakterielle Übersiedlung eine Malabsorption verursachen kann.

P. Therapie

Eine wirksame kausale Therapie der generalisierten Amyloidose ist nicht bekannt (MISSMAHL u. WILLEMSEN 1977). In Einzelfällen wurde die Rückbildung einer sekundären Amyloidose nach Beseitigung der Grunderkrankung beobachtet (KUHLBÄCK u. WEGELIUS 1966; RAVID et al. 1979; FITCHEN 1975).

Einige Patienten mit primärer Amyloidose zeigten erstaunliche klinische Remissionen unter einer Therapie mit Melphalan und Prednison (JONES et al. 1972; BUXBAUM et al. 1979; SCHWARTZ et al. 1979). In einer Doppelblindstudie mit 55 Patienten ließ sich insgesamt ein Effekt dieser Therapie nicht beweisen, einige Krankheitsverläufe in der Verumgruppe waren jedoch bemerkenswert günstig (KYLE u. GREIPP 1978). Ein Versuch mit dieser Therapie, die auf eine Reduktion der Leichtkettenproduktion zielt (BUXBAUM et al. 1979), erscheint daher sinnvoll.

Kolchizin ist mit günstiger Wirkung bei 1 Patienten mit primärer Amyloidose und 3 Patienten mit Mittelmeerfieberamyloidose verwendet worden (RAVID et al. 1977a). Eingesetzt wurde es, weil es bei der Maus das Auftreten einer Amyloidose durch Kaseininjektionen verhindert (SHIRAHAMA u. COHEN 1974) und die Fieberattacken bei familiärem Mittelmeerfieber supprimiert (DINARELLO et al. 1974).

Die Behandlung mit D-Penicillamin (LAKE u. ANDREWS 1968) beeinflußte die Letalität der Amyloidose nicht erkennbar (Editorial 1978). DMSO (Dimethylsulfoxid) führt im Tierexperiment und beim Menschen zur Ausscheidung eines amyloidähnlichen Materials im Urin (RAVID et al. 1977b) und soll bei längerer Gabe bei einigen Patienten zu einer Besserung der Nierenfunktion geführt haben (VAN RIJSWIJK et al. 1979). Der Nutzen des oral applizierbaren DMSO, das zu einem starken Knoblauchgeruch der Atemluft führt, ist noch nicht zu beurteilen.

Auch für die symptomatische Behandlung der Amyloidenteropathie lassen sich keine generellen Empfehlungen geben. Der Einsatz von Tetrazyklinen bei Durchfall und Malabsorption ist positiv (MONTEIRO 1973) aber auch negativ (RAVID u. SOHAR 1974; GILAT u. SPIRO 1968; HERSKOVIC et al. 1964) beurteilt worden. Bei schweren therapieresistenten Durchfällen aber auch bei schwerster Obstipation, wie sie v.a. bei Patienten mit familiärer polyneuropathischer Amyloidose häufig sind, stellt die Anlage eines Enterostomas eine Erleichterung dar (EK et al. 1978).

Literatur

Akbarian M, Fenton J (1964) Perforation of small bowel in amyloidosis. Arch Intern Med 114:815–821

Battle WM, Rubin MR, Cohen S, Snape WJ (1979) Gastrointestinal motility dysfunction in amyloidosis. N Engl J Med 301:24–25

Beddow RM, Tilden IL (1960) Malabsorption syndrome due to amyloidosis of the intestine secondary to lepromatous leprosy: report of a case. Ann Intern Med 53:1017–1027

Bergman (1962) Amyloid „tumour" in sigmoid colon. Acta Pathol Microbiol Scand 55:395–400

Brandt K, Cathcart ES, Cohen AS (1968) A clinical analysis of the course and prognosis of forty-two patients with amyloidosis. Am J Med 44:955–965

Briggs GW (1961) Amyloidosis. Ann Intern Med 55:943–957

Brody IA, Wertlake PT, Laster L (1964) Causes of intestinal symptoms in primary amyloidosis. Arch Intern Med 113:512–518

Brom B, Bank S, Marks IN, Milner G, Baker P (1969) Ischemic colitis, gastric ulceration, and malabsorption in a case of primary amyloidosis. Gastroenterology 57:319–323

Buxbaum JN, Hurley ME, Chuba J, Spiro T (1979) Amyloidosis of the AL type. Clinical, morphologic and biochemical aspects of the response to therapy with alkylating agents and prednisone. Am J Med 67:867–878

Carrizosa J, Lin KY, Myerson RM (1973) Gastrointestinal neuropathy in familial amyloidosis. Report of a case with severe diarrhea without steatorrhea or malabsorption. Am J Gastroenterol 59:541–546

Casad DE, Brocian JJ (1965) Primary systemic amyloidosis simulating acute idiopathic ulcerative colitis. Report of a case. Am J Dig Dis 10:63–74

Chernenkoff RM, Costopoulos LB, Bain GO (1972) Gastrointestinal manifestations of primary amyloidosis. Can Med Assoc J 106:567–569

Cohen AS, Wegelius O (1980) Classification of amyloid: 1979–1980. Arthritis Rheum 23:644–645

Cornwell GG, Husby G, Westermark P, Natvig JB, Michaelsen TE, Skogen B (1977) Identification and characterization of different amyloid fibril proteins in tissue sections. Scand J Immunol 6:1071–1080

Costa PP, Figueira AS, Bravo FR (1978) Amyloid fibril protein related to prealbumin in familial amyloidotic polyneuropathy. Proc Natl Acad Sci USA 75:4499–4503

Dahlin DC (1949) Secondary amyloidosis. Ann Intern Med 31:105–119

Dinarello CA, Wolff SM, Goldfinger SE, Dale DC, Alling DW (1974) Colchicine therapy for familial Mediterranean fever. A double-blind trial. N Engl J Med 291:934–937

Editorial (1978) Treatment of primary amyloidosis. Lancet 2:1187–1188

Ek BO, Holmlund DEW, Sjödin JG, Steen LE (1978) Enterostomy in patients with primary neuropathic amyloidosis. Am J Gastroenterol 70:365–370

Fausa O, Nygaard K, Elgjo K (1977) Amyloidosis and Crohn's disease. Scand J Gastroenterol 12:657–662

Fitchen JH (1975) Amyloidosis and granulomatous ileocolitis. Regression after surgical removal of the involved bowel. N Engl J Med 292:352–353

French JM, Hall G, Parish DJ, Smith WT (1965) Peripheral and autonomic nerve involvement in primary amyloidosis associated with uncontrollable diarrhoea and steatorrhoea. Am J Med 39:277–284

Fujihara S, Balow JE, Costa JC, Glenner GG (1980) Identification and classification of amyloid in formalin-fixed, paraffin-embedded tissue sections by the unlabeled immunoperoxidase method. Lab Invest 43:358–365

Ganzoni A, Schneider J (1981) Magenperforation bei generalisierter primärer Amyloidose. Schweiz Med Wochenschr 111:1479–1487

Gilat T, Spiro HM (1968) Amyloidosis and the gut. Am J Dig Dis 13:619–633

Gilat T, Revach M, Sohar E (1969) Deposition of amyloid in the gastrointestinal tract. Gut 10:98–104

Glenner GG (1980) Amyloid deposits and amyloidosis. The β-fibrilloses. N Engl J Med 302:1283–1292, 1333–1343

Golden R (1954) Amyloidosis of the small intestine. Am J Roentgenol 72:401–411

Goldgraber MB, Kirsner JB (1957) Specific diseases simulating „nonspecific" ulcerative colitis (lymphopathia venereum, acute vasculitis, scleroderma, and secondary amyloidosis. Ann Intern Med 47:939–955

Green PA, Higgins JA, Brown AL, Hoffman HN, Sommerville RL (1961) Amyloidosis: Appraisal of intubation biopsy of the small intestine in diagnosis. Gastroenterology 41:452–456

Griffel B, Man B, Kraus L (1975) Selective massive amyloidosis of small intestine. Arch Surg 110:215–217

Heitzman EJ, Heitzman GD, Elliot CF (1962) Primary esophageal amyloidosis. Arch Intern Med 109:595–600

Held II, Fasske E, Schurich HH (1978) Dünndarminfarzierung bei sekundärer Amyloidose mit nephrotischem Syndrom. Leber Magen Darm 8:203–206

Heller H, Missmahl HP, Sohar E, Gafni J (1964) Amyloidosis: its differentiation into perireticulin and pericollagen types. J Pathol Bacteriol 88:15–31

Herskovic T, Bartholomew LG, Green PA (1964) Amyloidosis and malabsorption syndrome. Arch Intern Med 114:629–633

Ioachim NJ, McKenna PJ, Delaney WE, Toth I, Chung FJ (1978) Cryoglobulinemia and amyloidosis associated with intestinal lymphoma. Arch Intern Med 138:1158–1160

Isobe T, Osserman EF (1974) Patterns of amyloidosis and their association with plasma cell dyscrasia, monoclonal immunoglobulins and Bence-Jones proteins. N Engl J Med 290:473–477

Jarnum S (1965) Gastrointestinal haemorrhage and protein loss in primary amyloidosis. Gut 6:14–18

Jones NF, Hilton PJ, Tighe JR, Hobbs JR (1972) Treatment of „primary" renal amyloidosis with melphalan. Lancet 2:616–619

Kapp JP (1965) Hepatic amyloidosis with portal hypertension. JAMA 191:497–499

Kimball KG (1961) Amyloidosis in association with neoplastic disease. Report on an unusual case and clinicopathological experience at Memorial Center for Cancer and allied Diseases during eleven years (1948–1958). Ann Intern Med 55:958–974

King LS (1948) Atypical amyloid disease, with observations on new silver stain for amyloid. Am J Pathol 24:1095–1115

Kisilevsky R, Benson MD, Axelrad MA, Boudreau L (1979) The effect of a liver protein synthesis inhibitor on plasma SAA levels in a model of accelerated amyloid deposition. Lab Invest 41:206–210

Kuhlbäck B, Wegelius O (1966) Secondary amyloidosis. A study of clinical and pathological findings. Acta Med Scand 180:737–745

Kyle RA, Bayrd ED (1975) Amyloidosis: review of 236 cases. Medicine 54:271–299

Kyle RA, Greipp PR (1978) Primary systemic amyloidosis: comparison of melphalan and prednisone versus placebo. Blood 52:818–827

Lake B, Andrews G (1968) Rheumatoid arthritis with secondary amyloidosis and malabsorption syndrome. Effect of D-penicillamine. Am J Med 44:105–115

Langer BU, Missmahl HP (1980) Symptomatologie periretikulärer und perikollagener Amyloidosen. Fortschr Med 98:545–548, 585–589

Legge DA, Carlson HC, Wollaeger EE (1970a) Roentgenologic appearance of systemic amyloidosis involving gastrointestinal tract. Am J Roentgenol 110:406–412

Legge DA, Wollaeger EE, Carlson HC (1970b) Intestinal pseudo-obstruction in systemic amyloidosis. Gut 11:764–767

Levy A, Lender M (1976) Amylose gastro-intestinale. Nouv Presse Med 5:1969–1973

Long L, Mahony TD, Jewell WR (1965) Selective amyloidosis of the jejunum. Case report of a rare cause for gastrointestinal bleeding. Am J Surg 109:217–220

Lüders K (1971) Amyloidoseerwartung und Grundkrankheit. Klin Wochenschr 49:570–574

Mallory A, Struthers JE, Kern F (1975) Persistent hypotension and intestinal infarction in a patient with primary amyloidosis. Gastroenterology 68:1587–1592

Melkebeke P, Vandepitte J, Hannon R, Fevery J (1980) Huge hepatomegaly, jaundice and portal hypertension due to amyloidosis of the liver. Digestion 20:351–357

Mir-Madjlessi SH, Brown CH, Hawk WA (1972) Amyloidosis associated with Crohn's disease. Am J Gastroenterol 58:563–577

Missmahl HP, Hartwig M (1953) Polarisationsoptische Untersuchungen an der Amyloidsubstanz. Virchows Arch Pathol Anat 324:489–508

Missmahl HP, Willemsen M (1977) Therapie der Amyloidablagerungen. Dtsch Med Wochenschr 102:1593–1595

Monteiro JG (1973) The digestive system in familial amyloidotic polyneuropathy. Am J Gastroenterol 60:47–59

Nordborg C, Kristensson K, Olsson Y, Sourander P (1973) Involvement of the autonomous nervous system in primary and secondary amyloidosis. Acta Neurol Scand 49:31–38

Pandarinath GS, Levine SM, Sorokin JJ, Jacoby JH (1978) Selective massive amyloidosis of the small intestine mimicking multiple tumors. Radiology 129:609–610

Pettersson T, Wegelius O (1972) Biopsy diagnosis of amyloidosis in rheumatoid arthritis. Gastroenterology 62:22–27

Prevot H, Heisig N, Papageorgiou A (1965) Enteraler Eiweißverlust bei Paramyloidose. Klin Wochenschr 43:440–444

Pruzanski W, Katz A (1976) Clinical and laboratory findings in primary generalized and multiple myeloma-related amyloidosis. Can Med Assoc J 114:906–909

Rand JA, Brandt JL, Becker NH, Lynch J (1980) Ulcerative colitis complicated by amyloidosis. Am J Gastroenterol 74:185–188

Ravid M, Sohar E (1974) Intestinal malabsorption: first manifestation of amyloidosis in familial Mediterranean fever. Gastroenterology 66:446–449

Ravid M, Robson M, Kedar I (1977a) Prolonged colchicine treatment in four patients with amyloidosis. Ann Intern Med 87:568–570

Ravid M, Kedar I, Sohar E (1977b) Effect of a single dose of dimethyl-sulphoxide on renal amyloidosis. Lancet 1:730–731

Ravid M, Shapira J, Kedar I, Feigl D (1979) Regression of amyloidosis secondary to granulomatous ileitis following surgical resection and colchicine administration. Acta Hepato-Gastroenterol 26:513–515

Reimann HA, Koucky RF, Eklund CM (1935) Primary amyloidosis limited to tissue of mesodermal origin. Am J Pathol 11:977–988

Reynolds JD (1972) Primary systemic amyloidosis presenting as regional ileitis. South Med J 65:366–368

Rijswijk MH van, Donker AJM, Ruinen J, Marrink J (1979) Treatment of renal amyloidosis with dimethylsulphoxide (DMSO). Proc Eur Dial Transplant Assoc 16:500–505

Rivera RA (1971) Endoscopic findings in gastroduodenal amyloidosis (case report). Gastrointest Endosc 17:137–144

Rukavina JG, Block WD, Jackson CE, Falls HF, Carey JH, Curtis AC (1956) Primary systemic amyloidosis: a review and an experimental, genetic, and clinical study of 29 cases with particular emphasis on the familial form. Medicine 35:239–334

Sander S (1964) Whipple's disease associated with amyloidosis. Acta Pathol Microbiol Scand 61:530–536

Schroeder FM, Miller RJ, Nelson JA, Rankin RS (1978) Gastrointestinal angiographic findings in systemic amyloidosis. Am J Roentgenol 131:143–146

Schulz HJ, Reitzig P, Lisewski G, Dietze F (1973) Malabsorptionssyndrom und intestinale Pseudoobstruktion bei primärer Amyloidose der Gefäße und des Herzens. Dtsch Z Verdauungs-Stoffwechselkr 33:233–244

Schwartz RS, Cohen JR, Schrier SL (1979) Therapy of primary amyloidosis with melphalan and prednisone. Arch Intern Med 139:1144–1147

Shirahama T, Cohen AS (1974) Blockage of amyloid induction by colchicine in an animal model. J Exp Med 140:1102–1107

Shnider BI, Burka P (1955) Amyloid disease of the stomach simulating gastric carcinoma. Gastroenterology 28:424–430

Shorvon PJ (1977) Amyloidosis and inflammatory bowel disease. Dig Dis 22:209–213

Sletten K, Westermark P, Natvig JB (1976) Characterization of amyloid fibril proteins from medullary carcinoma of the thyroid. J Exp Med 143:993–998

Symmers WSC (1956) Primary amyloidosis: a review. J Clin Pathol 9:187–211

Wright JR, Calkins E, Humphrey RL (1977) Potassium permanganate reaction in amyloidosis. A histologic method to assist in differentiating forms of this disease. Lab Invest 36:274–281

Yoran C, Weber H, Gilat T (1969) Studies of gastrointestinal function in amyloidosis of familial Mediterranean fever. Scand J Gastroenterol 4:275–279

Duodenitis

F. Hagenmüller, K. Hübner und M. Classen

Mit 7 Abbildungen und 1 Tabelle

A. Einleitung

Morgagni beschrieb im Jahre 1761 entzündliche Veränderungen des Zwölf-fingerdarms und diskutierte deren Rolle als Ursache von Bauchbeschwerden. Seither sind 220 Jahre vergangen. In dieser Zeit ist die klinische Bedeutung der Duodenitis viel diskutiert, aber nicht aufgeklärt worden.

Frühe klinisch-pathologische Untersuchungen befassen sich mit pathogene-tischen Zusammenhängen zwischen Duodenitis, gastrointestinaler Blutung (Bau-din 1837) und Ulcus duodeni (Konjetzny 1925; Nagel 1928; Rivers 1931; Lockwood et al. 1974). Röntgenologische Erscheinungsformen der Duodenitis sind Gegenstand späterer Studien (Kirklin 1929; Rhodes et al. 1968; Schulman 1970). Die systematische Aufarbeitung von Histologie und Zytologie der Duode-nalschleimhaut erfolgte anhand von Biopsaten und Zellabstrichen, die unter Röntgenkontrolle mit einer Saugkapsel entnommen wurden. Diese Arbeiten haben die Erforschung der Duodenitis stimuliert und eine Fülle aufschlußreicher

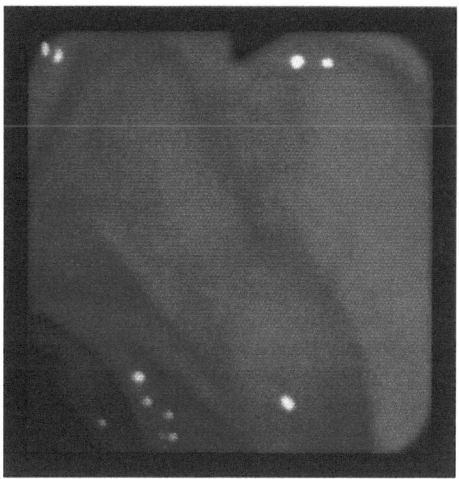

Abb. 1. Endoskopischer Befund einer unspe-zifischen Duodenitis. Die Entzündung ist diskontinuierlich verteilt und betrifft vorwie-gend die Faltenkämme der Schleimhaut

Ergebnisse hervorgebracht (ROYER et al. 1955; CHELI u. DODERO 1957; CHELI 1976). Im vergangenen Dezennium hat sich die Fiberendoskopie als Routine-methode für die Untersuchung des oberen Gastrointestinaltrakts durchgesetzt. Dadurch ist das gesamte proximale Duodenum optisch zugänglich geworden und kann gezielt und mehrfach biopsiert werden. Auf endoskopischem Wege wurde geklärt, daß entzündliche Veränderungen der Duodenalschleimhaut nicht immer diffus und in einheitlichem Schweregrad vorliegen (Abb. 1). Diese Er-kenntnis hat die Aussagekraft der „blind" gewonnenen Saugbiopsiebefunde rela-tiviert und die Röntgenuntersuchung für die Erkennung der Duodenitis überflüs-sig gemacht.

B. Definitionen

Duodenitis ist die Entzündung der Duodenalschleimhaut. Sie wird mit histo-logischen Parametern gemessen.

Die Begriffe „akute Duodenitis" und „chronische Duodenitis" differenzieren klinische Verlaufsformen, während die Unterscheidung der „spezifischen" von der „unspezifischen Duodenitis" ätiologische Gesichtspunkte zum Ausdruck bringt. Die chronische Duodenitis ungeklärter Ätiologie wird in der Literatur meistens als „chronische unspezifische Duodenitis" bezeichnet. Der Begriff „pep-tische Duodenitis" wird synonym gebraucht (JOFFE et al. 1978), impliziert aber eine ätiologische Ausschließlichkeit, die nicht gerechtfertigt erscheint.

C. Unspezifische Duodenitis

I. Pathomorphologie

1. Histologie

Die histologische Struktur der normalen Duodenalschleimhaut ist äußerst variabel. Das Schleimhautrelief im proximalen Duodenum ist weniger einheitlich als in den distalen Dünndarmabschnitten. Das Nebeneinander von finger-, zun-gen-, blatt- und leistenförmigen Zotten ist im Bulbus duodeni normal. Metapla-stische Magenschleimhaut und mäßiggradige Rundzellinfiltrate liegen häufig auch bei Gesunden vor (KREUNING et al. 1978). Die große Variabilität des nor-malen histologischen Bilds erschwert die eindeutige Differenzierung des Patholo-gischen vom Normalen.

Histologische Befunde bei unspezifischer Duodenitis weisen oftmals Defor-mierung, Vergrößerung oder Abflachung der Schleimhautzotten und Verschmä-lerung oder Obliteration der intervillösen Räume auf (Abb. 2). Nur schwere Veränderungen sollten als pathologisch angesehen werden. Ödem und Hyper-ämie der Schleimhaut sind oft technische Artefakte, die beim Entnehmen des Biopsats entstehen. Sie sind deshalb als histologisches Kriterium weniger aussa-gekräftig als bei der endoskopischen Beurteilung. Die unspezifische Duodenitis führt oft zur Abflachung der Enterozyten, begleitet von Basophilie des Zytoplasmas, Hyper- und/oder Hypochromasie der Kerne sowie Verdünnung des Bürstensaums. Hyperplasie der Enterozyten und Erosionen des Darmepithels kommen ebenfalls vor. Rundzellinfiltration der Schleimhaut gilt nur bei schwerer Ausprägung als pathologisch und genügt als alleinige Veränderung nicht zur Feststellung einer Duodenitis. Schleimhautinfiltrationen mit neutrophilen Granulozyten sind als Hinweis auf eine unspezifische Duodenitis verläßlicher, wenn auch nicht spezifisch. Sie liegen allerdings relativ selten vor und gelten als Kriterium der „aktiven" Duodenitis (COTTON et al. 1973). Weitere unspezifische Hinweise auf eine Duodenitis können Vermehrung der Becherzellen, Ektasie oder Schwund der Krypten, Hyperplasie der Retikulumzellen, der Lymphfollikel und der Muscularis mucosae sein. Das Vorliegen metaplastischer Magenschleimhaut im Bulbus duodeni kann nicht als Ausdruck einer Duodenitis bewertet werden (KREUNING et al. 1978).

Verschiedene typische Lokalisationsmuster der entzündlichen Infiltrate innerhalb der Schleimhaut finden in der pathomorphologischen Einteilung der unspezifischen Duodenitis in eine oberflächliche, interstitielle und atrophische Form (CHELI 1971) Ausdruck. Die Oberflächenduodenitis macht 64% der Fälle unspezifischer Duodenitis aus, die entzündliche Infiltration beschränkt sich weitgehend auf die Zotten. In 12% der Fälle liegt eine interstitielle Duodenitis vor, die durch entzündliche Infiltrationen zwischen den Lieberkühn-Krypten nahe der Muscularis mucosae charakterisiert ist und in der Regel mit einer Hyperplasie des argentaffinen Retikulums und der Lymphfollikel einhergeht. Die atrophische Duodenitis weist eine ausgedehnte Infiltration vom Oberflächenepithel bis zur Muscularis mucosae, Reduktion der Schleimhautdicke und Abflachung der Zotten auf. Sie macht 24% der Fälle unspezifischer Duodenitis aus. Die früher herrschende Ansicht, daß die unspezifische Duodenitis das Duodenum diffus befalle und einzelne, „blind" entnommene Saugbiopsate repräsentative Aussagen zulassen (CHELI 1971), wurde durch fiberendoskopische Befunde korrigiert. Das Verteilungsmuster der Duodenitis ist meistens diskontinuierlich (KOCH u. CLASSEN 1974; JOFFE et al. 1978) (Abb. 1). Die histologischen Befunde variieren nicht nur zwischen verschiedenen Probanden, sondern auch zwischen einzelnen Biopsien desselben Individuums. Die histologische Beurteilung sollte sich deshalb immer auf die Untersuchung mehrerer, endoskopisch entnommener Biopsate stützen (FORRESTER et al. 1974). Die Unsicherheit der histologischen Beurteilung betrifft vorwiegend die weniger ausgeprägten Fälle der Duodenitis. Sie konnte durch vielfältige Bemühungen um eine histologische Klassifikation der Schweregrade (BECK et al. 1965; WHITEHEAD et al. 1975; FORRESTER et al. 1979; LANCE et al. 1979; WHITEHEAD 1979) nicht überwunden werden. Die histologischen Graduierungsvorschläge sind entweder zu kompliziert für die tägliche Praxis, oder sie lassen der subjektiven Beurteilung des Untersuchers zuviel Spielraum.

2. Zytologie

Zytologische Abstriche können mit einer Bürstensonde in Kombination mit der Saugbiopsie oder auf endoskopischem Wege entnommen werden (CHELI et al. 1974). Bei Patienten mit Oberflächenduodenitis und atrophischer Duodenitis sind die Abstriche sehr viel zellreicher als bei Gesunden, was als Folge einer verminderten Haftung der oberflächlichen Epithellage gedeutet wird. Die Präparate der Patienten mit Duodenitis enthalten massenhaft Entzündungszel-

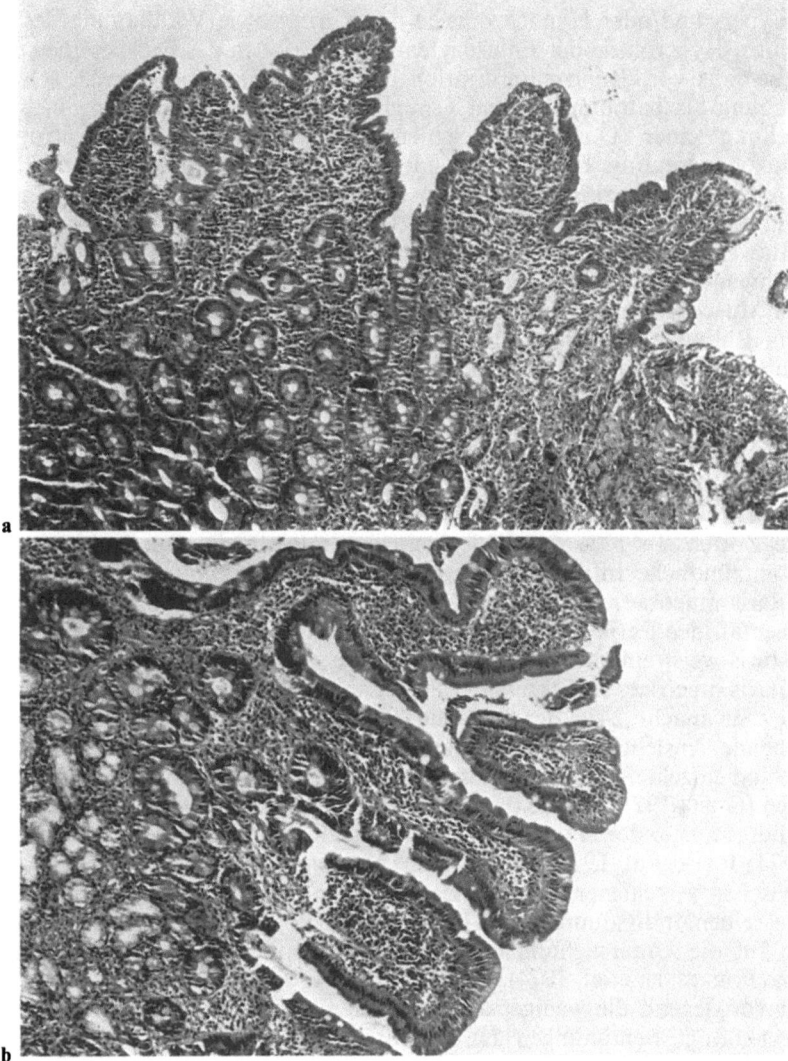

Abb. 2a–c. Chronische Duodenitis. Plumpe Verdickung und Verkürzung der Zotten, dichte lympho-plasmazelluläre Infiltration der Lamina propria. HE-Färbung, **a, b** ×190; **c** ×315

len, besonders Lymphozyten, Plasmazellen, Histiozyten und neutrophile Granu-lozyten. Die Enterozyten zeigen deutliche Formveränderungen, Verschmälerung oder Verlust des Bürstensaums, Zytoplasmavakuolen und gelegentlich Kernpy-knose (Cheli u. Aste 1976). Die Becherzellen sind im zytologischen Präparat vergrößert und vermehrt.

Die zytologische Untersuchung ist eine sinnvolle Ergänzung der Histologie; sie kann bei der oftmals schwierigen Differenzierung des normalen vom patholo-gischen Histologiebefund hilfreich sein.

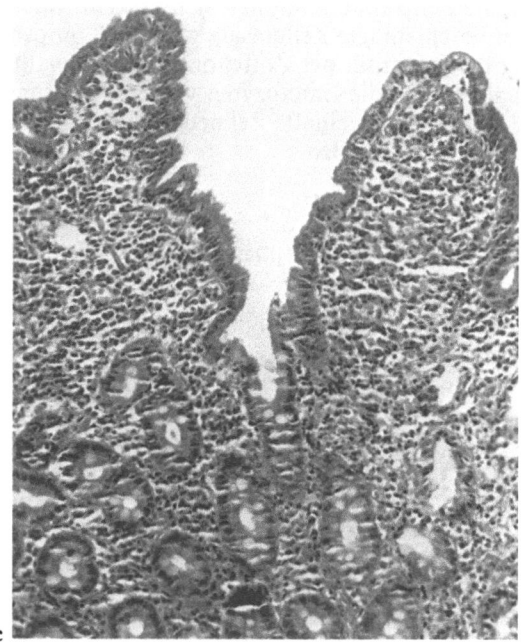

c

3. Morphometrie

Mit der morphometrischen Quantifizierung der Schleimhautveränderungen wurde bei einem kleinen Patientenkollektiv festgestellt, daß die unspezifische Duodenitis das Verhältnis von Schleimhautoberfläche zu Schleimhautvolumen zugunsten des Volumens verändert und der Zellgehalt der Lamina propria mit zunehmender Schwere der Entzündung ansteigt (DUNNILL u. WHITEHEAD 1972; WHITEHEAD et al. 1975). Vorteil der Morphometrie ist die Objektivität der Befunde, die bei der Einteilung der histologischen Befunde in Schweregrade nicht sicher gewährleistet ist. Die Morphometrie ist allerdings nicht als Routinemethode geeignet.

4. Elektronenmikroskopie

Über die elektronenmikroskopische Untersuchung der normalen und entzündlich veränderten Duodenalschleimhaut liegen bislang nur spärliche Ergebnisse vor (PATRICK et al. 1974). Vorteile für die Diagnostik der unspezifischen Duodenitis konnten durch den Einsatz der Elektronenmikroskopie nicht erzielt werden (GAMBONI et al. 1977).

II. Zellkinetik

Die Epithelzellen der Dünndarmzotten werden an der Basis der Lieberkühn-Krypten gebildet und wandern unter zunehmender Differenzierung der Zottenspitze entgegen, wo sie nach 2–3 Tagen abgestoßen und durch nachrückende Zellen ersetzt werden. Bei unspezifischer Duodenitis und im Randbezirk von

Duodenalulzera ist die Zellproliferation in gleichstarkem Maß gesteigert (Branson et al. 1981). Der beschleunigte Zellumsatz wird als Kompensationsmechanismus angesehen, der die Integrität der Zottenoberfläche gewährleisten soll, wenn durch intraduodenale Noxen die Enterozyten vorzeitig zugrunde gehen. Experimentelle Hinweise auf eine mangelhafte Zellneubildung innerhalb der Regenerationszonen haben sich nicht ergeben.

III. Ätiopathogenese

Die Ätiologie der unspezifischen Duodenitis ist ungeklärt. Zahlreiche Autoren betrachten die unspezifische Duodenitis und das Ulcus-duodeni-Leiden als verschiedene Erscheinungsformen derselben Erkrankung (Nagel 1928; Rivers 1931; Joffe et al. 1978; Paoluzi et al. 1980). Die Vorstellungen über die Pathogenese der unspezifischen Duodenitis orientieren sich deshalb vorwiegend an den pathogenetischen Prinzipien des Ulcus-duodeni-Leidens.

Die Anwesenheit von zuviel Säure und Pepsin im proximalen Duodenum wird als pathogenetisches Prinzip möglicherweise überbewertet (Arnold 1978), während die Resistenzschwäche der Duodenalschleimhaut und zentralnervöse Regulationsstörungen als mögliche pathogenetische Faktoren in der Literatur keine wesentliche Beachtung erfahren. Zahlreiche Autoren haben die Möglichkeit der Duodenitis- und Ulkusentstehung durch eine Hyperchlorhydrie des Magens erörtert (Ostrow u. Resnick 1959; Fraser et al. 1964). Patienten mit Ulcus duodeni sezernieren durchschnittlich mehr Magensäure unter basalen und stimulierten Bedingungen als Gesunde; die Sekretionswerte von Patienten mit Duodenitis liegen zwischen diesen beiden Gruppen (Baron 1973). Dieser Befund paßt in das Konzept der Duodenitisentstehung durch Hyperchlorhydrie des Magens. Für einen pathogenetischen Zusammenhang zwischen Ulcus duodeni und unspezifischer Duodenitis spricht auch die Beobachtung, daß beim Auftreten eines Rezidivulkus im Duodenum gleichzeitig eine Zunahme der Duodenitis zu beobachten ist (Bardhan et al. 1979). Andere Beobachtungen schwächen die Bedeutung der Hyperchlorhydrie als pathogenetischen Faktor ab: In einer

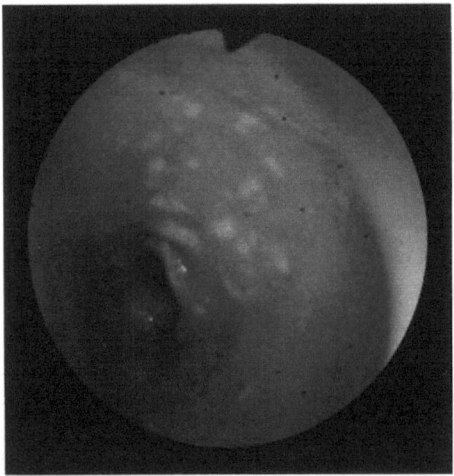

Abb. 3. Duodenoskopischer Befund bei einer Patientin mit Zollinger-Ellison-Syndrom. Schwere Entzündung des Bulbus duodeni mit diffuser Rötung der Schleimheut und multiplen Erosionen

Gruppe von 27 Patienten mit Duodenitis hatten nur 2 eine Hyperchlorhydrie, alle anderen wiesen eine Normo- oder Hypochlorhydrie auf (CHELI u. ASTE 1976). Ähnliche Befunde wurden auch von anderen Autoren mitgeteilt (GELZAYD et al. 1973). Bei Patienten mit Zollinger-Ellison-Syndrom, das stets mit exzessiver Hypersekretion der Magensäure einhergeht, ist die Duodenitis zwar häufig, aber keineswegs obligat (RUBIN u. DOBBINS 1965) (Abb. 3). Diese Daten zeigen, daß die Hyperchlorhydrie des Magens für die unspezifische Duodenitis weder eine Conditio sine qua non noch ein zwingender pathogenetischer Faktor ist.

Über Zusammenhänge zwischen Duodenitis, chronischer Gastritis und Ulcus ventriculi liegen ebenfalls widersprüchliche Daten vor. Dem Postulat einer erhöhten Inzidenz der unspezifischen Duodenitis bei Patienten mit chronischer Gastritis (KOELSCH et al. 1979; LEV et al. 1980) steht die Tatsache gegenüber, daß in einer Gruppe von 31 Patienten mit chronisch atrophischer Gastritis nur in 6 Fällen eine Duodenitis nachzuweisen war (CLASSEN et al. 1970). Zur Frage der Koinzidenz von Ulcus ventriculi und unspezifischer Duodenitis liegen ebenfalls kontroverse Befunde vor (KOELSCH et al. 1979; LANCE et al. 1979).

Exogene Noxen können eine Duodenitis auslösen. Im Experiment führt chronischer Pantothensäuremangel bei der Ratte zur Ausbildung von Duodenalgeschwüren und Duodenitis (BERG 1959; HENRICH 1979).

Beim Menschen löst die intraduodenale Instillation von Äthanol eine hämorrhagische Duodenitis aus (TARNAWSKI et al. 1981). Chronischer Alkoholkonsum ist mit einem vermehrten Auftreten der unspezifischen Duodenitis vergesellschaftet (LEV et al. 1980).

Die Einnahme von Azetylsalizylsäure begünstigt die Entstehung der hämorrhagischen Duodenitis (FAIVRE et al. 1979).

IV. Vorkommen und Häufigkeit

KREUNING et al. (1978) haben 50 beschwerdefreie Probanden endoskopischbioptisch untersucht. In 12% der Fälle wurden die histologischen Kriterien einer chronischen Duodenitis festgestellt, bei 2 Versuchspersonen lag eine „aktive" Duodenitis mit neutrophiler Infiltration der Mukosa vor. 64% der Probanden wiesen eine Magenschleimhautmetaplasie im Bulbus duodeni auf. Morbidität und klinische Bedeutung der unspezifischen Duodenitis müssen an diesen Daten gemessen werden. Weitere epidemiologische Untersuchungen am Gesunden liegen nicht vor. Die Häufigkeit der Duodenitis bei Patienten, die zur Klärung von Bauchbeschwerden einer endoskopischen Untersuchung unterzogen wurden, variiert zwischen 2,8 und 39% (CHELI 1970; JOFFE et al. 1978; KOELSCH et al. 1979; SINDERN et al. 1979; ZINSSER et al. 1979; PAOLUZI et al. 1980). In einem Kollektiv von 170 Patienten (CHELI 1970) mit Oberbauchsymptomen wiesen 66 (39%) eine Duodenitis auf, die in 53 Fällen (30,6%) mit anderen gastrointestinalen Erkrankungen, die als Ursache der Beschwerden in Frage kamen, assoziiert war. Bei 14 der 170 Patienten (8,2%) konnten außer der Duodenitis keine pathologischen Befunde erhoben werden, die zur Erklärung der Beschwerden gereicht hätten.

V. Symptome und Diagnostik

Der chronischen unspezifischen Duodenitis werden Beschwerden zugeschrieben, die denen des Ulcus-duodeni-Leidens gleichen (JOFFE et al. 1978). Brennende

Schmerzen im Oberbauch, die periodisch oder chronisch vorhanden sind und durch den Genuß von Alkohol, scharfen Gewürzen und Nikotin Verschlimmerung erfahren, sollen für die Duodenitis typisch sein. Nicht alle Patienten erfahren durch die Einnahme von Antazida Linderung. Bei der körperlichen Untersuchung kann eine leichte Druckschmerzhaftigkeit des Epigastriums bestehen. Ein Vergleich von 79 Ulcus-duodeni-Trägern mit 68 Patienten mit unspezifischer Duodenitis ließ zwischen beiden Gruppen keine Unterschiede der anamnestischen Angaben und des Beschwerdebilds erkennen (VITAUX u. PAOLAGGI 1979).

Die endoskopische Untersuchung des Duodenums mit multiplen gezielten Biopsien ist die zuverlässigste Methode zum Nachweis und Ausschluß einer Duodenitis. Der endoskopische Befund weist eine diffuse, streifige oder fleckförmige Rötung der Schleimhaut auf, die von ödematöser Schwellung, hämorrhagischen Erosionen und pseudopolypöser Hyperplasie begleitet sein kann (Abb. 1). Iatrogene Schleimhautverletzungen, die während der Untersuchung durch Kontakt mit dem Endoskop entstehen können, sind vom erfahrenen Untersucher unschwer von duodenitischen Veränderungen zu unterscheiden. Für die Beschreibung des endoskopischen Befunds nach Schweregraden wurden verschiedene Einteilungen vorgeschlagen (FONTAN et al. 1978; JOFFE et al. 1978) (Tabelle 1). Die Graduierung endoskopischer Befunde ist besonders für Verlaufsbeobachtungen nützlich. Die histologischen Befunde wurden in Abschnitt C.I.1 beschrieben.

Tabelle 1. Endoskopische Gradeinteilung der Duodenitis. (Nach JOFFE et al. 1978)

Grad	Endoskopischer Befund
0	Normale Duodenalschleimhaut
1	Ödem mit Verdickung der Schleimhautfalten
2	Schleimhautrötung (Entzündung einschließlich Kontaktblutung)
3	Petechiale Blutungen
4	Erosionen, oft in Kombination mit petechialen Blutungen („Pfeffer-und-Salz-Schleimhaut", „Salamischleimhaut")

Das endoskopische Erscheinungsbild der Duodenitis ist eng mit den histologischen Veränderungen korreliert, sofern der endoskopische Befund deutlich ausgeprägt ist. Bei geringgradigen Veränderungen läßt sich allerdings keine zuverlässige Korrelation der makroskopischen und mikroskopischen Befunde nachweisen (JOFFE et al. 1978). Der Mangel an verbindlichen endoskopischen und histologischen Kriterien zur Festlegung der Grenze zwischen normalem und pathologischem Befund ist hierfür verantwortlich. Bei 26 Patienten mit makroskopischen Hinweisen auf eine Duodenitis wurde die Diagnose in 85% histologisch bestätigt, während bei Patienten mit endoskopisch normaler Schleimhaut nur 30% als histologisch normal beurteilt wurden (ZINSSER et al. 1979). In derselben Studie wurden beim Vorliegen einer Duodenitis im histologischen Präparat 70% der Fälle endoskopisch als normal angesehen. Diese Beobachtung steht im Gegensatz zu der Behauptung, daß endoskopische Veränderungen der Duodenalschleimhaut häufiger als histologische Alterationen vorkommen (CHELI u. ASTE 1976).

Die röntgenologische Untersuchung des Duodenums ist weder zum Nachweis noch zum Ausschluß einer Duodenitis geeignet. Es besteht keine zuverlässige

Übereinstimmung zwischen röntgenologischen und endoskopisch-bioptischen Untersuchungsergebnissen (RHODES et al. 1968; JOFFE et al. 1978).

VI. Therapie und Verlauf

Entsprechend den ätiopathogenetischen Vorstellungen über die unspezifische Duodenitis (s. Abschnitt C.III) orientieren sich die Behandlungsempfehlungen an den Prinzipien für die Therapie des Ulcus-duodeni-Leidens. Allgemeine Maßnahmen sind der Verzicht auf Nikotin- und Alkoholkonsum. Die Einnahme von azetylsalizylsäurehaltigen Medikamenten soll vermieden werden. Antazida werden zur Schmerzlinderung empfohlen.

Der H_2-Rezeptor-Antagonist Cimetidin scheint die Heilung der unspezifischen Duodenitis zu begünstigen. Bei mehreren Untersuchungen der Wirkung von Cimetidin auf die Heilung des Ulcus duodeni wurde der Effekt der Behandlung auf die „ulkusbegleitende" Duodenitis mit beobachtet. In einer multizentrischen Doppelblindstudie (BARDHAN et al. 1977) wurde festgestellt, daß sich die endoskopischen Zeichen der Duodenitis durch eine 4wöchige Behandlung mit 1 g bzw. 2 g Cimetidin bei 71% der Patienten bessern, während nur 22% der plazebobehandelten Fälle einen Rückgang der endoskopischen Symptome zeigen. Dieser günstige Effekt der Cimetidinbehandlung auf das endoskopische Erscheinungsbild der Duodenitis wird in einer weiteren Beobachtung an 50 Patienten mit floridem Ulcus duodeni bestätigt (DANIELLSON et al. 1980). Weniger überzeugend ist die Wirkung von Cimetidin, wenn außer dem endoskopischen Aspekt der Duodenitis auch der histologische Befund beurteilt wird. Bei der Behandlung von 23 Patienten mit Ulcus duodeni und unspezifischer Duodenitis mit 1 g bzw. 2 g Cimetidin hatte sich nach 4–8 Wochen der endoskopisch-histologische Befund nur bei 28% der Patienten gebessert und bei 13% sogar verschlechtert (GILMOUR et al. 1978). Allerdings führte die Behandlung derselben Patienten mit Cimetidin über weitere 6 Monate nach Abheilung des Ulcus duodeni bei 62% der Patienten zu einer Besserung der Duodenitis.

Das Ulkustherapeutikum Pirenzepin, eine trizyklische Substanz mit anticholinergen Eigenschaften, scheint ebenfalls die Besserung des endoskopischen Befunds bei Duodenitis zu fördern (MORELLI et al. 1979).

Über die Wirksamkeit von Medikamenten auf die unspezifische Duodenitis bis zu deren vollständiger Abheilung liegen keine kontrollierten Studien vor. Die Indikation zur medikamentösen Therapie sollte in Anbetracht des Mangels an sicheren Wirksamkeitsnachweisen zurückhaltend gestellt werden und sich bei gleichzeitigem Vorliegen eines Ulcus duodeni an den Prinzipien der Ulkusbehandlung orientieren. In Abwesenheit eines Duodenalulkus beschränkt sich die medikamentöse Behandlung der unspezifischen Duodenitis auf Patienten mit Oberbauchbeschwerden, die durch keine andere morphologische oder funktionelle Störung erklärt werden können. Bei einer Verlaufsbeobachtung von 39 Patienten (CHELI u. ASTE 1976) über einen Zeitraum bis zu 4 Jahren kam es zur vollständigen Ausheilung der Duodenitis bei 15 Patienten (38,5%). Beim Vorliegen einer atrophischen Duodenitis wurden keine Remissionen beobachtet. Der Übergang einer oberflächlichen in eine atrophische Duodenitis kam bei 3 von 32 Fällen vor. In einer anderen Verlaufsstudie (THOMSON et al. 1977) wird berichtet, daß bei 14 von 20 Patienten mit unspezifischer Duodenitis ein Ulcus duodeni entstanden ist, das chirurgisch behandelt werden mußte. Patienten mit einer ulkusassoziierten chronischen Duodenitis erleiden im Falle eines Rezidivulkus meistens auch eine Verschlimmerung der Duodenitis (BARDHAN et al. 1979).

Komplikationen der unspezifischen Duodenitis kommen sehr selten vor. Blutungen als Folge einer Duodenitis sind zwar beschrieben (CHELI u. ASTE 1976), machen aber in größeren Statistiken über Blutungsquellen im oberen Gastrointestinaltrakt keinen nennenswerten Anteil aus (CLASSEN et al. 1976; PROTELL et al. 1981). Duodenogastraler Reflux scheint durch das Vorliegen einer Duodenitis begünstigt zu werden (CHELI 1970; KOELSCH et al. 1979), wahrscheinlich durch Motilitätsstörungen des Duodenums, die auch bei der Röntgenuntersuchung auffallen (RHODES et al. 1968; SCHULMAN 1970).

VII. Klinische Bedeutung der unspezifischen Duodenitis

Die klinische Bedeutung der unspezifischen Duodenitis ist umstritten. Gegenstand der kontroversen Auffassungen ist die Frage, inwieweit eine isolierte, d.h. ohne ein synchrones Ulcus duodeni bestehende Duodenitis Beschwerden verursacht, und ob sie als eigenständiges Krankheitsbild anzusehen ist. Einigkeit besteht in der Forderung, daß abdominelle Symptome nur dann einer Duodenitis zugeordnet werden dürfen, wenn die Diagnose endoskopisch und histologisch gesichert ist und andere Beschwerdeursachen sorgfältig ausgeschlossen wurden. Als Differentialdiagnosen stehen Ulcus duodeni, Pankreatitis, gastroösophageale Refluxkrankheit, Cholelithiasis und Colon irritabile an erster Stelle.

Zahlreiche Autoren (NAGEL 1928; RIVERS 1931; JOFFE et al. 1978; PAOLUZI et al. 1980) betrachten die unspezifische Duodenitis als Vorstufe, Begleiterscheinung oder Heilungsstadium des Ulcus duodeni. Die Hyperchlorhydrie des Magens wird nicht uneingeschränkt als pathogenetisches Bindeglied anerkannt (s. Abschnitt C.III). Die Ähnlichkeit der Anamnese und des klinischen Bilds (VITAUX u. PAOLAGGI 1979), das regelmäßige Vorkommen duodenitischer Veränderungen in der unmittelbaren Umgebung von Duodenalulzera und die häufige Entstehung von Ulzera, die bei Patienten mit Duodenitis beobachtet wurde (JOFFE et al. 1978) sprechen für die klinische Einheitlichkeit von unspezifischer Duodenitis und Ulcus-duodeni-Leiden. Vernachlässigt man die unmittelbare Nachbarschaft des Ulkus, so läßt sich allerdings eine begleitende Duodenitis nur in 14–22% nachweisen (ARONSON u. NORFLEET 1962; CLASSEN et al. 1970; KOCIÁNOVA et al. 1970). Selbst beim Zollinger-Ellison-Syndrom (Abb. 3), das in aller Regel zu schweren Ulzera duodeni führt, liegt eine „ulkusbegleitende" Duodenitis nicht in allen Fällen vor (RUBIN et al. 1965).

Beschwerden sind bei unspezifischer Duodenitis keineswegs obligat. Dies wurde bei gesunden Probanden ohne Hinweise auf anamnestische oder aktuelle Oberbaucherkrankungen nachgewiesen (KREUNING et al. 1978): In 12% der Fälle lag endoskopisch-histologisch eine Duodenitis vor. Unterstützt wird der Krankheitswert der unspezifischen Duodenitis dadurch, daß es symptomatische Patienten gibt, bei denen trotz sorgfältiger Untersuchung keine andere Beschwerdeursache aufgedeckt werden kann. Die Häufigkeit dieser Patienten wird mit 8,2–14% der endoskopisch Untersuchten angegeben (CHELI u. ASTE 1976; SINDERN et al. 1979).

Den Befürwortern (BECK et al. 1965; GELZAYD et al. 1973; THOMSON et al. 1977; JOFFE et al. 1978) der unspezifischen Duodenitis als klinisch-pathologische Entität wird entgegengehalten, daß keine spezifische Symptomatologie vorliegt und die unspezifische Duodenitis nur selten isoliert vorkommt (GREGG 1974; PALMER 1974; SINDERN et al. 1979).

Die vorliegenden Daten legen den Schluß nahe, daß die unspezifische Duodenitis sowohl unabhängig als auch im Zusammenhang mit dem Ulcus-duodeni-
Leiden auftreten kann. Die Rolle der unspezifischen Duodenitis als eigenständiges Krankheitsbild und Ursache von Oberbauchbeschwerden ist bis heute noch
nicht aufgeklärt, so daß sich auch CHELI, der seit über 20 Jahren die Duodenitis
klinisch und wissenschaftlich bearbeitet, einer verbindlichen Stellungnahme enthält (CHELI u. ASTE 1976).

D. Spezifische Duodenitis

I. Parasitäre Duodenitis

Lamblia intestinalis (Giardia lamblia) ist der häufigste Erreger der parasitären Duodenitis. Er kann zu ausgeprägter entzündlicher Infiltration der Duodenalschleimhaut und schwerer Zottenatrophie führen (ZAMCHEK et al. 1963; DA
SILVA et al. 1964; YARDLEY et al. 1964; GHERMAN et al. 1969), allerdings sind
auch Lamblieninfektionen ohne jegliche entzündliche Veränderung des Duodenums beschrieben worden (MORECKI u. PARKER 1966; BRANDBORG et al. 1967).
Die Invasion des Parasiten zwischen die Epithelzellen ist möglich und fällt
gelegentlich bei der histologischen Untersuchung auf (Abb. 4). Lamblien gelten
als fakultativ pathogene Parasiten (WURBS u. CLASSEN 1979), die zu Durchfall,
Schwäche, Völlegefühl und Gewichtsverlust führen können. In einzelnen Fällen
entwickelt sich ein schweres Malabsorptionssyndrom, das durch Behandlung
mit Metronidazol schnell reversibel ist.

Auch das Vorkommen von Entamoeba histolytica im Duodenalsekret wurde
beschrieben und die Möglichkeit einer Amöbenduodenitis diskutiert (MOLINA
et al. 1975).

Der Befall des Duodenums mit Ankylostoma duodenale (Necator americanus) (PITCHUMONI u. FLOCH 1966; MAZUMDAR et al. 1968), Askaris (FABREGAS
RODRIGUEZ et al. 1978) und Schistosoma mansoni (WITHAM u. MOSSER 1979)
kann ebenfalls zu ausgeprägten entzündlichen Veränderungen der proximalen
Darmabschnitte mit Malabsorption führen.

II. Mykotische Duodenitis

Ein krankmachender Befall des Gastrointestinaltrakts mit Candida albicans
tritt gelegentlich nach intensiver Therapie mit Antibiotika auf. Enterokolitis
mit Diarrhö sind die Folgen. Bei massiver Candidainfektion des Duodenums
kommt es zur diffusen Entzündung, die durch Ulzerationen und sogar Perforationen (BAYLE et al. 1979) kompliziert sein kann.

III. Bakterielle Duodenitis

Bakterielle Formen der Enterokolitis manifestieren sich auch am Duodenum.
Infektionen mit Salmonellen, Shigellen, Cholera und Viren sind von klinischer

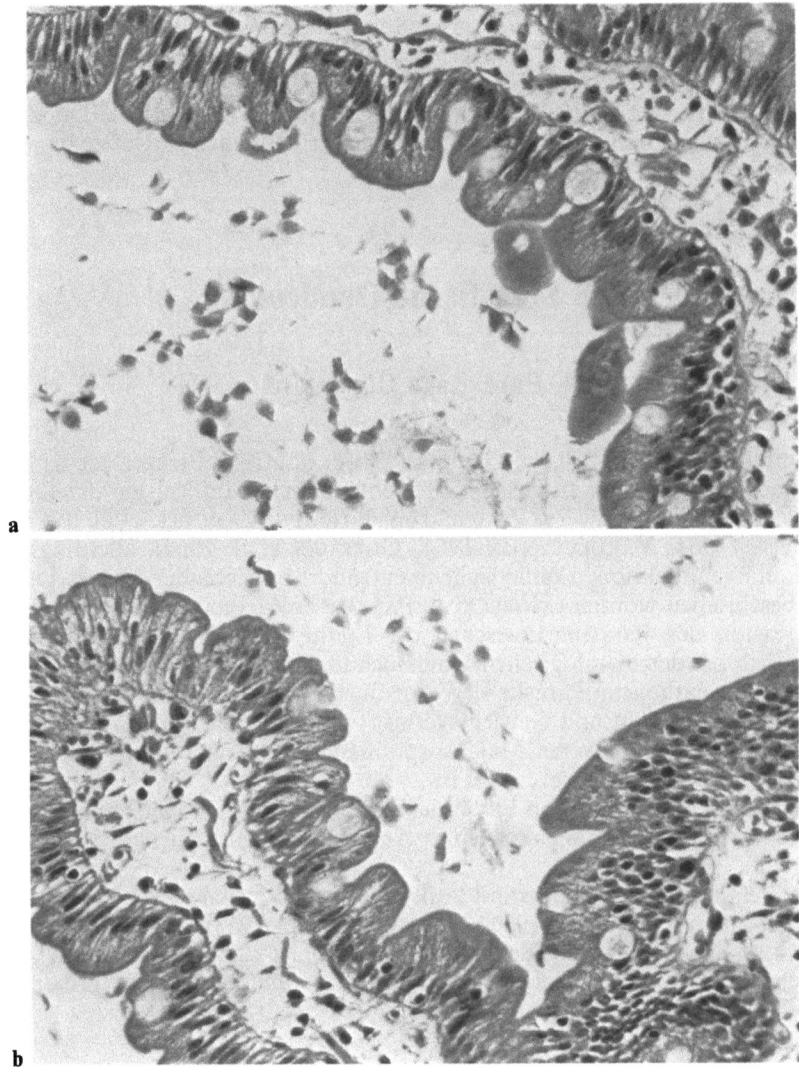

Abb. 4a, b. Duodenitis bei Giardiasis. Ödematöse Auflockerung und geringe entzündliche Infiltration des Zottenstromas. Über der Schleimhaut massenhaft Lamblien. HE-Färbung, **a** × 500, **b** × 400

Bedeutung. Die Symptomatik unterscheidet sich von der unspezifischen Duodenitis durch den akuten Verlauf mit Fieber, Erbrechen, Durchfällen und Kreislaufreaktion. Histologisch finden sich entzündliche Infiltrationen, Hyperämie und Ödem der Duodenalschleimhaut.

Die Tuberkulose des Duodenums ist eine Rarität. Nur einzelne Fälle sind berichtet worden (ROTHFELD et al. 1956; DUTTA u. ROY 1973; LOCKWOOD et al. 1974). Die Diagnose kann endoskopisch-bioptisch gesichert werden (LOCKWOOD et al. 1974).

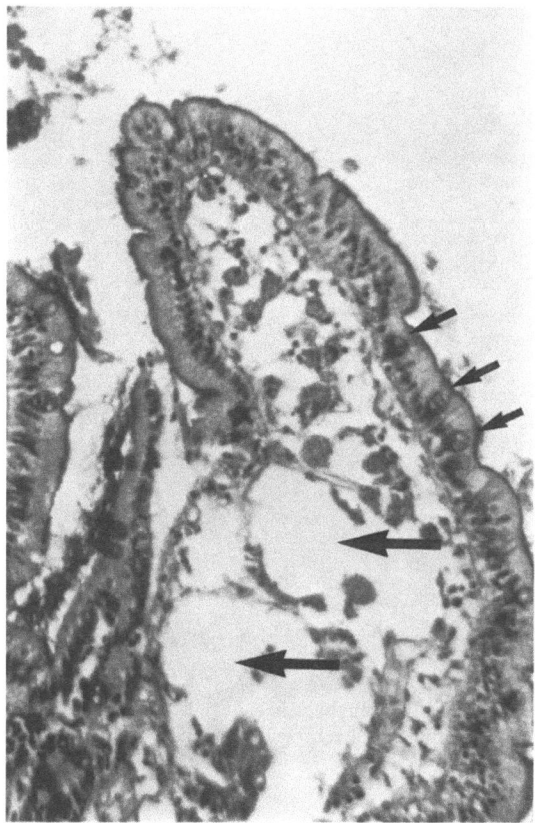

Abb. 5. M. Whipple. Duodenalschleimhaut mit Auftreibung der Zotten durch Ektasie der Lymphgefäße (◄────) und Gruppen von SPC-Zellen (◄─). PAS-Färbung, × 350

IV. Morbus Whipple

Der M. Whipple befällt den Dünndarm ubiquitär und führt zu einer Verdikkung der Schleimhaut, des dazugehörigen Mesenteriums und der mesenterialen
und paraaortalen Lymphknoten. Endoskopisch ist das postbulbäre Duodenum
herdförmig mit gelblich-weißen Stippchen übersät, das Zottenrelief ist plump.
Mikroskopisch ist die Schleimhaut mit PAS-positiven Makrophagen durchsetzt,
die für die Erkrankung pathognomonisch sind (Abb. 5). Es bestehen ausgeprägte
Lymphangiektasien. Die Leitsymptome sind Durchfall, Arthralgie, Fieber,
Bauchbeschwerden und gelegentlich kardiale und neurologische Komplikationen.

V. Morbus Crohn

Die Manifestation des M. Crohn im Duodenum ist selten, scheint aber
in der letzten Zeit zuzunehmen. Im Jahre 1972 wurde über 150 bekanntgewor-

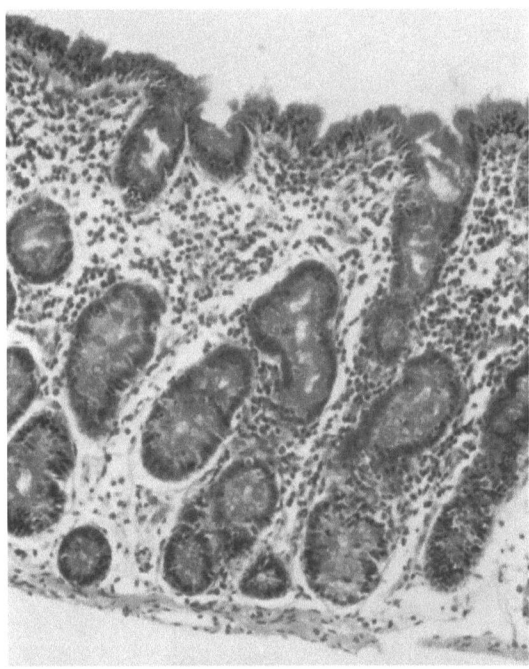

Abb. 6. Einheimische Sprue. Duodenalschleimhaut mit Zottenatrophie und Verlängerung der Schleimhautkrypten, Vermehrung der Becherzellen, plasmazelluläre Stromainfiltrate. PAS-Färbung, × 160

dene Fälle berichtet (Farmer et al. 1972). Symptome und endoskopische sowie mikroskopische Erscheinungsformen gleichen dem M. Crohn in anderen Darmabschnitten.

VI. Sprue

Sowohl die tropische als auch die einheimische Sprue (Glutenenteropathie) führen zur Atrophie der Dünndarmzotten, die sich auch im Duodenum manifestiert. Histologisch besteht eine ausgeprägte Infiltration von Mukosa und Submukosa mit Lymphozyten und Plasmazellen (Cheli u. Giacosa 1977) (Abb. 6). Das klinische Bild ist durch das Malabsorptionssyndrom gekennzeichnet. Zur Therapie der tropischen Sprue wird die Gabe von Antibiotika empfohlen, während die einheimische Sprue mit glutenfreier Kost behandelt wird.

E. Duodenitis bei primär extraintestinalen Erkrankungen

Im Rahmen schwerer Allgemeinerkrankungen können entzündliche Veränderungen der Duodenalschleimhaut auftreten. Sepsis (Wechseler 1964) und

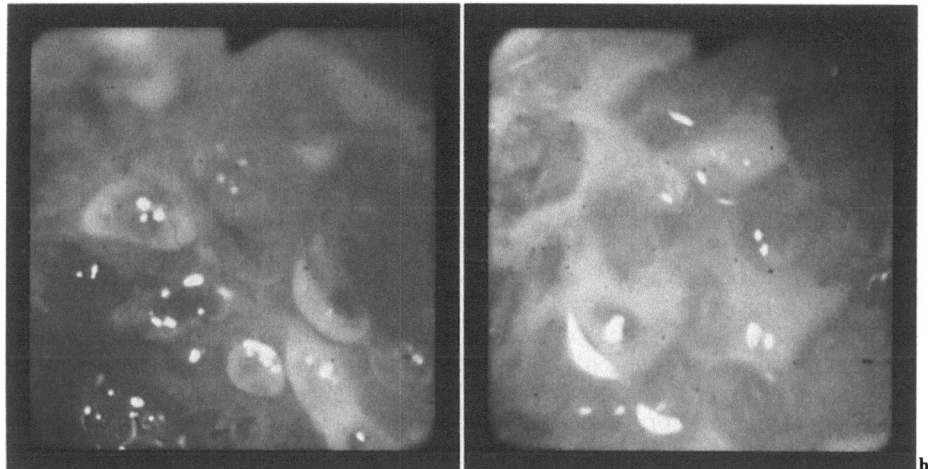

a b

Abb. 7a, b. Endoskopischer Befund einer schweren Duodenitis bei einem 67jährigen Patienten mit nichtokklusiver mesenterialer Ischämie. Fleckige Rötung der Schleimhaut, Spontanblutungen, Ulzerationen und fibrinöse Exsudation

schwere Verbrennungen (CZAJA et al. 1975) wurden in diesem Zusammenhang erwähnt.

Ein Fall von Duodenitis mit spontaner Perforation im Rahmen einer akuten Dermatomyositis ist beschrieben worden (KAPLINSKY et al. 1978).

Sehr selten ist auch die Manifestation der Purpura rheumatica (M. Schoenlein-Henoch) am Duodenum. Allerdings kann bei Beginn der Erkrankung die Duodenitis sogar vor Auftreten der üblichen Hauterscheinungen im Vordergrund der Symptome stehen (BOUTTE et al. 1980). Vaskuläre Erkrankungen, die eine chronische Minderversorgung des Duodenums mit Sauerstoff zur Folge haben, können die Ursache einer schwer beeinflußbaren Enteritis sein, die sich entsprechend dem betroffenen arteriellen Gefäßgebiet meist nicht auf das Duodenum beschränkt. Sowohl die Atherosklerose der abdominellen Arterien (FORCE et al. 1980) als auch die seltene nichtokklusive mesenteriale Ischämie des Abdomens (TRÜBER et al. 1981) können schwere diffuse Entzündungen mit Erosionen und Ulzerationen des Duodenums verursachen (Abb. 7).

Patienten mit chronischer Niereninsuffizienz weisen in unbehandeltem Zustand meistens eine ausgeprägte Duodenitis auf. In einer Gruppe von 24 Patienten wurde eine Duodenitis endoskopisch in 83% und histologisch in 71% der Fälle diagnostiziert (MITCHELL et al. 1979). Die Befunde besserten sich unter chronischer Dialysebehandlung. Trotzdem bleibt die Duodenitis auch unter Dialysebedingungen bei 60% der Patienten endoskopisch nachweisbar (MARGOLIS et al. 1978).

Über ein vermehrtes Auftreten von entzündlichen Veränderungen im Duodenum beim Vorliegen einer atrophischen Gastritis (NIEDNER u. UEBEL 1966) sowie bei Hepatitis (PAVEL u. PIEPTEA 1966), Cholangitis (NIEDNER u. UEBEL 1966) und Pankreatitis (CHELI 1971) wurden Überlegungen angestellt und pathophysiologische Zusammenhänge vermutet, die bislang aber nicht gesichert werden konnten.

F. Zusammenfassung

Duodenitis ist die Entzündung der Duodenalschleimhaut. Ihre histologischen Erscheinungsformen sind vielfältig und bei gering ausgeprägten Fällen gegenüber dem Normalbefund schwer abgrenzbar. Die zytologische und morphometrische Untersuchung kann hierbei hilfreich sein, letztere ist aber als Routinemethode ungeeignet. Die Ätiologie der unspezifischen Duodenitis ist ungeklärt. Pathophysiologische Vorstellungen und Behandlungsempfehlungen orientieren sich weitgehend an Kenntnissen über das Ulcus-duodeni-Leiden, ohne daß die Einheit der Pathogenese belegt wäre. Unspezifische Duodenitis kann sowohl isoliert auftreten als auch mit Ulcus duodeni kombiniert sein. Die Rolle der unspezifischen Duodenitis als eigenständiges Krankheitsbild und Ursache für Oberbauchbeschwerden ist umstritten.

Die spezifischen Formen der Duodenitis sind ätiologisch definiert und werden entsprechend erkannt und behandelt.

Literatur

Arnold R (1978) Pathogenese des Ulcus duodeni. In: Blum AL, Siewert JR (Hrsg) Ulcus-Therapie. Springer, Berlin Heidelberg New York, S 28–49

Aronson A, Norfleet R (1962) The duodenal mucosa in peptic ulcer disease. A clinical pathological correlation. Am J Dig Dis 7:506–514

Bardhan KD et al. (1977) The effect of cimetidine on duodenal ulceration. An interim report of a multi-centre double-blind trial. In: Burland WL, Simkins MA (eds) Cimetidine. Excerpta Medica, Amsterdam Oxford

Bardhan KD, Saul DM, Edwards JL, Smith PM, Haggie SJ, Wyllie JH, Duthie HL, Fussey IV (1979) Double-blind comparison of cimetidine and placebo in the maintenance of healing of chronic duodenal ulceration. Gut 20:158–162

Baron JH (1973) The clinical application of gastric secretion measurements. Clin Gastroenterol 2:293–314

Baudin JB (1837) Essai sur la duodénite chronique. Thèse de doctorat en médecine, Université de Paris

Bayle E, Pelle B, Halgrain JP, Tran-Ky K, Moussalier K (1979) Perforation duodénale à candida albicans. Nouv Presse Med 8(44):3674

Beck I, Kahn D, Lacerte M, Solymar J, Callegarini U, Geokas M, Phelps E (1965) Chronic duodenitis: a clinical pathological entity? Gut 6:376–383

Berg BN (1959) Duodenitis and duodenal ulcer produced in rats by pantothenic acid deficiency. Br J Exp Pathol 40:371

Boutte P, Dupont D, Faure X, Coussement A, Mariani R (1980) Purpura rheumatoide avec duodenite inaugurale et dénutrition grave par atteinte de l'iléon terminal. Une observation. Nouv Presse Med 9(30):2065–2066

Brandborg LL, Tankersley CB, Gottlieb S, Barancik M, Sartor E (1967) Histological demonstration of mucosal invasion by giardia lamblia in man. Gastroenterology 52:143

Branson CJ, Boxer ME, Palmer KR, Clark JC, Underwood JCE, Duthie HL (1981) Mucosal cell proliferation in duodenal ulcer and duodenitis. Gut 22:277–282

Cheli R (1970) Les duodénites. Acta Gastroenterol Belg 33:110

Cheli R (1971) Duodenitis: Facts and fiction. Endoscopy 3:106

Cheli R, Aste H (1976) Duodenitis. Thieme, Stuttgart

Cheli R, Aste H, Nicolo G, Giancamerla G (1974) Cytological findings in chronic nonspecific duodenitis. Endoscopy 6:110–114

Cheli R, Dodero M (1957) La biopsia duodenale. Tecnica e primi resultati. Minerva Med 48:4453

Cheli R, Giacosa A (1977) Inflammtory cell count and identification in specific duodenitis (celiac disease, Whipple's disease and Crohn's disease). Comparison with jejunal findings. Endoscopy 9:147–151

Classen M, Hagenmüller F, Hoffmann L, Wurbs D, Raschke E (1976) Endoscopy. In: Barany F, Torsoli A (eds): Gastrointest Emerg 26:121–127. Pergamon, Oxford New York

Classen M, Koch H, Demling L (1970) Duodenitis: significance and frequency. In: Mařatka Z, Ottenjann R (eds) Inflammation in gut. Bibl Gastroenterol 9:48–69. Karger, Basel München Paris New York

Cotton PB, Price AB, Tigha JR, Beale JSM (1973) Preliminary evaluation of „duodenitis" by endoscopy and biopsy. Br Med J 3:430–433

Czaja AJ, McAlhany JC, Pruitt BA (1975) Acute duodenitis and duodenal ulceration after burns. Clinical and pathological characteristics. JAMA 232:621–624

Daniellson A, Ek B, Nyklin H, Steen L (1980) The relationship between active peptic ulcer, endoscopic duodenitis and symptomatic state after treatment with cimetidine. Ann Clin Res 12:4–12

Dunnill MC, Whitehead R (1972) A method for the quantitation of small intestinal biopsy specimens. J Clin Pathol 25:243–246

Dutta SC, Roy NKD (1973) Tuberculosis of duodenojejunal flexure presenting as pyloric stenosis. J Indian Med Assoc 60:432

Fabregas Rodriguez C, Velbas Marqueti P, Artigas Rodriguez M, Lasarte Ferrer J (1978) Duodenitis parasitaria. Rev Cubana Med Trop 30:175–180

Faivre J, Faivre M, Lerg N, Ducluzeau R, Moulinier B, Paliard P (1979) Aspirin and gastrointestinal bleeding. Interest of plasma salicylate determination. Digestion 19:218–220

Fontan AN, Rapaport M, Celener D, Piskorz E, Peralta CG, Rubio HH (1978) Chronic nonspecific duodenitis (bulbitis). Endoscopy 10:94–98

Farmer R, Hawk W, Turnbull R (1972) Crohn's disease of the duodenum (transmural duodenitis): clinical manifestations. Am J Dig Dis 17:191

Force T, Macdonald D, Eade OE, Doane C, Krawitt EL (1980) Ischemic gastritis and duodenitis. Dig Dis Sci 25:307–310

Forrester AW, Joffe SN, Lee FD (1979) The endoscopic and histological features of peptic duodenitis. Scand J Gastroenterol [Suppl] 54:18–22

Fraser GM, Pitman RG, Lawrie JH, Smith GMR, Forrest AMP, Rhodes J (1964) The significance of the radiological finding of coarse mucosal folds in the duodenum. Lancet 2:979

Gamboni M, Fontan AN, Adami J, Marzano CA, Piskorz EL, Rubio HH (1977) Electron microscopic appearances of chronic nonspecific duodenitis (bulbitis). Scand J Gastroenterol [Suppl] 54:26–27

Gelzayd EA, Biederman MA, Gelfaud DW (1973) Changing concepts of duodenitis. Am J Gastroenterol 64:213–216

Gelzayd E, Gefand D, Rinaldo J (1973) Nonspecific duodenitis: a distinct clinical entity? Gastrointest Endosc 19:131–133

Gherman L, Anglescu C, Tacovian S, Bircescu L, Marinescu L, Mihailescu S (1969) Les duodénites parasitaires. In: Gregor O, Riedl O (Hrsg) Schattauer, Stuttgart New York

Gilmour HM, Forrest JAH, Fettes M, Logan RFA, Heading RC (1978) The effect of cimetidine on duodenitis. In: Wastell C, Lance P (eds) Cimetidine. The Westminster Hospital Symposium. Churchill Livingstone, Edinburgh London New York

Gregg JA, Garabedian M (1974) Duodenitis. Am J Gastroenterol 61:177–184

Henrich M (1979) Tierexperimentelle Untersuchungen zur Schädigung der Duodenalschleimhaut durch Pantothensäuremangel. Res Exp Med 176:107–116

Joffe SN, Lee FD, Blumgart LH (1978) Duodenitis. Clin Gastroenterol 7:635–650

Kaplinsky N, Hod C, Gal-Semo R, Frankl O (1978) Spontaneous duodenal perforation during fulminant dermatomyositis. J Am Med Wom Assoc 33:213–214

Kirklin BR (1929) A roentgenologic consideration of duodenitis. Radiology 12:377–381

Koch H, Classen M (1974) Duodenitis. In: Schwiegk H (Hrsg) Handbuch der Inneren Medizin, Bd 3/2. Springer, Berlin Heidelberg New York, S 579–592

Kociánova G, Vésiu L, Kudrmann J, Mařatka Z (1970) Biopsie des Duodenums. Z Gastroenterol 7:418

Koelsch KA, Herms G, Kuehne C (1979) Duodenitis, ihre Beziehung zu Erkrankungen benachbarter Organe und duodeno-gastralem Reflux. Dtsch Z Verdau Stoffwechselkr 39:210–216

Konjetzny GE (1925) Über die Bedeutung der Gastritis und Duodenitis für die Pathogenese des Magenduodenalgeschwürs. Verh Dtsch Ges Pathol 20:165

Kreuning J, Bosman FT, Kniper G, van der Wal AM, Lindeman J (1978) Gastric and duodenal mucosa in „healthy" individuals. J Clin Pathol 31:69–77

Lance P, Filipe I, Wastell C (1979) A new classification for duodenitis. Br J Surg 66:360–361

Lev R, Thomas E, Parl FF, Pitchumoni CS (1980) Pathological and histomorphometric study of the effects of alcohol on the human duodenum. Digestion 20:207–213

Lockwood CM, Forster PM, Forbes-Catto JV, Stewart JS (1974) A case of duodenal tuberculosis. Am J Dig Dis 19:575

MacCarty WC (1924) Excised duodenal ulcers: a report of four hundred and twenty-five specimens. JAMA 83:1894–1898

Margolis DM, Saylor JL, Geisse G, Deschryver-Kecskemeti K, Harter HR, Zuckerman GR (1978) Upper gastrointestinal disease in chronic renal failure. A prospective evaluation. Arch Intern Med 138:1214–1217

Mazumdar TN, Tandon RK, Bajaj JS (1978) Hookwarm duodenitis – an endoscopic and gastric secretory study. J Assoc Physicians India 26:35–40

Mitchell CJ, Jewell DP, Lewin MR, McLaughlin JE, Moorhead JF (1979) Gastric function and histology in chronic renal failure. J Clin Pathol 32:208–213

Molina E, Fuenmayor A, Inciarte A (1975) Amibiasis duodenal. Gen 29:111–114

Morecki R, Parker JG (1966) Ultrastructural studies of the human giardia lamblia and subjacent jejunal mucosa in a subject with steatorrhoea. Gastroenterology 53:197

Morelli A, Narducci F, Pelli MA, Spadacini A (1979) A double-blind, short-term clinical trial of pirenzepine in duodenal ulcer. Scand J Gastroenterol [Suppl] 57:45–49

Morgagni GB (1761) De sedibus et causis morborum per anatomen indagatis. Typographia Remondiniana, Liberi quinque Venetiis

Nagel GW (1928) Duodenitis. Calif W Med 29:364–366

Niedner FF, Uebel H (1966) Klinische und histologische Untersuchungen zur Frage der chronischen Entzündung der Duodenalschleimhaut. Z Gastroenterol 4:197

Ostrow J, Resnick R (1959) Hyperchlorhydria, duodenitis and duodenal ulcer: A clinical study of their relationship. Ann Intern Med 51:1303–1328

Palmer ED (1974) Common duodenitis of any clinical importance? JAMA 230:599

Paoluzi P, Pallone F, Palazzesi P, Jannoni C, Marcheggiano A (1980) Frequency of duodenitis in active and healed duodenal ulcer and in non-ulcer dyspepsia. Ital J Gastroenterol 12:285–287

Patrick WJ, Denham D, Forrest APM (1974) Mucous change in the human duodenum: a light and electron microscopic study and correlation with disease and gastric acid secretion. Gut 15:767–776

Pavel J, Pieptea R (1966) Die Rolle des Duodenums in protrahierten und rezidivierenden Hepatitisfällen. Muench Med Wochenschr 108:26

Pitchumoni CS, Floch MH (1966) Hookworm disease. Malabsorption and malnutrition. Am J Clin Nutr 22:813

Protell RL, Silverstein FE, Gilbert DA, Feld AD (1981) Severe upper gastrointestinal bleeding. Part I: Causes, pathogenesis and methods of diagnosis. Clin Gastroenterol 10:17–26

Rhodes J, Evans KT, Lawrie JA, Forrest APM (1968) Coarse mucosal folds in the duodenum. Q J Med 37:151–169

Rivers AB (1931) Clinical study of duodenitis, gastritis and gastro-jejunitis. Ann Intern Med 4:1265–1281

Rothfeld B, Garey J, Twinging R (1956) Tuberculous abscess invading aorta and duodenum with fetal gastrointestinal hemorrhage. Gastroenterology 30:958

Royer M, Croxatto L, Biempica A, Balcazar-Morrison A (1955) Biopsia duodenal por aspiración bajo control radiscópico. Prensa Med Argent 42:2515

Rubin CE, Dobbins WO (1965) Peroral biopsy of the small intestine: a review of its diagnostic usefulness. Gastroenterology 49:676

Schulman A (1970) The cobblestone appearance of the duodenal cap, duodenitis and hyperplasia of Brunner's glands. Br J Radiol 43:787

da Silva JR, Coutinho SG, Dias LB, de Figueiredo N (1964) Histopathologic findings in giardiasis: a biopsy study. Am J Dig Dis 9:355

Sindern W, von Seebach HB, Leube G (1979) Klinisch-histologische Korrelation und Bedeutung der Duodenitis. Med Klin 74:442–444

Tarnawski A, Stachura J, Ivey KJ, Mach T, Bogdal J, Klimczyk B (1981) An endoscopic assessment of prostaglandin protection against ethanol induced duodenal mucosal damage in man (abstract). Gastrointest Endosc 27:123

Thomson LW, Joffe SN, Robertson AG, Lee FD, Imrie CW, Blumgart LH (1977) Is duodenitis a peptic myth? Lancet 1:1197–1198

Trüber E, Kirchmaier CM, Wurbs D (1981) Die nichtokklusive mesenteriale Ischämie. Radiologe 21:391–395

Vitaux J, Paolaggi JA (1979) Ulcères du bulbe duodénal et duodénitis: correlations et rapports nosologiques chez 147 malades. Nouv Presse Med 8(46):3803–3806

Wechseler R (1964) Duodenitis. In: Bockus H (ed) Gastroenterology, vol II. Saunders, Philadelphia London

Whitehead R (1979) Mucosal biopsy of the gastrointestinal tract. Major Probl Pathol 3:79–86

Whitehead R, Roca M, Meikle DD, Skinner J, Truelove SC (1975) The histological classification of duodenitis in fibreoptic biopsy specimens. Digestion 12:129–136

Witham RR, Mosser RS (1979) An unusual presentation of schistosomiasis duodenitis. Gastroenterology 77:1316–1318

Wurbs D, Classen M (1979) Lamblia intestinalis als Krankheitserreger. Dtsch Med Wochenschr 104:1156–1157

Yardley JH, Takano J, Hendrix TR (1964) Epithelial and other mucosal lesions of the jejunum in giardiasis. Jejunal biopsy studies. Bull Johns Hopkins Hosp 115:389

Zamchek N, Hoskins LC, Winawer SJ, Broitman SA, Gottlieb LS (1963) Histology and ultrastructure of the parasite and the intestinal mucosa in human giardiasis: effects of atebrine therapy. Gastroenterology 44:860

Zinsser E, Kuehne-Heid R, Bergman M, Krachenbiel C, Hering C (1979) Duodenitis. Z Gesamte Inn Med 34:263–265

Eosinophile Gastroenteritis

G.N.J. Tytgat und E.M.H. Mathus-Vliegen

Mit 7 Abbildungen und 3 Tabellen

A. Einleitung

Die eosinophile Gastroenteritis ist ein ziemlich seltenes, manchmal nicht erkanntes Krankheitsbild, charakterisiert durch chronische rezidivierende Bauchbeschwerden zusammen mit einer eosinophilen Infiltration der Darmwand, ohne daß dafür Parasiten, eine Vaskulitis oder Neubildungen verantwortlich gemacht werden können. Mock (zit. nach Salmon u. Paulley 1967) beschreibt als erster eosinophile Pylorusläsionen in einer Diskussion über infektiöse Granulome. Die erste klinische Beschreibung des Krankheitsbilds verdanken wir Kayser, der 1937 3 Fälle von eosinophile Gastroenteritis mit Allergie (Nahrungsmittelallergie gegen Zwiebeln und Medikamentenallergie gegen Neosalvarsan) publizierte. Eine weitere Präzisierung von eosinophilen Granulomen verdanken wir Pössner und Vănĕk (1946). Seit 1937 sind weniger als 200 Fälle beschrieben. Glücklicherweise denkt man heute eher als früher an diese Krankheit in der Differentialdiagnose, womit oft unnötiges Operieren vermieden wird.

Tabelle 1. Synonyme

Eosinophiles Granulom	Diffuse eosinophile Gastroenteritis
Magenläsion nach Loeffler	Idiopathische eosinophile Infiltration des Darmtrakts
Eosinophiles Granulom des Magens und Dünndarms	Eosinophile noduläre Infiltration
Entzündliches Fibroid oder fibrinoider Polyp	Eosinophile Phlegmone
Eosinophiler entzündlicher Pseudotumor	Eosinophile Infiltration
Granuloblastom	Eosinophile Linitis plastica
Magenläsion bei dissiminierter Kollagenose nach Bousser	Allergische regionale Enteritis
Eosinophile granulomatöse Polyposis	
Pylorushypertrophie mit eosinophiler Infiltration	
Inflammationspolyp	

Es gibt sehr viele Synonyme, die zu allgemeiner Verwirrung und Fehldiagnosen beitragen. Eine chronologische Übersicht mit Angabe von Autoren und Synonymen wird durch KAZIL (1969) gegeben. Eine Zusammenfassung von alternativer Bezeichnungen findet sich in Tabelle 1.

B. Einteilung

Mehrere Klassifikationen der eosinophilen Gastroenteritis wurden aufgrund der Klinik, Röntgenologie und pathologischen Anatomie vorgenommen. Immerhin wird zwischen einer umschriebenen, lokal-infiltrativ und einer polypoidwachsenden Läsion [dem *eosinophilen Granulom*, entzündlicher Pseudotumor (LIVOLSI u. PERZIN 1975a, b) oder fibroiden Polyp (CHAUHAN et al. 1979)] und der diffusen *eosinophilen Gastroenteritis* unterschieden.

Es gibt jedoch einzelne Autoren (URELES et al. 1961; LEGRE et al. 1971; O'BRIEN u. EWING 1973) die Misch- oder Übergangsformen beschrieben. Der erste Autor, der eine Einteilung versuchte, die nicht auf der Ätiologie basierte, weil die Pathogenese unsicher ist, sondern auf der Klinik und den pathologischen Befunden war Ureles (URELES et al. 1961). Er unterschied 2 Formen:

I. Diffuse eosinophile Gastroenteritis

Typ A ist *polyenterisch* und charakterisiert durch Verdickung und Induration des Magens, die auf Jejunum und Ileum aber auch auf Omenta, Mesenterium und Lymphknoten übergreifen können. Mikroskopisch finden sich Infiltrate eosinophiler Leukozyten in Submukosa, Muskularis und Subserosa (im letzten Fall ist auch Aszites möglich), die meistens perivaskulär am stärksten ausgeprägt sind und die Muskelfasern der Muskularis aufspalten können. Die Muskulatur der Muskularis propria ist oft hypertrophisch. Gelegentlich sieht man Makrophagen und Riesenzellen, aber nie ein Granulom. Erosionen der Mukosa sind selten (Abb. 1a–d).

Typ B ist *monoenterisch* und zeigt meistens ein eosinophiles Infiltrat, das sich vom Pylorus aus retrograd in der Magenwand ausbreitet (PITCHUMONI et al. 1970).

Typ C ist eine *regionale Form,* wobei präpylorisch und im oberen Teil des Duodenums ein begrenztes, eosinophiles perivaskuläres Infiltrat beobachtet werden kann. In akuten Stadium findet man eine Zunahme von polymorphonukleären Zellen und Fibroblasten, was ein Granulom vortäuschen kann. Darüber hinaus können gelegentlich auch eine fibrinoide Nekrose und eine Endarteritis vorkommen.

II. Umschriebene eosinophile Granulome

Typ A ist eine *regionale Form* mit begrenzten Pseudotumoren aus eosinophilen Leukozytenagglomeraten in der Submukosa, Proliferation von Fibroblasten, Kapillaren sowie Retikulin- und Kollagenfibrillen. Diese Läsionen können im ganzen Gastrointestinaltrakt vorhanden sein.

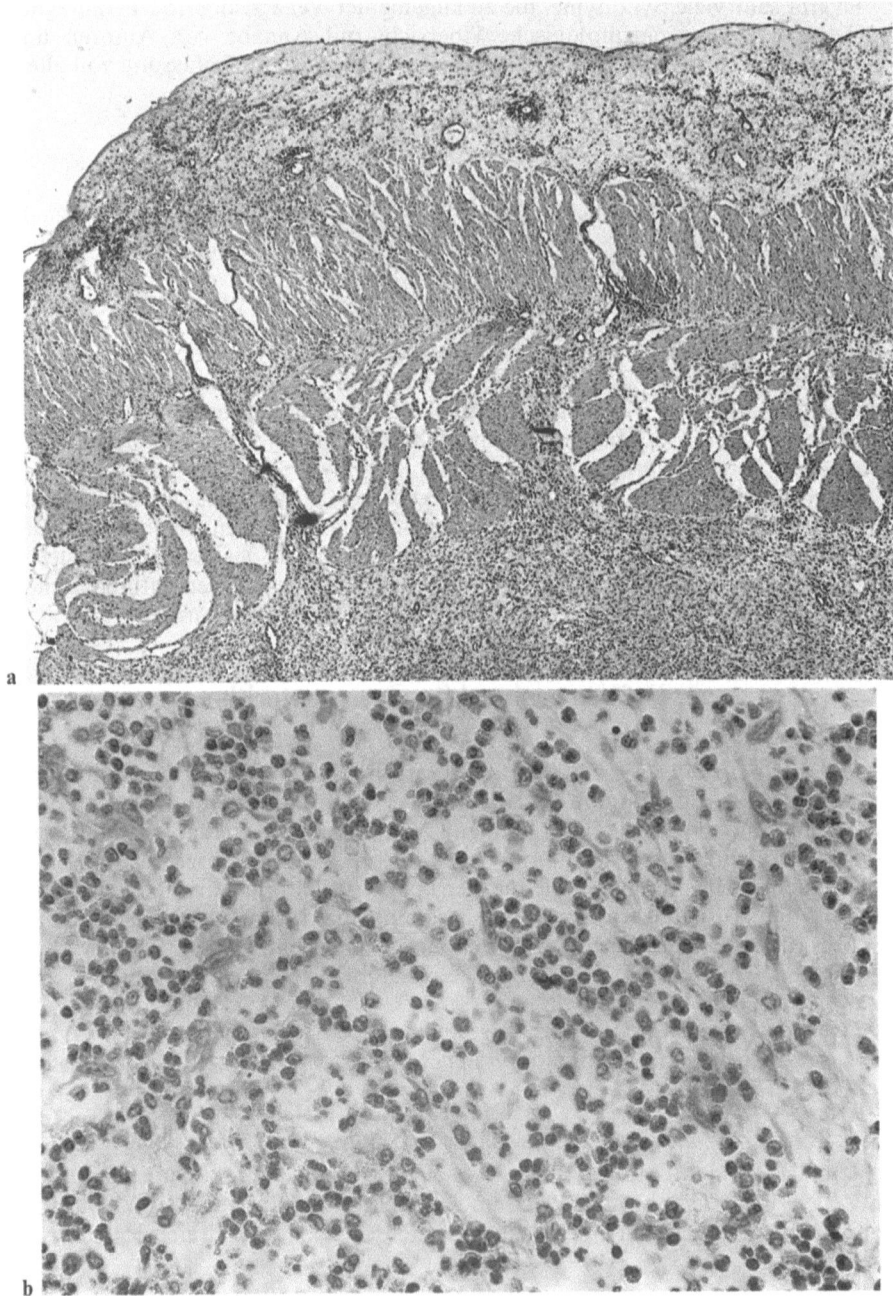

Abb. 1a–d. Histo- und zytologische Befunde bei der diffusen eosinophilen Gastroenteritis. **a** Transmurale eosinophile Invasion mit massiver Verbreiterung der Submukosa und Aufspaltung des Muskularis. **b** detailliertes Bild des eosinophilenreichen Infiltrats, **c** elektronenmikroskopisches Bild der eosinophilen Leukozyten mit typischen Granula mit kristalloiden Kernen, **d** positive Peroxidasefärbung der Matrix eosinophiler Granula

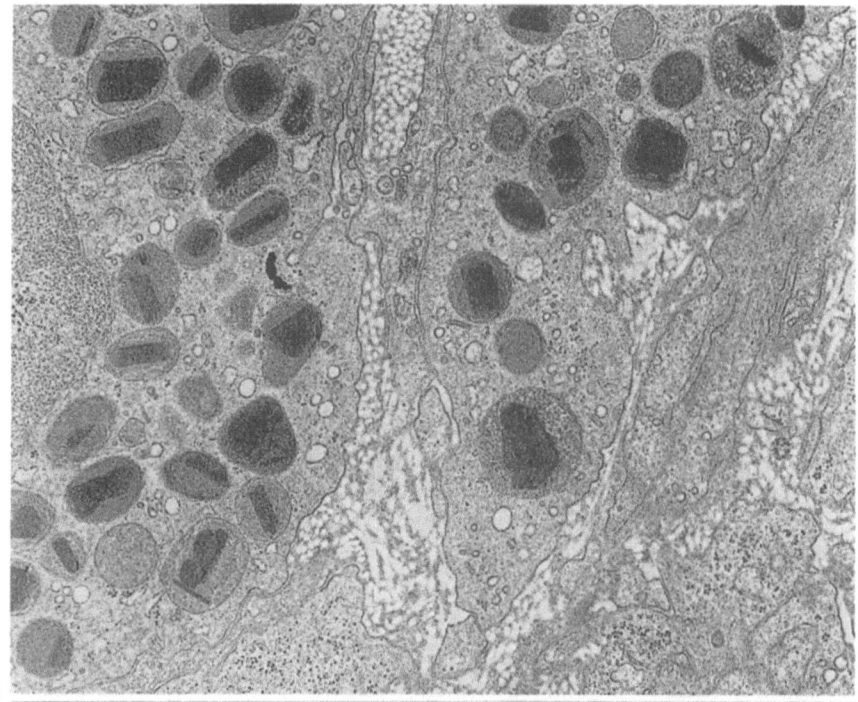

c

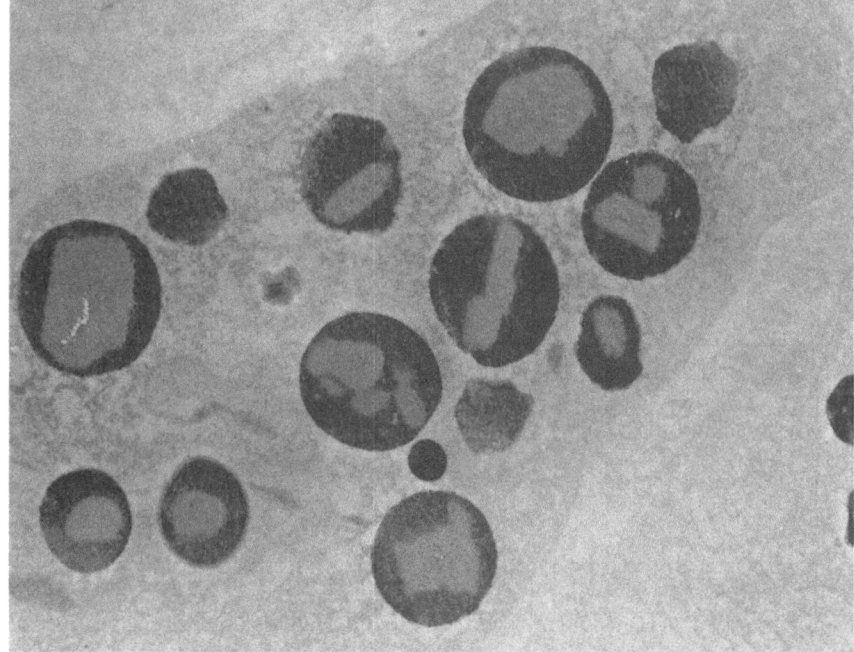

d

Typ B ist ein *polypoider Typ* mit glatten oder exulzerierten Polypen, sessil oder gestielt und meistens in Pylorus oder Antrum lokalisiert. Sie bestehen aus Granulomen in der Mukosa und Submukosa und weisen überwiegend eosinophile Leukozyten auf.

HIGGINS et al. (1966) und KAZIL (1969) nahmen eine einfachere Einteilung vor, wobei KAZIL (1969) eine 3. Gruppe, die eosinophile Peritonitis (auch beschrieben durch KLEIN et al. 1970; HABERKERN et al. 1978; MC NABB et al. 1979) unterscheidet, die vom eosinophilen Granulom und der diffusen eosinophilen Gastroenteritis mit mono- und polyenterischer Ausbreitung abgegrenzt wurde.

Der einfachsten und klinisch brauchbarsten Einteilung nach O'NEILL (1970) benutzt allein die Eosinophilie des peripheren Blutes als Einteilungskriterium. Die *diffuse eosinophile Gastroenteritis* wird durch periphere Bluteosinophilie, individuelle oder familiäre allergische Diathese und langfristige Anamnese chronischer Bauchbeschwerden gekennzeichnet. Dagegen findet sich beim lokalisierten eosinophilen Granulom meistens nur ein kurzer Krankheitsverlauf und nur wenige Patienten haben eine erhöhte periphere Eosinophilie und eine Allergie. Die zweite Form wird 4mal häufiger beobachtet als die erste (HIGGINS et al. 1966; O'NEILL 1970) (Tabelle 2).

Tabelle 2. Klassifikation der eosinophilen Gastroenteritis nach O'NEILL (1970)

Klassifikation	Asthma Allergie	Effekt von Steroiden	Rezidiv	Läsion	Mikroskopie	Lokalisation
Gruppe 1: mit peripherer Eosinophilie	Häufig	Positiv	Häufig	Vielfach, nicht begrenzt	Diffuses eosinophiles Infiltrat	Selten im Magen, meistens im Dünndarm, Vorkommen von Aszites
Gruppe II: ohne periphere Eosinophilie	Selten	Negativ	Selten	Solitär, begrenzt	Submukosale Infiltration von Eosinophilen	Meistens im Magen (50%), kein Aszites

C. Klinik

Das klinische Bild wird v.a. durch die Erscheinungsform (fokal eosinophiles Granulom oder diffuse eosinophile Gastroenteritis), die Lokalisation und Ausbreitung über den Magen-Darm-Trakt, sowie die Tiefe der transmuralen Infiltration in der Magen-Darm-Wand bestimmt. Zum Teil sind diese 3 Faktoren eng mit einander verwoben.

Die Beschwerden sind entsprechend der Tiefe der Penetration in die Darmwand unterschiedlich. KLEIN et al. (1970) und andere Autoren unterscheiden zwischen Penetrationen in Mukosa, Muskularis und Serosa.

Bei Infiltration der Mukosa sind (okkulter) Blutverlust mit dem Stuhl, ausgeprägte Anämie mit Eisenmangel, Malabsorption (THOMAS et al. 1975), Steatorrhö, Diarrhö sowie intestinalem Eiweißverlust mit Hypalbuminämie und Ödemen die häufigsten Krankheitsmanifestationen.

Wenn die Muskularis mitbetroffen ist, stehen funktionelle Motilitätsstörungen und Obstruktion im Vordergrund der Beschwerden. Während bei Befall der (Sub)serosa ein eosinophiler, exsudativer Aszites das klinische Bild dominiert. Mit diesen Kenntnissen kann man auch die Symptome, die zu 2 Hauptformen nach Ureles (URELES et al. 1961) gehören, auf einfache Weise ableiten und verstehen (BOQUIEN et al. 1966; HAMMER u. LENZENWEGER 1965; TANGHE et al. 1971; SMITH et al. 1975).

Das *eosinophile Granulom* ist auf Submukosa und Mukosa beschränkt und meistens im Magen und Dünndarm lokalisiert (KAZIL 1969; SALMON u. PAULLEY 1967).

Bei pseudotumorösem Wachstum im Magen ist das Antrum die Prädilektionsstelle, wobei Zerstörung der Pylorusfunktion mit Obstruktion, verzögerter Magenentleerung, Appetitlosigkeit und Gewichtsverlust auftreten können. Bei Exulzeration der Mukosa können ulkusartige Beschwerden und Blutungen dazutreten, jedoch nur selten kommt es zu massivem Bluterbrechen oder Meläna (BOQUIEN et al. 1966).

Tumoröses Wachstum im Dünndarm führt schnell zu Obstruktionsbeschwerden wie Übelkeit, Völlegefühl, Nausea und Erbrechen. Bei polypoiden Wachstumsformen im Pylorusgebiet oder Dünndarm kann die Symptomatologie durch Invagination und Intussuszeption beherrscht werden (CAMPBELL et al. 1974; LIVOLSI u. PERZIN 1975a; RANGABARSHYAM et al. 1977; CHAUHAN et al. 1979; NKANZA et al. 1980). Auch das Vorkommen im Ösophagus (KAZIL 1969; SALMON u. PAULLEY 1967; LIVOLSI u. PERZIN 1975b) mit Dysphagie oder achalasieähnlichen Symptomen und im Kolon (ZIMMERMANN 1977) ist beschrieben worden.

Die Symptomatologie der *diffusen eosinophilen Gastroenteritis* ist oft weniger charakteristisch und schwer zu interpretieren. Die Tiefe der transmuralen Ausbreitung (Submukosa, Muskularis oder Subserosa) bestimmt die klinische Symptomatologie (KLEIN et al. 1970). Dyspepsie, Bauchschmerzen, geblähtes Abdomen, Subileus, Flatulenz, Diarrhö, Gewichtsverlust und Appetitlosigkeit sind unspezifische Zeichen. Im Vordergrund steht der rezidivierende Charakter der Symptome mit Episoden von intestinalen Beschwerden, Malabsorption mit Steatorrhö und Hypokalzämie, Eiweißverlust mit Ödemen und Anämie, unterbrochen von Phasen relativer Inaktivität. Entzündungszeichen wie Fieber, Leukozytose und erhöhte Blutsenkung können vorhanden sein. In Zusammenhang mit gastrointestinalen Beschwerden und pathologischen Befunden liefert die Anwesenheit von eosinophilem Aszites einen wichtigen Hinweis auf die richtige Diagnose. Auch eosinophile Pleuritis und Perikarditis können vorkommen und sind dann auch diagnostisch von großer Bedeutung (RUZIC et al. 1952).

D. Vorkommen und Inzidenz

Das eosinophile Granulom und die diffuse eosinophile Gastroenteritis sind seltene Krankheiten: Die erste Form ist überwiegend bei Erwachsenen, die zweite überwiegend bei Kindern zu finden (HIGGINS et al. 1966; O'NEILL 1970;

Konrad u. Meister 1979). Wenn möglich, sollte zwischen diffuser Gastroenteritis und allergischer Gastroenteropathie unterschieden werden (Waldmann et al. 1967; Littlewood Teele et al. 1979). Letztere ist ein Krankheitsbild, das mit der diffusen Gastroenteritis Eosinophilie, Anämie, Eiweißverlust mit Abfall von Albumin und Globulinen, Ödemen und allergische Anamnese gemeinsam hat. Die allergische Gastroenteropathie läßt sich nur aufgrund des niedrigen Erkrankungsalters, der Wachstumshemmung, der überwiegend mukosalen und submukosalen Lokalisation und der charakteristischen Milch- oder Fleischallergie abgrenzen. Fokale eosinophile Granulome treten im 6. Lebensjahrzehnt am häufigsten auf und betreffen in gleichem Maße Männer und Frauen. Die eosinophile Gastroenteritis des Erwachsenenalters tritt eine Dekade früher und überwiegend bei Männern auf (Ureles et al. 1961; Salmon u. Paulley 1967; Kazil 1969; Johnstone u. Morson 1978). Das eosinophile Granulom ist hauptsächlich im antropylorischen Anteil des Magens und im Ileum lokalisiert (Sivasankar et al. 1972), während die diffuse eosinophile Gastroenteritis im pyloroduodenalen Gebiet und im Dünndarm am häufigsten vorkommt. Exulzerationen findet man für die fokale Form bei 27% im Magen und bei 5% im Dünndarm und nur bei 6% der diffusen Form im Magen (Higgins et al. 1966). Die durch Kazil (1969) beschriebene eosinophile Peritonitis tritt bei Männern und Frauen im durchschnittlichen Lebensalter von 38 Jahren gleich häufig auf.

Neben diesen Unterschieden in Erkrankungsalter, Geschlecht, Form und Lokalisation gibt es noch einen merkenswürdigen geographischen Unterschied: In Japan, Frankreich und Holland gibt es eine höhere Inzidenz, die hauptsächlich die Küstenregionen betrifft (Boquien et al. 1966).

E. Diagnostik

I. Laboruntersuchungen

Eosinophilie des peripheren Bluts ist das Kriterium für die Unterscheidung der beiden Erkrankungen. Die eosinophilen Leukozyten im Blut, Gewebe und Knochenmark sind normal strukturiert und ausgereift. Eine Eosinophilie liegt dann vor, wenn mehr als 450 eosinophile Leukozyten/mm^3 vorhanden sind; oft machen die Eosinophilen 10–80% der Leukozyten aus. Manchmal ist die Eosinophilie wechselnd, wobei entweder eine Zunahme nach chirurgischen Eingriffen (Ruzic et al. 1952; Boquien et al. 1966), oder sonst auch eine Abnahme [wahrscheinlich durch endogene Steroidproduktion in der Stresssituation nach Operation (?) Freundlich et al. 1966; Heddle et al. 1969] gesehen werden kann. Wie im Sputum bei asthmatischen Patienten kann man im Stuhl und im Gewebe Charcot-Leyden-Kristalle finden (auskristallisierte Reste degranulierter eosinophiler Leukozyten) (El-Hashimi 1971). Eine direkter Zusammenhang zwischen Blut- und Gewebeeosinophilie ist nicht immer nachweisbar.

Die Blutsenkung ist meistens normal, kann aber bei ernsthafter Entzündungsaktivität erhöht sein. Okkultes Blut kann man im Stuhl bei Mukosadefekten nachweisen. Auch ein gastrointestinaler Eiweißverlust mit Hypalbuminämie, Hypogammaglobulinämie und Ödemen wird häufig bei Mukosaläsionen beobachtet. Malabsorption von Lipiden und pathologische D-Xyloseausscheidung können vorkommen.

Bei Aszites kann man ein eosinophiles Exsudat mit bis zu 95% Eosinophilen finden.

II. Röntgenologie

Bei Läsionen im Magen sind mehrere Erscheinungsformen vorhanden. Mukosale Defekte weisen verdickte Rugae, noduläre Verdickungen oder polypoide Defekte mit pflastersteinähnlichem Relief auf (GOLDBERG et al. 1973; DODDS et al. 1974). Nicht selten wird bei Krankheitsbeginn irrtümlich die Diagnose eines Ulkus oder Karzinoms gestellt, insbesondere, wenn eine auffallende Rigidität der Magenwand vorhanden ist. Eine Einengung des Lumens kann entweder durch irreguläre intraluminelle Massen oder durch glatte, konzentrische Infiltration mit Versteifung und Beeinflussung der normalen Motilität und Peristaltik verursacht werden (Abb. 2).

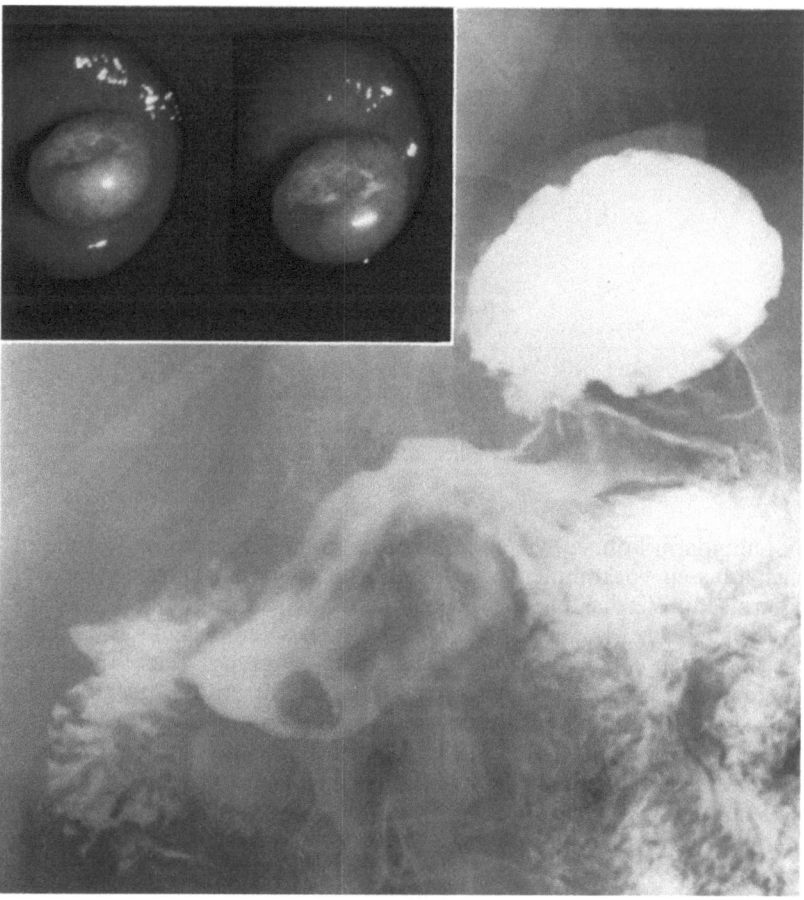

Abb. 2. Polypoider Defekt im Antrum mit korrespondierendem endoskopischem Bild auf dem die typische zentrale Delle gut erkennbar ist

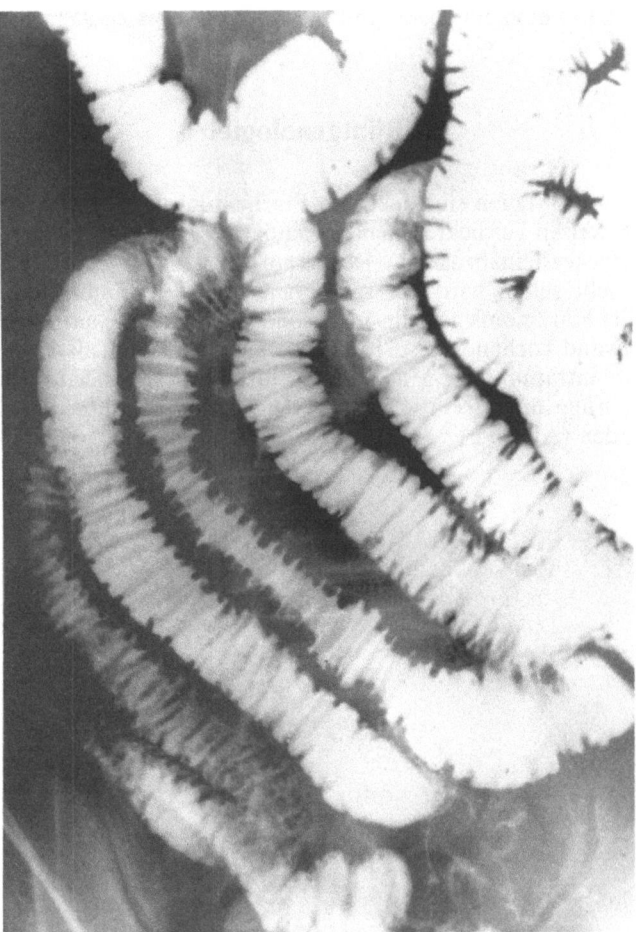

Abb. 3. Entzündetes Darmsegment mit Verdickung der Schleimhautfalten und Trennung der Darm-schlingen

Im Dünndarm können wie auch im Kolon noduläre oder polypoide intralu-minellen Massen vorkommen. Zusätzlich führt die transmurale Affektion des Dünndarms zur Verdickung der Schleimhautfalten mit komplettem Verlust des Mukosareliefs. Dazu kommt auch eine strichweise Erweiterung und Einengung von Darmsegmenten mit irregulär gezähnelten Konturen. Eine Trennung von Darmschlingen kann durch Ödem, eosinophiles Infiltrat und muskuläre Hyper-trophie, aber auch durch Infiltration des Mesenteriums oder Aszites erfolgen (Dodds et al. 1974; Wehunt et al. 1975) (Abb. 3). Steatorrhö und Eiweißverlust führen zur Ausflockung und Segmentation des Kontrastmittels (Gregg u. Luna 1973). Gelegentlich können auch ganz normale Röntgenbefunde bei rein diffusen eosinophiler Infiltration der Darmwand erhoben werden.

III. Endoskopie

Es gibt leider nur kasuistische Mitteilungen von endoskopischen Befunden wie noduläre Verdickungen, abnormale, kongestive, granuläre Mukosa und atrophische, hämorrhagische oder exulzerierende Gastritis (BOQUIEN et al. 1966). Sehr wichtig jedoch ist die Endoskopie zur Diagnosestellung, weil multiple gezielte Biopsien entnommen werden können. Der Kliniker sollte wissen, daß wegen eines möglichen Fehlens von oberflächlichen Infiltrationen und teilweiser fokaler Verbreitung der Läsionen im Fall von diffuser eosinophiler Gastroenteritis eine einmalige Biopsie in $^1/_3$ der Fälle zu einem negativen Resultat führt (HEDDLE et al. 1969). Deswegen sollten mehrere Biopsien entnommen werden. Bei negativen pathologischen Resultat ist sonst eine peroperative transmurale Biopsie indiziert (KLEIN et al. 1970).

IV. Pathologische Anatomie und Histologie

Makroskopisch ist beim eosinophilen Granulom ein glatter oder exulzerierender, gelappter oder abgerundeter, weicher oder elastischer Tumor von 1–5 cm zu sehen; im Zentrum kann sich an der mukosale Seite ein Ulkus befinden (Abb. 4) (HIVET u. FOUET 1972; JOHNSTONE u. MORSON 1978; KONRAD u. MEISTER 1979). Mikroskopisch ist das eosinophile Granulom durch eine granulomatöse Entzündung mit überwiegend Eosinophilen gekennzeichnet. Darüber hinaus sind auch Fibroblasten, Histiozyten, Lymphozyten, Plasma- und Riesenzellen, Retikulin- und Kollagenfibrillen und Kapillarproliferationen nachweisbar. Das Infiltrat befindet sich in Mukosa und Submukosa und wird durch die Muskularis begrenzt. Die wichtigsten zellulären Elemente sind eosinophile und fibroblastäre Zellen, während im Gegensatz dazu Histiozyten, Retikulumzellen, Schaumzellen, lipoide Phagozyten beim eosinophilen Granulom des Knochens (Hand-Schüller-Christian; Letterer-Siewe-Syndrom) die Hauptzellelemente darstellen.

Bei der diffusen eosinophilen Infiltration des Darmtrakts kann man makroskopisch graugelbe Knoten oder Infiltrate beobachten. Die Wand ist oft fest,

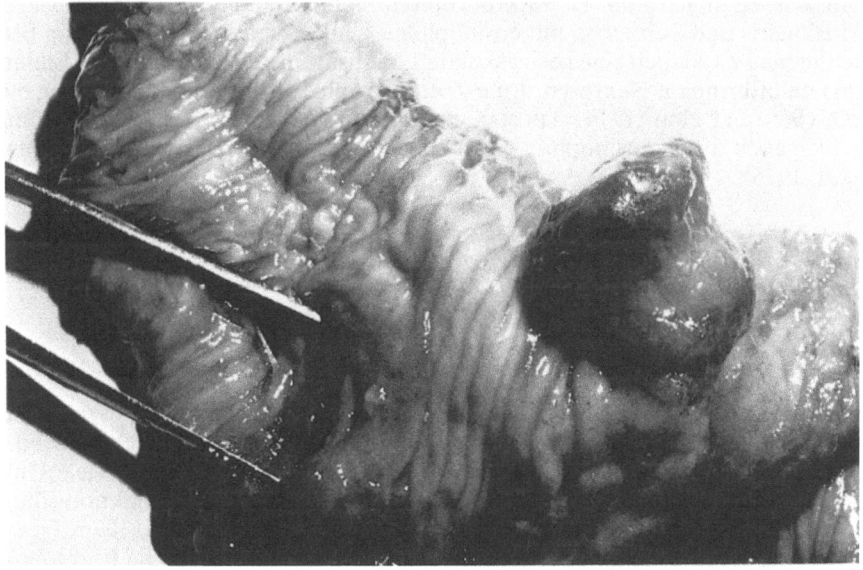

Abb. 4. Eosinophiles Granulom im Ileum in der Nähe eines Meckel-Divertikels

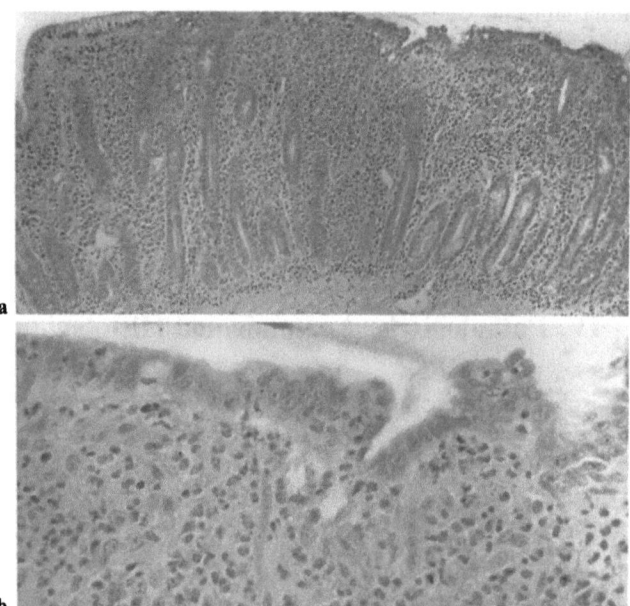

Abb. 5a, b. Pathohistologische Befunde bei der diffusen eosinophilen Gastroenteritis. **a** Praktisch vollständiger Verlust der Zotten, **b** ausgeprägte eosinophile Infiltration in der Lamina propria

knorpelartig, ödematös und kongestiv. Das Mesenterium kann verdickt, gelblich und nodulär aussehen sowie ein sklerolipomatöses Übergreifen auf die Darmwand aufweisen wie beim M. Crohn. Die Wandverdickung ist durch Ödemen, eosinophile Infiltrate mit Aufspaltung der Muskelfasern und Hypertrophie des Muskels bedingt (Abb. 1). Mikroskopisch sind Submukosa, aber vorwiegend Muskularis und Subserosa mit eosinophilen Leukozyten infiltriert. Häufig beobachtet man zusätzlich eine perivaskuläre Lokalisation des Infiltrats, eine Endarteritis und fibrinoide Nekrosen. Eine Zottenatrophie ist ungewöhnlich, aber möglich (Bennett et al. 1974; Thomas et al. 1975) (Abb. 5a, b). Die Villi können jedoch auch durch eosinophile Agglomerate verbreitet erscheinen (Bogomoletz et al. 1976).

F. Ätiologie und Pathophysiologie (Tabelle 3)

Die Ätiologie der eosinophilen Gastroenteritis sowohl vom diffusen als auch vom fokalen granulomatösen Typ ist bis heute nicht geklärt. Auffallend ist das gemeinsam vorkommende Element: der eosinophile Leukozyt. Viele Untersuchungen haben sich auf die Morphologie (El-Hashimi 1971), Funktion (Duhamel 1976; Goetzl 1976; Gleich et al. 1980), Kinetik (Dale et al. 1976; Goetzl 1976) und Regulationsphänomäne dieser Leukozyten gerichtet. Die Eosinophilen spielen eine wichtige Rolle bei folgenden 3 bekannten allergischen Vorgänge (Wolff 1969; Cello 1979; André 1980) (Abb. 6).

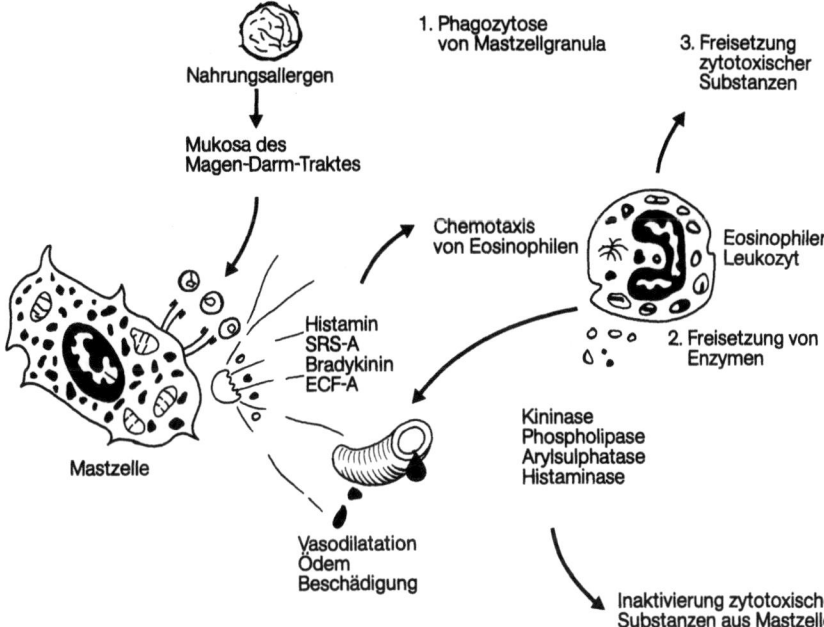

Abb. 6. Allergische Prozesse mit Beteiligung eosinophiler Leukozyten

1. Sofort-Typ: IgE, gebunden an basophile Leukozyten oder Mastzellen, reagiert mit dem Allergen, wobei es zur Degranulation von Mastzellen mit Freisetzung von Histamin, SRS-A, Bradykinin und ECF-A (*E*osinophilic *C*hemotactic *F*actor of *A*naphylaxis) kommt (MAJERUS et al. 1976; ROBERT et al. 1977). Der letzte Faktor ist aus Lungen- und Darmgewebe isoliert worden. Diese Substanzen führen zu Vasodilatation, Ödemen und Gewebeschäden. Dabei werden auch eosinophile Leukozyten mobilisiert.
2. Arthus-Typ: Allergen und Antikörper formen Komplexe die das Komplementsystem aktivieren. Aktiviertes C5a und C3 zieht die Eosinophilen an.
3. Zelluläre Hypersensivität: T-Zellen ziehen durch Lymphokinine die Eosinophilen an.

Das Resultat solcher allergischer Reaktionen ist also eine Akkumulation von eosinophilen Leukozyten, die nicht nur Mastzellen phagozytieren können, sondern auch zerstörende Einflüsse auf Gewebe mit Ödem und Vasodilatation ausüben, wobei Bradykinin, Histamin und SRS-A durch Abgabe von Kininase, Histaminase und Arylsulphatase inaktiviert werden. Sie können aber auch selbst toxische Substanzen freisetzen. Daß die Eosinophilen in den Entzündungsreaktionen im Gewebe eine wichtige aktive Rolle spielen, wird durch das Vorkommen von degranulierten Eosinophilen und Charcot-Leyden-Kristallen im Zentrum von eosinophilen Granulomen deutlich. Es ist somit anzunehmen, daß eine allergische Reaktion (Überempfindlichkeitsreaktion) bei dieser Krankheit eine Rolle spielt. Dafür sprechen auch die periphere Eosinophilie bei Allergie und Parasitosen, wofür eine parasitäre Infiltration des Gewebes nötig ist, die Beobachtung der Abnahme der Bluteosinophilie bei Zunahme der Gewebeeosinophilie zusammen mit zunehmenden gastrointestinalen Beschwerden (KLEIN et al. 1970), die atopische Konstitution mit systemischer und/oder gastrointestinaler Allergie mit gutem Ansprechen auf Kortikosteroidtherapie, die erwähnte Vermehrung von IgE bei Allergenzufuhr, die positiven RAST (Radioimmunoallergosorbent-test) und positive direkte oder indirekte Hauttests. Auch das anatomisch-pathologische Bild liefert einen Hinweis auf die allergische Natur des Krankheitsprozesses.

Versuche, die Allergietheorie wahrscheinlich zu machen, führten zum Einsatz von Karenz- und Expositionsdiäten, oft nicht ungefährlich (Spencer et al. 1950), zu IgE-Bestimmungen (Caldwell et al. 1975) im Serum, Darmgewebe und -sekret sowie zu direkten und indirekten Hauttests. Dabei sind falsch positive Ergebnisse der Hauttests z.B. durch Glyzerin oder Irritantien gefunden worden. Auch falsch negative sind möglich und folgen aus der Tatsache, daß das lokal synthetisierte und in Lymphfollikeln gespeicherte IgE nur ins Darmlumen und kaum ins Blut sezerniert wird, weshalb nur wenig IgE für kutane Reaktionen vorhanden ist. Auch besteht die Möglichkeit, daß Nahrungsmittel nur nach metabolischer Veränderung eine allergische Reaktion hervorrufen. Hauttests sind bei 4% der Patienten mit eosinophiler Gastroenteritis und bei 6% der Patienten mit eosinophiler Gastroenteritis parasitären Ursprungs positiv verlaufen (Kazil 1969).

Im Widerspruch zu der allergischen Theorie steht die fehlende Korrelation zwischen IgE und allergischen Reaktionen (Caldwell et al. 1975; Jackson 1978), zwischen intradermalen Hauttests und den Resultaten von Eliminationsdiäten bei Allergenen, das Vorkommen von Atopie in weniger als 50% bei eosinophiler Gastroenteritis (Ureles et al. 1961; Cello 1979), der nicht konstante Effekt einer Elimination des Allergens und der weiterhin normale Immunstatus dieser Patienten. Nach Leinbach und Rubin (1970) gibt es eine Basiskonstitution, welche möglicherweise zur eosinophile Akkumulation im Gewebe prädisponiert. Superponiert auf dieses Substrat können dann gelegentlich allergische Reaktionen auftreten, wobei am Ende das Bild einer eosinophilen Enteritis entsteht und klinische Symptome auftreten.

Bei der diffusen eosinophilen Gastroenteritis ist die allergische Theorie noch immer am wichtigsten: Systemische und fokale allergische Vorgänge und die Korrelation zwischen Schweregrad der Eosinophilie und Ausbreitung über die Darmoberfläche sprechen dafür. Ein ähnliches Bild wird bei allergischen Reaktionen parasitären Ursprungs wie nach Infestation mit Strongyloides, Askaris und den Larven des Heringwurmen, Eustoma rotundatum oder Anisakis beobachtet. Anisakiasis, die Heringwurmkrankheit (Kuipers et al. 1960; Voorhuis u. Eylers 1961; Rutgeerts et al. 1975; Tytgat et al. 1976), wird durch die Larven von Eustoma rotundatum verursacht. Der Zyklus geht von Wassersäugetieren wie Seehund, Walfisch und Delphin aus, wobei das erwachsene Tier Eier mit den Fäzes ausscheidet, über Larven in kleinen Meerestieren zu Fischen, in denen Larven in der Peritonealhöhle leben. Werden Fische durch Wassersäugetiere gefressen, ist der Zyklus vollendet. Wenn die Fische (Hering, Makrele usw.) gefangen werden, wandern die Larven in die Muskeln und können bei

Tabelle 3. Pathogenese der eosinophilen Gastroenteritis

Allergie	a) Gewebs- und Bluteosinophilie
	b) allergische Diathese
	c) Nahrungsmittelallergie
Toxine	
Nicht identifizierte Parasiten oder Mikroorganismen	
Primäre systemische immunologische Krankheit	

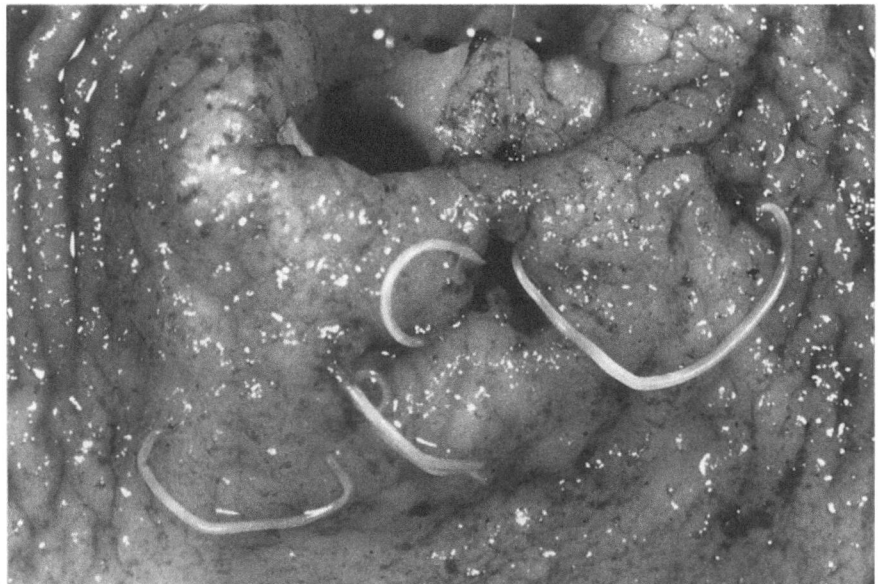

a

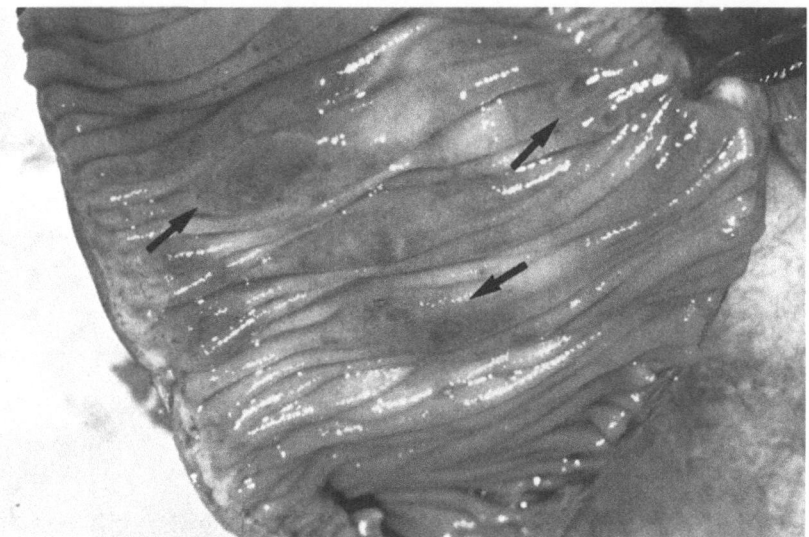

b

Abb. 7a–e. Anisakiasis als Faktor in der Pathogenese der diffusen eosinophilen Gastroenteritis. **a** Detailliertes Bild eines Heringswurms (Anisakis), **b** charakteristische Mukosaläsionen (*Pfeile*) dort, wo Anisakislarven die Darmwand penetrieren; **c** (s. S. 380) Schnitte durch Anisakis Larven (Darmwand), umgeben von eosinophilem Infiltrat und Abszedierung; **d** (s. S. 380) experimentelle Anisakisinfektion im Magen des Kaninchens, Transversaler Schnitt, **e** (s. S. 381) Experimentelle Anisakisinfektion im Magen des Kaninchens, Querschnitt

Menschen unter bestimmten Umständen Beschwerden und Krankheiten verursachen. Nur ein mehrfacher Kontakt auf eine vorangehende Sensibilisierung gibt Anlaß zur Entstehung des Krankheitsbilds mit gelbgefärbten Herden granulomatösen Gewebes, fibrinoiden Nekrosen, Riesenzellen und eosinophilen Infiltraten (Abb. 7a–d) (SMITH u. WOOTEN 1978). Die Freisetzung eines eosinophilen chemo-

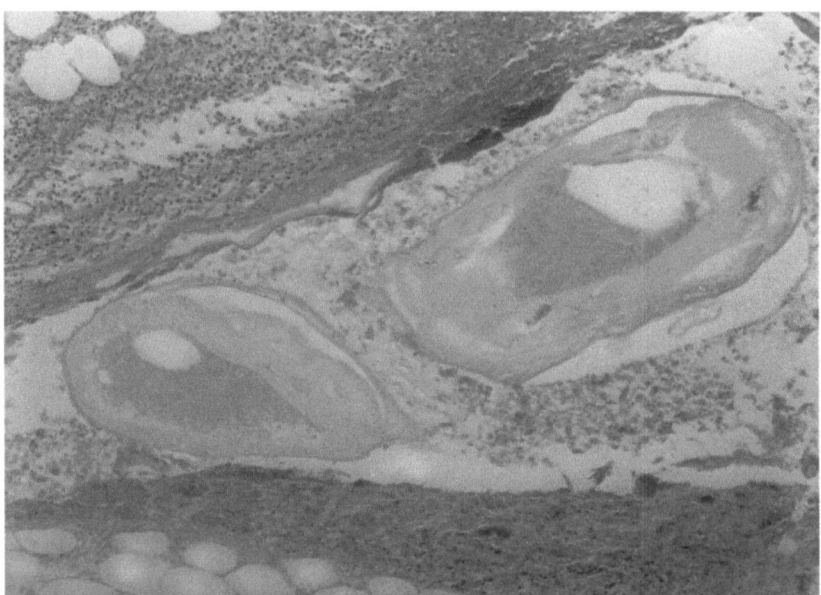

Abb. 7c

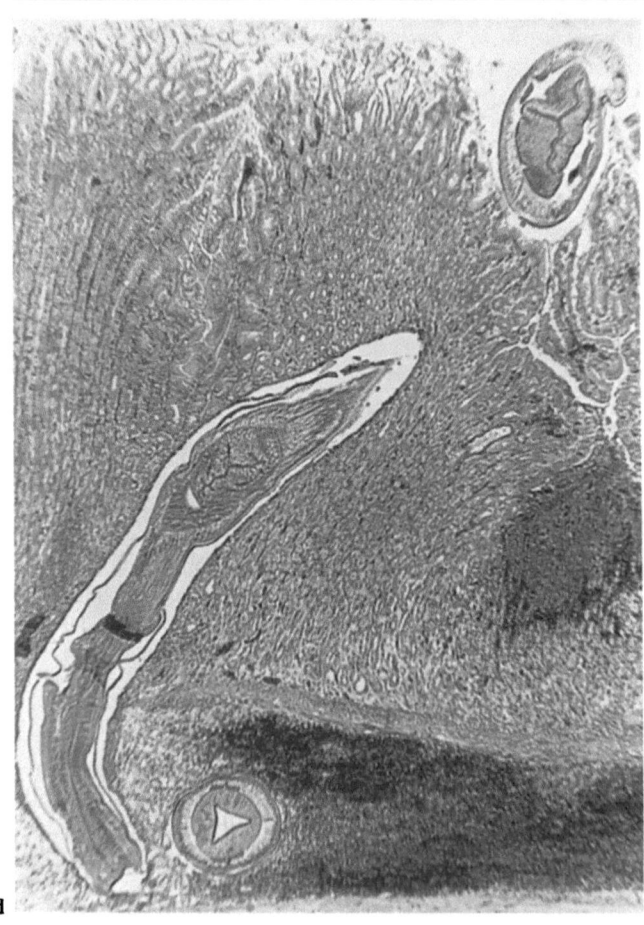

Abb. 7d

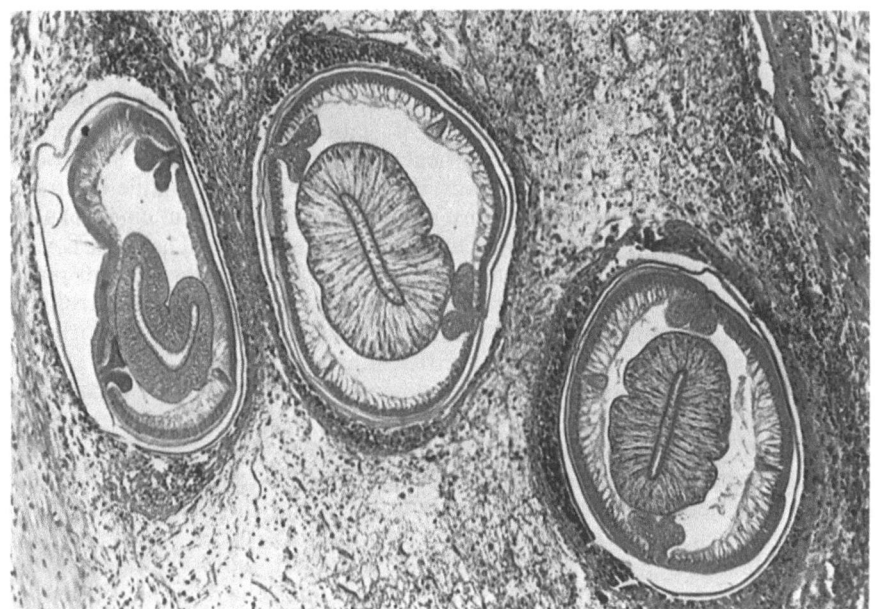

Abb. 7e

Abb. 7e. Legende zu Abb. 7c–e s. S. 379

taktischen Faktors (TANAKA u. TORISU 1978) aus Eustoma rotundatum ist beschrieben worden. Mit dem nur saisongebundenen Essen von Fischen und dem geographisch bestimmten Vorkommen ist ein Teil der kryptogenen eosinophilen Gastroenteritisfälle erklärt worden. Noch immer ist es aber schwierig, die Larven zu finden, es sei denn, man untersucht frische Heringe, die nicht gekühlt wurden (VALDISERRI 1981). Darüber hinaus werden heute serologische Bestimmungen mit indirekter Fluoreszenz durchgeführt (SMITH u. WOOTEN 1978).

Für die Pathogenese der lokalen eosinophilen Granulome (HEDDLE et al. 1969; BRAEKMAN et al. 1971; HOWLETT et al. 1976; BOGOMOLETZ et al. 1976; CHAUHAN et al. 1979) ist eine lokale vorangehende Schädigung mit nachfolgender eosinophiler Gewebereaktion zu postulieren. So kann bei Korrosion mit Zinkchlorid eine granulomatöse Entzündung entstehen (HIGGINS et al. 1966). Wegen des häufigen Vorkommens von Granulomen mit Geschwüren hat man sowohl infektiöse wie tumorähnliche Faktoren in Betracht gezogen. Wahrscheinlich entsteht das Granulom als überflüssige Formation von normalen Granulationsgewebe am Rand eines Ulkus oder Epitheldefekts (URELES et al. 1961; KLEIN et al. 1970; BOGOMOLETZ et al. 1976; HOWLETT et al. 1976). Fremdkörperreaktionen sind vielleicht am wichtigsten da intramurale Injektionen von Barium, Magensekret, Muskelfibrillen, Antazida und Globulinen (HEDDLE et al. 1969; BRAEKMAN et al. 1971; WARMINGTON u. RIPPEY 1974) in Tierexperimenten Granulome verursachen. Möglicherweise ist das Penetrieren von Nahrungsbestandteilen oder Mukosaelementen in der Nähe eines Magenulkus die Erklärung für das Entstehen eines eosinophilen Granuloms. Ob eine ähnliche Hypothese auch für das Entstehen duodenaler Granulome Gültigkeit hat, ist bisher ungeklärt.

G. Differentialdiagnose

An die diffuse eosinophile Gastroenteritis soll man denken, wenn eine periphere Eosinophilie mit rezidivierenden, oft jahrelang bestehenden (bis 32 Jahre!) abdominellen Beschwerden vorliegt. Auch bei systemischer allergischer Konstitution oder Nahrungsmittelallergie ist an die diffuse eosinophile Gastroenteritis zu denken. Zusätzlich sollten röntgenologische Hinweise auf eine Lokalisation der Erkrankung im Magen oder Dünndarm bestehen. Die Diagnose eosinophiler Granulome ist meistens schwieriger: Allergie, Eosinophilie und der rezidivierende Charakter der Symptome fehlen oft, es können nur Magenobstruktion, Blutung oder Ulkus mit röntgenologischem Verdacht auf Karzinom vorliegen, was nicht selten zur chirurgischen Eingriffen führt.

Eosinophilie mit abdominellen Symptomen kann bei folgenden Krankheitsbildern vorkommen:

1. Lymphom oder Pseudolymphom lassen in der Biopsie ausgereifte und nur wenig eosinophile Leukozyten erkennen. Röntgenologisch ist das Bild identisch. Die periphere Eosinophilie ist meistens nur gering ausgeprägt, die Blutsenkung ist praktisch immer erhöht.

2. Das Magenkarzinom wird bioptisch diagnostiziert, und ist röntgenologisch manchmal schwer vom eosinophilen Granulom zu unterscheiden. Die Eosinophilie kann 10–20% der Leukozyten betragen, die Blutsenkung ist oft erhöht.

3. Die Lokalisation von M. Crohn (Sivasankar et al. 1972; Johnstone u. Morson 1978) in Magen, Dünndarm und Zökum verursacht wegen des Pflastersteinreliefs und mesenterieller Fettablagerungen sowie der sonstigen Eosinophilie diagnostische Schwierigkeiten. Auch hier ist die Blutsenkung oft erhöht.

4. Eine korrekte Diagnose bei Polyarteritis nodosa ist nur bei Haut- oder Muskelbiopsien zu erwarten, die Angiographie kann zur Diagnosestellung nützlich sein (Nicks u. Hughes 1975; Cello 1979). Periphere Eosinophilie, noduläre und polypoide Massen infolge Entzündung und Ischämie sind bei beiden vorhanden. Die Blutsenkung ist erhöht. Von diesen Patienten haben 25% submuköse, muskuläre und subseröse eosinophile Infiltrate im Darmtrakt.

5. Hypereosinophile Syndrome (Chusid et al. 1975; Majerus et al. 1976; Bush et al. 1978; Epstein et al. 1981; Flaum et al. 1981; Schooley et al. 1981) werden durch stark erhöhte periphere Eosinophilie, Darmlokalisation zusammen mit multiplen simultanen Organlokalisationen (Herz, Lunge, Niere, Haut, Nervensystem) gekennzeichnet.

6. Parasiten wie Schistosoma, Askaris, Strongyloides, Toxocara, Trichura, Trichinella, Capillaria und Anisakis sollen immer ausgeschlossen werden, weil das Krankheitsbild identisch sein kann.

7. Allergische Gastroenteropathie ist submukosal sowie mukosal lokalisiert und findet sich häufiger bei Kindern (Howlett et al. 1976; Waldmann 1976; Littlewood Teele et al. 1979).

8. Magenulkus, Strahlenschäden, tropische Eosinophilie, Allergie, chronische myeloische Leukämie und Sarkome sind auch in der Literatur beschrieben, spielen jedoch in der Differentialdiagnose nur eine untergeordnete Rolle.

H. Therapie

Chirurgisches Vorgehen war in vergangenen Jahren oft zur exakten Diagnose-stellung nötig, die heute durch Endoskopie und gezielte Biopsie erfolgt. Nur wenn eine Obstruktion oder Invagination vorhanden ist, bleibt eine Resektion notwendig. Auch bei Befall mit Eustoma rotundatum wird oft ein chirurgisches Vorgehen (wegen der Persistenz der Parasiten als Fremdkörper nach allergischer Reaktion) erwogen. Wenn für die Diagnosestellung doch eine Operation notwendig ist, sollte nur eine Biopsie ohne ausgedehnte Resektion erfolgen.

Die Prognose nach chirurgischer Therapie ist bei lokalisierten Formen gut, da oft eine Heilung ohne Rezidiv erfolgt. Chirurgisches Vorgehen ist jedoch bei den diffusen Gastroenteritisformen kontraindiziert.

Eliminationsdiäten sind meistens nicht effektiv, oft nicht durchführbar, und haben sich daher nicht bewährt.

Die medikamentöse Therapie mit Antihistaminika, Spasmolytika und Antazida ist ebenfalls nicht effektiv. Kortikosteroide werden fast immer eingesetzt, ohne daß kontrollierte Studien vorliegen. Zur Induktion wird oft 30–60 mg Predniso(lo)n über 7–10 Tage, oft auch über 4–8 Wochen mit einer Erhaltungsdosis von 7,5–15 mg täglich oder jeden zweiten Tag gegeben. Eine Normalisierung der Eosinophilie tritt meistens nach 3 Wochen, eine röntgenologische Besserung nach 4–6 Wochen und eine Normalisierung der Mukosa nach 2 Monaten oder später auf. Natriumchromoglykat und Oxatomide werden bei Asthma durch Inhalation lokal appliziert. Bei Nahrungsmittelallergien (Milch- oder Fleischproteinallergie) scheinen beide auch lokal wirksam zu sein (FREIER u. BERGER 1973; VAZ et al. 1978; BUISSERET 1978; GERRARD 1979). Es gibt jedoch zu dieser Therapie eosinophiler Krankheiten zu wenig Informationen.

Ob eine Hemmung der Prostaglandinsynthese (BUISSERET et al. 1978) nützlich ist, muß auch durch weitere Beobachtungen geklärt werden.

J. Prognose

Obwohl tödliche Fälle (TYTGAT et al. 1976; KONRAD u. MEISTER 1979) von eosinophiler Gastroenteritis beschrieben sind, ist die Prognose i. allg. günstig, um so mehr, als die Kachexie durch parenterale Ernährung korrigiert werden kann. Eine spontane Remission ist auch bekannt. Die längste Überlebenszeit ist 32 Jahre.

Beim dissiminierten hypereosinophilen oder idiopathischen hypereosinophilen Syndrom kann die Prognose bei einzeln Organläsionen gut, bei multiplen Organbefall jedoch durchaus schlecht sein (MANKO et al. 1972; ROBERT et al. 1977).

K. Komplikationen

Es sollte zwischen intestinalen und extraintestinalen Komplikationen unterschieden werden. Intestinale Komplikationen sind: Magenobstruktion, Dünndarmverschluß, Blutung, Perforation, bakterielle Überbesiedlung, Steatorrhö, Eiweißverlust, Malabsorption, Eisen- und Vitamin-B_{12}-Mangel. Extraintestinale Formen der eosinophilen Gastroenteritis sind selten: eosinophile Pleuritis (Salmon u. Paulley 1967; Goldberg et al. 1973; Dodds et al. 1974), eosinophile Infiltration von Lymphknoten (Dodds et al. 1974), eosinophile Zystitis (Klein et al. 1970; Haberkern et al. 1978), Pankreatitis (Hivet u. Fouet 1972; Smith et al. 1975), Perikarditis, mesenterielle Adenitis, eosinophile Cholezystitis (Johnstone u. Morson 1978) und Prostatitis. Auch Knochenmarkeosinophilie und Hepatosplenomegalie mit eosinophilen Infiltraten in Sinusoiden sind bekannt. Darüber hinaus ist mit systemischen, allergischen Reaktionen auf Nahrungsmitteln zu rechnen.

L. Schlußfolgerungen

Die eosinophile Enteritis ist eine heimtückische Krankheit. Wahrscheinlich führen verschiedene pathogenetische Vorgänge zu diesem heterogenen Krankheitsbild. Mehr detaillierte pathologische und immunpathogenetische Studien sind nötig, um genau zu erfassen inwieweit frühere oder aktuelle parasitäre Erkrankungen wie z.B. Anisakisinfektionen zu diesem Krankheitsbild führen können. Auch über den genauen Unterschied oder die eindeutige Relation zwischen intestinaler Allergie und eosinophiler Enteritis werden wahrscheinlich erst zukünftige Studien mehr Klarheit bringen. Unbefriedigend ist noch die Unterscheidung zwischen einer chronischen nichtspezifischen Darmentzündung von Typ Colitis ulcerosa oder M. Crohn mit stark erhöhter lokaler und möglicher systemischer Eosinophilie und einer eosinophilen Enteritis, die einer chronisch-entzündlichen Darmerkrankung beeindruckend ähneln kann. Auch hier können nur detaillierte Langzeitbeobachtungen Klarheit bringen.

Schließlich scheint die Therapie mit Kortikosteroiden noch immer unbefriedigend gesichert, wobei sich v.a. die steroidresistente Fälle als besonders schwierig erweisen. Ob andere Medikamente wie Oxatomide oder Chromoglykat wirksam sein können ist bis jetzt unbekannt.

Danksagung. Die Autoren danken Dr. H.M. Ruitenberg sehr herzlich für die Bilder der experimentellen Anisakisinfektion und Frau G. van der Sluis für administrative und typographische Hilfe.

Literatur

André C (1980) Passage des antigènes a travers la barrière intestinale et pathologie digestive. Med Hyg 38:279–281

Bennett RA, Whitelock T, Kelley JL (1974) Eosinophilic gastroenteritis, glutenenteropathy and dermatitis herpetiformis. Am J Dig Dis 19:1154–1161

Bogomoletz WV, Penuela JM, Velilla JP (1976) Eosinophilic infiltration of the gastrointestinal tract (eosinophilic gastroenteritis). Beitr Pathol 158:203–211

Boquien Y, Kerneis JP, Malvy P, Kropff G, Delumeau LG, LeBodic MF (1966) Le granulome eosinophile du tube digestif. Arch Fr Mal Appa Dig 55:977–998

Braekman J, Tanghe W, Noyez D (1971) Inflammatory fibroid polyp of the small intestine. Tijdschr Geneeskd 10:452–455

Buisseret PD (1978) Common manifestations of cow's milk allergy in children. Lancet I:304–305

Buisseret PD, Heinzelmann DI, Youlten LJF, Lessof MH (1978) Prostaglandinsynthesis inhibitors in prophylaxis of food tolerance. Lancet I:906–908

Bush RK, Geller M, Busse WW, Flaherty DK, Dickie HA (1978) Response to corticosteroids in the hypereosinophilic syndrome. Arch Int Med 138:1244–1246

Caldwell JH, Tennenbaum JI, Bronstein HA (1975) Serum IgE in eosinophilic gastroenteritis. N Engl J Med 292:1388–1390

Campbell WL, Green WM, Seaman WB (1974) Inflammatory pseudotumor of the small intestine. Am J Roentgenol 121:305–311

Cello JP (1979) Eosinophilic gastroenteritis – a complex disease entity. Am J Med 67:1097–1104

Chauhan PM, Mahiznan P, Roberts TW (1979) Inflammatory fibrous polyps of the small intestine. NY State J Med 79:1589–1591

Chusid MJ, Dale DC, West BC, Wolff SM (1975) The hypereosinophilic syndrome. Medicine 54:1–27

Dale DC, Hubert RF, Fauci A (1976) Eosinophilic kinetics in the hypereosinophilic syndrome. J Lab Clin Med 87:487–495

Dodds WJ, Geenen JE, Stewart ET (1974) The radiology corner: eosinophilic enteritis. Am J Gastroenterol 61:308–312

Duhamel G (1976) Physiologie des eosinophiles. Nouv Presse Med 5:1054–1056

El-Hashimi W (1971) Charcot-Leyden crystals. Am J Pathol 65:311–324

Epstein DM, Taormina V, Gefter WB, Miller WT (1981) The hypereosinophilic syndrome. Radiology 140:59–62

Flaum MA, Schooley RT, Fauci AS, Gralnick HR (1981) A clinicopathologic correlation of the idiopathic hypereosinophilic syndrome. I. Hematologic manifestations. Blood 58:1012–1020

Freier S, Berger H (1973) Disodium cromoglycate in gastrointestinal proteinintolerance. Lancet I:913–915

Freundlich IM, Schaupp R, Stauffer Lehman J (1966) Eosinophilic Gastroenteritis. Radiology 86:493–495

Gerrard JW (1979) Oral cromoglycate: its value in the treatment of adverse reactions to foods. Ann Allergy 42:135–138

Gleich GJ, Loegering DA, Frigas E, Wassom DL, Solley GO, Mann KG (1980) The major basic protein of the eosinophil granule, physicochemical properties, localization and function. In: Mahmoud AAF, Austen KF (eds) The eosinophil in health and disease. Grune & Stratton, New York London, pp 79–97

Goetzl EJ (1976) Modulation of human eosinophil polymorphonuclear leucocyte migration and function. Am J Pathol 85:419–436

Goldberg HI, O'Kieffe D, Jenis EH, Boyce HW (1973) Diffuse eosinophilic gastroenteritis. Am J Roentgenol 119:342–351

Gregg JA, Luna L (1973) Eosinophilic gastroenteritis. Am J Gastroenterol 59:41–47

Haberkern CM, Christie DL, Haas JE (1978) Eosinophilic gastroenteritis presenting as ileocolitis. Gastroenterology 78:896–899

Hammer B, Lenzenweger I (1965) Beitrag zum eosinophilen Granulom des Magen-Darmtraktes. Wien Klin Wochenschr 41:745–748

Heddle SB, Parrott KB, Paloschi GPE, Prentice RSA, Persyko L, Beck IT (1969) Diffuse eosinophilic gastroenteritis. Can Med Assoc J 100:554–559

Higgins GA, Lamm ER, Yutzy CV (1966) Eosinophilic gastroenteritis. Arch Surg 92:476–483

Hivet M, Fouet R (1972) Granulome eosinophile diffus du tube digestif. Sem Hop Paris 48:189–194

Howlett SA, Nelson EW, Spivey JC, Kramer DC, Cerda JC (1976) Eosinophilic gastroenteritis. South Med J 69:427–429

Jackson H (1978) Eosinophilic gastroenteritis. NY State J Med 78:2075–2077

Johnstone JM, Morson BC (1978) Eosinophilic gastroenteritis. Histopathology 2:335–348

Kayser R (1937) Zur Kenntnis der allergischen Affektionen des Verdauungskanals vom Standpunkt des Chirurgen aus. Langenbeck's Arch Klin Chir 188:36–64

Kazil P (1969) Eosinophilic granuloma, eosinophilic gastroenteritis and eosinophilic peritonitis. Acta Univ Carol Med 15:581–611

Klein NC, Hargrove RL, Sleisenger MH, Jeffries GH (1970) Eosinophilic gastroenteritis. Medicine 49:299–319

Konrad EA, Meister P (1979) Fatal eosinophilic gastroenteritis in a 2-year old child. Virchows Arch A Pathol Anat Histol 382:347–353

Kuipers FC, Thiel PH v, Roskam ETh (1960) Eosinophilic inflammation of the small intestine caused by worm infection. Ned Tijdschr Geneeskd 104:422–427

Legre H, Saint-Pierre A, Gratecos N (1971) Granulome éosinophile rectocolique diffus à expansions polypoïdes multiples. Ann Gastroenterol Hepatol 7:429–439

Leinbach GE, Rubin CE (1970) Eosinophilic gastroenteritis: a simple reaction to food allergens? Gastroenterology 59:874–889

Littlewood Teele R, Katz AJ, Goldman H, Kettell R (1979) Radiographic features of eosinophilic gastroenteritis (allergic gastroenteropathy) of childhood. Am J Roentgenol 132:575–580

Livolsi VA, Perzin KH (1975a) Inflammatory pseudotumors (inflammatory fibrous polyps) of the small intestine. Am J Dig Dis 20:325–336

Livolsi VA, Perzin KH (1975b) Inflammatory pseudotumors (inflammatory fibrous polyps) of the esophagus. Am J Dig Dis 20:475–481

Majerus P, Sagel S, Tillack T, Hillinger S (1976) Hypereosinophilic syndrome with pulmonary hypertension. Am J Med 60:239–247

Manko MA, Cooper JH, Myers RN (1972) Disseminated hypereosinophilic disease. Am J Gastroenterol 57:318–325

Mc Nabb PC, Fleming CR, Higgins JA, Davis GL (1979) Transmural eosinophilic gastroenteritis with ascites. Mayo Clin Proc 54:119–122

Nicks AJM, Hughes F (1975) Polyarteritis nodosa mimicking eosinophilic gastroenteritis. Radiology 116:53–54

Nkanza NK, King M, Hutt MSR (1980) Intussusception due to inflammatory fibroid polyps of the ileum: a report of 12 cases from Africa. Br J Surg 67:271–274

O'Brien MM, Ewing MR (1973) Eosinophilic infiltration of the small intestine. Aust N Z J Surg 43:239–241

O'Neill T (1970) Eosinophilic granuloma of the gastrointestinal tract. Br J Surg 57:704–708

Pitchumoni CS, Dearani AC, Burke AV, Floch MH (1970) Eosinophilic granuloma of the gastrointestinal tract. JAMA 211:1180–1182

Pössner M, Vaněk J (1946) Submucous eosinophilic granuloma of the stomach. Cas Lek Cesk 85:685–689

Rangabashyam N, Mohan C, Thirunavukarasu VS (1977) Eosinophilic granuloma of the stomach. Am J Gastroenterology 68:290–293

Robert F, Omura E, Durant JR (1977) Mucosal eosinophilic gastroenteritis with systemic involvement. Am J Med 62:139–143

Rutgeerts L, de Coster M, Tytgat G, Tanghe M (1975) Eosinophilic infiltration of the small intestine due to anisakiasis. Tijdschr Gastroenterol 18:113–118

Ruzic JP, Dorsey JM, Huber HL, Armstrong SH (1952) Gastric lesion of Loeffler's syndrome. JAMA 149:534–537

Salmon PR, Paulley JW (1967) Eosinophilic granuloma of the gastrointestinal tract. Gut 8:8–14

Schooley RT, Flaum MA, Gralnick HR, Fauci AC (1981) A clinicopathologic correlation of the idiopathic hypereosinophilic syndrome. II. Clinical manifestations. Blood 58:1021–1026

Sivasankar R, Lane OG, Hjertaas OK (1972) Eosinophilic enteritis of the ileum: a case report. Can J Surg 15:1–4

Smith JW, Wooten R (1978) Anisakis and anisakiasis. In: Lunsden WHR, Muller R, Baker JR (eds) Advances in parasitology. Academic Press, London New York San Francisco, pp 93–163

Smith PM, Morgans ME, Clark CG, Lennard-Jones JE, Gunnlaugsson O, Jonasson T (1975) Lipodystrophy, pancreatitis and eosinophilia. Gut 16:230–234

Spencer JR, Comfort MW, Dahlin DC (1950) Eosinophilic infiltration of the stomach and bowel, associated with pyloric obstruction and recurrent eosinophilia. Gastroenterology 15:505–513

Tanaka J, Torisu M (1978) Anisakis and eosinophil. J Immunol 120:745–749

Tanghe W, Lauwerijns A, Maenhoudt R (1970) Inflammatory fibroid polyp of the stomach. Tijdschr Geneeskd 6:269–273

Thomas W, Lev R, Mc Cahan JF, Pitchumoni CS (1975) Eosinophilic gastroenteritis with malabsorption, extensive villous atrophy, recurrent hemorrhage and chronic pulmonary fibrosis. Am J Med Sci 269:259–265

Tytgat GN, Grijm R, Dekker W, Den Hartog NA (1976) Fatal eosinophilic enteritis. Gastroenterology 71:479–483

Ureles AL, Alschibaja T, Lodico D, Stabins SJ (1961) Idiopathic eosinophilic infiltration of the
gastrointestinal tract, diffuse and circumscribed. Am J Med 30:899–909

Valdiserri RO (1981) Intestinal anisakiasis. Report of a case and recovery of larvae from market
fish. Am J Clin Pathol 76:329–333

Vaz GA, Tan IKT, Gerrard JW (1978) Oral chromoglycate in treatment of adverse reactions
to food. Lancet I:1066–1068

Voorhuis FC, Eylers W (1961) An inflammatory tumor of the stomach probably caused by the
herringworm. Ned Tijdschr Geneeskd 105:2542–2545

Waldmann TA, Wochner RD, Laster L, Gordon RS (1967) Allergic gastroenteropathy N Engl
J Med 276:761–769

Warmington DA, Rippey JJ (1974) Eosinophilic infiltration of the stomach. S Afr Med J 48:405–407

Wehunt WD, Olmsted WW, Neiman HL, Phillips JF (1975) Eosinophilic gastroenteritis. RPC
from the AFIP. Radiology 120:85–89

Wolff AAC (1969) Eosinophile gastroenteritis. Ned Tijdschr Geneeskd 113:747–751

Zimmermann HG (1977) Eosinophiles Granulom des Colon Ascendens. Z Gastroenterol 15:676–679

Blindsacksyndrom

H. Menge

Mit 2 Abbildungen

A. Einleitung

Das Blindsacksyndrom ist eine Erkrankung, die durch eine bakterielle Überwucherung des Dünndarmlumens gekennzeichnet ist. Infektiöse Enteritiden werden allerdings nicht in dieses Krankheitsbild mit einbezogen. Eine derartige Fehlbesiedlung kann auftreten, wenn durch den Fortfall anatomischer Schranken Bakterien ungehindert ins Darmlumen gelangen können, die Chymuspassage bedeutend verlangsamt ist oder eine Stase von Ingestaanteilen besteht. In der vorliegenden Übersicht sollen zunächst die Erkrankungen diskutiert werden, die zu diesem Krankheitsbild führen können. Im folgenden wird sodann erläutert, über welche Mechanismen die pathologische Bakterienflora ihre krankmachende Wirkung entfaltet und welche Einflüsse hieraus auf die Digestion der hauptsächlichen Nutritiva und auf die Absorptions-Sekretions-Vorgänge der Dünndarmschleimhaut resultieren. Die Erläuterung der pathophysiologischen Geschehnisse nimmt notwendigerweise einen breiten Raum ein, da nur so ein sicheres Verständnis des klinischen Bildes erreicht werden kann. Dieses wird dann in seiner Vielfalt besprochen. Bezüglich der Diagnostik soll besonders auf die Verfahren hingewiesen werden, die unter klinischen Bedingungen ohne großen Aufwand zur Diagnose führen. Die abschließende Besprechung der Therapie soll unterstreichen, daß auch bei einem zeitlebens bestehenden Blindsacksyndrom eine sinnvolle Behandlung durch medikamentöse und diätetische Maßnahmen erreicht werden kann.

Der zur Verfügung stehende Raum auferlegt jedoch Beschränkungen. Einige interessante Gebiete können daher nur kurz angesprochen werden, so daß auf die angeführte Literatur verwiesen werden muß. Zu diesen Gebieten gehören die Beziehungen zwischen Gallensäuren und Dynamik des intestinalen Schleimhautaufbaus wie auch die Interaktionen zwischen den verschiedenen Fettsäuren und den Absorptions-Sekretions-Vorgängen an Dünn- und Dickdarm. Es wird weiterhin nur teilweise möglich sein, die pathophysiologischen Vorgänge allein aus den am menschlichen Dünndarm erhobenen Befunden zu verstehen. Daher ist es notwendig, auf tierexperimentelle Ergebnisse zurückzugreifen. Hierbei soll jedoch stets versucht werden, zu überprüfen, ob die beim experimentell erzeugten Blindsacksyndrom nachweisbaren Phänomene ein, wenn auch weniger ausgiebig dokumentiertes Korrelat am menschlichen Dünndarm unter diesem Krankheitsbild aufweisen.

B. Pathophysiologie

I. Bakterielle Besiedlung des Darms unter physiologischen Bedingungen

Schon unter physiologischen Bedingungen zeigt die bakterielle Besiedlung des Intestinums in quantitativer Hinsicht deutliche interindividuelle Schwankungen. Ebenso unterscheiden sich die Keimzahlen einzelner Darmanteile intraindividuell erheblich, während die Standortflora selbst relativ konstant ist. Das Jejunum ist unter Verwendung der heute gebräuchlichen mikrobiellen Untersuchungstechniken in nüchternem Zustand bei annähernd 70% der Probanden steril (THADEPALLI et al. 1979) und enthält bei den verbliebenen 30% der Personen bis zu 10^4 Bakterien/ml Darminhalt (MALLORY et al. 1973). Während noch 55% der aus dem mittleren Ileum gewonnenen Proben kein Keimwachstum aufweisen, sind die distalen Anteile dieses Darmabschnitts nur noch selten steril (KALSER et al. 1966; GORBACH et al. 1967); hier werden bis zu 10^7 Bakterien/ml Darmsaft gefunden (DRASAR et al. 1969). Jenseits der Bauhin'schen Klappe ist mit 10^{10}–10^{11} Keimen/ml Koloninhalt eine weitere Zunahme der ortsständigen Flora zu beobachten (DRASAR et al. 1969).

Diese Zahlen werden zwar allgemein als höchstzulässige Besiedlungsdichte in den einzelnen Darmanteilen angesehen, jedoch weisen vor allem im Jejunum einige gesunde Probanden trotzdem höhere Keimzahlen auf (KALSER et al. 1966; THADEPALLI et al. 1979).

Neben diesen quantitativen Unterschieden finden sich ausgeprägte Differenzen in der Zusammensetzung der Bakterienflora von Jejunum, Ileum und Kolon (GORBACH et al. 1967; MALLORY et al. 1973). Die proximalen Darmanteile beherbergen überwiegend grampositive Keime wie Streptokokken, Laktobazillen und Staphylokokken, während obligate Anaerobier hier kaum oder gar nicht anzüchtbar sind. Im distalen Ileum finden sich hingegen sowohl aerobe (überwiegend koliforme Bakterien) als auch anaerobe Keime (überwiegend Bacteroidesarten). Jenseits der Ileozökalklappe läßt sich eine weitere qualitative Änderung der Standortflora aufzeigen. Hier sind Anaerobier vorherrschend, wobei überwiegend Bacteroideskeime, anaerobe Laktobazillen und Clostridien anzüchtbar sind. Deren Anteil an der mikrobiellen Besiedlung ist derart hoch, daß ihr Verhältnis zu den aeroben und fakultativ anaeroben Keimen ungefähr 1 000 : 1 beträgt.

Diese Befunde zeigen insgesamt, daß in unterschiedlichen Darmanteilen eine jeweils quantitativ und qualitativ recht charakteristische Standortflora vorhanden ist. Hierbei gilt generell, daß von proximal nach distal die Keimzahlen und der Anteil der Anaerobier kontinuierlich zunehmen. In den einzelnen Darmabschnitten ist die jeweilige ortsständige Flora allerdings relativ konstant, so daß auch nach einer Mahlzeit die mit den Ingesta in das Intestinum gelangten Keime nur zu einer vorübergehenden Erhöhung der Bakterienzahl führen, die im Jejunum lediglich etwa 90 min anhält (DRASAR et al. 1969).

II. Ursachen einer bakteriellen Fehlbesiedlung des Darms

Um die jeweilige ortsständige Flora konstant zu erhalten, stehen dem Organismus verschiedene protektive Mechanismen zur Verfügung. Werden hiervon einer oder mehrere funktionsuntüchtig, so können drastische quantitative und qualitative Änderungen der Bakterienbesiedlung stattfinden.

1. Achlorhydrie

Einen wesentlichen schützenden Faktor stellt entsprechend den Untersuchungen verschiedener Autoren die sezernierte Salzsäure des Magens dar, so daß möglicherweise zu Recht von einer gastralen „Säurebarriere" gesprochen wird. Dementsprechend lassen sich in nüchternem Zustand aus dem Magensaft nur selten Bakterien anzüchten. SHINER et al. (1963) zeigten zusätzlich, daß E. coli in vitro im menschlichen Magensaft nur bei pH-Werten über 5,0 länger als 1 h überdauern kann. In vivo wurde von MAFFEI und NÓBREGA (1975) bei Kindern eine Bakterizidie des gastralen Inhalts bei einem pH unter 2,5 beobachtet. Weiterhin sind mit der Nahrung aufgenommene Keime innerhalb von 60 Minuten intragastral nicht mehr nachweisbar (DRASAR et al. 1969). Im Gegensatz hierzu weisen Patienten mit einer Achlorhydrie bis zu 10^6 Bakterien/ml Nüchternsekret auf, wobei auch Enterobacter, Streptokokken und Bacteroidesarten gefunden werden. Ebenso enthält unter diesen Bedingungen der obere Dünndarm in nüchternem Zustand und postprandial bedeutend höhere Keimzahlen. Es lassen sich bis zu 10^6 Keime/g Darminhalt nachweisen, von denen Streptokokken, Laktobazillen und Bacteroidesarten besonders zu nennen sind. Die oben erwähnte schnelle Elimination der mit der Nahrung aufgenommenen Bakterien läßt sich bei diesen Patienten ebenfalls nicht mehr nachweisen. Ähnliche Unterschiede zu Personen mit einer regelrechten Säuresekretion sind im Ileum aufzeigbar (DRASAR et al. 1969).

Diese Befunde lassen es einleuchtend erscheinen, daß die sogenannte „Säurebarriere" einen wesentlichen Schutz gegen eine bakterielle Fehlbesiedlung des Darmlumens darstellt. Die nachfolgend dargelegten Untersuchungen machen jedoch wahrscheinlich, daß eine Achlorhydrie allein keine wesentlichen Änderungen der physiologischen Flora bewirkt, sondern daß hierzu zusätzliche Faktoren notwendig sein müssen.

2. Magenoperationen

Eine der Achlorhydrie hinsichtlich der Säuresekretion ähnliche Situation findet sich nach verschiedenen Magenoperationen. Die Beziehung zwischen intestinaler Flora und den häufigsten chirurgischen Eingriffen an diesem Organ wurde von GREENLEE et al. (1977) systematisch am Hund untersucht. Die Autoren fanden eine bakterielle Überwucherung im Jejunum nach selektiver Vagotomie mit Pyloroplastik, trunkaler Vagotomie mit Pyloroplastik oder Antrektomie sowie nach einer subtotalen Gastrektomie, nicht jedoch nach einer alleinigen selektiv proximalen Vagotomie, obwohl der intragastrale pH-Wert in den ersten 3 Monaten nach allen Operationen gleich anstieg. Diese experimentellen Befunde lassen vermuten, daß die Konstanz der physiologischen Dünndarmflora durch eine normale Anatomie und eine regelrechte parasympathische Innervation der Region von Antrum und Duodenum aufrechterhalten wird. Falls diese am Tier erhobenen Befunde auf den Menschen übertragbar sind, ließe sich die oben beschriebene Zunahme der jejunalen Keimzahlen bei Patienten mit einer Achlorhydrie nicht allein durch die fehlende „Säurebarriere" erklären. Es müßten vielmehr zusätzlich Störungen der Motilität des oberen Verdauungstrakts vorhanden sein.

Die von GREENLEE et al. (1977) im Tierexperiment erhobenen Befunde sind am Menschen teilweise bestätigt worden. GREENLEE et al. (1971) fanden nach einer Vagotomie mit Antrektomie (Gastroduodenostomie oder Gastrojejunostomie) eine Zunahme der Keimzahlen auf 10^6–10^{10} Bakterien/ml Jejunalsaft, die auch 1 Jahr nach der Operation noch vorhanden war. Durch eine orale Säuresubstitution ließ sich diese Überwucherung nicht zurückdrängen. Ähnliche Befunde erhoben BROWNING et al. (1974) nach einer trunkalen Vagotomie mit Pyloroplastik oder retrokolischen Gastrojejunostomie in der frühen postoperativen Phase. Allerdings wiesen nach durchschnittlich 18 Monaten nur noch 9% der Patienten mit einer Vagotomie und Pyloroplastik eine bakterielle Überwucherung auf, während dies nach einer Vagotomie mit Gastrojejunostomie noch zu 50% der Fall war. Untersuchungen zur intestinalen Keimbesiedlung nach einer alleinigen selektiv proximalen Vagotomie sind bisher nur am Hund durchgeführt worden. Trotzdem macht die Zusammenschau der am Tier und am Menschen erhobenen Befunde wahrscheinlich, daß der pH-Wert des Magensafts nur einen weniger wichtigen Faktor darstellt, um einer bakteriellen Überwucherung des Dünndarms entgegenzuwirken. Diese scheint vielmehr in engerer Beziehung zu der anatomischen und motorischen Integrität der Region von Antrum und oberem Duodenum zu stehen.

3. Passageverlangsamung der Ingesta

Einen weiteren wesentlichen Faktor zur Konstanterhaltung der physiologischen intestinalen Flora stellt die Dünndarmmotilität dar. Deren regelrechte und koordinierte Tätigkeit scheint eine zusätzliche grundlegende Voraussetzung darzustellen, um eine bakterielle Überwucherung zu vermeiden. Von besonderer Wichtigkeit sind hierfür wahrscheinlich die die gesamte Länge des Dünndarms durchwandernden interdigestiven myoelektrischen Komplexe (VANTRAPPEN et al. 1977). Eine intestinale Fehlbesiedlung kann demzufolge immer dann auftreten, wenn durch Motilitätsstörungen die Ingestapassage bedeutend verlangsamt wird. Derartige Verhältnisse lassen sich bei der Sklerodermie nachweisen, wenn der Darm in dieses Krankheitsbild mit einbezogen ist und die intestinale Muskulatur durch Atrophie, Fragmentation und Kollageneinlagerung teilweise funktionsuntüchtig wird. Die hierdurch bedingte Passageverlangsamung kann dann eine bakterielle Überwucherung begünstigen. SALEN et al. (1966) fanden bei einem Patienten mit dieser Erkrankung und einem Malabsorptionssyndrom im Jejunum E. coli (10^8/ml) und α-hämolysierende Streptokokken (10^2/ml). Ähnliche Befunde wurden von KAHN et al. (1966) und MEIHOFF et al. (1968) mitgeteilt.

Eine verlängerte Transitzeit der Ingesta läßt sich teilweise auch bei Patienten mit einem Diabetes mellitus nachweisen. Da speziell diese Kranken alle eine diabetische Polyneuropathie aufweisen, werden die verzögerte Passage des Chymus und die konsekutive bakterielle Überwucherung – falls diese vorhanden ist – hierauf bezogen (GOLDSTEIN et al. 1970a), obwohl andere Autoren den Zusammenhang zwischen Polyneuropathie und verminderter motorischer Aktivität zur Diskussion stellen (WHALEN et al. 1969). GOLDSTEIN et al. fanden bei diesen Patienten 10^7 kolonienbildende Einheiten/ml (Enterokokken, E. coli, Aerobacter aerogenes und Staphylokokken) und 10^6 kolonienbildende Einheiten/ml (Enterokokken und E. coli), wenn eine Steatorrhö vorhanden war. Auch die idiopathische intestinale Pseudoobstruktion kann mit einer bakteriellen Überwucherung im Darmlumen einhergehen. Die Erkrankung ist zwar durch eine gesteigerte Motilität gekennzeichnet, trotzdem findet sich jedoch eine Stagnation des Chymus; dies beruht mit Wahrscheinlichkeit darauf, daß keine nach distal gerichtete Peristaltik vorhanden ist. Die Hypermotilität beinhaltet vielmehr lediglich vermehrte segmentale Kontraktionen, ohne daß eine aboral gerichtete Propulsion der Ingesta stattfindet (Naish et al. 1960). Das resultierende Blindsack- und Malabsorptionssyndrom kann durch sehr hohe intraluminale Keimzahlen charakterisiert sein. So fanden Dedieu et al. (1980) bei einem Patienten mit dieser Erkrankung im Jejunum E. coli in einer Konzentration von 10^{11}/ml Darminhalt.

4. Stase von Teilen der Ingesta

Neben der vorangehend geschilderten verzögerten Passage des gesamten Chymus kann die Stase eines Teils der Ingesta ebenfalls zu einer bakteriellen Überwucherung führen. Eine derartige Situation findet sich vornehmlich bei Dünndarmdivertikeln. Die vollständige Stase von Ingestaanteilen in großen solitären Duodenaldivertikeln oder in multiplen Divertikeln des gesamten Dünndarms ist hierbei der Faktor, der eine bakterielle Überwucherung besonders in diesen als Blindsäcke fungierenden Ausstülpungen erlaubt. Die konsekutive Ausschüttung der Keime in das intestinale Lumen führt auch hier zu einer deutlich erhöhten Besiedlung (Goldstein et al. 1969). Diese beinhaltet als Aerobier besonders E. coli und ist zusätzlich durch den Nachweis von Anaerobiern (Bacteroidesarten und Clostridium perfringens) gekennzeichnet (Goldstein et al. 1969; Ament et al. 1972). Ähnliche Situationen können entstehen, wenn die zuführenden Schlingen nach Billroth-II-Operationen, die distal blind verschlossenen Enden bei intestinalen Seit-zu-Seit-Anastomosen oder die Reservoire des distalen Ileums nach Kock'schen Operationen als Divertikeln entsprechende Blindsäcke fungieren (Whitacker u. Shepard 1965; Schjonsby et al. 1977). Ebenso kann sich eine partielle, zu einer bakteriellen Überwucherung führende Stase der Ingesta bei Strikturen des Dünndarms finden, die nach Bestrahlungen oder bei Adhäsionen und chronisch-entzündlichen Darmerkrankungen auftreten können (Gorbach u. Tabaqchali 1969).

5. Übertritt von Koloninhalt in den Dünndarm

Eine weitere Möglichkeit, die intestinale Flora entscheidend zu verändern, ist gegeben, wenn Dickdarminhalt direkt ins Dünndarmlumen übertreten kann. Unter diesen Bedingungen entspricht die nachweisbare Flora weitgehend der des Kolons. Eine derartige Situation ist gegeben, wenn Fisteln zwischen Dünn- und Dickdarm bestehen. Ähnliche Bedingungen finden sich auch nach Resektionen des distalen Ileums mit Entfernung der Bauhin'schen Klappe, wie dies bei Ileoaszendostomien oder Ileotransversostomien geschieht; denn unter physiologischen Bedingungen scheint die Ileozökalklappe die wesentliche Funktion auszuüben, den Übertritt des Koloninhalts in den Dünndarm zu verhindern (Gorbach u. Tabaqchali 1969).

6. Immunglobulinmangel

Als letzter Faktor, der zur Erhaltung der Konstanz der intestinalen Flora beitragen könnte, soll das Immunglobulinsystem genannt werden. Brown et al. (1972) wiesen nach, daß Patienten mit einem selektiven IgA-Mangel keine wesentlichen Änderungen der Dünndarmbesiedlung im Vergleich zu Gesunden aufweisen, hingegen ist eine Hypogammaglobulinämie von einer bakteriellen

Überwucherung des Intestinums begleitet. Ebenso konnten HERSH et al. (1970) bei verschiedenen Immunglobulinmangelzuständen erhöhte Keimzahlen im Dünndarm nachweisen; sie fanden jedoch keine wesentlichen Malabsorptionszuständе. Von PARKIN et al. (1972) wurden zudem 5 Patienten mit einer Hypogammaglobulinämie untersucht, die eine bakterielle Überwucherung aufwiesen. Da bei 4 der Personen zusätzlich eine Achlorhydrie vorlag, bestimmten die Autoren ebenfalls die Keimzahlen bei Kranken mit einer perniziösen Anämie, denen ebenfalls eine Achlorhydrie eigen ist. Beide Kollektive wiesen keine wesentlichen Unterschiede in der intestinalen Keimbesiedlung auf, so daß nach diesen Befunden eine Beziehung zwischen Immunglobulinsystem und pathologischer Darmflora noch nicht als bewiesen angesehen werden kann.

III. Erzeugung des Blindsacksyndroms im Tierexperiment

Einen wesentlichen Beitrag zum Verständnis des Blindsacksyndroms haben tierexperimentelle Untersuchungen geleistet. Es soll daher kurz erläutert werden, wie – besonders an der Ratte – dieses Krankheitsbild erzeugt werden kann (HOET u. EYSSEN 1964; MENGE et al. 1979). Hierzu wird je nach Versuchsansatz der Dünndarm im Bereich des Jejunums oder Ileums durchtrennt. Das proximale Darmende wird folgend blind verschlossen, während der distale Darm wenige Zentimeter weiter oral zur Wiederherstellung der Kontinuität mit dem proximalen Intestinum Seit-zu-End anastomosiert wird (Abb. 1). Hierdurch entsteht entsprechend des Verlaufs der Peristaltik eine selbstfüllende Blindschlinge, in der eine Stase der Ingesta stattfindet und konsekutiv eine bakterielle Überwucherung eintritt. Außer in dem sich extrem erweiternden Blindsack erfolgt sodann auch eine entsprechende Fehlbesiedlung des in der intestinalen Kontinuität verbliebenen Darmlumens.

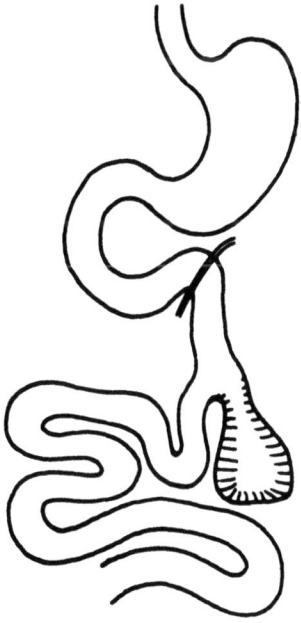

Abb. 1. Schematische Darstellung einer selbstfüllenden Blindschlinge des Rattenjejunums

IV. Bakterielle Besiedlung des Darms unter den Bedingungen
des Blindsacksyndroms

Die aus den vorangehend aufgezeigten Ursachen resultierende erhöhte Eindringmöglichkeit von Keimen in das Dünndarmlumen sowie die Passageverlangsamung und partielle Stase der Ingesta begünstigen eine intraluminale bakterielle Überwucherung, so daß bis zu 10^{11} Keime/ml Jejunalsaft gefunden werden können (DEDIEU et al. 1980). Die ebenfalls vorangehend – pars pro toto – mitgeteilte Differenzierung der unter diesen Bedingungen aus dem Darmlumen angezüchteten Bakterien zeigt weiterhin, daß im Vergleich zu Gesunden auch bedeutende qualitative Unterschiede in der Zusammensetzung der Flora bestehen. Neben einer Zunahme der Aerobier ist das Blindsacksyndrom durch die Anwesenheit hoher Zahlen anaerober Keime gekennzeichnet, die sich besonders im Jejunum physiologischerweise nicht oder nur sporadisch nachweisen lassen. Aus diesem Grunde sprechen viele Autoren von einer fäzesgleichen Flora. FARRAR et al. (1972) wiesen jedoch darauf hin, daß trotz der hohen Keimzahlen nie eine dem Koloninhalt ähnlich große Bakterienvielfalt gefunden wird. Trotzdem kommt wahrscheinlich den reinen Anaerobiern wie Bacteroides- und Veillonellaarten, Clostridien sowie anaeroben Laktobazillen eine zentrale Bedeutung im Krankheitsgeschehen des Blindsacksyndroms zu, da überwiegend sie die Fähigkeit zur Dekonjugation und Dehydroxylierung der konjugierten Gallensäuren (HILL u. DRASAR 1968) und somit zur vermehrten Bildung freier Gallensäuren besitzen, so daß ein gewichtiges Symptom dieser Erkrankung – die *Steatorrhö* – resultieren kann. Auch die oft nachweisbare *Vitamin-B_{12}-Mangelanämie* ist nach den Untersuchungen von WELKOS et al. (1977) überwiegend auf die anaerobe Flora zurückzuführen. Da von diesen Keimen Bacteroidesarten am häufigsten und in hohen Konzentrationen nachweisbar sind, wird diesen Anaerobiern diesbezüglich die höchste Bedeutung zugemessen. Nicht in Einklang mit diesen Vorstellungen steht jedoch, daß einige Autoren beim Blindsacksyndrom zwar auch eine bakterielle Überwucherung nachgewiesen haben, jedoch keine Anaerobier anzüchten konnten. Aus der aeroben Flora werden beim Blindsacksyndrom häufig hohe Zahlen von E. coli gefunden, die keinen entsprechenden Einfluß auf die konjugierten Gallensäuren ausüben (HILL u. DRASAR 1968), da sie nicht mit den hierzu notwendigen Enzymen ausgestattet sind. Trotzdem schlagen GOLDSTEIN et al. (1969) vor, daß auch die Aerobier wesentlich zur Entstehung des Blindsacksyndroms beitragen; denn ausgehend von ihren Untersuchungen postulieren die Autoren, daß erst die vermehrte Proliferation der Aerobier sowie der hierdurch bedingte höhere Sauerstoffverbrauch die Bedingungen schaffen, um ein Wachstum der strikt anaeroben Keime zu ermöglichen.

V. Gallensäuren unter den Bedingungen des Blindsacksyndroms

Die Gallensäuren werden vornehmlich als Taurin- oder Glyzinkonjugate in den Dünndarm ausgeschieden, während sie im Stuhl überwiegend in unkonjugierter Form vorliegen. Besonders HILL und DRASAR (1968) haben in umfangreichen Untersuchungen aufgezeigt, daß diese Dekonjugation durch Bakterien geschieht. Die Autoren wiesen nach, daß die hierzu notwendigen Enzyme Taurocholatamidase (Umwandlung von konjugierter Cholsäure in freie Cholsäure) und Cholat-7-dehydrogenase (Umwandlung von Cholsäure in Desoxycholsäure sowie von Chenodesoxycholsäure in Lithocholsäure) weit verbreitet bei strikt anaeroben Keimen (Bacteroides- sowie Veillonellaarten, Clostridien und anaerobe Laktobazillen) gefunden werden, während diese bei aeroben Keimen fast nicht nachweisbar sind. Die Bakterien, die zur Dekonjugation von Taurocholsäure fähig sind, zeigen eine gleiche Aktivität gegenüber Glykocholsäure, Taurodesoxycholsäure und Glykodesoxycholsäure. Die Fähigkeit zur Gallensäurendekonjugation ist bei der Flora in unterschiedlichen Abschnitten des Gastrointestinaltrakts verschieden. HILL und DRASAR (1968) zeigten, daß Bacteroideskeime aus der Mundhöhle hierzu nur in 5%, aus den Fäzes jedoch zu 75% in der Lage sind. Ein weiterer interessanter Befund besteht darin, daß galleresistente anaerobe Stämme aus der Mundhöhle nach mehreren Kulturpassagen die Fähigkeit zur Gallensäurendekonjugation erlangen. Ein ähnliches Verhalten aerober Keime ließ sich nicht beobachten. Da die in dieser In-vitro-Studie untersuchten Anaerobier und hiervon besonders Bacteroideskeime und Bifidusbakterien unter den Bedingungen des Blindsacksyndroms oft in sehr hohen Konzentrationen nachweisbar sind, vermuteten die Autoren, daß diese Keime für die unter dem Krankheitsbild gefundene intraluminale Abnahme der konjugierten bei gleichzeitiger Zunahme der freien Gallensäuren verantwortlich sein könnten. BLOCH et al. (1975) fanden im Dünndarmlumen der Ratte unter physiologischen Bedingungen ein Verhältnis von konjugierten zu freien Gallensäuren von 11:1, während in selbstfüllenden Blindschlingen ein solches von 1:1,6 bei gleichzeitiger Reduktion der Gesamtkonzentration der Gallensäuren aufzeigbar war. Ähnliche Befunde sind auch von KIM et al. (1966) am Hund erhoben worden. Entsprechende Untersuchungen am Menschen sind besonders von Frau TABAQCHALI durchgeführt worden (TABAQCHALI u. BOOTH 1966; TABAQCHALI et al. 1968). Die Autoren fanden bei Patienten mit einem Blindsacksyndrom eine Abnahme der konjugierten Gallensäuren auf Werte unter 5 mmol/l (Normalbereich 5–10 mmol/l) bei gleichzeitiger Zunahme der freien Formen. Hierbei waren die Taurinkonjugate (0,0–1,0 mmol/l) ausgeprägter reduziert als die Glyzinkonjugate (0,3–3,7 mmol/l). Dieser Befund läßt sich möglicherweise darauf zurückführen, daß einige Bakterien mehr zu einer Spaltung der Bindung zwischen Taurin und Gallensäuren als zwischen Glyzin und Gallensäuren befähigt sind. Zusätzlich fand sich eine stärkere Verringerung der Dihydroxyglyzinkonjugate als der Trihydroxyglyzinkonjugate. Eine Erklärungsmöglichkeit hierfür besteht in der von HISLOP et al. (1967) nachgewiesenen besseren Resorptionsfähigkeit des Jejunums für Dihydroxykonjugate.

Die in diesem Abschnitt dargestellten Befunde zeigen, daß in vitro verschiedene Anaerobier zur Gallensäurendekonjugation befähigt sind. Da diese Bakterien im Darmlumen von Patienten mit einem Blindsacksyndrom oft in hohen Konzentrationen gefunden werden, liegt der Schluß nahe, daß sie für die aufzeigbare Abnahme der konjugierten und gleichzeitige Zunahme der freien Gallensäuren verantwortlich sein müßten. Hierfür spricht auch, daß eine antibiotische Behandlung zu einem Schwund der freien Gallensäuren führt (TABAQCHALI u. BOOTH 1966). Trotz dieser augenscheinlichen Zusammenhänge steht der schlüssige Beweis aus, daß in vivo der gleiche Zusammenhang zwischen Anaerobiern und Dekonjugation der Gallensäuren besteht, wie von HILL und DRASAR (1968) in vitro aufgezeigt wurde. So ist es vielleicht denkbar, daß die Anaerobier und besonders die Bacteroidesarten lediglich Marker darstellen, die einen physikochemischen Zustand im Darmlumen anzeigen, der eine Dekonjugation der Gallensäuren durch andere Faktoren begünstigt (GORBACH u. TABAQCHALI 1969).

VI. Dünndarmschleimhaut unter den Bedingungen
des Blindsacksyndroms

Die Möglichkeit, daß unter den Bedingungen des Blindsacksyndroms eine Schädigung der Dünndarmschleimhaut von wesentlicher Bedeutung für das Krankheitsbild sein könnte, wurde zunächst kaum in Erwägung gezogen. Hierfür waren mit Wahrscheinlichkeit die zunächst widersprüchlichen Befunde verantwortlich. Panish (1963) sowie Hoet und Eyssen (1964) beschrieben im Tierexperiment zwar eine Hypertrophie sämtlicher Wandschichten selbstfüllender Blindschlingen sowie der angrenzenden Darmanteile (Panish 1963), maßen diesen Veränderungen jedoch keine wesentliche Bedeutung zu. Gracey et al. (1974) konnten an der Ratte keine lichtmikroskopischen Veränderungen aufzeigen. Die Autoren wiesen jedoch an einigen Enterozyten Veränderungen der Mikrovilli sowie eine Schwellung und Vesikulierung der Mitochondrien nach. Bei einem Patienten mit einem Blindsacksyndrom fanden hingegen Schiffer et al. (1962) ausgeprägte morphologische Schädigungszeichen an bioptisch gewonnenen Schleimhautproben, die in einer Höhenabnahme und Verbreiterung der Zotten sowie einer Abflachung des Resorptionsepithels bestanden. Hermann et al. (1964) zeigten wiederum lediglich eine vermehrte Zellinfiltration der Lamina propria auf. Systematische klinische und experimentelle Untersuchungen der letzten Jahre haben hingegen sehr ausgeprägte morphologische Veränderungen der Schleimhaut nachgewiesen. Ament et al. (1972) führten als erste bei 3 Patienten mit einem Blindsacksyndrom eine umfassende morphologische Beschreibung der Dünndarmschleimhaut durch, indem sie mit Hilfe einer Multibiopsiesonde 212 Schleimhautproben entnahmen. Die Autoren konnten hierdurch zeigen, daß unregelmäßig verteilt oft deutliche Zeichen einer Schleimhautschädigung vorhanden sind. Diese bestehen in einer Tiefenzunahme der Krypten sowie einer Höhenabnahme und Verbreiterung der Zotten, die zudem von einem unregelmäßigen Resorptionsepithel bedeckt sind. Im elektronenmikroskopischen Bild zeigen zusätzlich die Enterozyten der Zotten, die lichtmikroskopisch weitgehend unauffällig erscheinen, deutliche Schädigungszeichen.

Tierexperimentelle Studien konnten diese Befunde weitgehend bestätigen (Bloch et al. 1975; Toskes et al. 1975; Menge et al. 1979) (Abb. 2a, b). Die einzelnen Zotten weisen an ihren Spitzen deutlich verbreiterte Extrusionszonen sowie eine lymphozytäre Infiltration des Stromas auf. Zugleich haben Zotten und Krypten bedeutend an Höhe zugenommen. Da parallel hierzu die mitotische Aktivität im Proliferationskompartiment signifikant gesteigert ist, entsprechen diese Veränderungen einer Schleimhauthypertrophie (Menge et al. 1976), aus der ein tiefgreifender Umbau der Mukosaarchitektur resultiert (Menge et al. 1979). Dieser besteht darin, daß die einzelne Zotte nicht nur an Höhe, sondern auch dreidimensional an Größe zugenommen hat, so daß sich ihre resorbierende Oberfläche verdreifacht, während zugleich die Zahl dieser Strukturelemente pro Flächeneinheit abnimmt. Das Resorptionsepithel selbst weist auch im Tierexperiment deutliche Schädigungszeichen auf, die die Bürstensäume und die intrazellulären Strukturen der Enterozyten umfassen.

Dieses Schleimhautbild wird entsprechend den heutigen Vorstellungen als ein hyperregeneratorischer Umbau der Mukosa in Antwort auf eine vom Lumen her angreifende Noxe angesehen (Menge et al. 1976). Ursächlich verantwortlich für diesen Schleimhautumbau ist wahrscheinlich ein Zusammenspiel mehrerer schädigender Faktoren, wobei den bei diesem Krankheitsbild in hohen Konzentrationen im Lumen vorhandenen dekonjugierten Gallensäuren eine hohe Bedeu-

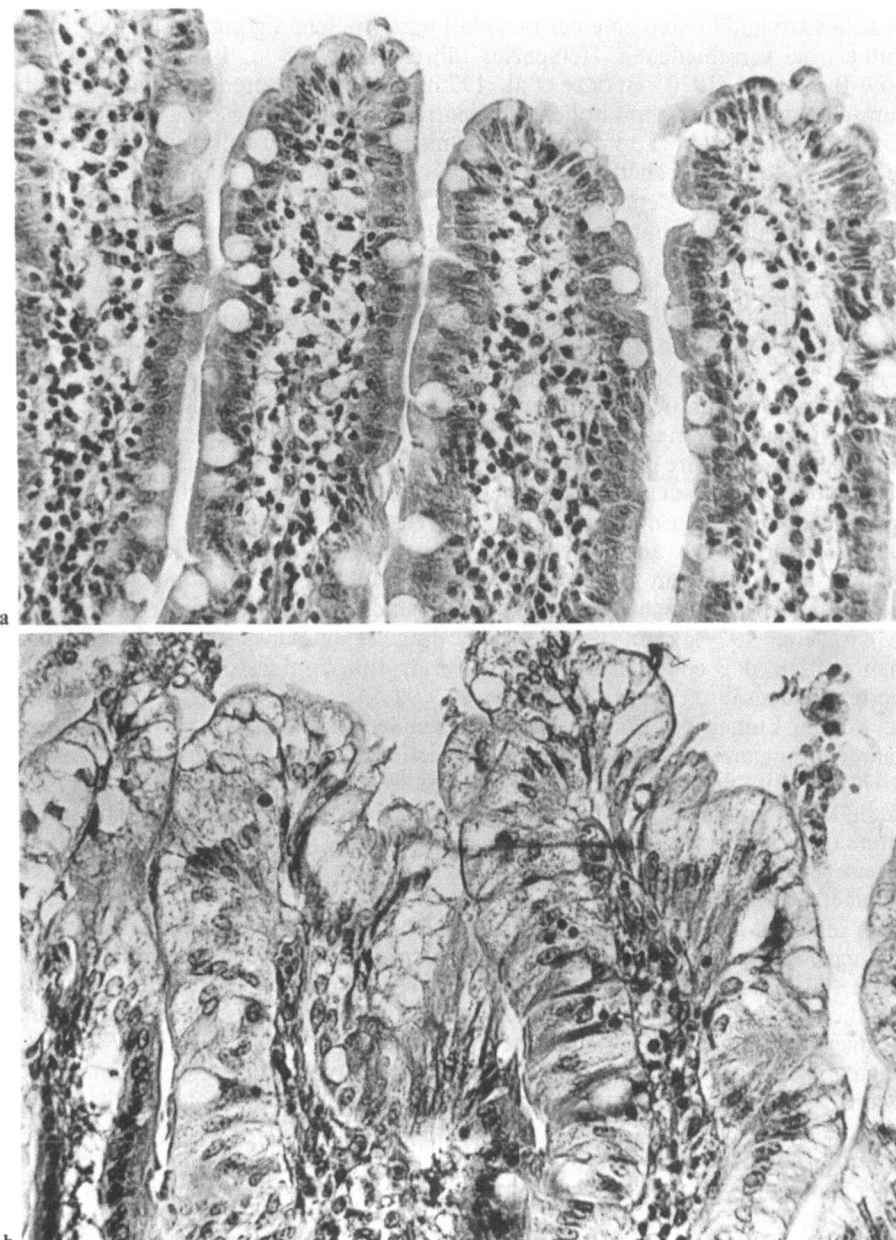

Abb. 2a, b. Histologisches Bild der Schleimhaut des Rattenjejunums. **a** Unter physiologischen Bedingungen, **b** während eines experimentell erzeugten Blindsacksyndroms. H.E.-Färbung, jeweils gleiche Vergrößerung

tung beigemessen wird. So konnten verschiedene Arbeitsgruppen zeigen, daß diese in vitro und in vivo zu einer morphologischen Schädigung des Resorptionsepithels bei verschiedenen Tierspezies führen (Dawson u. Isselbacher 1960; Low-Beer et al. 1970; Bloch et al. 1975). Da diese Untersuchungen jedoch kurzzeitig und teilweise mit hohen Konzentrationen dekonjugierter Gallensäuren durchgeführt wurden, konnte aus ihnen nicht zwingenderweise auf eine derart bedingte Schleimhautschädigung bei dem Krankheitsbild des Blindsacksyndroms geschlossen werden. Beim Menschen durchströmten bisher lediglich Shimoda et al. (1974) das Jejunum relativ langdauernd über Nacht mit verschiedenen Gallensäuren. Die Autoren konnten am folgenden Tage keine morphologischen Veränderungen nach der Durchströmung mit niedrigen Konzentrationen von Desoxycholsäure an bioptisch gewonnenen Mukosapartikeln nachweisen. Bisher liegen beim Menschen keine weiteren Untersuchungen vor, die einen Einfluß geringer Konzentrationen dekonjugierter Gallensäuren auf die Architektur der Dünndarmschleimhaut im Langzeitversuch belegen oder ausschließen. An der Ratte wiesen allerdings Gracey et al. (1973) nach mehrtägiger Verfütterung von Desoxycholsäure elektronenmikroskopisch ausgeprägte morphologische Schädigungszeichen der Enterozyten nach, die mit einer deutlichen Reduktion verschiedener Bürstensaumenzymaktivitäten einhergingen (Gracey et al. 1975a). Da bei dieser Spezies auch nach einer isolierten Ableitung der Galle ins Ileum weniger ausgeprägte morphologische Veränderungen der intestinalen Mukosa selbstfüllender Blindschlingen aufzeigbar sind als in Gegenwart derselben (Menge et al. 1979), kann trotz der oben dargelegten Einwände wohl angenommen werden, daß eine Schädigung des Resorptionsepithels durch die dekonjugierten Gallensäuren hervorgerufen wird. Northfield (1973) zeigte jedoch, daß bei den im Lumen des Dünndarms vorliegenden pH-Werten eine Präzipitation der dekonjugierten Gallensäuren stattfindet. Zusätzlich wiesen Cheney et al. (1970) darauf hin, daß Chenodesoxycholsäure in vivo einen hohen Transfer in die Mesenterialgefäße aufweist, so daß mit Wahrscheinlichkeit toxische intraluminale Konzentrationen nicht erreicht werden. Diese Ergebnisse stehen in einem gewissen Gegensatz zu der These, daß die dekonjugierten Gallensäuren zu einer Schleimhautschädigung führen.

Nach einer antibiotischen Behandlung von Ratten mit selbstfüllenden Blindschlingen ist der Schleimhautumbau des Organs ebenfalls weniger deutlich ausgeprägt (Giannella et al. 1974; Menge et al. 1979). Dies kann einmal daraus resultieren, daß durch die Reduktion der bakteriellen Überwucherung auch weniger dekonjugierte Gallensäuren gebildet werden. Jonas et al. (1977, 1978) zeigten jedoch zusätzlich im Tierexperiment, daß strikt und fakultativ anaerobe Keime, wie sie beim Blindsacksyndrom gefunden werden, Proteasen besitzen, die zu einer Destruktion von Glykoproteinen der Bürstensaummembranen der Enterozyten führen. Somit können Bakterien ebenfalls auf diesem Wege zu einer Schleimhautschädigung beitragen. Gleiches erscheint durch einen bakteriell bedingten Katabolismus von Lipolyseprodukten zu Hydroxyfettsäuren möglich. So konnten Cline et al. (1976) zeigen, daß Rizinolsäure – eine Monohydroxyfettsäure – zu einer vermehrten Exfoliation von Enterozyten an den Villusspitzen und zu einer Zottenverkürzung am Hamsterdünndarm führt.

Diese überwiegend an Versuchstieren erhobenen Befunde verdeutlichen, daß die Ursachen für die aufgezeigte Schleimhautschädigung beim Blindsacksyndrom noch ungenügend erforscht sind. Die bisher durchgeführten Untersuchungen legen jedoch nahe, daß es sich nicht um eine einheitliche, sondern eine multifaktorielle Noxe handeln muß.

VII. Resorptionsfähigkeit der Dünndarmschleimhaut unter den Bedingungen des Blindsacksyndroms

Unter den Bedingungen des Blindsacksyndroms sind tiefgreifende Änderungen der Funktion der Dünndarmschleimhaut selbst aufzeigbar. So ließ sich im Tierexperiment belegen, daß während einer bakteriellen Überwucherung die Resorption von Aminosäuren, Zuckern und Fetten deutlich reduziert ist. Diese Ergebnisse wurden im In-vitro-System und größtenteils auch im In-vivo-System erhoben (KJAERHEIM u. NYGAARD 1968; GRACEY et al. 1971 a; GIANNELLA et al. 1974; BLOCH et al. 1975; MENGE et al. 1979). Ebenso konnte beim Versuchstier mit biochemischen und histochemischen Methoden aufgezeigt werden, daß die für die absorptiv-digestive Funktion der Enterozyten relevanten Disaccharidasen in ihren Aktivitäten erniedrigt sind. Gleiches ließ sich auch für die Markerenzyme unterschiedlicher zellulärer Kompartimente belegen (RUTGEERTS et al. 1974; BLOCH et al. 1975; TOSKES et al. 1975; GRACEY et al. 1975 b; JONAS et al. 1977; MENGE et al. 1979).

Die Ursachen für diese Malabsorption sind nicht einheitlich. Sie sind jedoch zu einem großen Teil auf den nachgewiesenen, durch die vom Lumen her einwirkenden Noxen bedingten Schleimhautumbau zurückzuführen. Diese morphologischen Veränderungen sind prinzipiell durch eine Mukosahypertrophie gekennzeichnet. Eine derartige Hypertrophie ist stets durch eine gesteigerte mitotische Aktivität gekennzeichnet (MENGE et al. 1976). Die aus dieser vermehrten Proliferationsrate hervorgehenden Enterozyten erscheinen in funktioneller Hinsicht unreif. Die möglichen Ursachen hierfür sind von ROBINSON in Bd. III/3A auf S. 542ff. ausführlich diskutiert worden. Die funktionelle Unreife erstreckt sich hierbei auf die Enzymausstattung und die Transporteigenschaften der für die Resorption verantwortlichen Epithelzellen. Entsprechende Befunde lassen sich schon bei der reinen Hypertrophie der Schleimhaut – wie sie nach einer Dünndarmresektion nachweisbar ist – aufzeigen (MENGE u. ROBINSON 1978). Es ist daher einleuchtend, daß auch beim Blindsacksyndrom, das durch eine Hypertrophie und eine zusätzliche morphologische Schädigung der Mukosa gekennzeichnet ist, diese funktionellen Veränderungen – wie oben dargestellt – in ausgeprägter Form gefunden werden.

Bei diesem Krankheitsbild treten jedoch weitere Noxen hinzu, die zu einer zusätzlichen Beeinträchtigung der Funktion führen. So fanden JONAS et al. (1978), daß die von den Autoren nachgewiesenen Bakterienproteasen nicht nur die Glykoproteine der Bürstensaummembranen zerstören, sondern daß in diesen Prozeß ebenfalls die dort lokalisierten Disaccharidasen mit einbezogen werden. Diese im Tierexperiment erhobenen Befunde wurden von RIEPE et al. (1980) auch für den Menschen bestätigt, indem die Autoren aus dem menschlichen Darm gewonnene Anaerobier und Bürstensaumpräparationen verwandten. Auf weitere Interaktionen zwischen Bakterienflora und Transportmechanismen der Schleimhaut haben GRACEY et al. (1975c) hingewiesen. Die Autoren fanden bei unterernährten Kindern in Indonesien eine deutliche bakterielle Überwucherung des Darmlumens. Werden die Keime in Kulturen gezüchtet und folgend Rattendünndärme mit einem bakterienfreien Filtrat dieser Kulturen durchströmt, so kann eine Abnahme des Zuckertransports nachgewiesen werden. Diese Befunde lassen vermuten, daß zumindest bei dieser Form des Blindsack-Syndroms bakterielle Toxine eine Malabsorption bewirken können. Entsprechende Untersuchungen bei einer bakteriellen Überwucherung anderer Genese stehen aus.

Wie im vorangehenden Kapitel dargelegt, bewirken die dekonjugierten Gallensäuren wahrscheinlich eine Malabsorption, die auf eine durch sie hervorgerufene Schleimhautschädigung zurückzuführen ist. GRACEY et al. (1971 b) und BURKE et al. (1975, 1976) zeigten jedoch zusätzlich, daß Desoxycholsäure im In-vitro- und In-vivo-System zu einer Hemmung der Aminosäuren- sowie Zuckerresorption führt. Da diese Malabsorption schnell reversibel ist, kann sie nicht auf eine morphologische Schädigung der Schleimhaut zurückgeführt werden. Nach den bisherigen Befunden ist die nachgewiesene Transporthemmung nicht kompetitiv. Eine weitere Charakterisierung der Interaktion zwischen aktiver Nichtelektrolytresorption und dekonjugierten Gallensäuren steht aus. Perfusionsstudien am menschlichen Jejunum konnten ferner belegen, daß Dihydroxygallensäuren und Hydroxyfettsäuren – die bei dieser Erkrankung ebenfalls vermehrt gebildet werden – ebenso die Nichtelektrolytresorption bedeutend herabsetzen (WANITSCHKE u. AMMON 1978).

Auch diese Befunde verdeutlichen insgesamt, daß die unter den Bedingungen des Blindsacksyndroms nachweisbare Malabsorption wie die Schleimhautschädigung selbst auf verschiedene Ursachen zurückzuführen ist, die zudem noch nicht genügend verstanden werden.

VIII. Digestion unter den Bedingungen des Blindsacksyndroms

Die vorangehend dargelegten Befunde verdeutlichen, daß unter dem Krankheitsbild des Blindsacksyndroms ausgeprägte morphologische Schleimhautveränderungen nachweisbar werden können. Diese sind mit Wahrscheinlichkeit auch beim Menschen von einer schweren Beeinträchtigung der Funktion begleitet, so daß ein echtes Malabsorptionssyndrom vorliegen kann. Zusätzlich lassen sich jedoch weitreichende intraluminale Interaktionen zwischen der pathologischen Bakterienflora und den endogenen Sekreten sowie den aufgenommenen Nahrungsbestandteilen aufzeigen. Das Blindsacksyndrom ist daher weiterhin durch eine Maldigestion gekennzeichnet. Diese soll im folgenden für die hauptsächlichen Ingestabestandteile besprochen werden, da hierdurch die klinische Symptomatologie einleuchtender wird.

1. Fettdigestion

Die unter den Bedingungen des Blindsacksyndroms auftretende Fettmaldigestion wird von den meisten Autoren auf die Überwucherung anaerober Keime und die hierdurch bedingte vermehrte Degradation der konjugierten Gallensäuren zurückgeführt. Konsekutiv sinken die intraluminalen Konzentrationen der konjugierten Gallensäuren unter die jeweiligen kritischen mizellären Konzentrationen ab, wie bei Patienten mit einer bakteriellen Überwucherung (TABAQCHALI u. BOOTH 1966; TABAQCHALI et al. 1968) und an Hunden mit operativ angelegten Blindschlingen (KIM et al. 1966) gezeigt wurde. In der Folge werden nicht mehr ausreichend Mizellen zur Aufnahme der Lipolyseprodukte gebildet. Da aber die Fettsäuren- und die Monoglyzeridresorption überwiegend über die mizelläre Phase erfolgt, können bei deren ungenügender Formierung die Lipolyseprodukte nicht mehr in der Form, die eine Resorption erst ermöglicht, die Schleimhautoberfläche erreichen. Es resultiert daher eine Steatorrhö. Diese einleuchtende Erklärung der bei einer bakteriellen Überwucherung oft nachweisbaren erhöhten Fettausscheidung wird weiterhin dadurch unterstützt, daß bei Hunden mit selbstfüllenden Blindschlingen durch die Verfütterung von konjugierten Gallensäuren eine Abnahme der Steatorrhö zu verzeichnen ist (KIM et al. 1966).

Auf der anderen Seite stehen jedoch einige Befunde nicht vollständig in Einklang mit diesen durch verschiedene Arbeitsgruppen belegten Vorstellungen. So fanden AMENT et al. (1972) bei dieser Erkrankung clcktronenmikroskopisch als Zeichen der Malabsorption zwar eine verminderte Aufnahme von Fett in die Epithelzellen sowie eine reduzierte Ausschleusung von Chylomikronen in die Lamina propria, es waren jedoch intraluminal genügend konjugierte Gallensäuren vorhanden, um eine regelrechte Solubilisation der freien Fettsäuren zu ermöglichen.

2. Proteindigestion

Zur Frage einer möglichen Proteinmaldigestion unter dem Krankheitsbild des Blindsacksyndroms liegen keine umfassenden Untersuchungen vor. Hinweise auf eine solche ergeben sich allerdings aus den z.T. erniedrigten Serumeiweißspiegeln dieser Patienten. Während einer bakteriellen Überwucherung findet sich allerdings auch beim Menschen eine erhöhte Urinausscheidung von Indikan (HAMILTON et al. 1970). Ursächlich verantwortlich für die Indikanurie sind Bakterien, die mit dem Enzym Tryptophanase ausgestattet sind und somit Tryptophan in Indol und Alanin spalten können. Das Indol wird folgend in der Leber hydroxyliert und konjugiert und als Indoxylsulfat ausgeschieden. Da Indol jedoch aus dem Dünndarm und dem Kolon resorbiert wird, ist eine erhöhte Indikanausscheidung kein Charakteristikum einer intestinalen bakteriellen Überwucherung, sondern findet sich auch bei einer Proteinmalabsorption und somit einem erhöhten Eiweißangebot an die Dickdarmflora. Da die Indikanurie nach einer Normalisierung der Dünndarmflora jedoch rückläufig ist (HAMILTON et al. 1970), kann ein vermehrter intraluminaler Tryptophanabbau beim Blindsacksyndrom angenommen werden. Weitere Befunde bezüglich des Proteinmetabolismus bei dieser Erkrankung wurden von JONES et al. (1968) erhoben. Die Autoren fanden bei einem Patienten mit einem Blindsacksyndrom niedrige Konzentrationen verschiedener Aminosäuren im Serum, eine verminderte Albumin- und Fibrinogen- sowie eine erhöhte Harnstoffsynthese. Da auch diese Veränderungen unter einer antibiotischen Behandlung reversibel waren, schlossen die Autoren, daß sie durch eine bakterielle Desaminierung der Nahrungsproteine mit entsprechender Ammoniakbildung bedingt waren. Wenn diese Untersuchungen auch keine quantitativen Aussagen über das Ausmaß der Desaminierung zulassen, so muß diese doch erheblich sein, da niedrige Serumkonzentrationen verschiedener Aminosäuren resultierten. Ähnliche, von VARCOE et al. (1974) erhobene Befunde weisen in die gleiche Richtung. Die Interaktionen zwischen Bakterienflora und Proteinmaldigestion wurden vom KING et al. (1976) weiter verdeutlicht. Die Autoren wiesen an Ratten mit selbstfüllenden Blindschlingen des Jejunums nach, daß nach Gaben von ^{14}C-Taurin, welches von Bakterien, jedoch nur sehr langsam von Säugetieren metabolisiert wird, deren Ausatmungsluft bedeutend mehr $^{14}CO_2$ enthielt als diejenige von Normaltieren. Zum Zeitpunkt der höchsten $^{14}CO_2$-Exhalation ließen sich 99% des Taurins noch im Dünndarmlumen nachweisen. Diese Ergebnisse belegen nachdrücklich das Auftreten einer erheblichen Proteinmaldigestion beim Blindsacksyndrom.

3. Kohlenhydratdigestion

Den möglichen Interaktionen zwischen bakterieller Überwucherung und Kohlenhydratdigestion wurde zunächst wenig Aufmerksamkeit gewidmet. Doch schon Schiffer et al. (1962) fanden bei einem Patienten mit multiplen Dünndarmdivertikeln nach einer Xylosebelastung eine erniedrigte Xyloseausscheidung im Urin, die nach einer antibiotischen Behandlung deutlich höher lag. Umfangreichere Untersuchungen wurden folgend von Goldstein et al. (1970b) durchgeführt. Die Autoren zeigten zunächst, daß besonders gramnegative aerobe Keime (Anaerobier wurden nicht angezüchtet), die aus dem Darm von Patienten mit einem Blindsacksyndrom gezüchtet wurden, in vitro zu einer Xyloseutilisation befähigt sind. Zugleich war die Xyloseausscheidung im Urin dieser Patienten erniedrigt und stieg nach einer antibiotischen Behandlung deutlich an. Die aus diesen Untersuchungen zu vermutende Metabolisierung der Pentose durch die erhöhte intraluminale Flora wurde durch Perfusionsstudien in vivo weiter belegt. Die Autoren wiesen nach, daß nach einer Infusion von 25 g Xylose während einer 2stündigen Aspiration bei Patienten mit einem Blindsacksyndrom 3,1 g und nach deren antibiotischen Behandlung 15,8 g der Pentose zurückgewonnen werden konnten. Diese Befunde belegen überzeugend, daß unter diesem Krankheitsbild große Kohlenhydratmengen durch die Bakterienflora metabolisiert werden. Interessanterweise normalisierten sich während des Xylosetests die Serumspiegel und die Urinausscheidung der Pentose in der frühen Phase nach der Antibiotikabehandlung nicht vollständig. Diese Befunde lassen sich durch die Tatsache erklären, daß die morphologischen Schleimhautveränderungen nach Wiederherstellung der physiologischen Flora weniger schnell reversibel sind und die hierdurch noch bedingte Malabsorption für den weiteren pathologischen Ausfall des Tests verantwortlich ist. Die von Goldstein et al. (1970b) beim Menschen erhobenen Befunde wurden an Ratten mit selbstfüllenden Blindschlingen unter Benutzung des ^{14}C-Xylose-Atemtests weitgehend bestätigt (Toskes et al. 1978). Ein weiterer Beleg für die vermehrte Utilisation der aufgenommenen Kohlenhydrate durch die bei diesem Krankheitsbild veränderte Flora wurde von Chernov et al. (1972) und Prizont et al. (1975) erbracht. Die Autoren wiesen bei Mensch und Tier deutlich erhöhte intraluminale Konzentrationen kurzkettiger Fettsäuren nach, wenn ein Blindsacksyndrom vorlag. Da diese Fettsäuren durch bakterielle Fermentation überwiegend aus Kohlenhydraten gebildet werden, belegen die Befunde zusätzlich eine Maldigestion für diesen Nahrungsbestandteil bei dem besprochenen Krankheitsbild.

4. Vitamin-B$_{12}$-Digestion

Die Möglichkeit, daß im Gefolge von Dünndarmstrikturen oder anderen Passagebehinderungen megaloblastäre Anämien auftreten können, ist lange bekannt. Die diesbezügliche Literatur und die von den verschiedenen Autoren vorgetragenen Hypothesen, um dieses Zusammentreffen zu erklären, sind von Halsted et al. (1956) zusammengestellt worden. Die gleichen Autoren untersuchten 2 Patienten, die auf dem Boden einer intestinalen Striktur bzw. einer 10 Jahre zurückliegenden Seit-zu-Seit-Anastomose zwischen Ileum und Colon transversum eine Vitamin-B$_{12}$-Mangelanämie entwickelt hatten. Wurden diese Patienten antibiotisch behandelt, so ließ sich nach oral zugeführtem radioaktiv markiertem Vitamin B$_{12}$ eine deutlich verminderte Stuhlausscheidung der angebotenen Radioaktivität aufzeigen. Die Ergebnisse legten einen Zusammenhang

zwischen einer bakteriellen Überwucherung und einer ungenügenden Vitamin-
aufnahme nahe, ohne daß allerdings nähere Aussagen über die zugrunde liegenden Mechanismen getroffen werden konnten. Dies wurde erst durch die tierexperimentellen Untersuchungen von DONALDSON (DONALDSON 1962; DONALDSON
et al. 1962) ermöglicht. Der Autor wies zunächst nach, daß Ratten mit selbstfüllenden Blindschlingen im Bereich des mittleren Dünndarms eine höhere Absorption von ^{60}Co-markiertem Zyanokobalamin (^{60}Co-B$_{12}$) aufweisen, wenn eine
antibiotische Behandlung mit Neomycin durchgeführt wurde oder die Blindsäcke
chirurgisch entfernt worden waren. Eine ähnliche Wirkung konnte durch Intrin-
sic-Faktor-Gaben nicht erzielt werden. Die verminderte ^{60}Co-B$_{12}$-Aufnahme
der Tiere mit selbstfüllenden Blindsäcken war nicht durch ein Malabsorptionssyndrom bedingt, da In-vivo-Perfusionen des Ileums (^{60}Co-B$_{12}$+Intrinsic-Fak-
tor) eine dem Kontrollkollektiv entsprechende Vitamin-B$_{12}$-Aufnahme zeigten.
Zusätzlich belegte der Autor, daß nach oraler Gabe von ^{60}Co-B$_{12}$ bedeutende
Anteile der Radioaktivität in dem bakterienreichen Darminhalt vorhanden waren und daß diese auch durch Waschen des Inhalts der Blindsäcke nicht entfernt
werden konnten. Da zugleich nach einer antibiotischen Behandlung deutlich
weniger Radioaktivität im Darmlumen verblieb, lag der Schluß nahe, daß die
pathologische Darmflora selbst zu einer Metabolisierung des intraluminal vorhandenen Vitamins B$_{12}$ befähigt ist. Diese Hypothese wurde durch In-vitro-
Untersuchungen weiter gestützt. DONALDSON et al. (1962) wiesen nach, daß der
Inhalt von Blindsäcken des Rattendarms ^{60}Co-B$_{12}$, das an Intrinsic-Faktor
gebunden ist, aufnehmen kann. Die Aufnahme war ausgeprägter, wenn das
Sediment in einer Nährlösung gehalten wurde, und geringer während einer Inkubation bei 4° C sowie in Gegenwart eines Stoffwechselgifts oder eines Antibiotikums. Ebenso belegten die Autoren eine Aufnahme von an Intrinsic-Faktor
gebundenem ^{60}Co-B$_{12}$ durch verschiedene Bakterien, die aus dem Inhalt intestinaler Blindsäcke isoliert wurden.
   Diese ausführlichen Untersuchungen belegen somit deutlich, daß oral zugeführtes Vitamin B$_{12}$ und somit auch solches, das an Intrinsic-Faktor gebunden
angeboten wird, unter den Bedingungen des Blindsacksyndroms in beträcht-
lichem Ausmaße von der luminalen Flora utilisiert wird (DONALDSON et al.
1962; SCHJONSBY u. HOFSTADT 1975). Bezüglich der Mechanismen der Aufnahme
von Vitamin B$_{12}$ durch die Bakterien sei auf die Untersuchungen von GIANNELLA
et al. (1971, 1972) verwiesen. Welchen Stoffwechselwegen das Vitamin nach
der Inkorporation in die Bakterien unterliegt, ist bisher nur teilweise untersucht.
Wesentlich scheint jedoch zu sein, daß zumindest ein Teil in inaktive Kobamide
umgewandelt wird, wodurch bedeutende Mengen des oral aufgenommenen Vitamins nicht mehr in wirksamer Form zur Verfügung stehen (BRANDT et al. 1977).
Diese Maldigestion, die nach heutiger Auffassung für die Entstehung der hyperchromen Anämie beim Blindsacksyndrom verantwortlich ist, scheint größtenteils durch die anaerobe Flora bedingt zu sein (WELKOS et al. 1977).

5. Folsäuredigestion

HOFFBRAND et al. (1966) beschrieben 4 Patienten mit einem Blindsacksyn-
drom, die eine Vitamin-B$_{12}$-Mangelanämie aufwiesen. Zugleich fanden sich hohe
Serumspiegel für Folsäure, die mit einem mikrobiellen Test gemessen wurden.
Hierzu verwandten die Autoren Lactobacillus casei, dessen wachstumsfördernder
Faktor unter den Versuchsbedingungen wahrscheinlich 5-Methyltetrahydrofol-
säure ist. Trotz einer Vitamin-B$_{12}$-Substitution normalisierten sich die Serumfol-

säurespiegel nicht, wie zunächst zu erwarten gewesen wäre. Dies geschah vielmehr erst nach einer antibiotischen Behandlung, so daß die Autoren vermuteten, daß die intestinale Flora unter den Bedingungen des Blindsacksyndroms möglicherweise 5-Methyltetrahydrofolsäure oder eines ihrer Derivate synthetisieren könnte. In einer umfangreicheren Studie bestätigten die Autoren die Beziehung zwischen bakterieller Überwucherung und hohem Serumspiegel für 5-Methyltetrahydrofolsäure und belegten chromatographisch, daß es sich wirklich um diese chemische Verbindung handelt (HOFFBRAND et al. 1971). Die Autoren wiesen zusätzlich darauf hin, daß überwiegend Patienten mit einem Blindsacksyndrom und gleichzeitig hohen intraluminalen Konzentrationen an E. coli die höchsten Folsäurespiegel im Serum zeigten. In-vitro-Untersuchungen bestätigten zudem, daß E. coli wie auch Bacteroideskeime (jeweils aus dem Darm während einer bakteriellen Überwucherung isoliert) zur Folsäuresynthese befähigt sind. In einer anderen Studie isolierten KLIPSTEIN und SAMLOFF (1966) gleichzeitig koliforme Bakterien und Enterokokken aus den Dünndärmen von gesunden Haitianern und solchen mit einer tropischen Sprue oder einer Proteinmalnutrition. Die Autoren konnten erneut zeigen, daß diese Bakterien – wenn auch in unterschiedlichem Ausmaß – ebenfalls zur Synthese verschiedener Folsäurederivate befähigt sind.

Die von HOFFBRAND et al. (1971) bei Patienten mit einer bakteriellen Überwucherung erhobenen Befunde wurden von BERNSTEIN et al. (1972) an Hunden mit selbstfüllenden Blindschlingen weiter belegt. Die Autoren fanden zusätzlich, daß beim Hund das Jejunum den Hauptresorptionsort für Folsäure darstellt, wie vorangehend für den Menschen schon von HEPNER et al. (1968) nachgewiesen wurde. BERNSTEIN et al. (1975) zeigten im Tierexperiment weiter, daß in den Blindschlingen selbst 4 Folsäurederivate nachweisbar sind, während sich im Serum der Tiere nur 5-Methyltetrahydrofolsäure finden läßt. Zur grundsätzlichen Frage des Transfers der chemisch unterschiedlichen Folsäureformen durch die Schleimhaut und der hierbei wahrscheinlich stattfindenden Methylierung sei auf die Arbeiten von BERNSTEIN et al. (1969) sowie PRATT und COOPER (1971) verwiesen.

IX. Sekretion unter den Bedingungen des Blindsacksyndroms

In diesem Abschnitt sollen die Befunde zusammengefaßt werden, die unter dem Krankheitsbild des Blindsacksyndroms auf einen Verlust intravasaler Bestandteile über die Schleimhaut ins intestinale Lumen hindeuten. Ich möchte jedoch darauf hinweisen, daß die Anwendung des Begriffs der Sekretion im engeren Sinne in diesem Zusammenhang teilweise nur mit Vorbehalt geschieht, da dieser für aktive Zelleistungen reserviert werden sollte.

Der Frage, ob die bei einer bakteriellen Überwucherung oft nachzuweisende Hypoproteinämie auch durch einen Eiweißverlust über die Dünndarmschleimhaut mitbedingt sein könnte, wurde zunächst von NYGAARD und ROOTWELT (1968) im Tierexperiment systematisch nachgegangen. Die Autoren konnten an Ratten mit selbstfüllenden Blindschlingen des Jejunums – nicht jedoch des Ileums – eine deutliche exsudative Enteropathie aufzeigen, die unter einer antibiotischen Behandlung abnahm. In jüngster Zeit wurde dieser Frage erneut von KING und TOSKES (1981) nachgegangen. Auch diese Autoren konnten einen bedeutenden Eiweißverlust über den Dünndarm bei der Ratte und zusätzlich bei Patienten mit einem Blindsacksyndrom nachweisen.

GIANNELLA und TOSKES (1976) konnten weiterhin aufzeigen, daß im Tierexperiment eine bakterielle Überwucherung fast regelmäßig durch einen Blutverlust gekennzeichnet ist und die Tiere teilweise einen niedrigen Serumeisenspiegel aufweisen. Durch diese Befunde wird wahrscheinlich gemacht, daß dieses Krankheitsbild auch durch einen Eisenverlust über die geschädigte Schleimhaut gekennzeichnet sein kann. Systematische Untersuchungen beim Menschen liegen hierzu jedoch noch nicht vor.

Zusätzlich wird das Blindsacksyndrom durch einen Wasser- und Elektrolytverlust gekennzeichnet sein, obwohl entsprechende Bilanzuntersuchungen bisher noch nicht vorliegen. Denn die auftretenden Diarrhöen werden auch osmotisch bedingt sein, da durch die Malabsorption mehr osmotisch wirksame Substanzen im Lumen verbleiben. Ebenso werden die dekonjugierten Gallensäuren – wenn sie ins Kolon gelangen oder hier aus den konjugierten Gallensäuren durch die ortsständige Flora gebildet werden – zu chologenen Durchfällen führen. Eine Wasser- und Elektrolytsekretion ist weiterhin wahrscheinlich, da für den Dünn- und Dickdarm gezeigt wurde, daß die bei der vorliegenden Fettmalassimilation vermehrt gebildeten Hydroxyfettsäuren ebenfalls eine solche initiieren (AMMON u. PHILLIPS 1973; AMMON et al. 1974; CLINE et al. 1976; GAGINELLA et al. 1976; WANITSCHKE u. AMMON 1978). PRIZONT et al. (1975) wiesen zusätzlich darauf hin, daß auch die kurzkettigen Fettsäuren, die beim Blindsacksyndrom durch die anaerobe Flora überwiegend aus Kohlenhydraten gebildet werden, mit zu einer Wasser- und Elektrolytsekretion beitragen können.

Diese letzteren Befunde verdeutlichen, daß das Blindsacksyndrom nicht nur durch eine Steatorrhö mit breiigen, lehmfarbenen, überriechenden Stühlen gekennzeichnet sein muß, sondern daß durch die Wasser- und Elektrolytsekretion auch dünnflüssige Entleerungen auftreten können.

C. Klinik

Es soll zunächst hervorgehoben werden, daß die vorangehend beschriebenen anatomischen Besonderheiten, die zu einem Blindsacksyndrom führen können, nicht notwendigerweise mit diesem Krankheitsbild verknüpft sein müssen. So besteht durchaus die Möglichkeit, daß auch bei einem Patienten mit multiplen Dünndarmdivertikeln eine physiologische intestinale Flora vorhanden ist oder sogar mit den heute gebräuchlichen mikrobiologischen Techniken keine Bakterien angezüchtet werden können (GOLDSTEIN et al. 1969).

Tritt jedoch ein Blindsacksyndrom auf, so entwickelt sich dieses zumeist schleichend. Dementsprechend kann bei einer akut auftretenden Erkrankung dieses Krankheitsbild fast regelmäßig ausgeschlossen werden, wenn auch wenige Patienten beschrieben sind, bei denen akut Symptome auftraten. So berichten FARRAR et al. (1972) über einen 54jährigen Mann, von dem 6 Monate nach einer Umwandlungsoperation von Billroth II nach Billroth I plötzlich eine Diarrhö (mit begleitender Steatorrhö) bemerkt wurde. Die Beschwerden selbst sind sehr unterschiedlich und mannigfaltig, so daß ein einheitliches klinisches Bild nicht gezeichnet werden kann. Es soll weiter darauf hingewiesen werden, daß auch bei nachgewiesener bakterieller Überwucherung die Patienten symptomlos sein können (GOLDSTEIN et al. 1969; FARRAR et al. 1972), obwohl dies eine Ausnahme darstellt. FARRAR et al. (1972) weisen darauf hin, daß dies möglicherweise darauf zurückzuführen ist, daß Bacteroidesarten nicht an der pathologischen Flora dieser Patienten teilhaben. Häufiger finden sich mono- oder oligosymptomatische Krankheitsbilder, bei denen lediglich eine Anämie oder eine Steatorrhö mit breiigen Stühlen aufzeigbar ist.

Die Anämie ist zumeist aufgrund des Vitamin-B_{12}-Mangels hyperchrom und teilweise von einer ebenfalls auf diesem Mangel beruhenden Polyneuropathie begleitet (KNAUER u. SVOBODA 1968). Da jedoch bei einigen Patienten auch ein Eisenmangel vorhanden ist, kann diese ebenso – wenn auch weniger häufig – normo- oder hypochrom sein. Ob der Eisenmangel beim Menschen auf einer verminderten Aufnahme oder überwiegend auf einem Blutverlust – wie oben dargestellt – beruht, ist bisher nicht untersucht.

Die Steatorrhö als zweites hauptsächliches Symptom kann sehr diskret sein, erreicht jedoch auch eine Fettausscheidung von 40 g/Tag. Unter diesen Bedingungen kann sich zusätzlich eine Hypokalzämie durch die Bildung von Kalkseifen ausbilden, wie ebenso Gerinnungsstörungen durch eine ungenügende Resorption des fettlöslichen Vitamins K möglich sind. Diese sind durch den Quickwert objektivierbar. Findet sich eine derart ausgeprägte Steatorrhö, so weisen die Patienten zusätzlich eine progrediente Gewichtsabnahme auf.

Diese kann bei schwereren Verlaufsformen zusätzlich durch einen Eiweißmangel mitbedingt sein. Der letztere ist teilweise so ausgeprägt, daß ein kwashiorkorähnliches klinisches Bild resultieren kann. NEALE et al. (1967) beschrieben ein derartiges Zustandsbild bei 3 Patienten mit einem Blindsacksyndrom. Es ließen sich ausgeprägte Zeichen einer schweren Malnutrition und Malabsorption aufzeigen. Eine deutliche Hypoproteinämie hatte zu Eiweißmangelödemen geführt. Zusätzlich bestanden Hautveränderungen, die Haare waren trocken, spärlich und depigmentiert. Ein Patient hatte eine vollständige Alopezie entwickelt. Zusätzlich ließen sich Schädigungen von Gehirn, Leber und Herz nachweisen. Ebenso sind teilweise in Einzelbeschreibungen weitere schwere Mangelerscheinungen mitgeteilt worden. So berichten LEVY und TOSKES (1974) über einen Patienten mit einer durch einen Vitamin-A-Mangel bedingten Nachtblindheit und EDDY (1971) über metabolische Knochenerkrankungen bei diesem Krankheitsbild. Aus den hier dargelegten Befunden geht deutlich hervor, daß das Krankheitsbild des Blindsacksyndroms sehr unterschiedlich manifest werden kann und gleitende Übergänge von einer asymptomatischen bakteriellen Überwucherung des Darmlumens bis hin zu schwersten Mangelerscheinungen gefunden werden. Letztere können so ausgeprägt sein, daß sie – wenn auch aus anderer Ursache – denen der unbehandelten glutensensitiven Enteropathie nicht nachstehen (s.S. 1 ff.).

Die Ursachen für die verschieden starke Ausprägung des Krankheitsbilds sind nur teilweise bekannt. Es ist zum einen möglich, daß die pathologische Besiedlung des Darms qualitative und quantitative Unterschiede aufweist, zum anderen ist die Lokalisation der bakteriellen Überwucherung von Bedeutung. Ist diese nur im Ileum vorhanden – wie z.B. bei distalen Stenosen – so wird die klinische Relevanz weniger deutlich sein als wenn sie auch den proximalen Dünndarm betrifft, da die oberen 100–150 cm Jejunum den Hauptresorptionsort der Nutritiva beinhalten. Es soll schließlich darauf hingewiesen werden, daß dieses Krankheitsbild auch bei Kindern und Jugendlichen auftreten kann. Bezüglich der Ursachen des Blindsacksyndroms in diesen Altersgruppen – es tritt überwiegend nach chirurgischen Eingriffen auf, die wegen kongenitaler Stenosen oder Atresien in Duodenum, Jejunum oder Ileum notwendig wurden – sei auf die Veröffentlichung von SCHREINER et al. (1975) verwiesen. In diesem Lebensabschnitt führt das Krankheitsbild teilweise zu einer erheblichen Verzögerung der körperlichen Entwicklung. Sie kann sowohl das körperliche Wachstum – gemessen an der Körperlänge und dem Knochenalter – wie auch die Entwicklung der sekundären Geschlechtsmerkmale beinhalten.

D. Diagnostik

Um die nach Erhebung der Anamnese und des körperlichen Befunds geäußerte Verdachtsdiagnose eines Blindsacksyndroms zu sichern, sind verschiedene und unterschiedlich aufwendige Tests vorgeschlagen worden. Diese sollen im folgenden bezüglich ihrer Aussagekraft und somit ihrer Wertigkeit in der Diagnostik des Krankheitsbilds besprochen werden. Die in den meisten Kliniken zur Verfügung stehenden Tests, um eine Maldigestion oder Malabsorption zu erfassen, sind die Fettbilanz, der Xylosetest sowie der Schilling-Test. Da ein klinisch relevantes Blindsacksyndrom fast regelmäßig mit einer Steatorrhö oder einem Vitamin-B_{12}-Mangel einhergeht und zusätzlich eine ausgeprägte Metabolisierung der beim Xylosetest oral angebotenen Pentose durch die hohen intraluminalen Keimzahlen stattfindet, werden diese Untersuchungsverfahren pathologische Ergebnisse zeitigen. Mit ihrer Hilfe kann jedoch lediglich aufgezeigt werden, daß eine Maldigestion oder Malabsorption vorliegt, eine weitere Differenzierung ist nicht möglich (MENGE u. RIECKEN 1978). Ein Versuch, zu einer verläßlicheren Diagnose zu gelangen, wurde von einigen Autoren in der Bestimmung der Indikanausscheidung im Urin gesehen (HAMILTON et al. 1970). Da Indol jedoch in Dünn- und Dickdarm aufgenommen wird, findet sich eine erhöhte Indikanausscheidung sowohl bei einer Proteinmaldigestion als auch bei einer Proteinmalabsorption, so daß ihre Bestimmung keine zusätzliche Information ergibt.

Des weiteren sind mehrere Exhalationstests beschrieben worden, deren Spezifität in der Aufdeckung einer intestinalen bakteriellen Überwucherung zunächst bedeutend erschien. Da in dieser Übersicht der Raum für die Erörterung des theoretischen Hintergrunds und die Beschreibung der Durchführung dieser Atemtests fehlt, sei auf die Arbeit von ADLUNG (1978) verwiesen. Jedoch auch mit diesem Verfahren wird nicht immer eine intestinale Fehlbesiedlung aufgedeckt. Die falsch-negativen Ergebnisse beruhen wahrscheinlich darauf, daß die Zusammensetzung der pathologischen Flora von Patient zu Patient stark wechseln kann oder daß durch eine teilweise verkürzte Passagezeit die Substrate sehr schnell ins Kolon gelangen und hier durch die ortsständige Flora katabolisiert werden. Es finden sich jedoch auch bei gesunden Probanden teilweise falsch-positive Ergebnisse, so daß von ADLUNG (1978) die Bedeutung der Exhalationstests in der Diagnostik des Blindsacksyndroms beträchtlich relativiert wurde. Somit haben die in der Klinik eingeführten und einfach zu handhabenden „Resorptionstests" auch bei der initialen Diagnostik dieser Erkrankung ihren Stellenwert behalten.

In einem weiteren Schritt sollte sodann eine röntgenologische Darstellung von Magen und gesamtem Dünndarm erfolgen, wobei nach anatomischen Anomalien und zusätzlich nach Motilitätsstörungen gefahndet werden sollte. Läßt sich mit diesem Verfahren eine der eingangs angeführten Ursachen für ein Blindsacksyndrom aufzeigen und haben vorher die „Resorptionstests" ein pathologisches Ergebnis erbracht, so kann die Diagnose der Erkrankung als weitgehend gesichert angesehen werden. Zur weiteren Sicherung sollte die Funktion des exokrinen Pankreas mit Hilfe eines Suchtests als regelrecht beurteilt werden können und durch eine Dünndarmbiopsie ein reines Malabsorptionssyndrom ausgeschlossen werden.

Die Diagnose des Blindsacksyndroms kann nach obigen Ausführungen mit den in einer auch gastroenterologisch ausgerichteten Klinik zur Verfügung stehenden diagnostischen Maßnahmen durchaus wahrscheinlich gemacht und somit eine Therapie begründet eingeleitet werden. Die letztendliche Sicherung der Diagnose gestaltet sich allerdings bedeutend schwieriger und aufwendiger. Hierzu ist die Gewinnung des Darminhalts notwendig, die bei röntgenologisch nachgewiesenen Veränderungen aus deren Bereich erfolgen sollte. Bezüglich der hierzu anwendbaren Techniken sei auf den Artikel von Tabaqchali und Booth (1967) verwiesen. Das Aspirat sollte unter peinlich kontrollierten Bedingungen hinsichtlich der Keimzahlen sowie der aeroben und anaeroben Flora analysiert werden. Hierzu ist es unumgänglich, sich der aktiven Mitarbeit eines versierten Mikrobiologen zu versichern.

Sollten bakteriologische Untersuchungsmöglichkeiten nicht vorhanden sein, so besteht die Möglichkeit, in dem Aspirat mittels Dünnschichtchromatographie das Vorkommen freier Gallensäuren zu erfassen. Denn nur während einer bakteriellen Überwucherung lassen sich im Jejunum dekonjugierte Gallensäuren nachweisen (Tabaqchali u. Booth 1966; Northfield et al. 1973). Dieser Befund gilt allerdings für das Ileum nur mit Einschränkungen (Northfield u. McColl 1973). Eine letzte Möglichkeit besteht darin, im Aspirat mittels Gaschromatographie die Konzentrationen flüchtiger Fettsäuren zu bestimmen, die unter den Bedingungen des Blindsacksyndroms ebenfalls deutlich erhöht sind (Chernov et al. 1972).

E. Therapie

Die Therapie des Blindsacksyndroms sollte drei mögliche Vorgehen beinhalten: die chirurgische Korrektur der auslösenden Ursachen, die antibiotische Behandlung und den Ausgleich der nachgewiesenen Mangelzustände. Chirurgische Maßnahmen sind immer dann angezeigt, wenn hierdurch anatomische Anomalien, die als auslösend für eine bakterielle Überwucherung anzusehen sind, korrigiert werden können. Dies trifft z.B. für große solitäre Divertikel, intestinale Seit-zu-Seit-Anastomosen oder enteroenterale Fisteln zu. Doch auch hierbei sollten präoperativ eine antibiotische Behandlung und ein Ausgleich der Mangelzustände durchgeführt werden. Auf der anderen Seite können Kranke mit einer Sklerodermie, mit multiplen Dünndarmdivertikeln oder Verwachsungen z.B. nach einer Peritonealtuberkulose keiner entsprechenden Behandlung zugeführt werden. Ebenso mag es sich teilweise schwierig gestalten, Patienten, die nach einer Billroth-II-Operation des Magens ein Blindsacksyndrom entwickeln, von der Notwendigkeit eines erneuten chirurgischen Eingriffs zu überzeugen. Unter diesen Umständen ist eine antibiotische Therapie die Behandlung der Wahl. Die Frage, welches Antibiotikum eingesetzt werden sollte, ist bisher nur empirisch zu beantworten. Kontrollierte Studien liegen hierzu nicht vor. Ob eine Austestung der Antibiotikaempfindlichkeit der verschiedenen beim Blindsacksyndrom anzüchtbaren Bakterien sinnvoll und notwendig ist, müßte diskutiert werden. Da während einer bakteriellen Überwucherung jedoch auch bei einem Patienten eine Vielzahl von Keimen gefunden wird, die wahrscheinlich eine sehr unterschiedliche Antibiotikaresistenz aufweisen, ist es zweifelhaft, ob die Ergebnisse in therapeutischer Hinsicht eine Hilfe darstellen könnten. Entsprechend der empirischen Erkenntnis werden überwiegend Tetracycline zu der Behandlung des Blindsacksyndroms eingesetzt (TABAQCHALI u. BOOTH 1967). Diese sind zwar gegenüber den Bacteroidesarten wenig wirksam, da sie jedoch die aerobe Flora reduzieren, steigt der Sauerstoffgehalt im Lumen an, so daß möglicherweise eine indirekte Wirkung auf die Anaerobier entfaltet wird. Kann durch Tetracycline kein wesentlicher Therapieerfolg erzielt werden, so sind als weitere Antibiotika Lincomycin, Chloramphenicol, Clindamycin oder Metronidazol empfohlen worden, die Anaerobier in ihr Wirkspektrum miteinbeziehen und beim Blindsacksyndrom mit Erfolg eingesetzt wurden. Langdauernde Behandlungsphasen sind nicht notwendig, denn bei der Mehrzahl der Patienten reicht eine 7- bis 10tägige Therapie aus, um eine Normalisierung von Schilling-Test und täglicher Fettausscheidung zu erreichen (TABAQCHALI u. BOOTH 1967). Ebenso läßt sich eine Reduktion der intraluminalen Keimzahlen aufzeigen. Freie Gallensäuren sind zugleich praktisch nicht mehr nachweisbar, während parallel hierzu die intraluminalen Konzentrationen der konjugierten Gallensäuren zur Norm zurückkehren. Nach einer derartigen Behandlung bleiben die Patienten über einen verschieden langen Zeitraum symptomfrei (GOLDSTEIN et al. 1969). Während einerseits eine 5jährige Beschwerdefreiheit mitgeteilt ist, dauert diese bei anderen Erkrankten lediglich Monate oder Wochen. Es ist hierbei ein interessantes Phänomen, daß eine erneute Bestimmung der intestinalen Flora dann teilweise einen Erregerwechsel aufzeigen kann. In welcher Form die antibiotische Behandlung bei den Patienten durchgeführt werden soll, die zu schnellen Rückfällen neigen, ist bisher noch nicht sicher zu beurteilen. Es liegen keine Studien vor, die eine Entscheidung für eine kontinuierliche oder intermittierende Therapie ermöglichen und die Aussagen bezüglich der zu erwartenden Resistenzentwicklungen zulassen.

Besonders die Patienten mit einer lebenslang rezidivierenden bakteriellen Überwucherung des Darms bedürfen einer sorgfältigen und vorausschauend geplanten Substitutionsbehandlung. Da Vitamin-B$_{12}$-Mangelanämien, Steatorrhö und zusätzlich teilweise auch ein Eiweißmangel die Leitsymptome sind, stehen Vitamin-B$_{12}$-Gaben sowie eine eiweißreiche, fettarme Diät mit einem zusätzlichen Angebot mittelkettiger Fettsäuren und der Substitution fettlöslicher Vitamine im Vordergrund. Wie aus den pathophysiologischen Ausführungen hervorgeht, können zusätzlich prinzipiell weitere Mangelzustände auftreten, deren Behebung gezielt erfolgen sollte. Mit Hilfe einer solchen medikamentösen und diätetischen Behandlung kann auch Patienten mit einer langjährig rezidivierenden bakteriellen Überwucherung langfristig eine adäquate Therapie zuteil werden.

Literatur

Adlung J (1978) Atemanalytische Tests in der gastroenterologischen Diagnostik. Z Gastroenterol 16:179–187

Ament ME, Shimoda SS, Saunders DR, Rubin CE (1972) Pathogenesis of steatorrhea in three cases of small intestinal stasis syndrome. Gastroenterology 63:728–747

Ammon HV, Phillips SF (1973) Inhibition of colonic water and electrolyte absorption by fatty acids in man. Gastroenterology 65:744–749

Ammon HV, Thomas PJ, Phillips SF (1974) Effects of oleic and ricinoleic acids on net jejunal water and electrolyte movement. J Clin Invest 53:374–379

Bernstein LH, Gutstein S, Weiner S (1969) Folic acid conjugase: inhibition by unconjugated dihydroxy bile acids (34388). Proc Soc Exp Biol Med 132:1167–1169

Bernstein LH, Gutstein S, Efron G, Wager G (1972) Experimental production of elevated serum folate in dogs with intestinal blind loops: relationship of serum levels to location of the blind loop. Gastroenterology 63:815–819

Bernstein LH, Gutstein S, Efron G, Wager G (1975) Experimental production of elevated serum folate in dogs with intestinal blind loops. II. Nature of bacterial produced folate coenzymes in blind loop fluid. Am J Clin Nutr 28:925–929

Bloch R, Menge H, Lorenz-Meyer H, Stöckert HG, Riecken EO (1975) Functional, biochemical and morphological alterations in the intestines of rats with an experimental blind-loop syndrome. Res Exp Med 166:67–78

Brandt LJ, Bernstein LH, Wagle A (1977) Production of vitamin B_{12} analogues in patients with small bowel bacterial overgrowth. Ann Intern Med 87:546–551

Brown WR, Savage DC, Dubois RS, Alp MH, Mallory A, Kern F (1972) Intestinal microflora of immunoglobulin-deficient and normal human subjects. Gastroenterology 62:1143–1152

Browning GG, Buchan KA, Mackay C (1974) The effect of vagotomy and drainage on the small bowel flora. Gut 15:139–142

Burke V, Gracey M, Thomas J, Malajczuk A (1975) Inhibition of intestinal amino acid absorption by unconjugated bile salts in vivo. Aust NZ J Med 5:430–432

Burke V, Gracey M, Thomas J, Malajczuk A (1976) Inhibition of intestinal uptake of amino acids by unconjugated bile salts. AJEBAK 54:391–402

Cheney FE, Burke V, Clark ML, Senior JR (1970) Intestinal fatty acid absorption and esterification from luminal micellar solutions containing deoxycholic acid. Proc Soc Exp Biol Med 133:212–215

Chernov AJ, Doe WF, Gompertz D (1972) Intrajejunal volatile fatty acids in the stagnant loop syndrome. Gut 13:103–106

Cline WS, Lorenzsonn V, Benz L, Olsen WA (1976) The effects of sodium ricinoleate on small intestinal function and structure. J Clin Invest 58:380–390

Dawson AM, Isselbacher KJ (1960) Studies on lipid metabolism in the small intestine with observations on the role of bile salts. J Clin Invest 39:730–740

Dedieu P, Gaillard F, Delumeau G, Lenne Y, Miniconi P (1980) Etude anatomo-clinique d'un cas de pseudo-obstruction chronique idiopathique de l'intestin grêle. Revue de la littérature. Gastroenterol Clin Biol 4:338–347

Donaldson RM jr (1962) Malabsorption of Co^{60}-labeled cyanocobalamin in rats with intestinal diverticula. I. Evaluation of possible mechanisms. Gastroenterology 43:271–281

Donaldson RM jr, Corrigan H, Natsios G (1962) Malabsorption of Co^{60}-labeled cyanocobalamin in rats with intestinal diverticula. II. Studies on contents of the diverticula. Gastroenterology 43:282–290

Drasar BS, Shiner M, McLeod GM (1969) Studies on the intestinal flora. I. The bacterial flora of the gastrointestinal tract in healthy and achlorhydric persons. Gastroenterology 56:71–79

Eddy RL (1971) Metabolic bone disease after gastrectomy. Am J Med 50:442–449

Farrar WE, O'Dell NM, Achord JL, Greer HA (1972) Intestinal microflora and absorption in patients with stagnation-induced lesions of the small intestine. Dig Dis 17:1065–1074

Gaginella TS, Lewis JC, Phillips SF (1976) Ricinoleic acid effects on rabbit intestine. An ultrastructural study. Mayo Clin Proc 51:569–573

Giannella RA, Toskes PP (1976) Gastrointestinal bleeding and iron absorption in the experimental blind loop syndrome. Am J Clin Nutr 29:754–757

Giannella RA, Broitman SA, Zamcheck N (1971) Vitamin B_{12} uptake by intestinal microorganisms: mechanism and relevance to syndromes of intestinal bacterial overgrowth. J Clin Invest 50:1100–1107

Giannella RA, Broitman SA, Zamcheck N (1972) Competition between bacteria and intrinsic factor for vitamin B_{12}: implications for vitamin B_{12} malabsorption in intestinal bacterial overgrowth. Gastroenterology 62:255–260

Giannella RA, Rout WR, Toskes PP (1974) Jejunal brush border injury and impaired sugar and amino acid uptake in the blind loop syndrome. Gastroenterology 67:965–974

Goldstein F, Wirts CW, Salen G, Mandle RJ (1969) Diverticulosis of the small intestine. Clinical, bacteriologic, and metabolic observations in a group of seven patients. Am J Dig Dis 14:170–181

Goldstein F, Wirts CW, Kowlessar OD (1970a) Diabetic diarrhea and steatorrhea. Microbiological and clinical observations. Ann Intern Med 72:215–218

Goldstein F, Karacadag S, Wirts CW, Kowlessar OD (1970b) Intraluminal small-intestinal utilization of d-xylose by bacteria. A limitation of the d-xylose absorption test. Gastroenterology 59:380–386

Gorbach SL, Tabaqchali S (1969) Bacteria, bile, and small bowl. Gut 10:963–972

Gorbach SL, Plaut AG, Nahas L, Weinstein L (1967) Studies of intestinal microflora. II. Microorganisms of the small intestine and their relations to oral and fecal flora. Gastroenterology 53:856–867

Gracey M, Burke V, Oshin A, Barker J, Glasgow EF (1971a) Bacteria, bile salts, and intestinal monosaccharide malabsorption. Gut 12:683–692

Gracey M, Burke V, Oshin A (1971b) Reversible inhibition of intestinal active sugar transport by deconjugated bile salt in vitro. Biochim Biophys Acta 225:308–314

Gracey M, Papadimitriou J, Burke V, Thomas J, Bower G (1973) Effects on small-intestinal function and structure induced by feeding a deconjugated bile salt. Gut 14:519–528

Gracey M, Papadimitriou J, Bower G (1974) Ultrastructural changes in the small intestines of rats with self-filling blind loops. Gastroenterology 67:646–651

Gracey M, Houghton M, Thomas J (1975a) Deoxycholate depresses small-intestinal enzyme activity. Gut 16:53–56

Gracey M, Thomas J, Houghton M (1975b) Effect of stasis on intestinal enzyme activities. Aust NZ J Med 5:141–144

Gracey M, Burke V, Thomas JA, Stone DE (1975c) Effect of microorganisms isolated from the upper gut of malnourished children on intestinal sugar absorption in vivo. Am J Clin Nutr 28:841–845

Greenlee HB, Vivit R, Paez J, Dietz A (1971) Bacterial flora of the jejunum following peptic ulcer surgery. Arch Surg 102:260–265

Greenlee HB, Gelbart SM, DeOrio AJ, Francescatti DS, Paez J, Reinhardt GE (1977) The influence of gastric surgery on the intestinal flora. Am J Clin Nutr 30:1826–1833

Halsted JA, Lewis PM, Gasster M (1956) Absorption of radioactive vitamin B_{12} in the syndrome of megaloblastic anemia associated with intestinal stricture or anastomosis. Am J Med 20:42–52

Hamilton JD, Dyer NH, Dawson AM, O'Grady FW, Vince A, Fenton JCB, Mollin DL (1970) Assessment and significance of bacterial overgrowth in the small bowel. Q J Med 39:265–285

Hepner GW, Booth CC, Cowan J, Hoffbrand AV, Mollin DL (1968) Absorption of crystalline folic acid in man. Lancet 2:302–306

Hermann G, Axtell HK, Starzl TE (1964) Bacterial contamination of the jejunum and vitamin B_{12} absorption. Gastroenterology 47:61–64

Hersh T, Floch MH, Binder HJ, Conn HO, Prizont R, Spiro HM (1970) Disturbance of the jejunal and colonic bacterial flora in immunoglobuline deficiencies. Am J Clin Nutr 23:1595–1601

Hill MJ, Drasar BS (1968) Degradation of bile salts by human intestinal bacteria. Gut 9:22–27

Hislop IG, Hofmann AF, Schoenfield LJ (1967) Determinants of the rate and site of bile acid absorption in man. J Clin Invest 46:1070–1071

Hoet PP, Eyssen H (1964) Steatorrhoea in rats with an intestinal cul-de-sac. Gut 5:309–314

Hoffbrand AV, Tabaqchali S, Mollin DL (1966) High serum-folate levels in intestinal blind-loop syndrome. Lancet 1:1339–1342

Hoffbrand AV, Tabaqchali S, Booth CC, Mollin DL (1971) Small intestinal bacterial flora and folate status in gastrointestinal disease. Gut 12:27–33

Jonas A, Flanagan PR, Forstner GG (1977) Pathogenesis of mucosal injury in the blind loop syndrome. J Clin Invest 60:1321–1330

Jonas A, Krishnan C, Forstner GG (1978) Pathogenesis of mucosal injury in the blind loop syndrome. Release of disaccharidases from brush border membranes by extracts of bacteria obtained from intestinal blind loops in rats. Gastroenterology 75:791–795

Jones EA, Craigie A, Tavill AS, Franglen G, Rosenoer VM (1968) Protein metabolism in the intestinal stagnant loop syndrome. Gut 9:466–469

Kahn IJ, Jeffries GH, Sleisenger MH (1966) Malabsorption in intestinal scleroderma. N Engl J Med 274:1339–1344

Kalser MH, Cohen R, Arteaga J, Yawn E, Mayoral L, Hoffert WR, Frazier D (1966) Normal viral and bacterial flora of the human small and large intestine. N Engl J Med 274:500–505

Kim YS, Spritz N, Blum M, Terz J, Sherlock P (1966) The role of altered bile acid metabolism in the steatorrhea of experimental blind loop. J Clin Invest 45:956–962

King CE, Toskes PP (1981) Protein-losing enteropathie in the human and experimental rat blind-loop syndrome. Gastroenterology 80:504–509

King CE, Lorenz E, Toskes PP (1976) The pathogenesis of decreased serum protein levels in the blind loop syndrome: evaluation including a newly developed ^{14}C-amino acid breath test (Abstr). Gastroenterology 70:901

Kjaerheim Å, Nygaard K (1968) Fat absorption in rats with an intestinal blind segment. An electron microscopic study. Scand J Gastroenterol 3:225–233

Klipstein FA, Samloff JM (1966) Folate synthesis by intestinal bacteria. Am J Clin Nutr 19:237–246

Knauer CM, Svoboda AC (1968) Malabsorption and jejunal diverticulosis. Am J Med 44:606–610

Levy NS, Toskes PP (1974) Fundus albipunctatus and vitamin A deficiency. Am J Ophthalmol 78:926–929

Low-Beer TS, Schneider RE, Dobbins WO (1970) Morphological changes of the small intestinal mucosa of guinea pig and hamster following incubation in vitro and perfusion in vivo with unconjugated bile salts. Gut 11:486–492

Maffei HVL, Nóbrega FJ (1975) Gastric pH and microflora of normal and diarrhoeic infants. Gut 16:719–726

Mallory A, Savage D, Kern F, Smith JG (1973) Patterns of bile acids and microflora in the human small intestine. II. Microflora. Gastroenterology 64:34–42

Meihoff WE, Hirschfield JS, Kern F (1968) Small intestinal scleroderma with malabsorption and pneumatosis cystoides intestinalis. Report of three cases. JAMA 204:102–106

Menge H, Riecken EO (1978) Dünndarmfunktionsdiagnostik. Z Gastroenterol 16:198–205

Menge H, Robinson JWL (1978) The relationship between the functional and structural alterations in the rat small intestine following proximal resection of varying extents. Res Exp Med 173:41–53

Menge H, Robinson JWL, Riecken EO (1976) Anpassungsmöglichkeiten der Dünndarmschleimhaut an verschiedene intraluminale Milieuveränderungen. Z Gastroenterol 14:420–433

Menge H, Köhn R, Dietermann KH, Lorenz-Meyer H, Riecken EO, Robinson JWL (1979) Structural and functional alterations in the mucosa of self-filling intestinal blind loops in rats. Clin Sci 56:121–131

Naish JM, Capper WM, Brown NJ (1960) Intestinal pseudo-obstruction with steatorrhoea. Gut 1:62–66

Neale G, Antcliff AC, Welbourn RB, Mollin DL, Booth CC (1967) Protein malnutrition after partial gastrectomy. Q J Med 144:469–493

Northfield TC (1973) Intraluminal precipitation of bile acids in stagnant loop syndrome. Br Med J 2:743–745

Northfield TC, McColl I (1973) Postprandial concentrations of free and conjugated bile acids down the length of the normal human small intestine. Gut 14:513–518

Northfield TC, Drasar BS, Wright JT (1973) Value of small intestinal bile acid analysis in the diagnosis of the stagnant loop syndrome. Gut 14:341–347

Nygaard K, Rootwelt K (1968) Intestinal protein loss in rats with blind segments on the small bowel. Gastroenterology 54:52–55

Panish JF (1963) Experimental blind loop steatorrhea. Gastroenterology 45:394–399

Parkin DM, McClelland DBL, O'Moore RR, Percy-Robb IW, Grant IWB, Shearman DJC (1972) Intestinal bacterial flora and bile salt studies in hypogammaglobulinaemia. Gut 13:182–188

Pratt RF, Cooper A (1971) Folates in plasma and bile of man after feeding folic acid-^{3}H and 5-formyltetrahydrofolate (folinic acid). J Clin Invest 50:455–462

Prizont R, Whitehead JS, Kim YS (1975) Short chain fatty acids in rats with jejunal blind loops. I. Analysis of SCFA in small intestine, cecum, feces and plasma. Gastroenterology 69:1254–1264

Riepe SP, Goldstein J, Alpers DH (1980) Effect of secreted bacteroides proteases on human intestinal brush border hydrolases. J Clin Invest 66:314–322

Rutgeerts L, Mainguet P, Tytgat G, Eggermont E (1974) Enterokinase in contaminated small-bowel syndrome. Digestion 10:249–254

Salen G, Goldstein F, Wirts CW (1966) Malabsorption in intestinal scleroderma. Relation of bacterial flora and treatment with antibiotics. Ann Intern Med 64:834–841

Schiffer LM, Faloon WW, Chodos RB, Lozner EL (1962) Malabsorption syndrome associated with intestinal diverticulosis. Report of case with jejunal biopsy. Gastroenterology 42:63–68

Schjonsby H, Hofstadt T (1975) The uptake of vitamin B_{12} by the sediment of jejunal contents in patients with the blind-loop syndrome. Scand J Gastroenterol 10:305–309

Schjonsby H, Halvorsen JF, Hofstadt T, Hovdenak N (1977) Stagnant loop-syndrome in patients with continent ileostomy (intra-abdominal ileal reservoir). Gut 18:795–799

Schreiner RL, Ternberg JL, Shackelford GD, Keating JP (1975) The stagnant loop syndrome in childhood. Review and report of four patients. Am J Dig Dis 20:23–30

Shimoda SS, O'Brien TK, Saunders DR (1974) Fat absorption after infusing bile salts into the human small intestine. Gastroenterology 67:7–18

Shiner M, Waters TE, Gray JDA (1963) Culture studies of the gastrointestinal tract with a newly devised capsule. Gastroenterology 45:625–632

Tabaqchali S, Booth CC (1966) Jejunal bacteriology and bile-salt metabolism in patients with intestinal malabsorption. Lancet 2:12–15

Tabaqchali S, Booth CC (1967) Relationship of the intestinal bacterial flora to absorption. Br Med Bull 23:285–290

Tabaqchali S, Hatzioannou J, Booth CC (1968) Bile-salt deconjugation and steatorrhoea in patients with the stagnant-loop syndrome. Lancet 2:12–16

Thadepalli H, Lou MA, Bach VT, Matsui TK, Mandal AK (1979) Microflora of the human small intestine. Am J Surg 138:845–850

Toskes PP, Giannella RA, Jervis HR, Rout WR, Takeuchi A (1975) Small intestinal mucosal injury in the experimental blind loop syndrome. Light- and electron-microscopic and histochemical studies. Gastroenterology 68:1193–1203

Toskes PP, King CE, Spivey JC, Lorenz E (1978) Xylose catabolism in the experimental rat blind loop syndrome. Studies, including use of a newly developed d-(^{14}C)xylose breath test. Gastroenterology 74:691–697

Vantrappen G, Janssens J, Hellemans J, Ghoos Y (1977) The interdigestive motor complex of normal subjects and patients with bacterial overgrowth of the small intestine. J Clin Invest 59:1158–1166

Varcoe R, Halliday D, Tavill AS (1974) Utilization of urea nitrogen for albumin synthesis in the stagnant loop syndrome. Gut 15:898–902

Wanitschke R, Ammon HV (1978) Effects of dihydroxy bile acids and hydroxy fatty acids on the absorption of oleic acid in the human jejunum. J Clin Invest 61:178–186

Welkos S, Toskes PP, Baer H (1977) The role of anaerobic bacteria in the B$_{12}$ malabsorption of the stasis syndrome (Abstr). Clin Res 25:320

Whalen GE, Soergel KH, Geenen JE (1969) Diabetic diarrhea. A clinical and pathophysiological study. Gastroenterology 56:1021–1032

Whitaker WG, Shepard D (1965) Late complications of side-to-side intestinal anastomosis: case reports. Ann Surg 161:824–831

Pneumatose

D. FILLER

A. Definition

Die intestinale Pneumatose ist eine relativ seltene Darmerkrankung, die in der Tierpathologie häufig auftritt (BAER et al. 1972). Synonyma sind intestinales Emphysem, intestinale Gaszysten, zystische Lymphopneumatosis, Pneumatosis cystoides intestinalis oder einfach Pneumatose. Charakterisiert ist sie durch zystische Luftansammlungen unterschiedlicher Größe in der Darmwand, die die normale Textur der Darmwand beseitigen. Solche Gaszysten können breitbasig oder gestielt aufsitzend, das gesamte Intestinum befallen, auf ein Darmsegment beschränkt bleiben oder auch an anderen Organen der Bauchhöhle lokalisiert sein. Sie halten sich fast immer an den Verlauf der Lymphbahnen und weiten die Lymphspalten der Submukosa oder Subserosa auf (FAHRLÄNDER 1973; JIRZIK 1949). Die Pneumatose kann klinisch stumm verlaufen, die Symptome anderer gastroenterologischer Erkrankungen imitieren oder begleitend mit ihnen auftreten.

B. Häufigkeit

Die tatsächliche Inzidenz ist unklar (BAER et al. 1972). Männer sollen doppelt so häufig betroffen sein wie Frauen; im Säuglingsalter besteht kein Unterschied in der Geschlechtsverteilung. Die Dünndarmpneumatose wird in jedem Lebensalter beobachtet, die Pneumatosis coli überwiegend bei Erwachsenen nach dem 30. Lebensjahr (BETHKE-BEDÜRFTIG et al. 1979). BAER et al. konnten bis Ende der 70er Jahre 1 125 gut dokumentierte Fälle der Intestinalpneumatose zusammenstellen und eine Vielzahl weiterer Fälle wurde seitdem publiziert. Auffällig ist die Zunahme der Kolonpneumatose (BEERSIEK et al. 1981; FILLER et al. 1980; BETHKE-BEDÜRFTIG et al. 1979); gehäuft wurde sie nach jejunoilealer Shuntoperation (Dünndarmausschaltung) zur Behandlung der extremen Adipositas gesehen (zit. nach BETHKE-BEDÜRFTIG et al. 1979; BEERSIEK et al. 1981).

C. Ätiologie

Bis heute fehlt eine schlüssige pathophysiologische Erklärung. Zur Entstehung werden folgende Theorien diskutiert (BAER et al. 1972; BEERSIEK et al. 1981; BETHKE-BEDÜRFTIG et al. 1979).

I. Entzündlich-bakterielle Theorie

Gasbildende Bakterien sollen nach Mukosadurchbruch die Pneumatose hervorrufen. Gasanalytische Untersuchungen des Zysteninhalts zeigen einen überwiegenden Gehalt an Stickstoff bei unterschiedlichem O_2- und CO_2-Gehalt. Wahrscheinlich aber hat der Zeitpunkt der Probeentnahme die Zusammensetzung beeinflußt (BAER et al. 1972). Im Tierversuch konnten durch gasbildende Bakterien (Clostridium perfringens) an traumatisierten Därmen einer Pneumatose entsprechende Läsionen erzeugt werden (YALE et al. 1974). Dagegen läßt die freie intraabdominelle Gasansammlung ohne peritonitische Reaktion eine bakterielle Herkunft unwahrscheinlich erscheinen. Zwar wurden Bakterien in der Zyste nachgewiesen, meist handelte es sich jedoch um an der Leiche entnommene Befunde (zit. nach WINKLER 1950).

II. Mechanische Theorie

Darmgase sollen durch Mikromukosaläsionen in die Lymphspalten der Darmwand hineingepreßt werden (ZIEGLER u. HEILMANN 1947). Unterstützt wurde diese Vermutung durch die bei der Pneumatose gefundene Erhöhung des Darminnendruckes (JIRZIG 1949). Unter dem Druck der Bauchpresse, nach Einläufen mit sekundärem Eintritt von Bakterien in die lädierte Darmwand und durch Vergärung von Kohlenhydraten in den Lymphgefäßen könnten die Zysten entstehen (HUYENG 1950). Mechanistisch ist die Pneumatose des Kolons nach Rektoskopie erklärt; in Stufenschnitten konnten kleine Schleimhautdefekte mit einem kommunizierenden System von Luftblasen nachgewiesen werden (zit. nach FAHRLÄNDER 1973). Trotzdem bleibt der Zusammenhang zwischen intraenteraler Druckerhöhung und Pneumatose, auch bei intestinalen Stenosen, unwahrscheinlich. Wir haben sie bei Dickdarmstenosen oder entzündlichen Darmerkrankungen nicht gesehen. Bei obstruktiven Lungenerkrankungen ist eine auffallende Häufung von Pneumatosen bekannt. Experimentell konnte demonstriert werden, daß über Alveolarwandrupturen die Luft entlang den Gefäßen ins Mediastinum, von dort aus in den retroperitonealen Raum und entlang der Mesenterialgefäße in die Darmwand weiterwandern kann (zit. nach FAHRLÄNDER 1973; BETHKE-BEDÜRFTIG et al. 1979).

III. Biochemische Theorie

Metabolische Verschiebungen im Gewebe der Darmwand lassen die Gase entstehen (BAER et al. 1972). Mangel- oder Fehlernährung, Avitaminosen, Resorptionsstörungen oder eiweißreiche Ulkusdiät sollen zur chemisch-fermentativen Zersetzung des Chylus führen. In der Veterinärmedizin ist die Pneumatose bei einseitiger Ernährung mit gewaschenem Kasein und poliertem Reis bekannt (FUCHS 1952). Beim Menschen ist jedoch eine Pneumatose bei extremer Mangelernährung nicht beschrieben. Gegen diese diätetische Mangeltheorie spricht auch die Gaszusammensetzung in den Zysten. Der Sauerstoff- und CO_2-Gehalt des Zysteninhalts entspricht weitgehend demjenigen des Kapillarbluts der Darmwand (KOCH et al. 1968). Neuerdings wird der Aufbau der Zystenwand mit Endothelauskleidung, die fehlen kann, für erweiterte abgeschlossene Lymphräume gehalten (KOCH et al. 1968). Ob diese angeboren oder erworben sind, ist nicht geklärt. Der gasförmige Zysteninhalt ergibt sich hier entweder per diffusionem aus dem Kapillarblut oder aus der Lymphe.

D. Histologie und Pathologie

Das histologische Substrat der Pneumatose ist außerordentlich charakteristisch. Die Mukosa, die Subserosa oder der subseröse Raum des betroffenen Darms sind von multiplen, stecknadelkopf- bis faustgroßen Zysten durchsetzt (Hell u. Allgöwer 1976). Man findet runde, optisch leere, teils zusammenhängende oder isolierte Räume (Baer et al. 1972). Der Aufbau der Zystenwand ist variabel. Bei frühen Veränderungen soll eine zelluläre Auskleidung fehlen, später treten Makrophagen und synzytiale Riesenzellen auf (Whitehead 1973). Bei akut verlaufenden Säuglingspneumatosen fehlen diese Reaktionen meist. Andere Zysten haben Beziehungen zum Lymphgefäßsystem und werden oft von endothelartigen Zellen ausgekleidet (Bethke-Bedürftig et al. 1979).

Der alleinige *subseröse Befall,* meist symptomarm verlaufend, wird nur beim Erwachsenen gefunden. An der Darmwand und am Mesenterialansatz sitzen zahlreiche subseröse, prallelastische Gasblasen, meist breitbasig, jedoch auch gestielt und traubenförmig.

Die *submuköse Form* findet sich häufig in aboralen Abschnitten des Kolons, seltener am Ileum. Dabei verhindern die Muskelschichten der Darmwand eine Ausdehnung nach außen und die Schleimhaut wird vorgewölbt, so daß sogar eine völlige Stenose der Darmlichtung eintreten kann. Zwischen beiden Formen können, bedingt durch Anastomosen zwischen den Lymphbahnen, jedoch auch Übergänge vorkommen (Filler et al. 1980).

Im Krankengut von Baer et al. (1972) waren in 42% die Zysten in der Submukosa und nur in 22% in der Subserosa lokalisiert. Einen gleichzeitigen submukösen und subserösen Befall sahen sie in 10%. Bevorzugt soll von der Pneumatose der Dünndarm befallen werden und zu 85% sind gleichzeitig andere Magen-Darm-Erkrankungen mit ulzerösen oder obstruktiven Läsionen vorhanden (Bethke-Bedürftig et al. 1979). Zunehmend wird in den letzten Jahren die Kolonpneumatose beschrieben (Bethke-Bedürftig et al. 1979; Beersiek et al. 1981; Filler et al. 1980). Baer et al. (1972) fand eine etwa gleichmäßige Beteiligung von Dünn- und Dickdarm. Die Differenzierung zwischen einer primären Form ohne Begleiterkrankung und einer sekundären auf dem Boden gastroenterologischer oder pulmonologischer Grunderkrankungen sollte nicht mehr erfolgen. In vielen Fällen wurde entweder die Begleiterkrankung nicht gefunden oder diese war bereits abgeheilt.

E. Diagnose und Differentialdiagnose

Die Diagnose stützt sich auf die Röntgenuntersuchungen, die Endoskopie oder den intraoperativen Befund. Manchmal kann schon anhand der Abdomenleeraufnahme mit charakteristischen Doppelkonturen in der Darmwand die richtige Diagnose gestellt werden. Auch der Röntgenbefund mit gegen das Darmlumen vorgewölbten Blasen oder mottenfraßähnlichem Bild der Darmwand kann eine Polyposis oder eine Kompression von außen vortäuschen (Fahrländer 1973). Angaben über laparaskopische Trefferquoten bei subserösen Zysten fehlen (Baer et al. 1972). Submuköse Gaszysten im Sigma können ebenfalls mit Polypen verwechselt werden; manchmal kann die bei der Probebiopsie entweichende Luft zur Diagnose führen. Differentialdiagnostisch kann gelegentlich die Abgrenzung gegen die Colitis schwierig sein (Beersiek et al. 1980). Beim Säugling sind akute Ernährungsstörungen abzugrenzen (Baer et al. 1972).

F. Klinik und Therapie

In der Zusammenstellung von BAER et al. (1972) bei 110 Fällen verursachte die Pneumatose zu 50% Durchfälle und Schleimabgänge und bei knapp 25% der Patienten zusätzlich Blutbeimengungen. Etwa 50% der Erkrankten hatten Leibschmerzen oder Erbrechen und gut 33% verzeichneten eine Gewichtsabnahme mit Meteorismus. Dahinter kann sich auch eine Vielzahl anderer Erkrankungen verbergen, so daß immer erst nach einer Begleiterkrankung des Magen-Darm-Trakts oder der Lunge gefahndet werden sollte, die die Pneumatose ausgelöst haben könnte. Rupturieren subseröse Zysten, kann sich ein spontanes Pneumoperitoneum mit subphrenischen Luftsicheln bei fehlendem Peritonismus entwickeln. Gelegentlich imponiert ein schaumiger Aszites, da die subserösen Bläschen zum Reizerguß geführt haben (FILLER et al. 1980). Eine spontane reponible Interposition von Darmschlingen zwischen Leber und Zwerchfell (*Chilaiditi*-Syndrom) kann für das Vorliegen einer Pneumatose rechts im Bauchraum gelegener Dünndarmschlingen sprechen (KOCH et al. 1968). Liegt eine Grunderkrankung nicht vor, kann in solchen Fällen mit einer Spontanremision bis zu 40% gerechnet werden. Es empfiehlt sich eine rein symptomatische Therapie (BAER et al. 1972). Bei anderen Formen der Pneumatose bestimmt die Grundkrankheit des obstruierenden, tumorösen oder ulzerösen Prozesses die einzuschlagende Behandlung. Beim Säugling und Jugendlichen mit schweren dyspeptischen Erscheinungen auf dem Boden einer ulzerierenden Gastroenteritis bedeutet die Pneumatose meist ein signum mali ominis (FAHRLÄNDER 1973). Der fulminate Verlauf führt in der Regel zum Tode, auch wenn der betroffene Darmabschnitt reseziert wird. Die Resektion ist lediglich bei den seltenen Komplikationen der Pneumatose wie Ileus, Invagination oder Volvulus indiziert. Die Kolonpneumatose, vor allem des distalen Abschnitts, kann zur massiven Blutung führen oder wie ein Malignom imponieren. Die Indikation zur Operation darf in diesen Fällen großzügiger gestellt werden. In letzter Zeit wurde über erstaunliche Erfolge mit der kontinuierlichen Sauerstoffatmung berichtet (GÜLLER et al. 1977; VAN DER LINDEN u. HÖFLER 1978). Rezidive sind zwar nicht vermeidbar, können aber problemlos wieder mit der gleichen Methode behandelt werden. Die Therapie ist offensichtlich einfach, sicher und wirkungsvoll.

G. Prognose

Beim Erwachsenen ist die Prognose außerordentlich gut. Todesfälle sind in der vorliegenden Literatur immer auf Erkrankungen zurückzuführen, die keine Beziehungen zur Pneumatose hatten (BAER et al. 1972). Sehr ungünstig muß die Pneumatose im Säuglingsalter beurteilt werden, da die akute nekrotisierende Enteritis den weiteren Verlauf bestimmt.

Literatur

Baer S, Gail K, Classen M (1972) Pneumatosis cystoides intestinalis. Med Klin 67:1731–1735
Beersiek F, Richter HJ, Hartmann W (1981) Pneumatosis cystoides intestinalis. Coloproctology 3:121–124
Bethke-Bedürftig BA, Bürger L, Schubert GE (1979) Die Pneumatosis coli. Med Welt 30:873–876

Fahrländer H (1973) Pneumatosis cystoides intestinalis. In: Demling L (Hrsg) Klinische Gastroenterologie. Thieme, Stuttgart, S 493

Filler D, Schwemmle K, Kirndörfer D, Schoen U (1980) Pneumatosis cystoides intestinalis. Med Welt 31:475–478

Fuchs F (1952) Pneumatosis cystoides intestini. Zentralbl Chir 46:2266–2271

Güller R, Neubauer HW, Stalder GA, Nikola M (1977) Pneumatosis cystoides coli. Dtsch Med Wochenschr 102:1869–1872

Hell K, Allgöwer M (1976) Die Kolon-Resektion. Springer, Berlin Heidelberg New York

Huyeng W (1950) Zur Ätiologie der Pneumatosis intestini hominis. Langenbecks Arch Chir 265:661–675

Jirzik H (1949) Beitrag zur Pneumatosis cystoides intestinorum. Chirurg 20:629–631

Koch G, Schlosser GA, Wieners H (1968) Pneumatosis cystoides intestinalis. Bruns' Beitr Klin Chir 216:665–672

Linden W van der, Höflin F (1978) Pneumatosis cystoides coli recurs after oxygen treatment. A Clue to the Pathogenesis. Eur Surg Res 10:225–229

Whitehead R (1973) Mucosal biopsy of the gastrointestinal tract. Saunders, London Philadelphia Toronto

Winkler ER (1950) Ein weiterer Fall von Pneumatosis cystoides intestinalis bei stenosierendem Ulcus ventriculi. Chirurg 21:437–439

Yale ECh, Balish E, Jane P, Madison Wis (1974) The bacterial etiology of pneumatosis cystoides intestinalis. Arch Surg 109:89–94

Ziegler FR, Heilmann K (1947) Pneumatosis cystoides intestinorum. Zentralbl Chir 72:588–591

Divertikel von Duodenum und Dünndarm

W.F. CASPARY

Mit 7 Tabellen

A. Duodenaldivertikel

I. Definition, Häufigkeit und Klassifikation

Divertikel des Duodenums sind angeborene oder erworbene Ausstülpungen beziehungsweise Einstülpungen der Duodenalmukosa, selten auch der gesamten Duodenalwand im Bereich strukturbedingter Wandschwächen des Duodenums. Die Häufigkeit des Vorkommens in der Gesamtbevölkerung ist nicht bekannt. Die Häufigkeit von Divertikeln wird nach röntgenologischen Bewertungskriterien mit 1–6% angegeben (CHITAMBAR u. SPRINGS 1953; JONES u. MERENDINO 1960; TANDON et al. 1973).

Wie eine Zusammenstellung (Tabelle 1) (PIMPARKAR 1976) zeigt, schwankt die Häufigkeit aufgrund radiologischer Studien zwischen 0,016–5,8%. Die Unterschiede sind wohl am ehesten durch die Erfahrung und das Spezialinteresse des Radiologen zu erklären. So fanden SPRINGS und MARXER in ihrer ersten Serie im Jahre 1920 bei 1000 Untersuchungen in 1% ein Duodenaldivertikel, während die zweite Untersuchungsserie 1925 ein Vorkommen von 3,8% erbrachte.

Die Häufigkeit der Divertikel bei Autopsien ist größer. Hier variiert das Vorkommen zwischen 0,015–14% (PIMPARKAR 1976) (Tabelle 2).

Bei Anwendung der endoskopischen Technik werden Duodenaldivertikel in den letzten Jahren ebenfalls wesentlich häufiger als nach alleiniger röntgenologischer Untersuchung des Duodenums erkannt (OSNES et al. 1977; SAFRANY et al. 1974).

Bei der Häufigkeit finden sich keine Geschlechtsunterschiede. Am häufigsten kommen die Duodenaldivertikel zwischen dem 50. und 60. Lebensjahr vor.

Die Einteilung in primäre, sekundäre und intraluminale Duodenaldivertikel ist durch pathologisch-anatomische Unterschiede im Aufbau der Divertikelwand begründet. Das primäre Duodenaldivertikel stellt eine im Bereich der Muskellücke auftretende Schleimhauthernie dar.

Die sekundären Duodenaldivertikel entsprechen Traktionsdivertikeln und sind v.a. bei der Ulkuskrankheit im postpylorischen Duodenum zu finden. Die Ausziehungen bestehen aus allen Duodenalwandanteilen.

Die intraluminalen Divertikel stellen Schleimhauttaschen dar, die beidseits mit einer Mukosaschicht überzogen sind. Aus klinischer Sicht hat sich eine

Tabelle 1. Nachweis der Häufigkeit von Duodenaldivertikeln durch Röntgenuntersuchung. (Nach PIMPARKAR 1976)

Autor	Jahr	Anzahl der Untersuchungen	Duodenum mit Divertikeln	Prozent-angabe
GROOVER u. CHRISTIE	1919	1300	8	0,6
CASE	1920	6847	85	1,2
WATKINS	1920	1000	4	0,4
ANDREWS	1921	2200	26	1,16
SPRIGGS u. MARXER	1925	1000	38	3,8
NAGEL	1925	7900	–	2,2
HEACOCK	1929	1540	14	0,9
MAHN	1931	4235	48	1,1
LEMMEL	1934	3324	50	1,5
RANKIN u. MARTIN	1934	72715	111	0,016
LAWSON	1935	2250	36	1,6
SPEIDEL	1938	5000	100	2,0
EDWARDS	1939	11362	85	0,75
WEINTRAUB u. TUGGLE	1941	440	104	2,4
BROWNE u. MCHARDY	1943	789	42	5,3
CENTANO	1945	5263	55	1,04
COLLINS	1947	1744	40	2,3
WHITMORE	1948	5712	18	0,32
FAWCITT	1949	3000	19	0,6
DUNSTAN et al.	1949	1350	30	2,2
ANDOLF	1951	9273	231	2,5
GOLD u. SAWYER	1952	4900	64	1,3
GALCIER u. CORGETT	1952	10197	80	0,8
CATTELL u. MUDGE	1952	2000	38	1,9
CHITAMBER	1953	1560	90	5,76
FORREST	1957	1094	–	2,45

Tabelle 2. Häufigkeit von Duodenaldivertikeln (Autopsiedaten). (Nach PIMPARKAR 1976)

Autor	Jahr	Anzahl der Autopsien	Duodenum mit Divertikeln	Prozent-angabe
ROSENTHAL	1908	100	3	3,0
BALDWIN	1911	105	15	14,2
BUSCHI	1911	150	2	1,3
LINSMAYER	1914	1367	45	3,4
NAGEL	1925	–	20	2,2
HORTON u. MÜLLER	1932	8000	122	0,015
GRANT	1935	133	15	11,3
ACKERMANN	1943	50	11	11,0
DEARLOVE	1954	7000	10	0,14
FORREST	1957	165	9	5,4

Klassifikation in Abhängigkeit von der Lokalisation des Divertikels und seiner Beziehung zur Papilla duodeni major durchgesetzt:

1. juxtapapilläres Divertikel   3. intraluminales Divertikel
2. Papillendivertikel   4. Pseudodivertikel

Tabelle 3. Lokalisation von Duodenaldivertikeln. (Nach PIMPARKAR 1976)

Autor	Jahr	Gesamt-zahl der Fälle	1. Abschnitt		2. Abschnitt		3. Abschnitt		4. Abschnitt		Multipel	
			An-zahl	[%]	An-zahl	[%]	An-zahl	[%]	An-zahl	[%]	An-zahl	[%]
BALDWIN [a]	1911	15	–	–	9	60	5	33	1	7	2	14
LINSMAYER [a]	1914	41	–	–	41	100	–	–	–	–	8	20
HORTON u. MUELLER [a]	1933	145	–	–	122	84	23	16	–	–	13	9
CASE [b]	1920	85	17	20	49	57,6	19	12	–	–	7	8,2
CRYDERMAN [b]	1927	50	1	2	30	60	19	38	–	–	–	–
AVANCINI [b]	1939	81	–	–	66	82	15	18	–	–	–	–
EDWARDS [b]	1939	85	–	–	65	77	11	13	9	10	1	1,3
WEINTRAUB u. TUGGLE [b]	1941	349	6	1	253	73	52	15	38	10	–	–
BROWNE u. MCHARDY [b]	1943	45	3	6	29	65	13	29	–	–	2	5
WARREN u. EMERY [b]	1943	103	9	9	67	66	16	16	7	7	–	–
CENTANO [b]	1945	55	–	–	37	67	17	33	–	–	–	–
DAVIS u. BUDD [b]	1950	65	1	1	51	79	8	12	–	–	5	8
ANDOLF [b]	1951	333	2	0,6	178	53	151	45,9	–	–	58	23,5
CHITAMBER [b]	1953	90	12	13	66	73	22	24	–	–	12	13,3
ACQUARONI [b]	1955	75	15	20	36	48	14	19	10	13	–	–
FORREST [b]	1957	69	?	–	?	–	?	–	?	–	3	4,3
LANDER et al. [b]	1966	299	–	–	163	54,5	39	13	97	32,5	?	?

[a] Autopsiestudien   [b] Röntgenuntersuchung

II. Lokalisation (Tabelle 3)

Mehr als 95% der Duodenaldivertikel sind an der Konkavseite (kleine Kurvatur) des Duodenums in seinem 2., 3. oder 4. Abschnitt lokalisiert (PIMPARKAR 1976).

Im Bereich der Pars descendens duodeni in unmittelbarer Nachbarschaft der Papilla duodeni major finden sich 65% aller Divertikel des Duodenums. Da die meisten Divertikel in der Pars descendens duodeni nicht weiter als 3 cm von der Papilla duodeni major entfernt sind, wurden diese Divertikel von LETULLE (1899) als „diverticules perivateriens" bezeichnet.

Mehr als 10% der Divertikelträger haben multiple Duodenalwandausstülpungen (WAUGH u. JOHNSTON 1955).

Der Durchmesser von Duodenaldivertikeln variiert zwischen 0,5–10 cm. In der Serie von CASE (1917) betrug der mittlere Durchmesser 2,8 cm. Es wurden jedoch bis zu 1000 ml Flüssigkeit in einem Divertikel des Duodenums gefunden (LOCKWOOD 1932).

III. Ätiologie und Pathogenese

Übereinstimmung herrscht darüber, daß beim Träger eines Duodenaldivertikels ein Locus minoris resistentiae besteht, der durch 3 Faktoren bedingt sein kann:

1. Durchtritt des Pankreas und Gallengangs sowie von Blutgefäßen durch die Duodenalwand,
2. kongenitale Schwäche der Muskelschicht und
3. heterotopes Pankreasgewebe (PIMPARKAR 1976).

Nach BOYD (1947) ist das Duodenaldivertikel eine Ausstülpung der Mukosamembran des Duodenums an einer Stelle verminderter Resistenz der Duodenalwand. Die Mukosa und die Muscularis mucosae stülpen sich durch die Muskelschicht. Insbesondere am Übergang von der Duodenal- zur Papillenmuskulatur hat man Muskellücken gefunden (RETTORI 1956). Nach CHITAMBER (1953) wird das häufige Auftreten der Duodenaldivertikel an der Konkavseite des Duodenums durch den Verlauf der Venen bestimmt.

Auch die Beobachtung, daß im Papillenbereich in der Duodenalwand bis in die longitudinalen submukösen Muskelschichten hinein versprengte Pankreasgewebsinseln zu finden sind (HORTON u. MÜLLER 1933), weist auf die Wandschwäche als kausalen Faktor der Divertikelentstehung hin.

Entwicklungsgeschichtlich ist das Duodenum ein embryonales Drüsenfeld, das zur Divertikelbildung besonders prädisponiert ist (TANDLER 1900).

Neben kongenitalen sind erworbene Faktoren für die Entstehung von Duodenaldivertikeln von Bedeutung, da die Divertikel an der kleinen Kurvatur des Duodenums im Bereich von Gefäßeintrittsstellen lokalisiert sind.

Wenn ein Divertikel entsteht, kann es nach Jahren noch an Größe zunehmen.

IV. Klinik

Die Mehrzahl der Duodenaldivertikel wird röntgenologisch oder endoskopisch bei Patienten mit epigastrischen oder Oberbauchbeschwerden entdeckt. Selten kann eine akute Duodenaldivertikulitis entstehen, die operativ angegangen werden muß (BROWNE u. MCHARDY 1943).

CATTELL und MUDGE (1952) berichteten, daß bei nur 13% von Divertikelträgern das Divertikel selbst für die Symptome des Patienten verantwortlich sei. Nur etwa 1–1,5% der Duodenaldivertikelträger mußten operiert werden. Es kann angenommen werden, daß nur ca. 5% der Divertikelträger durch die Divertikel induzierte abdominelle Symptome haben und nur 1–2% der Patienten operiert werden müssen.

Als wichtigste Faktoren für die Entstehung von Symptomen werden angenommen (MORTON 1940; WAUGH u. JOHNSTON 1955):
1. Mechanische Ursachen, die zu
   a) verzögerter Entleerung des Divertikels,
   b) Druck auf den Ductus choledochus oder den Pankreasgang oder
   c) Obstruktion des Duodenums
   führen,
2. entzündliche Ursachen, die
   a) Symptome wie beim peptischen Ulkus, Gallenblasen- und Pankreaserkrankungen,
   b) Pylorusspasmus oder
   c) Perforation
   induzieren, sowie
3. Neoplasmen.

Aus der Häufigkeit von Zweitkrankheiten bei Duodenaldivertikelträgern ergibt sich die Aussage, daß Oberbauchbeschwerden bei Patienten mit Duodenaldi-

Tabelle 4. Häufigkeit von Zweitkrankheiten bei Duodenaldivertikeln ($n = 1073$). (Nach BEEGER 1981)

Duodenaldivertikel	(%)
+ Ulcus duodeni	15
+ Gallenwegs- oder Pankreaserkrankungen	25
Hiatushernie	13
Divertikel: Jejunum/Ileum	7
Kolon	27

Tabelle 5. Komplikationen in Zusammenhang mit Duodenaldivertikel. Häufigkeit, Operationsindikation und Operationsletalität bei komplizierten Duodenaldivertikeln. (Aus JULER et al. 1969, zit.
nach BEEGER 1981)

	Häufigkeit n	Operations-frequenz n	Letalität (%)
Divertikulitis	7	7	15
Perforation: Peritonitis	58	48	23
Abszeß	27	23	30
Fistel	5	2	0
Blutung	7	6	17
Duodenumkompression	4	4	25
Choledochuskompression	5	3	33
Pankreaskompression	11	11	18
Neoplasma	4	4	0
Gesamt (%-Durchschnitt)	128	108	(18)

vertikeln häufiger durch Gallenwegs- und Pankreaserkrankungen, peptische Ulzera oder Hiatushernien verursacht werden (Tabelle 4).

Das klinische Bild divertikelbedingter Beschwerden ist uncharakteristisch.

Die Beschwerden können denen beim peptischen Ulkus oder bei Gallenwegserkrankungen ähneln. Typisch ist eine jahrelange Anamnese mit Oberbauchbeschwerden (epigastrisch, periumbilikal, rechter Oberbauch) mit beschwerdefreien
Intervallen.

Die Schmerzen werden nach voluminösen Mahlzeiten oft schlimmer oder
sogar ausgelöst. Brechreiz und oft schmerzhaftes Druckgefühl im rechten Oberbauch findet man bei Duodenaldivertikelträgern in einer Häufigkeit von 70%
(BROWNE u. MCHARDY 1943; WAUGH u. JOHNSTON 1955). Die Beschwerden
werden v.a. durch entzündliche Veränderungen der Duodenalmukosa bzw. durch
eine Peridivertikulitis sowie durch Kompression von Gallen- und Pankreasgang
oder Duodenum verursacht. Abgesehen von sehr seltenen Malignomen in Divertikeln führt v.a. allein die Nahrungsmittelretention zu Beschwerden. Die häufigsten divertikelbedingten Komplikationen sind nach JULER et al. (1969) Perforation, Pankreaskompression, Divertikulitis, Blutung, Choledochus- und Duodenalkompression (Tabellen 5 u. 6).

Tabelle 6. Komplikationen von Duodenaldivertikeln. (Nach
PIMPARKAR 1976)

1. Akute Divertikulitis

2. Ulzeration im Divertikel

d. Perforation
   a) lokalisierter Abszeß
   b) Peritonitis

4. Blutung

5. Fistelbildung
   a) cholezystoduodenal
   b) duodenokolisch
   c) gastrojejunokolisch

6. Peridivertikulitis

7. Obstruktion des
   a) Pankreasgangs→akute oder chronische Pankreatitis
   b) Ductus choledochus→Verschlußikterus
   c) Dünndarms durch Enterolithen aus dem Divertikel

8. Blind-loop-Syndrom

9. Neoplasien
   a) Fibrom
   b) Leiomyom
   c) Leiomyosarkom
   d) Karzinom

V. Diagnostik

In den meisten Fällen wird das Duodenaldivertikel röntgenologisch als Zufallsbefund diagnostiziert (TANDON et al. 1973; WITHCOMB 1964). Fahndet man direkt nach einem Duodenaldivertikel, so sollte man spezielle Untersuchungen wie hypotone Duodenographie und endoskopische Duodenoskopie zur Anwendung kommen lassen. Bei der Kontrastdarstellung und der Endoskopie können Größe, Form, Divertikelöffnung, Ausmaß der Mobilität und die Beziehungen zur Papilla duodeni major und damit der Mündung des Gallen- und Pankreasgangs beurteilt werden.

Kompression bei der Röntgenuntersuchung führt bei engem Divertikelhals oft erst zur Darstellung des Divertikelsacks.

Funktionell ist die abnorme Retention von Kontrastmittel im Divertikel von Bedeutung, die oft bis zu 7 Tagen persistieren kann (BYERLY 1949). Eine Kontrastmittelretention über mehr als 6 h wird als Hinweis auf eine bestehende Divertikulitis angesehen (CATTELL u. MUDGE 1952), eine Ansicht, die von anderen Autoren jedoch nicht geteilt wird (WAUGH u. JOHNSTON 1955).

Zur Sicherung der Beschwerden als divertikelbedingt müssen andere, viel häufigere Oberbaucherkrankungen ausgeschlossen werden: Gallenwegserkrankungen, Gastroduodenalulkus, chronische Pankreatitis, Kolondivertikel. Schon aus diesem Grunde wird es wichtig sein, nach dem röntgenologischem Nachweis eines Divertikels eine Ösophagogastroduodenoskopie anzuschließen.

Größere Duodenaldivertikel können auch durch bakterielle Kontamination des Divertikelinhalts Ursache für ein Blind-loop-Syndrom sein. Durch eine bakteriell bedingte vorzeitige Dekonjugation von Gallensäuren durch anaerobe Bakterien kann die kritische mizellare Konzentration von Gallensäuren bereits im Duodenum unterschritten werden, so daß daraus eine Steatorrhö und eine Diarrhö resultiert (s. Bd. III//3 A, S. 352). Diagnostisch ist die divertikelbedingte bakterielle Überbesiedlung und Gallensäuredekonjugation mit dem ^{14}C-Glykocholat-Atemtest erfaßbar (s. Bd. III/3 A, S. 800)

VI. Therapie

Die meisten Duodenaldivertikel verursachen keine Symptome. Das Problem besteht darin, daß jedoch bei wenigen Patienten in der Tat das Divertikel milde Symptome bis zu fatalen Komplikationen auslösen kann.

Im Vorgehen wird man sich so verhalten, daß man Duodenaldivertikel so lange als „unschuldig" ansieht, bis man alle anderen Ursachen für die verantwortlichen Symptome ausgeschlossen hat oder objektive Zeichen für eine Divertikulitis gewonnen hat.

Bei Fehlen von Divertikelkomplikationen, die eine Indikation für das operative Vorgehen darstellen, wird die Behandlung zunächst konservativ sein.

Eine bakterielle Überbesiedlung des Duodenums bei positivem Glykocholatatemtest läßt sich therapeutisch meist sehr effektiv durch eine einwöchige Tetrazyklinbehandlung beherrschen (Doxycyclin).

Bei Patienten mit akuten Divertikelkomplikationen ist die Indikation zur Operation unbestritten.

Obstruktion des Ductus choledochus oder pancreaticus oder des Duodenums sowie Divertikulitis, Blutung, Perforation und Abszeßbildung sind Indikationen zum operativen Vorgehen.

Bei weniger als 5% aller Divertikelträger ist eine operative Therapie indiziert, nur etwa 1% der Divertikelträger müssen infolge Divertikelkomplikationen operiert werden (NEILL u. THOMPSON 1965; WAUGH u. JOHNSTON 1955; WEINTRAUB u. TUGGLE 1941).

Zur chirurgischen Behandlung werden heute hauptsächlich direkte Methoden angewandt:
1. Exzision und Wandnaht (Divertikelelektomie),
2. Inversion des Divertikelsacks und
3. Eröffnung des Duodenums mit Inversion und Amputation vom Lumen her.

Die Exzision ist das bevorzugte Verfahren (BEEGER 1981). Beim Papillendivertikel stellt die Divertikelektomie hohe Ansprüche an die Operationstechnik. Die Mortalität bei Operationen der Duodenaldivertikel liegt beim elektiven Vorgehen zwischen 6 und 10% (WAUGH u. JOHNSTON 1955; CATTEL u. MUDGE 1952). Die Operationsletalität bei Patienten mit Divertikelkomplikation beträgt 20–30% (BEEGER 1981; BYERLY 1949; JULER et al. 1969; MUNNELL u. PRESTON 1966).

VII. Intraluminales Duodenaldivertikel

Das intraluminale Duodenaldivertikel bzw. die duodenale Membran ist eine seltene kongenitale Erkrankung, die mit einer Häufigkeit von 1:100000–450000 beobachtet wird (BEEGER 1981).

Bei den meisten der bisher über 100 berichteten Fälle lagen die Divertikel im mittleren papillennahen und nur vereinzelt im distalen Duodenum. Die Divertikel zeichnen sich durch eine doppelte Mukosaauskleidung aus; sowohl Innenschicht als auch Außenwand besitzen die gleiche epitheliale Mukosaschleimhaut, die beide von einer dünnen Muskularis getrennt sind.

Es wird angenommen, daß eine inkomplette Rekanalisierung des Duodenums zwischen dem 30.–60. Embryonaltag zur Entwicklung einer duodenalen Membran führt (Horton u. Müller 1933; Tandler 1900).

Intraluminale Duodenaldivertikel verursachen meist Beschwerden von Kindheit an. Im Vordergrund stehen schwere, rechtsseitige Oberbauchbeschwerden, Brechreiz und Erbrechen. Gastrointestinalblutungen und Pankreatitis können zu akuten Krankheitsbildern führen, ein prall gefüllter Zustand eines intraluminalen Divertikels kann im Duodenum zu einem Verschluß führen.

Die Diagnostik erfolgt am sichersten durch die Duodenoskopie. Es ist auch möglich den Divertikelsack endoskopisch zu spalten. Als definitive Therapie kommt die chirurgische Resektion des Divertikels zur Anwendung (Beeger 1981).

B. Dünndarmdivertikel

Dünndarmdivertikel sind Ausstülpungen an der Mesenterialseite des Dünndarms, die oft zu Malabsorption und megaloblastärer Anämie führen können.

Osler berichtete 1881 bei einer Autopsie eines 65jährigen Patienten über das Vorkommen von 55 Divertikeln im oberen Jejunum.

I. Häufigkeit

Dünndarmdivertikel kommen sehr selten bei Kindern vor. Ihre Häufigkeit nimmt im Alter, insbesondere bei Patienten über 50 Jahre zu.

Im Jejunum und Ileum wie auch im Magen sind im Vergleich zu Ösophagus, Duodenum und Kolon Divertikel seltener. Die Häufigkeit aufgrund autoptischen Nachweises beträgt 0,006–1,3% (Spriggs u. Marxer 1925). Bei Anwendung subtiler Röntgendiagnostik (Auffüllung des Duodenums mit Wasser bei Röntgenuntersuchung des Darms) wurden Divertikel des Dünndarms bei 4,6% der Patienten gefunden, während bei röntgenologischer Routinediagnostik nur bei 0,19% Duodenaldivertikel zu finden waren.

II. Ätiologie und Pathogenese

Dünndarmdivertikel können erworben oder kongenital bedingt sein. Kongenitale Dünndarmdivertikel sind oft mit anderen kongenitalen Veränderungen verbunden. Das häufigste kongenitale Divertikel ist das Meckel-Divertikel, das als Überrest des Ductus omphaloentericus auch als „Appendix des Dünndarms" bezeichnet wird und bei ca. 2% aller Individuen angetroffen wird.

Plötzliche oder wiederholte Steigerungen des intraabdominalen Drucks, die für die Entstehung von Hiatus- und Inguinalhernie verantwortlich sein mögen, können wohl kaum als Erklärung für die Entstehung von Dünndarmdivertikeln angesehen werden, da sich der Druck ja innerhalb und außerhalb der Wand gleichmäßig auswirken würde. Wahrscheinlicher scheint eine intraluminale Drucksteigerung (z.B. bei Obstuktion) die Divertikelbildung zu begünstigen. Dünndarmdivertikel können zwar auch einzeln vorkommen, doch kommen die meisten Divertikel des Dünndarms multipel vor (54–100%).

Dünndarmdivertikel kommen am häufigsten in der Nähe des Treitz-Bandes vor und sind im Jejunum häufiger als im Ileum (PIMPARKAR 1976). Sie nehmen an Größe und Zahl im unteren Duodenum ab. Divertikel des Dünndarms sind ebenfalls häufig mit Divertikeln an anderen Stellen des Gastrointestinaltrakts vergesellschaftet.

Im terminalen Ileum können Divertikel ebenso vorkommen. Die meisten Divertikel entspringen an der Mesenterialwurzel, dort wo Blutgefäße die Darmwand penetrieren.

Die meist dünnwandigen, durchschimmernden, meist multiplen Dünndarmdivertikel variieren in Größe und Form von einigen Millimetern bis zu 10 cm Größe.

Echte Divertikel kongenitalen Ursprungs enthalten alle Schichten des Dünndarms in ihrer Wand.

Erworbene Divertikel, die Ausstülpungen der Mukosa und der Muscularis mucosae durch schwache Stellen der Muskelwand darstellen, besitzen nicht alle Wandschichten. Die Mukosa selbst ist normal, kann jedoch auch ulzeriert erscheinen. Wiederholte Irritation der Schleimhaut kann zu Extravasaten von Blut unter die Mukosa und damit zu Ulzerationen führen.

III. Klinik

Die meisten Dünndarmdivertikel sind asymptomatisch und werden rein zufällig bei einer Darmpassage entdeckt. Intermittierende postprandiale krampfartige Schmerzen, Flatulenz und Nausea werden Divertikeln des Dünndarms als Symptome zugeschrieben, meist sind sie jedoch asymptomatisch bis es zur Entwicklung von Komplikationen kommt. Als Komplikationen sind zu nennen:
1. Divertikulitis,
2. Blutung,
3. Perforation,
4. Obstruktion und
5. Malabsorption (Tabelle 7).

Die häufigste Komplikation ist eine Divertikulitis. Entzündliche Veränderungen variieren von leichten katarrhalischen entzündlichen Veränderungen bis zu Gangrän, Abszeß, Fistelbildung, Perforation und Peritonitis.

Die Blutungen sind meist nicht massiv, sondern chronisch und intermittierend. Meläna weist auf Blutungen hin, selten kann jedoch sogar eine Hämatemesis auftreten.

Chronische Blutungen aus dem Dünndarm führen zu hypochromen Anämien (TAYLOR 1969).

Auch eine durch eine traumatische Ruptur bedingte Perforation ist beschrieben worden (PIMPARKAR 1976). Eine akute Obstruktion des Dünndarms kann bedingt durch Volvulus, Intussuszeption oder Adhäsion in der Nähe des Divertikels als Komplikation auftreten.

Ein Malabsorptionssyndrom mit Steatorrhö, Diarrhö und megaloblastärer Anämie ist wohl als häufigste Manifestation einer ausgeprägten Dünndarmdiver-

Tabelle 7. Komplikationen der Divertikulose des Dünndarms

1. Akute mechanische intestinale Obstruktion verursacht durch
   a) Enterolithen aus dem Divertikel
   b) entzündlichen Tumor bei Divertikulitis
   c) Volvulus des Dünndarms
   d) Striktur durch Divertikeladhäsion
   e) Druck des gefüllten Divertikels auf den Darm

2. Chronische mechanische intestinale Obstruktion bedingt durch
   a) sog. jejunale Dyskinesie
   b) Strikturen oder Adhäsionen
   c) Inversion des Divertikels mit Intussuszeption
   d) chronischer Volvulus

3. Entzündliche Veränderungen
   a) leichte katarrhalische Entzündung→Zystenbildung durch Verschluß des Divertikelhalses
   b) schwere Entzündung→Gangrän und Perforation
      α) lokalisierter Abszeß
      β) generalisierte Peritonitis
      γ) externe oder interne Fistelbildungen

4. Blutung

5. Ruptur des Divertikels
   a) spontan
   b) traumatisch

6. Fremdkörper
   a) Nahrungspartikel
   b) Knochen
   c) Parasiten

7. Blind-loop-Syndrom
   a) makrozytische megaloblastäre Anämie
   b) Steatorrhö

8. Neoplastische Veränderungen und Bildung heterotopen Gewebes
   a) benigne
      α) heterotopes Magen- oder Pankreasgewebe
      β) Fibrom oder Lipom
   b) maligne
      α) Karzinoid
      β) Karzinom
      γ) Sarkom

tikulose zu nennen (ca. 50%). Patienten mit einem Syndrom der bakteriellen Überbesiedlung haben zudem oft zusätzlich neurologische Symptome, eine periphere Neuropathie und Myopathie als Ergebnis einer chronischen Steatorrhö. Es muß deshalb bei allen Patienten mit perniziöser Anämie und Vorliegen von freier Säure im Magen an das Vorhandensein von Dünndarmdivertikeln gedacht werden.

IV. Bakterielle Überbesiedlung des Dünndarms bei Dünndarmdivertikeln

Mit steigendem Interesse beobachtete man in den letzten Jahren das Vorkommen einer ausgeprägten megaloblastären Anämie und Steatorrhö bei Patienten mit Dünndarmdivertikulose (Spiro 1977; King u. Toskes 1979).

Diese Komplikationen sind die Folge der Stase von Darminhalt in den Dünndarmdivertikel, die eine konsekutive bakterielle Überbesiedlung des Dünndarms bewirken. Die Gegenwart von mehreren Divertikeln verursacht ähnliche Symptome wie bei einem Blind-loop-Syndrom.

Von tierexperimentellen Untersuchungen ist bekannt, daß isoperistaltische blinde Darmschlingen (s.S. 388) im Gegensatz zu antiperistaltischen zu keinem erhöhten Bakterienwachstum führen.

Divertikel sind so konstruiert, daß die Peristaltik auf den Divertikelsack zuläuft. Damit entsteht eine Stase und ein gesteigertes Bakterienwachstum im Divertikel und im Dünndarm.

Als Folge der bakteriellen Überbesiedlung entwickelt sich eine megaloblastäre Anämie, bedingt durch einen Vitamin-B_{12}-Mangel, der wiederum dadurch induziert wird, daß Bakterien Vitamin B_{12} binden und zu Cobamiden umformen können. Damit steht nicht mehr genügend Vitamin B_{12} zur Resorption im terminalen Ileum zur Verfügung.

Diagnostisch ist die bakteriell bedingte Vitamin-B_{12}-Resorptionsstörung durch den Schilling-Test erfaßbar. Eine Behandlung mit Breitbandantibiotika beseitigt die megaloblastäre Anämie und normalisiert die Vitamin-B_{12}-Resorption.

Die Steatorrhö bei Dünndarmdivertikeln ist durch eine vorzeitige Dekonjugation konjugierter Gallensäuren im oberen Dünndarm zu sekundären und freien Gallensäuren bedingt.

Normalerweise beträgt die Konzentration konjugierter Gallensäuren im oberen Dünndarm 5–10 mmol/l. Beim Blind-loop-Syndrom (KING u. TOSKES 1979) fällt die Konzentration unter 5 mmol/l. Die Unterschreitung der sog. kritischen mizellaren Konzentration von Gallensäuren im Dünndarm ist der Hauptfaktor für die Entstehung der Steatorrhö bei der durch eine Divertikulose induzierten bakteriellen Überbesiedlung des Dünndarms.

Ob die durch bakterielle Dekonjugation und 7α-Hydroxilierung entstandenen freien und sekundären Gallensäuren selbst toxische Effekte auf die Dünndarmschleimhaut ausüben, erscheint wahrscheinlich (KING u. TOSKES 1979). Die gesteigerte Dekonjugation ist mit dem ^{14}C-Glykocholat-Atemtest (s. Bd. III/3 A, S. 800) erfaßbar. Eine Behandlung der bakteriellen Überbesiedlung bei Divertikulose durch Breitbandantibiotika reduziert oder normalisiert die Steatorrhö, Diarrhö und den Glykocholatatemtest.

Andere metabolische Effekte

Die Sekretion oder die Hemmung der Resorption von Wasser und Elektrolyten kann bei der bakteriellen Überbesiedlung durch bakterielle Hydroxylierung von Fettsäuren oder auch durch die entstandenen sekundären Gallensäuren hervorgerufen werden (KING u. TOSKES 1979).

Es resultiert dann eine wäßrige Diarrhö.

Bakterien des Dünndarms können D-Xylose utilisieren und bedingen damit einen pathologischen D-Xylose-Test. Erfaßbar ist die vorzeitige gesteigerte Fermentation von D-Xylose durch den ^{14}C-D-Xylose-Atemtest (s.Bd. III/3 A, S. 803).

Einige Bakterien produzieren bei bakterieller Überbesiedlung im oberen Dünndarm Folsäure.

Bei der bakteriellen Überbesiedlung des Dünndarms wird deshalb relativ häufig ein erhöhter Serumfolsäurespiegel beobachtet (KING u. TOSKES 1979).

Deshalb scheint ein Folsäuremangel bei der megaloblastären Anämie des Blind-loop-Syndroms keine Rolle zu spielen.

V. Diagnose

Die Diagnose von Dünndarmdivertikeln wird am häufigsten primär vom Radiologen gestellt.

Gelegentlich lassen kleine Luft-Flüssigkeits-Spiegel beim stehenden Patienten an Spiegelbildungen eines mechanischen Ileus denken. Oft sind die Divertikel des Dünndarms unter überprojizierten Darmschlingen verborgen.

Am besten gelingt die Darstellung von Dünndarmdivertikeln mit der Intestinographie durch Instillation von verdünntem Kontrastmittel nach der Methode von Sellink (s. Bd. III/3A, S. 857

Zur Erfassung einer Malabsorption bei Dünndarmdivertikeln sind folgende Laborparameter von Bedeutung: Blutbild, Stuhlfettbestimmung, Serumkarotin, Vitamin-B_{12}-Spiegel, Schilling-Test sowie Glykocholatatemtest und Folsäurespiegel.

Am wichtigsten scheint bei Verdacht auf bakterielle Überbesiedlung beim Dünndarm ein Antibiotikastoß mit Tetrazyklinen (1–2 g/Tag). Normalisierung des Schilling-Tests oder des ^{14}C-Glykocholat-Atemtests, der Steatorrhö und Diarrhö kann dann sowohl therapeutisch wie auch retrospektiv diagnostisch nützlich sein. Die direkte Aspiration von Darminhalt ist eine invasive Methode. Spezielle anaerobe Kulturen sind zum Nachweis der Anaerobier erforderlich. Auch die direkte Aspiration von Darminhalt und die Bestimmung des Verhältnisses von konjugierten/dekonjugierten Gallensäuren ist im Verhältnis zum ^{14}C-Glykocholat-Atemtest (King u. Toskes 1979) technisch aufwendig.

VI. Therapie

Wenn Dünndarmdivertikel bei der Darmpassage bei Patienten mit gastrointestinalen Beschwerden gefunden werden, müssen andere mögliche Ursachen unbedingt ausgeschlossen werden. Treten Komplikationen wie eine Perforation auf, muß operiert werden, wobei nach Exploration das Divertikel selbst abgetragen oder die Schlinge, an der das Divertikel lokalisiert war, reseziert wird.

Da die Röntgenuntersuchung des Dünndarms oft nicht alle Divertikel darstellt, sollte der Chirurg bei der Exploration daran denken, daß mehrere Divertikel bestehen können. Bestehen mehrere Divertikel, kann gelegentlich eine Perforation auch durch Absaugen und Antibiotika behandelt werden. Leichte Blutungen werden mit Transfusionen, Bettruhe und blander Kost behandelt. Massive Blutungen erfordern chirurgische Intervention mit Resektion der Blutungsquelle. Sukzessives Abklemmen der Darmschlingen kann helfen, das blutende Divertikel zu identifizieren, wenn gleichzeitig mehrere Dünndarmdivertikel bestehen.

Bei Bestehen einer Malabsorption ist zwischen konservativer und chirurgischer Therapie abzuwägen.

Oft ist die Malabsorption intermittierend, so daß bei alleiniger megaloblastärer Anämie die monatliche parenterale Gabe von 100–200 µg Vitamin B_{12} sowie 1 g Tetrazykline/Tag ausreicht. Neomycin sollte nicht eingesetzt werden, da es ebenfalls ein Malbsorptionssyndrom bedingen kann. Nur selten wird man sich elektiv wegen einer Malabsorption zur Entfernung mehrerer Divertikel des Dünndarms entschließen müssen, insbesondere dann, wenn mehrere Dünndarmdivertikel in einem gleichen Segment lokalisiert sind. Resektion des Segments mit End-zu-End-Anastomose ist dann das Verfahren der Wahl.

C. Meckel-Divertikel

Das Meckel-Divertikel stellt einen Überrest des Ductus omphaloentericus dar und wird auch als „Appendix des Ileums" bezeichnet. Es ist bei ca. 2% aller Individuen anzutreffen.

I. Klinik

Meist bleibt das Meckel-Divertikel symptomlos (SODERLUND 1959; HEINSTEIN et al. 1962). Es wird in solchen Fällen zufällig bei einer Laparatomie, selten bei einer Magen-Darm-Passage entdeckt. Man schätzt, daß sich ca. 30–40% der Meckel-Divertikel durch Komplikationen manifestieren.

1. Ileus als Folge des Meckel-Divertikels

Der Ileus stellt die klassische Komplikation des Meckel-Divertikels beim Erwachsenen dar. Die Symptome des Ileus können durch 2 Mechanismen bedingt sein:

1. einen mechanischen, welcher Folge einer Invagination oder einer Strangulation des Divertikels sein kann. Das Meckel-Divertikel ist für etwa 4% aller Darmdivertikel verantwortlich;

2. einen paralytischen als Folge einer Divertikulitis. Dieses Krankheitsbild kommt jedoch selten vor.

2. Ulkus im Meckel-Divertikel

Das Ulkus ist die klassische Komplikation des Meckel-Divertikels beim Kind. Falls beim Kind Symptome von seiten eines Meckel-Divertikels auftreten, sind sie in 80% durch ein Ulkus bedingt. Das Ulkus äußert sich durch Blutung oder Perforation, fast nie durch Schmerzen; es ist meistens klein (ca. 1 cm^2), flach und liegt in heterotoper Magenschleimhaut eingebettet.

Eine Szintigraphie mit ^{99}Tc kann diese heterotope Magenschleimhaut identifizieren (WINE et al. 1974).

3. Divertikulitis

Die Divertikulitis ahmt das Bild der akuten Appendizitis nach und macht bei Kindern und Erwachsenen ca. 20% der Komplikationen des Meckel-Divertikels aus.

4. Tumoren des Divertikels

Tumoren des Divertikels kommen selten vor und sind mit jenen im übrigen Bereich des Dünndarms vergleichbar. Nach Häufigkeit geordnet sind es Karzinoide, Adenokarzinome und Sarkome (SODERLUND 1959; VINCENT u. BAVAREL 1963).

5. Littré-Hernie des Meckel-Divertikels

Das Divertikel kann zusammen mit der Ileumschlinge, selten auch allein in eine Inguinal-, Femoral- oder Umbilikalhernie eintreten und dort sogar inkarzerieren. Dieser Vorgang setzt voraus, daß am Divertikel keine Briden entspringen.

6. Nabelanomalien und Meckel-Divertikel

Einige Anomalien des Nabels sind Folge eines unvollständigen Verschlusses des Ductus omphaloentericus und werden beim Kleinkind gesehen:
1. Die Nabelhernie, welche zusammen mit dem Meckel-Divertikel auftritt, bildet eine wegen Verwachsungen zwischen Divertikel und Bruchsack irreponible Omphalozele.
2. Die Nabelfisteln zeigen typischerweise eine intermittierende Sekretion durch den Fistelgang im Nabelpunkt. Falls eine Verbindung des Fistelgangs mit dem Darm besteht, tritt u.a. auch der Stuhl aus der Fistelöffnung aus (intermittierende Stuhlfistel).
3. Mißbildungszysten, die vom Ductus omphaloentericus stammen, sind selten. Sie können entweder isoliert oder zusammen mit einem Meckel-Divertikel beobachtet werden. Nach einem solchen Divertikel sollte bei jedem Nabeltumor gesucht werden.

II. Behandlung des Meckel-Divertikels

Die Resektion symptomatischer Divertikel ist obligat. Falls ein asymptomatisches Divertikel als Zufallsbefund bei einer Laparatomie entdeckt wird, sollte ebenfalls eine Resektion durchgeführt werden, wenn es die Umstände gestatten. Falls ein asymptomatisches Divertikel radiologisch oder szintigraphisch entdeckt wird, ist keine operative Therapie erforderlich. Als Behandlungsmethode kommt die Abtragung des Meckel-Divertikels, die unproblematisch ist, in Frage, solange keine Divertikulitis oder keine Tumorinfiltration vorliegt. Das Divertikel sollte je nach Form entweder mittels einer Keil-, seltener einer Segmentresektion entfernt werden. Die Ligatur mit Versenken des Stumpfes ist kontraindiziert, da sie zur Insuffizienz führt (HOLLENDER u. MEYER 1981).

Literatur

Beeger HG (1981) Erkrankungen des Duodenums (Divertikel, Stenosen) In: Allgöwer M et al. (Hrsg) Chirurgische Gastroenterologie, Bd II. Springer, Berlin Heidelberg New York, S 536

Boyd W (1947) Textbook of pathology, 4th edn. Saunders, Philadelphia, p 255

Browne DC, McHardy G (1957) Duodenal diverticulitis, acute and chronic. New Orleans Med Surg J 95:553

Byerly WL (1949) Duodenal diverticulitis with perforation: Report of case. Surgery 25:441

Case JT (1916) Roentgen observations on the duodenum with special reference to lesions beyond the first portion. Am J Roentgenol 3:314

Cattell RB, Mudge TJ (1952) The surgical significance of duodenal diverticula. N Engl J Med 246:317

Chitamber JA, Springs C (1953) Duodenal diverticula, Surgery 33:768

Heinstein EC, Cain CJ, Remine WH (1962) Meckel's diverticulum. 55 years of clinical and surgical experience. JAMA 182:251

Hollender LF, Meyer CH (1981) Die Divertikel des Dünndarmes. In: Allgöwer M et al. (Hrsg) Chirurgische Gastroenterologie, Bd II. Springer, Berlin Heidelberg New York, S 637

Horton BT, Müller SC (1933) Duodenal diverticula: An anatomic study, with notes on the etiologic role played by dystopia of pancreatic tissue. Arch Surg 26:1010

Jones MT, Merendino KA (1960) The perplexing duodenal diverticulum. Surgery 48:1068

Juler GL, List JW, Stemmer EA et al. (1969) Perforating duodenal diverticulitis. Arch Surg 99:572

King CE, Toskes PP (1979) Small intestine bacterial overgrowth. Gastroenterology 76:1035

Letulle M (1899) Malformations duodénales diverticules périvatériens. Presse Med 7:13

Lockwood AL (1932) Diverticula of stomach and small intestine. JAMA 98:961

Morton JJ (1940) The surgical treatment of primary duodenal diverticula. Surgery 8:265

Munell ER, Preston WJ (1966) Complication of duodenal diverticula. Arch Surg 92:152

Neill SA, Thompson NW (1965) The complications of duodenal diverticula and their management. Surg Gynecol Obstet 120:1251

Osler W (1881) Notes on intestinal diverticula. Ann Anat Surg 4:202

Osnes M, Myren J, Lötveit T, Swensen Z (1977) Juxtapapillary duodenal diverticula and abnormalities by endoscopic retrograde cholangioprancreaticography (ERCP). Scand J Gastroenterol 12:347

Pimparkar BD (1976) Diverticulosis of the small intestine. In: Bochus HL (ed) Gastroenterology, vol II. Saunders, Philadelphia, p 437

Rettori E (1956) Etude morphologique du système musculaire de la jonction cholèdocho-pancréatico-duodénale et bases anatomiques de la section du sphincter d'oddi. Presse Med 64:1206

Safrany L, Barna L, Papp J, Taris J (1974) Ergebnisse der endoskopischen retrograden Cholangiographie bei Beschwerden nach Gallenoperationen. Z Inn Med 29:397

Rutherford RB, Akers DH (1966) Meckel's diverticulum: A review of 148 pediatric patients, with special reference to the pattern of bleeding and to mesodiverticular vascular bands. Surgery 59:618

Soderlund S (1959) A clinical and histological study. Acta Chir Scand [Suppl] 248

Spiro HW (1977) Primarily structural disorders. In: Spiro HW (Hrsg) Clinical gastroenterology. Macmillan, New York, p 435

Spriggs EI, Marxer OA (1925) Intestinal diverticula. Q J Med 19:1

Tandler J (1900) Zur Entwicklungsgeschichte des menschlichen Duodenums in frühen Embryonalstadien. Morphol Jahrb 29:187

Tandon MV, Oesau HT, Reza Rassa (1973) Intraluminal diverticulum of the duodenum. Ann Surg 178:787

Taylor MT (1969) Massive haemorrhage from jejunal diverticulosis. Am J Surg 118:117

Vincent E, Bavarel G (1963) 52 observations de diverticules de Meckel dont 4 tumeurs. Lyon Chir 59:124

Waugh JM, Jonston EV (1955) Primary diverticula of the duodenum. Ann Surg 141:193

Weintraub S, Tuggle A (1941) Duodenal diverticula. Radiology 36:297

Wine CR, Nahrwold DL, Waldhausen JA (1974) Role of the technetium scan in the diagnosis of Meckel's diverticulum. J Pediatr Surg 9:885

Withcomb JG (1964) Duodenal diverticulum. Arch Surg 88:275

Mechanischer und funktioneller Ileus

K.E. GRUND und F. KÜMMERLE

Mit 4 Abbildungen und 6 Tabellen

A. Definition, Einteilung, Terminologie

Der Sammelbegriff Ileus (etymologisch von εἰλέω, εἴλλω=volvo oder von ἐλεέω=misereor abgeleitet) umfaßt alle schweren Transportstörungen des Darminhalts bis hin zur Unterbrechung der Darmpassage, unabhängig von ihrer

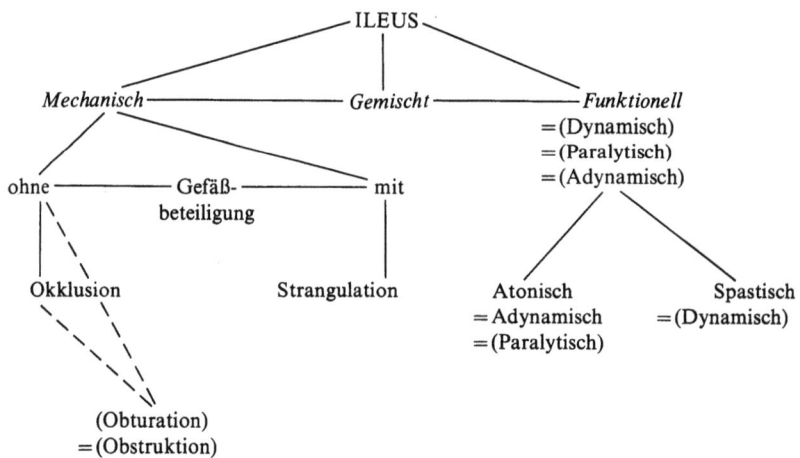

(Sub-)akut, (sub-)chronisch,
schleichend, verschleppt, rezidivierend

Komplett – inkomplett (Subileus)
Hoch(sitzend) – tief(sitzend)
Dünndarmileus – Dickdarmileus

Sonderformen:
Postoperativer Früh- bzw. Spätileus
Gallensteinileus
Alimentärer Ileus
Spinaler Ileus
Allergischer Ileus
Angiomesenterischer Ileus

Abb. 1. Ileusformen und Terminologie. Beim funktionellen Ileus besteht eine sehr uneinheitliche Nomenklatur; die eingeklammerten Begriffe sollten an dieser Stelle besser *nicht* verwendet werden. Vgl. den angloamerikanischen Sprachgebrauch: „ileus"=funktioneller Ileus (adynamic ileus, inhibition ileus, functional ileus); mechanische Hindernisse werden unter „intestinal obstruction" zusammengefaßt

Ursache und Art. Aus der lokalen Störung der Darmfunktion entwickelt sich bei längerem Bestehen oder inadäquater Behandlung über vielfältige pathophysiologische Mechanismen die „Ileuskrankheit" mit Dekompensation aller wichtigen Organsysteme und vitaler Bedrohung des Patienten.

Die Ileusterminologie ist uneinheitlich und z.T. inkongruent, nach verschiedenen Kriterien lassen sich mehrere Ileusformen unterscheiden (Abb. 1). Für klinische Belange ist v.a. die Abgrenzung zwischen mechanischem und funktionellem Ileus sowie zwischen Okklusion und Strangulation, besonders hinsichtlich der Operationsindikation von Bedeutung.

Der Ileus macht etwa 20% aller akuten Baucherkrankungen aus und kann in jedem Lebensalter und jedem Darmabschnitt vorkommen (MENGEL et al. 1971; SCHRIEFERS 1975).

B. Ätiologie

I. Mechanischer Ileus

Die Ursachen des mechanischen Ileus beim Erwachsenen (Tabelle 1) sind im Dünndarmbereich hauptsächlich Briden, Adhäsionen und inkarzerierte Hernien. Hier finden sich $^3/_4$ aller mechanischen Ileusfälle. Im Dickdarm steht

Tabelle 1. Ursachen des mechanischen Ileus

I. *Ohne* primäre Gefäßbeteiligung (*Okklusion*):

    1. Lumenverlegung von innen (Obturation, Obstruktion):
       Gallenstein
       Stuhlimpaktion, Koprolith
       Nahrungsreste, Phytobezoar
       Fremdkörper
       Darmparasiten

    2. Veränderungen der Darmwand:
       Kongenitale Stenose und Atresie
       Duplikatur
       Entzündliche Stenose (Enteritis regionalis)
       Tumor, Polyp
       Strahlenschaden
       Trauma, Hämatom, Ödem
       Allergische Schwellung

    3. Kompression von außen:
       Äußere und innere Hernie (nicht stranguliert)
       Bride, Adhäsion
       Einklemmung (Platzbauch, Mesenteriallücken)
       Extraintestinaler Tumor

II. *Mit* primärer Gefäßbeteiligung (*Strangulation*):

       Inkarzerierte äußere oder innere Hernie
       Abschnürung durch Bride (closed loop)
       Einklemmung
       Invagination
       Volvulus

das kolorektale Karzinom an der Spitze der Häufigkeit (DEUCHER et al. 1973; KÜMMERLE 1963; MAURER et al. 1962; WALDRON u. HAMPTON 1961).

Für Verlauf, Therapie und Prognose ist entscheidend, ob zusätzlich zur Beeinträchtigung der Darmwegsamkeit eine Abschnürung der mesenterialen Blutversorgung (Strangulation) vorliegt.

II. Funktioneller Ileus

Der funktionelle Ileus (Tabelle 2) stellt meist keine selbstständige Erkrankung dar, sondern ist Folge oder Begleiterscheinung eines anderen Grundleidens. Die möglichen Ursachen sind so zahlreich und different, daß sie sich nur mit Mühe in ein Schema einordnen lassen (BERNING u. LINDENSCHMIDT 1961; DEYHLE u. SÄUBERLI 1978; MENGE 1979; ROSSETTI 1975). So spielen z.B. bei einem Ileus wegen Mesenterialgefäßverschluß reflektorische, toxische und metabolische Faktoren gleichermaßen eine Rolle.

Tabelle 2. Ursachen des funktionellen Ileus

I. Zentrale Erkrankungen und Störung der regulatorischen Nerven:
Tumor, Trauma, Entzündung, Apoplexie,
Veränderungen von HWS, BWS, Mediastinum

II. Metabolische und hormonale Störungen:
pH-Verschiebung,
Elektrolytstörung (insbesondere Kaliummangel),
Eiweißmangel, Dystrophie,
Hepatopathien, Nephropathien,
Diabetes mellitus, Hypothyreose, Phäochromozytom

III. Toxisch/medikamentös:
Generalisierte/lokalisierte Infektionen (Empyem, Pneumonie, Sepsis),
Botulismus, Phytotoxine (z.B. Goldregen, Ginster),
Ganglienblocker, Psychopharmaka (u.a. Neuroleptika) in hohen Dosen,
Morphin und -verwandte, Antihypertensiva, Anticholinergica (Atropin),
Zytostatika

IV. Reflektorisch:
Laparotomie, postoperativ,
Peritonealreiz

Peritonitis jeder Art,
Perforation, Pankreatitis

retro/extraperitoneal:
Hämatom, stumpfes Bauchtrauma,
Wirbelfraktur (spinaler Ileus),
Steinkolik, Blasenüberdehnung

V. Vaskulär:
Strangulation, Mesenterialgefäßverschluß,
portale Hypertension, Rechtsherzinsuffizienz

VI. „Spastischer" Ileus:
Porphyrie, Pb- und As-Intoxikation,
Hysterie, Tabes, Parasitosen, Ulzera

VII. Chronische idiopathische intestinale Pseudoobstruktion (CIIP):
bei einer Vielzahl von Erkrankungen

Als Sonderform des funktionellen Ileus gilt neben dem seltenen sog. spastischen Ileus die chronische idiopathische intestinale Pseudoobstruktion, oft ausgeprägt im Bereich des Kolons (Ogilvie-Syndrom) (Tabelle 2) (BACHULIS u. SMITH 1978; FAULK et al. 1978). Leitsymptome sind hier ausgeprägter Meteorismus und kolikartige Krämpfe, ohne daß ein mechanisches Hindernis nachgewiesen werden kann. Ätiologie und Pathogenese sowie eine spezifische Therapie sind nicht bekannt.

C. Pathophysiologie

I. Gemeinsames Substrat Distension

Trotz der vielfachen und ganz unterschiedlichen Ileusursachen ist praktisch allen Formen des Darmverschlusses ein pathophysiologisches Substrat gemeinsam: Die Darmdistension (Abb. 2). Sie ist der Ausgangspunkt der weiteren pathophysiologischen Entwicklung, die konsequent über zahlreiche Rückkopplungskreise zur Ileuskrankheit und zum fatalen Ausgang führt, wird die Ursache nicht rechtzeitig behoben bzw. wirksam behandelt (HILDEBRANDT 1980; SEIDEL u. RICHTER 1975; WANGENSTEEN 1978). Beim mechanischen Ileus ist die Distension unmittelbare Folge des Aufstaus von Darminhalt und Sekreten vor der

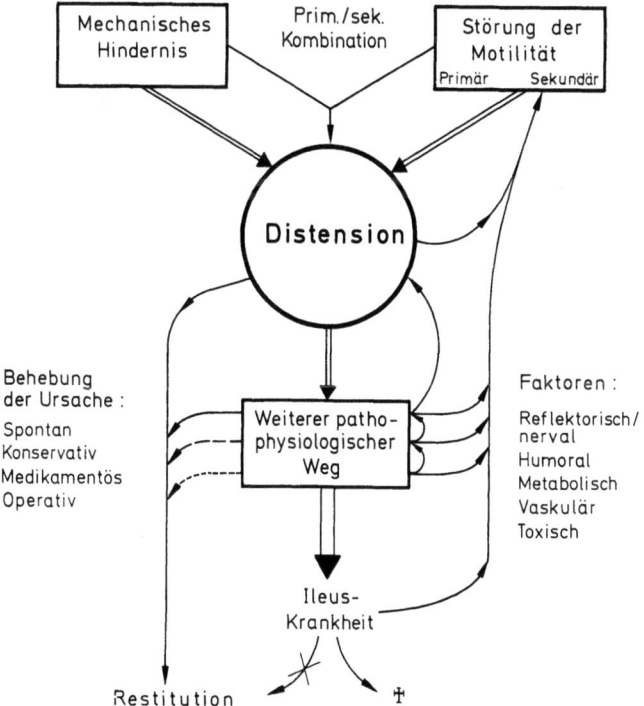

Abb. 2. Ileuspathophysiologie. Basismodell

Verschlußstelle (6–10 l/Tag). Beim funktionellen Ileus führt eine primäre Störung der Motilität durch Stase und Druckanstieg im Darmlumen zur Distension.

Physiologischerweise wird die Darmmotilität durch nervale und hormonale Mechanismen reguliert, wobei die autonome intrinsische Steuerung über die intramuralen Ganglienplexus die Hauptrolle spielt (DUTHIE 1978; MENGE 1979; WIENBECK 1978). Andererseits sind durch sympathische Reize und Überträgerstoffe Motilität und Tonus des Intestinums – vorwiegend über inhibierende α- (und β-) Rezeptoren am Plexus myentericus Auerbach – leicht zu hemmen. Dabei verhalten sich Magen, Dünndarm und Kolon sowie die Sphinkteren etwas unterschiedlich (CATCHPOLE 1968; FURNESS u. COSTA 1974a, b; SMITH et al. 1977).

Für die Mehrzahl der Fälle – die Gruppen IV und V in Tabelle 2 – ist nun eine vegetative Fehlsteuerung mit Dominanz des Sympathikus kennzeichnend (HASCHEK u. PUM 1973; HILDEBRANDT 1980; MENGE 1979; SEIDEL u. RICHTER 1975). Im Gegensatz zu gängigen Vorstellungen ist hierbei die Darmmuskulatur nicht gelähmt – paralysiert – sondern sympathikoton inhibiert (APPEL u. SPITZ 1979; NEELY u. CATCHPOLE 1971; PETRI 1971). Als Folge vegetativer

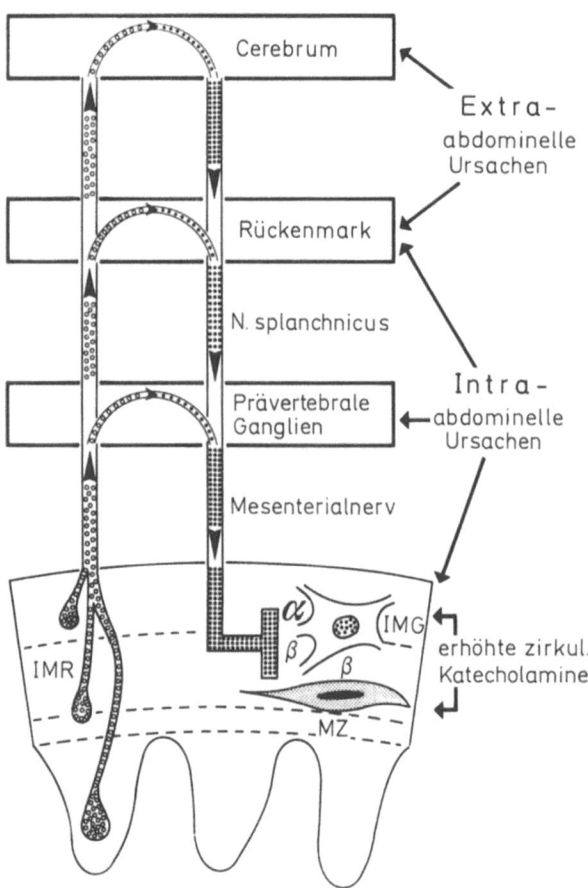

Abb. 3. Pathogenese beim funktionell-reflektorischen Ileus; *IMR* intramurale Rezeptoren, *IMG* intramurale Ganglien, *MZ* glatte Muskelzelle

Afferenzen kommt es über die Aktivierung verschiedener Reflexbogen (über prävertebrale Ganglien, Rückenmark, kortikale Strukturen) mit unterschiedlichen Schwellenwerten zu starken reflektorischen sympathischen Efferenzen (Abb. 3) (FURNESS u. COSTA 1974b). Lokal und systemisch erhöhte Katecholamine (Streß, Schock) wirken im gleichen Sinne (PETRI 1977; WACHSMUTH 1964). Die sympatho-nervale (und sympatho-adrenale) Aktivierung hemmt über α- (und β-) Rezeptoren Motilität und Tonus, die Sphinkteren (Pylorus, Ileozökalsphinkter) schließen, und so entwickelt sich ohne mechanisches Hindernis die Darmdistension. Auch für den postoperativen Ileus sind diese vegetativen Vorgänge maßgebend (DUBOIS 1973; SMITH et al. 1977; TINCKLER 1965; WOODS et al. 1978). Beim mechanischen Ileus mit Verschlußschock spielen sie im Rahmen der primären aktiven sympathikotonen Darmwandüberdehnung, die dann gegenreguliert wird, eine bedeutsame Rolle (REIFFERSCHEID 1975). Die Aufschaukelung erfolgt hier lediglich schneller als bei den funktionellen Ileusformen.

Relativ häufige Ileusursachen sind auch metabolische Störungen (insbesondere Kalium- und Eiweißmangel), außerdem toxisch/medikamentöse Einflüsse (Morphin, Atropin).

II. Pathophysiologische Abläufe bis zur Ileuskrankheit

Mit der Distension beginnt der gemeinsame Weg beider Ileusformen (SEIDEL u. RICHTER 1975; WANGENSTEEN 1955, 1978). Die pathophysiologischen Abläufe verzahnen sich eng, zahlreiche Rückkopplungen komplizieren das Bild (Abb. 4). In diesem Stadium kann sich schon ein kombinierter Ileus entwickeln, sofern nicht schon primär sowohl mechanische als auch funktionelle Komponenten beteiligt waren, wie bei der Strangulation oder beim sog. gemischten Ileus (HABERER). Der Weg von der Darmdistension mit Druckanstieg und Stase führt v.a. durch die enorme Wandspannung zur Darmwandschädigung (SCHMIDT et al. 1978). Zirkulationsstörungen, lokale Hypoxie und die Trias Kapillarschaden, Zellschaden und interstitielles Ödem von Darmwand und Peritoneum sind die Folge (Abb. 4) (OHMAN 1975; SEIDEL u. RICHTER 1975; WACHSMUTH 1964). Das Ödem bringt ganz erhebliche Flüssigkeits- und Eiweißverluste sowie Störungen der lokalen Transport- und Diffusionsvorgänge mit sich. Außerdem entwikkelt sich bei längerer Persistenz zwangsläufig eine interstitielle Fibrose in der Darmwand (chronischer Ileus). Die weiteren Folgen sind Verminderung von Tonus und Motilität, Zunahme der Sekretion ins Darmlumen, verminderte Flüssigkeits- und Gasresorption sowie die Freisetzung von biogenen Aminen, Kininen und Toxinen (SEIDEL u. RICHTER 1975; STAIB 1974).

Tonus und Motilität sind beim mechanischen Hindernis und mäßiger Distension in der 2. Phase reaktiv zunächst gesteigert, werden bei zunehmender Dehnung aber bald direkt reflektorisch gehemmt und erschöpfen sich durch die druckwelleninduzierte Darmwandalteration. Dabei spielen mechanische und metabolische Faktoren, vielleicht auch die verminderte Azetylcholinsynthese sowie der lokal und systemisch erhöhte Katecholaminspiegel eine Rolle (HILDEBRANDT 1980). Der Ausfall der Motilität, des „Motors" im Pfortaderkreislauf führt zu Zirkulationsstörungen im Lymphsystem und schließt einen weiteren Circulus vitiosus (WACHSMUTH 1964).

Die vermehrte Sekretion ins Darmlumen ist zunächst eine aktive Mukosaleistung, dann aber vorwiegend auf stauungsbedingten, passiven Plasmaaustritt zurückzuführen. Die damit verbundenen Alterationen der aktiven Sekretion

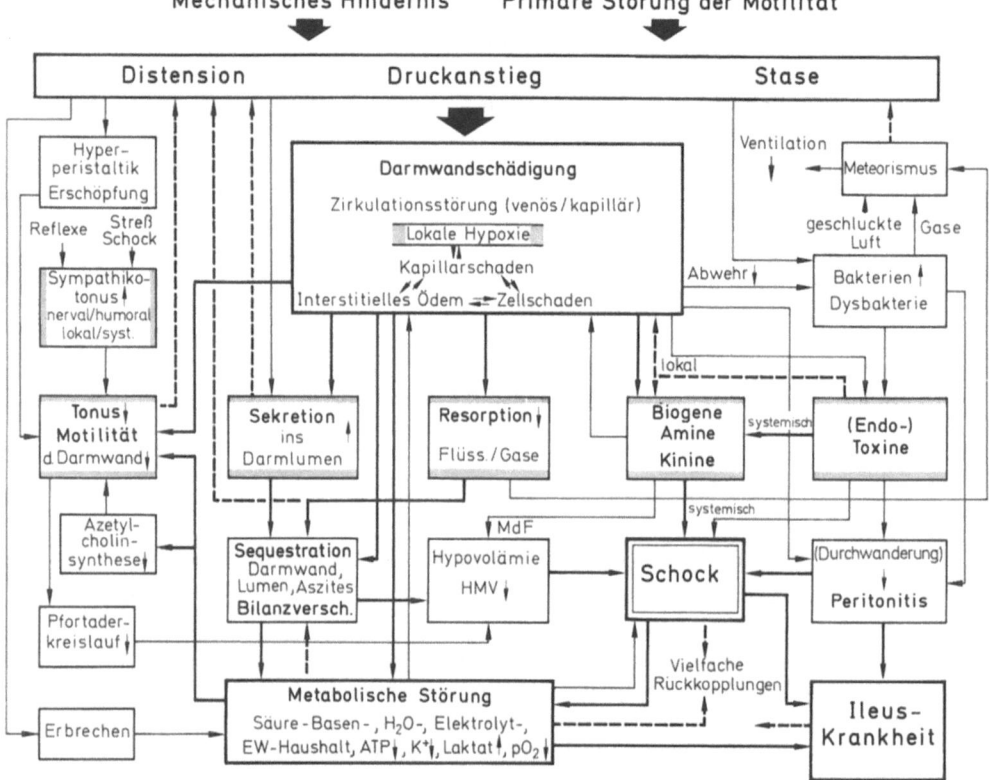

Abb. 4. Synopsis der Ileuspathophysiologie

verschlechtern die Abwehrfunktion des Darmepithels gegenüber der Bakterienflora (Seidel u. Richter 1975; Hildebrandt 1980).

Die Resorptionsleistung der Darmwand für Flüssigkeit und Gase vermindert sich bei höhergradiger Dehnung mit gestörter Zirkulation ganz erheblich. Da gleichzeitig der Flüssigkeitseinstrom steigt und der Gasgehalt durch vermehrtes Luftschlucken und bakterielle Gasbildung zunimmt, wird die Distension verstärkt (Wangensteen 1955, 1978; Harrower 1968).

Vielfältig und noch weitgehend ungeklärt sind Entstehungsweise, Wirkungen und gegenseitige Beeinflussung von biogenen Aminen, Kininen, Endotoxinen und toxischen Substanzen (Kusche et al. 1978; Seidel u. Richter 1975; Wachsmuth 1965). Biogene Amine entstehen bei der ischämischen Zellschädigung und beeinflussen insbesondere die Endstrombahn; ähnliches gilt für die Kinine, vasoaktive toxische Peptide. Sie werden durch Mediatoren – in erster Linie bakterielle Endotoxine – freigesetzt. Auch die Endotoxine selbst haben weitreichende lokale und (nach Einschwemmung in das RES) systemische Auswirkungen. Alle diese toxischen Substanzen sind die Hauptakteure im Geschehen des intestinalen Schocks, dessen Ablauf sich auch morphologisch verfolgen läßt (Heine et al. 1980; Póka et al. 1970; Wachsmuth 1965). Inwieweit beim Ileus gastrointestinale Hormone (Motilin, VIP, GIP, usw.) sowie Endorphine und Prostaglandine den Ablauf beeinflussen, ist noch weitgehend unklar.

Für den Gasgehalt, die Endotoxinentstehung und die Durchwanderungsperitonitis spielt die durch Stase und Änderung des Darmmilieus induzierte Dysbakterie und Bakterienvermehrung eine wichtige Rolle.

Folgen der aufgeführten Vorgänge sind zunächst Flüssigkeitssequestration und metabolische Störungen mit Alteration des Säure-Basen-, Wasser-, Eiweiß- und Elektrolythaushaltes. Der enorme Abstrom führt sehr schnell, zuweilen innerhalb von Stunden, zu schwerer Hypovolämie, Herabsetzung des Herzminutenvolumens und schließlich zum Schock. In einem verhängnisvollen Circulus vitiosus werden dabei die metabolischen Störungen weiter potenziert (MESSMER u. SUNDER-PLASSMANN 1980).

Alle diese Sekundärfolgen, verstärkt durch zahlreiche Rückwirkungen, münden in das Vollbild der Ileuskrankheit (SEIDEL u. RICHTER 1975). Hier sind dann nahezu alle Organsysteme betroffen. Der Kreislaufschock führt zur Zentralisation mit akutem Nierenversagen, Schocklunge, Schockleber, Nebenniereninsuffizienz und zu vielfachen weiteren Schädigungen (KOGEL u. PETERS 1979).

Die Funktion des Herzens ist zusätzlich durch Hypokaliämie und kardiotoxische Substanzen, wie den myocardial depressant factor (MdF), ein aus dem Ileusdarm isoliertes toxisches Peptid, beeinträchtigt. Ventilation und Perfusion der Lunge sind durch den Zwerchfellhochstand bei Meteorismus behindert. Die Niere dekompensiert im Ausgleich des Säure-Basen- und Elektrolythaushaltes, ein oft vorhandener sekundärer Hyperaldosteronismus bringt weitere Kaliumverluste. Die schon durch den Schock in die hypoxische Glykolyse getriebene Leber verarmt weiter an Substrat, ihre Entgiftungs- und Syntheseleistungen kommen zum Erliegen, das RES wird von den Toxinen überschwemmt und blockiert. Ein Leberzellschaden läßt sich schon bei leichteren Ileusfällen im Frühstadium ultrastrukturell und biochemisch nachweisen.

Zur Erklärung des Ileustodes ist lange vergeblich nach einem spezifischen Ileustoxin gesucht worden. Als hinreichende Todesursache ist jedoch die Dekompensation aller wichtigen Organsysteme in Verbindung mit dem Kreislaufschock anzusehen. Insgesamt bildet die Ileuspathophysiologie ein Netzwerk verschiedener pathophysiologischer und regulatorischer Abläufe, die durch zahlreiche Rückkopplungsvorgänge und Querverbindungen miteinander zusammenhängen. Im Schema der Abb. 4 sind Ileuskonzeptionen mit Betonung der Distension (WANGENSTEEN 1955, 1978), des neurovaskulären Darmwandschocks (REIFFERSCHEID 1975) sowie humoral-toxischer Faktoren (SEIDEL u. RICHTER 1975; RICHTER u. KUSCHE 1978) in Synopsis dargestellt (GRUND u. KÜMMERLE 1978).

D. Klinik

I. Symptomatik

Das klinische Bild beim einzelnen Ileuspatienten kann je nach Situation recht verschieden aussehen. Die bestimmenden Faktoren sind Art, Lokalisation und Intensität der induzierenden Noxe(n), Ausgangslage und Reaktion des Organismus, der jeweilige pathophysiologische Weg und der Einfluß der Therapie. Die klassischen klinischen Ileuskardinalsymptome, nämlich:

1. Stuhl- und Windverhaltung,
2. Aufstoßen und Erbrechen,

Tabelle 3. Differentialdiagnose verschiedener typischer Ileusformen

Ileusform	Anamnese	Stuhl- und Windabgang	Erbrechen	Meteorismus	Schmerz	Darm-geräusche	Besonderheiten
Funktioneller Ileus	Entsprechende Grundkrankheit, Peritonitis, Trauma (s. Tabelle 2)	(+) bis ∅	Überlauf ++	Allmähliche Entwicklung Diffuser Trommelbauch +++	Diffus Kontinuierlich ∅ bis +	(+) bis ∅ Passives Plätschern Dumpfe Aortentöne	Rö.-Bild: Dick- *und* Dünndarmspiegel Rechtes Kolon! Meteorismus
Hoher Dünndarmileus (Okklusion)	Kurz	+	Frühzeitig +++ (*mit dem Schmerz*)	Oberbauch ∅ bis (+)	Nabelgegend Intermitt. +++ Kolikartig	Anfangs ++++, später abnehmend	Schnelle Dehydration und Entgleisung, meist Alkalose
Tiefer Dünndarmileus (Okklusion)	Länger	∅ bis (+)	Später (+) bis ++ (*nach dem Schmerz*) Evtl. Miserere	Bauchmitte ++	Diffus Krampfartig +++	Anfangs ++++, später abnehmend	Meist Azidose
Dickdarmileus (Okklusion)	Lange	∅	Spät, ∅ bis (+)	Meist Flanken +++	Krampfartig (+) bis +	Anfangs ++++, später abnehmend	Evtl. Tenesmen, Diarrhö und Obstipation im Wechsel
Strangulation	Ganz kurz, Hernie, vorausgegangene Operation	Anfangs ∅, später (+) Evtl. blutig	Sofort, reflektorisch, ++ bis +++	Lokal, anfangs oft isolierte Schlinge +++	Heftigste Bauchkolik, nach freiem Intervall wiederkehrend	Anfangs +++, dann ∅	Schock mit typischem akutem Abdomen, Peritonitiszeichen, lokale Resistenz

3. Meteorismus,
4. verschiedene Schmerzarten und
5. klingende bzw. fehlende Darmgeräusche,

sind demzufolge in weitem Rahmen variabel (BÜNTE 1978; DEUCHER et al. 1973; DEUTSCH 1973).

Klinisch lassen sich einige fest umrissene Ileusformen unterscheiden. In ihrer typischen Ausprägung sind sie in Tabelle 3 aufgeschlüsselt. Der Strangulationsileus hat die eindrucksvollste Symptomatik und erfordert wegen der unmittelbaren vitalen Bedrohung schnellstes operatives Eingreifen (KÜMMERLE 1963; SCHRIEFERS 1975).

Große differentialdiagnostische Schwierigkeiten bereitet oft der postoperative Frühileus (BSTEH u. PESAU 1971; DEUCHER u. OESCH 1974; KAPRAL 1977; STAIB 1971). Einerseits ist wegen des gleitenden Übergangs die Abgrenzung von der physiologischen postoperativen Darmatonie kaum möglich, andererseits lassen sich mechanisch bedingte Formen schwer von funktionell verursachten unterscheiden.

Besonders beachtet werden muß ein Symptomenwechsel, wobei man sich z.B. beim Übergang eines primär mechanischen Ileus in einen sekundär funktionellen nicht durch die vermeintliche subjektive Besserung über die Progredienz der metabolischen Entgleisung täuschen lassen darf (REIFFERSCHEID 1975).

II. Diagnostik

Anamnese und klinische Untersuchung sind im Falle des Ileus von entscheidender Bedeutung. Unerläßlich sind Fragen nach vorausgegangenen Traumen und Operationen, nach Grund- und Begleiterkrankungen v.a. auf internistischem, gynäkologischem, urologischem und neurologischem Gebiet (Diabetes mellitus, Hypothyreose, Pankreatitis, Phäochromozytom, Enterokolitis, Gallen- und Nierenkoliken, Adnexitis, Retentionsblase, Systemkrankheiten, Porphyrie). Nicht zu vergessen ist die Medikamentenanamnese; Psychopharmaka, Antihypertensiva und Anticholinergika sind nicht selten Ursachen eines funktionellen Ileus (GIORDANO et al. 1975; MENGE 1979).

Bei der körperlichen Untersuchung ist schon der Allgemeinzustand mit evtl. Schock- oder Dehydrierungszeichen genau zu registrieren. Den Schwerpunkt bildet die sorgfältige abdominale und rektale Palpation, die Untersuchung der Bruchpforten und die Beachtung von evtl. Voroperationen. Oft vernachlässigt wird die regelmäßig wiederholte und ausreichend lange (mehrminütige) Auskultation des Abdomens; sie gibt Aufschluß über Lokalisation, Intensität und Charakter der abdominellen Geräuschphänomene (HAFTER 1978; HEUSSER 1956; WANGENSTEEN 1978).

Röntgenologische Untersuchungsmethoden gehören zur Basisdiagnostik (FRIMAN-DAHL 1964). Die Abdomenleeraufnahme im Stehen (notfalls in Seiten- oder Rückenlage) zeigt im typischen Fall gasgefüllte arkadenförmige Darmschlingen mit Flüssigkeitsspiegeln, deren Ausdehnung und Anordnung Anhaltspunkte liefert, ob ein mechanisches Hindernis vorliegt und wo es lokalisiert ist. In unklaren Fällen bringen vorsichtige orale und/oder rektale Gaben von (wasserlöslichem) Kontrastmittel meist weitere Klärung – möglicherweise auch für die oft schwierige Differentialdiagnose zwischen mechanischem und funktionellem Ileus (STELZNER 1979). Röntgenologisch objektivierbar und von therapeutischer Konsequenz ist u.a. das Hochdrängen des Zwerchfells, die Zökaldilatation bei der Pseudoobstruktion des Kolons oder eine Aerocholie bei Gallensteinileus. Unter Umständen ermöglicht die Röntgenuntersuchung sogar eine Beurteilung des Ileusstadiums (GREMMEL u. GREWE 1964; SWART u. MEYER 1974).

Klinisch-chemische Untersuchungen geben in erster Linie Aufschluß über den Schweregrad der Ileuskrankheit und sind notwendig zur Planung und Kontrolle der Therapie (ZIEROTT et al. 1977; STAIB 1974). Ileusspezifische Befundkonstellationen gibt es leider nicht; Störungen im Säure-Basen- und Elektrolythaushalt sowie die Zeichen der Dehydratation sind häufig zu sehen.

Besondere diagnostische Probleme bieten der postoperative Ileus (KERN 1970; LARGIADER 1975; s. Abschn. D.I), der verschleppte chronische Ileus, der funktionelle Ileus (BERNING u. LINDENSCHMIDT 1961; MENGE 1979), insbesondere die chronische intestinale Pseudoobstruktion (s. Abschn. B.II) sowie Patienten, bei denen zwischen klinischem und röntgenologischem Befund erhebliche Diskrepanzen bestehen.

E. Therapie

I. Diagnostisch-therapeutische Sofortmaßnahmen

Die Therapie hat beim Ileus stets sowohl die lokale Störung als auch den Gesamtorganismus zu berücksichtigen. Hat sich bei einem Patienten der Verdacht auf einen Darmverschluß ergeben, so sollten ohne Zeitverlust diagnostisch-therapeutische Sofortmaßnahmen (Tabelle 4) eingeleitet werden, die gleichzeitig der Vorbereitung einer evtl. notwendigen Operation dienen (AHNEFELD u. KLINGEBIEL 1980). Der Infusionstherapie ist besondere Beachtung zu schenken. Die initiale Schocktherapie nach den Kriterien der Intensivmedizin muß die Besonderheiten des Ileus berücksichtigen (Interpretation der Laborwerte, Wahl

Tabelle 4. Diagnostisch-therapeutische Sofortmaßnahmen

I. Diagnostik:	Labor: Hämatokrit, Elektrolyte, Kreatinin, Blutgasanalyse
	Röntgen: Abdomen leer, evtl. Kontrastmittelgabe oral/rektal (wasserlöslich)
II. Therapie:	generell: 1. (zentral-)venöser Zugang 2. Magensonde, evtl. Dünndarmsonde 3. Blasenkatheter 4. Bedarfsadaptierte, bilanzierte Infusionstherapie Defizitausgleich
	bei gegebener Indikation: 5. Physikalische Maßnahmen: Klysma/Einlauf/Wärme 6. Pharmakotherapie: Sympathikolytika Parasympathikomimetika Niedermolek. Dextran mit Sorbit Aldosteronantagonisten

der Infusionslösung, Azidosetherapie, Elektrolytsubstitution) (STAIB 1970, 1974; WENZEL u. DOHRMANN 1975). In einzelnen diagnostisch unklaren Fällen ist nach Einleitung der Sofortmaßnahmen bei gutem Allgemeinzustand des Patienten zunächst ein konservativer Therapieversuch zu verantworten. Generell muß jedoch in Anbetracht der schnell und auf breiter Front, aber oft larviert fortschreitenden pathophysiologischen Vorgänge eine Frühdiagnose mit konsequenter und kausaler Therapie angestrebt werden.

II. Operationsindikation

Für die Operationsindikation sind insbesondere die Art des Ileus (mechanisch, funktionell, Mischform), das Stadium der Ileuskrankheit und der Sitz des Hindernisses von Bedeutung. Außerdem muß zwischen Okklusions- und Strangulationsverschluß und zwischen postoperativer prolongierter Darmatonie und postoperativem Frühileus unterschieden werden. In der Praxis lautet die Frage oft konkret: Hat ein intraabdominelles Geschehen (Hämatom, Abszeß, Perforation, Peritonitis, Pankreatitis) schon zu einem Ileus geführt, oder hat sich bei primärem Darmverschluß bereits als Komplikation eine (Durchwanderungs-)Peritonitis entwickelt?

Allgemein gilt (GRUND u. KÜMMERLE 1978; MÖRL u. SCHILLING 1972; REIFFERSCHEID 1975; ROSSETTI 1975; SCHRIEFERS 1975):

1. Eine Operationsindikation besteht beim mechanischen Verschluß; beim Strangulationsileus zwingt schon der Verdacht zum operativen Eingriff. Je früher operiert wird, desto besser sind Verlauf und Ausgang der Krankheit. Oft bleibt die Klärung von Art und Lokalisation des Verschlusses erst der Operation vorbehalten.

2. Im Zweifelsfall ist beim Ileus ein unnötiger, unter unsicherer Indikation durchgeführter operativer Eingriff eher zu verantworten als eine hinausgeschobene oder gar unterlassene Operation mit fatalen Folgen.

3. Bei einem verschleppten Ileus ist zunächst die Einleitung der konservativen Ileusbehandlung zur Wiederherstellung der Homöostase wichtiger als die sofortige Operation. Meist ist erst nach entsprechender Vorbereitung das Narkose- und Operationsrisiko tragbar. Hier bringen die wenigen Stunden Vorbereitung in der Regel keinen entscheidenden Zeitverlust, verbessern die Prognose aber erheblich.

4. Der funktionelle Ileus ist per se keine Operationsindikation, es sei denn, die zugrunde liegende Erkrankung erfordert dies (z.B. bei einer Peritonitis). Bei schwerster Ballonierung des Abdomens (z.B. bei Pseudoobstruktion) kann eine operative Entlastung als palliativer Minimaleingriff vertretbar sein, die Anlage eines Enterostoma beim funktionellen Ileus ist jedoch umstritten und wird von vielen Autoren abgelehnt (KÜMMERLE 1963; ROSSETTI 1975).

III. Operatives Vorgehen (Tabelle 5)

Bei der Mehrzahl der Ileuspatienten besteht ein mechanisches Hindernis und somit eine Operationsindikation. Schon Operationsvorbereitung und Anästhesie bedürfen besonderer Sorgfalt und besonderer Maßnahmen (BENKE 1973; DEUCHER et al. 1973). Die gröbsten Entgleisungen im Säure-Basen-, Wasser-, Elektrolyt- und Eiweißhaushalt sollten vor Einleitung der Narkose beseitigt

Tabelle 5. Therapiemöglichkeiten bei Ileus

A. Allgemeine Maßnahmen:

Behandlung des Grundleidens, evtl. Begleiterkrankungen und Komplikationen, Infusionstherapie, Schockbehandlung, Intensivtherapie

B. Spezifische Ileustherapie:

   I.   Chirurgisch – operativ:
       1. Beseitigung des mechanischen Hindernisses
         a) definitive Versorgung, Resektion
         b) Umgehung, Darmfistel
       2. Intraoperative Darmdekompression
       3. Beseitigung des Grundleidens (Peritonitisherd, Abszeß, Hämatom)

  II.   Dekompression mit Sonde:
       1. Magensonde
       2. Lange Darmsonde (Miller-Abbott, Cantor, Baker, Harris, Dennis)

  III. Physikalische Maßnahmen:
       Rektaler Einlauf, Klysma, (feuchte) Wärme

  IV. Beeinflussung der Darmmotilität:
       1. Parasympathikomimetika
         a) kurzwirkend (z.B. Neostigmin, Pyridostigmin)
         b) langwirkend (z.B. Distigmin)
       2. Ceruletid
       3. Metoclopramid, Domperidon, Spasmolytika
       4. Sympathikolytika
         a) Ganglienblocker
         b) zentral angreifende Pharmaka
         c) α-Rezeptorenblocker
         d) β-Rezeptorenblocker
       5. Kombinationstherapie mit primärer Sympathikolyse und nachfolgender Stimulation

  V.   Epidural-/Spinalanästhesie

  VI. Weitere medikamentöse Therapie:
       1. Infusion von niedermolekularem Dextran mit Sorbit
       2. Gezielte parenterale Eiweißzufuhr
       3. Aldosteronantagonisten
       4. Pantothensäure
       5. Antibiotika (oral/parenteral)
       6. Proteaseninhibitoren
       7. Antiaminika?
       8. Prostaglandine?

  VII. Hyperbarer Sauerstoff

  VIII. Intestinaler elektrischer Schrittmacher

---

sein. Bei schwerer Hypokaliämie muß z.B. mit der Durchgängigkeit der Blut-Hirn-Schranke für Muskelrelaxantien gerechnet werden.

Liegt ein *Dünndarmileus* vor, sollte der Eingriff gleichzeitig *Ileuszustand* wie *-ursache* beseitigen. Für eine solche einzeitige Radikaloperation ist heute die große explorative Laparotomie anzustreben.

Beim fortgeschrittenen *Dickdarmileus* hingegen ist nach wie vor mehrzeitiges Vorgehen angezeigt. Die hohe Letalität der primären Resektion bei verschlepptem Kolonileus läßt sich durch mehrzeitige Operation wesentlich senken.

Bei stärkerer Distension ist eine intraoperative Darmentleerung zur Entlastung der Darmwand und Entfernung des toxischen Inhalts unbedingt zu empfehlen.

Auch die einem funktionellen Ileus häufig zugrunde liegende Peritonitis erfordert operatives Eingreifen mit Sanierung der Infektquelle; es besteht die Tendenz, den Noteingriff gleichzeitig als Radikaloperation durchzuführen. Die auch postoperativ zunächst noch weiterbestehende Peritonitis muß wegen der engen pathogenetischen Beziehungen zwischen Peritonitis und Ileus durch eine sofort einsetzende Intensivtherapie angegangen werden.

IV. Nichtoperative Maßnahmen (Tabelle 5)

Das Einlegen einer Magensonde gehört zu den Basismaßnahmen bei jedem Ileus. Die Rücklaufmenge ist ein wichtiger Faktor bei der Verlaufsbeurteilung. Durch die Dekompression mit einer langen Dünndarmsonde kann der zentrale Punkt der Ileuspathophysiologie, die Distension, beeinflußt und Zeit gewonnen werden (BAKER 1979; CANTOR 1978; WANGENSTEEN 1955, 1978). Technische Schwierigkeiten bei der Einführung der Sonde lassen sich zwar durch endoskopische Hilfen vermindern (DOEHN et al. 1975; MEISSNER 1978), oft fehlt jedoch die propulsive Peristaltik zum Tiefertreten der Sondenspitze. Es ist dann besser, quälende Prozeduren zu vermeiden und sich mit der Magensonde zu begnügen (ROSSETTI 1975). Die Gefahr der Sondenbehandlung liegt in der möglichen Verschleppung oder Unterlassung notwendiger operativer Maßnahmen (MEISSNER 1978; SCHUMANN u. WEHLING 1974).

Einläufe und Klysmen sind eine altbekannte und wirksame, physiologisch sinnvolle Maßnahme zur Anregung der Darmmotorik; Wärmeapplikation wird vom Patienten als wohltuend empfunden.

In der Pharmakotherapie (GRUND 1982b) sind „Darmstimulantien" weit verbreitet und oft eine Routinemaßnahme. Meist werden Parasympathikomimetika eingesetzt, die jedoch in höheren Dosen erhebliche Beschwerden des Patienten (Bauchkrämpfe) und kardiale sowie bronchopulmonale Nebenwirkungen mit sich bringen. Ceruletid, ein cholezystokininverwandtes Dekapeptid, soll gute Wirkung (direkter Einfluß auf die glatte Muskulatur und Azetylcholinfreisetzung an der myoneuralen Synapse) mit geringen Nebenwirkungen vereinigen (HORN et al. 1976; NEIDHARDT et al. 1980; WALDMANN u. HARTUNG 1979). Metoclopramid und Domperidon eignen sich nach bisherigen Erfahrungen weniger zur Ileustherapie, da sie im wesentlichen nur die obersten Abschnitte des Gastrointestinaltraktes beeinflussen (DAVIDSON et al. 1979; HOFFBRAND 1979). Spasmolytika sind nur ausnahmsweise bei spastischen Ileusformen oder schweren Darmkoliken indiziert; beim mechanischen Ileus darf dadurch die notwendige Operation nicht verzögert werden.

Bei Subileus und leichten Ileusfällen kann eine alleinige Therapie mit „Peristaltika" die Darmtätigkeit in Gang bringen (HEIMBACH u. CROUT 1971; LINDENSCHMIDT u. ALEKSIC 1969; STAIB 1970); in schweren Fällen aber zeigt sich nur selten die erhoffte Wirkung. Da der Darm bei der Mehrzahl der funktionellen Ileusformen nicht „paralysiert", sondern sympathikoton inhibiert ist (Abschn. C.I), muß der Ansatzpunkt der Therapie anders gewählt werden. Hier stellt die Sympathikolyse den entscheidenden Therapiefaktor dar.

Konsequenterweise wird von verschiedenen Autoren seit längerer Zeit eine primäre sympathikolytische Behandlung empfohlen (CATCHPOLE 1968; KIN-

Tabelle 6. Therapieschema für die Kombinationstherapie mit Sympathikolyse und Stimulation(Grund 1982a, b)

A. Indikation und Vorbedingungen prüfen, Protokoll anlegen	
B. Sympathikolytikum (langsam i. v.):	
bevorzugt Trifluperidol (*Triperidol*)	0,03–0,05mg/kg
oder Dihydroergotamin (*Dihydergot*)	0,03mg/kg
oder Chlorpromazin (*Megaphen*)	1,0mg/kg
C. Zugabe von Peristaltika erst, wenn Darmgeräusche wieder deutlich hörbar:	
bevorzugt Ceruletid (*Takus*)	40µg
oder Cholinesterasehemmer wie	
Neostigmin (*Prostigmin*)	0,5mg
jeweils in 4–8 h per infusionem	
D. Rektaler Einlauf	

Naert et al. 1977; Neely u. Catchpole 1971; Petri 1977; Petri et al. 1968, 1971; Reifferscheid 1956; Schütze et al. 1979). Besonders bewährt hat sich eine Kombinationstherapie mit initialer Sympathikolyse und nachfolgender, vorsichtiger Stimulation (Tabelle 6) (Furness u. Costa 1974b; Grund 1982a). Die als Sympathikolytika eingesetzten Psychopharmaka bzw. Ergotalkaloide vereinigen eine α-Rezeptorenblockerwirkung am Plexus myentericus Auerbach mit zentralen Angriffspunkten. Auch eine zusätzliche β-Rezeptorenblockade kann sinnvoll sein. Vorbedingungen der sympathikolytischen Therapie ist relative Kreislaufstabilität bei Normovolämie des Patienten, ansonsten kann es zum Blutdruckabfall kommen. Außerdem soll die Dosierung individuell und nach engmaschigen Kontrollen gesteuert erfolgen. Koordinierte Peristaltik beruht auf einem fein abgestimmten vegetativen Gleichgewicht, das auch durch medikamentöse Einflüsse leicht gestört werden kann.

Die schon in den zwanziger Jahren (Ochsner, Wagner) entdeckte, oft durchschlagend positive Wirkung einer Lumbalanästhesie auf den funktionellen Ileus hat ihre pathophysiologische Grundlage ebenfalls in einer sympathikolytischen Entblockung. Die heutigen Verfahren der Spinal- und (kontinuierlichen) Epiduralanästhesie lassen dieses wirksame Prinzip neu an Bedeutung gewinnen (Gelman et al. 1977; Neely u. Catchpole 1971; Neumark 1980).

Zur Therapie der lokalen Hypoxie des Ileusdarms und des interstitiellen Ödems im Endstromgebiet werden Infusionen von niedermolekularem Dextran mit Sorbit empfohlen (Messmer u. Schmidt-Mende 1970; Richter et al. 1976). Im Tierversuch ließ sich durch diese hyperosmolare Lösung die distensionsabhängige Sauerstoffminderversorgung der Darmwand signifikant verbessern und der O_2-Partialdruck im Gewebe anheben. Mikrozirkulation und Ödemausschwemmung sind auch der therapeutische Ansatzpunkt einer gezielten parenteralen Eiweißzufuhr, da das interstitielle Ödem schon für sich allein die Ursache eines funktionellen Ileus sein kann (Scheidegger et al. 1979).

Von großer therapeutischer Bedeutung ist die oft larvierte, aber meist schwere Hypokaliämie. Die fast in jedem Fall erforderliche Kaliumsubstitution kann wegen des intrazellulären Kaliummangels mit „Ionenschleppern", z.B. Kaliumasparaginat erfolgen (Lindenschmidt 1970), ist jedoch generell nur unter genauer Kontrolle der Nierenfunktion erlaubt. Der beim Ileus obligate sekundäre Hyperaldosteronismus kann mit Antagonisten (K-Canrenoat) angegangen werden (Staib 1970, 1974).

Die antreibende Wirkung von Pantothensäurederivaten auf die Peristaltik ist umstritten (STAIB 1970). Bei länger dauerndem Krankheitsverlauf sowie bei alten Patienten erscheint jedoch die Gabe dieses Coenzym-A-Bestandteils durchaus sinnvoll, wegen der Nebenwirkungsfreiheit kann die Indikation weit gestellt werden.

Antibiotika sollen das überschießende stasebedingte Bakterienwachstum reduzieren. Ob und in welcher Form (oral/parenteral) man sie beim Ileus einsetzen soll, ist strittig; indiziert sind sie ohne Frage bei manifester Peritonitis und septischen Zuständen. Nebeneffekte (z.B. Nephrotoxizität, Gerinnungsstörungen, erhöhte Natriumzufuhr) sowie eine Verschleierung des klinischen Bildes (Durchwanderungsperitonitis!) sind zu beachten (ECKERT u. EICHFUSS 1978; HÄRING 1979; SEIDEL u. RICHTER 1975).

Mit Proteinaseinhibitoren soll die Kininfreisetzung und -wirkung gehemmt werden. Im Rahmen des intestinalen Schocks erscheint der Einsatz dieser Substanzen im Frühstadium therapeutisch sinnvoll (LINDENSCHMIDT 1970).

Die Anwendung von Aminantagonisten (v.a. gegen Serotonin und Histamin) wird diskutiert (RICHTER u. KUSCHE 1978). Bis zum klinischen Einsatz müssen aber noch pathophysiologische Grundlagen geklärt werden. Ähnliches gilt für die Prostaglandine (z.B. Typ F2α).

Von einzelnen Autoren wird über Erfolg in der Behandlung des funktionellen Ileus mit hyperbarem Sauerstoff berichtet (FRITELLI et al. 1963; LODER 1977). Die theoretisch einleuchtende Methode (Verbesserung der lokalen Hypoxie, schnellere Darmgasresorption durch verminderten Stickstoffpartialdruck sowie Beeinflussung der Bakterienflora) ist aber bei der praktischen Durchführung mit erheblichem Aufwand verbunden.

Versuche mit intestinalen elektrischen Schrittmachersonden werden vorwiegend negativ beurteilt (WACHSMUTH 1964). Zum Reizerfolg muß die Darmmuskelzelle energetisch und metabolisch in gutem Zustand sein; diese Voraussetzung ist gerade beim schweren verschleppten Ileus nicht gegeben.

V. Rezidivprophylaxe

Zur Rezidivprophylaxe muß beim *funktionellen* Ileus die Kontrolle und Behandlung des Grundleidens weitergeführt werden. Die Hauptursachen des *mechanischen* Ileusrezidives sind peritoneale Adhäsionen. Diese lassen sich am ehesten durch schonendes Operieren mit Vermeidung mechanischer, thermischer (heiße Tücher!) und chemischer Läsionen des empfindlichen Peritonealüberzugs verhindern (ELLIS 1971). Bei rezidivierendem Adhäsionsileus können Plikationsverfahren in Erwägung gezogen werden. Neben dem Noble-Verfahren und der Methode nach Childs-Phillips scheint die intraluminäre Sondenschienung an Bedeutung zu gewinnen (BAKER 1968; BILGIN u. REICHERT 1969; CLOSE u. CHRISTENSEN 1979; HOLLENDER et al. 1975).

F. Verlauf, Prognose, Letalität

Verlauf und Prognose des Ileus sind je nach Art, Ursache und Lokalisation des Verschlusses bzw. je nach Grundkrankheit recht unterschiedlich und reichen vom Strangulationsverschluß, der in wenigen Stunden im Schock zum Tode führt, bis zum jahrzehntelang bestehenden rezidivierenden Subileus beim „Adhäsionsbauch". Die durchschnittliche Letalität (alle Altersgruppen, alle Ursachen) liegt mit 10–20% relativ hoch, in den Altersextremen und bei bestimmten Ileusformen (Strangulation, Mesenterialgefäßverschluß, postoperativer Ileus) sind die Zahlen noch weit höher (Deucher et al. 1973; Maurer et al. 1962; Schwemmle 1976; Wachsmuth 1964; Waldron u. Hampton 1961). Für Prognose und Letalität ist entscheidend, daß die pathophysiologischen Abläufe rechtzeitig erkannt und folgerichtig behandelt werden. Das Schicksal des Ileuskranken hängt von der Frühdiagnose sowie von einer konsequenten und kausalen Therapie ab.

Literatur

Ahnefeld FW, Klingebiel H (1980) Metabolische Entgleisungen und Infusionstherapie bei Ileus und Peritonitis. In: Schönborn H, Neher M, Schuster H-P, Mangold G (Hrsg) Intensivmedizin bei gastroenterologischen Erkrankungen. Thieme, Stuttgart, S 158–170

Appel A, Spitz P (1979) Der Einfluß der sympatho-nervalen und sympatho-adrenalen Aktivität auf die Motilität des Darmes. Therapiewoche 29:4042–4047

Bachulis BL, Smith PE (1978) Pseudoobstruction of the colon. Am J Surg 136:66–72

Baker JW (1968) Stitchless plication for recurring obstruction of the small bowel. Am J Surg 116:316–324

Baker JW (1979) Selective usage of the original and modified Baker intestinal tube. Surg Gynecol Obstet 149:577–578

Benke A (1973) Die Therapie des Ileus. In: Ellegast HH, Kainberger F, Wewalka F (Hrsg) Ileus. Urban & Schwarzenberg, München, S 132–137

Berning H, Lindenschmidt ThO (1961) Der paralytische Ileus in der inneren Medizin und Chirurgie. Ergeb Inn Med Kinderheilkd 16:198–244

Bilgin J, Reichert R (1969) Dekompression und innere Schienung durch Darmsondierung beim Ileus. Chir Praxis 13:585–590

Bsteh O, Pesau H (1971) Verläßliche Differentialdiagnose des postoperativen Frühileus. Chirurg 42:461–463

Bünte H (1978) Ileus. Intensivbehandlung 3:111–115

Cantor MO (1978) Management of small bowel obstruction: forty years' personal experience. Int Surg 63:59–63

Catchpole BN (1968) Ileus: use of sympathetic blocking agents in its treatment. Surgery 66:811–820

Close MB, Christensen NM (1979) Transmesenteric small bowel plication or intraluminal tube stenting. Am J Surg 138:89–96

Davidson ED, Hersh T, Brinner RA, Barnett SM, Boyle LP (1979) The effects of metoclopramide on postoperative ileus. Ann Surg 190:27–30

Deucher F, Alder A, Moser R, Nöthiger F (1973) Ileus. In: Demling L (Hrsg) Klinische Gastroenterologie. Thieme, Stuttgart, S 521–540

Deucher F, Oesch I (1974) Postoperativer Frühileus: Prophylaxe und Relaparotomie. Chirurg 45:195–202

Deutsch E (1973) Ileus – Internes Referat. In: Ellegast HH, Kainberger F, Wewalka F (Hrsg) Ileus. Urban & Schwarzenberg, München, S 12–19

Deyhle P, Säuberli H (1978) Ileus. In: Hornbostel H, Kaufmann W, Siegenthaler W (Hrsg) Innere Medizin in Praxis und Klinik, Bd IV. Thieme, Stuttgart, 15.109–15.113

Doehn M, Rehner M, Soehendra N, Wehling H (1975) Konservative Ileustherapie: endoskopische Behandlungshilfen. Dtsch Med Wochenschr 100:1249–1250

Dubois A, Weise VK, Kopin JJ (1973) Postoperative ileus in the rat. Ann Surg 178:781–786

Duthie HL (1978) Gastrointestinal motility in health and disease. MTP Press, Lancaster

Eckert P, Eichfuss HP (1978) Peritonitis. Thieme, Stuttgart

Ellegast HH, Kainberger F, Wewalka F (Hrsg) (1973) Ileus. Pathophysiologie und klinische Probleme. Urban & Schwarzenberg, München

Ellis H (1971) The cause and prevention of postoperative intraperitoneal adhesions. Surg Gynecol Obstet 133:497–511

Faulk DL, Anuras S, Christensen J (1978) Chronic intestinal pseudoobstruction. Gastroenterology 74:922–931

Friman-Dahl J (1964) Röntgenologie des Ileus. Langenbecks Arch Klin Chir 308:163–167

Fritelli E, Tank ES, Bernhard WF, Gross RE (1963) A study of ileus under hyperbaric conditions. Surg Forum 14:376–377

Furness JB, Costa M (1974a) The adrenergic innervation of the gastrointestinal tract. Ergeb Physiol 69:2–10

Furness JB, Costa M (1974b) Adynamic ileus, its pathogenesis and treatment. Med Biol 52:82–89

Gelman S, Feigenberg Z, Dintzman M, Levy E (1977) Electroenterography after cholecystectomy – the role of high epidural analgesia. Arch Surg 112:580–583

Giordano J, Canter JW, Huang A (1975) Fatal paralytic ileus complicating phenothiazine therapy. South Med J 68:351–353

Gremmel H, Grewe HE (1964) Die klinisch-röntgenologische Operationsindikation bei funktionellem Ileus. Langenbecks Arch Klin Chir 308:198–203

Grund KE, Kümmerle F (1978) Ileus, Dtsch Med Wochenschr 103:1711–1715, 1754–1757

Grund KE (1982a) Behandlung funktioneller Ileusformen: Sympathikolyse und Stimulation. Dtsch Med Wochenschr 107:209–213

Grund KE (1982b) Ileus: Pharmakotherapie. In: Siewert J-R, Blum AL, Farthmann EH, Lankisch PG (Hrsg) Notfalltherapie. Springer, Berlin Heidelberg New York, S 595–609

Häring R (Hrsg) (1979) Peritonitis. TM Verlag, Bad Oeynhausen

Hafter E (1978) Praktische Gastroenterologie. Thieme, Stuttgart

Harrower HW (1968) Postoperative Ileus. Am J Surg 116:369–374

Haschek H, Pum H (1973) Ileus – Urologisches Referat. In: Ellegast HH, Kainberger F, Wewalka F (Hrsg) Ileus. Urban & Schwarzenberg, München

Heimbach DM, Crout JR (1971) Treatment of paralytic ileus with adrenergic neuronal blocking drugs. Surgery 69:582–587

Heine H, Trenkel K, Arbogast R, Eisenbach J (1980) Funktionelle Morphologie von Endstrombahn und Transitstrecke: Probleme beim Schock. Med Welt 31:558–565

Heusser H (1956) Die Erkennung und Behandlung des akuten Darmverschlusses. Enke, Stuttgart

Hildebrandt J (1980) Die Pathophysiologie des Ileus – eine aktuelle Übersicht. Dtsch Gesundheitswes 35:365–368, 416–420

Hoffbrand BI (Hrsg) (1979) Domperidone in the treatment of upper gastrointestinal symptoms. Postgrad Med J [Suppl] 55:1

Hollender LF, Meyer Chr, Otteni Fr, Bur Fr (1975) Die Stellung der Mesenterialplicatur nach Childs und Phillips in der Behandlung und Prophylaxe des Dünndarm-Ileus. Chirurg 46:56–62

Horn J, Merkle P, Hümpfer K (1976) Die Beeinflussung der postoperativen Darmatonie durch Caerulein. Chirurg 47:233–235

Kapral W (1977) Taktik und Ergebnisse beim postoperativen Frühileus. Aktuelle Chir 12:117–126

Kern E (1970) Zur Chirurgie des postoperativen Ileus. Chirurg 41:130–134

Kinnaert P, Panda M, Deuvaert F (1977) Use of chlorpromazine in the treatment of adynamic ileus. World J Surg 1:655–660

Kogel H, Peters H (1979) Die Bedeutung von Strukturveränderungen parenchymatöser Organe beim Dünndarmileus und ihre therapeutischen Konsequenzen. Z Exp Chir 12:154–162

Kümmerle F (1963) Die chirurgischen Erkrankungen des Dünndarms. Enke, Stuttgart

Kusche J, Jostarndt L, Stahlknecht CD, Lorenz W, Reichert G, Richter H (1978) Einfluß von intraluminärem Druckanstieg und Durchblutungsveränderungen auf den Amingehalt und Stoffwechsel der Darmwand. In: Richter H, Eckert P (Hrsg) Ileus. Thieme, Stuttgart, S 38–44

Largiader F (1975) Paralytischer und mechanischer postoperativer Ileus. Helv Chir Acta 42:771–778

Lindenschmidt ThO, Aleksic D (1969) Der paralytische Ileus in der Chirurgie. Chir Praxis 13:597–608

Lindenschmidt ThO (1970) Neuere Erkenntnisse der Pathophysiologie der Peritonitis und ihre Auswirkungen auf die Therapie. Chir Praxis 14:53–58

Loder RE (1977) Use of hyperbaric oxygen in paralytic ileus. Br Med J 6074:1448–1449

Maurer W, Enderlin F, Krupp S (1962) Ileus. Chir Praxis 6:477–486

Meissner K (1978) Möglichkeiten und Grenzen der konservativen Ileusbehandlung. Langenbecks Arch Chir 346:239–253

Menge H (1979) Pathophysiologie und Klinik des paralytischen Ileus. Internist Welt 2:279–284

Mengel W, Hecker Ch, Dudeck J, Fritsche R, Nusselt S (1971) Untersuchungen zur Charakteristik des mechanischen Ileus in den verschiedenen Altersgruppen. Ergeb Chir Orthop 55:195–235

Messmer K, Schmidt-Mende M (1970) Hyperosmolare Lösung bei postoperativer Darmatonie. Dtsch Med Wochenschr 95:557–562

Messmer K, Sunder-Plassmann L (1980) Kreislaufschock bei Ileus und bei Peritonitis. In: Schönborn H, Neher M, Schuster H-P, Mangold G (Hrsg) Intensivmedizin bei gastroenterologischen Erkrankungen. Thieme, Stuttgart, S 175–179

Mörl FK, Schilling K (1972) Ileus. In: Baumgartl F, Kremer K, Schreiber HW (Hrsg) Spezielle Chirugie für die Praxis, Bd II/2. Thieme, Stuttgart, S 663–699

Neely J, Catchpole B (1971) Ileus: the restoration of alimentary-tract motility by pharmacological means. Br J Surg 58:21–28

Neidhardt B, Hartwick G, Schneider MU, König HJ (1980) Ceruletid-Behandlung bei zytostatika-bedingter Darmatonie und paralytischem Ileus. Dtsch Med Wochenschr 105:1220–1221

Neumark J (1980) Die kontinuierliche lumbale Epiduralanaesthesie. Springer, Berlin Heidelberg New York

Ohman U (1975) Studies on small intestinal obstruction I–VI. Acta Chir Scand 141:413–779

Petri G (1977) Invited Commentary. World J Surg 1:659–660

Petri G, Pórszász J, Szenohradszky J (1968) Über die Pathogenese und eine neuartige Therapie des „paralytischen Ileus". Langenbecks Arch Klin Chir 322:441–445

Petri G, Szenohradszky J, Pórszász-Gibiszer K (1971) Sympatholytic treatment of „paralytic" ileus. Surgery 70:359–367

Poka L, Czirbusz G, Földi I, Farkas S, Kerner J, Bartek J, Lukács L (1970) Dünndarmstruktur-, Enzymaktivitäts- und Mikrozirkulationsveränderungen bei Resorptionsstörungen infolge gastro-intestinaler Paralyse. Bruns' Beitr Klin Chir 216:737–749

Reifferscheid M (1956) Beitrag zur Therapie der postoperativen Magen-Darmatonie. Chirurg 27:59–62

Reifferscheid M (1975) Störungen der Darmwegsamkeit. In: Zenker R, Deucher F, Schink W (Hrsg) Chirurgie der Gegenwart, Bd II/15. Urban & Schwarzenberg, München, S 1–49

Richter H, Eckert P (Hrsg) (1978) Ileus. Thieme, Stuttgart

Richter H, Kusche J (1978) Neue Aspekte zur Pathophysiologie des Ileus. In: Richter H, Eckert P (Hrsg) Ileus. Thieme, Stuttgart, S 74–79

Richter H, Jostarndt L, Tichai J, Thermann M (1976) Die Beeinflussung der Sauerstoffversorgung des Dünndarms im Ileusmodell. Chirurg 47:328–330

Rossetti M (1975) Paralytischer Ileus. Chirurg 46:54–56

Scheidegger A, Lundsgaard-Hansen P, Küpfer K, Stirnemann H (1979) Hypoproteinämie als Ursache eines postoperativen „interstitiellen" paralytischen Ileus. Chirurg 50:16–20

Schmidt E, Bruch HP, Laven R (1978) Dickdarmdynamik im Ileus. Chirurg 49:104–110

Schriefers KH (1975) Der mechanische Ileus. Chirurg 46:49–53

Schütze U, Berenskötter H, Claussen C (1979) Dihydroergotamin zur Durchbrechung der sympathikoton bedingten Darmatonie. Med Welt 30:1737–1739

Schumann J, Wehling H (1974) Möglichkeiten und Grenzen der Ileusbehandlung mit der Miller-Abbott-Sonde. Chirurg 45:33–38

Schwemmle K (1976) Paralytischer und postoperativer Ileus. Muench Med Wochenschr 118:219–224

Seidel W, Richter H (1975) Ileus und Peritonitis. In: Lindenschmidt ThO (Hrsg) Pathophysiologische Grundlagen der Chirurgie. Thieme, Stuttgart, S 523–546

Smith J, Kelly KA, Weinshilboum RM (1977) Pathophysiology of postoperative ileus. Arch Surg 112:203–209

Staib I (1970) Therapie des paralytischen Ileus. Dtsch Med Wochenschr 95:2490–2493

Staib I (1971) Fragen des postoperativen Frühileus und der postoperativen Peritonitis. Langenbecks Arch Klin Chir 329:1077–1086

Staib I (1974) Zur Pathophysiologie des Ileus. Wiss Inf Fresenius (Anästhesie/Wiederbelebung/Intensivmedizin) 3:129–166

Stelzner F (1979) Die Frühdiagnose des Ileus durch Magen-Darm-Passage eines resorbierbaren Kontrastmittels und der rückfällige Darmverschluß. Chirurg 50:704–706

Swart B, Meyer G (1974) Die Diagnostik des akuten Abdomens. Radiologe 14:1–57

Tinckler LF (1965) Surgery and intestinal motility. Br J Surg 52:140–150

Wachsmuth W (1964) Pathophysiologie und Klinik des Ileus. Langenbecks Arch Klin Chir 308:143–162

Wachsmuth W (1965) Peritonitis. Langenbecks Arch Klin Chir 313:146–170

Waldmann D, Hartung H (1979) Zur konservativen Behandlung des schweren paralytischen Ileus. Fortschr Med 97:1433–1435

Waldron GW, Hampton JM (1961) Intestinal obstruction. Ann Surg 153:839–850

Wangensteen OH (1955) Intestinal obstructions. Thomas, Springfield

Wangensteen OH (1978) Understanding the bowel obstruction problem. Am J Surg 135:131–139

Wenzel M, Dohrmann R (1975) Infusionstherapie beim Ileus. Chirurg 46:62–65

Wienbeck M (1978) Darmmotilität. In: Richter H, Eckert P (Hrsg) Ileus. Thieme, Stuttgart, S 3–6

Woods JH, Erickson LW, Condon RE, Schulte WG, Sillin LF (1978) Postoperative ileus: a colonic problem? Surgery 84:527–533

Zierott G, Deltz E, Maatz E (1977) Was leistet die herkömmliche Ileusdiagnostik? Med Welt 10:474–477

Chirurgie des Dünndarms

H.W. Schreiber und R. Winkler

Mit 11 Abbildungen und 1 Tabelle

A. Historische Grundlagen

Geschichtlich belegbare Erfahrungen über Operationen am Dünndarm stammen vornehmlich von Versorgungen von Verletzungen. Versuche zur Herstellung einer Darmnaht sind alt. Hier sei stellvertretend auf das berühmt gewordene Beispiel der Ameisennaht verwiesen, wie sie sich auch in den Büchern des Susruta (um 500 n.Chr.) findet, die aus weit älteren volksmedizinischen Quellen schöpfen. In geringerem Umfang resultierten Erfahrungen aus der Behandlung von Darmeinklemmungen. Unter dem Eindruck des hippokratischen Verdikts galt in der vorrömischen Zeit eine Darmwunde als tödliche Verletzung. Erst bei Celsus findet sich wieder eine Nahtempfehlung für den Dünndarm, während die Dickdarmeröffnung ein chirurgisch bis in die antiseptische Zeit praktisch unlösbares Problem blieb. Eine Darmnaht sollte jedoch nur bei partieller Darmeröffnung versucht werden, während die zirkuläre Darmnaht als hoffnungslos angesehen wurde. Wenn auch im Mittelalter vornehmlich an italienischen Schulen (Rogiero, Rolando, Theoderich von Lucca, Wilhelm von Saliceto) immer wieder Behandlungsvorschläge auftauchen, haben sie kaum mehr als kasuistischen Reiz. Es fehlt ein methodischer, pathophysiologisch motivierter Denkansatz. Das gewöhnliche Schicksal war die Peritonitis, spätestens als Folge des sich in die Bauchhöhle ergießenden Darminhalts. Versteht man Chirurgie als die Kunst, der Natur einen Weg zur Heilung aufzuzeigen, so weist die Empfehlung J. Palfyns (1710) über die Zeit hinaus, indem er zur Anlagerung der genähten Darmschlinge an den unteren Wundwinkel riet. Er nutzte damit die Faktoren der Verklebungsbereitschaft des Bauchfells wie auch der spontanen Heilungsfähigkeit sich etablierender Röhrenfisteln, falls die Naht versagte. Solche Spontanheilungen sind u.a. von Paracelsus und von de la Peyronie (1723) bezeugt. Sie greifen auch auf ältere Quellen zurück, zu denen u.a. die Entlastung inkarzierierter Hernien durch Glüheisen zu rechnen sind.

Älter als die unsichere Nahtempfehlung ist die risikoärmere Vorlagerung der verletzten Schlinge, für die bereits Praxagoras von Kos (350 v.Chr.) einsteht. Auch Paracelsus gab der Fistel nachdrücklich den Vorzug vor der Naht. Naturgemäß konnten derartige Fisteln nur bei einer Lokalisation am unteren Dünndarm überlebt werden.

Die erste intendierte Laparotomie bei einer Dünndarmerkrankung läßt sich 1692 nachweisen, als Stuck eine Dünndarminvagination blutig löste. Die erste erfolgreiche zirkuläre Naht geht auf den Braunschweiger Hofchirurgen Ramdohr (1727) zurück, der ein brandiges Segment resezierte und die Kontinuität des Darmrohrs durch Invagination des zuführenden in den abführenden Schenkel wiederherstellte. Die entscheidende Weiterentwicklung erfuhr die Darmnaht jedoch durch die Ausnutzung der reparativen Potenz der Serosa durch Jobert (1824) und Lembert (1826). Die von Lembert systematisch entwickelte Technik der seroserösen Naht wurde zur Grundlage aller späteren Nahtprinzipien. Zahlreich waren und blieben die Empfehlungen mechanischer Nahthilfen durch Röhren bei zirkulären und Platten bei seitlichen Nähten wie Kalbstrachea, Holunderröhren, Knorpel-, Kohlrüben- oder Kartoffelplatten, unter denen die auf vergleichsweise unfangreichen tierexperimentellen Untersuchungen aufbauende Senn-Knochenplattennaht (1888) einen größeren

Bekanntschaftsgrad erreichte. Die Entwicklung kulminierte in der recht sinnreichen Erfindung des Murphy-Knopfs (1891), der trotz etlicher Unberechenbarkeiten bis weit ins 20. Jahrhundert Bedeutung behielt. Das Verfahren beruhte auf der zirkulären Adaptation der Darmenden nach dem Druckknopfprinzip. Eine zentrale Perforation gewährleistete die Darmpassage, bis der Knopf nach Abstoßung der eingequetschten Darmlefzen nach ca. einer Woche ins wiederhergestellte Darmlumen sequestrierte und per vias naturales ausgestoßen wurde.

Unabhängig von diesen Nahthilfen entwickelte sich die eigentliche Nahttechnik mit einem kaum glaublichen Einfallsreichtum. So konnte SCHLOFFER um die Jahrhundertwende 300 verschiedene Nahtempfehlungen zusammenstellen. Sie gründen sich auf die Variation der Parameter Nahtschichten, Nahtreihen, Fadenverlauf und Nahtmaterialien sowie der Vereinigungsprinzipien invaginierend (RAMDOHR 1727; JOBERT 1824), invertierend (LEMBERT 1826; CZERNY 1870), schichtgerecht („auf Stoß" – DIEFFENBACH 1836; WYDLER 1862) und evertierend (BLASIUS 1841) (Abb. 1). Aus der Fülle der Entwicklungen seien 2 herausgegriffen, die neue Grundzüge offenbarten: die Einführung der mehrreihigen Naht durch CZERNY (1870) sowie die Entdeckung der Submukosa als tragfähigem Nahtlager durch HALSTED (1887).

Wenn auch bis heute die Diskussion um die optimale Nahtform noch nicht abgeschlossen ist, so hat sie für den Dünndarm doch nie jene praktische Bedeutung erlangt wie für den Dickdarm. Das liegt an den weitaus günstigeren anatomischen und physiologischen Vorgaben (s. unten), so daß schon RIEDEL im vergangenen Jahrhundert erklären konnte, daß es gleichgültig sei, ob man ein- oder mehrreihig nähe. Mit der Einführung resorbierbarer Kunststoffäden kann die Diskussion um das beste Nahtmaterial vorläufig als beendet betrachtet werden.

Die Entwicklung zuverlässiger Nahttechniken, brauchbarer Narkoseverfahren und der Anti- und Asepsis waren gleichrangige Grundbedingungen der sich nach den 1870er Jahren rasant entwickelnden Chirurgie. Dabei blieben heute selbstverständliche Indikationen wie Ileus, Perforation oder Peritonitis wegen der hohen Letalität auf Jahre zwischen konservativem und operativem Vorgehen umstritten. Im taktischen Register überwogen verständlicherweise häufig palliative Lösungen wie Ausschaltung, Umgehung oder Fistelung vor radikalen im Sinne der Krankheitssanierung. Ideenreichtum, gefördert durch ein unbändiges Interesse der Zeit an Innovation, erweiterte rasch das therapeutische Repertoire, erschwerte aber auch unverkennbar die Entwicklung optimaler Behandlungsstrategien, da die Zersplitterung in unzählige individuelle Lösungen die Erkennung des wirksamen therapeutischen Prinzips behinderte und einem Leistungsvergleich entgegenstand. Gerade bei einem für diese frühe moderne Chirurgie so problematischen Organ wie dem Dünndarm wird dies besonders offenkundig. So können hier nur einige Leistungen gewürdigt werden, deren Bedeutung sich oft erst im rückwärts gewandten Blick erschloß.

Die Resektion als im eigentlichen Sinne radikale Form der Krankheitssanierung wagten zuerst bei Inkarzeration und Darmbrand KOCHER (1878), bei tuberkulöser Striktur NOVARO (1881), bei Mesenterialtumor WÖLFLER (1883), bei Karzinom SCHEDE (1885), bei Invagination BRAUN (1889), bei Infarkt ELLIOT (1895) und bei Karzinoid OBERNDORFER (1907). KOEBERLE resezierte 1881 205 cm Darm wegen narbiger Strikturen, angeblich ohne gravierende Folgen für den Betroffenen. Lange Zeit heftig umstritten war die Indikation beim Ileus; STELZNER (1886), v. WAHL (1886), WINSLOW (1886), CREDE (1887), SCHLANGE (1889) oder auch REHN (1889) plädierten für explorative Laparotomie und Frühintervention. Eine gewisse Motorfunktion für die Indikation bei Perforation und Peritonitis gewann eine heute fast vergessene Krankheit: der Typhus. LÜCKE (1885) intervenierte auf Drängen des Internisten KUSSMAUL als erster, wenn auch erfolglos. Diesen Ruhm konnte WAGNER (1889) für sich buchen. FINNEY (1897), einer der Aktivsten in der Magenchirurgie, trat entschieden für die operative Behandlung typhöser Komplikationen ein. Epochal verdienen REHNs Ausführungen (1900) zur Peritonitis genannt zu werden, die bereits alle heute noch gültigen Elemente folgerichtig gewichten.

Vielfache Verwendung als Drainage- und Ersatzorgan fand und findet der Dünndarm an den Gallenwegen [Cholezystojejunostomie (MONASTYRSKI 1887), Choledochoduodenostomie (KOCHER 1895), Hepatikojejunostomie (BOUDOIN 1896)], am Magen (zuerst SCHLATTER 1897, seither über 60 verschiedene „Ersatzmagentypen"), am Ösophagus (ROUX 1907), am Kolon (Sigma – REICHEL 1910), am Pankreas (KAUSCH 1912), als Harnblasenersatz (TIZZONI u. FOGGI 1888), an den Ureteren (FINGER 1894) und als Ersatzscheide (BALDWIN 1904).

Gedenken wir noch abschließend einiger Pionierleistungen bei selteneren Indikationen, so der von FISCHER (1888) beim Gallensteinileus, TISCHENDORF (1887) mit Fistelung bzw. FOCKENS (1911) mit Resektion bei der Dünndarmatresie, VIDAL (1905) beim Pankreas anulare, STAVELY (1908) beim arteriomesenterialen Darmverschluß oder FORSELL u. KEY (1916) beim Duodenaldivertikel.

Natürlich soll bei solchen „Ersttaten" nicht übersehen werden, wieviel Zufälliges ihnen anhaftet und daß es zumeist die größere wissenschaftliche Leistung war, einer Indikation, einem Verfahren den ihm zukommenden Stellenwert zuzumessen. Erst dadurch wurden sie für die Allgemeinheit zum Nutzen aller Kranken wirklich anwendbar. Die Geschichte dieser Wertbildungen aber ist im wesentlichen die Geschichte der großen medizinischen Gesellschaften und ihrer Prägung durch glanzvolle Persönlichkeiten, Autoritäten allemal, aber Demokraten in ihrer wissenschaftlichen Gesinnung.

(Literatur zu diesem Abschnitt: MADELUNG 1892; TRENDELENBURG 1923; KÜMMERLE 1963; GURLT 1964; SCHLOSSER et al., im Druck; dort auch ausführliche Literaturnachweise).

B. Allgemeine Chirurgie des Dünndarms

I. Grundzüge und Indikationen

Trotz seiner beachtlichen Länge ist der Dünndarm ein Organ mit vergleichsweise wenigen chirurgisch relevanten Erkrankungen. Weit häufiger sind Indikationen, die den Dünndarm sekundär involvieren. Bietet der Anfangsteil, das Duodenum, aufgrund seiner komplizierten Nachbarschaftsbeziehungen zu Pankreas, Gallenwegen und Gefäßen erhebliche technische Probleme, so ergeben sich die operationstechnischen Schwierigkeiten am übrigen Dünndarm vornehmlich aus den Krankheitsfolgen. Unbeschadet eines Funktionswandels von oral nach aboral, verfügt der Dünndarm über ein so beachtliches Maß an funktioneller Plastizität, daß größere Substanzverluste ebenso ohne erkennbare Funktionseinbußen toleriert werden, wie es ihn zur Transposition und Organersatz geeignet macht. Dies gilt speziell zur Defektreparation im Oberbauch.

Führende Indikation chirurgischer Interventionsnotwendigkeit ist die Verlegung der Darmpassage (WANGENSTEEN 1947; MENGEL et al. 1971). Hier hat das aus der großen Eigenbeweglichkeit des Darms sich ergebende dynamische Moment (Strangulation, Inkarzeration, Invagination, Volvulus) bei weitem die größte Bedeutung, während die Obstruktion (Tumor, entzündliche Stenose, extraenterale Kompression) stark zurücktritt. Die nächstgrößere Indikationsgruppe stellen Darmwandschädigungen durch Entzündungen, unter denen der M. Crohn heute zur wichtigsten Krankheitsursache wurde. Die übrigen Operationsanzeigen sind seltene bis sehr seltene Vorkommnisse. Unter ihnen machen die kongenitalen Störungen noch eine vergleichsweise größere Gruppe aus.

II. Chirurgisch-anatomische und physiologische Aspekte

Der Dünndarm erstreckt sich vom Pylorus bis zur Valvula ileocoecalis Bauhini. Bedingt durch die embryonalen Rotationsbewegungen des Darms gelangt sein Anfangsteil, das Duodenum, in eine sekundär retroperitoneale Lage und wird in seinem unteren Drittel vom Mesocolon transversum überquert. Nach retroperitoneal verliert das Duodenum seinen Serosaüberzug, der sich zu einer faszienartigen Lamelle umgestaltet, die sich in die Pankreaskapsel fortsetzt. Diese Abgrenzung zum Retroperitonealraum markiert den Mobilisationsweg, der von rechts lateral nach der Methode von Kocher leicht erreicht werden kann und damit eine Abfaltung des gesamten Duodenums mitsamt dem Pankreaskopf und den Gebilden der Leberpforte bis an die großen Gefäßstämme erlaubt. Die funktionelle Oberbaucheinheit ist auch chirurgisch nicht auflösbar. Dies dokumentiert sich auch in der gemeinsamen Vaskularisation durch die Vasa pancreaticoduodenales. Mit Ausnahme der Pars ascendens duodeni erfordern exstirpierende Eingriffe am Duodenum somit die Mitnahme des Pankreaskopfs bis zu dem aus der A. lienalis versorgten Pankreasanteil.

Mit dem Fortfall der Pylorusbarriere wird auch eine Magenresektion erforderlich, um die saure Magensaftproduktion auf ein für das anzuschließende Jejunum tolerables Maß zu reduzieren. Bedenkt man noch die Zahl der zur Reparation erforderlichen Anastomosen (Magen, Gallenwege, Pankreasrest, Enteroanastomose) wird verständlich, daß es sich hierbei um Maximaleingriffe handelt, die nur unter günstigen Konstellationen zumutbar sind. Unter krebschirurgischen Gesichtspunkten kommt noch hinzu, daß die innigen Nachbarschaftsbeziehungen zu den großen Gefäßen, insbesondere der Vena portae, die Vernetzung mit den Lymphabstromgebieten der Nachbarorgane, die einer regellosen Metastasierung Vorschub leisten, und die Kürze der Metastasenwege selbst die Möglichkeiten radikaler Chirurgie erheblich limitieren. Die ohnehin dubiöse Prognose der lange okkult wachsenden, glücklicherweise sehr seltenen Duodenalkarzinome wird dadurch noch weiter verschlechtert. Lediglich juxtapapillär gelegene Blastome können sich durch Verlegung der Choledochusmündung frühzeitig zu erkennen geben.

Demgegenüber bietet der übrige Dünndarm ideale Operationsaussichten. Der komplette zirkuläre Serosaüberzug, die lange mesenteriale Stielung und die vorzügliche Vaskularisation durch einen sich schließlich in mehreren Etagen aufbauenden Arkadenfächer sind die hervorstechendsten Merkmale. Die außerordentliche Verklebungsbereitschaft der Serosa, die schon nach ca. 8 h zu wasserdichten Adhäsionen führt, ist zwar ein Glücksfall für die Chirurgie, aber auch eine Notwendigkeit angesichts der Quantität und Aggressivität der auch perioperativ kaum gemindert fließenden Darmsäfte. Andererseits kann eben diese Leimfähigkeit der Serosa auch zu einem erheblichen Operationshindernis werden, wenn im Gefolge peritonitischer Läsionen die Darmschlingen zu ausgedehnten, kaum mehr auflösbaren Konglomerattumoren verkleben, die unter sich die Serosa völlig verbrauchen. Derartige Zustände können Resektionen erforderlich machen, die weit über das Maß hinausgehen, das die zugrundeliegende Krankheit erfordert.

Ein weiterer Garant günstiger Heilungsbedingungen ist die exemplarisch gute Durchblutung. Die vielfache segmentale Gefäßversorgung aus der an der Mesenterialbasis verlaufenden A. mesenterica superior und ihre kaliberstarke Vernetzung über gestaffelte Arkadensysteme stellt schon vom Bauplan her eine mehrfache Sicherung einer ausreichenden Kollateralzirkulation sicher (Abb. 2). Im Gegensatz zum Dickdarm wird damit das Resektionsausmaß nicht von der Gefäßversorgung, sondern allein von den zugrundeliegenden Krankheitsprozessen bestimmt. Hinzukommt, daß sich die intramurale Kollateralzirkulation vorteilhaft von der des Dickdarms unterscheidet. Während am Kolon die Randarkade als funktionelle Endarterie anzusprechen ist, die eine Absetzung des Darms an der Stelle ihrer Ligatur gebietet, ist der Dünndarm über eine Strecke von 5 cm skelettierbar, ohne die Ernährung des Darmendes zu gefährden (SCHREIBER 1972; HANSEN u. STELZNER 1975) (vgl. Abb. 2), ein Umstand, der regelhaft bei der Bildung des Ileostoma prominens genutzt wird.

Die lange mesenteriale Stielung macht aufwendige Mobilisationsmanöver zur Überbrückung von Substanzdefekten entbehrlich und gestattet eine allfällige Transposition isolierter Dünndarmsegmente.

Auch im feingeweblichen Bereich finden sich sowohl in der Submukosa als auch in den kräftigen Muskellagen, mit Einschränkung auch in der Subserosa, gute bindegewebige Nahtlager, wie denn das Bindegewebsgerüst des auf Lumenkonstanz angelegten Dünndarms wesentlich engmaschiger ist als das größeren Druckschwankungen unterworfene des Dickdarms (HALSTED 1887; HUNT et al. 1978). Entscheidend für die Stabilität der Darmnaht ist der Kollagengehalt der Submukosa und seine Alteration als Folge der Wundsetzung (HALSTED 1887; HAWLEY et al. 1970; HERZOG 1974; HUNT et al. 1978; VON BARY 1979).

Die Besiedlung des Dünndarms durch Mikroorganismen ist unter Normalbedingungen funktionell irrelevant. Jede Passagestörung bewirkt jedoch einen rasanten Anstieg der Keimpopulation. Nach GOLDSTEIN (1971) kann die Keimzahl in kurzer Zeit 10^{14} Keime/ml erreichen. Vom Spektrum her liegt eine aszendierte Dickdarmflora vor. Da aber bei der überwiegenden Mehrzahl der zur operativen Intervention zwingenden Dünndarmerkrankungen eine Passagestörung von ausreichender Zeitdauer besteht, um diesen Faktor wirksam werden zu lassen, gewinnt unter operativen Gesichtspunkten die Keimbesiedlung des Dünndarms erhebliche praktische Bedeutung. Derartige Eingriffe müssen demnach als septische Maßnahmen auch dann betrachtet werden, wenn sich (noch) keine Peritonitis, freie oder gedeckte Perforationen, Fisteln oder Abszesse entwickelt haben. Es muß nicht weiter ausgeführt werden, daß mit dieser Kontamination ein Nahtrisiko vorgegeben ist, das höher zu veranschlagen ist als beim keimadaptierten Dickdarm. Daß es in praxi nicht stärker zum Tragen kommt, liegt an den überlegenen Protektionsmechanismen „Durchblutungsreichtum und Serosamantel".

III. Präoperative Maßnahmen

1. Allgemeines

Eine Vielzahl der Eingriffe stellt akute und dringliche Indikationen dar, läßt also für systematische Diagnostik und Vorbereitung keinen oder nur einen begrenzten Spielraum. Dem Charaker dieser Interventionen entsprechend handelt es sich häufig um explorative Laparotomien, d.h. die definitive Diagnose und Therapieentscheidungen fallen erst unter der Operation. Grundsätzlich sind jedoch Maßnahmen, die den Dünndarm involvieren, als große Operationen einzustufen, deren Mindesterfordrernisse damit präoperativ festlegbar sind.

2. Präoperative (Notfall-)Diagnostik

Hier können nur die für die dringliche Indikation wesentlichen Untersuchungen anklingen. Gerade unter dem Blickwinkel der Akuität kommt den klinischen Parametern Leitfunktion zu. Vorgeschichte, Bauchdeckenspannung in Verbindung mit Schmerzlokalisation, Darmfunktion, Meteorismus, ihre Entwicklung über einen befristeten zulässigen Beobachtungszeitraum geben die wesentlichen Entscheidungshilfen (vgl. Abschnitt C.V). Ihnen kommt an aktuellem Informationswert die Röntgenübersichtsaufnahme des Abdomens am nächsten. Mit der Zahl, Verteilung und Breite von Dünndarmspiegeln sowie Höhe und Fiederang der darüber stehenden Schlingen erlaubt sie eine Grobeinschätzung über die Lokalisation und Kompensation einer Passagestörung. Der Nachweis freier Luft stellt eine absolute Sofortindikation zur Operation dar. Atypische extraintestinal gelegene Spiegel verweisen auf Abszesse, Verschattungen auf Flüssigkeitsansammlungen (Verstreichen der Psoaskontur). Die bei inkomplettem Darmverschluß gelegentlich empfohlene präoperative Objektivierung des Hindernisses durch Gabe eines wasserlöslichen Kontrastmittels (Gastrografin, STELZNER 1979) ist nach eigenen Erfahrungen nicht unproblematisch, da aufgrund der laxativen Eigenschaften des Kontrastmittels nicht selten eine bessere Passage vorgetäuscht wird und damit ein notwendiger Eingriff u.U. unnötig prolongiert wird bzw. da bei tiefem Dünndarmileus das Kontrastmittel so stark verdünnt wird, daß eine Beurteilung unmöglich wird. Lediglich beim postoperativen Frühileus kann die Methode eine Entscheidungshilfe sein.

In der schwierigen Frühdiagnose des Mesenterialinfarkts ist allein die Angiographie beweisend. Ein wesentlicher Fortschritt scheint sich in der Möglichkeit abzuzeichnen, Mesenterialvenenthrombosen sonographisch zu orten (W.P. BROCKMANN 1981, persönliche Mitteilung). Auch beim arteriellen Verschluß gibt es sonographische Hinweiszeichen, die zumindest die Mesenterikografie indizieren. Blutungsquellen lassen sich arteriographisch lokalisieren, wenn die Blutungsintensität 3 ml/min übersteigt. Eine solche Objektivierung ist unbedingt anzustreben, da es in situ außerordentlich schwierig, wenn nicht unmöglich ist, die Blutungsquelle am Dünndarm zu orten.

Die Diagnostik retroperitonealer Raumforderungen und der Nachweis sowie die Lokalisation von Abszedierungen sind durch Sonographie und Computertomographie wesentlich verbessert worden.

Unerläßlicher Bestandteil der präoperativen Diagnostik ist die Röntgenthoraxaufnahme in 2 Ebenen nicht nur aus anästhesiologischer Sicht, sondern v.a. wegen der bei den einschlägigen Indikationen sich frühzeitig einstellenden pulmonalen Komplikationen.

Wegen der starken Flüssigkeits- und Elektrolytbewegungen durch den Dünndarm kommt unter den Laborwerten neben dem Blutbild und der Blutkörperchensenkungsgeschwindigkeit der Bestimmung von Hämatokrit, Elektrolyten, Standardbikarbonat, Harnstoff und Kreatinin und ihrer kurzfristigen Verlaufskontrolle die größte Bedeutung zu. Eiweißdefizite bzw. (enterale) -verluste können bei Sekretion größerer Flüssigkeitsmengen in den Darm maskiert werden und geben sich erst nach

Kreislaufauffüllung zu erkennen. Die übrigen Laborparameter dienen mehr der differentialdiagnostischen Abgrenzung und sind daher nach den klinischen Verdachtsmomenten zu gewichten. Ein ausreichendes Angebot an Blut (4–6 Konserven) ist im Hinblick auf operative Maßnahmen sicherzustellen.

Für die Frage extraluminärer Blutungen nach stumpfen Traumen (Mesenterialeinriß) oder perforierender Verletzungen (Messerstichverletzungen) liefert die Peritoneallavage die entscheidende Information (ROOT et al. 1965; PERRY u. STRATE 1972; KLAUE et al. 1974; KALCKREUTH u. BIESING 1978). In Einzelfällen kann der Nachweis von Darmbakterien in der Spülflüssigkeit die Operationsindikation bei Verdacht auf partiell gedeckte Perforation stützen.

3. Operationsvorbereitung

Steht die Operationsindikation fest, sind eine Reihe von Versorgungsmaßnahmen einzuleiten. In der Akutsituation entsprechen diese gleichzeitig therapeutischen Initialmaßnahmen. Hierzu zählen das Einlegen einer Magensonde, Schaffung eines zentralvenösen Zugangs und Einbringen eines Blasenverweilkatheters. Besteht eine Verschlußsymptomatik, ist statt (oder zusätzlich zu einer Magensonde) eine nasoenterale Sonde vom Typ der Dennis- oder Miller-Abbot-Sonde zu applizieren. Gelingt die Passage des Pylorus unter Röntgenkontrolle nicht, kann ein geübter Endoskopiker die Sonde über den Pylorus plazieren. Liegt keine Ileussituation vor, sind aber ausgedehntere Verwachsungen zu erwarten, so ist es intraoperativ äußerst hilfreich, wenn bereits eine präoperativ gelegte Darmsonde das Jejunum erreicht hat. Die nachträgliche intraoperative Passage des Duodenums kann auch bei Verwendung von Führungsmandrins schwierig, zumindestens zeitaufwendig, nicht selten auch unmöglich werden, so daß bei erforderlicher enteraler Schienung diese dann über eine weit risikoreichere und komplikationsanfällige proximale Jejunostomie (s. Abschnitt C.V) eingebracht werden muß.

Ein zentralvenöser Zugang stellt nicht nur die Voraussetzungen für eine postoperative parenterale Alimentation dar, die heute in jedem Fall einer Dünndarmresektion angestrebt werden sollte, sondern erlaubt auch eine Steuerung der Volumenzufuhr über die Erfassung des zentralvenösen Drucks zusätzlich zu den bekannten klinischen und laborchemischen Parametern.

Unerläßlich ist eine sofortige Infusionstherapie bei allen Störungen der Darmpassage, da erhebliche Flüssigkeits- und Elektrolytmengen in das Darmlumen sezerniert werden. Andererseits dürfen Entgleisungen im Flüssigkeits- und Salzhaushalt nur bedingt als Argument gegen eine akute Operationsintervention herhalten, da keine Besserung der Situation eintreten wird, solange die Darmwegsamkeitsstörung fortbesteht. Hier sind also nur grobe Defekte v.a. im Kalium- und Säure-Basen-Haushalt auszugleichen, die die Voraussetzungen für eine Narkosefähigkeit schaffen (EYRICH 1980).

Abführmaßnahmen, zu denen möglichst ein Reinigungseinlauf zählen sollte, sind nicht nur im Hinblick auf eine eventuelle konservative Beherrschbarkeit eines inkompletten Verschlußes vorzunehmen, sondern auch zur Vermeidung einer postoperativen Koprostase, die den frischoperierten Patienten erheblich belasten könnte. Ist bei Mitbeteiligung des Kolons (z.B. Fisteln, Ileokolitis) eine Dickdarmeröffnung vorhersehbar, muß als optimale Vorbereitungsmaßnahme derzeit die orthograde Darmspülung (10 l körperwarme isotone Elektrolytlösung; CRAPP et al. 1975; STOCK et al. 1977; HUK et al. 1980; PICHLMAIER 1980) angesehen werden, wenn dies die Passageverhältnisse im Dünndarm und der Allgemeinzustand des Kranken erlauben. Bei Verwendung von Ringer-Lösung ist zu beachten, daß bis zu 3 l Spülflüssigkeit passager eingelagert werden

und eine ausgeprägte Standardbikarbonatreduktion neben i. allg. weniger gravierenden Elektrolytverschiebungen auftreten können. Zucker oder Laktatzusätze
zur Reduktion der Magensaftproduktion haben sich wegen der Stimulation
des Bakterienwachstums als nachteilig erwiesen. Bei der alternativ vorgeschlage-
nen Spülung mit 3 l Zuckeralkoholen wird der Spüleffekt durch enteralen Was-
serentzug verstärkt. In allen Fällen ist also eine Kreislaufüberwachung geboten.
Die Spülsonde sollte wenigstens im Antrum, besser im Duodenum plaziert werden, um Übelkeit und Erbrechen sicher zu vermeiden. Der Spülvorgang ist
möglichst nach 2–3 h zu beenden. Nach der Spülung ist selbstverständlich die
orale Zufuhr untersagt.

4. Präoperative Ernährung

Die früher erforderliche präoperative Nahrungskarenz mit ihren ungünstigen
Auswirkungen auf die Wundheilung ist heute vermeidbar. Wenn eine nichtabge-
schlossene Diagnostik wiederholte Ernährungspausen erforderlich macht, ist
frühzeitig auf assistierende parenterale Ernährung überzugehen. Als Langzeitvor-
bereitung bei entzündlichen und fistulösen Dünndarmerkrankungen, vornehmlich vom Typ des M. Crohn, hat sich die mehrwöchige Ernährung mit vollresor-
bierbarer Kunstnahrung (nährstoffdefinierte Diät) über eine Ernährungssonde
mit einem Kalorienangebot von 10048–15072 kJ/Tag (2400–3600 kcal/Tag) nicht
nur nach eigenen Erfahrungen hervorragend bewährt (Marczell u. Stierer
1976; Peters 1979; Zumtobel u. Inthorn 1979; Winkler et al. 1981). Der
Wert dieser einer funktionellen Darmausschaltung entsprechenden Maßnahme
liegt neben einer deutlichen, allerdings zeitlich befristeten Besserung des Ernährungszustands und einer schon hierin begründeten Verbesserung der Operations-
toleranz in einer signifikanten Rückbildung der periintestinalen Entzündungsreaktion. Diese ist auch unschwer in einem Rückgang oder Abheilung von
Fisteleiterung, perifistulöser Infiltrationen und Dermatitiden oder der Resorption von Abszessen klinisch faßbar. Die Aktivität der crohnspezifischen Läsionen
wird, wie sich aus den Operationspräparaten ergibt, dagegen nicht erkennbar
beeinflußt (Koretz u. Meyer 1980; Winkler, 1982; Winkler et al. 1981).
Gleichwohl wird derart eine drastische Senkung des operativen Therapierisikos
möglich. So reduzierte sich im eigenen Krankengut das globale septische Kompli-
kationsrisiko von früher (1966–1975) 43,2 auf 11,2% (1978–1981) mit einem
korrelierten Rückgang der Letalitätsquote von 18,4 auf 0,8% (n=125 bzw.
115).
    Weist das Krankheitsbild primär toxische Züge auf, ist rein parenteral zu
ernähren und erst nach Abklingen der toxischen Phase schrittweise auf nährstoffdefinierte Diät umzustellen. Damit gelingt es jedoch in der Mehrzahl der Fälle,
notfallmäßige chirurgische Interventionen zu vermeiden und erst nach planmäßi-
ger Vorbereitung zu operieren. Bei hohen intestinalen Fisteln muß präoperativ
der Nährstoffbedarf parenteral sichergestellt werden.

IV. Grundlagen der Dünndarmoperationen

1. Heilung der Darmnaht

Es wurde schon erwähnt, daß die wesentlichen Garanten der Heilung die
Verklebungsbereitschaft der Serosa, die ausgezeichnete Durchblutung und die
submukösen kollagenen Nahtlager sind. Chirurgische Mediatoren der Nahthei-

lung sind die spannungslose Wundadaptation, der nichtschnürende Knoten-
druck, die Nahtabstände, das Nahtmaterial und die Stichtechnik. Grundvorgang
der Heilung ist die kontrollierte Entzündung. Entsprechend kann man mit HER-
ZOG (1974) 3 Phasenabläufe mit unterschiedlicher Zeitdauer festhalten:

1. Die postoperative Inflammationsphase. Sie ist gekennzeichnet durch die
initiale Ausbildung peritonealer Adhäsionen, Anastomosenödem, Exsudation
von Entzündungszellen, lumenwärtiger Hämorrhagien und Verklammerung der
Wundlefzen durch ein Fibringerüst. Die Klebeaktivität des Fibrins verbürgt
in dieser Phase die Nahtsicherheit und -festigkeit (VAN WINKLE 1969; ARBOGAST
et al. 1978).

2. Bei störungsfreiem Ablauf geht sie nach etwa 5 Tagen in die Reparationsphase über. Es kommt zur Resorption des Ödems und der entzündlichen Infiltrationen. Nekrosen werden demarkiert und ins Lumen abgestoßen. Mit einsetzender kapillärer Durchsprossung erfolgt von der Submukosa ausgehend der kollagene Durchbau. Gewebereaktionen in der Nahtumgebung bilden sich zurück.
Dieser Prozeß ist bis zum 14. Tag abgeschlossen.

3. Er geht in die Reorganisationsphase über, die mehrere Wochen andauert
und in der sich die narbige Durchstrukturierung und Rekonstruktion der Darmwandschichten vollzieht. Residuale Schleimhautulzera und Granulationen heilen
aus. Durch Zunahme der überbrückenden myoelastischen Strukturen und Rückbildung bzw. Umstrukturierung des kollagenen Narbengerüsts kommt es zu
zunehmender Plastizität der Anastomose. Durch Nahttechniken bedingte Wul-
stungen flachen ab.

Die Heilungsvorgänge unterscheiden sich damit prinzipiell nicht von denen anderer Wunden.
Darmwunden sind jedoch in größerem Umfang mechanischen Belastungen unterworfen: in der
Frühphase durch atonische Dilatation, nach etwa 24 h durch das Wiedereinsetzen der Peristaltik
sowie den zunehmenden intraluminären Sekretionsdruck. Die exakt ausgeführte Naht ist unmittelbar
nach Fertigstellung flüssigkeits- und gasdicht, so daß, z.B. beim Ileus, ohne Schaden Darminhalt
über die Anastomose transportiert werden kann (VON BARY 1979). Durch Fibrinverklebung nimmt
die Berstungsfestigkeit in den ersten Stunden noch zu. Erst mit den Umbauvorgängen setzt nach
24 h eine zunehmende Instabilität ein, wie bereits CHLUMBSKI (1899) ermittelte. Tierexperimentell
erreicht sie ihren Tiefpunkt um den 3. postoperativen Tag mit einer Festigkeitsminderung auf
etwa 1/3 der normalen Belastbarkeit („lag period") (UNGEHEUER 1967; KRAUSE u. RIECKERT 1968;
VAN WINKLE 1969; HERZOG 1974; NOCKEMANN 1975; ARBOGAST et al. 1978; VON BARY 1979).
Nach dem 7. Tag nimmt die Reißfestigkeit wieder linear zu, erreicht jedoch nicht vor 3 Wochen
die normale Belastbarkeit. Zeitlich versetzt können diese Verhältnisse auf den Menschen übertragen
werden, für den aufgrund klinischer Beobachtungen die minimale Festigkeit für den 5.–7. Tag
angenommen werden muß (RAVITCH 1975; MADDEN 1977). Für die natürlicherweise vorkommenden
funktionellen Belastungen spielt nach FELLOWS et al. (1951) die mechanische Entlastung der Wunde
durch die Naht selbst jenseits des 4. postoperativen Tages bei störungsfreier Heilung keine Rolle
mehr.

Es liegt nahe, angesichts der Verschiedenartigkeit der in Frage kommenden Nahtmaterialien
Beziehungen zur Wundheilung zu vermuten. So läßt sich feststellen, daß organisches Fadenmaterial
wesentlich stärkere Umgebungsreaktionen bis hin zur Ausbildung von Mikroabszessen auslöst als
synthetisches Nahtmaterial (MOUZAS u. YEADON 1975; SCHREIBER et al. 1975; RAVITCH 1975; DEVE-
NEY u. WAY 1977; ARBOGAST et al. 1978). Die stärkste Gewebereaktion verursacht chromiertes
Katgut. Diesem lokalen Geschehen kommt jedoch für Anastomosenkomplikationen nur dann Bedeutung zu, wenn andere Schadfaktoren hinzutreten. Darum sollte bei Peritonitis und radiogenen
Schädigungen Katgut oder Seide keine Verwendung finden (BRUNIUS u. ZEDERFELD 1970). Unter
aseptischen Kautelen läßt sich zumindest am Dünndarm die Reißfestigkeit der Anastomosen ansonsten
ten nicht mit dem Nahtmaterial korrelieren (VAN WINKLE 1969; MOUZAS u. YEADON 1975; ARBOGAST
et al. 1978).

Aufgrund ihrer guten Gewebeverträglichkeit und langdauernden Reißfestigkeit (über 60 Tage)
sind resorbierbare Nahtmaterialien vom Typ der Polyglykolsäure oder des Polyglactin 910 nach

Verbesserung ihrer Gleitfähigkeit (Teflonbeschichtung) und Knüpfeigenschaften zum bevorzugten Nahtmaterial für Darmanastomosen avanciert (Schreiber et al. 1975).

Ein Nahtschaden hat erst mit der Einführung der flexiblen Endoskopie größere Beachtung gefunden: die sog. Fadenkrankheit (Ungeheuer 1967; Herzog 1974; Schreiber et al. 1975). Ein nichtresorbierbarer, intraluminär geknüpfter Faden kann Anlaß chronischer Granulome und Ulzera werden. Ist er transmural (allschichtig) gestochen, kann er vermöge eines Dochtprinzips hartnäckige Fisteln unterhalten. Die chronischen Entzündungsvorgänge heilen mit der Abstoßung bzw. Entfernung des Fremdkörpers Faden in kurzer Zeit aus. Die vermehrte Narbenbildung kann jedoch später über Schrumpfungsprozesse für Stenosen verantwortlich werden, v.a. wenn durch invertierende Naht die Lichtung des Darms ohnehin eingeengt wurde.

In neuerer Zeit wird vermehrt der Einsatz maschineller Nähte am Darm propagiert (Ravitch u. Steichen 1972; Rinecker 1977). Dabei werden die Darmlefzen in einer Schichtdicke von 1–2 mm durch 4 mm lange, 2,8 mm starke Stahldrahtklammern, in Doppelreihe auf Lücke gesetzt, die Wundränder invertierend oder evertierend vereint. Die Klammern werden B-förmig geschlossen und sollen so die Blutversorgung durch die Naht hindurch nicht stören (Ravitch et al. 1975). Neben diesem Vorzug und der geringen Gewebereaktion liegt ihr wesentlicher Vorteil in einer größeren Operationsschnelligkeit. Ob sie auch sicherer sind, erscheint für den Dünndarm unerheblich.

Die biochemischen Vorgänge der Wundheilung am Darm sind bislang erst in Ansätzen erforscht. Neben der Fibrinolyse beansprucht die Kollagenasenaktivität die größte Aufmerksamkeit (Hawley et al. 1970; Irvin u. Hunt 1974a; Hunt et al. 1978; von Bary 1979). In der frühen postoperativen Phase überwiegt die Reparation über die Fibrinolyse; de facto besteht eine Hemmung der Fibrinolyse. Das Fibringerüst ist stabil (Astrup 1959; von Bary 1979). Offenbar werden die operativ freigesetzten fibrinolytischen Aktivitäten durch ebenfalls aktivierte Inhibitorsysteme blockiert. Erst jenseits des 3. postoperativen Tages steigt die fibrinolytische Aktivität meßbar an. Auch die bakteriell induzierte Fibrinolyse scheint in der Frühphase keine wesentliche Rolle zu spielen (von Bary 1979). Ihr kommt vermutlich erst bei komplizierten Verläufen (Peritonitis, Abszeß) eine dann wohl schwerwiegende Bedeutung zu (Hawley 1973). Ihr Anteil läßt sich durch Antibiotikazugabe signifikant vermindern (von Bary 1979).

Da die Nahtfestigkeit mit der Qualität und Quantität des Kollagens der Submukosa korreliert (Hawley 1973; Hunt et al. 1978), liegt es nahe, in der Kollagenasenaktivität Gefährdungen der Anastomosenheilung zu vermuten. Aus den besser bekannten Verhältnissen am Kolon, für das eine höhere Kollagenasenaktivität festgestellt und in Beziehung zu Heilungsverzögerungen gebracht werden kann (Hawley et al. 1970; Hawley 1973; Herzog 1974; Irvin u. Hunt 1974a–c; Hunt et al. 1978; von Bary 1979) läßt sich folgern, daß die Kollagenolyse für die frühe postoperative Instabilität bedeutsam werden kann. Sie wird damit zum Wegbereiter der Frühinsuffizienz. Bemerkenswert ist die deutlich erhöhte Kollagenasenaktivität beim M. Crohn, die für die schlechteren Heilungsbedingungen mitverantwortlich sein dürfte (Shalev et al. 1976; von Bary 1979).

2. Naht- und Anastomosentechnik (Abb. 1)

Nach der Anpassung der Wundränder unterscheiden wir die invaginierende, invertierende und evertierende Naht, die eine höhere Nahtsicherheit durch größeren Flächenandruck anstreben, sowie die anatomisch schichtgerecht adaptierende Stoß-auf-Stoß-Naht. Nach der Zahl der erfaßten Darmwandschichten ist zwischen 1- (Typ Lembert), 2- (Typ Czerny) und 3schichtiger (=allschichtiger) Naht (Typ Albert) zu differenzieren. Je nachdem, ob eine oder mehrere Nahtetagen übereinandergelegt werden, charakterisiert die Ein- oder Mehrreihigkeit eine weitere Nahteigenschaft (vgl. Abb. 1). Vom Prinzip her ist die Stoß-auf-Stoß-Naht, die verständlicherweise nur einreihig angelegt werden kann, die biologischste Nahtverbindung. Sie beläßt die Gewebeschichten in ihrer natürlichen Ordnung, bedarf daher keiner späteren Umstrukturierung, überbrückt den Wunddefekt am schnellsten, ist damit frühzeitig belastbar und hinterläßt funktionell die besten Resultate. Ihre Nachteile sind die verhältnismäßig schmalen Leimflächen und eine gering erhöhte Nachblutungsgefahr. Invertierende Nähte

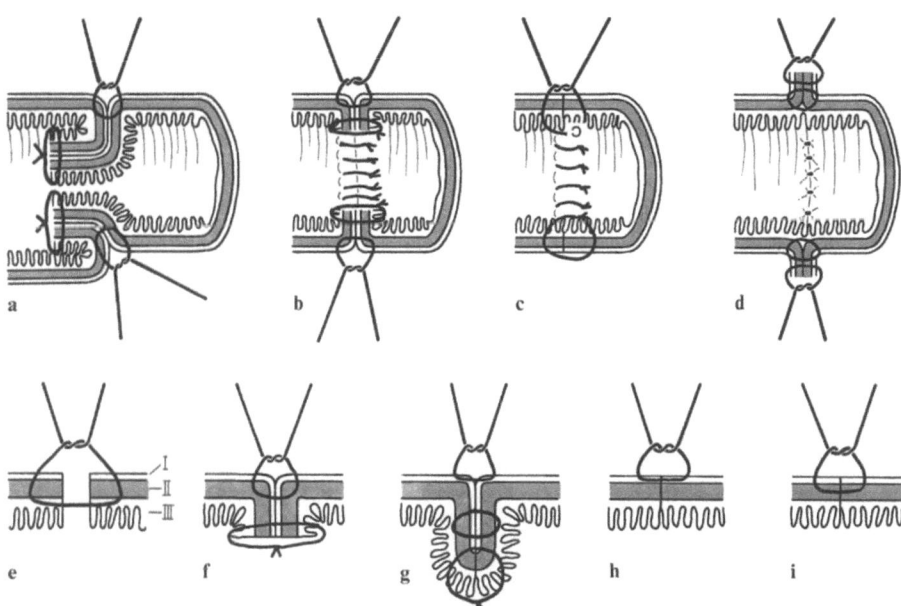

Abb. 1a–i. Nahtprinzipien am Darm. **a–d** Adaptation der Darmlefzen: **a** invaginierend, **b** invertierend, **c** schichtgerecht („Stoß-auf-Stoß"), **d** evertierend. **e–g** Nahtreihen: **e** einreihig, **f** zweireihig, **g** dreireihig. **e, h, i** Nahtschichten: **e** allschichtig, **h** einschichtig, (seroserös), **i** zweischichtig (seromuskulär). *I* Serosa, *II* Muscularis propria, *III* Submukosa und Mukosa

nutzen ausgiebiger die Verklebungsbereitschaft der aneinander gelagerten Serosaflächen und scheinen daher vordergründig sicherer. Der Durchbau der Wunde erfolgt jedoch deutlich langsamer. Je nach der Zahl der verwandten Nahtreihen (zumeist 2reihig) ist eine mehr oder weniger starke Lumeneingung unvermeidlich. Bei der flüssigen Beschaffenheit des Dünndarminhalts kommt dieser Umstand funktionell allerdings nur ausnahmsweise zum Tragen. Den Nachteil der Lumeneinengung versucht die evertierende Naht zu vermeiden. Wird die Schleimhaut nach Mukosektomie nicht in die Naht verlagert, so werden die submukösen kollagenen Nahtlager direkt aneinandergefügt und damit der feste Nahtdurchbau gefördert. Andererseits fehlt der direkte Serosakontakt und damit die frühzeitig abdichtende Wirkung ihrer Verklebung. Manche Chirurgen versuchen diesem Nachteil durch eine Serosaeinscheidung zu begegnen, kombinieren also das invertierende mit dem evertierenden Prinzip.

Allein die Tatsache, daß eine generell akzeptierte Nahtlösung nicht besteht, unterstreicht, daß insbesondere unter den günstigen Heilungsvoraussetzungen des Dünndarms gravierende grundsätzliche Heilungsunterschiede nicht bestehen (GETZEN et al. 1966; SCHREIBER 1972; HERZOG 1974; NOCKEMANN 1975). Die erstmals überhaupt erfolgreiche Darmnahttechnik, die Invagination (Ramdohr), spielt für die Dünndarmvereinigung keine Rolle mehr. Sie hat noch Bedeutung bei der Implantation kleinkalibriger Gangsysteme in den Dünndarm (z.B. Ductus choledochus).

Die Wiederherstellung der Darmpassage kann prinzipiell auf 3 Wegen erfolgen: End-zu-End (terminoterminal), End-zu-Seit (terminolateral) und Seit-zu-

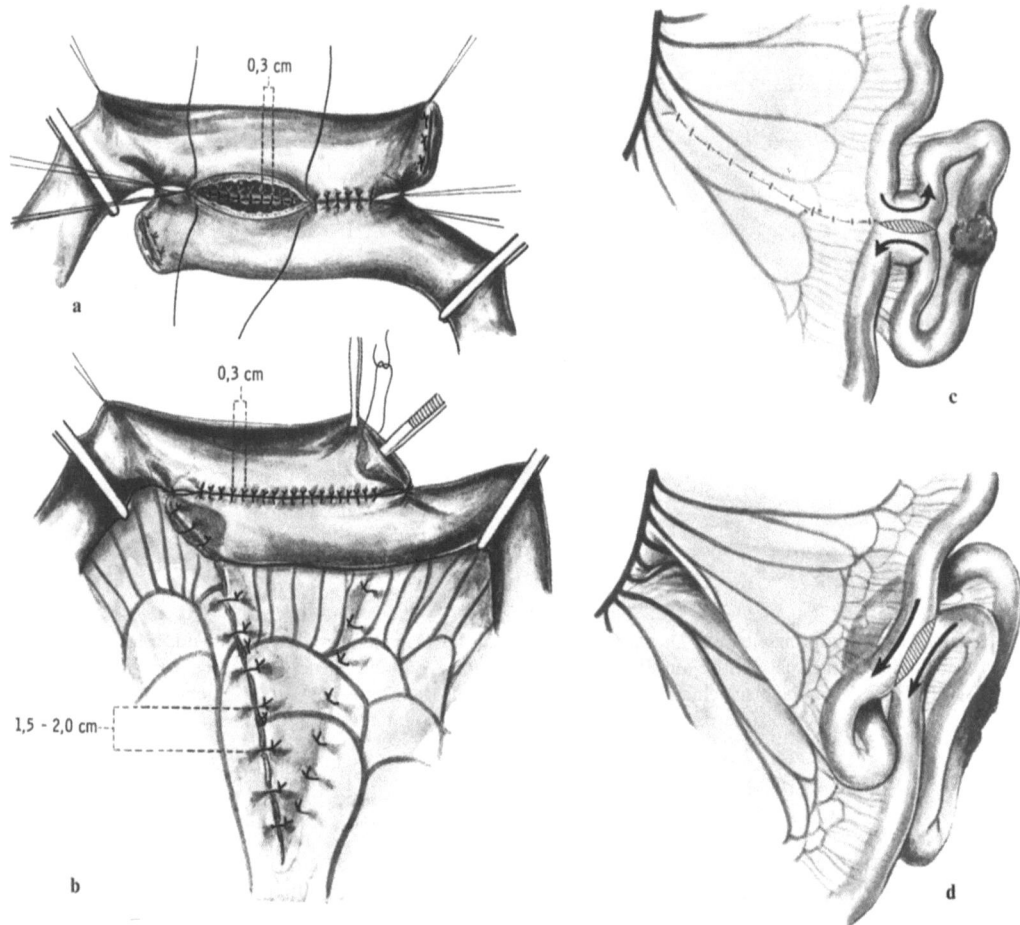

Abb. 2a–d. Laterolaterale Anastomosenformen. **a, b** Nach Resektion mit Blindverschluß der Darmenden. **a** Hinterwandnahtreihe gelegt, innen geknüpft; Vorderwand partiell geschlossen, außen geknüpft; Allschichtig-einreihige Einzelknopfnahtreihe; Darmenden durch U-förmige Einzelnähte (Halsted-Nähte) invertierend geschlossen. **b** Vervollständigung der Vorderwandnaht. Mesenterialschlitze und Taschen geschlossen. Darmenden durch zusätzliche einstülpende Einzelknopfnähte gesichert (allschichtig-zweireihige Naht). **c, d** Enteroanastomose, **c** anisoperistaltisch, **d** isoperistaltisch; *Pfeile* Peristaltikrichtung

Seit (laterolateral, auch Enteroanastomose genannt) (Abb. 2). Wenn irgend möglich, ist die terminoterminale Anastomose zu bevorzugen. Terminolaterale Nahtverbindungen werden vornehmlich bei der Schaffung neuer Zuleitungen, z.B. in der Oberbauchchirurgie, eingesetzt. Dem funktionell störenden Reflux in die zuleitende Schlinge begegnet nicht nur die gerichtete Peristaltik, sondern auch die spitzwinklige Einmündung (Y-Roux-Prinzip) (Abb. 4c). Diese Gefahr besteht naturgemäß noch ausgeprägter bei laterolateralen Anastomosen, insbesondere, wenn diese anisoperistaltisch angelegt werden muß. Die funktionell günstigere isoperistaltische Anlagerung hat ausreichend lange, gut bewegliche

Darmschlingen zur Voraussetzung, da diese entweder zu einer Doppelschleife gefaltet werden müssen (Abb. 2d) oder bei fixierter Seite (Magen, proximaler und distaler Dünndarm, Kolon) die anastomosierende Schlinge gedreht werden muß, ohne daß dabei die Gekrösewurzel torquiert werden darf. Der Vorzug der Enteroanastomose liegt in ihrer unbegrenzten Weite, der Nahtsicherheit und der relativen Schnelligkeit ihrer Erstellung. Das flächenhafte Anlagerungsprinzip schafft breite Serosaverklebungszonen. Zu ihrer Verbesserung erfolgt die Naht bevorzugt 2reihig, wobei die innere Naht häufig als fortlaufende Allschichtennaht geführt wird (Abb. 2a, b).

Aus den erwähnten Vorzügen ergibt sich der Anwendungsbereich: in der Palliativchirurgie als Umgehungsoperation, als Kurzschlußverbindung zur Vermeidung unerwünschter Sekretströme (z.B. Braun-Fußpunktanastomose bei Billroth-II-Resektion) oder bei der Nahtverbindung von Därmen mit großer Lumeninkongruenz.

Insgesamt muß die Indikation zur Enteroanastomose streng gestellt werden (SCHREIBER 1972; SCHUMPELICK u. EICHEN 1976; KÜMMERLE u. SEITZ 1977; LENNERT 1979). Es ist zu bedenken, daß auch bei gehöriger Weite der Anastomose der natürliche Weg in der Nahrungspassage bevorzugt wird. Dadurch kann die gewünschte Entlastung z.B. bei der Ausschaltung entzündlicher Darmprozesse hinfällig werden, so daß Enteroanastomosen für diese Indikation heute obsolet sind. Die Beibehaltung des natürlichen Weges fördert bei blockierter Schlinge die Entwicklung einer Stase von erheblichem Krankheitswert (stagnantloop oder Blindsacksyndrom – s.S. 388ff.). In der Palliativsituation ist sie nur in wirklich ungünstigen Fällen (ausgedehnte Metastasierung, großer fixierter Tumor) einzusetzen, da gerade am Dünndarm der Resektionsaufwand nur unbedeutend größer ist. Schließlich ist sie als Anastomosierungsvariante in der Resektionsbehandlung zumeist entbehrlich, da sich durch schräge Schnittführung und die Nahtabwicklung auch größere Kaliberungleichheiten meist unschwer ausgleichen lassen. So bleibt als geläufige Indikation v.a. die Kurzschlußverbindung zur inneren Sekretdrainage.

3. Störungen der Nahtheilung

Störungen der Nahtheilung haben vielfältige Ursachen. Häufig kommen mehrere Gründe zusammen, so daß eine Analyse der Wirkung von Einzelfaktoren schwierig ist. Über die Möglichkeiten der Beeinflussung der Heilungsvorgänge bestehen noch sehr unzureichende Kenntnisse (VON BARY 1979).

Hinsichtlich ihrer Genese sind Früh- (bis zum 4. postoperativen Tag) und Spätinsuffizienzen zu unterscheiden. Neben primären operationstechnischen Fehlern kommen für die Frühinsuffizienz vornehmlich jene Faktoren in Betracht, die die fibrinöse Abklebung sowie die kollagenen Nahtlager stören. So bewirken Infektionen (Peritonitis), intra- und postoperative Blutdruckdepressionen und Hypoxie eine deutliche Steigerung der Fibrinolyse- und Kollagenaseaktivität (HAWLEY 1973; IRVIN u. HUNT 1974a; HAYASAKI et al. 1975; HUNT et al. 1978; VON BARY 1979). Gleichsinnig wirkt sich eine stärkere Gewebetraumatisierung aus (IRVIN u. HUNT 1974b), wie sie in der Reinterventionschirurgie bei ausgeprägten Verwachsungen unvermeidlich ist. Die in vitro mögliche Hemmung dieser Proteasen läßt sich tierexperimentell bislang nicht in einer Heilungsverbesserung der Naht umsetzen (VON BARY 1979).

Das Wirksamwerden der lytischen Prozesse erklärt die Etablierung der Frühinsuffizienz in der „lag period". Für die Spätinsuffizienz müssen dagegen vornehmlich lokale Durchblutungsstörungen angenommen werden, die mit Abstoßung der Nekrose um den 5.–7. Tag die Naht durchlässig werden lassen (ABRAMOWITZ u. MCALISTER 1969). Eine wechselseitige Konditionierung ist anzunehmen, wenn der bei entzündlichen Prozessen erforderliche Mehrbedarf an Durchblutung nicht mehr befriedigt werden kann. Im Durchblutungsfaktor und mangelhafter Infektresistenz dürfte auch die Erklärung für das höhere Insuffizienzrisiko bei Diabetes und Arteriosklerose (Alter) liegen.

Die erhöhte Insuffizienzgefahr bei Ileusfällen, die eine Resektion erfordern, dürfte ebenfalls auf Zirkulationsstörungen zurückgehen, da nach dem Laplace-Gesetz die Wandspannung des Darms direkt proportional dem Durchmesser ist und diese wiederum mit der Durchblutungsdrosselung korreliert (STILLWELL 1973).

Dagegen scheint der Katabolie für eine Wundheilungsstörung primär keine Bedeutung zuzukommen, da auch bei schwerer Katabolie die anabolen Reparationsprozesse ungestört weitergehen (ZEDERFELDT 1975). IRVIN und HUNT (1974c) konnten im Experiment zeigen, daß erst nach über 7wöchigem Eiweißentzug die Anastomosenfestigkeit geringfügig nachteilig beeinflußt wird. Auch die Zugabe der essentiellen „Wundheilungsaminosäure" Methionin verbessert die Heilungsbedingungen nicht (IRVIN 1976). Die Wunde scheint eine Priorität über die verfügbaren Aminosäuren zu haben. So erklärt sich auch, warum z.B. metastasierte Karzinome entgegen zahlreichen anderslautenden Statistiken wohl doch keine direkt korrelierte höhere Insuffizienzrate aufweisen (VON BARY 1979). Wesentliche praktische Bedeutung haben vorbestehende Darmwandschäden durch akute oder chronische Stauung (Dilatation, Durchblutungsminderung, Ödem, Entzündungsinfiltrate), Peritonitis, ausgedehnte Adhäsionen und Bestrahlungsfolgen (Toleranzgrenze des Dünndarms 45–50 Gy; ROSWIT et al. 1972; GRAUDINS u. REMÉ 1975; LENNER et al. 1977; WINKLER u. REYNDERS-FREDERIX 1980). An die Störungen der Wundheilung bei Leberzirrhose, Niereninsuffizienz und Gicht sei erinnert. Inwieweit dem für die Bauchdeckenwundheilung diskutierten Gerinnungsfaktor XIII als Fibrinstabilisator auch am Darm Bedeutung zukommt, ist derzeit nicht entscheidbar. Bezüglich der Einflüsse des Nahtmaterials wird auf Abschnitt B.IV.1 verwiesen.

V. Nachbehandlung

Jede Laparatomie und Manipulation am Dünndarm zieht eine postoperative Paralyse nach sich. Gewöhnlich setzt die Dünndarmmotorik am 2. postoperativen Tag klinisch erkennbar wieder ein. Bei unkompliziertem Verlauf ist eine Darmstimulation nicht erforderlich. Mit schluckweisem Trinken (1- bis 3stündlich 20 ml Tee) kann am 2. postoperativen Tag begonnen werden. Ab dem 4. Tag wird Flüssigkost gereicht. Wir bevorzugen nach resezierenden Eingriffen auch in der Dünndarmchirurgie den postoperativen Nahrungsaufbau über nährstoffdefinierte Diäten, der am 7. Tag abgeschlossen wird.

Die erforderliche Infusionstherapie erfolgt bei resezierenden Eingriffen über 4 Tage als parenterale Hyperalimentation [7536–15072 kJ/Tag (1800–3600 kcal/Tag)]. Elektrolyte werden gezielt gemäß täglicher Bestimmung substituiert. Medikamentös hat sich die Gabe von Metoclopramid (4×10 mg i.v.) zur Kupierung von Übelkeit und Erbrechen sowie zur Förderung einer geordneten Peristaltik bewährt. Bei entzündlichen Darmerkrankungen führen wir eine Infektionsprophylaxe mit Trimethoprim-Sulfamethoxazol durch (WINKLER et al. 1981), die bis zum 7. postoperativen Tag fortgeführt wird. Die evidente Senkung entzündlicher postoperativer Komplikationen (s. Abschnitt B.III.4) dürfte auch hierauf zurückzuführen sein. Ein anzuerkennender Vorzug ist, daß bei dennoch auftretenden Infektionen die Möglichkeiten einer differenzierten Antibiotikatherapie nicht verstellt werden. Von dieser Indikation abgesehen, ist ein Sinn der ohnehin problematischen Antibiotikaprophylaxe (SIMON u. STILLE 1979) für die Dünndarmchirurgie nicht erkennbar.

Bei ausgedehnten Dünndarmverlusten ist in der Übergangsphase sorgfältig zu bilanzieren. Wenn auch mittelfristig Einbußen bis zu 50% der Darmlänge funktionell voll kompensiert werden, ist initial mit größeren Substratverlusten durch Diarrhö zu rechnen. Neben prolongierter parenteraler Alimentation sollten nährstoffdefinierte Diäten assistierend zu der normalen Ernährung gegeben werden. Hier kann man sich an dem von CANZLER (1979) angegebenen Schema zum postoperativen Nahrungsaufbau orientieren (Tabelle 1). Eine Passageverlangsamung durch Loperamid (3×1 bis 4×2 Kapseln) begünstigt die Resorption und lindert die quälenden Durchfälle. Die Behandlung sollte nach vollzogenem Nahrungsaufbau, u.U. auch längerfristig, einsetzen. Es ist zu erinnern, daß allein schon der Verlust der Bauhin-Klappe bei Ileozökalresektion initial zu Durchfällen führt.

Nach Duodenopankreatektomie resultiert vornehmlich eine Störung der Fett-, weniger ausgeprägt auch der Eiweißverdauung. Eine Substitution mit Enzympräparaten mit hohem Lipaseanteil (z.B. Pankreongranulat) ist erforderlich. Bei Erhaltung des Pankreasschwanzes reicht bei gesundem Inselorgan die Kapazität des Restgewebes zur Bildung der erforderlichen Insulinmengen aus (KERN 1974; PICHLMAYR u. GROTELÜSCHEN 1978). Dennoch sollte die Zuckerzufuhr zur Vermeidung einer vorzeitigen Organerschöpfung limitiert werden, ohne daß jedoch eine reguläre Diabetesdiät eingehalten werden muß. Anders liegen die Verhältnisse bei vorbestehendem Diabetes. Hier muß individuell neu eingestellt werden. Nach totaler Pankreatektomie beträgt die basale Insulinpflicht 36 E Altinsulin.

Die initiale Atonie erfordert eine Magensonde zur Vermeidung von Erbrechen und Aspiration sowie zur Darmentlastung. Mit Einsetzen der Peristaltik kann sie erfahrungsgemäß am 2. postoperativen Tag entfernt werden. Lediglich bei Fördermengen über 500 ml/24 h sollte sie länger belassen werden. Über das Verhalten bei nasoenteraler Intubation wird auf Abschnitt D.I und D.II verwiesen. Für den Umgang mit abdominellen Drainagen kann nur so viel angemerkt werden: Es muß Klarheit über das Ziel der Drainage herrschen. Wurde lediglich ein Drain bei unsicherer Blutstillung zur Überwachung der Bluttrockenheit eingelegt, sollte dieses spätestens nach 24 h entfernt werden.

Tabelle 1. Schwerpunkte des Nahrungsaufbaus nach Darmoperationen. (Modifiziert nach CANZLER 1979)

Allgemeines

Parenterale Zufuhr:	1.–4. postop. Tag: (Hyper-)Alimentation, Basis 11 304 kJ (2700 kcal)
Orale Zufuhr:	2. postop. Tag: 20 ml Tee/h
	3. postop. Tag: Tee ad libidum
	4. postop. Tag: ad libidum und Haferschleim
	ab 5. postop. Tag vollresorbierbare Kost (nährstoffdefinierte Diät)
	ab 8. postop. Tag Umstellung auf normale Ernährung

Schwerpunkte nach (ausgedehnten) Dünndarmresektionen

– anfangs völlig fettfreie Kost
– Fettaufbau über mittelkettige Triglyzeride (MCT)
– Laktose meiden
– Kost mit Dextrinen und Proteinkonzentraten anreichern
– hohe Gesamtenergiezufuhr

Schwerpunkte bei Ileostomie

– keine Flüssigernährung betreiben
– keine Getränke zu den Mahlzeiten geben
– Kost mit kleinen Mengen quellenden Ballaststoffen aufbauen (Pektine, Gelatine etc.)
– keine Ernährungsrestriktionen betreiben (Schlagwort: Alles erlaubt)
– zusätzliche Flüssigkeitsverluste beachten (heiße Jahreszeit, Arbeit, Sport; Urinproduktion beachten)
– Gallensäureverluste kalkulieren

Drainagen, die eine gefährdete Naht kontrollieren, dürfen nicht vor dem 4. Tag gezogen werden, da sich die Mehrzahl der Insuffizienzen zwischen dem 4. und 7. Tag manifestiert. Sie werden zu diesem Zeitpunkt gelockert und am 6. Tag entfernt. Kommt es zur Leckage, sollte ein Drain nicht über 10 Tage belassen werden, da es seinerseits zum Heilungshindernis wird. Dann ist auch der Drainkanal so steif geworden, daß ein Kollaps nicht zu befürchten steht, solange die Sekretion nicht versiegt. Die Drainagedauer von Entzündungsräumen (Abszeßhöhlen) ist sehr individuell zu handhaben. Grundsätzlich darf sie nicht zu früh beendet werden (vor dem 5. Tag). Bei tiefen und narbig starren Resthöhlen ist eine Langzeitdrainage über 2–3 Wochen, ggf. auch mehr, vorzunehmen; zweckmäßigerweise ist diese als Spüldrainage (über eine doppellumige Sonde oder mit Gegendrainage) einzurichten. Gerade im Umgang mit Drainagen kommt der Erfahrung des Operateurs und – für den Nachbetreuenden – dem ständigen Kontakt mit ihm besondere Bedeutung zu, da Nutzen und Gefahren der Drainagen eng beieinander liegen (vgl. hierzu SCHREIBER 1972; EICHFUSS 1975; TÖGEL u. SOMMER 1980).

C. Spezielle Chirurgie des Dünndarms

I. Resektionen

1. Dünndarm

Die Dünndarmresektion gehört zu den Standardeingriffen der Bauchchirurgie. Ist die Darmwand durch Tumor, Entzündung, Ernährungsstörung oder Trauma irreversibel geschädigt, muß reseziert werden. Nicht die Indikation als solche, als vielmehr die Festlegung der Resektionsgrenzen kann das eigentliche Problem werden. Dies gilt vornehmlich für diffuse Darmwandschäden (Peritonitis, „Verwachsungsbauch", Bestrahlungsfolgen), für Krankheiten mit ungewisser Prognose bzw. Rezidivneigung, speziell den M. Crohn, sowie ausgedehnte Ernährungsstörungen (Mesenterialvenenthrombose).

Ist die Anatomie ungestört, bietet die Resektion selbst keine Probleme. Die größten technischen Schwierigkeiten ergeben sich aus ausgedehnten Verwachsungen, da hier die Darmwand leicht verletzlich wird und aufbricht. Wegen des großen Risikos insuffizienzgefährdeter Darmwandläsionen sowie neuerlicher, funktionell störender Konglomeratbildung sollte man von einer zeitaufwendigen und am Ende oft vergeblichen Auflösung derartiger Konvolute Abstand nehmen und bei ausreichender Länge ansonsten mobiler Darmabschnitte primär die Resektion des Konglomerats anstreben. Derartige umschriebene Konglomerattumoren finden sich bevorzugt nach entzündlichen Prozessen im kleinen Becken (Douglas-Abszeß, Bestrahlung), beim M. Crohn sowie bei der Reintervention wegen fistelnder oder abszedierter Dünndarmkomplikationen. Kann ein solches Schlingenkonvolut nicht ohne weitreichende Schäden mobilisiert werden und läßt die Grundkrankheit eine Erhaltung zu, so stehen als therapeutische Alternativen die umgehende Enteroanastomose oder die Ausschaltungsoperation (s. unten) zur Verfügung.

Nach Markierung der Resektionsgrenzen wird das gefäßführende Mesenterium im Bereich des zu entfernenden Darmsegmentes durchtrennt (skelettiert). Die Skelettierung nimmt bei gutartigen Prozessen ihren Weg durch den Arkadenfächer, wobei vergrößerte Lymphknoten mitentfernt werden, wenn dies ohne

Ausdehnung der Resektion möglich ist. Im proximalen Jejunum muß wandnah skelettiert werden, da hier nur eine Arkadenetage angelegt ist. Bei bösartigen Erkrankungen wird (oder werden) die versorgende(n) Segmentarterie(n) am Abgang aus der A. mesenterica superior abgesetzt (Abb. 3). Suspekte Lymphknoten außerhalb dieser en bloc zu entfernenden Tumorregion entlang der V. portae oder auch über Konnektionen zur V. cava inferior werden isoliert aufgesucht und soweit erreichbar exstirpiert.

Resektionen, die eine Durchtrennung der A. ileocolica erfordern (Ileitis terminalis), zwingen zur Entfernung des Zökums und damit zur Ileoaszendostomie, beim (seltenen) Fehlen der A. colica media und schwacher Randarkade sogar zur Ileotransversostomie.

Die Wiederherstellung der Darmpassage erfolgt nach den oben aufgezeigten Richtlinien (s. Abschnitt B.IV.2). Zur Vermeidung innerer Einklemmung wird abschließend der Mesenterialschlitz verschlossen (Abb. 3b).

Das Risiko resezierender Dünndarmeingriffe ergibt sich weniger aus der Resektion als solcher, das unter normalen Verhältnissen klein ist ($\leq 0,5\%$), als vielmehr aus der Grundkrankheit, die die Sterblichkeitsquote auf 10–15% und höher ansteigen lassen kann.

2. Duodenum

Weit komplizierter sind aufgrund der anatomischen und physiologischen Vorgaben Resektionen am Duodenum (s. Abschnitt B.I), sieht man von der des Bulbus im Rahmen der Ulkuschirurgie ab. Die Indikation zur Duodenopankreatektomie ergibt sich fast ausschließlich bei den seltenen Duodenalkarzinomen. Das sekundär retroperitoneal angeheftete Organ erreicht man am besten von rechts nach Ablösen der rechten Kolonflexur und Eröffnung der Bursa omentalis. Das Duodenum wird nach Kocher mobilisiert. Damit sind die potentiellen Abstromwege des Karzinoms entlang der Pankreasober- und -unterkante, den Magenkurvaturen sowie dem Lig. hepatoduodenale allseits kontrollierbar. Aufgrund der Durchblutungsverhältnisse sowie zur Vermeidung peptischer Komplikationen ist eine Ausdehnung der Resektion auf Duodenum, Pankreaskopf- und -körper sowie untere Magenhälfte (zweckmäßig als Stufenresektion zur sicheren Elimination der antralen Schleimhaut) geboten. Sie umfaßt damit die Lymphknotenstationen 1. und 2. teilweise auch 3. Ordnung. Totale Pankreatektomie und/oder Gastrektomie ohne/mit Milzexstirpation aus Prinzip ergeben keine Radikalitätssteigerung (KERN 1974). Erst wenn die Lymphknoten am Resektionsrand, den Pankreaskanten oder des Truncus coeliacus befallen sind, wird eine derartige Operationsausweitung erforderlich. Schicksalhafter als diese Ausbreitung ist die Beziehung des Tumors zu den großen Gefäßen V. portae und V. cava inferior; ihre Wandinfiltration verbietet einen Exstirpationsversuch.

Die Reparation kann prinzipiell auf 2 Wegen erfolgen: Entweder wird der Magen einerseits sowie die Gallenwege (Ductus choledochus) und der Pankreasschwanz andererseits durch 2 getrennte Schlingen im Sinne der Anastomosierung nach Roux abgeleitet, oder eine hochgeleitete Jejunumschlinge drainiert in Richtung der Peristaltik zunächst den Magen, danach die Gallenwege und den Pankreasschwanz (Abb. 4). Das orale Jejunumende kann blind geschlossen, zur Anastomose mit dem Magen oder zur inneren Ringbildung verwandt werden. Innerhalb dieses Grundmusters sind etliche technische Modifikationen entwickelt worden, die darzustellen den Rahmen dieser Abhandlung sprengen würde, zumal sie funktionell unerheblich sind.

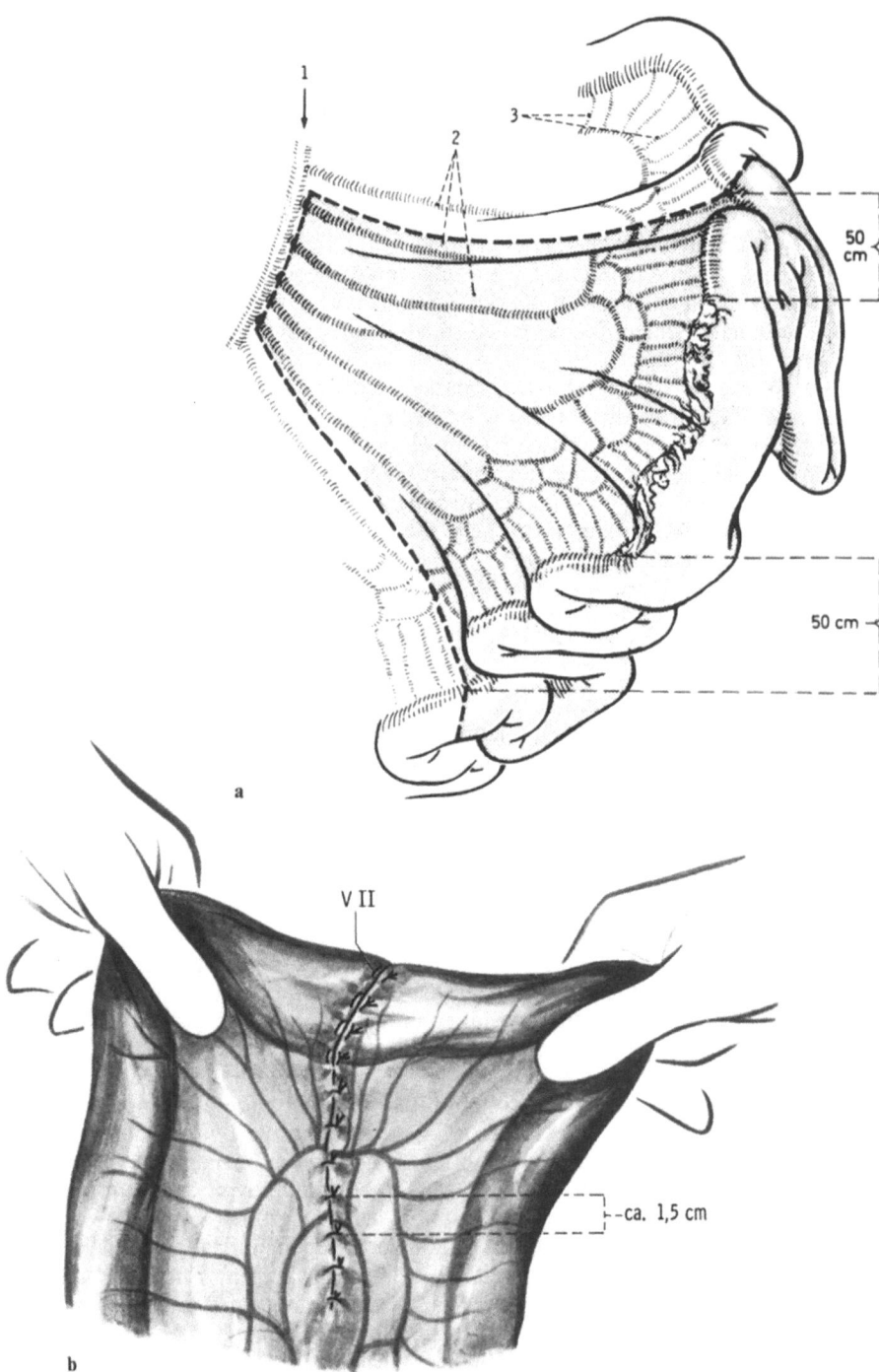

Abb. 3a, b. Dünndarmresektion. **a** Festlegung der Resektionsgrenzen. Das Ausmaß der Resektion wird durch den Krankheitsprozeß bestimmt (hier mit 50 cm sehr radikale Sicherheitszonen). Aufgrund der segmentalen Gefäßversorgung und des Arkadenfächers ergeben sich keine Probleme (Resektionsausweitung) aus der Sicherstellung der Darmdurchblutung (im Gegensatz zum Kolon). *1* A. mesenterica superior, *2* Segmentarterien, *3* Vasa recta. **b** Fertige terminoterminale Anastomose, invertierend, zweireihig; Mesenterialschlitz geschlossen

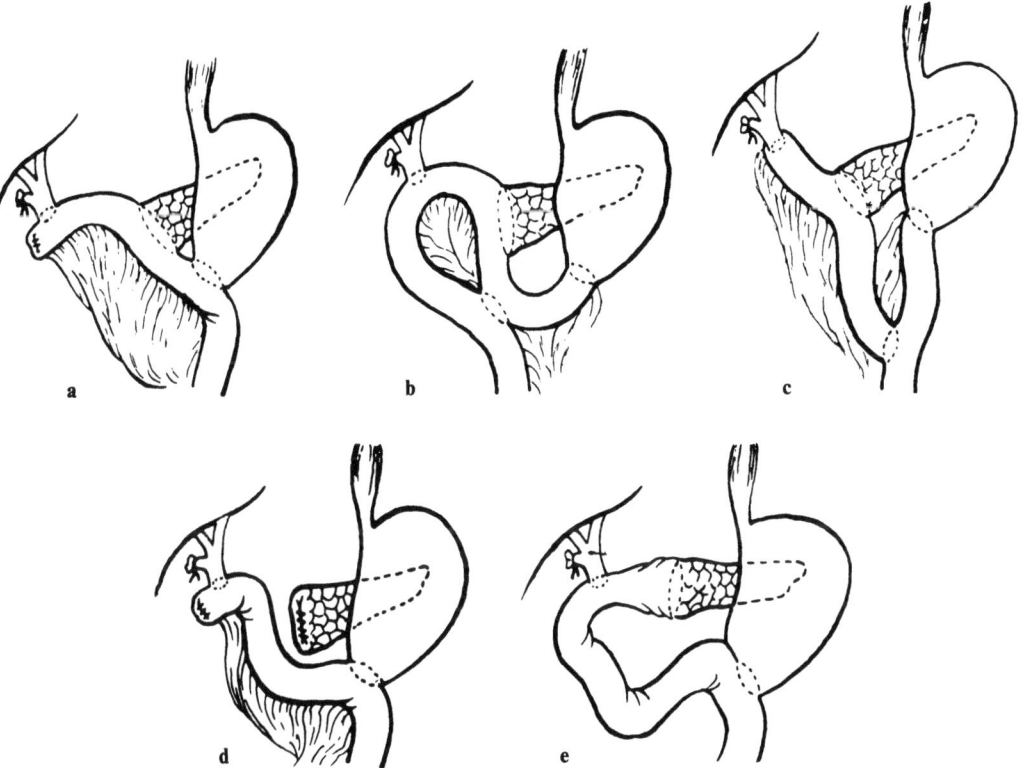

Abb. 4a–e. Reparationsmöglichkeiten nach Duodenektomie. Die günstigsten funktionellen Resultate sind mit Typ C (**c**) zu erzielen. Als Variante kann das Pankreas ebenfalls gesondert durch eine isolierte Schlinge drainiert werden (nicht dargestellt). Die Anastomose am Magen ist auch terminolateral möglich. (Aus LITTMANN 1969)

Die Duodenopankreatektomie ist ein großer und risikoreicher Eingriff an einem neuralgischen Punkt des Verdauungsapparats. Entsprechend hoch liegt das Operationsrisiko mit einer Letalität von 15–25% (KERN 1974; KÜMMERLE et al. 1980). Die beträchtliche postoperative Morbidität wird neben den Funktionsumstellungen selbst durch relativ häufige und langwierige Insuffizienzen, Abszedierung und bronchopulmonale Komplikationen bestimmt (KERN 1974; PICHLMAIER u. GROTELÜSCHEN 1978; SCHREIBER u. DAHM 1978; KLEMPA et al. 1979).

Wegen dieser Schwierigkeiten ist es bei gefährdeten Patienten mit kleinem papillennahen Karzinom und Verschlußikterus statthaft, sich mit der (prognostisch palliativen) transduodenalen lokalen Exzision zu begnügen.

Eine Resektionsvariante ist bei nichtmetastasiertem Karzinom im distalen Duodenum (Pars horizontalis und ascendens) gegeben. Hier kann das von unten mobilisierte Duodenum nach Absetzen an oder knapp distal der Flexura duodenojejunalis unter den Mesenterialgefäßen hindurch nach rechts entwickelt werden. Nach Ablösung vom oder unter Mitnahme des Processus uncinatus pancreatis wird das Duodenum distal der Papille reseziert und die Kontinuität mit dem nach rechts verlagerten Jejunum terminoterminal oder terminolateral wiederhergestellt (Abb. 5). In gleicher Weise kann auch beim arteriomesenterialen Duodenalverschluß vorgegangen werden (s. Abschnitt C.VII.1).

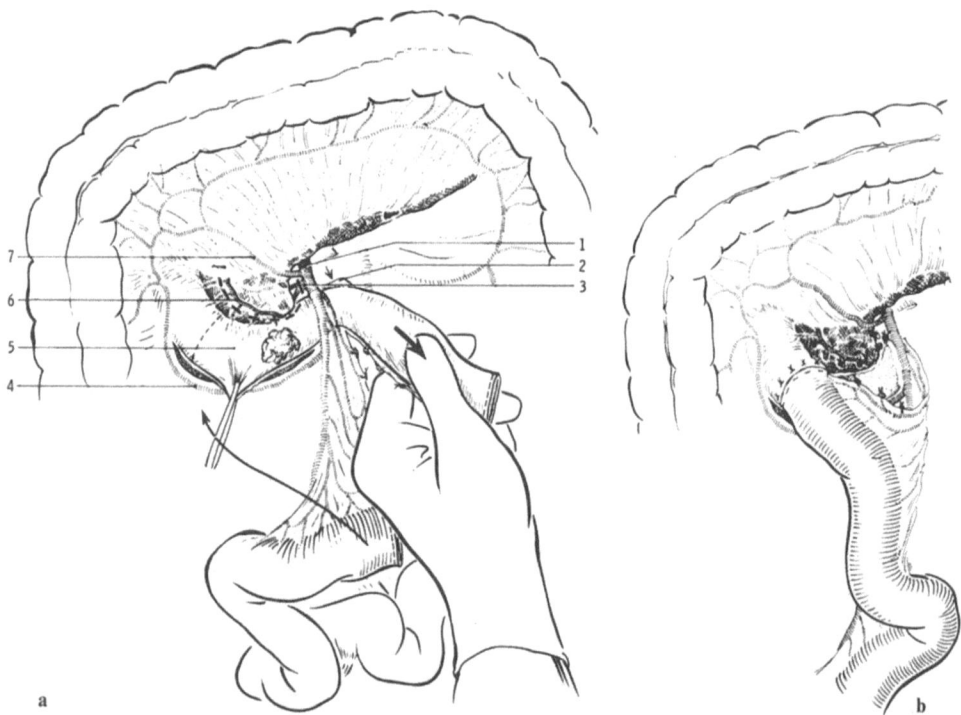

Abb. 5a, b. Distale Duodenalresektion (bei kleinem Tumor in der Pars horizontalis duodeni). **a** Duodenum und proximales Jejunum sind mobilisiert und skelettiert. Nach Absetzung wird das Jejunum unter der Gefäßgabel nach rechts durchgezogen. **b** Das nach rechts verlagerte aborale Jejunumende ist mit dem distalen Duodenum terminoterminal anastomosiert. *1* A. mesenterica superior *2* Treitz-Band, *3* A. pancreatico-duodenalis inferior, *4* A. colica dextra, *5* Pars horizontalis duodeni, *6* Processus uncinatus pancreatis, *7* A. colica media

Nichtresektionsfähige Duodenalkarzinome erfordern eine laterale Gastroenterostomie. Zweckmäßig ist auch eine prophylaktische biliodigestive Anastomose wegen der drohenden Tumorokklusion der distalen Gallenwege.

II. Adhäsiolyse und Desokklusion

Häufigste operative Maßnahme am Dünndarm ist die Behebung einer Passagestörung. In ihrer Mehrzahl werden sie bedingt durch Inkarzeration (äußere und innere Hernien) und Adhäsionen (Briden), meist im Sinne der Strangulation, seltener durch Abknickung oder auch innere Einklemmung bei Konglomeratbildung. Dem Mechanismus des Adhäsionsileus verwandt ist die Entwicklung einer Passagestörung durch peritoneale Karzinose, wenn auch hier die Blockierung durch spitzwinklige Abknickung dominiert. Seltenere dynamische Ileusursachen sind die Invagination (Polyp, Ileozökalklappe), der Volvulus (Meckel-Divertikel, Ileozökalregion, Coecum mobile, Malrotation; s. Mengel et al. 1971). Hier interessieren die durch Verwachsungen bedingten.

Am einfachsten liegen die Verhältnisse bei Vorliegen eines einzelnen schnürenden oder als Rotationsachse wirkenden Strangs, der lediglich durchtrennt werden muß. Häufigste Ursache derartiger Ileussituationen ist die vorausgegangene Appendektomie (HEINRICH 1961; AIGNER u. KÄUFER 1976). Das weitere Vorgehen hängt von der Dünndarmwandschädigung und dem Ausmaß des Ileus ab. Insgesamt weist der Dünndarm eine bemerkenswerte Erholungsfähigkeit auf, so daß sich auch scheinbar schwer veränderte Darmabschnitte nach Entfesselung ihres Mesenteriums rasch erholen. Resektionen sind daher nur in der Minderzahl erforderlich. In Zweifelsfällen sollte lieber eine halbe Stunde zugewartet werden, bevor man sich zur Resektion entschließt, oder – bei Fehlen einer Peritonitis – speziell bei Säuglingen und Kleinkindern eine Second-look-Operation nach 12–24 h in Kauf genommen werden, da ein durchblutungsgeschädigter Darmabschnitt erst nach 24–48 h bakteriendurchlässig wird (SCHWEMMLE u. WOPFNER 1973; PICHLMAYR u. GROTELÜSCHEN 1978). Eine Resektion im Ileus erhöht nämlich das globale Risiko um das 10- bis 20fache.

Gleichsinnig gilt es auch, eine offene Darmabsaugung zu vermeiden. Sie ist bei hochgradiger Stauung nur indiziert, wenn:

1. ohnehin reseziert werden muß,
2. es nicht gelingt, den Dünndarminhalt in ausreichendem Maße magenwärts auszumelken und dort abzusaugen (bzw. wenn dieses Vorgehen wegen erheblicher Darmwandschädigung kontraindiziert ist),
3. eine nasoenterale Intubation intraoperativ fehlschlägt oder
4. eine präoperativ gelegte Sonde den Pylorus nicht passiert hat bzw. in den Magen zurückgeglitten ist und nicht über das Duodenum weitergeleitet werden kann.

Besser als die retrograde Absaugung über Enterotomie (s. Abschnitt C.IV) ist die anterograde durch eine in das proximale Jejunum nach Witzel oder Kader eingebrachte enterale Sonde (Dennis- oder Miller-Abbot-Sonde). Diese kann durch eine Stichinzision im linken Oberbauch als Verweilsonde nach Anlagerung der gefistelten Schlinge an die Bauchdecke zur Ileusprophylaxe belassen werden. Die nach ihrer Entfernung nach 7–14 Tagen verbleibende langstreckig peritonealisierte Röhrenfistel schließt sich rasch spontan (BAKER 1959; REIFFERSCHEID u. PHILIPP 1965; TONDELLI et al. 1975). Wenn es die Ileussituation erlaubt, ist die optimale Lösung naturgemäß, eine enterale Sonde eventuell mit endoskopischer Hilfe präoperativ bis in das Jejunum vorzubringen. Diese läßt sich dann intraoperativ leicht bis zu jeder gewünschten Position unter ständiger Absaugung des gestauten Darminhalts weiterleiten.

Diese Vorbereitungsmaßnahme ist natürlich auch dann zu empfehlen, wenn eine Reintervention ausgedehntere Verwachsungen erwarten läßt. Die Auflösung derartiger Adhäsionen wird zwangsläufig von der Bildung neuer Verwachsungen gefolgt. Eine Möglichkeit, derart unerwünschte Verwachsungen zu unterdrücken, gibt es nicht (ANDERSCH 1974; MILLIGAN u. RAFTERY 1974; TOLHURST-CLEAVER et al. 1974; VON BARY 1979). Eine interessante Beobachtung liefern hierzu MILLIGAN und RAFTERY (1974), die in Abschnitten, wo zahlreiche eosinophile Granulozyten auftraten, keine Faserbildung, bei Abwesenheit der Eosinophilen dagegen eine starke Fibroblasten- und Faserproliferation beobachteten. Sie sehen in der Antihistaminaktivität der Eosinophilen das kontrollierende Prinzip.

Der Chirurg ist hier in der mißlichen Situation, daß einerseits die Verklebungsbereitschaft der Serosa den besten Heilungsschutz bietet, andererseits ein Zuviel an Verwachsungen spätere Passagestörungen und Beschwerden heraufbeschwören kann. Wirksamste Vorbeugungsmaßnahmen sind derzeit allein eine schonende Organbehandlung, Peritonealisation von Serosadefekten, eine peinliche Peritonealtoilette und die postoperative Stimulation der verzögert einsetzenden Peristaltik.

Aufgrund ihrer relativen Steifigkeit können enterale Sonden nicht spitzwinklig abknicken, so daß sie die Darmschlingen in einer Position fixieren, die einem Verschlußrezidiv vorbeugen, wenn sie dieses auch nicht sicher verhindern können (Ileusrezidivhäufigkeit nach enteraler Schienung 12–20%; Baker 1959; Reifferscheid u. Philipp 1965; Deucher u. Oesch 1974; Aigner u. Käufer 1976). Die Sonde sollte so lange belassen werden, daß sich die Verwachsungen zwischen den Darmschlingen genügend verfestigen, also wenigstens 7 bis maximal 14 Tage. Durch die enterale Dekompression wird zudem die postoperative Paralysephase abgekürzt, die Effizienz einer Pharmakostimulation gefördert und der natürliche Nahrungsaufbau als wichtigste Heilmaßnahme unterstützt. Als Nachteile der Sondenbehandlung werden neben den Unsicherheiten der Vermeidung neuerlicher Passagestörungen Druckschäden bis hin zu blutenden Ulzera und Perforationen sowie Schwierigkeiten bei der Extraktion durch Verfangen, Schleifen- oder Knotenbildung sowie Abriß der Sonde beschrieben (Chaffee 1949; Tondelli et al. 1975; Stutzer 1976).

Zur Vermeidung ungeordneter, ileusanfälliger Adhäsionen sind vornehmlich 2 Operationsverfahren gebräuchlich: die murale Fixation der parallel gelagerten Darmschlingen nach Noble (1937) sowie die transmesenteriale mit langen U-förmigen Durchstichnähten nach Childs und Phillips (1960) (Abb. 6). Die letztgenannte Methode ist schneller, weniger aufwendig und wohl auch risikoärmer. Problematisch sind beide Verfahren, so daß ihre Indikation auf den Mehrfachrezidivileus beschränkt ist. Die Erfolgssicherheit in der Verhütung neuerlicher Ileusattacken wird mit 80–95% angegeben (Hollender et al. 1975; Aigner u. Käufer 1976; Dinstl et al. 1976; Schwemmle 1976; Kern et al. 1980). Dauerhafte Beschwerdefreiheit wird bei gut $^1/_2$–$^2/_3$ derart Operierter erreicht. Die operationsspezifische Komplikationsquote liegt bei 10–20%, die

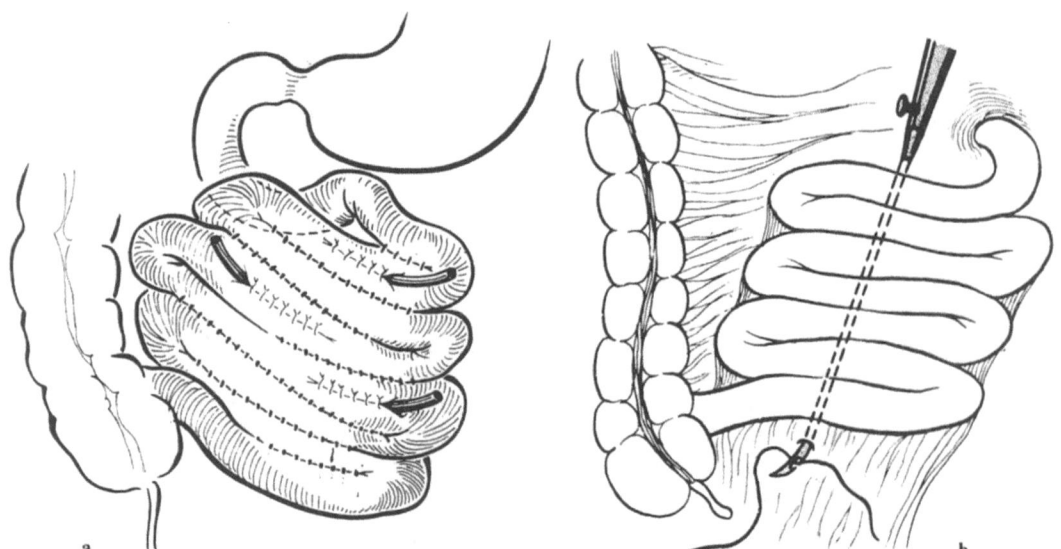

Abb. 6a, b. Therapie des chronischen Adhäsionsileus. **a** Plikation nach Noble, zusätzlich mit multiplen Enterostomien mit Schrägkanalbildung nach Witzel. **b** Transmesenteriale Fixation nach Childs und Phillips. (Aus Schwemmle 1976)

diesbezügliche Letalität bei 5–10%, wozu sich allerdings noch eine durch die Grundkrankheit bedingte addiert. Größere Erfahrungen in der Hand Einzelner fehlen, wodurch die Erfolgsbeurteilung zusätzlich erschwert wird.

III. Ausschaltungsoperationen

Die von Salzer im Experiment überprüfte und von seinem Lehrer Hochenegg (1888) erstmals beim Menschen realisierte Idee der Ausschaltung erkrankter Darmsegmente, deren Resektion technisch unmöglich (Karzinom) oder zu risikoreich (Entzündungen) wäre, hat in der Vergangenheit weit größere Bedeutung für die Chirurgie gehabt wie heute. Durch die risikoärmere Ausschaltungsoperation wurden in einer Zeit begrenzter operationsbegleitender Möglichkeiten bestimmte Krankheitszustände überhaupt erst operabel. Gleichsam als Nebeneffekt ergab sich dabei, daß an einem aus der Funktion genommenen Darmsegment bei entzündlichen oder auch entzündlich überlagerten Krankheitsprozessen ein Rückgang der Entzündungsreaktionen beobachtet werden konnte, der eine Exstirpation des erkrankten Segments im zweiten Anlauf ermöglichte, seltener (z.B. bei Verletzungen, Fisteln) auch eine Wiedereinschaltung zuließ (Finsterer 1916). Sie erhalten damit den Charakter von Vorbereitungsoperationen. Vom Typus her sind 6 Varianten zu unterscheiden (Abb. 7). Die unipolaren Ausschaltungen drainieren das distale Ende in das Darmlumen, während das proximale Ende blind verschlossen (Typ A) oder als endständiges Stoma ausgeleitet wurde (Typ B). Vorübergehend wurde auch die Enteroanastomose als unipolare Ausschaltung angesehen (Finsterer 1916), bei der jedoch die erwünschte Umleitung der Ingesta erst bei Verlegung des kurzgeschlossenen Segments eintrat. Verschiedene Modifikationen versuchten, diesen Effekt künstlich herbeizuführen, indem der zuführende Schenkel des auszuschaltenden Darmabschnitts aboral der Anastomose blockiert wurde (z.B. durch elastische Ligaturen), ohne daß derartige Verfahren in der Praxis größere Bedeutung erlangt hätten.

Die bipolaren Ausschaltungen isolieren das erkrankte Segment völlig, sei es mit einseitiger Ausleitung des distalen Darmendes (Typ C) oder doppelseitiger Ausleitung beider Darmenden (Typ D). Die Stomata derartiger ausgeschalteter Segmente dienen nicht nur zur Drainage, sondern können zusätzlich zur Spülbehandlung benutzt werden. Liegt eine enterokutane Fistel vor, können auch beide Enden des Segments blind verschlossen werden (Typ E). Die totale Ausschaltung ohne jede Drainage (Typ F) ist obsolet, da das mit Schleim (und Eiter) sich füllende Segment schließlich perforieren und zur Peritonitis führen kann (Finsterer 1916).

Ihre Domäne hatten und haben die Ausschaltungsoperationen in der Behandlung entzündlicher, fistelnder Darmerkrankungen bei hohem primärtherapeutischen Risiko. Sicher kann ihr Indikationsbereich heute sehr eingegrenzt werden, wenn sie auch zu unrecht mehr vernachlässigt werden, als es den ihnen innewohnenden Möglichkeiten einer primär auf Sicherheit abzielenden Chirurgie zukommt, dies im Hinblick darauf, daß unter den therapeutischen Maximen des „Cito, certe et jucunde" für die operativen Disziplinen das „Certe" immer das Primat haben muß.

Eine völlig neue Indikation für Ausschaltungsoperationen ist in der jüngeren Vergangenheit in der Behandlung der Adipositas permagna erwachsen. Das Prinzip des inneren Nahrungsentzugs durch drastische Verminderung der resorptionsfähigen Oberfläche ist einleuchtend, die operativen Probleme bei den hochgradig gefährdeten Patienten (ca. 10% Letalität) sowie die der Nachbehand-

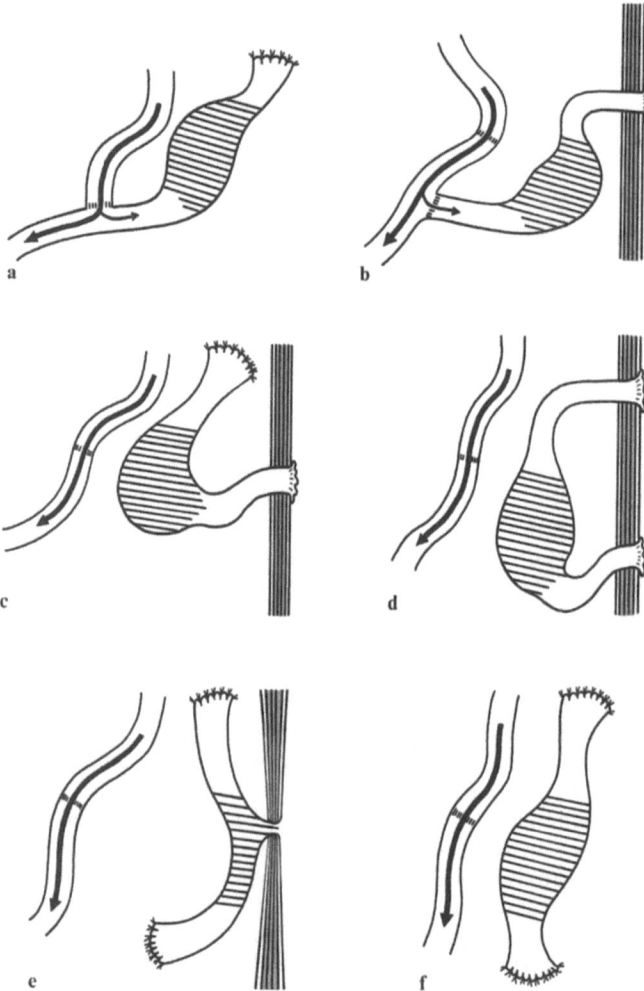

Abb. 7a–f. Ausschaltungsoperationen. **a, b** Unipolare Ausschaltungen, **a** Typ A mit Blindverschluß eines Endes, **b** Typ B mit endständigem Stoma; **c–f** bipolare Ausschaltungen, **c** Typ C mit endständigem aboralem Stoma, **d** Typ D mit bipolaren endständigen Stomata, **e** Typ E mit Blindverschluß beider Enden bei seitlicher (krankheitsbedingter) Fistel, **f** Typ F totale Okklusion (obsolet). ▨ = auszuschaltender Bezirk

lung sind aber erheblich, so daß streng selektionierende indikatorische Maßstäbe angelegt werden müssen (Schönleben u. Bünte 1974; Husemann 1974, 1978, 1979; vgl. auch S. 535ff.). Angestrebt wird eine Reduktion auf ca. 50 cm Dünndarm (Jejunum und/oder Ileum). Für die verschiedenen Kurzschlüsse und Drainagen des ausgeschalteten Dünndarms, der bei ungünstigen Fällen wie ein riesiger Blindsack wirken kann, bestehen etliche Modifikationen (Drainage ins Ileum als echte Bypassoperation, ins Zökum, Colon ascendens oder Sigma, innere Ringbildungen, äußere Drainage mit der Möglichkeit der Substitution defizitär-resorbierter Nahrungsbestandteile wie Vitamine, Spurenelemente u.a. (entsprechend Abb. 7b) oder auch als gastroilealer Bypass – (Mason u. Ito 1967; Shibata et al. 1967; Payne u. de Wind 1969; Bünte u. Schönleben 1975; Husemann 1978). Wirklich befriedigen kann keine Lösung, so daß die vor Jahren noch sehr lebhafte Diskussion um die Ausschaltungsoperationen bei Übergewicht abgeebbt ist. Das Interesse konzentriert sich jetzt auf eine radikale Verkleinerung der Reservoirfunktion des Magens.

Eine besondere, seltene Indikation zur Ausschaltungsoperation in Verbindung mit einer Spülbehandlung ergibt sich beim Mekoniumileus bzw. beim Mekoniumileusäquivalent (s. Abschnitt
C.VII.7).

IV. Enterotomie

Die Enterotomie, die Eröffnung des Darms, dient zur Absaugung des Darminhalts im Ileus, zur Beseitigung einer inneren Okklusion (Fremdkörper, Obst-
ileus, Gallensteine) oder zur Entfernung von Polypen oder spießenden Fremd-
körpern, gelegentlich auch zur (intraoperativ-endoskopischen) Suche und Stil-
lung einer enteralen Blutung. Sie wird als Längsinzision antimesenterial angelegt
und quer vernäht. Polypen werden bei definiertem Stiel an der Basis umstochen
und abgetragen, bei sessilen Polypen 0,5 cm im Gesunden umschnitten und
im Submukosaniveau exstirpiert, der Schleimhautdefekt schrittweise im Zuge
der Auslösung oder anschließend durch Naht geschlossen.

Für Enterotomien zur Absaugung genügt eine Stichinzision innerhalb einer
Tabaksbeutelnaht, die nach Einführen des Absaugkatheters um diesen zur Ab-
dichtung angezogen wird. Zweckmäßig werden halbstarre, doppellumige, am
Ende mehrfach perforierte Gummirohre (z.B. Brücke-Rohr) verwandt, über die
unter allmählicher Einleitung und intermittierender Belüftung zur Vermeidung
einer Ansaugung der Darmwand der gestaute Darmabschnitt kulissenartig aufge-
schoben wird. Die Enterotomie sollte nach Beseitigung des Hindernisses stets
distal desselben im Bereich ungeschädigter Darmwand angelegt werden. Jede
offene Darmabsaugung erhöht das Komplikationsrisiko um ein Mehrfaches,
so daß sie nur bei Versagen anderer Entlastungen und deren Unabweisbarkeit
bei ernährungsgefährdender Stauung und Intoxikation eingesetzt werden sollte
(s. Abschnitt C.II; vgl. auch LITTMANN 1969; MENGEL et al. 1971; SCHREIBER
1972).

V. Enterostomie

Man unterscheidet die passagere und die definitive Enterostomie (Abb. 6a,
7b). Sie führt zu einer Darmeröffnung nach außen, die entweder durch eingelegte
Sonden (Röhrenfistel) oder durch Fixation der Schleimhaut an die Haut (Lippen-
fistel) offengehalten wird.

Die passagere Enterostomie dient der Darmentlastung bei akuter oder chronischer Passagestörung, meist als totale enterale Intubation mit langen Dünn-
darmsonden vom Typ der Dennis- oder Miller-Abbot-Sonde. Zugleich soll eine
derartige Schienung eine geordnete Verklebung der Darmschlingen zur Ileusprophylaxe bewirken (s. Abschnitt C.II). Die Einlegung erfolgt durch Bilden eines
Peritonäalkanals entweder als Schrägkanal nach Witzel oder als Trichterkanal
nach Kader. Die Ausleitestelle wird an das parietale Peritoneum zirkulär fixiert.
Die lange peritoneale Abdichtungszone soll einen Austritt von Darminhalt in
die Bauchhöhle verhindern. Darüber hinaus fördert sie den raschen Spontanver-
schluß nach Entfernung der Sonde. Im Regelfall erfolgt die Sondierung von
der ersten Jejunumschlinge aus. Bei besonders ungünstigen Verwachsungen kann
der Darm an mehreren Stellen enterostomiert werden (Abb. 6a).

Prinzipiell kann in gleicher Weise eine proximale Enterostomie als Ernäh-
rungsfistel unter Verwendung eines kürzeren, kaliberstärkeren Tubus eingerichtet

werden. Ihre Indikation stellt sich, wenn die zu bevorzugende Gastrostomie nicht möglich ist (z.B. Totalkarzinom des Magens). Günstiger ist die Bildung eines echten Stomas entweder mit Ausleitung einer durch Fußpunktanastomose kurzgeschlossenen Schlinge nach Mayo-Robson oder nach dem Y-Prinzip nach Maydl, wobei die abführende Schlinge zur Stomabildung verwandt wird (Abb. 7b).

Distale Enterostomien dienen der vollständigen Ableitung des Darminhalts, sei es zur Ausschaltung des Dickdarms als doppelläufige Ileostomie oder nach Entfernung des Dickdarms als endständige Ileostomie. Die Indikation zur doppelläufigen Ileostomie stellt sich überwiegend bei toxischem Megakolon, dann in Verbindung mit zusätzlichen Kolonfisteln (TURNBULL et al. 1970; EWERWAHN u. WINKLER 1977) oder bei fulminanter Kolitis, dann regelhaft im Hinblick auf eine 2zeitige Proktokolektomie.

Ileostomata müssen grundsätzlich prominent angelegt werden, um ein Abtropfen des aggressiven Dünndarminhalts in die Ableitebeutel zu gewährleisten, ohne daß die Darmsekrete mit der Haut in Kontakt kommen können. Die Stomaumgebung ist durch Karaya-Platten oder -Ringe bzw. Adhäsivplatten vom Typ des Stomahesive lückenlos abzudecken. Eventuell verbleibende Freiräume sind durch gleichartige Pasten auszufüllen.

Der Verschluß einer Enterostomie kann einzeitig unter Resektion der das Stoma tragenden Schlinge erfolgen. Ist diese durch eine Enteroanastomose kurzgeschlossen, so wird die ausleitende Schlinge vor der Einmündung in diese Anastomose abgesetzt und unter Vermeidung einer Blindsackbildung einstülpend verschlossen. Beim 2zeitigen Stomaverschluß wird die gefistelte Schlinge im Sinne einer totalen Ausschaltung des Typs E (s. Abschnitt C.III) zunächst isoliert und sekundär exstirpiert. Die Indikation zur Aufhebung intendierter Enterostomata stellt sich nur ausnahmsweise bei ausgeheilten entzündlichen Darmerkrankungen oder nach Darmverletzungen.

VI. Operationen bei Dünndarmdivertikeln

Die Indikation zur Operation von Dünndarmdivertikeln ist problematisch und überwiegend relativ (vgl. S. 479). Bei über 90% der Betroffenen sind sie Zufallsbefunde (DEUCHER 1957; ALNOR u. GABLER 1970; SCHREIBER 1972). Bei der Mehrzahl der operationsbedürftigen Divertikel handelt es sich um juxtapapilläre Duodenaldivertikel mit Störung des Galle- und Pankreasabstroms sowie um die Sonderform des Meckel-Divertikels.

1. Duodenaldivertikel

Abgang und Lokalisation der Duodenaldivertikel sind variantenreich. Bevorzugt wird die Pars descendens duodeni. Die Operationsanzeige ergibt sich bei ca. 2–3% aus (rezidivierender) Cholangitis und Pankreatitis, Oberbauchperitonitis bei perforierter Divertikulitis, Zeichen der Duodenalkompression bei großen Divertikeln (meist im Bereich der Pars horizontalis) sowie der extrem seltenen Karzinombildung im Divertikel. Die Wahl des Operationsverfahrens richtet sich nach den Beziehungen zum Ductus choledochus sowie zum Pankreasgang (APPEL 1972; SCHREIBER 1972). Die Operation kann vor erhebliche Probleme stellen, sei es wegen der anatomischen Schwierigkeiten, sei es durch entzündliche Verschwielung. Als Zugang dient bei lateralen, retroduodenal und peripapillär gelegenen Divertikeln die vollständige laterale Mobilisation des Duodenums nach

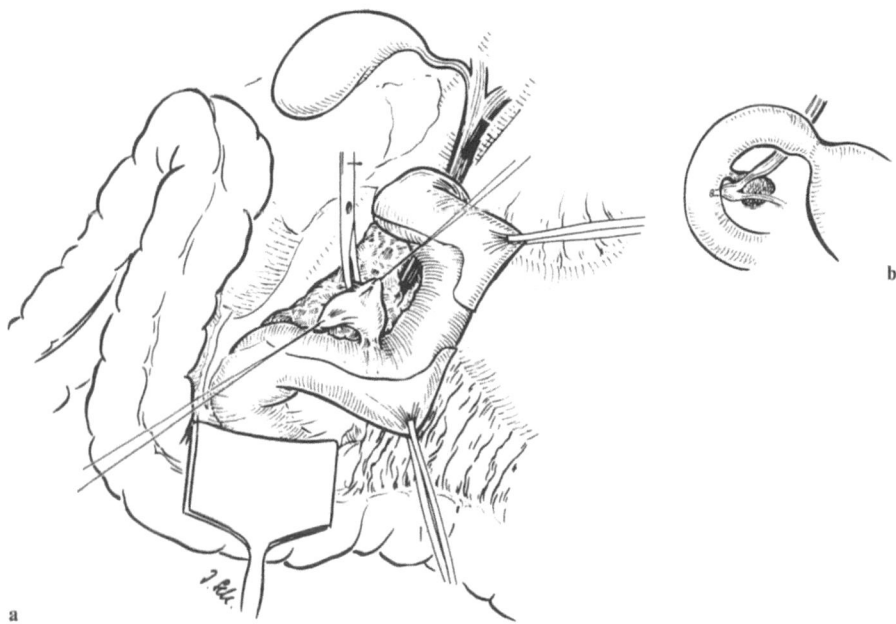

Abb. 8a, b. Duodenaldivertikel am Beispiel eines parapapillären Divertikels mit Störung der Gallenwegs- und Pankreasdrainage (**b**). Mobilisation von Duodenum und Pankraskopf von rechts lateral nach Kocher. Markierung der Gallenwege durch eingelegte Schienung, Darstellung und Präparation des Divertikels

Kocher. Papillenregion und Ductus choledochus müssen zweckmäßig durch intraoperative Schienung eindeutig identifiziert werden. Das isolierte Divertikel wird an der Basis umstochen und abgetragen, der Wanddefekt durch eine einstülpende Naht zusätzlich gesichert (Abb. 8).

Bei intrapankreatischen Divertikeln ist vor Manipulationen am Pankreasgewebe zu warnen. Besser ist die transduodenale Darstellung, Inversion und Abtragung des Divertikels (KÖLE u. MÜLLER 1967; SCHREIBER 1972).

Riesige Divertikel können durch Divertikulojejunostomie drainiert werden. Als Palliativoperation bei nicht resektionsfähigen Divertikeln ist die Duodenalausschaltung durch Billroth-II-Resektion zu erwägen, notfalls in Verbindung mit biliodigestiver Anastomose. Perforierte Divertikel mit Peritonitis werden durch Einlegen einer Drainage in das Divertikel sowie Bilden einer Netzmanschette um den Drain versorgt. Eine Exstirpation ist in dieser Situation unbedingt abzulehnen. Ob später eine Reintervention gerechtfertigt ist, muß sorgfältig und mit großer Zurückhaltung erwogen werden (ALNOR u. GABLER 1970; SCHREIBER 1972).

Postoperative Komplikationen ergeben sich vornehmlich aus Verletzungen oder Einengung der Gallen- und Pankreaswege bzw. ihrer Mündung sowie aus Verletzungen des Pankreasgewebes mit Pankreatitis und Ausbildung sehr lästiger Pankreasfisteln.

2. Dünndarmdivertikel

Mehr noch als für Duodenal- gilt für Dünndarmdivertikel das Zufällige ihrer Entdeckung und die Schwierigkeit der Zumessung eines Krankheitswerts.

Im Zweifelsfall sollte von einer Operation Abstand genommen werden. Divertikel entwickeln sich mit den Gefäßen als Leitschiene zwischen die Mesenterialblätter. Sie können hier nach Spaltung des Peritoneums an der Darmwurzel aus dem Mesenterium ausgeschält, abgetragen und der Defekt durch Naht 2schichtig verschlossen werden.

3. Meckel-Divertikel

Meckel-Divertikel sind Reste des Ductus omphaloentericus. Sie können breitbasig zeltartig, aber auch mit ausgesprochener Halsbildung und wurmförmig in das mittlere Ileum, 30–80 cm vor der Bauhin-Klappe, münden. Insbesondere die wurmförmigen Divertikel disponieren analog der Appendix zu appendizitiformen Entzündungen mit atypischer Lokalisation. Daneben gewinnen sie Krankheitswert durch Auslösung eines Ileus bei erhaltenem Ligamentum omphaloentericum, durch Ulzeration und Blutung (ektope Magenschleimhaut), sporadisch durch Verursachung einer Invagination oder Entwicklung von Tumoren (darunter vergleichsweise häufig Karzinoide).

Mehrheitlich sind sie Zufallsbefunde anläßlich einer Laparotomie. Da immerhin etwa 10% der Divertikel Anlaß zu Komplikationen werden (LITTMANN 1969; SCHREIBER 1972; LARGIADÈR et al. 1975) und ihre Beseitigung unproblematisch ist, empfiehlt sich grundsätzlich die Operation. Kleine Divertikel (unter 1 cm Länge) werden eingestülpt, längere, schmalbasige Divertikel nach Art der Appendektomie mit Ligatur der Basis und Stumpfversenkung versorgt. Breitbasige Divertikel werden an der Basis abgetragen und der resultierende Wanddefekt quer ein- oder zweireihig allschichtig verschlossen. Bei diffuser Peritonitis ist die Abtragung eines zufällig entdeckten Meckel-Divertikels allerdings wegen der Gefahr der Nahtinsuffizienz kontraindiziert. Ebenso sollte bei phlegmonöser oder perforierter Appendizitis die Suche nach einem Meckel-Divertikel wegen der Gefahr der eitrigen Kontamination des übrigen Bauchraums unterbleiben.

VII. Spezielle Indikationen

1. Duodenalstenosen

Hier interessieren die angeborene Duodenalstenose (oder -atresie), das Pankreas annulare, der arteriomesenteriale Duodenalverschluß und der Malrotationsverschluß. Die Wahl des Operationsverfahrens fällt zwischen einer Behebung der Sperre oder einer Umgehungsoperation. Für die Umgehung bieten sich 2 prinzipielle Wege an: bei anastomosierungsfähigem proximalen Duodenum die Duodenojejunostomie, entweder laterolateral oder lateroterminal nach dem Y-Roux-Prinzip, ansonsten die Billroth-II-Resektion.

Beim Pankreas annulare genügt bei schmaler Brücke oft die Sprengung des Riegels zur Entblockung der Duodenalpassage. Breitere Gewebsbrücken werden abpräpariert und beidseits des Duodenums reseziert (SCHREIBER 1972). Plastisch erweiternde Maßnahmen am Duodenum selbst sind entbehrlich.

Die Operationsindikation beim arteriomesenterialen Verschluß ist problematisch; gesichert ist sie bei Nachweis einer Duodenalstauung vor dem Treitz-Band am stehenden Patienten. Ursächlich ist ein zu spitzwinkliger Abgang der A. mesenterica superior bei dünnleibigen Patienten. Der Befund kann angiographisch objektiviert werden. Die Realisation des vielfach gehörten Behandlungsvorschlags, daß mit zunehmendem Körpergewicht und damit verbundener Fetteinlagerung in die Mesenterien der Gefäßwinkel sich erweitern und damit die Symptomatik verlieren würde, scheitert in praxi an der stauungsbedingten Inappetenz. In leichteren Fällen genügt die Ablösung des Treitz-Bands, um mit dem Tiefertreten der Flexura duodenojejunalis das Duodenum aus der Gefäßklemme zu befreien. Bei ausgeprägter Blockade ist das Duodenum aus der Gefäßgabel auszulösen, nach Durchtrennung distal des Treitz-Bands unter der Gefäßschere nach rechts zu entwickeln und rechts vor der Mesenterialwurzel terminoterminal mit dem Jejunum zu anastomosieren (Abb. 5a, b).

Eine sehr seltene Form der Duodenalkompression entsteht bei der Malrotation durch den Aufhängeapparat des nicht rotierten Zäkumpols (LADD 1937; TRYFONAS u. YOUNG 1975). Sie kann sich mit einem Volvulus kombinieren. Die Therapie besteht in der Ablösung der Bänder, Sinistroposition des Kolons, Streckung des Duodenums und geordneter Faltung des Mesenterialfächers (TRYFONAS u. YOUNG 1975).

2. Mesenteriale Durchblutungsstörungen

a) Akute Gefäßverschlüsse

Die Prognose der akuten Mesenterialgefäßverschlüsse ist ausgesprochen schlecht. Gleich welcher Genese überschreitet die Überlebenswahrscheinlichkeit kaum 10% (SCHLOSSER et al. 1975; MUHRER et al. 1977; BECKER 1980; dort auch Literaturübersichten). Neben der Schwere der Krankheit selbst und dem oft späten Stadium der Intervention wirken sich die Komorbidität (Herzinsuffizienz und Vitien bei Embolie, fortgeschrittene Arteriosklerose bei Thrombose) und das oft hohe Lebensalter erheblich nachteilig auf die Resultate aus. Die Mesenterialvenenthrombose läßt häufig keine Ursache eruieren; gelegentlich gehen Operationen im Pfortaderstromgebiet voran (MUHRER et al. 1977). Sie zeigt auch keinen ausgeprägten Altersgipfel. Dennoch und trotz schleichenderen, oft mehrtägigen Verlaufs ist ihre Prognose kaum günstiger, da ebenfalls regelmäßig zu spät interveniert wird. Hier eröffnet sich allerdings in der sonographischen Frühdiagnose (BROCKMANN 1981) ein Ansatz zur Frühintervention und damit zur Prognoseverbesserung. Die Häufigkeit der 3 Verschlußtypen ist annähernd gleich (MUHRER et al. 1977).

Das operative Vorgehen richtet sich nach dem Ausmaß der Ernährungsstörung der Darmwand. Beim Totalinfarkt kann man nur resignieren. Liegt der Verschluß peripherer, sollte auch eine subtotale Resektion gewagt werden. Bei unsicheren Durchblutungsverhältnissen ist eine Second-look-Operation nach 12–24 h vorzusehen (PICHLMAYR u. GROTELÜSCHEN 1978). Dies gilt v.a. bei Operationen wegen Mesenterialvenenthrombose, da das Ausmaß der Ernährungsstörung und damit die Erholungsfähigkeit in den Randbezirken des geschädigten Darmabschnitts schwerer zu beurteilen und ein Fortschreiten der Thrombose möglich ist, andererseits tendentiell sich eher ein organschonendes Vorgehen ermöglichen läßt.

Wird die Resektion überlebt und lassen sich die Probleme des resultierenden, meist extremen Kurzdarms beherrschen (vgl. S. 483f.), bleibt die Prognose ungewiß, da trotz Antikoagulantientherapie die Mehrzahl der Patienten – dann letale – Rezidive innerhalb 6–12 Monaten erlebt.

Die Revaskularisation durch Embolektomie oder Thrombektomie mit und ohne Gefäßersatz kommt für die Akutsituation in der Regel zu spät (SHAW u. MAYNARD 1958; MORRIS et al. 1962; RICHTER u. HAIN 1976; MUHRER et al. 1977). Sie ist nur in den ersten 6, ausnahmsweise noch bis 12 h erfolgreich. Häufig muß auch sie mit der Resektion kombiniert werden, kann jedoch ein Fortschreiten auf noch ernährte Darmabschnitte verhindern.

b) Chronische Gefäßverschlüsse

Rekonstruktive Eingriffe an den unpaaren Eingeweidegefäßen gewinnen zunehmendes Interesse, nicht zuletzt zur Prophylaxe angesichts der miserablen Prognose des akuten Verschlusses. Sie stellen vor erhebliche differentialtherapeutische Überlegungen und erfordern stark individualisierendes Vorgehen, da häufig kombinierte Schäden zu beheben sind (SHAW u. MAYNARD 1958; MORRIS et al.

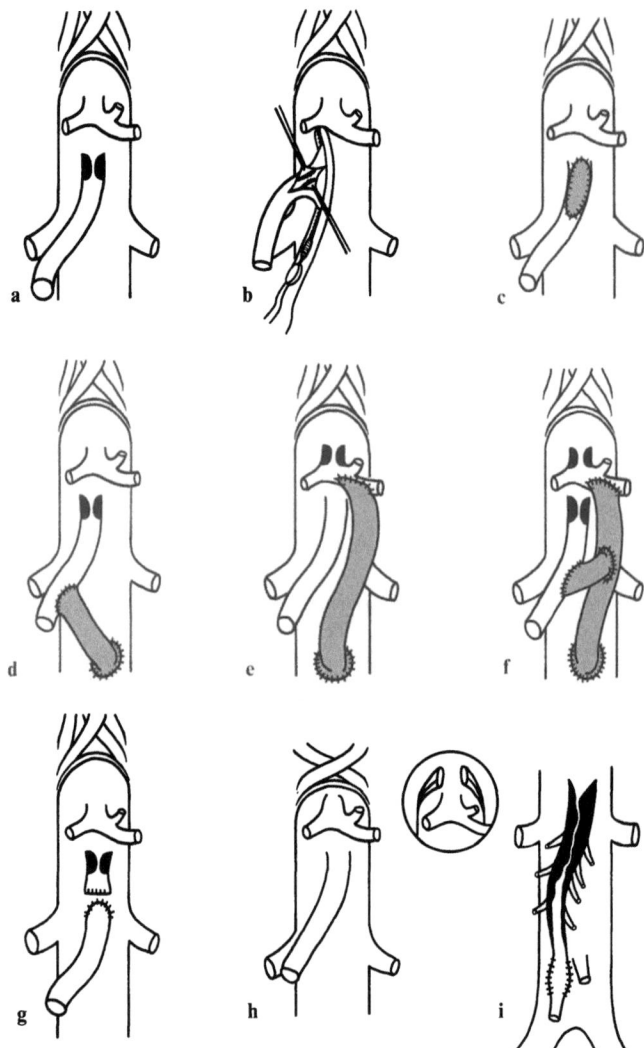

Abb. 9 a–j. Schematische Darstellung der Reparationsmöglichkeiten bei chronischen intestinalen Durchblutungsstörungen. (Nach HEBERER et al. 1972)

1962; HEBERER et al. 1972; VAN DONGEN u. SCHWILDEN 1976; BECKER 1980). Auf die komplizierten Details derartiger Eingriffe kann hier nicht eingegangen werden. Als Beispiel für verschiedene Reparationsmöglichkeiten sei auf Abb. 9 verwiesen.

Wegen der vergleichsweise einfachen Therapie soll auf ein verwandtes Krankheitsbild aufmerksam gemacht werden, die A.-coeliaca-Kompression. Als eigenständiges Krankheitsbild von HARJOLA (1963) und DUNBAR et al. (1965) erkannt, wird es durch eine Kompression des A.-coeliaca-Abgangs durch das Lig. arcuatum medianum des Zwerchfells und/oder strangulierende Faserzüge des Ganglion coeliacum bedingt (s. Abb. 9h) (vgl. BEGER et al. 1975). Die Durchblutungsminderung führt vorwiegend bei jüngeren Frauen zu einer mehrdeutigen Oberbauchsymptomatik und ist angiographisch zu sichern. Nach Durchtrennung der schnürenden Faserzüge sollen 80–90% der Betroffenen beschwerdefrei werden (BEGER et al. 1975). Das Therapierisiko ist minimal.

3. Darminvagination

Invaginationen ereignen sich v.a. in Bereichen, in denen ein gut mobiler Darmabschnitt in einen fixierten übergeht. Eine weitere Voraussetzung ist ein schlanker Körperbau und damit das Vorliegen gut faltbarer, dünnblättriger Mesenterien. Angesichts dieser Bedingungen ist die häufigste Form der Dünndarminvagination die Ileozökalinvagination im Kleinkindes- und Kindesalter. Invaginationen im Erwachsenenalter werden vorwiegend durch polypös in das Darmlumen entwickelte Prozesse ausgelöst. Mit den verstärkten Transportbewegungen zur Austreibung eines derartigen Hindernisses wird die unterlagernde Darmwand und schließlich das gesamte Segment in den aboralen Schenkel eingestülpt.

Während die (kindliche) Ileozökalinvagination sich zumeist spontan löst, ist die Invagination im Erwachsenenalter regelmäßig fixiert. Die Diagnose wird nur ausnahmsweise präoperativ gestellt. Vom Versuch unblutiger Desinvagination sollte Abstand genommen werden, da er kaum je gelingt, den Darm zusätzlich schädigt, das Ausmaß der Wandschädigung nicht kontrolliert werden kann und schließlich die Invaginationsursache nicht beseitigt wird. Kindliche Ileozökalinvaginationen werden vielfach als Appendizitis verkannt und operiert; die hiernach resultierenden Verwachsungen verhindern oftmals neuerliche Invaginationen. Auch verliert sich die Neigung mit zunehmendem Alter infolge der Versteifung der Mesenterien. Wird die Diagnose richtig gestellt, sollte eine Ileozökopexie (mit Appendektomie) erfolgen.

Bei der Invagination im Erwachsenenalter kann zunächst eine Desinvagination versucht werden. Glückt sie, hängt vom Ernährungszustand des invaginierten Darmabschnitts das Ausmaß der zur Beseitigung der Invaginationsursache (Polyp, Tumor) erforderlichen Resektion ab. Ist die Invagination verschleppt und die Darmwand irreversibel geschädigt, so muß von einer Desinvagination Abstand genommen werden. Vielmehr muß dann das Invaginat samt dem vaginierenden Darmabschnitt en bloc reseziert werden. Die Passage wird terminoterminal wiederhergestellt.

4. Chirurgie der enteralen Diarrhö (Abb. 10)

In seltenen Fällen, aus chirurgischer Sicht vorwiegend beim Kurzdarmsyndrom, stellt sich die Indikation für eine operative Peristaltikbremsung. Es bieten sich 3 Lösungen an: die umgekehrte Schlinge, die Schrägmyotomie und die innere Ringbildung (MÖRL 1974; HOLLENDER u. OTTENI 1976). Bei der umgekehrten Schlinge wird ein 10 cm langes, mesenterial gestieltes Segment aus dem distalen Dünndarm ausgelöst und, um 180° gedreht, anisoperistaltisch re-interponiert. Entscheidend für den Erfolg ist die richtige Länge des Interponats; zu kurze Segmente bleiben wirkungslos, zu lange führen zu einem Ileus (GIBSON et al. 1962).

Bei der Schrägmyotomie wird auf einer Länge von 10 cm die Darmwandmuskulatur in einer zirkulären Schraubenlinie unter Aussparung des Mesenterialansatzes bis auf die Submukosa durchtrennt (DÜX et al. 1970). Anschließend wird lediglich die Serosa durch Naht geschlossen. Die Durchtrennung des muskulären Synzitiums wirkt als „Wellenbrecher der Peristaltik".

Die innere Ringbildung führt zu einem artefiziellen Circulus vitiosus, wobei der orale Darmabschnitt in das Ringsegment anisoperistaltisch eingeleitet wird (MACKBY et al. 1965). Dadurch kommt zusätzlich das Bremsmoment der anisoperistaltischen Schlinge zum Tragen.

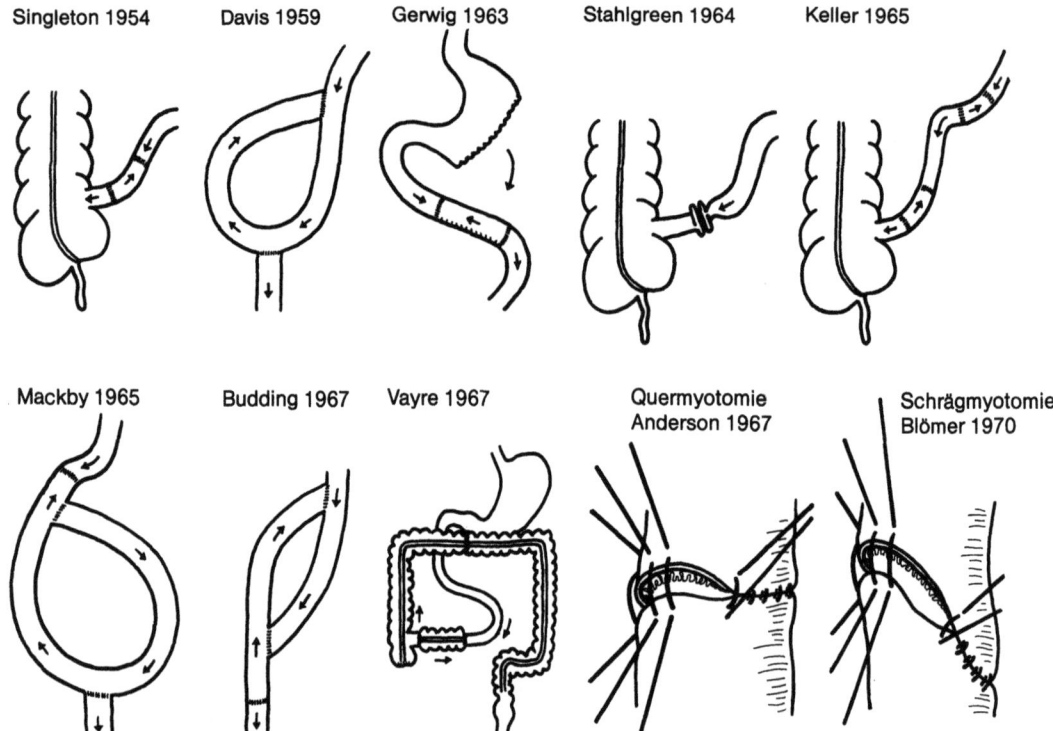

Abb. 10. Möglichkeiten der Passageverlangsamung und Verbesserung der Nahrungsutilisation bei enteraler Diarrhö und Kurzdarm. (Nach Mörl 1974)

5. Versorgung von Verletzungen

Nach ihrer Einwirkung unterscheiden wir stumpfe und perforierende Bauchtraumen. Schwierig kann die Indikation beim stumpfen Bauchtrauma werden. Unfallmechanismus, Schmerzen, Peritonitis, Hämoglobinabfall, Leukozytose, Schock, positive Peritoneallavage und das Abdomenübersichtsbild liefern die Grundlagen der Intervention (Klaue u. Kern 1976). Darmzerreißungen und/oder Mesenterialein- bzw. -abrisse resultieren vornehmlich, wenn der Darm über ein Hypomochlion gespannt wird. Typisch für derartige Verletzungsmechanismen sind Fahrradlenkstangenverletzungen; als inneres Widerlager fungiert vornehmlich die Wirbelsäule, wobei fixierte Darmabschnitte (Duodenum) besonders gefährdet sind. Begünstigend wirkt sich auch eine Darmgasblähung aus.

Darmwandzerreißungen erfordern wegen der unregelmäßigen Wundrandgestaltung die Resektion. Mesenterialabrisse können ausgedehntere Resektionen der abhängigen Darmabschnitte erforderlich machen, während für Einrisse meist die lokale Blutstillung ausreichend ist, da die Ernährung des Darms über Arkaden sichergestellt wird. Schwierig kann die Entscheidung bei Darmwandquetschungen werden. Umschriebene Läsionen sind ohne Darmeröffnung durch einstülpende Naht zu peritonealisieren. Bei größeren Quetschbezirken mit fraglicher Vitalität der Darmwand ist sicherheitshalber zu resezieren. Selbstverständlich ist auf Begleitverletzungen (Leber, Milz, Pankreas, Kolon) zu achten. Sie bestimmen wesentlich die Prognose derartiger Verletzungen (Käufer u. Wülfing 1968; Nadjafi 1977).

Perforierende Verletzungen sind immer durch Laparatomie abzuklären. Häufigste Ursachen sind in Friedenszeiten Messerstich- und Schußverletzungen, seltener spießende Verletzungen bei Unfällen (Schalthebel). In Kriegszeiten richten die schlimmsten Verwüstungen Granatsplitterverletzungen an, potenziert noch dadurch, daß die Splitter sich mit Erdreich beladen und damit verheerendes Infektionsmaterial einschleppen (OGLESBY 1971).

Die beste Prognose haben Messerstichverletzungen. Stets ist nach Ausstichöffnungen zu fahnden. Besonderes Augenmerk ist dabei dem Mesenterialansatz zuzuwenden, da die durchstechende Klinge zwischen die Mesenterialblätter eingedrungen sein kann und so diese Eröffnung Gefahr läuft, von außen übersehen zu werden. Messerstichverletzungen können meist durch Naht direkt verschlossen werden; Resektionen werden nur ausnahmsweise erforderlich.

Geschoßverletzungen richten immer resektionsbedürftige Wandzerstörungen an. Mehrfachverletzungen des Darms und Begleitverletzungen sind häufig und bestimmen die Prognose (OGLESBY 1971). Die mittlere Letalität liegt bei 30%. Art und Umfang der Reparation richten sich nach dem Gesamtschaden. Bei groben Zerstörungen im distalen Dünndarm kann eine Vorlagerungsresektion zweckmäßig werden.

Die ungünstigste Prognose mit 50–60% Letalität haben die Granatsplitterverletzungen. Führende Todesursache ist die Peritonitis, häufig durch Gas- und Toxinbildner (Erdsporen).

6. Intestinale Fisteln

Die Mehrzahl intestinaler Fisteln rührt von operativen Eingriffen, nächst ihnen von entzündlichen Darmerkrankungen, speziell dem M. Crohn, her. Ihre Behandlungsgrundsätze werden in anderem Zusammenhang dargestellt (vgl. Abschnitt B.I.3 und D.III sowie S. 47 ff.).

7. Mißbildungen

So rar den Darmtrakt betreffende Mißbildungen sind, so mannigfaltig sind ihre Erscheinungsformen (vgl. hierzu Bd. III/3A, S. 3 ff.). Außer den bereits angeführten Krankheitsbildern der Duodenalatresie bzw. Stenose, der Malrotation mit der Sonderform der externen Duodenalkompression, dem Meckel-Divertikel, dem Pankreas annulare und dem mesarteriellen Duodenalverschluß sowie der operativ vergleichsweise einfach durch Resektion oder Umgehung beherrschbaren Dünndarmatresie sei kurz auf einige operative Aspekte bei den Darmduplikaturen sowie beim Mekoniumileus eingegangen.

Darmduplikaturen können im Bereich des gesamten Gastrointestinaltrakts angelegt sein, finden sich aber zu $^2/_3$–$^3/_4$ der Fälle am Jejunoileum (LITTMANN 1969; s. auch Bd. III/3A, S. 3 ff.). Überwiegend verursachen sie schon in der Kindheit Beschwerden, können aber auch bis zum Erwachsenenalter asymptomatisch bleiben. Die Operationsindikation ergibt sich aus externer Darmkompression, Kompression der Mesenterialgefäße, die zu Ernährungsstörungen des gesunden Darms bis hin zur Perforation führen können, Perforation der Duplikatur (ektope Magenschleimhaut) oder aus einer Blindsacksymptomatik. Die zystischen und wurstartigen Gebilde sind mit dem intakten Darm meist so innig verwoben und an eine gemeinsame Vaskularisation angeschlossen, daß von vornherein von einer isolierenden Präparation Abstand genommen werden sollte. Vielmehr empfiehlt sich, die Duplikatur mitsamt dem benachbarten Darmsegment zu resezieren. Bei schwergradigen Komplikationen mit Nekrose und Perforation ist die mehrzeitige Vorlagerungsresektion zu erwägen. Erfordert die Resektion große Substanzverluste bei ausgedehnten Duplikaturen oder liegt die Duplikatur anatomisch ungünstig wie z.B. an der Duodenalkonkavität, kann auf eine Drainageoperation im Sinne einer Zystoenterostomie ausgewichen werden.

Mekoniumileus und Mekoniumileusäquivalent (WISSLER u. ZOLLINGER 1945; JENSEN 1962) beruhen auf einer klebrig-kittartigen Stuhleindickung infolge pathologischer Schleimsekretion und Pankreasenzymmangel bei Mukoviszidose. Jeder operativen Therapie sollte ein intensiver konservativer Therapieversuch vorangehen, wobei durch Einspülung von Detergentien (N-Azetylzystein = Mucolyticum Lappe, Tween 80 als Gastrografin, Pankreasenzyme) über eine endoskopisch plazierte enterale Sonde eine Aufweichung des impaktierten Kotes versucht wird (BOWRING et al. 1970; LAMBRECHT et al. 1978). Der Versuch einer Entfernung des hochviskösen Darminhalts über eine Enterotomie ist nur mit einer erheblichen Maltraitierung der ohnehin schwer vorgeschädigten Darmwand zu erreichen und daher abzulehnen (LITTMANN 1969). Verschiedene variierende Operationsmethoden sind im Prinzip auf den Koop-Behandlungsvorschlag (BISHOP u. KOOP 1957) zurückzuführen, der eine Resektion des wandgeschädigten dilatierten mittleren Darmabschnitts und eine terminolaterale Anastomose zwischen Jejunum und nicht gestautem Ileum vorsieht. Der proximale Ileumschenkel wird als endständiges Stoma oder als Kaderfistel zur Fortführung der Spülbehandlung eingerichtet (Abb. 7b). Bei gut plazierter und von Hand vorgeleiteter Sonde kann jedoch zuvor der Versuch gemacht werden, die Kotmassen nach manueller Durchmischung mit N-Azetylzystein, das über die Sonde eingegeben wird, so aufzuweichen und gleitfähig zu machen, daß sie bei geschlossenem Darm unter zumutbarer Traumatisierung in den Dickdarm ausgetrieben werden können. Dieses Vorgehen ist v.a. auch darum empfehlenswert, weil es die sonst unumgängliche erhebliche Darmverkürzung bei den ohnehin an einer Maldigestion leidenden Kindern vermeidet (LAMBRECHT et al. 1978). Naturgemäß muß die mukolytische und fermentsubstituierende Therapie postoperativ zunächst über die belassene Sonde fortgeführt werden.

D. Postoperative Komplikationen (Abb. 11)

I. Darmatonie, paralytischer Ileus und Peritonitis

Vorlagerung des Darms, Manipulation an den Schlingen, Zug an den Mesenterien, Austrocknung, operationsbegleitende Medikation und zum geringeren Teil die Wundsetzung am Darm selbst bewirken zwangsläufig eine postoperative Peristaltikruhe. Je nach der Grundkrankheit, der begleitenden Peritonealreaktion und dem Ausmaß der Intervention setzt die Dünndarmperistaltik klinisch faßbar nach 24–48 h wieder ein. Erste muskuläre Aktivitäten sind jedoch bereits nach 8 h zu registrieren (SCHAMAUN 1966). Als Folge von Peritonitis und Ileus ist die Peristaltik auch dann verspätet, wenn die auslösende Ursache unter Kontrolle gebracht wurde. So sehr die initiale Darmruhe eine normale Reaktion auf das erlittene intestinale Trauma ist, die den Funktionsstrukturen Gelegenheit gibt, die beanspruchten Reserven zu regenerieren, und die daher durch forcierte Stimulation nicht unnötig gestört werden sollte, so sehr sollte jede prolongierte Atonie als empfindlicher Indikator einer fortwirkenden Störung alarmieren. Der gelähmte Darm wird seinerseits zum Motor pathophysiologischer Abläufe, die eine Beherrschung intraabdomineller Krankheitsvorgänge, insbesondere der Peritonitis, unterbinden. Das Wiedereinsetzen der Peristaltik ist nicht nur das Zeichen einer prognostisch günstigen Wende im Krankheitsgeschehen, es ist mehr noch eine wesentliche Hilfe bei der Überwindung dieser Krankheitsresiduen im Bauchraum.

Im pathophysiologischen Bereich werden heute vornehmlich 4 Mechanismen der Atonie diskutiert:
1. Störungen im Elektrolythaushalt,
2. Störungen der Mikrozirkulation,
3. energetische Verarmung und
4. Störungen der neurovegetativen Regulation.

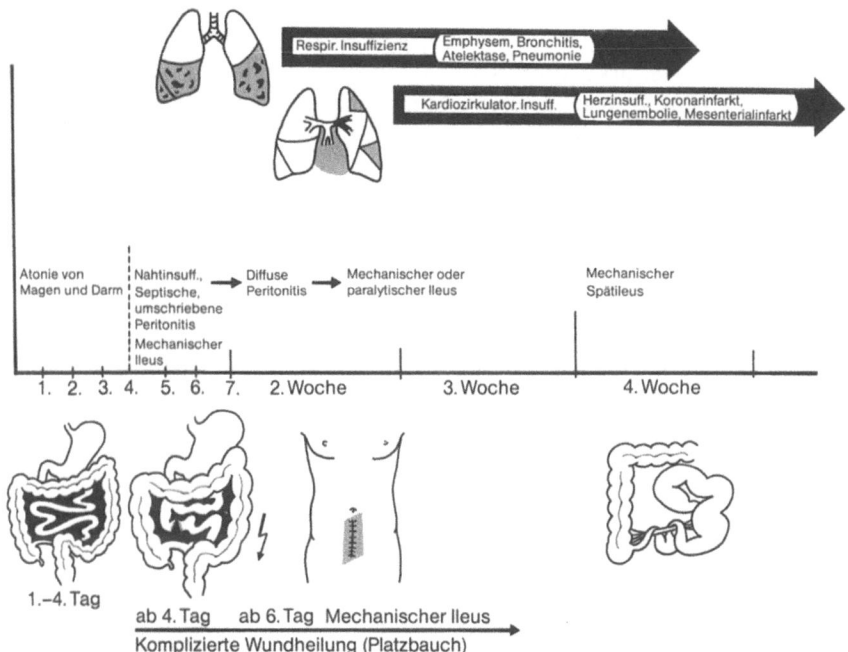

Abb. 11. Schema der zeitlichen Abfolge lokaler und systemischer Komplikationen nach Darmoperationen

Ihre individuelle wechselseitige Bedeutung variiert nach den jeweiligen Krankheitsursachen. Auch wenn sie nie allein gesehen werden dürfen, dominieren die Mikrozirkulationsstörungen bei Hypovolämie und Schock, Elektrolytstörungen und die energetische Verarmung im Ileus, die neurovegetativen Regulationsstörungen bei der Peritonitis und retroperitonealen Einblutungen. Im Zentrum der Störkreise steht wohl die defizitäre postoperative Kaliumbilanz (CARSTENSEN u. SCHEIBE 1962; FRANK 1966; HOFFMEISTER et al. 1970; SCHWEMMLE 1976). Der Kaliumgehalt der Darmwand sinkt um ca. 20% ab (REIFFERSCHEID 1964). Ursächlich ist ein sekundärer Hyperaldosteronismus unter Einschaltung des Renin-Angiotensin-Mechanismus (Literatur s. o. und ELMSLIE et al. 1966; SCHATTENFROH 1968). Zu der hypokaliämisch bedingten Störung der muskulären Erregbarkeit gesellen sich reflektorische Lähmungen im Splanchnikusgebiet (Operationstrauma) sowie zentralnervöse Alterationen. So beschrieb REIFFERSCHEID (1964) bereits 6–8 h postoperativ tiefgreifende morphologische Veränderungen an den Nervenzellen der Stoffwechselzentren des Zwischenhirns sowie in der Neurohypophyse. Die hypokaliämisch bedingte Membrandestabilisierung benötigt zu ihrer Restitution energiereiche Phosphate, deren Reserven jedoch vielfach in der präoperativen Phase (Passagestörung) angegriffen und erschöpft wurden. Zirkulationsstörungen des Darms resultieren nicht allein aus zentralen Kreislaufbelastungen (Schock, Hypovolämie), sondern v.a. auch aus lokalen Maßnahmen wie Vorlagerung, Mesenterialkompression oder Zug an den Mesenterien mit Splanchnikusirritation (SCHAMAUN 1966; MESSMER u. SCHMIDT-MENDE 1970). Gesteigerter O_2-Bedarf einerseits und defizitäre Versorgung infolge Mikrozirkulationsstörungen andererseits führen bei der Hypoxieanfälligkeit des Intestinums (Messmer 1967; Richter et al. 1976) über vermehrte Kapillarpermeabilität, Wandödem, Vertiefung der O_2-Schuld, Dilatation und distensionsbedingte Zirkulationsstörungen in einen gefährlich schnell dekompensierenden Circulus vitiosus. Diese Zusammenhänge machen aber auch deutlich, wie untrennbar die einzelnen Mechanismen miteinander verwoben sind. Hinzukommt, daß von den 3 Partialleistungen Sekretion, Motorik und Resorption die Sekretion bei weitem am schnellsten einsetzt und in Verbindung mit Keimaszension und Gasbildung die Dilatationsneigung erhöht. Auf diese lokalen Vorgänge können sich generalisierte Stoffwechselentgleisungen aufpfropfen wie respiratorische oder metabolische Azidose bei Diabetes, Leberinsuffizienz oder Urämie, die zusätzliche (myo-)zelluläre Kaliumverluste bewirken.

Die skizzierten Pathomechanismen bestimmen die Grundzüge der konservativen Therapie. Selbstverständlich müssen für ihren Erfolg chirurgische Ursachen der protrahierten Paralyse ausgeschlossen bzw. behoben werden. Die obligaten Eckpfeiler der Behandlung sind demnach:

1. adäquate Infusionstherapie,
2. parenterale Hyperalimentation,
3. kontrollierte Kaliumsubstitution,
4. Behebung von Verschiebungen der Säure-Basen-Relation und
5. Volumenentlastung über gastrale oder enterale Dauersaugung.

Sie müssen nach Lage und Schwere des Falls ergänzt werden durch:

a) Aldosteronantagonisten (Reifferscheid 1964, 1975; Frank 1966; Hoffmeister et al. 1970; Schattenfroh 1968; Schwemmle 1976),

b) hyperosmolare Lösungen, speziell Rheomacrodex mit seinen günstigen Wirkungen auf die Mikrozirkulation (Messmer u. Schmidt-Mende 1970; Reifferscheid 1975; Richter et al. 1976),

c) das sowohl zentral wie peripher regulierend eingreifende Metoclopramid (Literatur s. Metoclopramid 1979),

d) Provokation intestinaler Reflexmechanismen durch Einläufe und

e) hochdosierte Gaben von Pantothenylalkohol (10 Ampullen $\triangleq 5{,}0$ g/500 ml Ringer-Lösung in 8 h). Wenn auch Wirkung und Wirkungsort (Bestandteil des Koenzym A – energiereiche Phosphate, Membranstabilisation) umstritten sind (Schwemmle 1976), sind unsere klinischen Erfahrungen denkbar günstig, so daß wir die Pantothenylgabe zum Standardprogramm der Behandlung der Darmparalyse zählen (s. auch Reifferscheid 1975; Deucher u. Oesch 1974).

f) Parasympathikomimetika kommen erst nach Vorgabe dieser Maßnahmen zum Einsatz, da sie ohne diese grundlegende Therapie kaum eine Wirkung entfalten können. Zwischen Einzelgaben in mehrstündigen Intervallen (z.B. 4stündlich 1 Ampulle Prostigmin) oder hochdosierter Dauertropfinfusion (5–10 Ampullen $\triangleq 2{,}5$–5,0 mg in 500 ml Ringer-Lösung/8 h) muß nach Lage des Falls entschieden werden. Zweifellos ist die Dauertropfinfusion in Kombination mit Pantothenylalkohol als „Starterlösung" am wirkungsvollsten und besser steuerbar.

Andere Maßnahmen, obwohl pathophysiologisch und klinisch z.T. gut begründet, haben sich zum Teil (noch) nicht allgemein einbürgern können:

1. die Sympathikolyse durch Dihydergin (auch zentralnervöser Angriff – Petric et al. 1971; Reifferscheid 1975),

2. die Gabe von Zörulein (Bertaccini et al. 1968; Novak 1975; Horn et al. 1976),

3. gastrale Applikation von Rindergalle und Rinderserum (von Brücke 1957; Fodor 1972) oder auch

4. die experimentell erfolgreiche, klinisch bislang jedoch nicht übertragbare direkte elektrische Stimulation (QUAST et al. 1965; MORAN u. NABSETH 1965).

Es bleibt abzuwarten, inwieweit mit der neuerdings postulierten frühzeitigen postoperativen Ernährung mit Elementardiäten eine völlig neue Interpretation der postoperativen Darmfunktion möglich wird.

Für Glukagon konnte keine Wirkung auf den paralytischen Darm nachgewiesen werden (RICHTER et al. 1976).

Der Übergang von der Atonie zum paralytischen Ileus ist fließend. Die Regel, jede über 3 Tage persistierende Atonie als Ileus aufzufassen, ist für die Praxis nur bedingt hilfreich. Entscheidender ist, den paralytischen Ileus als Folge einer fortwirkenden, d.h. durch den Eingriff nicht behobenen oder erst durch ihn provozierten Störung zu interpretieren. Vornehmlich müssen kalkuliert werden: Peritonitis (inklusive postoperativer Pankreatitis, speziell nach Operationen am Duodenum und Jejunum), Nahtheilungsstörungen, Nachblutungen, Stoffwechselstörungen (einschließlich seltener Ursachen wie Porphyrie, Hyperkalzämie bei Hyperparathyreoidismus), ferner auch Medikamenteneinwirkung (Morphine). Schwieriger kann in der Frühphase die sichere Abgrenzung von einer mechanischen Ursache (in erster Linie Adhäsionen, Nahtödem, Inkarzeration in Mesenterialschlitzen oder -taschen) sein. Am schwierigsten ist vielfach die Entscheidung über Reintervention oder konservative Therapie.

Da die zur Atonie führenden pathophysiologischen Vorgänge im paralytischen Ileus fortwirken, wobei es lediglich zu Akzentverschiebungen entsprechend den Ursachen kommt, ist das konservativ-therapeutische Vorgehen prinzipiell das gleiche, bei bakteriell-peritonitischer Komponente lediglich ergänzt um eine Antibiotikatherapie, die ungezielt einen hochdosierten breiten Fächer (z.Zt. zweckmäßig Breitbandcephalosporine bzw. -Penizilline und Aminoglykoside) haben muß, nach Möglichkeit jedoch auf Antibiogrammen nach repräsentativen Abstrichen aufbauen sollte.

Die Entscheidung zur operativen Intervention muß stets frühzeitig angestrebt werden. Leitlinien sind die Akuität des Zwischenfalls, die Progression trotz konsequenter konservativer Therapie und natürlich das Wissen um den Ausgangsbefund und die Sicherheit der chirurgischen Lösung. Sie sollte gefallen sein, bevor systemische Folgeschäden die Prognose dramatisch verschlechtern, die Entwicklung damit oft nicht mehr einholbar wird. Diese theoretisch klare Forderung ist in der Praxis bei der Mehrdeutigkeit postoperativer Zustandsbilder aber vielfach schwer zu realisieren. Die einfühlsame Beachtung des klinischen Zustands hilft hier entschieden weiter als faszinierte Erwartungen an laborchemische und apparative Diagnostik, deren tatsächliches Gewicht sich erst im gesamtklinischen Kontext beurteilen läßt.

Sieht man von der Entscheidung zur Frühindikation ab, ist die Behandlung der Peritonitis und insbesondere ihrer bedrohlichsten Entwicklung, des septischen Schocks, ein so umfangreiches und in vielen Belangen kontrovers diskutiertes Thema geworden, daß wir hier uns mit Verweisen auf weiterführende Literatur bescheiden müssen (ZÜHLKE 1976; ECKERT u. EICHFUSS 1978; EISELE et al. 1978; PICHLMAYR u. GROTELÜSCHEN 1978; WITTRIN 1980; BEGER et al. 1981 u.v.a.).

II. Mechanischer Frühileus

Der mechanische Frühileus tritt an Bedeutung hinter den paralytischen Ileus bei einem Verhältnis von 1:2–3 deutlich zurück (REIFFERSCHEID 1975; BRÜNNER et al. 1976; Deucher u. Oesch 1974; Kümmerle u. Seitz 1977). Die Differenzierung kann jedoch in der postoperativen Periode geminderter Darmtätigkeit schwierig sein. Die für den mechanischen Ileus charakteristische Phase gesteigerter Peristaltik kann völlig fehlen. Die Dekompensation mit Übergang ins paralytische Stadium vollzieht sich rasch. Der Spielraum für den optimalen Interventionszeitpunkt ist daher eng.

Ursächlich müssen v.a. die Nahtlinienstenose, häufig durch das initiale Ödem provoziert, nicht versorgte Peritoneal- und Mesenterialtaschen und -schlitze, ältere und frische Briden, übersehene Zweit- und Mehrfachhindernisse, gedeckte Nahtinsuffizienzen, wobei deckende Schlingen spitzwinklig abknicken oder mit Ausbildung eines Konglomerattumors sich im Sinne der inneren Einklemmung verlegen können, seltener ein Volvulus ungeordnet reponierter Schlingen oder eine Invagination an der Nahtlinie erwogen werden (Reifferscheid 1975; Deucher u. Oesch 1976; Kümmerle u. Seitz 1977).

Schematisierende Verhaltensweisen können nicht angeboten werden; sie sind bei der Individualität jedes Falls sogar gefährlich. Einzige Grundregel ist die Entscheidung zu unverzüglicher Relaparotomie, wenn Zweifel an den Erfolgsaussichten einer konservativ-exspektativen Therapie bleiben. Der Schaden einer sich als unnötig erweisenden Reintervention ist weit geringer als der einer verschleppten. Die Entscheidung zu konservativer Therapie, für die gleichlautend die zuvor genannten Prinzipien (s. Abschnitt D.I) gelten, ist immer nur eine momentane; sie muß wiederholt in mehrstündigen Abständen bis zur definitiven Behebung des Zwischenfalls in Frage gestellt und notfalls revidiert werden.

Die operative Therapie sollte die Ileusursache beseitigen und nicht, wie früher beim Frühileus häufig empfohlen, umgehen. Lediglich bei durch Peritonitis unsicheren Nahtverhältnissen kann eine Umgehungs- oder zweckmäßiger dann noch komplette Ausschaltungsoperation bei kalkulierter Mehrzeitigkeit der Reparation die günstigere Lösung sein. Die chirurgischen Möglichkeiten der Prophylaxe des rezidivierenden Adhäsionsileus wurden bereits dargestellt (s. Abschnitt C.II).

III. Nahtinsuffizienz, Fisteln und Abszesse

Folgenschwerste Heilungsstörung ist das Undichtwerden der Naht, die Nahtinsuffizienz. Sie ist glücklicherweise selten, weist jedoch Sterblichkeitsraten bis zu 50% auf (Hollender et al. 1976). Frühinsuffizienz (bis zum 4. postoperativen Tag) und Spätinsuffizienz (ab dem 5. postoperativen Tag) haben nicht nur unterschiedliche Ursachen, sondern zumeist auch erheblich unterschiedliche Konsequenzen. An Zahl kaum kleiner als die Anastomoseninsuffizienzen sind die aus submikroskopischen Darmwandläsionen nach Auflösung von Verwachsungen entstammenden Leckagen (Miller u. Dorn 1968; Loygue et al. 1970; Maillet et al. 1975; Hollender et al. 1976), wie denn die vergleichsweise kleine Zahl von Wiederholungseingriffen ca. $^2/_3$ des Kontingents enterocutaner Fisteln stellt. Zu den bereits dargestellten Ursachen (s. Abschnitt B.IV.3) gesellen sich nicht ganz selten technische Fehler wie Arrosionen durch schlecht plazierte Drainagen, Mitfassen einer Schlinge beim Bauchdeckenverschluß, transmurale Nähte bei Plikationen oder aber die Naht von vitalitätsgeschädigter Darmwand (Peritonitis, Bestrahlungsfolgen, Durchblutungsstörungen, Präparationsschäden).

Klinisch kündigt sich die Fistel mit allgemeiner Verschlechterung, Schmerzen, Fieber, Peritonitis, protrahierter Darmparalyse, konsekutiver Übelkeit oder Erbrechen an. Das Abdomen ist meteoristisch gebläht, druckschmerzhaft, jedoch nicht diffus abwehrgespannt. Obligat ist eine zumeist ausgeprägte Leukozytose, die übrigen Laboruntersuchungen ergeben keine verwertbaren Befunde. Bei hohen Insuffizienzen findet sich häufig frühzeitig ein sympathischer, vornehmlich linksseitig lokalisierter Pleuraerguß. Das Abdomenübersichtsröntgenbild ist bis auf den bereits klinisch diagnostizierten Ileus unergiebig.

Mit dem Durchbruch der Naht tritt zunächst eine Entlastung ein. Der weitere Verlauf wird entscheidend davon geprägt, wie vollständig der austretende Darminhalt Anschluß an Drainagen oder ehemalige Drainkanäle findet. Die plötzliche vermehrte Drainabsonderung ist zumeist unschwer als Dünndarminhalt zu identifizieren. In Zweifelsfällen kann ein Blauschluck Klärung bringen. Der von McCraw et al. (1965) vorgeschlagene und von Mühe et al. (1972) modifizierte Diatrizoatnachweis im Urin, ausgehend von der Tatsache, daß intraperitoneal appliziertes Diatrizoat (Gastrografin) resorbiert und renal eliminiert wird, ist für die klinische Praxis ungeeignet (Winkler u. Pfeiffer 1977a).

Die Frühinsuffizienz stellt immer einen bedrohlichen Zwischenfall mit schwerer Beeinträchtigung des Allgemeinzustandes und häufig tödlichem Ausgang dar. Infolge der mangelhaften peritonealen Verklebungen kann sich der Darminhalt profus ausbreiten und eine diffuse Peritonitis auslösen. Praktisch alle Todesfälle sind Peritonitisfolgen (Hollender et al. 1976; Blackett u. Hill 1978). Je früher die Insuffizienz auftritt, desto schlechter ist die Prognose. Kommt es innerhalb von 48 h zum Nahtbruch, versterben über 50%, beim Auftreten bis zum 4. postoperativen Tag immerhin noch 20–30% der Betroffenen. Eine frühe Reintervention ist nur dann zu umgehen, wenn das Leck komplett drainiert wird und eine ausufernde Peritonitis unterbleibt.

Die Spätinsuffizienz vollzieht sich schleichender. Aufgrund des vorangehenden Entzündungsgeschehens ist die Anastomosenregion gegen die übrige Bauchhöhle zumeist gut abgeschottet. Diese Verklebungen können das Leck sogar passager provisorisch abdichten, bis der hohe Sekretionsdruck und die bahnende Entzündung Anschluß an Drainagen, ehemalige Drainkanäle oder die Laparotomiewunde finden. Infolge ihrer zumeist ausreichenden Eingrenzung des Entzündungsvorgangs verläuft die Spätinsuffizienz als solche nur selten tödlich. Immer ist jedoch auch sie ein Zwischenfall von hohem Krankheitswert.

Das weitere Schicksal wird wesentlich geprägt von der Höhe der Fistellokalisation und der Menge der Darmabsonderungen. Liegt die Absonderung unter 500 ml/Tag ist die Prognose zumeist günstig (Hollender et al. 1976; Blackett u. Hill 1978). Höhere Auswurfleistungen, v.a. bei Jejunumfisteln mit großen Elektrolyt-, Alkali- und Eiweißverlusten bedürfen frühzeitig der operativen Korrektur, wenn auch durch die Möglichkeiten bilanzierender Infusionstherapie und parenteraler Ernährung sowie innere Drainage über eine nasoenterale Sonde die zeitliche Toleranzbreite größer geworden ist. Damit kann eine für die operative Sanierung günstigere Rückbildung der initial heftigen Entzündungsvorgänge erreicht werden bzw. wird bei geringeren Sekretionsmengen ein spontaner Fistelverschluß begünstigt (MacFadyen et al. 1973; Himal et al. 1974; Blackett u. Hill 1978). Der Schlüssel zum Erfolg liegt in der Wahl des Indikationszeitpunkts, dessen Optimum erfahrungsgemäß um die 4. Woche anzunehmen ist (Hollender et al. 1976).

Die Möglichkeiten, bei Duodenal- oder proximalen Jejunalfisteln den Sekretstrom durch Somatostatingabe so zu reduzieren, daß eine spontane Heilung eintreten kann, sind nach eigenen Erfahrungen unterschiedlich zu beurteilen (s. auch Hild et al. 1979). In schwierigen Situationen scheint ein befristeter Therapieversuch jedoch gerechtfertigt.

Fisteln im distalen Dünndarm lassen der Beobachtung mehr Raum. Zwar sind die aus Nahtinsuffizienzen resultierenden Darmfisteln als Röhrenfisteln prinzipiell spontan heilungsfähig, doch verhindern der Sekretionsdruck und die Aggressivität der Verdauungssäfte häufig den möglichen Fistelschluß.

Dünndarmfisteln stellen vor erhebliche pflegerische Aufgaben. Die ständige Benetzung der Haut und die Einwirkung der Verdauungssekrete können in kürzester Zeit zu quälenden Hautläsionen führen und die Kranken ans Bett fesseln. Durch lückenlose Abdeckung der Fistelumgebung mit Adhäsivplatten und -pasten auf Polypektinbasis und Applikation von ableitbaren Klebebeuteln sollte diese Entwicklung jedoch heute vermieden werden können (WINKLER u. PFEIFFER 1977b). Karaya ist wegen seiner stärkeren Zerfließlichkeit zur Abdeckung der Umgebung von Dünndarmfisteln weniger zu empfehlen.

Wird operativ interveniert, sollte das fistelnde Darmsegment reseziert werden. Lokale Reparationsversuche sind wegen der zumeist starken Umgebungsreaktion wenig erfolgversprechend. Bei früher Interventionsnotwendigkeit bleiben oft nur Bypass- oder Ausschaltungsoperationen (LOYGUE et al. 1970; SCHREIBER 1972; MAILLET et al. 1975; HOLLENDER et al. 1976).

Postoperative Abszesse (richtiger: abgekapselte Empyeme) sind häufig Folge gedeckter Nahtinsuffizienzen oder passagerer Fisteln. Bei primär septischen Eingriffen resultieren sie aus mangelhaft drainierten Entzündungsräumen. Sie folgen in ihrer Manifestation den bekannten Gesetzmäßigkeiten und lokalisieren sich an den Prädilektionsstellen Anastomose, Drainkanal, Douglas-, subphrenischer und subhepatischer Raum sowie im Bereich vorbestehender Entzündungsherde wie Fisteln oder retroperitonealer Abszesse (SAILER et al. 1980; WITTRIN 1980). Infolge ihrer mangelhaften Drainagefähigkeit sind retroperitoneale Abszedierungen, speziell bei den oft chronifizierten und narbig erstarrten Formen des M. Crohn, besonders langwierig und therapeutisch frustrierend. Schwierig kann die Diagnose von Zwischenschlingenabszessen werden. Sie geben sich häufig nur klinisch als langsam abklingendes, septisch-entzündliches Krankheitsbild mit Störung der Darmfunktion zu erkennen. Wegen ihrer spontanen Resorptionsfähigkeit ist operative Intervention allerdings nur selten geboten.

Wesentliche Diagnosehilfen in der Abszeßlokalisation sind Sonographie und Computertomographie. Die nuklearmedizinische Abszeßidentifikation mit Technetium (KÜGLER u. EICHFUSS 1977) hat insgesamt enttäuscht und ist den genannten Verfahren unterlegen.

Therapeutisch muß der Abszeß großzügig freigelegt und drainiert werden. Eine Antibiotikatherapie sollte nur gezielt und bei schwierig zu drainierenden Räumen eingesetzt werden. Ist operative Intervention entbehrlich, wird aber unter klinischen Gesichtspunkten eine Antibiotikatherapie für sinnvoll gehalten, sollte mit breitem Fächer abgedeckt werden. Bei mangelhaft heilungsfähigen Abszeßresthöhlen nach Operationen wegen M. Crohn ist der Einsatz von Metronidazol als Langzeittherapie zu erwägen (URSING 1977; BERNSTEIN et al. 1980; SACHAR 1980).

IV. Nachblutungen

Als Zwischenfall treten Nachblutungen nach größeren Dünndarmeingriffen mit einer Häufigkeit von etwa 0,5% (0,04–1,6%; SCHRIEFERS u. GÖK 1976) deutlich zurück. Ihre Erkennung und richtige Behandlung bereitet i. allg. wenig Schwierigkeiten. Als frühe Nachblutungen äußern sie sich schon Stunden nach der Operation. Blutungsorte sind bei den heute gebräuchlichen Nahttechniken selten die Anastomosenregion, häufiger Mesenterial- und Netzblutungen, bei Interventionen wegen Blutungen selbst übersehene Blutungsquellen, bei Exposition des Oberbauchs auch Leber- und Milzkapsel-verletzungen, schließlich Blutungen aus Stichkanälen für Drainagen (Vasa epigastrica inferiora), die sich auch ausschließlich in die Bauchhöhle bzw. das Retroperitoneum (laterale Bauchwand) entleeren können. Neben der definierten chirurgischen Blutung können profuse Flächenblutungen speziell bei entzündlichen Veränderungen auftreten. Gerinnungsstörungen als Blutungsursache sollte man nur mit großer Zurückhaltung anschuldigen. Wenn nicht vorbestehende Leiden oder Defekte zu ihrer Annahme zwingen, sind sie allenfalls nach großen Blutverlusten mit Massentransfusionen, also auch nach verzögerter Indikation, verantwortlich zu machen. Dennoch gehört die Kontrolle der Gerinnungsverhältnisse zu den essentiellen Diagnosemaßnahmen bei der Nachblutung. Tritt ein Transfusionsbedürfnis auf, das die operationsbedingten Verluste übersteigt, ist zu intervenieren. Als Limit ist ein Blutbedarf von 1000 ml in 4–5 h anzusehen (SCHRIEFERS u. GÖK 1974). Dabei ist bei Blutung in die freie Bauchhöhle die Indikation zügiger zu stellen als bei intraluminärer Blutung, da jene eher spontan sistiert. Bei älteren Kranken ist raschere Entscheidung geboten als bei jüngeren (ECKERT et al. 1978). Die Blutabsonderungen über Drainagen sind nur ein unzuver-lässiges Richtmaß, da erhebliche Mengen Blut in nichtdrainierten Räumen ablagern, das Blut rasch gerinnt und damit nur zum Teil sequestriert wird und schließlich die Drainagen verlegt werden können.

Spätblutungen Tage bis Wochen nach dem Eingriff resultieren vornehmlich aus granulomatösen Veränderungen der Anastomose, vorzüglich also in Verbindung mit einer Nahtdehiszenz, wobei die Blutung nur ein zusätzliches Hinweismerkmal sein kann, ohne selbst behandlungsbedürftig zu werden. Gelegentlich wird eine Arrosion durch ein Drain oder eine 2zeitige Milzruptur zur Blutungsquelle. Auch entzündliche Arrosionsblutungen kommen vor. Bei intraluminären Blutungen sind nur in mittelbarem Zusammenhang stehende Blutungsursachen wie erosive Gastritis, Streßulkus etc. auszuschließen. Auch die wiedereinsetzende Blutung bei nichtsanierter Blutungsquelle (z.B. bei Angiodysplasien) ist zu kalkulieren.

V. Störungen der abdominellen Wundheilung

Auch wenn planmäßige Operationen am Dünndarm nicht als aseptische Eingriffe gelten können, ist die Gefahr von Wundheilungsstörungen gering. Sie liegt global unter 5%. Selbst bei entzündlichen Darmerkrankungen konnte durch die Langzeitvorbehandlung die Wundinfektionsquote von früher 43% auf unter 13% gesenkt werden, obwohl bei 60% der Operierten Fisteln oder residuale Abszesse bestanden (WINKLER 1980). Gefährdet sind v.a. Patienten mit notfallmäßiger Intervention, speziell bei Peritonitis und Ileus.

Die sich mit Schmerzen, Infiltration, Rötung, eventuell wäßrig-eitriger Sekretion aus den Stich-kanälen, mäßiger Temperaturerhöhung und Leukozytose ankündigende Wundinfektion ist zumeist subkutan-epifaszial lokalisiert und sollte durch stumpfe Eröffnung der Wunde großzügig freigelegt werden. Kleinräumige Entlastungen verzögern nur die Ausheilung und begünstigen die Ausbreitung umschriebener Eiterherde über die ganze Wunde. Lediglich Serome und Hämatome können durch Wundspreizung entleert werden.

Von der Wundinfektion ist das reaktionslose Auseinanderweichen der Wundränder, der sog. Platzbauch, zu unterscheiden. Er ereignet sich meist um den 5. postoperativen Tag, oft im Zusammen-hang mit einer Bauchdeckenbelastung wie Husten, Niesen oder Aufstehen, ohne daß diese hierfür ursächlich wären. Für die Mehrzahl läßt sich eine eindeutige Ursache nicht fassen. Zusammenhänge mit Eiweißmangel (Katabolie) und Stoffwechselerkrankungen sind eher lose (BÖTTCHER u. VORSTER 1969). Eine Korrelation scheint zum – allerdings selten objektivierten – Faktor-XIII-Mangel zu bestehen (THIES et al. 1967; GIERHAKE et al. 1970; SCHRAMM et al. 1978; SCHWERING et al. 1981). Die prophylaktische Faktor-XIII-Gabe führt zu einer Senkung der Platzbauchrate, ist jedoch für die Routine entbehrlich, da der übliche postoperative Faktor-XIII-Abfall 30% nicht unterschreitet und damit nicht in gefährdende Größenordnungen absinkt (SCHWERING et al. 1981).

Eine Sonderform ist der inkomplette subkutane Platzbauch. Charakteristisch ist die plötzliche Durchfeuchtung der Wunde. Unter Naht palpable Darmschlingen und wundnahe Tympanie erhärten den Verdacht. Der stumpf zwischen den Nähten eindringende Finger fühlt die vorgefallenen Darm-schlingen unter der Haut.

Angesichts der erwiesenen Heilungsschwierigkeiten ist die zumeist problemlose Heilung nach der Sekundärnaht überraschend und derzeit nicht überzeugend zu klären. Bei der späten oder

„chronischen" Wunddehiszenz kommt es zwar auch zum Auseinanderweichen der Faszienränder; hier ist das Darmschlingenkonvolut untereinander und mit den Peritonealrändern jedoch so verklebt, daß weder Schlingenprolaps noch Infektion zu fürchten sind. Derartige Wunden können bedenkenlos der Sekundärheilung überlassen werden.

Die Schwächung der Bauchdecke nach Wundheilungsstörungen begünstigt die Entwicklung von Narbenhernien. Ihnen kann auch durch Tragen von Leibbinden während der Phase der Wundreparation nur bedingt vorgebeugt werden.

VI. Frühe Reintervention

Hierzu ist in den vorangegangenen Abschnitten schon Wesentliches gesagt worden. Zweifellos befindet sich der Chirurg bei ihrer Abwägung in einer schwierigen Lage: psychologische Sperrfaktoren, die unwillkürliche innere Ablehnung, einen Fehler zu akzeptieren, der doch in etwa der Hälfte der Fälle die Notwendigkeit einer Relaparotomie begründet (Kunz 1962), aber ebenso die trügerische Sicherheit der gelungenen Operation („das gute Gewissen"), die unvermeidlichen Belastungen des Patienten-Arzt-Verhältnisses, das Wissen um die deutliche Risikosteigerung durch die Reintervention, die Hoffnung auf die spontane, durch konservative Maßnahmen beförderte Wende zum Guten, dagegen der lebensrettende Charakter entschlossenen Handelns zum richtigen Zeitpunkt, denn fast immer geht es um lebensentscheidende Indikationen, schließlich die Uneinholbarkeit der Entwicklung bei verschleppter Entscheidung programmieren den Konflikt (Siewert et al. 1970; Käufer u. Hiller 1973; Kern u. Buchwald 1974; Eckert et al. 1978; Schreiber et al. 1980). Die größte Versuchung zu exspektativer Haltung ist fraglos die hohe Letalität der Reintervention (global 32–69% nach einer Literaturzusammenstellung bei Eckert et al. 1978). Andererseits ist diese hohe Sterblichkeit aber eben auch der Ausfluß der verspäteten Indikation (Dinstl et al. 1975). Aufs Ganze bezogen ist die „unnötige", weil befundlose Relaparotomie das geringere Übel als die verschleppte Reintervention. „Am Beginn der Bekämpfung chirurgischer Komplikationen steht die operative Reintervention, nicht eine noch so umfassende Intensivbehandlung!" (Kern u. Buchwald 1974). Intensivbehandlung und operationsflankierende Maßnahmen aber haben die Reintervention sicherer gemacht und die nächst der Peritonitis gefürchtetsten Letalfaktoren respiratorischer und renaler Komplikationen vermindern helfen.

VII. Spätkomplikationen

Unter den Spätkomplikationen nach Operationen am Dünndarm dominieren die durch *Verwachsungen* bedingten mit akuter oder chronischer Darmpassagestörung (s. Abschnitt C.II). Persistierende *Fisteln*, obwohl als Röhrenfisteln prinzipiell spontan heilungsfähig, resultieren zumeist aus Leckagen am oberen Verdauungstrakt (Duodenum, Galle, Pankreas, proximales Jejunum). Der starke Sekretionsdruck und die lytische Aktivität verhindern eine Ausheilung (s. Abschnitt D.III). Gelegentlich wird auch ein aborales Passagehindernis zur Ursache einer Fistelpersistenz. Bei entzündlichen Darmkrankheiten (M. Crohn) ist an ein Rezidiv zu denken. Wegen der flüssigen Beschaffenheit der Ingesta werden *Stenosen* zumeist erst bei hochgradiger Verengerung funktionell wirksam. Biliodigestive Anastomosen begünstigen zwangsläufig die Entwicklung einer (rezidivierenden) *Cholangitis*, wenn die Darmschlinge direkt an die Nahrungspassage angeschlossen ist. Die Gefahr kann durch eine isolierte drainierende Schlinge nach Roux weitgehend gebannt werden. Eine *Pankreatitis* im Restpankreas nach subtotaler Resektion bei Duodenektomie ist selten. Die Möglichkeit eines *pankreopriven (Spät-)Diabetes mellitus* ist zu beachten. Bei chronischen, sich dem Retroperitonealraum mitteilenden Entzündungen (M. Crohn, Oberbaucheingriffen) kann sich eine *sekundäre retroperitoneale Fibrose* mit Harnabflußstörungen entwickeln (WAGENKNECHT u. HARDY 1978). Die früher häufigen *Blindsacksyndrome* haben mit der weitgehenden Vermeidung seitlicher Anastomosen erheblich an praktischer Bedeutung verloren. In der Palliativindikation reicht die verbleibende Lebensspanne zumeist nicht mehr aus, um eine Blindsacksymptomatik wirksam werden zu lassen. Ihnen ist wie auch dem *Kurzdarmsyndrom* (Shortbowel-Syndrom) nach ausgedehnten Resektionen oder extremen Kurzschlußverbindungen ein eigenes Kapitel gewidmet (s.S. 388ff. u. 503ff.).

Die Prognose nach Operationen wegen maligner Dünndarmtumoren ist äußerst dubiös, da sie überwiegend erst im fortgeschrittenen Stadium diagnostiziert werden. *Rezidiv* und *metastatische Tumorprogression* sind daher bei einem Großteil der Operierten zu kalkulieren. Ein spezielles Nachsorgeprogramm kann nicht empfohlen werden (WINKLER 1980). Diagnostik und therapeutische Maßnahmen müssen sich nach der klinischen Symptomatik richten. Bei Verdachtsmomenten sind „second" oder „symptomatic look" großzügig zu indizieren. Zu den in besonderem Maße rezidivgefährdeten Krankheiten zählt auch der operierte M. Crohn. Das *Rezidiv* manifestiert sich bevorzugt an der Anastomose unabhängig vom Ausmaß der primären Resektion. Die Gründe sind unbekannt. Eine wirksame Prophylaxe gibt es nicht. Vor schwierige therapeutische Entscheidungen können *Rezidivblutungen* bei Erkrankungen des angiodysplastischen Formenkreises stellen, da es sich selten um isolierte, sondern meist um diffuse Veränderungen am Darmrohr handelt, so daß prophylaktische Resektionen schwer zu limitieren sind. Das *akute Abdomen* nach Operation wegen intestinaler Durchblutungsstörung ist überwiegend durch einen neuerlichen Gefäßverschluß verursacht. (Übersichten und weiterführende Literatur zu diesem Abschnitt bei REIFFERSCHEID 1962; KÜMMERLE 1963; SCHREIBER 1972; BRÜNNER et al. 1976; KÜMMERLE u. SEITZ 1977).

E. Schlußbetrachtung

Operationen an Dünndarm zählen als Primäreingriffe i. allg. zu den dankbaren chirurgischen Aufgaben. Die große Plastizität dieses Organs und seine guten Heilungsvoraussetzungen machen den Dünndarm für technisch anspruchsvolle Reparationen besonders geeignet. In dieser Hinsicht ist er *das* chirurgische Reserveorgan in der Abdominalchirurgie. Darin liegt jedoch auch eine große Versuchung.

Wird das Therapieziel im ersten Anlauf verfehlt und stellen sich Komplikationen ein, kann auch die Dünndarmchirurgie zu einem frustrationsreichen Unterfangen werden. Ihrer Vermeidung gilt daher nicht nur eine ausgefeilte Operationstechnik, sondern gleichermaßen die sichere Beherrschung des umfangreichen therapeutischen Registers, die Flexibilität in der sich wandelnden Operationssituation, die klare indikatorische Konzeption, die Treffsicherheit in der Bestimmung des günstigsten Interventionszeitpunkts, die wachen Sinne während des Heilungsverlaufs und der wohldosierte Umgang mit der anspruchsvoll gewordenen operationsbegleitenden Therapie. Technik und Methodik sind lernbar, erst ihre Anwendung unter den skizzierten Prämissen macht sie zur ärztlichen Aktion.

Literatur

Abramowitz HB, McAlister HW (1969) A comparative study of small bowel anastomoses by angiography and microangiography. Surgery 66:564–569

Aigner PW, Käufer C (1976) Operative Behandlungsmethoden und Spätprognose bei Adhäsionsileus. Akt Chir 11:235–242

Alnor PC, Gabler H (1970) Die Divertikel des Magens und Dünndarms. Chirurg 41:246–251

Andersch W (1974) Adhäsionsprophylaxe mit Trasylol bei Appendicitis mit Perforation. Medizinische Dissertation, Universität München

Appel A (1972) Duodenaldivertikel. Indikationen und Ergebnisse der chirurgischen Behandlung. Med Monatsschr 26:209–213

Arbogast R, Gay B, Höcht B (1978) Der Einfluss des Nahtmaterials auf die mechanische Belastbarkeit von Darmanastomosen. Chirurg 49:640–644

Astrup T (1959) Blutgerinnung, Fibrinolyse und Wundheilung. Medizinische 28:1972–1979

Baker JW (1959) A long jejunostomy tube for decompressing intestinal obstruction. Surg Gynecol Obstet 109:519–520

Bary S v (1979) Klinische und experimentelle Untersuchungen zur Wundheilung des Dickdarms unter besonderer Berücksichtigung der gewebeständigen Fibrinolyse und Kollagenolyse. Medizinische Habilitationsschrift, Universität München

Becker HM (1980) Akute und chronische Verschlusskrankheiten der Abdominalarterien. In: Zenker R, Deucher F, Schink W (Hrsg) Chirurgie der Gegenwart. Urban & Schwarzenberg, München Wien Baltimore

Beger HG, Meves M, Apitzsch D, Kraas E, Bittner R (1975) Diagnose und operative Behandlung bei Arteria-coeliaca-Kompression. Dtsch Med Wochenschr 100:464–471

Beger HG, Gögler H, Kraas E, Bittner R (1981) Endotoxin bei bakterieller Peritonitis. Chirurg 52:81–88

Bernstein LH, Frank MS, Brandt LJ, Boley SJ (1980) Healing of perineal Crohn's disease with metronidazole. Gastroenterology 79:357–365

Bertaccini G, DeCaro G, Endean R, Erspamer V, Impicciatore M (1968) The action of caerulein on the smooth muscle of the gastrointestinal tract and gall bladder. Br J Pharmacol 34:291–310

Bishop HC, Koop CE (1957) Management of meconium ileus: Resection, Roux-en-Y-anastomosis and ileostomy irrigation with pancreatic enzymes. Ann Surg 145:410–414

Blackett RL, Hill GL (1978) Postoperative external small bowel fistulas: a study of a consecutive series of patients treated with intravenous hyperalimentation. Br J Surg 65:775–778

Böttcher G, Vorster C (1969) Die postoperative Bauchwandruptur. Chirurg 40:80–85

Bowring AC, Jonas RFC, Kern JB (1970) The use of solvents in the intestinal manifestation of mucoviscidosis. J Pediatr Surg 5:338–343

Brücke H v (1957) Galle als Peristaltikum. In: (begründet v. Breitner B) Chirurgische Operationslehre, Bd III. Urban & Schwarzenberg, München Berlin Wien

Brünner H, Grönniger J, Krieg H (1976) Die Reintervention am Dünndarm. Chirurg 47:1–7

Brunius U, Zederfeldt B (1970) Suture materials in general surgery; a comment. Progr Surg 8:38–44

Bünte H, Schönleben K (1974) Eine neue Methode zur Behandlung der extremen Fettsucht. Chirurg 45:172–174

Canzler H (1979) Kostaufbau nach Magen-Darm-Operationen. Akt Ernaehr 4:122–127

Carstensen E, Scheibe O (1962) Der Elektrolythaushalt Operierter. Dtsch Med Wochenschr 87:394–400

Chaffee JS (1949) Complications of gastro-intestinal intubation. Ann Surg 130:113

Childs WA, Phillips RB (1960) Experience with intestinal plication and a proposed modification. Ann Surg 152:258–265

Chlumbski V (1899) Experimentelle Untersuchungen über die verschiedenen Methoden der Darmvereinigung. Bruns' Beitr Klin Chir 25:539–600

Crapp AR, Powis SJA, Tillotson Ph, Cole WT, Alexander-Williams J (1975) Preparation of the bowel by whole gut irrigation. Lancet 2:1239–1240

Deucher F (1957) Die chirurgische Behandlung der Divertikel des Magendarmtraktes. Helv Chir Acta 24:435–475

Deucher F, Oesch J (1974) Postoperativer Frühileus: Prophylaxe und Relaparotomie. Chirurg 45:195–202

Deveney KE, Way LW (1977) Effect of different absorbable sutures on healing of gastrointestinal anastomoses. Am J Surg 133:86–94

Dinstl K, Hofbauer F, Schiessel R (1975) Fortschritte in der Behandlung postoperativer Komplikationen nach Abdominaleingriffen. Muench Med Wochenschr 117:763–766

Dinstl K, Leschner G, Riedl P, Schiessel R (1976) Spätergebnisse der Nobleschen Operation. Muench Med Wochenschr 118:941–944

Dongen RJAM van, Schwilden ED (1976) Die chronischen intestinalen Durchblutungsstörungen. Operationsindikationen, Wiederherstellungsmethoden, Ergebnisse. Chirurg 47:366–379

Düx A, Blömer A, Sobbe A, Lenz H (1970) Röntgenologische Funktionsanalyse passagehemmender Eingriffe am Dünndarm (Anastomose, Myotomie, Dünndarmgegenschaltung). Fortschr G Roentgenstr Nuklearmed 112:440–450

Dunbar D, Molnar W, Beman FF, Marable SA (1965) Compression of the celiac trunk and abdominal angina. Am J Roentgen 95:731–744

Eckert P, Eichfuss HP (1978) Peritonitis. Enke, Stuttgart

Eckert P, Eichfuss HP, Schreiber HW (1978) Frührelaparotomie. Chirurg 49:33–36

Eichfuss HP (1975) Die Drainage der Bauchhöhle. Med Welt 26 (NF):311–315

Eisele R, Athanasiadis D, Dissmann W, Nasseri M, Thimme W (1978) Die postoperative Peritonitis. Chirurg 49:355–361

Elmslie RG, Mulholland AT, Shields R (1966) Blocking by spironolactone (SC 9420) of the action of aldosterone upon intestinal transport of potassium, sodium and water. Gut 7:697–699

Ewerwahn WJ, Winkler R (1977) Die zweizeitige chirurgische Therapie der akuten komplizierten Colitis ulcerosa. Dtsch Med Wochenschr 102:860–865

Eyrich K (1980) Kriterien der Operabilität aus anaesthesiologischer Sicht. Chirurg 51:134–139

Fellows NM, Burge J, Hatch GSt, Prince PB (1951) Suture strength and healing strength of end to end intestinal anastomoses. Surg Forum 3:111–117

Finsterer H (1916) Die totale Darmausschaltung. Bruns' Beitr Klin Chir 99:1–93

Fodor L (1972) Rinderserum per os gegen Magen-Darm-Atonie. Muench Med Wochenschr 114:292–293

Frank J (1966) Über die Beeinflussung der postoperativen Darmmotilität, insbesondere durch Aldosteron-Antagonisten. Chirurg 37:116–120

Getzen LC, Roe RD, Holloway CK (1966) Comparative study of intestinal anastomotic healing in inverted and everted closures. Surg Gynecol Obstet 123:1219–1227

Gibson LD, Carter R, Hinshaw DB (1962) Segmental reversal of small intestine after massive bowel resection. Successful case with follow-up examination. JAMA 182:952–954

Gierhake FW, Volkmann W, Becker W, Schwarz H, Schwick H (1970) Faktor-XIII-Konzentration und Wundheilung. Dtsch Med Wochenschr 95:1472–1475

Goldstein F (1971) Mechanisms of malabsorption and malnutrition in the blind loop syndrome. Gastroenterology 61:780–784

Graudins J, Remé H (1975) Strahlenschäden am Dünn- und Dickdarm. Zbl Chir 100:844–851

Gurlt E (1964) Geschichte der Chirurgie (Nachdruck). Olms, Hildesheim

Halsted WS (1887) Circular suture of the intestine – an experimental study. Am J Med Sci 94:436–461

Hansen HH, Stelzner F (1975) Zur chirurgischen Anatomie der Arterienversorgung der Dickdarmwand. Langenbecks Arch Klin Chir 340:63–74

Harjola PT (1963) A rare obstruction of the celiac artery. Report of a case. Ann Chir Gynaecol Fenn 2:547–550

Hawley PR (1973) Causes and prevention of colonic anastomotic breakdown. Dis Colon Rectum 16:272–277

Hawley PR, Faulk WP, Hunt TK, Dunphy JE (1970) Collagenase activity in the gastrointestinal tract. Br J Surg 57:896–900

Hayasaki S, Ogiwara M, Numata M (1975) Pathophysiology of the intestinal ischemia and its healing process. Chir Gastroenterol 9:343–353

Heberer G, Dostal G, Hoffmann K (1972) Zur Erkennung und operativen Behandlung der chronischen Mesenterialarterieninsuffizienz. Dtsch Med Wochenschr 97:750–757

Heinrich G (1961) Spätileus nach Appendektomie. Aerztl Fortbild (West-Berlin) 50:198

Herzog B (1974) Darmnaht. Huber, Bern Stuttgart Wien

Hild P, Dobroschke J, Kahle M, Aigner K (1979) Somatostatin bei Dünndarmfisteln. Chirurg 50:155–157

Himal HS, Allard JR, Nadeau JE, Freeman JB, Maclean LD (1974) The importance of adequate nutrition in closure of small intestine fistulas. Br J Surg 61:724–726

Hoffmeister H-E, Brunner L, Heisig B, Tute M (1970) Zur Behandlung des postoperativen sekundären Aldosteronismus und der postoperativen Magen-Darm-Parese mit Aldosteronantagonisten. Med Klin 65:1414–1417

Hollender LF, Otteni F (1976) Chirurgische Behandlung der Durchfallerkrankungen. In: Zenker R, Deucher F, Schink W (Hrsg) Chirurgie der Gegenwart. Urban & Schwarzenberg, München Wien Baltimore

Hollender LF, Meyer C, Otteni F, Bur F (1975) Die Stellung der Mesenterialplikatur nach Childs und Phillips in der Behandlung und Prophylaxe des Dünndarm-Ileus. Chirurg 46:56–62

Hollender LF, Otteni F, Meyer C, Starlinger M (1976) Die enterocutanen postoperativen Dünndarmfisteln. Langenbecks Arch Chir 341:63–76

Horn J, Merkle P, Hümpfner K (1976) Die Beeinflussung der postoperativen Darmatonie durch Caerulein. Chirurg 47:233–235

Huk J, Starlinger M, Schiessel R, Wewalka G, Rotter M (1980) Orthograde Darmspülung zur präoperativen Darmvorbereitung. Chirurg 51:106–109

Hunt TK, Hawley PR, Irvin TT, Hale JE (1978) Collagen metabolism and structure of the G.-I.-tract. Eur Surg Res 10:96

Husemann B (1974) Malabsorption durch Jejunoileostomie als chirurgische Therapie bei extremer Fettsucht. Chirurg 45:13–16

Husemann B (1978) Chirurgische Therapie der extremen Fettsucht. Dtsch Aerztebl 75:887–892

Husemann B (1979) Die Bypass-Enteritis. Chirurg 50:91–95

Irvin TT, Hunt TK (1974a) Reappraisal of the healing process of anastomosis of the colon. Surg Gynecol Obstet 138:741–746

Irvin TT, Hung TK (1974b) The effect of trauma on colonic healing. Br J Surg 61:430–436

Irvin TT, Hunt TK (1974c) Effect of malnutrition on colonic healing. Ann Surg 180:765–772

Irvin TT (1976) The effect of methionine on colonic wound healing in malnourished rats. Br J Surg 63:237–240

Jensen GK (1962) Meconium-ileus equivalent in a 15-year-old patient with mucoviscidosis. Acta Paediatr (Uppsala) 51:344–348

Käufer C, Hiller U (1973) Die frühzeitige Relaparotomie. Bruns' Beitr Klin Chir 220:151–157

Käufer C, Wülfing D (1968) Darmverletzungen bei Kindern als Folge stumpfer Bauchtraumen. Z Kinderchir 6:55–65

Kalckreuth W, Biesing C (1978) Die Peritoneallavage. Dtsch Aerztebl 75I:1483–1486

Kern E (1974) Pankreaschirurgie. In: Zenker R, Deucher F, Schink W (Hrsg) Chirurgie der Gegenwart. Urban & Schwarzenberg, München Wien Baltimore

Kern E, Buchwald J (1974) Allgemeine Gesichtspunkte zur Früh-Relaparotomie. Chirurg 45:193–195

Kern E, Lehmann L, Eckert E, Höcht B (1980) Die Mesenterialplikatio nach Childs und Phillips zur Prophylaxe und Therapie des Dünndarmileus. Chirurg 51:308–312

Klaue P, Kern E (1976) Diagnostik beim stumpfen Bauchtrauma. Unfallheilkunde 79:333–339

Klaue P, Engel W, Ferbert W, Friedrich B, Klein HD (1974) Die diagnostische Peritonealspülung beim stumpfen Bauchtrauma. Chirurg 45:76–79

Klempa J, Schwedes U, Usadel KH (1979) Verhütung von postoperativen pankreatischen Komplikationen nach Duodenopankreatektomie durch Somatostatin. Chirurg 50:427–431

Köle W, Müller V (1967) Zur Klinik und operativen Therapie des Duodenaldivertikels, insbesondere bei intrapankreatischer Lokalisation. Zbl Chir 92:441–448

Koretz RL, Meyer JH (1980) Elemental diets – facts and fantasies. Gastroenterology 78:393–410

Krause F, Rieckert H (1968) Veränderungen der Festigkeit einer Nahtverbindung am Kaninchendünndarm und dessen Tonusveränderungen im Verlauf der Heilung. Z Ges Exp Med 147:119–128

Kügler S, Eichfuss HP (1977) Ein Beitrag zur Lokalisation, Prophylaxe und Therapie subphrenischer Abszesse. Chirurg 48:93–97

Kümmerle F (1963) Die chirurgischen Erkrankungen des Dünndarms. Enke, Stuttgart

Kümmerle F, Seitz W (1977) Operationstechnisch bedingte Misserfolge bei Eingriffen am Dünndarm. Zbl Chir 102:1045–1053

Kunz H (1962) Die Relaparotomie. Langenbecks Arch Klin Chir 301:223–229

Ladd WE (1937) Congenital duodenal obstruction. Surgery 1:878–885

Lambrecht W, Weinland G, Koch G, Gaedicke G (1978) Zur Behandlung des Meconiumileusäquivalentes. Chirurg 49:410–413

Largiadèr F, Säuberli H, Wicki O (1975) Checkliste Viscerale Chirurgie. Thieme, Stuttgart

Lenner V, Hofmann G, Daniels V (1977) Der Strahlenschaden des Dünn- und Dickdarms. Leber Magen Darm 7:92–96

Lennert KA (1979) Das Dünndarm-Stase-Syndrom nach Seit-zu-Seit-Anastomosen. Chirurg 50:21–25

Littmann J (1969) Bauchchirurgie. Schattauer, Stuttgart New York

Loygue J, Thuilleux G, Levy E (1970) Traitement des fistules entéro-cutanées post-opératoires. Expérience de 50 cas. Ann Chir 24:1225–1245

MacFadyen BV, Dudrick SJ, Ruberg RL (1973) Management of gastrointestinal fistulas with parenteral hyperalimentation. Surgery 74:100–105

Mackby MJ, Richards V, Rutherfords S, Gilfillan RS, Floridia R (1965) Methods of increasing the efficiency of residual small bowel segments. Am J Surg 109:32–37

Madden JW (1977) Wound healing: Biological and clinical features. In: Sebastion PC (ed) Davis-Christopher textbook of surgery. Saunders, Philadelphia London Toronto

Madelung O (1882) Ueber circuläre Darmnaht und Darmresection. Langenbecks Arch Klin Chir 27:277–326

Maillet P, Edelmann G, Tremolieres J (1975) Les fistules externes de l'intestin grêle. Monographie de l'Association Française de Chirurgie. Masson & Cie, Paris

Marczell A, Stierer M (1976) Zwei Jahre Erfahrung mit bilanzierter oraler Ernährung in der Abdominal-Chirurgie. Chirurg 47:39–42

Mason EE, Ito C (1967) Gastric bypass in obesity. Surg Clin N Am 47:1345–1351

McCraw J, McLeod R, McDonald W, Stephenson HE (1965) A rapid bedside test for intestinal perforation. JAMA 191:939–941

Mengel W, Hecker WCh, Dudeck J, Fritsche R, Nusselt S (1971) Untersuchungen zur Charakteristik des mechanischen Ileus in den verschiedenen Altersgruppen. Ergeb Chir Orthop 55:195–235

Messmer K (1967) Intestinale Faktoren im Schock: Intestinaler Kreislauf. Langenbecks Arch Klin Chir 319:890–909

Messmer K, Schmidt-Mende M (1970) Hyperosmolare Lösungen bei postoperativer Darmatonie. Dtsch Med Wochenschr 95:557–562

Metoclopramid (1979) Regulans der Magen-Darm-Motilität – Porträt eines Pharmakons. Selecta 12:1105–1110

Miller HJ, Dorn BC (1968) Post-operative gastrointestinal fistulas. Am J Surg 116:382–386

Miller TG, Abbott WO (1934) Intestinal intubation. Am J Med Sci 187:595–599

Milligan DW, Raftery AT (1974) Observations on the pathogenesis of peritoneal adhesions: a light and electron microscopical study. Br J Surg 61:274–280

Mörl FK (1974) Chirurgische Aspekte der intestinalen Malabsorption. Chirurg 45:7–13

Moran JM, Nabseth DC (1965) Electrical stimulation of the bowel. A controlled clinical study. Arch Surg 91:449–451

Morris GC, Crawford ESt, Cooley DA, Bakey ME de (1962) Revascularization of the celiac and superior mesenteric arteries. Arch Surg 84:95–107

Mouzas GL, Yeadon A (1975) Does the choice of suture material affect the incidence of wound infection? Br J Surg 62:952–955

Mühe E, Bünte H, Hühnlein HK (1972) Eine einfache Methode zum Nachweis von Perforation und Anastomoseninsuffizienz am Ösophagus-Magen-Darm-Trakt. Chirurg 43:325–328

Muhrer KH, Filler D, Schwemmle K, Feustel H, Schellerer W (1977) Der akute Mesenterialgefässverschluss. Dtsch Aerztebl 74:2863–2868

Nadjafi S (1977) Notfallmedizinische Situationen durch Traumen im Magen-Darmbereich. Notfallmedizin 3:86–91

Noble TB (1937) Plication of the small intestine as prophylaxis against adhesions. Am J Surg 35:41–44

Nockemann PF (1975) Die chirurgische Naht. 2. Aufl. Thieme, Stuttgart

Novak D (1975) Beschleunigung der Dünndarmpassage mit Caerulein. Dtsch Med Wochenschr 100:2488–2491

Oglesby JE (1971) Twenty two month's war surgery in Vietnam. Arch Surg 102:607–613

Payne JH, Wind Lt de (1969) Surgical treatment of obesity. Am J Surg 118:141–147

Perry JF, Strate RG (1972) Diagnostic peritoneal lavage in blunt abdominal trauma: Indications and results. Surgery 71:898–901

Peters H (1979) Ernährungstherapie vor Operationen von entzündlichen Krankheiten des Dünn- und Dickdarms. Aktuel Ernaehr 4:128–130

Petric G, Szenohradszky J, Porszasz-Gibiszer K (1971) Sympatholytic treatment of "paralytic" ileus. Surgery 70:359–367

Pichelmaier H (1980) Darmvorbereitung. Dtsch Med Wochenschr 105:1488–1490

Pichlmayr R, Grotelüschen B (1978) Chirurgische Therapie. Springer, Berlin Heidelberg New York

Quast DC, Beall AC jr, Bakey E de (1965) Clinical evaluation of the gastrointestinal pacer. Surg Gynecol Obstet 121:35–37

Ravitch MM (1975) Observations on the healing of wounds of the intestines. Surgery 77:665–673

Ravitch MM, Steichen FM (1972) Technics of staple suturing in the gastrointestinal tract. Ann Surg 175:815–837

Reifferscheid M (1962) Darmchirurgie. Thieme, Stuttgart

Reifferscheid M (1964) Neue Gesichtspunkte zum dynamischen Ileus. Langenbecks Arch Klin Chir 308:191–194

Reifferscheid M (1975) Störungen der Darmwegsamkeit. In: Zenker R, Deucher F, Schink W (Hrsg) Chirurgie der Gegenwart. Urban & Schwarzenberg, München Berlin Wien

Reifferscheid M, Philipp R (1965) Die präventive Darmschienung zur Verhütung von mechanischem und paralytischem Ileus. Chirurg 36:156–159

Richter H, Hain B (1976) Klinik und Diagnostik des akuten Verschlusses der oberen Mesenterialarterie. Chirurg 47:276–279

Richter H, Jostarndt L, Tichai I, Thermann M (1976) Die Beeinflussung der Sauerstoffversorgung des Dünndarms im Ileusmodell. Chirurg 47:328–330

Rinecker H (1977) Indikationsbereiche maschineller Nahtmethoden am Gastrointestinaltrakt. Chirurg 48:241–246

Root HD, Hauser CW, McKinley RC, La Fave JW, Mendiola RP (1965) Diagnostic peritoneal lavage. Surgery 57:633–637

Roswit B, Malsky SJ, Reid CB (1972) Severe radiation injuries of the stomach, small intestine, colon and rectum. J Roentgenol 114:460–475

Sachar DB (1980) Metronidazole for Crohn's disease: Breakthrough or ballyhoo? Gastroenterology 79:393–396

Sailer R, Horst W van der, Meyer W, Laun RR (1980) Die intraperitonealen Abszesse: Ursachen und Behandlungsergebnisse. Akt Chir 15:405–416

Schamaun M (1966) Experimentelle elektromyographische Untersuchungen zur Pathophysiologie der Dünndarmmotorik bei chirurgischen Krankheitsbildern. Z Ges Exp Med 141:89–162

Schattenfroh C (1968) Aldadiene-Kalium in der Bauchchirurgie. In: Bücherl ES, Krück F, Leppla W, Scheler F (Hrsg) Postoperative Störungen des Elektrolyt- und Wasserhaushaltes. Schattauer, Stuttgart New York

Schlosser GA, Koch G, Weling H, Schumpelick V (1975) Diagnostik beim akuten Verschluss der Mesenterialarterien. Dtsch Med Wochenschr 100:311–312

Schlosser GA, Pfeiffer M, Hrynyschyn K (im Druck) Geschichte der Dünndarmchirurgie. Enke, Stuttgart

Schönleben K, Bünte H (1975) Eingriffe bei Übergewicht. In: Zenker R, Deucher F, Schink W (Hrsg) Chirurgie der Gegenwart, Bd II. Urban & Schwarzenberg, München Wien Baltimore

Schramm W, Schmidtler F, Schildberg FW, Schaarschmidt K (1978) Gerinnungsfaktor XIII bei Wundheilungsstörungen: postoperative Bauchwandruptur. Die gelben Hefte 18:30–34

Schreiber HW (1972) Dünndarm. Spezielle Chirurgie des Dünn- und Dickdarms. In: Baumgartl F, Kremer K, Schreiber HW (Hrsg) Spezielle Chirurgie für die Praxis, Bd II,2. Thieme, Stuttgart

Schreiber HW, Dahm K (1978) Nahtinsuffizienzen bei Gallengangs- und Pankreasnähten. Akt Chir 13:309–312

Schreiber HW, Eichfuss HP, Farthmann E (1975) Chirurgisches Nahtmaterial in der Bauchhöhle. Chirurg 46:437–443

Schreiber HW, Eichfuss HP, Doehn M (1980) Probleme der Relaparotomie nach abdominellen Eingriffen. In: Schönborn H, Neher M, Schuster HP, Mangold G (Hrsg) Intensivmedizin bei gastroenterologischen Erkrankungen. Thieme, Stuttgart New York

Schriefers KH, Gök Y (1974) Die Relaparotomie bei Nachblutungen. Chirurg 45:202–207

Schumpelick V, Eichen R (1976) Das Blindsack-Syndrom. Med Welt 27 (NF):347–350

Schwemmle K (1976) Paralytischer und postoperativer Ileus. Muench Med Wochenschr 118:219–224

Schwemmle K, Wopfner F (1973) Die zweizeitige Darmresektion beim Ileus mit ausgedehnter Dünndarmschädigung. Chirurg 44:24–27

Schwering H, Zimmermann RE, Wittrin G, Kessler B (1981) Theoretische und klinische Aspekte der Fibrinvernetzung in der postoperativen Phase. Chirurg 52:41–45

Shalev E, Stojan B, Fahrländer H (1976) Kollagenpeptidase bei Morbus Crohn. Dtsch Med Wochenschr 101:685–687

Shaw RS, Maynard EP (1958) Acute and chronic thrombosis of the mesenteric arteries associated with malabsorption. N Engl J Med 258:874–878

Shibata HR, Mackenzie JR, Long RC (1967) Metabolic effect of controlled jejunocolic bypass. Arch Surg 95:413–428

Siewert R, Schulz G, Cassau D (1970) Die Frührelaparotomie. Ursachen, Indikation, Prognose. Chirurg 41:76–81

Simon C, Stille W (1979) Antibiotika-Therapie in Klinik und Praxis. Schattauer, Stuttgart

Stelzner F (1979) Die Frühdiagnose des Ileus durch Magen-Darm-Passage eines resorbierbaren Kontrastmittels und der rückfällige Darmverschluss. Chirurg 50:704–706

Stillwell GK (1973) The law of Laplace: Some clinical applications. Mayo Clin Proc 48:863–869

Stock W, Hirt HJ, Schaal KP, Pichlmaier H (1977) Die präoperative Darmkeimverminderung durch orthograde Dickdarmspülung. Chirurg 48:161–165

Stutzer H (1976) Komplikationen bei der inneren Darmschienung mit der Miller-Abbot-Sonde. Akt Chir 11:243–246

Thies HA, Busch H, Koch G, Wendebourg R (1967) Neue Erkenntnisse über die Pathogenese und Prophylaxe des Platzbauches. Med Welt 6:320–329

Tögel H, Sommer P (1980) Bauchhöhlendrainage: Indikationen – Komplikationen. Chirurg 51:180–182

Tolhurst-Cleaver CL, Hopkins AD, Kee Kwong KC, Raftery NG (1974) The effect of postoperative peritoneal lavage on survival, peritoneal wound healing and adhesion formation following fecal peritonitis: An experimental study in the rat. Br J Surg 61:601–604

Tondelli P, Müller W, Enderlin F, Hell K, Allgöwer M (1975) Dünndarmschienung in der operativen Behandlung des Adhäsionsileus. Langenbecks Arch Chir 338:169–180

Trendelenburg F (1923) Die ersten 25 Jahre der Deutschen Gesellschaft für Chirurgie. J Springer, Berlin

Tryfonas G, Young DG (1975) Extrinsic duodenal obstruction in infants and children. Br J Surg 62:125–129

Turnbull RB, Weakley FL, Hawk WA, Scholfield P (1970) Choice of operation for toxic megacolon phase of nonspecific ulcerative colitis. Surg Clin N Am 50:1151–1169

Ungeheuer E (1967) Wundheilung und Wundnaht. Urban & Schwarzenberg, München Berlin Wien

Ursing R (1977) Treatment of Crohn's disease. In: Finegold SM (ed) Proceedings of the International Metronidazole Conference. Excerpta Medica, Amsterdam, pp 415–421

Wagenknecht LV, Hardy JC (1978) Retroperitoneale Fibrosen. Thieme, Stuttgart

Wangensteen OH (1947) Intestinal obstructiion. Thomas, Springfield, Ill

Winkle W van (1969) The tensile strength of wounds and factors that influence it. Surg Gynecol Obstet 129:819–842

Winkler R (1980) Die malignen Tumoren des Dünndarms. In: Bokelmann D, Linder F, Ungeheuer E (Hrsg) Praxis der Krebsbehandlung. Mitteilungen der Deutschen Gesellschaft für Chirurgie. Springer, Berlin Heidelberg New York

Winkler R (1982) Chronisch entzündliche Darmerkrankungen. Chirurgische Behandlung. 6. Med Symp „Der kranke Dickdarm". Witzstrock, Baden-Baden Köln New York

Winkler R, Pfeiffer M (1977a) Zur Behandlung von Hautschäden bei fistelnden Nahtinsuffizienzen. Ther Gegenw 116:1152–1161

Winkler R, Pfeiffer M (1977b) Nachweis oesophagogastrointestinaler Nahtinsuffizienzen im Diatrizoat-Präzipitationstest. Akt Chir 12:153–156

Winkler R, Reynders-Frederix V (1980) Bestrahlungsfolgen am Darmtrakt: Pathogenese – Nachweismethoden – Therapie. Diagn Intensivther 15:167–171

Winkler R, Schumpelick V, Pfeiffer M (1981) Operationsvorbereitung bei entzündlichen Darmerkrankungen durch Elementardiäten und fakultative parenterale Ernährung. In: Malchow H, Peters H, Zöckler CE (Hrsg) Ernährungstherapie in der Gastroenterologie. Zuckschwerdt, München

Wissler H, Zollinger HU (1945) Die familiäre kongenitale zystische Pankreasfibrose mit Bronchiektasien. Helv Paediatr Acta 1:3–88

Wittrin G (1980) Postoperative Peritonitis. In: Zenker R, Deucher F, Schink W (Hrsg) Chirurgie der Gegenwart. Urban & Schwarzenberg, München Wien Baltimore

Zederfeldt B (1975) Physiological aspects of wound healing. In: Gibson T, Meulen JC van (eds) International Symposion on Wound Healing. Foundation of International Cooperation, Montreux

Zühlke V (1976) Chirurgische Therapie der Peritonitis im Rahmen des septischen Schocks. Chirurg 47:312–317

Zumtobel V, Inthorn D (1979) Vorbereitung von Patienten auf die Operation. Akt Ernaehr 4:102–107

Kurzdarmsyndrom

K. Loeschke

A. Definition

Ein verkürzter Dünndarm kommt außer als angeborene Anomalie nur nach *Resektionen* vor. Von der Funktion her ähnliche Folgen haben proximale Enterostomien, spontane gastrointestinale Fisteln und iatrogene Umgehungsanastomosen. Letztere werden wegen zusätzlicher Aspekte in einem eigenen Kapitel (s.S. 535 ff.) behandelt.

Ob und wieweit es nach Dünndarmresektion zur Malassimilation kommt, hängt ab vom Ausmaß und der Lokalisation der resezierten Anteile sowie vom Funktionszustand des verbliebenen Dünndarms, des ileozökalen Übergangs, Kolons, Magens, Pankreas und der Leber.

Eine feste Grenze, von der ab mit metabolischen Konsequenzen zu rechnen ist, kann daher nicht angegeben werden. Global wird ein Verlust bis zu 50% der gesamten Dünndarmlänge ohne wesentliche Ausfälle vertragen, wenn Duodenum, distale Ileumhälfte und Ileozökalsphinkter erhalten bleiben. Nach Resektion der spezialisierten Assimilationsorte Ileum und Duodenum können jedoch schon erhebliche Mangelzustände auftreten, wenn weniger als 25% der Gesamtlänge fehlen. Nach 75%iger Resektion ist eine schwere Malassimilation die Regel [Kurzdarmsyndrom (Short-bowel-Syndrom) im engen Sinn]. Als Mindestvoraussetzung für ein Überleben ohne langfristige parenterale Ernährung ist ein intaktes Duodenum mit ca. 20 cm Jejunum in Einzelfällen beschrieben.

B. Grunderkrankungen

Anlaß zu ausgedehnten Dünndarmresektionen geben v.a. ein M. Crohn sowie Durchblutungsstörungen der A. und V. mesenterica superior im Gefolge von Herz-Kreislauf-Erkrankungen (Embolien, Thrombosen) oder Strangulationen (Hernien, Volvulus). Seltene Ursachen eines Kurzdarmsyndroms sind andere chronische Entzündungen des Dünndarms, Tumoren und Traumen.

C. Pathophysiologie nach Dünndarmresektion

I. Malabsorption im Dünndarm

Die Resorptionsleistung des resezierten Dünndarms wird nicht nur durch Lokalisation und Fläche der verbliebenen Abschnitte bestimmt, sondern auch durch die Funktion pro Fläche. Diese kann negativ beeinflußt sein durch die Grunderkrankung selbst (z.B. Rezidiv eines M. Crohn), durch aus ihr resultierende Zusatzschäden (z.B. bakterielle Dünndarmbesiedlung, Medikamente, Strahlen) oder durch Sekundäreffekte einer Malabsorption, wie für den Mangel an Vitamin B_{12} (Lindenbaum et al. 1974; Arvanitakis 1978) und Eiweiß (James 1971) beschrieben. Andererseits wird die Resorption durch postoperative adaptative Prozesse (s. Abschnitt C.VII) verbessert.

Daß auf das *Jejunum* am ehesten verzichtet werden kann, liegt an der normalerweise unausgeschöpften Resorptionskapazität und besonders guten Adaptation des Ileums. Ileum und Duodenum besitzen gleichfalls die Transporteigenschaften des Jejunums. Dennoch können sehr ausgedehnte Resektionen des mittleren Dünndarms zur Malabsorption von Fett, Kohlehydraten, Eiweiß, sämtlichen Vitaminen (außer B_{12}) sowie Elektrolyten und Wasser führen. Neben einer Folsäuremalabsorption (Kristensen et al. 1974) ist eine Laktoseintoleranz besonders häufig, teils wegen oft vorbestehenden Laktasemangels, teils wegen vergleichsweise schlechter Adaptation des Enzyms (Bochenek et al. 1973). Spurenelemente können ebenfalls vermindert resorbiert werden, was für Zink und Kupfer nach intestinalem Bypass belegt ist (Atkinson et al. 1978).

Mit einer *Ileum*resektion schon relativ kleinen Ausmaßes geht dagegen stets eine Malabsorption einher, zumindest von Vitamin B_{12} und konjugierten Gallensalzen. Bei distaler Resektion von mehr als 50 cm ist der Schilling-Test praktisch immer pathologisch (Lenz 1975), obgleich die Rezeptoren für den Intrinsicfaktor-Kobalamin-Komplex erheblich weiter nach proximal reichen (Hagedorn u. Alpers 1977).

Ab einer Resektatlänge von 50–100 cm beginnt der Gallensalzverlust die kompensatorisch gesteigerte Lebersynthese zu überschreiten und mündet in einer Abnahme des Pools sowie der Konzentration von Gallensäuren im Duodenalsaft (Van Deest et al. 1968; Hofmann u. Poley 1972; Lenz 1975; Poley u. Hofmann 1976). Dadurch wird eine durch Oberflächenverminderung bedingte Steatorrhö verstärkt, da die Emulgierung von Fett und die Bildung von Mizellen beeinträchtigt und das pH-Optimum für Lipase verschoben werden. Der Steatorrhö parallel geht eine Malassimilation fettlöslicher Vitamine (Thompson et al. 1966). Besonders die Plasmakonzentration von Vitamin D ist spontan und im Resorptionstest nicht selten herabgesetzt (Compston u. Creamer 1977a; Davies et al. 1980). Eine Malabsorption essentieller Fettsäuren kann hinzukommen (Wapnick et al. 1974).

Im *Duodenum* werden Eisen, Kalzium und Magnesium maximal resorbiert. Nach alleiniger Duodenalresektion fällt dies – wegen der größeren Oberfläche und längeren Kontaktzeit im übrigen Dünndarm – allerdings nur begrenzt ins Gewicht. Liegt eine Steatorrhö vor, wird die Assimilation von Kalzium und Magnesium durch Seifenbildung im Lumen zusätzlich vermindert. Außerdem trägt ein Vitamin-D-Mangel zur Malabsorption von Kalzium bei.

Die im Bürstensaum der Duodenalschleimhaut lokalisierte Enterokinase fehlt nach Duodenalresektion. Im oberen Jejunum ist ihre spezifische Aktivität nur noch gering und nicht neu induzierbar (BETT 1979). Infolgedessen müßten Trypsinogen zu Trypsin und damit auch die übrigen Pankreaszymogene unzureichend aktiviert werden. Trotzdem waren nach Duodenektomie und Pankreasteilresektion die Albuminkonzentration im Serum und die Chymotrypsinkonzentration im Stuhl nicht hochgradig vermindert (MIELKE et al. 1975). Wahrscheinlich reicht die im Jejunum vorhandene Enterokinase doch aus, um die autokatalytische Aktivierung von Trypsinogen durch Trypsin in Gang zu setzen.

II. Malabsorption im Kolon

Das normale Kolon des Menschen kann annähernd 6 l einer Elektrolytlösung pro Tag resorbieren (DEBONGNIE u. PHILLIPS 1978) und wäre deshalb bis zu dieser Grenze belastungsfähig. Nach Dünndarmresektion ist seine Funktion jedoch häufig gestört, zum einen durch malabsorbierte Gallen- und Fettsäuren, zum anderen durch eine gleichzeitige Kolonteilresektion.

Langkettige Fettsäuren, unter bakterieller Einwirkung entstehende *Hydroxyfettsäuren* und *Dihydroxygallensäuren* hemmen die Elektrolyt- und Wasserresorption im Dickdarm und führen in hoher Konzentration sogar zur Nettosekretion (MEKHJIAN et al. 1971; AMMON u. PHILLIPS 1973). Im Tierexperiment erhöhen sie außerdem die Kolonpermeabilität und verursachen morphologische Schäden der Schleimhaut (RUMMEL et al. 1975; GAGINELLA et al. 1977; CHADWICK et al. 1979). Schließlich steigern Gallensäuren die Schleimproduktion (LEWIN et al. 1979). Nach Ileumresektion können die Durchfälle daher chologenen und/oder steatogenen Ursprungs sein (HOFMANN u. POLEY 1972): Bei Resektion unter ca. 1 m ist die fäkale Gallensalzausscheidung hoch, die Steatorrhö gering und Cholestyramin therapeutisch erfolgreich; bei größeren Resektionen nimmt die Gallensalzausscheidung infolge Erschöpfung des Gallensalzpools ab und die Steatorrhö zu, so daß die Durchfälle überwiegend durch den Effekt von Fettsäuren auf das Kolon hervorgerufen werden.

Nach partieller *Kolonresektion* werden verschiedene Substanzen, die vom intakten Kolon teilweise noch aufgenommen werden, weniger resorbiert. Hierzu gehören neben Gallen- und Fettsäuren (AMMON u. PHILLIPS 1973; MEKHJIAN et al. 1979) auch bakteriell aus Kohlehydraten entstandene kurzkettige organische Säuren (BOND u. LEVITT 1976; BOND et al. 1980; RUPPIN et al. 1980) und natürlich Natriumchlorid und Wasser, wenn sie wegen fehlender Fläche oder osmotischer Bindung vom Dünndarm vermehrt anfallen. Wohl aus diesem Grund wird das Ausmaß der Diarrhö letzten Endes durch die noch vorhandene Kolonfläche bestimmt, wie Korrelationen zwischen Resektatlängen von Kolon und Ileum einerseits und Stuhlgewicht bzw. fäkalen Elektrolytkonzentrationen andererseits gezeigt haben (CUMMINGS et al. 1973; MITCHELL et al. 1980). Nach ausgedehnter Kolonresektion nähert sich die Stuhlkonzentration von Natrium und Chlorid der höheren Konzentration im Dünndarm, die von Kalium dagegen bleibt niedrig. Eine Natriumverarmung mit sekundärem Hyperreninismus/Hyperaldosteronismus entwickelte sich nach extensiver distaler Dünndarmresektion nur bei Patienten mit Jejunostomien, nicht aber wenn nach Jejunokolostomie über die Hälfte des Kolons belassen war (LADEFOGED u. ØLGAARD 1979). Auch für die Konservierung von Kalzium nach Dünndarmresektion scheint das Kolon von Bedeutung zu sein (HYLANDER et al. 1980).

Die Permeabilitätssteigerung der Kolonschleimhaut durch Gallen- und Fettsäuren hat noch eine weitere klinisch wichtige Konsequenz. Sie spielt offenbar eine zentrale Rolle in der Pathogenese der *Hyperoxalurie* nach Ileumresektion. Mit der Nahrung zugeführtes Oxalat bleibt bei Steatorrhö besser in Lösung, da Kalzium an luminales Fett gebunden wird und nicht zur Ausfällung von Kalziumoxalat herangezogen werden kann (EARNEST et al. 1974). Infolge der erhöhten Kolonpermeabilität wird Oxalat vermehrt resorbiert (CHADWICK et al. 1973; SAUNDERS et al. 1975; DOBBINS u. BINDER 1976) und über die Niere wieder ausgeschieden. Die Prävalenz von Oxalatsteinen nach Ileumresektion bei erhaltenem Kolon ist nicht genau bekannt. Sie dürfte nach früheren Schätzungen aus nicht eigens dafür aufgeschlüsselten großen Patientengruppen mit gastrointestinalen Erkrankungen bei 5% oder darüber liegen (DEREN et al. 1962; GELZAYD et al. 1968). Sie hängt vermutlich auch vom Ausmaß der Steatorrhö bzw. der Ileumresektion ab, da die Hyperoxalurie mit beiden korreliert (STAUFFER et al. 1973; CHADWICK et al. 1973; EARNEST et al. 1974).

III. Rolle des Ileozökalsphinkters, bakterielle Überwucherung

Spärliche Belege aus Tierexperimenten sprechen dafür, daß nach Resektion des ileozökalen Übergangs die Keimzahl im Ileum ansteigt, die Transitzeit (Mund-Anus) beschleunigt ist und durch beide Faktoren eine Malassimilation begünstigt wird (GAZET u. KOPP 1964; SINGLETON et al. 1964; REID 1975; HUSEMANN et al. 1979). Die wenigen Daten beim Menschen weisen in die gleiche Richtung (MALLORY et al. 1973; COSNES et al. 1978). Außer durch Mitresektion oder Erkrankung des Ileozökalsphinkters wird der Etablierung von Kolonkeimen im Dünndarm durch postoperative oder krankheitsbedingte Strikturen und Fistelbildungen Vorschub geleistet. Durch bakterielle Besiedlung verschlechtert sich die Aufnahme besonders von Vitamin B_{12}, konjugierten Gallensäuren, Fett und Flüssigkeit.

IV. Hypersekretion von Magensäure

Eine erhöhte Magensäuresekretion nach Dünndarmresektion ist aus Tierexperimenten lange bekannt (STASOFF 1914). Sie wurde vor allem an Hunden ausgiebig untersucht (vgl. BUXTON 1974), doch scheinen hier Teilaspekte anders zu sein als beim Menschen (WINDSOR et al. 1969). Für den Menschen ist gesichert, daß bei etwa der Hälfte der Patienten nach über 30%iger Resektion in den ersten postoperativen Tagen eine Magensekretion von täglich mehreren Litern einsetzt (FREDERICK et al. 1965; ABER et al. 1967; WINDSOR et al. 1969), die zu peptischen Ulzera, Anastomoseninsuffizienz und Fistelbildung disponiert (FREDERICK et al. 1965; FIELDING u. COOKE 1970). Überwiegend ist die basale Säuresekretion betroffen (WINDSOR et al. 1969; FIELDING u. COOKE 1970; MURPHY et al. 1979). Eine Korrelation zur Länge des Resektats wurde bisher nicht beobachtet (WINDSOR et al. 1969). Ob eine proximale oder distale Resektion ungünstiger ist, steht ebenfalls nicht fest. Die Hypersekretion verschwindet meist spontan nach Wochen bis Monaten (WINDSOR et al. 1969; MURPHY et al. 1979).

Als Ursache wurde der vorübergehende Fortfall eines – direkt oder indirekt wirkenden – intestinalen Inhibitors der Säuresekretion postuliert, der nach Adaptation des Restdarms möglicherweise wieder gebildet wird. Kandidaten wären u.a. das vasoaktive intestinale Peptid (VIP) oder das gastric inhibitory polypeptide (GIP). Nach Resektion wurde die Plasmakonzentration von beiden jedoch erhöht gefunden, VIP beim Menschen (LEZOCHE et al. 1978) und GIP bei Rhesusaffen (MOOSSA et al. 1976). Alternativ könnte ein Stimulator verzögert abgebaut oder vermehrt freigesetzt werden. Hierfür wurde Gastrin favorisiert, nachdem es bei 4 Patienten sowohl nüchtern als auch postprandial erhöht gemessen wurde (STRAUS et al. 1974). Einer der Patienten war niedrig normazid, bei den anderen wurde die Säuresekretion nicht bestimmt. Obwohl Gastrin auch im Dünndarm abgebaut wird (TEMPERLY et al. 1971; BECKER et al. 1973), sprach das postprandiale Gastrinprofil gegen einen verminderten Abbau als Ursache der Hypergastrinämie (STRAUS et al. 1974). Andere Patienten wiesen teils ebenfalls erhöhte (STRAUS u. YALOW 1976; BLOOM et al. 1979), teils aber trotz nachgewiesener Hypersekretion auch normale Nüchterngastrinwerte auf (MURPHY et al. 1979; CORTOT et al. 1979). Bei Rhesusaffen, die als Tiermodell vielleicht noch am ehesten für Rückschlüsse auf den Menschen geeignet sind, war Gastrin 6 Monate nach 50%iger Resektion zur Norm zurückgekehrt, während die Säuresekretion erhöht blieb (MOOSSA et al. 1976). Da gastrale Hypersekretion und Hypergastrinämie nach Dünndarmresektion bei Mensch und Affe offenbar nicht parallel gehen, ist der postulierte Zusammenhang zwischen beiden nicht überzeugend.

Bei Hypersekretion von Magensäure wird das Duodenum mit Säure überladen, so daß pankreatische Hydrolasen, besonders die Lipase, inaktiviert und resektionsbedingte Durchfälle – analog zum Zollinger-Ellison-Syndrom – verstärkt werden.

V. Rolle von Pankreas und Leber

Die Wirksamkeit der *Pankreasenzyme* im resezierten Darm kann durch physikalische und chemische Faktoren beeinträchtigt sein. Dazu zählen ein kürzerer Kontakt mit dem Chymus und möglicherweise eine unzureichende Durchmischung. Die Effekte einer niedrigen duodenalen Gallensalzkonzentration (nach Ileumresektion), einer herabgesetzten Enterokinaseaktivität (nach Duodenalresektion) und einer Hypersekretion von Magensäure auf die Digestion wurden schon erwähnt. Nach Resektion des oberen Dünndarms werden ferner Peptidhormone wie Cholezystokinin und Sekretin vermindert synthetisiert, so daß das Pankreas endogen weniger stimuliert werden könnte. Schließlich kann chronischer Eiweiß- und Kalorienmangel durch Malassimilation eine Schädigung der Drüse nach sich ziehen, wobei dann auch die sekretorische Antwort nach exogenem Sekretin/Cholezystokinin abnimmt (NOVIS et al. 1972). Ohne daß der pathophysiologische Mechanismus im einzelnen festzulegen war, fand sich nach Probemahlzeit bei 33% einer Patientengruppe mit ausgedehnter Dünndarmresektion eine herabgesetzte Amylasekonzentration im Duodenalsaft (KRISTENSEN et al. 1974). Daten über Enzymmengen liegen leider nicht vor.

Die *Leber* bildet nach extensiver Ileumresektion eine an Gallensäuren ärmere, lithogene Galle (DOWLING et al. 1972). Dies erklärt eine im Vergleich zu alters- und geschlechtsangepaßten Normalkollektiven stark erhöhte *Gallenstein*prävalenz von 25–30% (HEATON u. READ 1969; HILL et al. 1975). Beide Untersuchungen erfaßten v.a. Patienten, deren Kolon teilreseziert und/oder miterkrankt (HEATON u. READ 1969) bzw. ganz reseziert (HILL et al. 1975) war. Im übrigen ist die Leberfunktion nach Dünndarmresektion nicht gestört, es sei denn durch Malabsorptionsfolgen (z.B. Eiweißmangel) oder Grundkrankheit (z.B. Tumoren, Rechtsherzinsuffizienz). Histologische Leberveränderungen mit Mallory-Körpern wie nach intestinalem Bypass scheinen nur bei einzelnen kachektischen Patienten vorzukommen (PEURA et al. 1980).

VI. Motilität

Die Befunde zur Motorik nach Dünndarmresektion sind unvollständig und teilweise widersprüchlich. Die *Magenentleerung* wurde bei der Ratte nach distaler Resektion beschleunigt oder normal, nach proximaler Resektion normal oder verzögert gefunden (Nylander 1967; Nygaard 1967). Die beiden Serien, die mit radioaktivem Chromat als Marker des gastrointestinalen Inhalts nach flüssiger, fettfreier Testmahlzeit durchgeführt wurden, unterschieden sich durch das Ausmaß der Resektion und den postoperativen Zeitpunkt der Untersuchung. Demnach wäre es so, daß kleine (15%) distale Resektionen die Magenentleerung beschleunigen (Nylander 1967) und große (50–75%) proximale Resektionen sie mit zunehmendem Abstand von der Operation verzögern (Nygaard 1967). Beim Menschen wurde die Magenentleerung nur nach distaler Resektion (ohne Angaben über das postoperative Intervall) bestimmt. Nach einem fetthaltigen Probetrunk war sie dann schneller, wenn die Resektion sehr ausgedehnt war (> 2 m) und eine schwere Steatorrhö vorlag (Moberg u. Carlberger 1974). Das Ergebnis wurde so interpretiert, daß die normale Verzögerung der Magenentleerung ausbleibt, wenn Fett ungenügend verdaut wird und dadurch die Fettsäureresorption im oberen Dünndarm absinkt.

Die *Passage im Dünndarm* erwies sich im Tierexperiment nach distaler Resektion verschiedenen Ausmaßes übereinstimmend als beschleunigt (Nylander 1967; Nygaard 1967). Die Transitzeit durch den gesamten Intestinaltrakt (Mund-Anus) nahm weiter ab, wenn zusätzlich der Ileozökalsphinkter reseziert wurde (Singleton et al. 1964). Nach proximaler Resektion großen Umfangs wurde die Dünndarmpassage frühpostoperativ beschleunigt, später fast normalisiert gefunden (Nygaard 1967). Im Gegensatz dazu soll sie nach kleiner proximaler Resektion verzögert sein (Nylander 1967). Wie die Befunde zu erklären sind, bleibt vorläufig offen. Es wäre denkbar, daß Umfang und Lokalisation der Resektion sowie der zeitliche Abstand von der Operation die Produktion gastrointestinaler Hormone oder nervale Mechanismen unterschiedlich beeinflussen. Für den Menschen liegen keine detaillierten Daten zur Dünndarmpassage nach Resektion vor. Immerhin wird man davon ausgehen können, daß der Dünndarmtransit in den meisten Fällen verkürzt ist, was schon aufgrund der kürzeren Wegstrecke und des durch Malabsorption vermehrten Dünndarminhalts plausibel wäre.

VII. Adaptation

Die Resorption im verbliebenen Dünndarm ist sofort nach der Operation bei Mensch und Tier reduziert und nimmt mit der Zeit wieder zu. Phänomenologie und mögliche Mechanismen der Adaptation wurden am Tier eingehend untersucht. Die Ergebnisse sind in Bd. III/3A auf S. 542ff. im einzelnen dargestellt.

Zusammengefaßt ergibt sich aus den Befunden insbesondere an der Ratte folgendes Bild (Menge et al. 1976; Williamson 1978; Weser 1979): Schon 2 Tage nach der Resektion beginnen sich die noch vorhandenen Mukosazellen zu vermehren. Die zelluläre Hyperplasie erreicht nach 2–4 Wochen ein neues Gleichgewicht auf erhöhtem Niveau. Dieses ist gekennzeichnet durch längere Zotten und Krypten mit jeweils vermehrter Zellzahl sowie durch Verlängerung, Lumenerweiterung und auch größerer Muskeldicke des Restdarms. Die Feinstruktur der neu gebildeten Zellen ist nach den meisten Berichten normal. Die Veränderungen sind im Ileum (nach proximaler Resektion) ausgeprägter als im Jejunum (nach distaler Resektion) und nehmen mit dem Ausmaß der Resektion zu. Auch im Kolon wird eine Hyperplasie angeregt. Durch die Zunahme der Zellmasse vergrößert sich die resorbierende Oberfläche erheblich. Die Transportleistung pro Masse oder Einzelzelle wurde i. allg. unverändert (oder leicht vermindert) gefunden, ebenso neuerdings der Transport an isolierten Bürstensaummembranen. Die spezifische Aktivität der meisten Enzyme ist tendenziell herabgesetzt, die einiger anderer aber auch erhöht. Der Nettoeffekt der Adaptation auf die aktive und passive Resorption verschiedener Substanzen ist der einer Steigerung pro cm Darmlänge und v.a. pro verbliebenem Gesamtdarm. Verloren gegangene, spezialisierte Resorptionsorte wie für Vitamin B_{12} oder die aktive Resorption konjugierter Gallensalze (im Ileum) können in vorher nicht damit befaßten Abschnitten wahrscheinlich nicht neu induziert werden. Die auslösenden und regulierenden Mechanismen sind letztlich unbekannt, doch spielen vor allem luminal-nutritive, aber auch systemisch-nutritive Faktoren, die Anwesenheit von Pankreassekret und Galle sowie wohl enterotrophe Hormone eine Rolle. Entsprechend der Bedeutung luminaler Nahrungsstoffe induziert Hyperphagie ebenfalls eine Hyperplasie, während es beim Fasten zu einer Hypoplasie kommt.

Beim Menschen sind Daten zur Adaptation aus verständlichen Gründen nur beschränkt verfügbar. Daß sich Anpassungsprozesse abspielen, ist gleichwohl unbestritten. Hierfür sprachen bereits ältere klinische Erfahrungen sowie Befunde aus indirekten Resorptionsmessungen (ALTHAUSEN et al. 1950; SCHEINER et al. 1965; WINAWER et al. 1966). Später ließ sich dann mittels Perfusion auch direkt zeigen, daß die Resorption von Glukose, Natrium und Wasser pro cm Darmlänge zunimmt (DOWLING u. BOOTH 1966; WEINSTEIN et al. 1969). Nach proximaler Resektion ist die Resorption von Vitamin B_{12} im Ileum im Vergleich zu Normalpersonen sogar erhöht (MACKINNON et al. 1975). Alle diese Befunde sind mit einer Schleimhauthyperplasie vereinbar. Entsprechend haben Biopsien regelmäßig eine vermehrte Zellzahl pro Dünndarmzotte nachgewiesen, allerdings nicht immer eine Zottenverlängerung (PORUS 1965; DOWLING 1968, zit. nach DOWLING u. GLEESON 1973; WEINSTEIN et al. 1969). Auch Durchmesser und Länge des Restdarms nehmen zu (SCHEFLAN et al. 1976). Falls die zuvor verkürzte intestinale Passage im Zuge der Adaptation wieder länger würde (s. Abschnitt C.VI), könnte auch dies zur besseren Assimilation beitragen.

Der vermutlich bedeutsamste, die Hyperplasie auslösende Faktor ist die postoperativ neu einsetzende Nahrungsaufnahme, die bei Malabsorption später bis zur Hyperphagie gesteigert sein kann. An gastrointestinalen Hormonen wurden außer Gastrin und VIP auch pankreatisches Polypeptid, Motilin und Enteroglukagon erhöht gefunden (BLOOM et al. 1979). In einem Fallbericht über einen endokrin aktiven, wahrscheinlich Glukagon produzierenden Nierentumor wurden röntgenologisch ein erweitertes Dünndarmlumen, verdickte Falten und eine verzögerte Passage, histologisch eine Zottenverlängerung beschrieben; alle Veränderungen bildeten sich nach Exstirpation des Tumors zurück (GLEESON et al. 1971).

D. Klinik

In der *postoperativen Frühphase* stehen die Wasser- und Elektrolytverluste durch die einsetzenden Diarrhöen, die nach großen Resektionen 5–10 l/d erreichen können, und die bei manchen Patienten auftretende gastrale Hypersekretion mit massiven Verlusten über die Magensonde ganz im Vordergrund. Dehydratation, Hyponatriämie, Hypokaliämie und Entgleisung des Säure-Basen-Haushalts können sich in kürzester Zeit entwickeln.

In vielen Fällen ist es nicht möglich, vor Ablauf von 1–3 Wochen von der kompletten parenteralen Applikation aller erforderlichen Substanzen schrittweise auf die orale Ernährung überzugehen. Da hierdurch die Sekretion der großen Verdauungsdrüsen angeregt und die verschiedenen Pathomechanismen der Diarrhö in Gang gesetzt werden, verstärken sich die Durchfälle in der Regel erneut. Vorschnelle und unkontrollierte Wiederaufnahme der oralen Zufuhr ist ferner leicht von Übelkeit und Erbrechen gefolgt, wodurch bereits erzielte Fortschritte wieder zunichte werden. Die adaptativen Vorgänge, die beim Menschen Monate in Anspruch nehmen, laufen in dieser Zeit erst allmählich an, vielleicht sogar aus einem Stadium der postoperativen Hypoplasie heraus.

Mit fortschreitendem Abstand von der Operation können sich *langfristige Resorptionsdefizite* bemerkbar machen. Die klinischen Zeichen der meisten Mangelzustände und die Möglichkeiten ihrer laborchemischen Erfassung sind allgemein geläufig, auch darf auf die ausführliche Besprechung der Malassimilationssymptomatik in Bd. III/3A auf S. 585ff. verwiesen werden. Manchmal wird ein klinisch bedeutungsvoller Mangel an Magnesium übersehen, auch sollten die Plasmakonzentrationen von Zink und Kupfer bei ausgedehnter Resektion gelegentlich überprüft und die eventuelle Entwicklung eines sekundären Hyperparathyreoidismus mitbedacht werden.

Im Gegensatz zu den zahlreichen Arbeiten über die Pathophysiologie des Kurzdarmsyndroms gibt es nur wenige Untersuchungen, in denen größere Kollektive resezierter Patienten nach längerer Zeit vom praktisch-klinischen Standpunkt aus beurteilt wurden. Eine Studie von Kristensen et al. (1974) umfaßte 28 Patienten mit Resektionen zwischen 75 und 270 cm, eine weitere von Compston u. Creamer (1977b) 43 Patienten mit z.T. weniger umfangreicher Resektion verschiedener Dünndarmabschnitte. In den Serien war die Grundkrankheit ausschließlich bzw. überwiegend ein M. Crohn, teilweise mit Rezidiv. Viele Patienten waren gleichzeitig kolonreseziert. Aus diesem gemischten Krankengut, das immerhin einen Überblick über die häufigsten Probleme zuläßt, waren etwa 50% der Patienten untergewichtig und 40 bzw. 15% nicht voll berufstätig. Die mittlere Stuhlfrequenz lag bei 3 Entleerungen/Tag. Schwere, schlecht behandelbare Dauerdiarrhöen waren mit ca. 6% relativ selten. Mit 25% überraschend hoch war der Prozentsatz an Osteomalazie, wenn mittels Beckenkammbiopsie danach gefahndet wurde (Compston u. Creamer 1977b). Bei einzelnen Patienten entwickelten sich Nachtblindheit und plötzliche Blutungsneigung mangels Vitamin A bzw. K (Compston u. Creamer 1977b). Vitamin B_{12} und Eisen waren in den meisten Fällen a priori substituiert. Eine Steatorrhö war in der Serie von Kristensen et al. (1974) fast immer vorhanden, und bei 5 von 18 untersuchten Patienten ließ sich eine bakterielle Besiedlung im Duodenalaspirat nachweisen. Aus beiden Reihen wurde abgeleitet, daß die Langzeitprognose auch nach extensiver Resektion vergleichsweise gut sei, unter der Voraussetzung prompter Diagnostik und Korrektur spezifischer Mangelzustände. Eine sonst gelegentlich betonte Anfälligkeit für oder Gefährdung durch Infektionen (Weser et al. 1979) wurde nicht bemerkt, wohl auch nicht gezielt beachtet, ebensowenig fielen Abweichungen im psychischen Bereich auf.

E. Therapie

I. Wiederaufnahme der oralen Ernährung

Die parenterale Substitution und Ernährung unmittelbar nach der Operation folgt allgemein gültigen Prinzipien. Die voluminösen Diarrhöen machen eine besonders exakte Wasser- und Elektrolytbilanzierung in kurzen Abständen nötig. Wegen der Dauer der Infusionstherapie und des oft schlechten Allgemeinzustands muß die intravenöse Ernährung in der Regel komplett sein auch unter dem Aspekt, die Wundheilung und intestinale Adaptation möglichst zu unterstützen und Sekundärkomplikationen hintanzuhalten.

Dem verständlichen Wunsch des genesenden Patienten, bald wieder normal zu essen, soll aus schon genannten Gründen nicht vorzeitig nachgegeben und lieber abgewartet werden, bis die Diarrhöen auf möglichst unter 2 l/Tag absinken (WRIGHT u. TILSON 1971). Auch danach soll die orale Zufuhr nur vorsichtig beginnen. Stehen die Durchfälle weiter im Vordergrund, kann der Anfang mit einem isotonen Elektrolyt-Glukose-Gemisch gemacht werden wie bei schweren infektiösen Diarrhöen (PIERCE et al. 1969). Anschließend sollen kleine Mahlzeiten über den ganzen Tag verteilt werden. Vorsichtshalber sind Fett und, wegen der häufigen Laktoseintoleranz, Milchprodukte zunächst zu meiden. Oft läßt sich eine bessere Nährstoffbilanz dadurch erreichen, daß laktosefreie, möglichst niederosmolare und als Fett mittelkettige Triglyzeride enthaltende Elementardiät zur übrigen Nahrung zugegeben oder, falls der Patient spontan zu wenig zu sich nimmt, mit konstanter Perfusion über eine dünne, flexible Ernährungssonde verabreicht wird; die Vorteile sind eine optimale Resorption pro restlicher Dünndarmfläche ohne vorherige Digestion und vielleicht eine geringere Anregung der Magen- und Pankreassekretion (VOITK et al. 1973; KORETZ u. MEYER 1980).

Sobald die orale Nahrungsaufnahme adäquat ist, wird die parenterale Zufuhr überlappend abgesetzt. Oft können die Einzelmahlzeiten erst im Verlauf mehrerer Monate größer werden. Bei Steatorrhö sollte die Fettzufuhr nach überwiegender Meinung (WESER et al. 1979; KREJS 1979) eingeschränkt sein, um Verluste an Wasser, Elektrolyten einschließlich Kalzium und Magnesium sowie an fettlöslichen Vitaminen zu vermindern. Es wird aber auch die Ansicht vertreten, daß die mit der Zufuhr steigende (passive) Resorption von Fett und damit der Gewinn an Kalorien diese Nachteile überwiege, je daß sogar, wenn Fett anstelle von Kohlehydraten gegeben wird, die Durchfälle durch den geringeren osmotischen Effekt eher abnehmen (SIMKO et al. 1980). Eine gute Möglichkeit, sowohl die Steatorrhö zu mindern als auch die Fettresorption zu steigern, ist der Ersatz langkettiger durch mittelkettige Triglyzeride (WINAWER et al. 1966; HOFMANN u. POLEY 1972). Leider wird die Diät vom Patienten aus Geschmacks- und Praktikabilitätsgründen vielfach nicht akzeptiert. Erweist sich die Laktosetoleranz im Verlauf als normal, sollen Milchprodukte schon wegen ihres Kalziumgehalts wieder gegeben werden. Bei Hyperoxalurie ist eine oxalat- und fettarme, kalziumangereicherte Diät erfolgreich (CHADWICK et al. 1973; STAUFFER et al. 1973; EARNEST et al. 1974; STAUFFER 1977).

II. Substitution spezifischer Defizite

Die Substitutionstherapie orientiert sich an nachgewiesenen Mangelzuständen. Schon nach mittleren Ileumresektionen ist Vitamin B_{12} (parenteral) praktisch immer erforderlich, ansonsten in abnehmender Häufigkeit Eisen, Kalzium, Magnesium und Folsäure sowie unter den fettlöslichen Vitaminen besonders D, seltener A und K (KRISTENSEN et al. 1974; COMPSTON u. CREAMER 1977b). Die anderen wasserlöslichen Vitamine werden nur dann malabsorbiert, wenn große Jejunumanteile zusammen mit dem Ileum reseziert worden sind (WESER et al. 1979).

III. Medikamentöse Therapie

Generell sind zur oralen Medikation Tropfen, Pulver oder Granulate vorzuziehen, da Dragées und Tabletten bei der kurzen Passage unaufgelöst bleiben können. Zur symptomatischen Behandlung massiver Durchfälle sind Opiumtropfen oder sogar parenterales Kodein anfangs oft unvermeidlich und anderen Mitteln wie Loperamid, Diphenoxylat, Anticholinergika oder Karaya-Bismut überlegen. Cholestyramin ist bei Ileumresektion unter 1 m und chologener Diarrhö gut wirksam (HOFMANN u. POLEY 1972) und manchmal nur morgens (zur Zeit der ersten Gallenblasenentleerung) und mittags erforderlich. Nach großer Ileumresektion mit steatogenen Durchfällen und Verminderung des Gallensalzpools ist es nicht mehr sinnvoll, ja verstärkt die Steatorrhö durch Bindung der noch im Dünndarm vorhandenen Gallensalze. Da Cholestyramin auch Oxalat bindet (SMITH et al. 1972; STAUFFER et al. 1973), kann es als adjuvante Therapie der Hyperoxalurie eingesetzt werden. Sind die Durchfälle durch Hypersekretion von Magensäure bedingt, ist Cimetidin erwiesenermaßen wirksam und mildert zugleich die Steatorrhö (CORTOT et al. 1979; ALY et al. 1980). Auch wenn die Pankreassekretion nach exogener Stimulation normal ist, wird die probatorische Gabe von Pankreasenzymen aufgrund der in Abschn. C.V angestellten Überlegungen empfohlen (WESER et al. 1979). Schließlich bessern Antibiotika eine durch bakterielle Besiedlung entstandene Malassimilation, solange es nicht zur erneuten Keimaszension kommt. Die nach Tierexperimenten sich abzeichnende Möglichkeit, die Adaptation durch Kortikosteroide zu begünstigen (SCOTT et al. 1979), ist am Menschen noch nicht systematisch erprobt worden.

IV. Langzeiternährung bei extremem Kurzdarmsyndrom

Ein Teil der Patienten, die früher wegen der postoperativen Malassimilation nicht mehr zu retten waren, kann heute dank verbesserter Ernährungstechniken nicht nur über Jahre am Leben erhalten und sozial rehabilitiert (RIELLA u. SCRIBNER 1976; JEEJEEBHOY et al. 1976; FLEMING et al. 1980; MÜLLER et al. 1980), sondern – falls überhaupt noch adaptationsfähige Darmfläche zur Verfügung steht – nach Monaten oder Jahren sogar wieder ausreichend enteral ernährt werden. Möglichkeiten zur langfristigen parenteralen Nahrungszufuhr („künstlicher Darm") bieten die Dauerimplantation eines Kavakatheters über einen subkutanen Tunnel (RIELLA u. SCRIBNER 1976) oder die Anlage von arteriovenösen Fisteln wie bei chronischer Hämodialyse (BAIRD et al. 1980). Nach Anlernen im Zentrum können die erforderlichen Lösungen zu Hause selbst vorbereitet und nachts infundiert werden. Technische und metabolische Komplikationen wurden kürzlich zusammenfassend besprochen (SHELDON 1979; vgl. auch SHIKE et al. 1980).

Auch wenn der Beitrag zur Gesamtzufuhr zunächst noch klein ist, sollte baldmöglichst mit einer individuell angepaßten enteralen Zusatzernährung begonnen werden. Damit wird nicht nur die Lebensqualität erhöht und der wahrscheinlich wichtigste Anreiz zur Adaptation gegeben, sondern auf Dauer auch eine beträchtliche Kostensenkung erreicht, da die Infusionen entsprechend vermindert werden können. Läßt sich eine langwierige Rehabilitation schon intraoperativ absehen, kann ein dünner Katheter zur Applikation von Elementardiäten bereits zu diesem Zeitpunkt in das Dünndarmlumen plaziert und durch die Bauchdecke nach außen geführt werden (DELANEY et al. 1977; YEUNG et al.

1979). Das Verfahren bedarf aber noch weiterer Erprobung. Etwa ein Viertel aller langfristig parenteral ernährten Patienten mit extremem Kurzdarmsyndrom wird letztendlich von der parenteralen Ernährung wieder unabhängig (SHELDON 1979).

V. Chirurgische Therapie

Im allgemeinen wird man nach Dünndarmresektion mit weiteren chirurgischen Maßnahmen sehr zurückhaltend sein (KREJS 1979; WESER et al. 1979). Dies gilt sowohl für die Cholezystektomie bei Gallenblasensteinen als auch für die Vagotomie bei der meist nur temporären gastralen Hypersekretion. Es gilt aber auch für Versuche, bei schwerem Kurzdarmsyndrom mit korrigierenden Eingriffen am Dünndarm eine längere Verweildauer und gründlichere Durchmischung des Inhalts und dadurch eine bessere Assimilation zu erzielen. Obwohl nach Anlage einer gegenperistaltischen (RYGICK u. NASAROV 1969; HOLLENDER et al. 1972; PERTSEMLIDIS u. KARK 1974) oder rezirkulierenden Schlinge vereinzelt Erfolge zu verzeichnen waren, bleiben diese Methoden bis heute Sondersituationen vorbehalten. Die Gefahren liegen im Eingriff selbst und in der bakteriellen Besiedlung des Restdarms.

Literatur

Aber GM, Ashton F, Carmalt MHB, Whitehead TP (1967) Gastric hypersecretion following massive small-bowel resection in man. Am J Dig Dis 12:785–794

Althausen TL, Doig RK, Uyeyama K, Weiden S (1950) Digestion and absorption after massive resection of small intestine. II. Recovery of absorptive function as shown by intestinal absorption tests in 2 patients and considerations of compensatory mechanisms. Gastroenterology 16:126–139

Aly A, Bàrány F, Kollberg B, Monsén U, Wisén O, Johansson C (1980) Effect of an H_2-receptor blocking agent on diarrhoeas after extensive small bowel resection in Crohn's disease. Acta Med Scand 207:119–122

Ammon HV, Phillips SF (1973) Inhibition of colonic water and electrolyte absorption by fatty acids in man. Gastroenterology 65:744–749

Arvanitakis C (1978) Functional and morphological abnormalities of the small intestinal mucosa in pernicious anemia – a prospective study. Acta Hepatogastroenterol (Stuttg) 25:313–318

Atkinson RL, Dahms WT, Bray GA, Jacob R, Sandstead HH (1978) Plasma zinc and copper in obesity and after intestinal bypass. Ann Intern Med 89:491–493

Baird RM, Rae AI, Chan-Yan C (1980) Long-term parenteral nutrition with arteriovenous fistula. Am J Surg 139:637–640

Becker HD, Reeder DD, Thompson JC (1973) Extraction of circulating endogenous gastrin by the small bowel. Gastroenterology 65:903–906

Bett NJ (1979) Regulation of enterokinase synthesis in animal and human small intestine by luminal signals: its implication in upper gastrointestinal surgery. Br J Surg 66:708–711

Bloom SR, Besterman HS, Adrian TE, Christofides ND, Sarson DL, Mallinson CN, Pero A, Modigliani R (1979) Gut hormone profile following resection of large and small bowel (Abstr). Gastroenterology 76:1101

Bochenek WJ, Narczewska B, Grzebieluch (1973) Effect of massive proximal small bowel resection on intestinal sucrase and lactase activity in the rat. Digestion 9:224–230

Bond JH, Levitt MD (1976) Fate of soluble carbohydrate in the colon of rats and man. J Clin Invest 57:1158–1164

Bond JH, Currier BE, Buchwald H, Levitt MD (1980) Colonic conservation of malabsorbed carbohydrate. Gastroenterology 78:444–447

Buxton B (1974) Small bowel resection and gastric acid hypersecretion. Gut 15:229–238

Chadwick VS, Modha K, Dowling RH (1973) Mechanism for hyperoxaluria in patients with ileal dysfunction. N Engl J Med 289:172–176

Chadwick VS, Gaginella TS, Carlson GL, Debongnie J-C, Phillips SF, Hofmann AF (1979) Effect of molecular structure on bile acid-induced alterations in absorptive function, permeability, and morphology in the perfused rabbit colon. J Lab Clin Med 94:661–674

Compston JE, Creamer B (1977a) Plasma levels and intestinal absorption of 25-hydroxyvitamin D in patients with small bowel resection. Gut 18:171–175

Compston JE, Creamer B (1977b) The consequences of small intestinal resection. Quart J Med 46:485–497

Cortot A, Fleming CR, Malagelada J-R (1979) Improved nutrient absorption after cimetidine in short-bowel syndrome with gastric hypersecretion. N Engl J Med 300:79–80

Cosnes J, Gendre JP, Le Quintrec Y (1978) Role of the ileocecal valve and site of intestinal resection in malabsorption after extensive small bowel resection. Digestion 18:329–336

Cummings JH, James WPT, Wiggins HS (1973) Role of the colon in ileal-resection diarrhoea. Lancet I:344–347

Davies M, Mawer EB, Krawitt EL (1980) Comparative absorption of vitamin D_3 and 25-hydroxyvitamin D_3 in intestinal disease. Gut 21:287–292

Debongnie JC, Phillips SF (1978) Capacity of the human colon to absorb fluid. Gastroenterology 74:698–703

Delaney HM, Carnevale N, Garvey JW, Moss CM (1977) Postoperative nutritional support using needle catheter feeding jejunostomy. Ann Surg 186:165–170

Deren JJ, Porush JG, Levitt MF, Khilnani MT (1962) Nephrolithiasis as a complication of ulcerative colitis and regional enteritis. Ann Intern Med 56:843–853

Dobbins JW, Binder HJ (1976) Effect of bile salts and fatty acids on the colonic absorption of oxalate. Gastroenterology 70:1096–1100

Dowling RH, Booth CC (1966) Functional compensation after small-bowel resection in man. Lancet II:146–147

Dowling RH, Gleeson MH (1973) Cell turnover following small bowel resection and bypass. Digestion 8:176–190

Dowling RH, Bell GD, White J (1972) Lithogenic bile in patients with ileal dysfunction. Gut 13:415–420

Earnest DL, Johnson G, Williams HE, Admirand WH (1974) Hyperoxaluria in patients with ileal resection: an abnormality in dietary oxalate absorption. Gastroenterology 66:1114–1122

Fielding JF, Cooke WT (1970) Peptic ulceration in Crohn's disease (regional enteritis). Gut 11:998–1000

Fleming CR, Beart RW Jr, Berkner S, McGill DB, Gaffron R (1980) Home parenteral nutrition for management of the severely malnourished adult patient. Gastroenterology 79:11–18

Frederick PL, Sizer JS, Osborne MP (1965) Relation of massive bowel resection to gastric secretion. N Engl J Med 272:509–514

Gaginella TS, Chadwick VS, Debongnie JC, Lewis JC, Phillips SF (1977) Perfusion of rabbit colon with ricinoleic acid: dose related mucosal injury, fluid secretion, and increased permeability. Gastroenterology 73:95–101

Gazet J-C, Kopp J (1964) The surgical significance of the ileocecal junction. Surgery 56:565–573

Gelzayd EA, Breuer RI, Kirsner JB (1968) Nephrolithiasis in inflammatory bowel disease. Am J Dig Dis 13:1027–1034

Gleeson MH, Bloom SR, Polak JM, Henry K, Dowling RH (1971) Endocrine tumor in kidney affecting small bowel structure, motility, and absorptive function. Gut 12:773–782

Hagedorn CH, Alpers DH (1977) Distribution of intrinsic factor-vitamin B_{12} receptors in human intestine. Gastroenterology 73:1019–1022

Heaton KW, Read AE (1969) Gall stones in patients with disorders of the terminal ileum and disturbed bile salt metabolism. Br Med J 3:494–496

Hill GL, Mair WSJ, Goligher JC (1975) Gallstones after ileostomy and ileal resection. Gut 16:932–936

Hofmann AF, Poley JR (1972) Role of bile acid malabsorption in pathogenesis of diarrhea and steatorrhea in patients with ileal resection. I. Response to cholestyramine or replacement of dietary long chain triglyceride by medium chain triglyceride. Gastroenterology 62:918–934

Hollender L-F, Kohler J-J, Klein A, Bur F (1972) The anisoperistaltic loop of the small bowel. A critical study of 10 personal cases and 38 cases reported in the literature. Ann Chir 26:599–614

Husemann B, Schück R, Schulz HP (1979) Die Resektion der Valvula Bauhini und ihre Stoffwechsel-folgen. Eine tierexperimentelle Studie. Langenbecks Arch Chir 348:183–190

Hylander E, Ladefoged K, Jarnum S (1980) The importance of the colon in calcium absorption following small-intestinal resection. Scand J Gastroenterol 15:55–60

James WPT (1971) Effects of protein-calorie malnutrition on intestinal absorption. Ann NY Acad Sci 176:244–261

Jeejeebhoy KN, Langer B, Tsallas G, Chu RC, Kuksis A, Anderson GH (1976) Total parenteral nutrition at home: studies in patients surviving 4 month to 5 years. Gastroenterology 71:943–953

Koretz RL, Meyer JH (1980) Elemental diets – facts and fantasies. Gastroenterology 78:393–410

Krejs GJ (1979) The small bowel. Part I: Intestinal resection. Clin Gastroenterol 8:373–386

Kristensen M, Lenz K, Nielsen OV, Jarnum S (1974) Short bowel syndrome following resection for Crohn's disease. Scand J Gastroenterol 9:559–565

Ladefoged K, Ølgaard K (1979) Fluid and electrolyte absorption and renin-angiotensin-aldosterone axis in patients with severe short-bowel syndrome. Scand J Gastroenterol 14:729–735

Lenz K (1975) The effect of the site of lesion and extent of resection on duodenal bile acid concentration and vitamin B_{12} absorption in Crohn's disease. Scand J Gastroenterol 10:241–248

Lewin MR, El Masri SH, Clark CG (1979) Effects of bile acids on mucus secretion in the dog colon. Eur Surg Res 11:392–398

Lezoche E, Vagni V, Speranza V (1978) Elevated vasoactive intestinal polypeptide (VIP) levels in patients with the short bowel syndrome (SBS) (Abstr). Gastroenterology 74:1132

Lindenbaum J, Pezzimenti JF, Shea N (1974) Small-intestinal function in vitamin B_{12} deficiency. Ann Intern Med 80:326–331

Mackinnon AM, Short MD, Elias E, Dowling RH (1975) Adaptive changes in vitamin B_{12} absorption in celiac disease and after proximal small-bowel resection in man. Am J Dig Dis 20:835–840

Mallory A, Savage D, Kern F Jr, Smith JG (1973) Patterns of bile acids and microflora in the human small intestine. II. Microflora. Gastroenterology 64:34–42

Mekhjian HS, Phillips SF, Hofmann AF (1971) Colonic secretion of water and electrolytes induced by bile acids: perfusion studies in man. J Clin Invest 50:1569–1577

Mekhjian HS, Phillips SF, Hofmann AF (1979) Colonic absorption of unconjugated bile acids. Perfusion studies in man. Dig Dis Sci 24:545–550

Menge H, Robinson JWL, Riecken EO (1976) Anpassungsmöglichkeiten der Dünndarmschleimhaut an verschiedene intraluminale Milieuveränderungen. Z Gastroenterol 14:420–433

Mielke F, Beger HG, Schirop T (1975) Digestive and inkretorische Funktionen nach partieller Duodeno-Pankreatektomie. Dtsch Med Wochenschr 100:171–176

Mitchell JE, Breuer RI, Zuckerman L, Berlin J, Schilli R, Dunn JK (1980) The colon influences ileal resection diarrhea. Dig Dis Sci 25:33–41

Moberg S, Carlberger G (1974) Gastric emptying in healthy subjects and in patients with various malabsorptive states. Scand J Gastroenterol 9:17–21

Moossa AR, Hall AW, Skinner DB, Winans CS (1976) Effect of fifty percent small bowel resection on gastric secretory function in rhesus monkeys. Surgery 80:208–213

Müller J, Stock W, Schindler I, Hübner W, Pichlmaier H (1980) Ambulante parenterale Ernährung. Indikation, Technik, Erfahrungen. Infusionstherapie 1:13–20

Murphy JP, King DR, Dubois A (1979) Treatment of gastric hypersecretion with cimetidine in the short-bowel syndrome. N Engl J Med 300:80–81

Novis BH, Bank S, Marks IN (1972) Exocrine pancreatic function in intestinal malabsorption and small bowel disease. Am J Dig Dis 17:489–494

Nygaard K (1967) Resection of the small intestine in rats. IV. Adaptation of gastro-intestinal motility. Acta Chir Scand 133:407–416

Nylander G (1967) Gastric evacuation and propulsive intestinal motility following resection of the small intestine in the rat. Acta Chir Scand 133:131–138

Pertsemlidis D, Kark AE (1974) Antiperistaltic segments for the treatment of short bowel syndrome. Am J Gastroenterol 62:526–530

Peura DA, Stromeyer FW, Johnson LF (1980) Liver injury with alcoholic hyaline after intestinal resection. Gastroenterology 79:128–130

Pierce NF, Sack RB, Mitra RC, Banwell JG, Brigham KL, Fedson DS, Mondal A (1969) Replacement of water and electrolyte losses in cholera by an oral glucose-electrolyte solution. Ann Intern Med 70:1173–1181

Poley JR, Hofmann AF (1976) Role of fat maldigestion in pathogenesis of steatorrhea in ileal resection. Fat digestion after two sequential test meals with and without cholestyramine. Gastroenterology 71:38–44

Porus RL (1965) Epithelial hyperplasia following massive small bowel resection in man. Gastroenterology 48:753–757

Reid IS (1975) The significance of the ileocecal valve in massive resection of the gut in puppies. J Pediatr Surg 10:507–510

Riella MC, Scribner BH (1976) Five years' experience with a right atrial catheter for prolonged parenteral nutrition at home. Surg Gynecol Obstet 143:205–208

Rummel W, Nell G, Wanitschke R (1975) Action mechanisms of antiabsorptive and hydragogue drugs. In: Csáky TZ (ed) Intestinal absorption and malabsorption. Raven, New York, pp 207–227

Ruppin H, Bar-Meir S, Soergel KH, Wood CM, Schmitt MG Jr (1980) Absorption of short-chain fatty acids by the colon. Gastroenterology 78:1500–1507

Rygick AN, Nasarov LU (1969) Antiperistaltic displacement of an ileal loop without twisting its mesentery. Dis Col Rect 12:409–411

Saunders DR, Sillery J, McDonald GB (1975) Regional differences in oxalate absorption by rat intestine: evidence for excessive absorption by the colon in steatorrhoea. Gut 16:543–548

Scheflan M, Galli SJ, Perrotto J, Fischer JE (1976) Intestinal adaptation after extensive resection of the small intestine and prolonged administration of parenteral nutrition. Surg Gynecol Obstet 143:757–762

Scheiner E, Shils ME, Vanamee P (1965) Malabsorption following massive intestinal resection. Am J Clin Nutr 17:64–72

Scott J, Batt RM, Peters TJ (1979) Enhancement of ileal adaptation by prednisolone after proximal small bowel resection in the rat. Gut 20:858–864

Sheldon GF (1979) Role of parenteral nutrition in patients with short bowel syndrome. Am J Med 67:1021–1029

Shike M, Harrison JE, Sturtridge WC, Tam CS, Bobechko PE, Jones G, Murray TM, Jeejeebhoy KN (1980) Metabolic bone disease in patients receiving long-term total parenteral nutrition. Ann Intern Med 92:343–350

Simko V, McCarroll AM, Goodman S, Weesner RE, Kelley RE (1980) High-fat diet in a short bowel syndrome. Intestinal absorption and gastroenteropancreatic hormone responses. Dig Dis Sci 25:333–339

Singleton AO, Redmond DC, McMurray JE (1964) Ileocecal resection and small bowel transit and absorption. Ann Surg 159:690–693

Smith LH, Fromm H, Hofmann AF (1972) Acquired hyperoxaluria, nephrolithiasis, and intestinal disease. Description of a syndrome. N Engl J Med 286:1371–1375

Stasoff B (1914) Experimentelle Untersuchungen über die kompensatorischen Vorgänge bei Darmresektion. Beitr Klin Chir 89:527–586

Stauffer JQ (1977) Hyperoxaluria and intestinal disease. The role of steatorrhea and dietary calcium in regulating intestinal oxalate absorption. Am J Dig Dis 22:921–928

Stauffer JQ, Humphreys MH, Weir GJ (1973) Acquired hyperoxaluria with regional enteritis after ileal resection. Role of dietary oxalate. Ann Intern Med 79:383–391

Straus E, Gerson CD, Yalow RS (1974) Hypersecretion of gastrin associated with the short bowel syndrome. Gastroenterology 66:175–180

Straus E, Yalow RS (1976) Differential diagnosis of hypergastrinemia. In: Thompson JC (ed) Gastrointestinal hormones. A symposion. University of Texas Press, Austin London, pp 99–113

Temperley JM, Stagg BH, Wyllie JH (1971) Disappearance of gastrin and pentagastrin in the portal circulation. Gut 12:372–376

Thompson GR, Lewis B, Booth CC (1966) Absorption of vitamin D_3-^{3}H in control subjects and patients with intestinal malabsorption. J Clin Invest 45:94–102

Van Deest BW, Fordtran JS, Morawski SG, Wilson JD (1968) Bile salt and micellar fat concentration in proximal small bowel contents of ileectomy patients. J Clin Invest 47:1314–1324

Voitk AJ, Echave V, Brown RA, Gurd FN (1973) Use of elemental diet during the adaptive stage of short gut syndrome. Gastroenterology 65:419–426

Wapnick S, Norden DA, Venturas DJ (1974) Essential fatty acid deficiency in patients with lesions of the gastrointestinal tract. Gut 15:367–370

Weinstein LD, Shoemaker CP, Hersh T, Wright HK (1969) Enhanced intestinal absorption after small bowel resection in man. Arch Surg 99:560–562

Weser E (1979) Nutritional aspects of malabsorption. Short gut adaptation. Am J Med 67:1014–1020

Weser E, Fletcher JT, Urban E (1979) Short bowel syndrome. Gastroenterology 77:572–579

Williamson RCN (1978) Intestinal adaptation. I. Structural, functional and cytokinetic changes. II. Mechanisms of control. N Engl J Med 298:1393–1402, 1444–1450

Winawer SJ, Broitman SA, Wolochow DA, Osborne MP, Zamcheck N (1966) Successful management of massive small-bowel resection based on assessment of absorption defects and nutritional needs. N Engl J Med 274:72–78

Windsor CWO, Fejfar J, Woodward DAK (1969) Gastric secretion after massive small bowel resection. Gut 10:779–786

Wright HK, Tilson MD (1971) The short gut syndrome. Pathophysiology and treatment. Curr Probl Surg June 1–51

Yeung CK, Young GA, Hackett AF, Hill GL (1979) Fine needle catheter jejunostomy – an assessment of a new method of nutritional support after major gastrointestinal surgery. Br J Surg 66:727–732

Ileostomie

K. Loeschke und A. Schaudig

Mit 4 Abbildungen und 1 Tabelle

A. Definition

Bei der Ileostomie stellt der Chirurg eine direkte Verbindung zwischen terminalem Ileum und Haut mit dem Ziel her, den Dünndarmstuhl nach außen abzuleiten. Die zugrunde liegende Dickdarmerkrankung erfordert in der Regel außerdem die (Prokto-)Kolektomie, so daß die Ileostomie endgültig ist. Die beiden gängigen Verfahren sind die sog. konventionelle und die kontinente Ileostomie, auf die sich die folgenden Abschnitte im wesentlichen beschränken. Andere Variationen sind in Abschnitt C kurz angeführt.

B. Grunderkrankungen

Häufigste Indikationen sind die Colitis ulcerosa, die familiäre Polyposis coli und der M. Crohn des Kolons. Nur selten wird eine Ileostomie wegen anderer Entzündungen, Durchblutungsstörungen, Tumoren oder Traumen des Kolons erforderlich. Die Art des Grundleidens spielt für die Funktion des ileostomierten Dünndarms keine Rolle, sofern er später nicht ebenfalls erkrankt (z.B. bei M. Crohn). Wichtig dagegen ist, ob das Ileum bei der Operation erhalten blieb, da eine Ileumresektion mit spezifischen Resorptionsausfällen verbunden ist (vgl. S. 504ff.).

C. Chirurgische Techniken

1913 von Brown in St. Louis erstmals zur Stuhlableitung bei entzündlichen und stenosierenden Dickdarmveränderungen vorgeschlagen, war die Ileostomie bis zur Mitte des Jahrhunderts mit vielen, v.a. obstruktiv bedingten Komplikatio-

nen belastet. Erst als BROOKE (1952) die nippelförmige Evertierung des Ileostomas angab, waren die operativ-technischen Probleme prinzipiell gelöst, so daß
resorptiv-metabolischen und sozialhygienischen Aspekten vermehrte Aufmerksamkeit zuteil wurde.

Meist wird die Ileostomie endständig (einläufig) = terminal angelegt und so
auch als konventionelle (inkontinente) Ileostomie bezeichnet. Manchmal wird
als kleinster Eingriff zur Entlastung des veränderten Dickdarms doppelläufig
eine sog. Loop-Ileostomie durchgeführt. Eine weitere Möglichkeit ist die anale
Anastomisierung des Dünndarms bei erhaltenem rektalem Muskelschlauch.
Diese erstmals von RAVITSCH und SABISTON 1947 beschriebene Modifikation
ist in letzter Zeit (MARTIN et al. 1977; FERRARI u. FONKALSRUD 1978; PARKS
u. NICHOLLS 1978; GOLIGHER 1980) wieder aufgegriffen worden, hat sich aber
noch nicht zu einer Standardmethode entwickeln lassen. Sie wird im folgenden
nicht besprochen.

Ein inkontinentes Ileostoma sondert im Gegensatz zum Kolostoma ständig
hautätzende Darmflüssigkeit ab. Der Patient muß daher immer eine das Stoma
eng umschließende Auffangvorrichtung tragen. Die Entwicklung eines kontinenten Ileostomas gelang Kock in den letzten 10 Jahren (KOCK 1969; KOCK et al.
1977; GOLIGHER 1980). Zwei weitere Kontinenzverfahren, der sog. Erlanger
Magnetverschluß (FEUSTEL u. HENNING 1975) und die Sphinkterplastik aus Dick-
darmmuskulatur (SCHMIDT 1981) bedürfen noch einer eingehenden Erprobung.

I. Vorbereitung des Patienten

Das permanente Ileostoma bedeutet für den Kranken eine entscheidende
Lebensveränderung. Er muß daher durch ausführliche ärztliche Aufklärung intensiv darauf vorbereitet werden. Eine sehr große Entscheidungshilfe stellt für
den Kranken die Zusammenführung mit einem Ileostomieträger – möglichst
gleichen Alters und gleichen Geschlechts – dar. An dieser Stelle sei die Deutsche
Stomavereinigung ILCO genannt, die mit Versammlungen, Vorträgen, Literatur
und persönlichen Gesprächen für die Stomapatienten vortreffliche Hilfe und
Unterstützung leistet (regionale Adressen in Deutschland bei der Geschäftsstelle
der Deutschen ILCO e.V., Kammergasse 9, 8050 Freising).

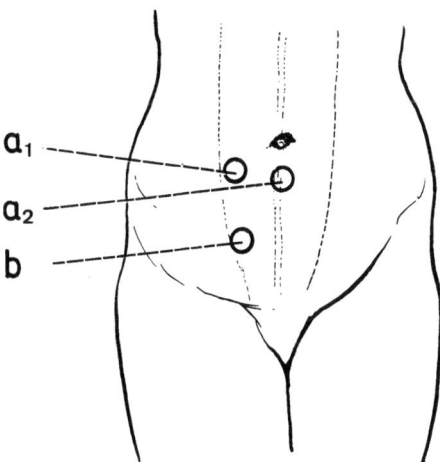

Abb. 1. Günstigste Lokalisation eines Ileostomas. Bei konventioneller Ileostomie im Bereich von a_1 bis a_2; b Lage des Stomas bei
kontinenter Ileostomie nach Kock

Eine längere präoperative Vorbereitung der Kranken mit Ausgleich spezieller Defizite und hochkalorischer enteraler oder parenteraler Ernährung ist häufig notwendig. Die perioperative Gabe von Antibiotika wird heute befürwortet.

Schließlich wird in den Tagen vor dem Eingriff die Lage des zukünftigen Ileostomas festgelegt und markiert (Abb. 1). Sehr bewährt hat sich die probeweise Befestigung eines Ileostomiebeutels an der vorgesehenen Stelle, der mit 100–200 ml Wasser gefüllt wird. Während einiger Stunden des Tragens läßt sich am besten erkennen, ob diese Position objektiv und subjektiv geeignet ist. Gegebenenfalls muß der Test an anderen Stellen der Bauchwand wiederholt werden.

II. Operatives Vorgehen

1. Konventionelle Ileostomie (Abb. 2)

a) Technik

Nach medianer Laparatomie wird das Ileum kurz vor der Valvula Bauhini durchtrennt. Das Ende der zuführenden Schlinge wird durch einen Bauchdeckentunnel 6–7 cm nach außen geführt, an der Faszie fixiert und umgestülpt, so daß die Serosa vollständig abgedeckt wird. Die Schnittkante des Ileums wird dann zirkulär durch Einzelnähte mit der Haut verbunden. Es entsteht so ein ca. 3 cm das Hautniveau überragender Dünndarmnippel, über den der Dichtungsring des Stomabeutels gestreift wird. Bei dem Eingriff gehen weniger als 10 cm Ileum verloren.

b) Postoperative Periode

Die Stuhlausscheidung beginnt wenige Stunden bis 2 Tage nach der Operation. Nach 3–4 Tagen kann von parenteraler auf orale Ernährung übergegangen werden, worunter sich die Stuhlmenge unter Schwankungen auf 500–1000 ml/ Tag einpendelt.

Das Ileostoma wird schon am Ende des Eingriffs mit einem Stomabeutel bedeckt. Der Kranke sollte ab dem 8.–10. postoperativen Tag die Stomaversorgung selbst zu erlernen beginnen (vgl. Abschnitt G.I).

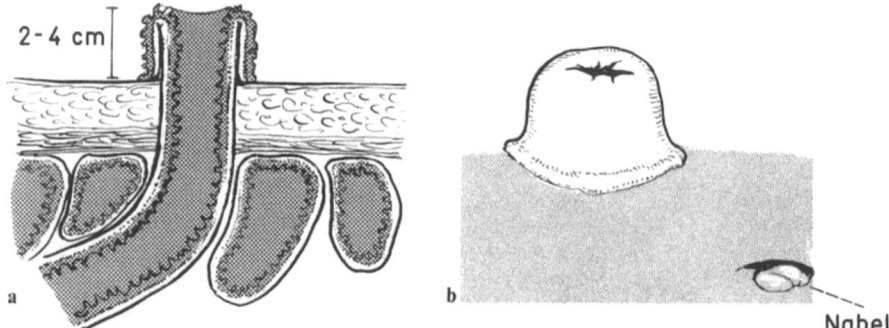

Abb. 2a, b. Konventionelle Ileostomie. **a** Schematischer Schnitt durch ein Ileostoma. Man erkennt das durch die Bauchhaut nach außen geführte und umgestülpte terminale Ileum. Der innen und außen mit Ileumschleimhaut bedeckte Nippel soll das Hautniveau 2–4 cm überragen. **b** Skizze einer eingeheilten konventionellen Ileostomie, die etwas rechts und kaudal des Nabels plaziert ist

c) Komplikationen

An erster Stelle sind Hautschädigungen zu nennen, die entweder durch den Dünndarmsaft oder durch Unverträglichkeitsreaktionen auf die Klebeschicht der Beutel entstehen. Sie treten bei ca. 30% der Kranken auf, häufig rezidivierend. Selten sind heute Stenosen, Stomaprolaps, Hernien, Fisteln, Stomaretraktion oder Abszesse.

2. Kontinente Ileostomie nach Kock

a) Auswahl der Patienten

Dieser Eingriff sollte nicht bei M. Crohn als Grunderkrankung durchgeführt werden und, da er zeitaufwendig ist und viel Präzision erfordert, keinesfalls im Zuge einer Notoperation. Vielfach wird zunächst eine konventionelle Ileostomie angelegt und diese später in eine kontinente umgebildet. Da die Patienten mehrmals täglich das abdominelle Reservoir mit einem Katheter intubieren und täglich einmal spülen müssen, sollten sie psychisch ausgeglichen, zuverlässig und einsichtig sein. Daher ist die Operation erst nach dem 12. Lebensjahr zu empfehlen.

b) Technik (Abb. 3)

Aus den ersten 2/3 der letzten Ileumschlinge wird durch U-förmiges Zusammennähen ein taschenartiges Reservoir gebildet. Das letzte Schlingendrittel wird durch partielle Invagination in die Tasche zu einem kontinenten Ventil mit Ausführungsschlauch umgewandelt. Dieser endet im Hautniveau als Ileostoma, das im Gegensatz zum konventionellen Ileostoma im rechten Unterbauch plaziert wird (Abb. 1). Der während der Operation eingelegte Katheter bleibt 4 Wochen liegen und wird für immer längere Zeitintervalle abgeklemmt. Nach Entfernung des Katheters kann das Stoma mit einem Pflaster abgedeckt werden. Die Füllung des Reservoirs bemerkt der Patient durch ein Druckgefühl in der Blasengegend. Dann sollte der Katheter eingeführt und das Reservoir durch Pressen entleert werden. Es werden 4–5 Entleerungen täglich empfohlen, außerdem sollte einmal täglich mit Kochsalzlösung gespült werden.

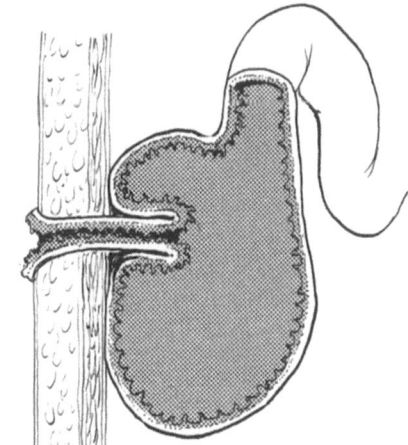

Abb. 3. Kontinente Ileostomie nach Kock. Schematischer Querschnitt: In das aus einer Dünndarmschlinge gebildete Reservoir ragt das Kontinenzventil. Es besteht aus dem invaginierten distalen Schlingendrittel, dessen Ende durch den Bauchdeckentunnel nach außen geführt und im Hautniveau eingenäht ist

c) Komplikationen

Im Gegensatz zur konventionellen Ileostomie treten Hautkomplikationen nur bei Pflasterunverträglickeit auf. Hingegen kommt es in 20–30% zu Inkontinenzerscheinungen durch Wiederentfaltung des invaginierten Ventils. Dies kündigt sich oft durch zunehmende Schwierigkeiten beim Einführen des Katheters an. Die Inkontinenzrate konnte durch neuere operative Modifikationen (KOCK et al. 1977; GOLIGHER 1980; DOZOIS et al. 1980) stark zurückgedrängt werden. Eine andere, im Vergleich zur konventionellen Ileostomie häufige Komplikation ist eine Verengung des Stomas, die operativ gut zu korrigieren ist. Die übrigen Komplikationen sind die gleichen wie bei konventioneller Operationsmethode. Insgesamt ist die Rate von Folgeeingriffen mit 30–50% relativ hoch. Trotzdem will keiner der Patienten diese Stomaform wieder aufgeben. Die Mortalität des Eingriffs liegt um 1%. Von 14 eigenen Patienten ist keiner verstorben, 8 leben beschwerdefrei.

3. Doppelläufige Ileostomie (Loop) (Abb. 4)

a) Entlastungsileostomie

Sie wird zur vorübergehenden Dickdarmentlastung angelegt. Dazu wird die letzte Ileumschlinge an gleicher Stelle wie bei terminaler Ileostomie aus der Bauchhöhle herausgeleitet, quer eröffnet und so eingenäht, daß das zuführende Stoma 3 cm prominent und kaudal des hautnah befindlichen abführenden Stomas liegt. Die Stomaversorgung erfolgt wie bei terminaler Ileostomie.

b) Permanente Loop-Ileostomie

Bei sehr adipösen Patienten wurde von TURNBULL und WEAKLEY (1971) auch bei Kolektomie eine Loop-Ileostomie angegeben, wobei der abführende Schenkel einige Zentimeter innerhalb des Abdomens durchtrennt und blind verschlossen wird. Der Vorteil des Verfahrens liegt darin, daß das fettreiche Dünndarmmesenterium nicht vorgelagert werden muß.

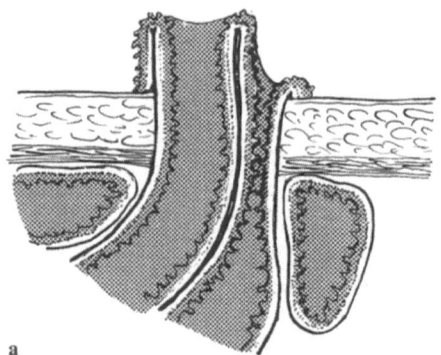
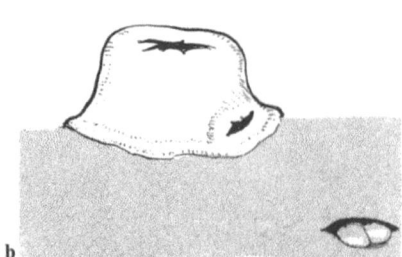

a   b

Abb. 4a, b. Doppelläufige Loop-Ileostomie. **a** Im Gegensatz zur konventionellen Dünndarmausleitung wird hier die letzte Dünndarm*schlinge* vor die Bauchhaut gelagert, eröffnet und so eingenäht, daß der zuführende Schenkel prominent ist und kaudal liegt; **b** Skizze einer eingeheilten Loop-Ileostomie. Das abführende Ileostoma ist klein und liegt kranial im Hautniveau

c) Umwandlung einer Loop-Ileostomie

Wird es nach einer Entlastungileostomie später notwendig, doch eine (Prokto-)Kolektomie durchzuführen, muß nicht in jedem Fall eine terminale Ileostomie neu angelegt werden. Es ist auch möglich, wie unter b) zu verfahren.

D. Pathophysiologie des Dünndarms mit Ileostoma

I. Assimilation

Die gut funktionierende, lang bestehende Ileostomie gibt, in enger Korrelation zum Körpergewicht (HILL et al. 1979), täglich etwa 500 g eines breiigen, olivbraunen Stuhls ab, der Reste von Früchten und Gemüsen (z.B. Schalen) enthalten kann. Das Stuhlvolumen ist weitgehend unabhängig von Menge und Art der Nahrung. Wie bei Normalpersonen wird es durch Elementardiät vermindert (HILL et al. 1975b) und durch pflanzliche Residuen erhöht (KRAMER et al. 1962), wobei Hemizellulose zu einem großen Teil, Zellulose weniger und Lignin nicht abgebaut werden (HOLLOWAY et al. 1978). Hohe orale und parenterale Kochsalzzufuhr vermehrt, Kochsalzrestriktion verringert den Wassergehalt; jedoch werden selbst bei totalem Fasten 40% des individuellen Normalvolumens nicht unterschritten (KRAMER 1966; RICOUR et al. 1973; HILL 1976). Zusätzliches freies Wasser wird resorbiert und über die Niere ausgeschieden (KRAMER et al. 1962; HILL et al. 1975b).

Klinisch befindet sich der Ileostomieträger in der Regel in gutem Allgemeinzustand. Sein Gewicht ist konstant (THOMSON et al. 1970; BEART et al. 1979), die körperliche und laborchemische Routineuntersuchung unauffällig. Trotzdem deckt eine eingehende Diagnostik nicht selten resorptiv-metabolische Abweichungen auf, die besonders den Haushalt von Elektrolyten und Wasser, von Gallensäuren, Fett und Vitamin B_{12} betreffen.

1. Elektrolyte und Wasser

Tabelle 1 zeigt die Elektrolytausscheidung bei etablierter konventioneller Ileostomie mit dem genannten *niedrigen Volumen* von 500 ml/Tag (low output). Dennoch übertrifft dieses Volumen das eines normalen Rektumstuhls, auch ist die Natriumkonzentration höher. Daher liegt die Ausscheidung von Natrium mit ca. 50 mmol/Tag immer 5–10fach über der eines intakten Kolons. Ebenso ist die Ausscheidung von Chlorid größer, die von Kalium, Kalzium und Magnesium dagegen etwa gleich. Bei kontinenter Ileostomie nach Kock sind Stuhlgewicht, Wassergehalt, Natrium- und Kaliumausscheidung gegenüber der konventionellen Ileostomie etwas vermehrt (JAGENBURG et al. 1971; KAY et al. 1979).

Die Resorption von Elektrolyten und Wasser im Ileum ist normal, wie sich durch Instillation von Elektrolytlösungen vom Ileostoma aus zeigen läßt (PRADO P. DE MORAES-FILHO et al. 1974; GADACZ et al. 1977). Bei low output beruht das im Vergleich zum Rektumstuhl größere Volumen demnach ausschließlich auf dem Fehlen des Kolons.

Tabelle 1. Ausscheidung von Elektrolyten und Wasser bei etablierter konventioneller Ileostomie mit niedrigem Volumen. (Modifiziert nach Hill 1976)

	Konzentration im Effluat (mmol/l)	Tages-ausscheidung (mmol)	Literatur
Natrium	115 (100–130)	55 (30–90)	⎱ Nuguid et al. (1961); Kramer et al (1962);
Kalium	8 (5–15)	5 (3–10)	⎰ Kanaghinis et al. (1963); Hill et al. (1974)
Chlorid	45 (15–142)	22 (15–30)	⎱
Kalzium	12 (5–32)	7	⎰ Nuguid et al. (1961)
Magnesium	7 (5–14)	4 (3–5)	
pH	6,1–7,2	–	Kramer et al. (1962); Kay et al. (1979)
Feuchtgewicht	–	500 (200–600) g	
Trockengewicht	–	38 (28–48) g	
Wassergehalt	92 (88–94)%		

In manchen Fällen gibt die Ileostomie ein *hohes Volumen* ab (high output, > 1 l/Tag). Meist läßt sich die „Ileostomiediarrhö" auf den operativen Eingriff bzw. die Grunderkrankung zurückführen. Ursache können eine Stenosierung des Ileostomas, peritoneale Infektionen oder eine unspezifische Ileitis sein (Hill 1976; Kock et al. 1977). Daß dabei eine veränderte bakterielle Dünndarmflora pathogenetisch eine Rolle spielt, wird vermutet, ist aber nicht gesichert. Andere Gründe für ein großes Effluat sind eine zusätzliche Ileumresektion oder eine Crohn-Manifestation im Dünndarm, wodurch die resorbierende Oberfläche vermindert wird.

Schon bei niedrigem Ileostomievolumen führt der chronische Natriumverlust zu einem latenten *Natriummangel*. Ganzkörperuntersuchungen haben nachgewiesen, daß das austauschbare Natrium regelmäßig vermindert ist, während das austauschbare Kalium und Gesamtkörperwasser teils normal, teils ebenfalls herabgesetzt gefunden wurde (Clarke et al. 1967a; Hill et al. 1975a; Turnberg et al. 1978). Die Natriumverarmung ist offenbar der Grund dafür, daß die Natrium- und Wasserausscheidung über die Nieren im Durchschnitt geringer ist als bei Kontrollpersonen (Gallagher et al. 1962; Clarke et al. 1967a).

Durch ein großes Ileostomievolumen wird der Natriummangel akzentuiert, da die Natriumkonzentration des Effluats zunächst unabhängig vom Volumen ist (Smiddy et al. 1960; Hultén et al. 1971) und erst bei fortgeschrittener Natriumverarmung abfällt. Der Dünndarm kann Natrium nur begrenzt einsparen, wie sich durch Variation der Natriumzufuhr beweisen läßt (Kramer 1966; Ricour et al. 1973). Wird die Zufuhr erhöht, steigt zwar die Resorption von Natrium an, aber auch dessen Ausscheidung und damit die von Wasser. Umgekehrt fällt unter Natriumrestriktion die absolute Resorption linear ab, bis unterhalb einer Zufuhr von 0,5–1 mmol/kg/Tag ein intestinaler Bilanzverlust eintritt. Im schweren Natriummangel schließlich – ob infolge Diarrhö oder Natriumrestriktion – kann die Effluatkonzentration von Natrium bis minimal 60 mmol/l absinken und die von Kalium auf fast den gleichen Wert ansteigen (Gallagher et al. 1962, 1969; Clarke et al. 1967b; Ricour et al. 1973). Unter diesen Bedingungen stellen die Nieren die Natriumausscheidung praktisch vollständig ein.

Kochsalzrestriktion oder -verlust durch starkes Schwitzen, Durchfälle und Erbrechen sind daher für Ileostomiepatienten besonders gefährlich. Zum Natriumdefizit kann eine Verarmung an Wasser, evtl. auch an Kalium, Bikarbonat (mit metabolischer Azidose) sowie an Magnesium und Kalzium (HEATON et al. 1967) hinzukommen. Ein klinisch brauchbarer Richtwert für die drohende Dekompensation ist ein Natrium-Kalium-Quotient im Urin von 1 (HILL et al. 1975c).

Bei manchen Patienten lassen sich *hormonelle Gegenregulationen* nachweisen. Die Hypothese, daß eine relative Dehydratation zu erhöhter Ausschüttung von antidiuretischem Hormon führt (LeVEEN et al. 1962), hat sich nicht erhärten lassen. Bei etablierter (kontinenter) Ileostomie waren ADH-Konzentration und Osmolalität des Plasmas normal (LOESCHKE et al. 1980). Hingegen fand sich bei einigen Patienten eine erhöhte Reninaktivität und/oder Aldosteronkonzentration in Plasma bzw. Urin (TURNBERG et al. 1978; LOESCHKE et al. 1980). Bei Kindern mit Ileostomie stieg die renale Aldosteronausscheidung unter zunehmender Natriumrestriktion steil an (RICOUR et al. 1973). Es ist also möglich, daß jenseits eines bestimmten Grads der Natriumverarmung das Renin-Angiotensin-Aldosteron-System das Absinken der Natriumkonzentration im Dünndarm vermittelt, zumal exogene Mineralokortikoide einen dem Natriummangel ähnlichen, wenngleich weit schwächeren Effekt auf den Natrium-Kalium-Quotienten des Effluats haben (GOULSTON et al. 1963; KRAMER u. LEVITAN 1972). Auch eine gesteigerte Empfindlichkeit der Ileumschleimhaut gegenüber Aldosteron wurde postuliert (ISAACS et al. 1976).

Verschiedene Autoren beobachteten bei bis zu 15% der Ileostomieträger *Nierensteine* (DEREN et al. 1962; MARATKA u. NEDBAL 1964; KIRKPATRICK et al. 1979). Es überwiegen Uratsteine (DEREN et al. 1962; BENNETT u. JEPSON 1966), deren Präzipitation durch das geringere Urinvolumen und eine stärkere Azidität des Urins bei normaler Serumharnsäurekonzentration und renaler Uratausscheidung (CLARKE u. McKENZIE 1969) begünstigt wird. Der niedrigere Urin-pH könnte auf einem renalen Natrium-Wasserstoffionen-Austausch zur Natriumeinsparung beruhen (CLARKE u. McKENZIE 1969).

Da nach Kolektomie eine Oxalatmehrresorption im Kolon entfällt, entsteht auch keine sekundäre Hyperoxalurie (EARNEST et al. 1974; DOBBINS u. BINDER 1977; HYLANDER et al. 1978).

2. Gallensäuren

Bei konventioneller Ileostomie ohne Ileumresektion wurde die Gesamtgallensäureausscheidung normal bis leicht erhöht gefunden. Der Gesamtgallensäurepool und die Gesamtgallensäurekonzentration im proximalen Dünndarm waren höchstens geringgradig vermindert. In Dünndarmaspiraten oder im frischen Effluat ließ sich eine bakterielle Dekonjugation in wechselndem, meist beschränktem Ausmaß nachweisen, und Desoxycholsäure war wegen der fehlenden Kolonflora nach Kolektomie herabgesetzt oder fehlte ganz. Bakterienkulturen aus frischem Ileostomiestuhl konnten Taurocholat dekonjugieren, aber nicht dehydroxylieren (MIETINNEN u. PELTOKALLIO 1971; PERCY-ROBB et al. 1971a, b; MORRIS et al. 1973; HUIBREGTSE et al. 1977).

Nach diesen Befunden wäre eine vermehrte Lithogenität der Galle durch Gallensalzverlust kaum zu erwarten. Dennoch ergaben cholezystographische Reihenuntersuchungen an Ileostomieträgern eine erhöhte *Gallensteinprävalenz* nicht nur nach zusätzlicher Ileumresektion, sondern, verglichen mit alters- und geschlechtsangepaßten Serien, auch bei Patienten ohne Resektion (HILL et al. 1975d; JONES et al. 1976). Die Ursache ist unklar. Eine Abhängigkeit von der Dauer der Ileostomie scheint nicht zu bestehen.

Nach kontinenter Ileostomie sind bakterielle Effekte wegen der Stase im Reservoir offenbar ausgeprägter. Die verfügbaren Daten sprechen insgesamt dafür, daß Dekonjugation und Verlust von Gallensäuren stärker sind (Andersson et al. 1979; Kay et al. 1979; Loeschke et al. 1980), was zur Abnahme des Pools und der duodenalen Konzentration von Gallensäuren führen kann (Arnesjö et al. 1974). Auch größere Mengen sekundärer Gallensäuren wurden beobachtet (Kay et al. 1979). Über die Häufigkeit von Gallensteinen liegen noch keine Berichte vor.

3. Fett

Bei erhaltenem Ileum ist die Fettausscheidung nach konventioneller Ileostomie nur selten erhöht (Kramer et al. 1962; Mietinnen u. Peltokallio 1971; Huibregtse et al. 1977). Nach kontinenter Ileostomie scheint eine geringe Steatorrhö häufiger vorzukommen (Jagenburg et al. 1971; Nilsson et al. 1979; Loeschke et al. 1980).

4. Vitamin B_{12}

Der Schilling-Test ist bei etablierter konventioneller Ileostomie ohne Ileumresektion in 10–20% pathologisch (Hultén et al. 1970; Mietinnen u. Peltokallio 1971; Jagenburg et al. 1971). Obwohl keine großen Serien vergleichend untersucht wurden, dürfte der Prozentsatz nach kontinenter Ileostomie insgesamt größer sein (Jagenburg et al. 1971, 1975; Schjønsby et al. 1977; Nilsson et al. 1979; Loeschke et al. 1980). Die Assimilationseinschränkung ist gewöhnlich nicht hochgradig, die Serumkonzentration von Vitamin B_{12} selten herabgesetzt und eine makrozytäre Anämie selbst noch nach mehreren Jahren eine Rarität.

5. Andere Substanzen

Die Resorption von D-Xylose ist gelegentlich vermindert (Jagenburg et al. 1971). Der Stickstoffverlust über die Ileostomie beträgt ca. 1 g/Tag (Smiddy et al. 1960; Nuguid et al. 1961). Die Ausscheidung von Bilirubin ist erwartungsgemäß größer, die von Urobilinogen kleiner (Kramer et al. 1962) als bei intaktem Kolon. Der Gehalt an Pankreasenzymen ist ein wesentlicher Grund für die korrosive Wirkung des Effluats (Hill 1976).

II. Schleimhautmorphologie

Die Ileummukosa ist bei gut funktionierender konventioneller Ileostomie entweder normal oder weist Veränderungen auf, die von einer unspezifischen Entzündung verschiedenen Grads bis zur partiellen Zottenatrophie reichen (Mietinnen u. Peltokallio 1971). Nach kontinenter Ileostomie ist eine leichte bis mäßiggradige, unspezifische entzündliche Reaktion der Reservoirschleimhaut regelmäßig nachweisbar (Philipson et al. 1975a; Loeschke et al. 1980). Eine darüber hinaus gefundene hyperregeneratorische Transformation mit partieller Zottenatrophie (Philipson et al. 1975a; Nilsson et al. 1980) war mit zunehmendem Abstand von der Operation teilweise reversibel. Die morphologischen Veränderungen führen zwar im Tierexperiment zur Resorptionseinschränkung *in vitro* (PHILIPSON et al. 1975b), nicht aber in einem *in vivo* erkennbaren Umfang beim Menschen, da das Reservoir D-Xylose, L-Phenylalanin, Vitamin B_{12} und Elektrolyte gut resorbiert (JAGENBURG et al. 1975; PHILIPSON et al. 1975a; GADACZ et al. 1977), wenn sein Inhalt ausgewaschen und durch entsprechende Lösungen ersetzt wird.

Eine schwere unspezifische, sogar ulzeröse Ileitis kommt bei beiden Ileostomieformen vor (ADSON et al. 1971; KOCK et al. 1977), in bis zu 13% (KOCK et al. 1977) nach früherer Colitis ulcerosa, vereinzelt auch nach nichtentzündlichen Kolonerkrankungen. Sie kann mit hohem Fieber und Leukozytose einhergehen. Oft liegt eine Malfunktion des Ileostomas zugrunde. Ein präoperativ nicht erkannter M. Crohn muß mitbedacht werden.

III. Bakteriologie

Etwaige Assimilationsstörungen von Vitamin B_{12}, Gallensäuren, sekundär auch von Fett und Elektrolyten könnten ebenso wie Schleimhautveränderungen auf die veränderte Bakterienflora zurückgehen (PHILIPSON et al. 1975a; HILL 1976; KOCK et al. 1977), die sich nach Ileostomie im Dünndarm ansiedelt. Insbesondere für das Reservoir mit seinem stagnierenden Inhalt wird ein solcher Zusammenhang vermutet, weil die funktionellen und morphologischen Veränderungen qualitativ denen beim Syndrom der blinden Schlinge entsprechen (LOESCHKE et al. 1980) und Antibiotika den Schilling-Test bessern (SCHJØNSBY et al. 1977).

Schon nach konventioneller Ileostomie nimmt die Gesamtkeimzahl durch Wachstum von Anaerobiern innerhalb von 1–3 Wochen zu, wobei die Keimpopulation beim einzelnen Patienten unterschiedlich, im weiteren Verlauf aber etwa konstant ist (GORBACH et al. 1967; FINEGOLD et al. 1970; VINCE et al. 1973). Nach kontinenter Ileostomie sind die Keimzahlen noch höher, die Anaerobier überwiegen die Aerobier bei den meisten Patienten, so daß nach Gesamtkeimzahl und Anaerobiern eine grobe Abstufung: „normales Ileum < konventionelle < kontinente Ileostomie < normales Rektum" hergestellt werden kann (GORBACH et al. 1967; FINEGOLD et al. 1970; BRANDBERG et al. 1972; PHILIPSON et al. 1975a). Teilweise entsprach die bakterielle Besiedlung des Reservoirs fast vollkommen der Rektumflora eines Kontrollkollektivs (LOESCHKE et al. 1980).

IV. Motilität

Das konventionell angelegte Ileostoma gibt den Dünndarmstuhl teils kontinuierlich, teils in kleinen Schüben ab, zeitweilig unterbrochen von festeren Stuhlanteilen oder Darmgas. Gewöhnlich nimmt die Entleerung nach dem Essen für 1–2 h zu (HILL 1976). Druckmessungen über einen wassergefüllten Ballon lassen kleine kurzdauernde Wellen erkennen, die bei zunehmender Dehnung von großen, mit krampfhaftem Entleerungsdrang und der Expulsion von Darminhalt einhergehenden, phasischen Kontraktionen abgelöst werden (AKWARI et al. 1980).

Das Kock-Reservoir ist so konzipiert, daß sich die motorischen Aktivitäten der gegeneinander geschalteten Schlingen weitgehend aufheben. Daß dies gelingt, läßt sich kineradiographisch zeigen (CAMERON 1973). Mit zunehmender Füllung steigt der hydrostatische Druck nur sehr langsam an (KOCK 1973), bis es bei

30–40 cmH$_2$O zu einem Reflux in den zuführenden Ileumschenkel kommt (Ca-meron 1973). Wird das Reservoir mittels Ballon gedehnt und so ein Reflux verhindert, so lassen sich bei höheren, von der Reservoirkapazität bestimmten Füllungsvolumina auch hier große Kontraktionen abgrenzen (Gadacz et al. 1977), die zahlreicher sind, aber weniger hohe Spitzendrucke zur Folge haben als bei konventioneller Ileostomie (Akwari et al. 1980). Die intermittierende, leichte Dehnung vor jeder Katheterisierung könnte der Reiz für die allmähliche Zunahme des Reservoirvolumens von anfangs 80–100 auf 500 ml und mehr im Verlauf mehrerer Monate sein (Kock 1973).

Am Reservoirausgang läßt sich eine Hochdruckzone nachweisen, die bei Inkontinenz der Tasche durch Nippelabgleiten, nicht aber durch Fistelbildung innerhalb des Nippels verschwindet (Myrvold u. Jonsson 1979).

V. Adaptation

Die bisher geschilderten Befunde bezogen sich auf lang bestehende Ileosto-mien. Nach Einsetzen der Darmtätigkeit postoperativ ist das Ileostomievolumen i. allg. größer (LeVeen et al. 1962; Hultén et al. 1971; Kock et al. 1977). Ebenso nimmt der Wassergehalt des Stuhls in den folgenden Wochen und Mona-ten ab (LeVeen et al. 1962; Hill et al. 1974). Für eine Adaptation der Elektrolyt-resorption spricht ferner, daß das beim Gesunden in das Zäkum übertretende Volumen mit 1900 ml/Tag (Debongnie u. Phillips 1978) deutlich höher liegt als das einer gut funktionierenden Ileostomie. Da die Adaptation nur beobachtet wird, wenn das Ileum nicht reseziert wurde (Hill et al. 1974), müßten die adaptativen Vorgänge dort faßbar sein.

Dies ist bisher aber nicht zweifelsfrei gelungen. Eine Einzelbeobachtung be-schreibt eine Ileumhyperplasie mit verlängerten Zotten (Wright et al. 1969a), was einerseits im Gegensatz zu den im Abschn. D II. geschilderten Befunden steht, andererseits von Tierexperimenten gestützt wird (Wright et al. 1969b; Buchholtz et al. 1976). Eine zweite Möglichkeit wäre eine Zunahme der Re-sorption pro Zelle, vielleicht aufgrund hormoneller Reaktionen auf den latenten Natriummangel. Die Messung unidirektionaler Natrium- und Chloridflüsse an Biopsien in vitro wies allerdings keine erhöhte Nettoresorption pro Fläche nach (Hawker et al. 1980). Zwar ist die transmurale elektrische Potentialdifferenz sowohl in vivo (Prado P. de Moraes-Filho et al. 1974; Isaacs et al. 1976; Gadacz et al. 1977) als auch in vitro (Hawker et al. 1980) größer als im norma-len Ileum, doch ist dies Folge eines höheren elektrischen Widerstands (Hawker et al. 1980), so daß die Ileumschleimhaut in ihren elektrischen Eigenschaften dem Kolon ähnlicher wird.

E. Psychosoziale Aspekte

Die meisten Ileostomiepatienten sind jung, haben eine lange Krankenge-schichte hinter sich und sehen sich nun einer Defektheilung gegenüber, mit der sie sich in Familie, Beruf und Gesellschaft zurecht finden müssen. Die neue Situation mit ihren praktischen und psychologischen Schwierigkeiten wirft viele Probleme auf, die in diesem Rahmen nur summarisch angesprochen werden können. Aus Übersichten (DALY u. BROOKE 1967; ROY et al. 1970; LENNEBERG u. ROWBOTHAM 1970; HILL 1976; KOCK et al. 1977; THOMSON u. LENNARD-JONES 1977) geht hervor, daß sich 85–95% der Patienten mit konventioneller Ileostomie trotzdem in Ehe, Sexualität, Freizeit und am Arbeitsplatz nicht oder kaum beeinträchtigt fühlen, obwohl sich auch ungünstigere Ergebnisse finden (HALEVY et al. 1977; KIRKPATRICK et al. 1979). Im Vordergrund stehen die Probleme von seiten des Stomas und des Ileostomiebeutels, der beim Sport, Bücken und Tragen von Lasten hinderlich ist. Psychologische Schwierigkeiten sind u.a. daran abzulesen, daß voreheliche sexuelle Beziehungen bei Männern und Frauen ebenso wie Heiraten bei Frauen unterdurchschnittlich häufig sind (GRÜNER et al. 1977). Normale Schwangerschaften mit vaginaler Entbindung sind möglich, doch ist die Fertilität bei Frauen eingeschränkt. Sexuelle Dysfunktionen nach Proktokolektomie erreichen bei beiden Geschlechtern 30%, vereinzelt tritt besonders bei Männern ab 45 Jahren komplette Impotenz auf (BURNHAM et al. 1977).

Nach erfolgreicher kontinenter Ileostomie ist die soziale Wiedereingliederung insgesamt besser. Die Mehrzahl der Patienten bewertet die Umwandlung einer konventionellen Ileostomie positiv (KOCK et al. 1974; BEART et al. 1979), da sie größere Freiheiten für Kontakte aller Art, Reisen und Kleidung einräumt.

Die Rehabilitationschancen sind um so besser, je einfühlsamer und kompetenter die Aufklärung vor der Operation und die Nachsorge nach der Klinikentlassung geschieht. Hierfür ist ein Team optimal, das neben dem Chirurgen und Internisten einen speziell ausgebildeten Stomatherapeuten umfaßt, da Stomaschwierigkeiten am häufigsten sind. Fachpsychologische oder psychiatrische Hilfe sollte rasch zu vermitteln sein. An einigen Orten sind regelrechte Stomazentren eingerichtet worden. Auf die Bedeutung von Selbsthilfegruppen wurde schon hingewiesen (Abschn. C.I).

F. Vergleich der konventionellen und kontinenten Ileostomie

Über die kontinente Ileostomie liegen erst begrenzte Langzeiterfahrungen vor. Nach den genannten Ergebnissen zeichnet sich bisher ab, daß trotz technischer Verbesserungen operative Komplikationen und Revisionen häufiger sind und Malassimilationszustände ebenso wie morphologische Schleimhautveränderungen — wahrscheinlich bedingt durch die Besiedlung des Reservoirs mit Kolonkeimen — vermehrt vorkommen. Diesen Nachteilen steht eine. bessere psychosoziale Rehabilitation gegenüber. Das Verfahren ist also zum jetzigen Zeitpunkt als eine Alternative anzusehen, die von damit vertrauten Chirurgen ausgewählten Patienten unter Hinweis auf die Komplikationsmöglichkeiten angeboten werden sollte (KOCK et al. 1977; GOLDMAN u. ROMBEAU 1978; BEART et al. 1979). Bei Umwandlungswünschen ist der psychologische, ggf. psychiatrische Hintergrund (GOLDEN 1976) zu berücksichtigen, um Enttäuschungen zu vermeiden.

G. Therapie

I. Pflege des Ileostomas

Hier wird nur das terminale, inkontinente Ileostoma besprochen, da die Kock-Ileostomie zur Abdeckung lediglich einer Mullkompresse oder eines Pflasterverbands bedarf.

Da sowohl die ein- als auch die doppelläufige terminale Ileostomie ständig Darmflüssigkeit absondert, muß das Stoma stets mit einem Auffangbeutel abgedeckt sein. Er sollte den über das Hautniveau ragenden Dünndarmnippel möglichst wasserdicht umschließen, um Hautmazerationen zu vermeiden. Hierfür eignen sich besonders Beutel mit Karayaringen oder Stomahesiveplatten. Fast immer bevorzugen die Kranken Ausstreifbeutel, die mehrere Tage an der Haut fixiert bleiben können und deren kaudale Öffnung mit einem Plastikclip verschlossen wird. Auf diese Weise kann der Stuhl mehrmals täglich auf der Toilette entleert werden. Es stehen zwar heute verschiedene, gut durchdachte Beutelsysteme mit Wechselvorrichtungen zur Verfügung, für den Kranken ist es aber oft schwierig, sich außerhalb der Wohnung der Beutel zu entledigen, die nicht toilettengängig sind. Sehr wichtig ist die Geruchsfestigkeit und Geschmeidigkeit der Kunststoffbeutel, die zur besseren Hautverträglichkeit mit Stoffumhüllungen versehen werden können. Falls dennoch Geruchsprobleme auftreten, sollten die Beutel häufiger gewechselt oder mit einem Antiseptikum (z.B. Chlortabletten) versetzt werden.

II. Internistische Therapie

Von metabolischer Seite ist der Ileostomieträger zwar gefährdet, aber primär nicht behandlungsbedürftig. Diätetische Restriktionen sind nicht erforderlich (Daly u. Brooke 1967; Roy et al. 1970; Thomson et al. 1970; Kock et al. 1977), und nur bei individuellen Unverträglichkeiten soll sich der Speiseplan danach richten. Grobe Pflanzenfasern können, besonders wenn schlecht gekaut wird, Passageschwierigkeiten an einem engen Stoma hervorrufen. Eine Kochsalzaufnahme von 6–9 g/Tag reicht nach Bilanzuntersuchungen einschließlich einer Sicherheitsmarge aus (Kramer 1966), so daß sich ein Zusalzen normalerweise erübrigt. Bei ungenügender Nahrungsaufnahme, starkem Schwitzen und Durchfällen sollte Kochsalz zusätzlich gegeben werden, wobei eine Gesamtzufuhr über 10–15 g/Tag den Stuhl jedoch unerwünscht verflüssigt (Kramer 1966; Hill et al. 1975c). Die Basistherapie der Ileostomiediarrhö sind neben oralem bzw. parenteralem NaCl peristaltikhemmende Mittel wie Loperamid, Diphenoxylat, Kodein oder Opium (Hill et al. 1975c; Tytgat u. Huibregtse 1975; Newton 1978) am besten als Tropfen. Eine leichte Malassimilation von Vitamin B_{12} sollte zunächst nur anhand der Serumspiegel verfolgt werden (Nilsson et al. 1979). Im übrigen werden Mangelzustände nach allgemein gültigen Regeln therapiert. Das gleiche gilt für evtl. Nierensteine, wobei die Trinkmenge schon prophylaktisch reichlich zu bemessen ist, und für Gallensteine. Als oral wirksame geruchmindernde Symptomatika wurden Bismuth subgallicum (Sparberg 1974), Chlorophyllderivate (Siegel 1960) oder Weizenkleie empfohlen.

Besondere Probleme werfen ein massives bakterielles Überwucherungssyndrom bzw. eine unspezifische ulzerierende Ileitis auf. Zunächst ist durch Prüfen der Durchgängigkeit mit dem kleinen Finger, Endoskopie mit einem Kindergerät und Röntgenaufnahmen festzustellen, ob das Ileostoma korrekturbedürftig ist. Sind Formabweichungen auch im übrigen Dünndarm auszuschließen, kann an der anatomischen Situation nichts geändert werden. In diesem Fall sind Erfolge durch Breitbandantibiotika leicht von Rezidiven gefolgt. Neben strikter persönlicher Hygiene schlagen KOCK et al. (1977) aufgrund ihrer umfangreichen Erfahrung mit dem Reservoir eine Dauerableitung des Stuhls kombiniert mit Salazosulfapyridin und/oder Metronidazol, versuchsweise auch Steroide vor. Nach Wochen bis Monaten heilte die Ileitis aus. Bei nachgewiesenem Crohn-Befall mußten Taschen entfernt werden.

Literatur

Adson MA, Benjamin I, Dockerty MB (1971) Postcolectomy ileitis and related disorders. Arch Surg 102:326–330

Akwari OE, Kelly KA, Phillips SF (1980) Myoelectric and motor patterns of continent pouch and conventional ileostomy. Surg Gynecol Obstet 150:363–371

Andersson H, Fasth S, Filipsson S, Hellberg R, Hultén L, Nilsson L-O, Nordgren S, Kock NG (1979) Faecal excretion of intravenously injected ^{14}C-cholic acid in patients with conventional ileostomy and in patients with continent ileostomy reservoir. Scand J Gastroenterol 14:551–554

Arnesjö B, Ståhl E, Sörbris R, Kock NG (1974) Taurocholate metabolism in patients with small intestinal stagnant loops. Scand J Gastroenterol 9:579–585

Beart RW, Beahrs OH, Kelly KA, Dozois RR, Wolf SA (1979) The continent ileostomy. A viable alternative. Mayo Clin Proc 54:643–645

Bennett RC, Jepson RP (1966) Uric acid stone formation following ileostomy. Aust NZ J Surg 36:153–158

Brandberg Å, Kock NG, Philipson B (1972) Bacterial flora in intraabdominal ileostomy reservoir. A study of 33 patients provided with "continent ileostomy". Gastroenterology 63:413–416

Brooke BN (1952) Management of an ileostomy including its complications. Lancet II:102–104

Brown JY (1913) Value of complete physiological rest of large bowel in ulcerative and obstructive lesions. Surg Gynecol Obstet 16:610–613

Buchholtz TW, Malamud D, Ross JS, Malt RA (1976) Onset of cell proliferation in the shortened gut: growth after subtotal colectomy. Surgery 80:601–607

Burnham WR, Lennard-Jones JE, Brooke BN (1977) Sexual problems among married ileostomists. Survey conducted by The Ileostomy Association of Great Britain and Ireland. Gut 18:673–677

Cameron A (1973) The continent ileostomy. Br J Surg 60:785–790

Clarke AM, McKenzie RG (1969) Ileostomy and the risk of urinary uric acid stones. Lancet II:395–397

Clarke AM, Chirnside A, Hill GL, Pope G, Stewart MK (1967a) Chronic dehydration and sodium depletion in patients with established ileostomies. Lancet II:740–743

Clarke AM, Hill GL, MacBeth WAAG (1967b) Intestinal adaptation to salt depletion in a patient with an ileostomy. Gastroenterology 53:444–449

Daly DW, Brooke BN (1967) Ileostomy and excision of the large intestine for ulcerative colitis. Lancet II:62–64

Debongnie JC, Phillips SF (1978) Capacity of the human colon to absorb fluid. Gastroenterology 74:698–703

Deren JJ, Porush JG, Levitt MF, Khilnani MT (1962) Nephrolithiasis as a complication of ulcerative colits and regional enteritis. Ann Intern Med 56:843–853

Dobbins JW, Binder HJ (1977) Importance of the colon in enteric hyperoxaluria. N Engl J Med 296:298–301

Dozois RR, Kelly KA, Beart RW jr, Beahrs OH (1980) Improved results with continent ileostomy. Ann Surg 192:319–323

Earnest DL, Johnson G, Williams HE, Admirand WH (1974) Hyperoxaluria in patients with ileal resection: an abnormality in dietary oxalate absorption. Gastroenterology 66:1114–1122

Ferrari BT, Fonkalsrud EW (1978) Endorectal ileal pull-through operation with ileal reservoir after total colectomy. Ann Surg 136:113–120

Feustel H, Henning G (1975) Kontinente Ileostomie durch Magnetverschluß. Dtsch Med Wochenschr 100:1063–1064

Finegold SM, Sutter VL, Boyle JD, Shimada K (1970) The normal flora of ileostomy and transverse colostomy effluents. J Infect Dis 122:376–381

Gadacz TR, Kelly KA, Phillips SF (1977) The continent ileal pouch: absorptive and motor features. Gastroenterology 72:1287–1291

Gallagher ND, Harrison DD, Skyring AP (1962) Fluid and electrolyte disturbances in patients with long-established ileostomies. Gut 3:219–223

Gallagher ND, Harrison DD, Wyatt JV, Skyring AP (1969) Sodium conservation by the small intestine in a patient with chronic ileostomy diarrhoea. Gut 10:202–205

Golden HK (1976) Psychiatric casualties following revision to the "continent" Kock ileostomy. Am J Dig Dis 21:969–973

Goldman SL, Rombeau JL (1978) The continent ileostomy: a collective review. Dis Colon Rectum 21:594–599

Goligher JC (1980) Surgery of the anus, rectum and colon. 4. Aufl, Baillière Tindall, London

Gorbach SL, Nahas L, Weinstein L (1967) Studies of intestinal microflora. IV. The microflora of ileostomy effluent: a unique microbial ecology. Gastroenterology 53:874–880

Goulston K, Harrison DD, Skyring AP (1963) Effect of mineralocorticoids on the sodium/potassium ratio of human ileostomy fluid. Lancet II:541–542

Grüner OP-N, Naas R, Fretheim B, Gjone E (1977) Marital status and sexual adjustment after colectomy. Results in 178 patients operated on for ulcerative colitis. Scand J Gastroenterol 12:193–197

Halevy A, Adam Y, Eshchar J (1977) Ileostomates in Israel. Dis Colon Rectum 20:482–486

Hawker PC, Morris AI, McKay J, Turnberg LA (1980) Study of ion transport across biopsies of ileostomy in vitro: search for evidence of intestinal 'adaptation' after colectomy. Gut 21:146–150

Heaton FW, Clarke CG, Goligher JC (1967) Magnesium deficiency complicating intestinal surgery. Br J Surg 54:41–45

Hill GL (1976) Ileostomy: surgery, physiology, and management. Grune & Stratton, New York

Hill GL, Mair WSJ, Goligher JC (1974) Impairment of 'ileostomy adaptation' in patients after ileal resection. Gut 15:982–987

Hill GL, Goligher JC, Smith AH, Mair WSJ (1975a) Long term changes in total body water, total exchangeable sodium and total body potassium before and after ileostomy. Br J Surg 62:524–527

Hill GL, Mair WSJ, Edwards JP, Morgan DB, Goligher JC (1975b) Effect of a chemically defined liquid elemental diet on composition and volume of ileal fistula drainage. Gastroenterology 68:676–682

Hill GL, Mair WSJ, Goligher JC (1975c) Cause and management of high volume output salt-depleting ileostomy. Br J Surg 62:720–726

Hill GL, Mair WSJ, Goligher JC (1975d) Gallstones after ileostomy and ileal resection. Gut 16:932–936

Hill GL, Millward SF, King RFGJ, Smith RC (1979) Normal ileostomy output: close relation to body size. Br Med J 2:831–832

Holloway WD, Tasman-Jones C, Lee SP (1978) Digestion of certain fractions of dietary fiber in humans. Am J Clin Nutr 31:927–930

Huibregtse K, Hoek F, Sanders GTB, Tytgat GNJ (1977) Bile acid metabolism in ileostomy patients. Eur J Clin Invest 7:137–140

Hultén L, Kewenter J, Persson E, Åhrén C (1970) Vitamin B_{12}-absorption in ileostomy patients after operation for ulcerative colitis. Scand J Gstroenterol 5:113–116

Hultén L, Holm C, Kewenter J (1971) A comparison of the ileostomy function in patients proctocolectomized for ulcerative colitis and Crohns disease of the colon. Acta Chir Scand 137:689–691

Hylander E, Jarnum S, Jensen JH, Thale M (1978) Enteric hyperoxaluria: dependence on small intestinal resection, colectomy, and steatorrhoea in chronic inflammatory bowel disease. Scand J Gastroenterol 13:577–588

Isaacs PET, Horth CE, Turnberg LA (1976) The electrical potential difference across ileostomy mucosa. Gastroenterology 70:52–58

Jagenburg R, Dotevall G, Kewenter J, Kock NG, Philipson B (1971) Absorption studies in patients with 'intraabdominal ileostomy reservoirs' and in patients with conventional ileostomies. Gut 12:437–441

Jagenburg R, Kock NG, Philipson B (1975) Vitamin B_{12} absorption in patients with continent ileostomy. Scand J Gastroenterol 10:141–144

Jones MR, Gregory D, Evans KT, Rhodes J (1976) The prevalence of gallbladder disease in patients with ileostomy. Clin Radiol 27:561–562

Kanaghinis T, Lubran M, Coghill NF (1963) The composition of ileostomy fluid. Gut 4:322–338

Kay RM, Cohen Z, Siu KP, Petrunka CN, Strasberg SM (1979) Ileal excretion and bacterial modification of bile acids and cholesterol in patients with continent ileostomy. Gut 21:128–132

Kirkpatrick JR, Thompson G, Rogers A (1979) The quality of life after ileostomy. A follow-up study. Front Gastrointest Res 5:202–207

Kock NG (1969) Intra-abdominal "reservoir" in patients with permanent ileostomy. Preliminary observations on a procedure resulting in fecal "continence" in five ileostomy patients. Arch Surg (Basel) 12:223–231

Kock NG (1973) Continent ileostomy. Prog Surg 12:180–201

Kock NG, Darle N, Kewenter J, Myrvold H, Philipson B (1974) The quality of life after proctocolectomy and ileostomy: a study of patients with conventional ileostomies converted to continent ileostomies. Dis Colon Rectum 17:287–292

Kock NG, Darle N, Hultén L, Kewenter J, Myrvold H, Philipson B (1977) Ileostomy. Curr Probl Surg:August 1–52

Kramer P (1966) The effect of varying sodium loads on the ileal excreta of human ileostomized subjects. J Clin Invest 45:1710–1718

Kramer P, Levitan R (1972) Effect of 9-α-fluorohydrocortisone on the ileal excreta of ileostomized subjects. Gastroenterology 62:235–241

Kramer P, Kearney MM, Ingelfinger FJ (1962) The effect of specific foods and water loading on the ileal excreta of ileostomized human subjects. Gastroenterology 42:535–545

Lenneberg E, Rowbotham JL (1970) The ileostomy patient – a descriptive study of 1425 persons. Thomas, Springfield, Ill

LeVeen HH, Lyons A, Becker E (1962) Physiologic adaptation to ileostomy. Am J Surg 103:35–41

Loeschke K, Bolkart T, Kiefhaber P, Ruckdeschel G, Löhrs U, v. Bary S, Schaudig A (1980) Bacterial overgrowth in ileal reservoirs (Kock pouch). Extended functional studies. Hepato-Gastroenterology 27:310–316

Maratka Z, Nedbal J (1964) Urolithiasis as a complication of the surgical treatment of ulcerative colitis. Gut 5:214–217

Martin LW, Le Coultre C, Schubert WK (1977) Total colectomy and mucosal proctectomy with preservation of continence in ulcerative colitis. Ann Surg 186:477–480

Miettinen TA, Peltokallio P (1971) Bile salt, fat, water, and vitamin B_{12} excretion after ileostomy. Scand J Gastroenterol 6:543–552

Morris JS, Low-Beer TS, Heaton KW (1973) Bile salt metabolism and the colon. Scand J Gastroenterol 8:425–431

Myrvold HE, Jonsson KO (1979) Pressure profiles in ileal pouch oulets. Scand J Gastroenterol 14:753–759

Newton CR (1978) Effect of codein phosphate, Lomotil, and Isogel on ileostomy function. Gut 19:377–383

Nilsson LO, Andersson H, Hultén L, Jagenburg R, Kock NG, Myrvold HE, Philipson B (1979) Absorption studies in patients six to 10 years after construction of ileostomy reservoirs. Gut 20:499–503

Nilsson LO, Kock NG, Lindgren I, Myrvold HE, Philipson BM, Åhrén C (1980) Morphological and histochemical changes in the mucosa of the continent ileostomy reservoir 6–10 years after its construction. Scand J Gastroenterol 15:737–747

Nuguid TP, Bacon HE, Boutwell J jr (1961) An investigation of the volume of output and chemical content of ileal discharges following total colectomy and ileostomy. Surg Gynecol Obstet 113:733–742

Parks AG, Nicholls RJ (1978) Proctocolectomy for ulcerative colitis without ileostomy. Br Med J 2:85–88

Percy-Robb IW, Jalan KN, McManus JPA, Sircus W (1971a) Effect of ileal resection on bile salt metabolism in patients with ileostomy following proctocolectomy. Clin Sci 41:371–382

Percy-Robb IW, Telfer Brunton WA, Gould JC, Jalan KN, MacManus JPA, Sircus W (1971b) Compsotion and bile salt transforming capacity of the bacterial flora of ileal effluent in patients with ileostomies. Scand J Gastroenterol 6:625–630

Philipson B, Brandberg Å, Jagenburg R, Kock NG, Lager I, Åhrén C (1975a) Mucosal morphology, bacteriology, and absorption in intra-abdominal ileostomy reservoir. Scand J Gastroenterol 10:145–153

Philipson B, Kock NG, Robinson JWL, Menge H, Mirkovitch V (1975b) Function and structure of the mucosa of continent ileostomy reservoirs in dogs. Gut 16:132–136

Prado p. de Moraes-Filho J, Salas-Coll C, Blendis L, Edmonds CJ (1974) Electrical potential difference and absorption of water, sodium, and potassium by the terminal ileum of ileostomy patients. Gut 15:977–981

Ravitsch MM, Sabiston DC jr (1947) Anal ileostomy with preservation of the sphincter: proposed operation in patients requiring total colectomy for benign lesions. Surg Gynecol Obstet 84:1095–1099

Ricour C, Millot M, Balsan S (1973) Sodium conservation after total or sub-total colonic resection in children. Scand J Gastroenterol 8:743–750

Roy PH, Sauer WG, Beahrs OH, Farrow GM (1970) Experience with ileostomies. Evaluation of long-term rehabilitation in 497 patients. Am J Surg 119:77–85

Schjønsby H, Halvorsen JF, Hofstad T, Hovdenak N (1977) Stagnant loop syndrome in patients with continent ileostomy (intraabdominal ileal reservoir). Gut 18:795–799

Schmidt E (1981) Sphinkterkontinenz-Plastik. Indikation, Technik und Ergebnisse. Dtsch Med Wochenschr 106:12–14

Siegel LH (1960) The control of ileostomy and colostomy odors. Gastroenterology 38:634–636

Smiddy FG, Gregory SD, Smith IB, Goligher JC (1960) Faecal loss of fluid, electrolytes, and nitrogen in colitis before and after ileostomy. Lancet I:14–19

Sparberg M (1974) Bismuth subgallate as an effective means for the control of ileostomy odor: a double blind study. Gastroenterology 66:476–480

Thomson JPS, Lennard-Jones JE (1977) Life with an ileostomy. Clin Gastroenterol 6:699–708

Thomson TJ, Runcie J, Khan A (1970) The effect of diet on ileostomy function. Gut 11:482–485

Turnberg LA, Morris AI, Hawker PC, Herman KJ, Shields RA, Horth CE (1978) Intracellular electrolyte depletion in patients with ileostomies. Gut 19:563–568

Turnbull RB jr, Weakley FL (1971) Ileostomy. In: Cooper P (ed) The craft of surgery, vol II. Little, Brown & Co, Boston, pp 1147–1148

Tytgat GN, Huibregtse K (1975) Loperamide and ileostomy output – placebo-controlled double-blind crossover study. Br Med J 2:667

Vince A, O'Grady F, Dawson AM (1973) The development of ileostomy flora. J Infect Dis 128:638–641

Wright HK, Cleveland JC, Tilson MD, Herskovic T (1968a) Morphology and absorptive capacity of the ileum after ileostomy in man. Am J Surg 117:242–244

Wright HK, Poskitt T, Cleveland JC, Herskovic T (1969b) The effect of total colectomy on morphology and absorptive capacity of ileum in the rat. J Surg Res 9:301–304

Magenbypass und Jejunoileostomie: Chirurgische Verfahren zur Behandlung der extremen Adipositas

B. HUSEMANN

Mit 3 Abbildungen und 10 Tabellen

A. Einleitung

Die konservative, diätetische Kalorienreduktion ist evtl. in Kombination mit unterstützenden Maßnahmen die Standardbehandlung der Adipositas (BASLER 1974; GRIES et al. 1976; RIES 1970).

„Therapieresistenz" und hohe Rezidivrate bei mehr als 100% Übergewicht führen die Patienten zum Chirurgen (GASTINEAU 1972; LIEBERMEISTER 1973; ZANONI 1974).

Die Einschränkung der Kalorienaufnahme ist das Ziel der verschiedenen Operationstechniken:

1. Beim Magenbypass wird die *Nahrungszufuhr* durch ein kleines Reservoir mit verzögerter Entleerung eingeschränkt (HUSEMANN u. WÖRNER 1979; MASON u. ITO 1969; MASON et al. 1975; PAYNE et al. 1973).

2. Die Reduktion der resorbierenden Oberfläche im Dünndarm – iatrogenes Kurzdarmsyndrom durch Jejunoileostomie – soll zur *Malabsorption* führen (BABER et al. 1973; BADEN 1974; BUCHWALD et al. 1973; GAZET et al. 1974; HUSEMANN 1973; HUSEMANN et al. 1977; KREMEN et al. 1954; PRINTEN u. MASON 1973).

B. Indikation zur operativen Gewichtsreduktion

Extremes Übergewicht stellt ein besonderes Risiko dar (BERGER et al. 1976b; BUCHWALD et al. 1974; DÖRING u. BÜSCHLER 1973; SCHREIER 1975; SHERWIN et al. 1976). Morbidität und Mortalität sind v.a. wegen Stoffwechselveränderungen (HUSEMANN 1977; EL-KHODARY et al. 1972; PFEIFFER 1977; SHERWIN et al. 1976) und Gefäßsklerose im Vergleich zum Normalgewichtigen erhöht (PATZOLD 1972). Eine konsequente Therapie scheint daher notwendig.

DRENICK et al. (1980) konnten in den letzten Jahren zeigen, daß diese Voraussetzungen jedoch fast nur für den jugendlichen Adipösen gelten. Mit zunehmendem Alter gleicht sich das Risiko des Übergewichtigen dem des Normalgewichtigen an. In höherem Alter schränkt die Adipositas die Lebenserwartung nur gering ein.

Eine chirurgische Therapie zur Gewichtsreduktion ist daher nur bei Patienten im Alter zwischen 18 und etwa 40 Jahren zu diskutieren (PRINTEN u. MASON 1977). Mehr als 100% Übergewicht sind Voraussetzung. Mehrere konservative Therapieversuche unter Anleitung eines Internisten, wenigstens über 5 Jahre, sollten vorausgegangen sein. Wichtigste Kontraindikationen sind endokrine Erkrankungen und Leberfunktionsstörungen. Patienten mit chronischem Alkoholkonsum dürfen nicht operiert werden. Wegen der möglichen Kalziumoxalatenteropathie ist bei Patienten mit Neigung zur Nierensteinbildung die Indikation zur Jejunoileostomie besonders streng zu stellen (Tabelle 1) (DICKSTEIN u. FRAME 1973).

Tabelle 1. Kriterien zur chirurgischen Behandlung der Adipositas

Patient	Zwischen 18 und 40 Jahre alt; zur Mitarbeit bereit; soziale Probleme; seit > 5 Jahren trotz konservativer Therapie > 100% Übergewicht
Chirurg	Zu Langzeitbeobachtung (> 10 Jahre) bereit; Interesse an Stoffwechselproblemen

Die chirurgische Behandlung der extremen Adipositas ist umstritten. Große Zurückhaltung ist daher unbedingt notwendig. Jejunoileostomie und Magenbypass sollten nur dort durchgeführt werden, wo interdisziplinäre Betreuung zwischen Operateur, Internist und Psychologen möglich ist.

C. Prä- und postoperative Untersuchungen

Vor der Operation ist eine eingehende stationäre Untersuchung erforderlich. Stoffwechselstörungen müssen geklärt werden. Der Grad der Fettleber wird durch Leberstanzbiopsie gesichert. Durch präoperative Untersuchungen der Atemfunktion mit Spirometrie und Blutgasanalyse kann das Ausmaß der postoperativen Atemdepression abgeschätzt werden (SCHWARTZ et al. 1973).

Ist ein Magenbypass vorgesehen, so kann auf eine Magensekretionsanalyse nicht verzichtet werden. Bei Patienten mit Neigung zu Hypersekretion oder Hyperchlorhydrie ist dieses Verfahren kontraindiziert.

Die postoperativen Kontrollen erfolgen in 3monatigen Abständen. Sobald sich die Gewichtsabnahme stabilisiert hat, kann das Intervall verlängert werden. Bei Patienten mit einem Magenbypass führen wir in jährlichen Abständen Pentagastrintest und Gastroskopie durch.

Um den Wert, v.a. um ungünstige Folgen der chirurgischen Therapie des extremen Übergewichts statistisch erfassen zu können, ist eine Nachbeobachtungszeit von wenigstens 10 Jahren zu fordern.

D. Operationsverfahren

Beim *Magenbypass* wird ein kleines Magenreservoir von 100–150 ml Inhalt mit einer engen Anastomose von 10–12 mm kombiniert. Der Magen kann nur verzögert entleeren. Der N. vagus darf nicht verletzt werden. Übermäßige Nahrungszufuhr führt zu Druckgefühl und Erbrechen. Der Patient wird gezwungen, sein Eßverhalten zu ändern.

Zwei Modifikationen werden z.Z. angewandt; der typische Magenbypass mit Drainage des proximalen Reservoirs in eine hochgezogene Dünndarmschlinge (Abb. 1) und die Magenplastik (Abb. 2). Bei diesem Verfahren wird das kleine proximale Reservoir in identischer Weise mit einem Nähapparat gebildet, die Entleerung erfolgt jedoch über eine Lücke von 10–12 mm Durchmesser an der großen oder kleinen Kurvatur (PACE 1978). Die Duodenalpassage bleibt bei dieser Technik erhalten.

Die *Jejunoileostomie* (Abb. 3) reduziert die resorbierende Oberfläche des Dünndarms auf etwa 10%. Meist werden 20–25 cm oberes Jejunum mit den letzten 20 cm Ileum (GAZET u. KOPP 1964) anastomosiert (Tabelle 2). Ein längerer Jejunumabschnitt verbessert die Elektrolytresorption, ein längerer Ileumabschnitt mindert die Probleme nach Eiweißzufuhr (GAZET u. KOPP 1964; HUSEMANN 1975a, b; MOXLEY et al. 1974; SCOTT u. LAW 1969; SCOTT et al. 1970). Die Verbindung zwischen oberem und unterem Dünndarm kann als End-zu-Seit- (Abb. 3a) oder als End-zu-End-Anastomose erfolgen (Abb. 3b). Die End-zu-End-Anastomose erfordert eine zusätzliche Drainage der ausgeschalteten Dünn-

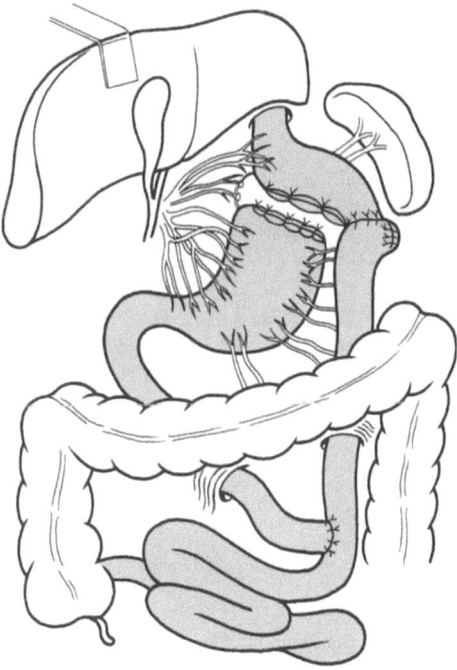

Abb. 1. Technik des Magenbypass. Eine Jejunumschlinge wird Y-förmig ausgeschaltet, retrokolisch hochgezogen und Seit-zu-Seit am proximalen Magenreservoir anastomosiert

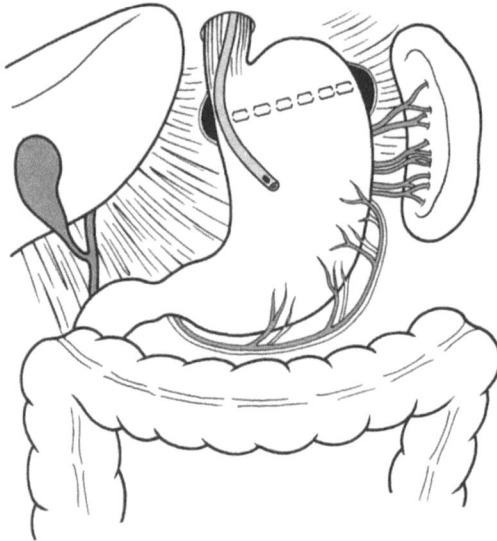

Abb. 2. Bei der Magenplastik wird auf den kompletten queren Verschluß des Magens verzichtet und an der kleinen Kurvatur eine kleine Lücke zur Speisenpassage belassen

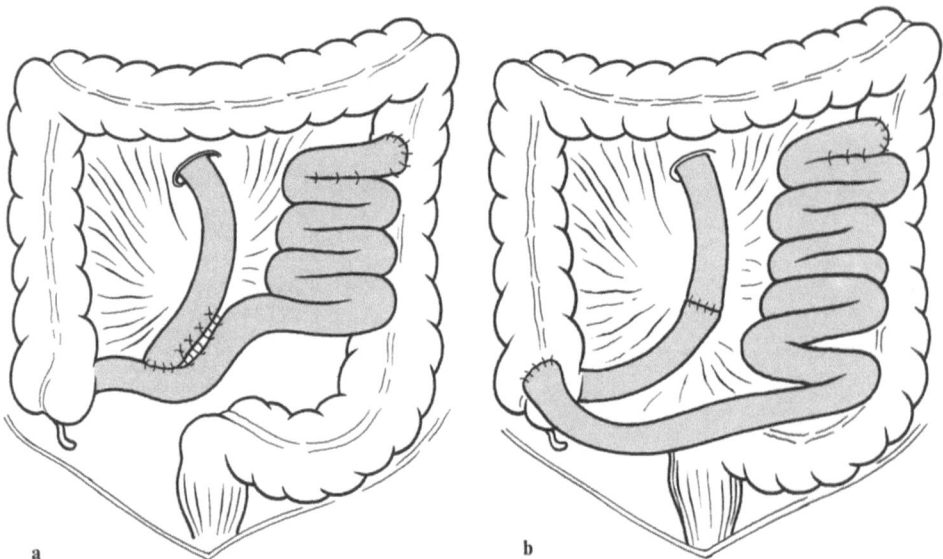

a   b

Abb. 3a, b. Schematische Darstellung der Jejunoileostomie. Das obere Jejunum wird durchtrennt und End-zu-Seit an die letzten 20–30 cm Ileum anastomosiert. Das aborale Jejunum wird blind verschlossen (Variation **a**). Bei End-zu-End-Anastomose müssen die ausgeschalteten Dünndarm-schlingen über eine zweite Anastomose (Jejunokolostomie) in einen Dickdarmabschnitt drainiert werden (Variation **b**)

Tabelle 2. Unterschiedliche Länge von resorbierendem Jejunum und Ileum nach Jejunoileostomie bei verschiedenen Autoren

	Jejunumlänge (cm)	Ileumlänge (cm)
BUCHWALD et al. (1973)	35	5
HALLBERG et al. (1976)	40	20
HUSEMANN (1975b)	25–30	20
SALMON u. REEDYK (1975)	20	40
SCOTT et al. (1970)	30	15–20

darmschlingen in einen Kolonabschnitt. Der so mögliche Reflux von Dickdarminhalt kann zu Infektionen führen, der sog. Bypassenteritis. Daher ist die End-zu-Seit-Anastomose zu bevorzugen.

E. Prognose

Jejunoileostomie und Magenbypass erzielen eine gute *Gewichtsreduktion* (Tabelle 3). Im Mittel nehmen die Patienten in den ersten 12 Monaten nach der Operation 30% ihres ursprünglichen Gewichts ab. Das Endgewicht nach 2 Jahren liegt im Mittel etwa 10–20% über dem Broca-Index. Langzeitbeobachtungen über mehr als 10 Jahre zeigen für die Jejunoileostomie keine wesentliche Änderung, bei manchen Patienten jedoch eine geringe Gewichtszunahme. Eine Wiederherstellung der Passage muß vermieden werden, da sonst die Patienten wieder stark an Gewicht zunehmen und oft ihr ursprüngliches Gewicht wieder erreichen.

Die Ergebnisse beim Magenbypass bedürfen noch weiterer Kontrolle. Bei der Magenplastik sind die ersten Ergebnisse günstig.

Erwünschter Nebeneffekt ist die Besserung bzw. *Normalisierung der pathologischen Stoffwechselfolgen* der Adipositas (SCOTT et al. 1974). Die Kohlenhydratintoleranz normalisiert sich parallel mit der effektiven Gewichtsreduktion (BERGER et al. 1976b). Erhöhte Triglyzeridwerte sinken in den Normbereich ab (HUSEMANN 1975b, 1976; THORKILD et al. 1976). Während der Magenbypass den Cholesterinhaushalt nicht beeinflußt, liegen die Serumwerte nach Jejunoileosto-

Tabelle 3. Gewicht in % des Broca-Index zu verschiedenen Zeitpunkten nach Magenbypass und Jejunoileostomie (Ergebnisse der Chirurgischen Klinik der Universität Erlangen-Nürnberg)

Operations-technik	Mittleres Ausgangs-gewicht (kg)	Monate nach Operation						
		0	6	12	24	36	48	60
Magenbypass (n=156)	130±25	190±30	145	135±24	120	108±15	–	
Jejunoileostomie (n=224)	139±29	200±35	155	135±30	132	130±30	125	124±20

Tabelle 4. Kalorienaufnahme nach verschiedenen operativen Verfahren zur Gewichtsreduktion (Mittelwert von 3 verschiedenen Tagen)

	Monate nach Operation				
	0	6	12	24	36
Magenbypass	4800 ± 1100	1500	1800	2100	2000 ± 700
Jejunoileostomie	4800 ± 1100	–	3900	4700	4600 ± 2100

Tabelle 5. Subjektive Einschätzung des Hungergefühls nach Magenbypassoperation ($n = 40$)

Zeit nach Operation (Monate)	Hungergefühl (%)		
	unverändert	gering vermindert	stark vermindert
1	0	15	85
2–4	3	45	52
4–6	11	60	29
>6	20	54	25

mie um 120–150 mg/100 ml. Ursache ist der chronische Gallensäureverlust (Blum et al. 1974; Bondar u. Pinsesky 1967; Buchwald et al. 1974; Grosfeld et al. 1977; Larusso et al. 1974; Miettienen u. Lempinen 1970; Moore et al. 1969; Nahrwold u. Rose 1976; Schwartz et al. 1972).

Der Magenbypass hat zusätzlich einen günstigen Einfluß auf die Eßweise der Patienten: Sie können in gleicher Zeit weniger Nahrung zu sich nehmen, müssen langsamer essen und besser kauen. Somit kommt dieses Verfahren als „Eßbremse" der konservativen Therapie der Adipositas besonders nahe (Tabellen 4, 5).

F. Komplikationen

Die chirurgischen Verfahren zur Reduktion von extremem Übergewicht haben schwerwiegende Nachteile (Fikri u. Cassella 1974).

I. Chirurgische Komplikationen

Die Häufigkeit von unmittelbaren postoperativen Komplikationen ist gering. Mit einer Wundheilungsstörung ist in 12–24% aller Fälle zu rechnen, eine Häufigkeit, wie sie bei Operationen von Adipösen nicht ungewöhnlich ist. Von 380 Patienten, die wegen extremer Adipositas in der Chirurgischen Klinik der Universität Erlangen operiert wurden, starben 2 Patienten an Operationsfolgen

(0,5%). Ein Patient entwickelte eine unklare gastrointestinale Blutung, eine Patientin starb an einer malignen Hyperthermie bei einem Tumor im Kleinhirn. Die Operationsletalität schwankt in der Literatur zwischen 0,5 und 3%. Wesentliche Ursachen sind Lungenembolie und Anastomoseninsuffizienz mit Peritonitis.

Die Häufigkeit von Zweitoperationen nach Jejunoileostomie ist hoch: In der Mehrzahl der Fälle handelt es sich zwar um kosmetische Eingriffe zur Korrektur des überschüssigen Hautfettgewebes, aber in 10–15% aller Fälle ist eine Verlängerungsoperation oder die Wiederherstellung der Darmkontinuität wegen Komplikationen erforderlich (MASON u. PRINTON 1976). Exakte statistische Zahlen über die Häufigkeit liegen nicht vor, die Rate scheint jedoch mit dem zeitlichen Abstand von der Erstoperation zuzunehmen.

Über Nachoperationen nach Magenbypass wurde bisher nur von MASON et al. (1975) berichtet. Sie beziehen sich auf das experimentelle Stadium und können nicht als repräsentativ für die Methode gewertet werden. Im wesentlichen handelt es sich um zu große Magenreste, die die Frage nach Zweiteingriffen stellen.

II. Langzeitkomplikationen

Zu geringe Gewichtsabnahme hat 2 Hauptursachen:

1. einen chirurgisch behebbaren Fehler wie z.B. ein zu großes Magenreservoir, eine zu weite Anastomose oder zu lange Dünndarmabschnitte nach Jejunoleostomie, oder

2. extreme Ernährungsgewohnheiten des Patienten, z.B. sehr häufige Mahlzeiten mit kurzkettigen Kohlenhydraten. Eine chirurgische Korrektur ist problematisch und muß die absolute Ausnahme bleiben. Zu schnelle Gewichtsabnahme ist kaum zu erwarten. Sie läßt sich diätetisch gut therapieren.

Von entscheidender Bedeutung ist die Frage nach der Häufigkeit von Spätkomplikationen (GRIFFEN et al. 1977):

1. Magenbypass

Nach einem Magenbypass sind die charakteristischen Folgen jeder Magenresektion, Dumpingsyndrom und Anastomosenulkus, möglich (FOLEY u. MASON 1971; MASON et al. 1975). Ein Dumpingsyndrom ist jedoch wegen der engen Anastomose unwahrscheinlich. Einem Anastomosenulkus kann man durch die chirurgische Technik vorbeugen:

1. Die Gastrinwerte steigen, wenn durch sparsame Skelettierung der N. vagus an der kleinen Kurvatur nicht lädiert wird, nicht an.

2. Die Sekretionsanalysen im kleinen Magenrest zeigen eine erhebliche Reduktion der Säure, auch nach Stimulation mit Pentagastrin (MASON u. PRINTEN 1976).

3. Durch die Y-Anastomose wird ein Kontakt der Magenschleimhaut mit Galle vermieden.

Die kalkulierte Ulkusrate nach Magenbypass liegt bei 1 Ulkus/Jahr bei 140–200 Patienten.

Elektrolyte, Eiweiß (Tabelle 6) und Vitamine im Serum (Tabelle 7) bleiben ohne Substitution im Normbereich. Eine besondere Therapie ist nicht notwendig (ALDEN 1977; BABER et al. 1973). Ob Vitamin B_{12} langfristig zu substituieren ist, müssen weitere Beobachtungen zeigen.

Tabelle 6. Die Serumeiweißwerte (g/100 ml) ändern sich nach Magenbypassoperation nicht, nach Jejunoileostomie bleiben sie, wenn wenigstens 20 cm Ileum im Bypass sind, im unteren Normbereich (Chirurgische Klinik der Universität Erlangen-Nürnberg)

Operations-technik	Monate nach Operation								
	n	0	6	12	24	36	48	60	72
Magenbypass	108	$6,9\pm0,5$	7,2	$7,1\pm0,6$	7,1	$7,1\pm0,4$	–	–	–
Jejunoileostomie	224	$7,1\pm0,4$	6,6	$6,7\pm0,6$	6,7	$6,9\pm1,0$	6,7	$6,8\pm0,6$	6,8

Tabelle 7. Vitaminspiegel im Serum nach operativer Therapie zur Gewichtsreduktion

	Monate nach Operation						
	0	6	12	24	36	48	60
Magenbypass							
Vitamin A (ng/l)	370 ± 120	370	400 ± 125	450	340 ± 110	–	–
Vitamin B_{12} (ng/l)	440 ± 100	310	300 ± 80	350	360 ± 70	–	–
Karotin (ng/100 ml)	30 ± 20	25	28 ± 13	38	35 ± 14	–	–
Jejunoileostomie							
Vitamin A (ng/l)	550 ± 95	457	385 ± 180	403	518 ± 210	278	280 ± 120
Vitamin B_{12} (ng/l)	625 ± 310	500	400 ± 200	450	380 ± 200	410	400 ± 130
Karotin (ng/100 ml)	60 ± 30	19 ± 18	22 ± 19	22 ± 20	32 ± 30	20	20 ± 11

Kritisch zu beurteilen ist die Situation für den distalen Magenrest, da er keiner Diagnostik wie Endoskopie oder Röntgenuntersuchung zugänglich ist. Ihn zu resezieren, stellt chirurgisch zwar kein Problem dar, wird jedoch nicht durchgeführt. Die meisten Chirurgen lassen die Möglichkeit der Reanastomosierung bestehen. Diese Problematik wird durch die Magenplastik vermieden.

2. Jejunoileostomie (Dünndarmausschaltung)

Gravierender sind die Spätfolgen nach Jejunoileostomie. Sie gleichen den Problemen beim Kurzdarmsyndrom (Husemann 1977; Husemann u. Mrozek 1976; Payne et al. 1963, 1973; Scott et al. 1975; Solhaug u. Schrumpf 1976).

In der ersten postoperativen Phase stehen wegen der häufigen Stuhlentleerung *Elektrolytverlust* und *Hypoproteinämie* im Vordergrund (Blum et al. 1974; Bünte u. Schönleben 1974; Husemann et al. 1975). Eine Substitution ist unerläßlich (Tabellen 8, 9). Ohne Kaliumersatz droht die Gefahr des plötzlichen Herzstillstands. Bei einer Neigung zur Hypoproteinämie, v.a. bei kurzem Ileumabschnitt, ist u.U. ein zusätzlicher Ersatz von Aminosäuren notwendig. Nach Gewichtsstabilisierung im 18.–24. postoperativen Monat tritt meist eine Besserung ein. Die Substitutionstherapie kann reduziert oder in günstigen Fällen bei weniger als 3–4 Stuhlentleerungen/Tag eingestellt werden.

Schwieriger sind jedoch die möglichen Langzeitfolgen zu bewerten. Eine gefährliche Hypokalzämie stellt zwar die Ausnahme dar. Aber immer häufiger werden Patienten mit Erhöhung des Kalziumumsatzes beobachtet, der nur unter

Tabelle 8. Substitutionstherapie nach Jejunoileostomie

Diät	Nicht erforderlich; nach Möglichkeit eiweißreich und fettarm ernähren
Diarrhö	Stopfende Therapie (z.B. Reasec 3mal 2 Tbl/Tag
Elektrolyte	
Kalium	Dauersubstitution notwendig 60–80 mval/Tag (z.B. Kalinor-Brause 2mal 1 Tbl/Tag) Bei extrem erniedrigten Werten parenteraler Ersatz
Magnesium	Substitution sinnvoll, etwa 200 mg/Tag
Kalzium	Dauertherapie nützlich bis 1000 mg/Tag, bei erhöhtem Kalziumumsatz selten Vitamin D zusätzlich erforderlich
Vitamine	Multivitaminpräparat nur in größeren Abständen
Eiweiß	Bei sehr kurzem Ileumabschnitt nötig, evtl. als Aminosäuren

Tabelle 9. Komplikationen nach Jejunoileostomie

	Komplikationen (%)
Chirurgische Komplikationen	
Wundinfektion	12–24
Operationsletalität	0,4–3,0
Folgen der Malabsorption	
Hypokaliämie, ohne Substitution	80
Hypokaliämie, mit Substitution	5
Hypokalzämie	33
Fettleber nach mehr als 24 Monaten	20
Leberzirrhose (nur bei Alkoholabusus oder Eiweißmangel)	1,2–6,0
Langzeitletalität (6 Jahre)	2,8–5,0

Gabe von Vitamin D ausgleichbar ist (DALEN u. HALBERG 1974; DEMUTH u. ROTTENSTEIN 1974; SIMMONS et al. 1975). Auch die Bildung von Kalziumoxalatsteinen ist beschrieben (s. Bd. III/3A, S. 298ff.). Die Häufigkeit macht 2–15% aller Operierten bei einer Beobachtungszeit von 10 Jahren aus. Eine lebenslange Kalziumsubstitution ist daher unumgänglich (STAUFER 1977).

Immunologische Veränderungen haben meist eine infektiöse Ursache. Stase in den ausgeschalteten Dünndarmschlingen durch Invagination (KAUFMANN u. WELDON 1967) oder Reflux von Fäzes (QUADE et al. 1971) über eine Jejunokolostomie bei End-zu-End-Anastomose zur Drainage der ausgeschalteten Dünndarmschlingen (s.S. 537) führen zur Aszension von fakultativ pathogenen Dickdarmkeimen. Es kommt zur Bypassenteritis (HUSEMANN 1979). Die hämatogene Streuung der Keime kann ein rheumatologisches Krankheitsbild mit Gelenkschmerzen und rezidivierenden Fieberschüben vortäuschen (DRENICK et al. 1976; HALLBERG et al. 1976; HUSEMANN et al. 1976; WANDS et al. 1976). Kveim-Test oder Tuberkulintest können positiv ausfallen. Manchmal hilft eine Langzeitantibiose. In der Regel ist jedoch die chirurgische Sanierung vorzuziehen.

Tabelle 10. Fettleber nach Jejunoileostomie bei 20 cm Restileum

Fettleber [%]	Monate nach Operation			
	0	6	12	24–36
0	31	0	33	62
10–30	21	0	11	8
40–60	24	22	11	15
>70	15	56	45	0
Fettleber mit Fibrose	9	22	0	15

Irreversible *Leberveränderungen* sind nach Dünndarmausschaltungsoperation beschrieben worden (Holzbach 1977; Husemann 1976; Mason et al. 1971; Maxwell et al. 1968). Präoperative Leberstanzbiopsien bei 87 eigenen Patienten haben nur bei $^1/_3$ aller extrem übergewichtigen Patienten normales Leberparenchym gezeigt (Tabellen 9, 10).

Meist findet man eine ausgeprägte Fettleber. Sie nimmt nach Jejunoileostomie z.Z. der schnellen Gewichtsabnahme zu. Nach 2–3 Jahren normalisieren sich die Befunde (Peters 1977; Salmon u. Reedyk 1975; Shibata et al. 1971; White et al. 1974). Bleibende Leberveränderungen sind selten und treten nur bei extrem kurzem Ileumsegment mit chronischem Eiweißmangel oder bei chronischem Alkoholkonsum auf (McGill et al. 1972). Nach Magenbypass wurden ähnliche Veränderungen bisher nicht beobachtet.

Die *Langzeitletalität* bei einer Beobachtungszeit von bis zu 8 Jahren beträgt in unserem Kollektiv 2,8%. In der Literatur finden sich Angaben bis zu 10% (Alden 1977): 3 Patienten starben an einer nichtbilanzierten Hypokaliämie, ein Patient an einer massiven Lungenembolie 4 Wochen nach Entlassung aus dem Krankenhaus, 2 Patienten an Leberzirrhose bei exzessivem Alkoholabusus. Mit 3% liegt die Letalität im Bereich der normalen Absterbekurve extrem fettsüchtiger Patienten. Die Gesamtkomplikationsrate nach Jejunoileostomie ist jedoch nicht so hoch wie die Darstellung der einzelnen möglichen Komplikationen vermuten läßt. Nach Adaptation an die Malabsorption und Stabilisierung des Gewichts liegt meist eine ausgeglichene Gesamtbilanz vor (Dowling 1973; Drenick et al. 1976; McCarthy 1974; Metzger 1976). Diese „Homöostase" ist aber labil und bedarf dauernder Überwachung (Solhaug 1976).

Aus all diesen Gründen muß die chirurgische Behandlung der extremen Fettsucht die Ausnahme bleiben.

Literatur

Alden JF (1977) Gastric and jejunoileal bypass. Arch Surg 112:799

Baber JC, Hayden WF, Thompson BW (1973) Intestinal bypass operations for obesity. Am J Surg 126:769

Baden H (1974) Bypass operations in the treatment of obesity. Ann Chir Gynaecol Fenn 63:365

Basler HD (1974) Über den Zusammenhang zwischen Übergewichtsmaßnahmen und der subjektiven Einschätzung des Gewichtes. Lebensversicherungsmedizin 2:36

Berger M, Baumhoff E, Gries FA (1976a) Gewichtsreduktion und Glukose-Intoleranz bei Adipositas. Dtsch Med Wochenschr 101:307

Berger M, Gries FA, Berchtold P (1976b) Risikofaktoren bei Herzinfarkt: Adipositas. Therapiewoche 26:455

Blum AL, Knoblauch M, Kreis GJ, Brändli HH, Amman R (1974) Durchfall und Gallensäuren. Dtsch Med Wochenschr 99:300

Bondar GF, Pisesky W (1967) Complications of small intestinal short circuiting for obesity. Arch Surg 94:707

Buchwald H, Schwartz MZ, Varco RL (1973) Surgical treatment of obesity. Adv Surg 7:235

Buchwald H, Moore RB, Varco RL (1974) Surgical treatment of hyperlipidemia. I. Apologia. Circulation 49:[Suppl 1] 1

Bünte H, Schönleben K (1974) Eine neue Methode zur Behandlung der extremen Fettsucht. Chirurg 45:172

Dalen N, Hallberg D (1974) Bone mineral content in four obese subjects before and after intestinal shunt operation. Acta Chir Scand 140:267

DeMuth WE, Rottenstein HS (1964) Death associated with hypocalcaemia after small bowel short circuiting. N Engl J Med 270:1239

Dickstein SS, Frame B (1973) Urinary tract calculi after intestinal shunt operations for the treatment of obesity. Surg Gynecol Obstet 136:257

Döring H, Büschler H (1973) Über die Todesursachen in der Großlebensversicherung. Lebensversicherungsmedizin 25:73

Dowling RH (1973) Intestinal adaptation. N Engl J Med 288:520

Drenick EJ, Ament ME, Finegold SM, Corrodi P, Passaro E (1976) Intestinal and systems manifestations following small bowel bypass. JAMA 3:269

Drenick EJ, Bale GS, Seltzer F, Johnson DG (1980) Excessive mortality and causes of death in morbidly obese men. JAMA 243, Nr. 5:443

El-Khodary AZ, Ball MF, Oweis IM, Canary JJ (1972) Insulin secretion and body composition in obesity. Metabolism 21:641

Fikri E, Cassella R (1974) Jejunoileal bypass for massive obesity: results and complications in fifty-two patients. Ann Surg 179:460

Foley TM, Mason EE (1971) Gastric operation for obesity, five-year follow-up. Surg Forum 22:311

Gastineau CF (1972) Obesity. Risks, causes and treatments. Med Clin North Am 56:1021

Gazet JC, Kopp J (1964) The surgical significance of the ileocecal junction. Surgery 56:565

Gazet JC, Pilkington TRE, Kaducy RS, Crisp AH (1974) Treatment of gross obesity by jejunal bypass. Br Med J 4:311

Gries FA, Berchtold P, Berger M (1976) Adipositas. Pathophysiologie, Klinik und Therapie. Springer, Berlin Heidelberg New York

Griffen WO, Young L, Stevenson CC (1977) A prospective comparison of gastric and jejunoileal bypass procedures for morbid obesity. Ann Surg 186:500

Grosfeld JL, Harris RA, Csicsko JF, Cooney DR, Madura JA (1977) Increased hepatic synthesis of cholesterol following jejunoileal bypass. Surgery 81:701

Hallberg D, Nilsson BS, Backman L (1976) Immunological function in patients operated on with small intestinal shunts for morbid obesity. Scand J Gastroenterol 11:41

Holzbach RT (1977) Hepatic effects of jejunoileal bypass for morbid obesity. Am J Clin Nutr 30:43

Husemann B (1973) Dünndarmausschaltung zur Therapie der extremen Adipositas. Dtsch Med Wochenschr 98:2343

Husemann B (1975a) Chirurgische Therapie der Adipositas. Fortschr Med 93:1397

Husemann B (1975b) Die chirurgische Therapie von Adipositas und Hyperlipidämie. Witzstrock, Baden-Baden Brüssel

Husemann B (1976) The surgical treatment of extreme obesity. Acta Hepatogastroenterol 23:377

Husemann B (1977) Metabolism after jejunoileostomy in the treatment of extreme obesity. Prog Surg 15:77

Husemann B (1979) Die Bypass-Enteritis. Chirurg 50:91

Husemann B, Mrozek B (1976) Die chirurgische Behandlung der Fettsucht. Aktuel Ernaehrungsmed 1, 2:61

Husemann B, Wörner W (1979) Der Magenbypass zur chirurgischen Behandlung der extremen Adipositas. Chirurg 50:647

Husemann B, Banz H, Mrozek B, Schmickl G (1975) The jejuno-ileal shunt in the treatment of obesity. Influence on vitamin and hormone serum levels. Bull Soc Int Chir 6:659

Husemann B, Holik B, Banz H, Mrozek B (1976) Radiologische Befunde nach jejunoilealem Shunt zur Behandlung der extremen Fettsucht. Muench Med Wochenschr 118, Nr. 29/30:937

Husemann B, Muhrer KH, Holik B (1977) Die klinische Bedeutung von Passagezeit und Reflux nach Dünndarmausschaltungsoperation. Chirurg 48:42

Kaufmann HJ, Weldon HW (1967) Intussusception – a late complication of small-bowel bypass for obesity. JAMA 202:87

Kremen AJ, Linner JH, Nelson C (1954) An experimental evalution of the nitritional importance of proximal and distal small intestine. Ann Surg 140:439

LaRusso NF, Korman MG, Hoffmann NE, Hofmann AF (1974) Dynamics of the enterohepatic circulation of bile acids. N Engl J Med 291:689

Liebermeister H (1973) Prognose der Fettsucht. Lebensversicherungsmedizin 25:80

Mason EE, Ito Ch (1969) Gastric bypass. Ann Surg 170:329

Mason EE, Printen KJ (1976) Metabolic considerations in reconstitution of the small intestine after jejunoileal bypass. Surg Gynecol Obstet 142:177

Mason EE, Gordy DD, Chernigjy FA, Printen KJ (1971) Fatty acid toxicity. Surg Gynecol Obstet 133:992

Mason EE, Printen KH, Hartford CE, Boyd WC (1975) Optimizing results of gastric bypass. Ann Surg 182:405

Mason EE, Munns JR, Kealey GP, Wangler R, Clarke WR, Cheng HF, Printen KJ (1976) Effect of gastric bypass on gastric secretion. Am J Surg 131:162

Maxwell JG, Richards RC, Albo D (1968) Fatty degeneration of liver after intestinal bypass for obesity. Am J Surg 116:648

Mc Carthy PJ (1974) Pregnancy following jejuno-ileal bypass. Obstet Gynecol 43:455

McGill DB, Humpherys S, Baggenstoss AH, Dickson ER (1972) Cirrhosis and death after jejuno-ileal shunt. Gastroenterology 63:872

Metzger R (1976) Beziehungen zwischen Harnsäure, Neutralfett und Cholesterin bei Patienten mit Risikofaktoren für die koronare Herzkrankheit. Medizin 4:93

Miettinen TA, Lempinen M (1970) Ileal bypass operation in familial hypercholesterolemia. Scand J Clin Lab Invest [Suppl 113] 25:55

Moore RB, Frantz ID, Buchwald H (1969) Changes in cholesterol pool size, turnover rate, and fecal bile acid and sterol excretion after partial ileal bypass in hypercholesteremic patients. Surgery 65:98

Moxley RT, Pozefesky T, Lockwood DH (1974) Protein nutrition and liver disease after jejuno-ileal bypass for morbid obesity. N Engl J Med 290:921

Nahrwold DL, Rose RC (1976) Changes in hepatic bile secretion following cholecystectomy. Surgery 80:178

Pace W (1978) Gastric stapling. JAMA 240, Nr. 18:1941

Patzold U (1972) Hypertonie, Fettsucht und Konstitutionstyp. Med Klin 67:1559

Payne HJ, Wind LT de, Commons RR (1963) Metabolic observations in patients with jejunocolic shunts. Am J Surg 106:273

Payne HJ, Wind LT de, Schwab CE, Kern WH (1973) Surgical treatment of morbid obesity sexteen years of experience. Arch Surg 106:432

Peters RL (1977) Patterns of hepatic morphology in jejunoileal bypass patients. Am J Clin Nutr 30:53

Pfeiffer EF (1977) Obesity, islet function and diabetes mellitus. Acta Endocrinol [Suppl] 173:181

Printen KJ, Mason EE (1973) Gastric surgery for relief of morbid obesity. Arch Surg 106:428

Printen KJ, Mason EE (1977) Gastric bypass for morbid obesity in patients more than fifty years of age. Surg Gynecol Obstet 144:192

Quaade F, Juhl E, Feldt-Rasmussen K, Baden H (1971) Blind loop reflex in relation to weight loss obese patients treated with jejunoileal anastomosis. Scand J Gastroenterol 6:537

Ries W (1970) Fettsucht. Barth, Leipzig

Salmon PA, Reedyk L (1975) Fatty metamorphosis in patients with jejunoileal bypass. Surg Gynecol Obstet 141:75

Schreier K (1975) Prognose der Adipositas. Medizin 23:1894

Scott WH, Law DH, (1969) Clinical appraisal of jejunoileal shunt in patients with morbid obesity. Am J Surg 117:246

Scott HW, Law DH, Sandstead HH, Lanier VC, Younger RK (1970) Jejunoileal shunt in surgical treatment of morbid obesity. Ann Surg 171:771

Scott HW, Dean RH, Younger RK, Butts WH (1974) Changes in hyperlipidemia and hyperlipopro-teinemia in morbidly obese patients treated by jejunoileal bypass. Surg Gynecol Obstet 138:353

Scott HW, Brill AB, Price RR (1975) Body composition in morbidly obese patients before and after jejunoileal bypass. Ann Surg 182:395

Schwartz MZ, Moore RB, Varco RL, Buchwald H (1972) Cholesterol dynamics following partial ileal bypass versus following partial ileal excision in the rabbit. Surgery 71:547

Schwartz MZ, Varco RL, Buchwald H (1973) Preoperative preparation, operative technique and postoperative care of patients undergoing bypass for massive exogenous obesity. J Surg Res 14:147

Sherwin RS, Fisher M, Hendler R, Felig P (1976) Hyperglucagonemia and blood glucose regulation in normal obese and diabetic subjects. J Med 294:455

Shibata H, Mackenzie JR, Huang S (1971) Morphologic changes of the liver following small bypass for obesity. Arch Surg 103:229

Simmons DJ, Hyland G, Lesker PA, Cohen M, Stein T, Wise L (1975) The effects of small-bowel resection or bypass on the rat skeleton. Surgery 78:460

Solhaug JH (1976) Morphometric studies of the small intestine following jejuno-ileal shunt operation. Scand J Gastroenterol 11:155

Solhaug JH, Schrumpf E (1976) Effect of small bowel bypass on serum gastrin levels and gastric acid secretion in man. Scand J Gastroenterol 11:329

Stauffer JQ (1977) Hyperoxaluria and calcium oxalate nephrolithiasis after jejunoileal bypass. Am J Clin Nutr 30:64

Thorkild I, Sörensen A, Kraf E (1978) Fat digestion after jejunoileal bypass operation for obesity. Scand J Gastroenterol 11:491

Wands JR, La Mont JT, Maun E, Isselbacher KJ (1976) Arthritis associated with intestinal bypass procedure for morbid obesity. N Engl J Med 294:121

White JJ, Moxley RT, Pozefsky T, Lockwood DH (1974) Transient kwashiorkor: a cause of fatty liver following small bowel bypass. Surgery 75:829

Zanoni G (1974) Nulldiät: Theorie und Praxis. Diagnostik 7:60

Beeinflussung der Resorption durch Pharmaka

W.F. CASPARY

Mit 8 Abbildungen und 3 Tabellen

A. Einleitung

Die Anzahl von Pharmaka, die Struktur und Funktion des Dünndarmresorptionsepithels beeinflussen, ist kaum mehr überschaubar. Da zahlreiche Pharmaka nach oraler Applikation im Darmgewebe höhere Konzentrationen als in der Peripherie des Organismus erreichen, erscheint ihr Effekt auf die Leistung des Resorptionsepithels von besonderem Interesse, zumal einige Substanzen durch enterohepatische Zirkulation (z.B. Herzglykoside, Gallensäuren) oder durch Anreicherung im Darmepithel (z.B. Biguanide) eine prolongierte Wirkung entfalten können (CASPARY 1975a, c; FORTH u. RUMMEL 1975; COUPAR u. McCOLL 1975). Zudem haben bestimmte Pharmaka mit resorptionsverzögernder oder resorptionshemmender Wirkung auch einen zukünftigen Platz in der Therapie verschiedener Erkrankungen wie z.B. des Diabetes mellitus und der Hypercholesterinämie (CASPARY 1977, 1982). Unter den Pharmaka unterscheiden wir Substanzen, die eine primäre Malabsorption ohne Beeinflussung der Struktur des Dünndarmepithels bewirken, und Substanzen, die überwiegend durch eine Strukturveränderung des Dünndarmepithels zu einer sekundären Malabsorption führen (Tabelle 1).

B. Pharmaka mit primärer Wirkung auf intestinale Enzyme oder Transportsysteme

I. Phlorrhizin

Phlorrhizin, ein kompetitiver Hemmer (CRANE 1968) des intestinalen Zuckertransportsystems, vermag auch unter In-vivo-Bedingungen eine Resorptionshemmung aktiv transportierter Zucker zu induzieren. Während Phlorrhizin im Dünndarm die Zuckerresorption kompetitiv hemmt, ist die Aglukonkomponente, Phloretin, erst bei höheren Hemmkonzentrationen nichtkompetitiv hemmend wirksam (CRANE 1968).

Tabelle 1. Beeinflussung von Struktur und Funktion der Dünndarmmukosa durch Pharmaka

---

I. Beeinflussung funktioneller Elemente der Mukosazellen ohne morphologische Veränderungen der Schleimhaut (primäre Malabsorption)

  1. Kompetitive Hemmer des Zuckertransports und der Disaccharidasen:
- a) Phlorrhizin
- b) Tris$^+$ (Hydroxymethylaminomethan)
- c) Acarbose

  2. Hemmung des Na$^+$-abhängigen, aktiven Transports:
- a) Harmalin

  3. SH-Gruppen-Inhibitoren:
- a) N-Äthylmaleimid (NEM)
- b) p-Hydroxymercuribenzoat (PHMB)

  4. ATPase-Hemmer:
- a) Herzglykoside
- b) Oligomycin
- c) Gallensäuren?

  5. Schwermetalle

  6. Laxantien:
- a) Phenolphthalein
- b) Oxyphenisatin
- c) Bisacodyl
- d) Anthrachinone

  7. Biguanide:
- a) Phenäthylbiguanid
- b) Butylbiguanid
- c) Dimethylbiguanid
- d) Diguanide (Synthalin A und Synthalin B)

  8. Prenylamin (Segontin)

  9. Diphenylhydantoin

  10. Gallensäuren (Dihydroxygallensäuren > Trihydroxygallensäuren)

  11. Alkohol

II. Beeinflussung der Struktur der Schleimhaut und damit sekundär der Funktion der Mukosazellen

  1. Mitosehemmer:
- a) Folsäureantagonisten (Methotrexat)
- b) Zytostatika (Cyclophosphamid, 5-Fluoruracil)
- c) Kolchicin
- d) ionisierende Strahlen

  2. Steigerung der mitotischen Aktivität:
- a) Triparanol

  3. Proteinsynthesehemmer:
- a) Actinomycin
- b) Puromycin
- c) Cycloheximid

  4. Gallensäuren (besonders freie Gallensäuren)

  5. Alkohol

III. Nichtklassifizierbare Beeinflussung

  1. Neomycin

  2. p-Aminosalicylsäure (PAS)

  3. Colestyramin

Eine in der Bürstensaummembran gelegene β-Glukosidase (Phlorrhizinhydrolase) vermag Phlorrhizin zu Phloretin und Glukose zu hydrolisieren (Malathi u. Crane 1969). Die aus Phlorrhizin freigesetzte Glukosekomponente scheint über ein Transportsystem aufgenommen zu werden, das in enger Funktion zur Enzymaktivität (Phlorrhizinhydrolase) steht (Diedrich et al. 1975).

Möglicherweise erfüllt das Enzym in Analogie zum speziellen Transportsystem für Glukose aus Disacchariden (Caspary 1975a; Ramaswamy et al. 1974) selbst eine Transportfunktion (Diedrich et al. 1975). Die Aktivität der Phlorrhizinhydrolase ist bei isoliertem Laktasemangel erniedrigt (Lorenz-Meyer et al. 1972). Um herauszufinden, ob Phlorrhizin selbst oder die Aglukonkomponente Phloretin die eigentliche Hemmsubstanz des aktiven Zuckertransports ist, perfundierten Blum et al. (1975) das Jejunum von gesunden Versuchspersonen und von Patienten mit einem Laktasemangel (deshalb auch Mangel an Phlorrhizinhydrolase) mit Glukose und Phlorrhizin. Da der Hemmeffekt von Phlorrhizin auf die Glukoseresorption bei den beiden Versuchsgruppen gleich war, muß angenommen werden, daß Phlorrhizin und nicht sein Aglukon die eigentliche Hemmsubstanz ist (Blum et al. 1975).

II. Harmalin

Harmalin, ein halluzinogenes Alkaloid aus einer kolumbianischen Liane (Banisteriopsis caapi), ist ein potenter Hemmer Na^+-abhängiger Transportprozesse in der Dünndarmmukosazelle und der Nierentubulusepithelzelle (Sepúlveda u. Robinson 1974). Möglicherweise reagiert es mit der Na^+-Bindungsstelle des bifunktionellen Carriers für Zucker und Aminosäuren (Sepúlveda u. Robinson 1974).

III. Tris$^+$

Tris$^+$ (Hydroxymethylaminomethan, Trometamol) ist ein kompetitiver Hemmer (Puls u. Keup 1975) der intestinalen Disaccharidasen. Nach oraler Verabfolgung von Tris$^+$ kann daher eine Disaccharidmalabsorption induziert werden (Puls u. Keup 1975). Orale Gabe von Tris$^+$ führt zu einer Hemmung der Glukoseaufnahme aus Saccharose sowohl beim Tier als auch beim Menschen (Puls u. Keup 1975).

IV. α-Glukosidasenhemmung durch Acarbose

Hemmung der intestinalen Resorption ist nicht nur möglich durch kompetitive Hemmung des Zuckercarriers durch Phlorrhizin, sondern auch klinisch bei Patienten praktikabel durch einen neuen potenten kompetitiven Hemmer der α-Glukosidasen der Dünndarmmukosa (Caspary 1982). Bei dem α-Glukosidasenhemmer, Acarbose, handelt es sich um einen Oligosaccharidkomplex mikrobiellen Ursprungs (Schmidt et al. 1977). Strukturell besteht Acarbose (Abb. 1) aus einem ungesättigten Zyklitol-Ring, der mit einem Aminozucker (4,6-Di-desoxy-4-Amino-D-Glucopyranose) verbunden ist. An dieser Zentralgruppe hängen noch 2 Glukopyranosemoleküle (Bay g 5421) (Schmidt et al. 1977). Acarbose entfaltet eine kompetitive Hemmung auf die intestinale Saccha-

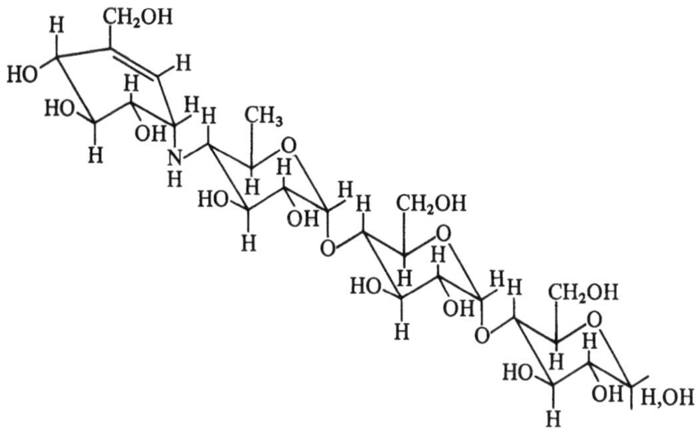

Abb. 1. Strukturformel des α-Glukosidasen-Hemmers Acarbose Bay g 5421. (Aus SCHMIDT et al. 1977)

Tabelle 2. Einfluß von Acarbose (α-Glukosidasenhemmer, Bay g 5421) auf die Aktivität der Disaccharidasen aus menschlicher Dünndarmschleimhaut. Disaccharidasen wurden von 8 Biopsien verschiedener Patienten mit normaler Disaccharidasenaktivität bestimmt. Angegeben sind Mittelwerte ± SD. (Aus CASPARY u. GRAF 1979)

Enzyme	Kontrolle (U/g Protein)	plus Acarbose (2 µg/ml)	Hemmung (%)
Glucoamylase	40 ± 9	7 ± 3	82
Saccharase	103 ± 15	33 ± 15	68
Maltase	378 ± 50	260 ± 42	31,2
Isomaltase	114 ± 25	105 ± 19	8
Trehalase	28 ± 8	27 ± 6	3,6
Laktase	35 ± 7	35 ± 9	0

rase mit einer Ki von $2,6 \times 10^{-7}$ M gegenüber Saccharase aus Schweinedarm (SCHMIDT et al. 1977) oder von $1,3 \times 10^{-6}$ M gegenüber Saccharase aus menschlichem Dünndarm (CASPARY u. GRAF 1979).

Untersuchungen am menschlichen Dünndarmbiopsiematerial (Tabelle 2) zeigten, daß Acarbose (2 µg/ml) sowohl im Homogenat der Dünndarmmukosa als auch in der isolierten Bürstensaumfraktion am stärksten die Aktivität der γ-Amylase (Glukoamylase) hemmte (82%); auch Saccharase erfuhr eine deutliche kompetitive Hemmung (68%) durch Acarbose (Abb. 2); die Aktivität der Maltase wurde um 31,2%, die der Isomaltase um 8% gehemmt, während Trehalase und Laktase nicht mehr signifikant durch Acarbose alteriert wurden (CASPARY u. GRAF 1979). Acarbose vermochte am menschlichen Dünndarm unter Perfusionsbedingungen die intestinale Resorption von Glukose und Fruktose aus Saccharose, sowie die Resorption von Wasser und Na$^+$ erheblich zu reduzieren (CASPARY u. KALISCH 1978). Die Resorption von Wasser und Na$^+$ wurden unter Verwendung von 50 mmol Saccharose/l und 3 bzw. 10 µg/ml Acarbose im Perfusat stärker gehemmt als die Resorption von Glukose aus Saccharose (Abb. 3).

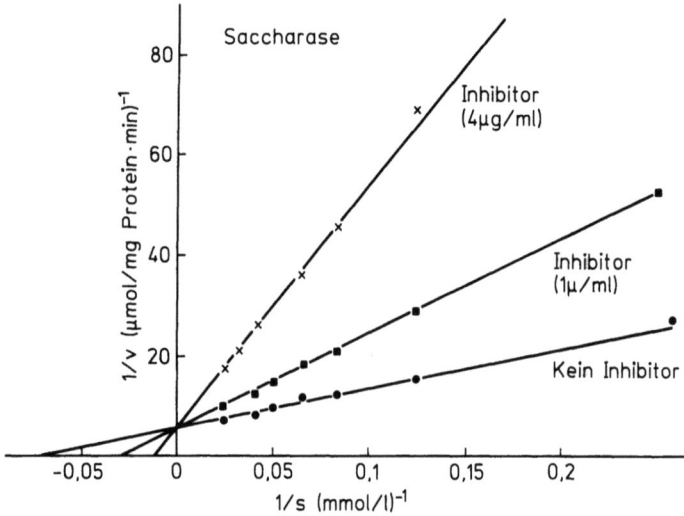

Abb. 2. Konzentrationsabhängiger Hemmeffekt von Acarbose (Bay g 5421) auf die Saccharaseaktivität der menschlichen Dünndarmmukosa. Die Ergebnisse sind nach Lineweaver u. Burk aufgetragen. *Ordinate:* 1/Enzymaktivität (=μmol/mg Protein × min). *Abszisse:* 1/Substratkonzentration (1/S). (Nach CASPARY u. GRAF 1979)

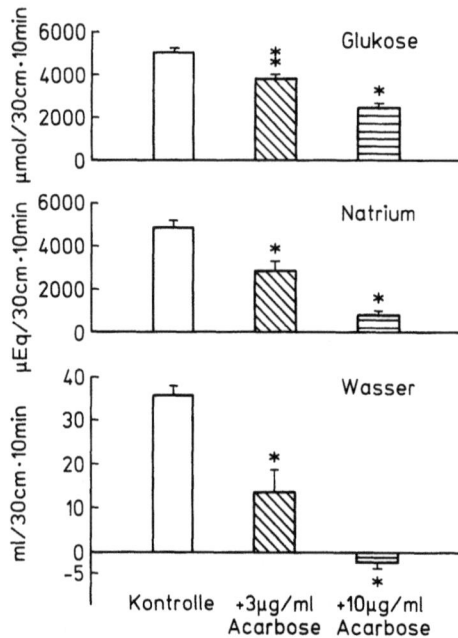

Abb. 3. Einfluß von Acarbose (α-GHI) auf die intestinale Resorption von Glukose (aus Saccharose), Natrium und Wasser. Zugabe von Acarbose (3 und 10 μg/ml) zum Perfusat hemmte die Resorption von Glukose aus Saccharose, Natrium und Wasser deutlich. (Aus CASPARY u. KALISCH 1978)

Die klinische Anwendung von Acarbose zur Hemmung bzw. Verzögerung der Kohlenhydratresorption wurde erstmals von PULS et al. (1977) vorgeschlagen. Acarbose reduzierte bei gesunden Versuchspersonen in einer Dosierung von 75, 150 und 300 mg zu einem Testmahl mit 110 g Kohlenhydrat in Form von Stärke und Saccharose die postprandialen Blutglukoseanstiege sowie die postprandialen Anstiege des Seruminsulins. Ähnlich wie nach Ingestion von Laktose beim Laktasemangel vermag Acarbose als kompetitiver Hemmer der Saccharase nicht nur die Resorption von Saccharose zu hemmen, sondern auch die typischen Nebenwirkungen einer Kohlenhydratmalabsorption mit Diarrhö und Flatulenz zu induzieren (CASPARY 1978).

Die Nebenwirkungen der acarboseinduzierten Malabsorption von Kohlenhydraten, die durch bakterielle Fermentation im Kolon bedingt ist, läßt sich durch die H_2-Bestimmung in der Atemluft objektivieren (CASPARY 1978). 200 mg Acarbose mit 100 g Saccharose oral verabreicht führte im Akutversuch zu einer vollständigen Abflachung postprandialer Blutglukoseanstiege (Abb. 4) (CASPARY

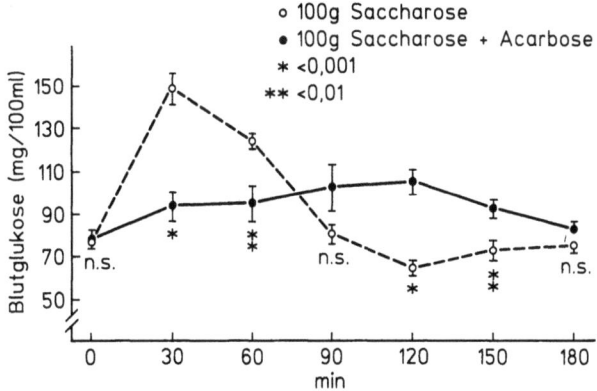

Abb. 4. Wirkung von 200 mg Acarbose (Bay g 5421) auf postprandialen Blutglukoseanstiege bei gleichzeitiger Gabe von 100 g Saccharose. Postprandiale Anstiege der Blutglukose induziert durch 100 g Saccharose werden durch 200 mg Acarbose vollständig unterdrückt. (Nach CASPARY 1978)

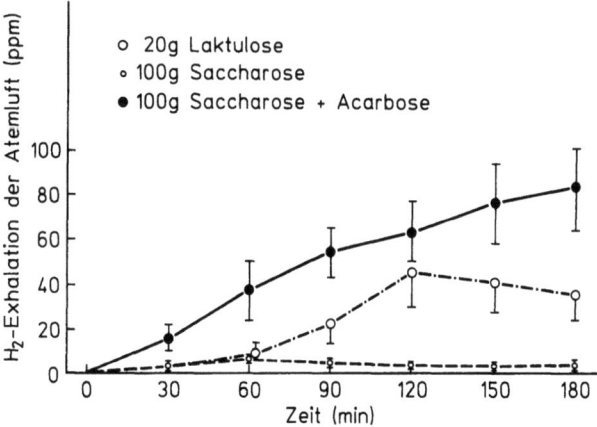

Abb. 5. Veränderung der H_2-Exhalation nach oraler Gabe von Laktulose, Saccharose sowie Saccharose + Acarbose

1978) sowie zu einem deutlichen Anstieg der H_2-Konzentration in der Atemluft (Abb. 5). Der H_2-Anstieg nach Gabe von Saccharose mit Acarbose war größer als der H_2-Anstieg in der Atemluft nach oraler Verabreichung von 20 g Laktulose. Aus diesem semiquantitativen Parameter ließ sich die Schlußfolgerung ziehen, daß ca. 40% der 100 g oral applizierten Saccharose im Kolon fermentiert wurde (CASPARY 1978).

Zahlreiche klinische Studien in ganz Europa und den USA haben gezeigt, daß sich Acarbose in der Behandlung des Diabetikers und des Patienten mit Dumpingsyndrom zu bewähren scheint (CASPARY 1982). Dabei ist jedoch zu beachten, daß je effektiver die postprandiale Blutglukosesenkung durch Acarbose ausfällt, die Nebenwirkungen der Kohlenhydratmalassimilation (Flatulenz, Diarrhö) um so stärker sein werden. Mit Acarbose wird eine Substanz in die Therapie Einzug finden, die durch kompetitive Hemmung digestiver Bürstensaumenzyme des Dünndarms eine dosisabhängige und damit steuerbare Resorptionsverzögerung bewirkt.

V. SH-Gruppen-Inhibitoren

SH-Gruppen-Inhibitoren wie N-Äthylmaleimid (NEM) und p-Hydroxymercuribenzoat (PHMB) vermögen über einen Konformationsänderung spezifischer Transportcarrier und intestinaler Enzyme eine Hemmung sowohl der hydrolytischen Spaltung von Dipeptiden und Disacchariden als auch der Resorption von Zuckern und Aminosäuren zu bewirken (FORSLING et al. 1968; SCHAEFFER et al. 1973). Mit Hilfe von PHMB lassen sich die Enzymaktivitäten der Peptidhydrolasen aus der Bürstensaummembran und dem Zytoplasma des Enterozyten unterscheiden; während 0,1 mmol PHMB mehr als 95% der zytoplasmatischen Aktivität der Glyzyl-Phenylalanin- und Phenylalanyl-Glyzin-Hydrolase hemmt, wird die Hydrolasenaktivität in der Bürstensaummembran nicht beeinflußt (HEIZER et al. 1972).

VI. Schwermetalle

Der Bürstensaum der Mukosazellen stellt eine hochspezialisierte Membran dar, die durch einige Substanzen in ihrer Integrität zerstört werden kann, so daß eine verminderte Resorptionskapazität resultiert. Uranylionen (UO_2^{2+}) hemmen die Passage von Glukose durch die Bürstensaummembran, indem sie eine Komplexbildung an der Zelloberfläche bewirken (PASSOW et al. 1961). UO_2^{2+} scheinen Karboxyl- und Phosphorylgruppen zu binden, nicht jedoch SH-Gruppen.

Niedrige Konzentrationen von Uranylnitrat (3×10^{-4} mol/l) hemmten die Glukose und Flüssigkeitsresorption am Rattendünndarm in vitro ohne den Glukosemetabolismus der Epithelzellen zu beeinflussen (NEWEY et al. 1965). Kationen wie Ba^{2+}, Zn^{2+}, Co^{2+}, Mn^{2+} werden von epithelialen Zellmembranen gebunden, die Bindung ist jedoch nicht so ausgeprägt wie gegenüber UO_2^{2+} (ROTHSTEIN 1962).

Quecksilberionen (Hg^{2+}) blockieren ebenfalls die aktive Resorption von D-Glukose durch epitheliale Dünndarmzellen (PASSOW et al. 1961).

$HgCl_2$ (2×10^{-4} mol/l) bewirkt eine irreversible Hemmung der Zuckerresorption am Rattendünndarm in vivo und wird von Mukosazellen gebunden (PONZ

PIEDRAFETA et al. 1957). Die Hg^{2+}-Bindung erfolgt wahrscheinlich an SH-Gruppen der Bürstensaummembran, wodurch stereochemische Veränderungen der Oberfläche induziert werden (ROTHSTEIN 1962). Die größte Bedeutung der Schwermetalle für den Menschen kommt dem Problem der Schwermetallverunreinigung in der Umwelt zu.

Quecksilber aus Industrieabfällen verursachte Vergiftungserscheinungen bei vielen Menschen in Japan und stellt möglicherweise ein Risiko dar, wenn kontaminierter Fisch gegessen wird (BRITISH MEDICAL JOURNAL 1971). Die Information über die Wirkung anderer Schwermetalle auf den Dünndarm des Menschen ist spärlich.

VII. Hemmer der Na^+-Pumpe

ATPase-Hemmer wie Herzglykoside können unter In-vitro- und In-vivo-Bedingungen eine Hemmung der Resorption Na^+-abhängig transportierter Substanzen bewirken (CASPARY 1975a, c; CRANE 1968; CSÁKY et al. 1961; FORTH u. RUMMEL 1967, 1975; SCHULTZ u. CURRAN 1970).

Die nach therapeutischer Digitalisgabe erreichten Serumspiegel liegen zwar niedriger als die minimalen Hemmkonzentrationen gegenüber aktiven Transportprozessen im Dünndarm in vitro, in Anbetracht des für viele Herzglykoside existierenden enterohepatischen Kreislaufs ist es aber möglich, daß bei Digitalisüberdosierung in der Mukosazelle Konzentrationen erreicht werden, die über eine Hemmung der Wasser- und Elektrolytresorption Diarrhöen bewirken (FORTH u. RUMMEL 1975). Klinisch ist von Bedeutung, daß bei Intoxikation mit Digitoxin Colestyramin durch Bindung dieses stark polaren Herzglykosids den enterohepatischen Kreislauf von Digitoxin reduziert, wodurch Dauer und Letalität der Digitoxinintoxikation reduziert werden können (CALDWELL u. GREENBERGER 1971).

Leider hat sich Colestyramin bei der häufigeren Digoxinintoxikation als unwirksam erwiesen, da es die Resorption von Digoxin aus dem Dünndarm nicht hemmend beeinflußt (THOMPSON 1973).

Oligomycin vermag ebenfalls die Na^+-Ka^+-Pumpe zu hemmen. Dieser Effekt kann im Gegensatz zur Hemmwirkung von Ouabain (g-Strophanthin) durch externe K^+-Gaben nicht verhindert werden. Dieser Befund deutet darauf hin, daß Oligomycin und Ouabain an unterschiedlichen Bindungsstellen angreifen (DUNHAM u. GUNN 1972).

Auch Gallensäuren bewirken eine Hemmung der ATPase und entfalten möglicherweise durch eine Hemmung der Na^+-Pumpe ihren Hemmeffekt auf aktive Transportprozesse im Dünndarm (GUIRALDES et al. 1975).

VIII. Diphenolische Laxantien
(Phenolphthalein, Bisacodyl, Oxyphenisatin)

Diphenolische Laxantien hemmen im Kolon die Wasser- und Elektrolytresorption und im Dünndarm die Resorption anderer aktiver Transportmechanismen wie z.B. die Zucker- und Aminosäurenresorption (CASPARY 1975c; EWE u. HÖLKER 1974; FORTH et al. 1966; RUMMEL et al. 1975). Da sowohl Phenophthalein als auch Bisacodyl die Na^+-K^+-ATPase der Mukosazelle hemmen (CHIGNELL 1968), ist es möglich, daß die Hemmung des aktiven Zuckertransports ebenfalls durch eine Hemmung der Na$^+$-Pumpe bewirkt wird. Als Hauptwirkungsmechanismus diphenolischer Laxantien auf die Dünndarmschleimhaut werden folgende Mechanismen diskutiert (FORTH u. RUMMEL 1975):

1. Hemmung des aktiven Na$^+$-Transports,
2. Steigerung der Permeabilität,
3. Sekretion von Na$^+$ in das Darmlumen.

Es konnte sogar nachgewiesen werden, daß Natriumdioctylsulfosukzinat, das in zahlreichen kommerziellen Einlaufpräparaten als Gleitmittel enthalten ist, die Wasser- und Elektrolytresorption im Kolon hemmt und eine Sekretion bewirkt (DONOWITZ u. BINDER 1975).

Nach den Arbeiten der Arbeitsgruppe von RUMMEL scheint der Permeabilitätssteigerung und damit einer gesteigerten Durchlässigkeit der sog. „tight junctions" die größte Bedeutung zuzukommen.

IX. Alkohol

Intestinale Störungen wie Malabsorption und Diarrhö bei chronischem Alkoholabusus werden gewöhnlich auf eine qualitative oder quantitative Mangelernährung zurückgeführt. Die Hemmung der intestinalen Resorption von Nahrungsbestandteilen als direkte Folge der akuten Alkoholeinwirkung auf den Gastrointestinaltrakt scheint eine wichtige Rolle bei der Entstehung des Status einer Malnutrition bei chronischem Alkoholismus zu spielen.

Zahlreiche Beeinflussungen der intestinalen Resorption wurden bei chronischen Alkoholikern beschrieben:

1. D-Xylose-Resorption (SMALL et al. 1959; KRASNER et al. 1976),
2. Fettresorption (MEZEY et al. 1970),
3. Aminosäurenresorption (ISRAEL 1968; IBER 1971; ROGGIN et al. 1969),
4. Laktose und Saccharoseresorption (LINDENBAUM et al. 1972),
5. Resorption fettlöslicher Vitamine (SMALL et al. 1959),
6. Thiaminresorption (TOMASULO et al. 1968; THOMPSON et al. 1970),
7. Folsäureresorption (HALSTED et al. 1967, 1971),
8. Vitamin-B$_{12}$-Resorption (LINDENBAUM u. LIEBER 1969),
9. Askorbinsäureresorption (O'KEANE et al. 1972).

Die Resorption zahlreicher aktiv transportierter Substanzen benötigt Energie aus energiereichen Phosphaten wie Adenosintriphosphat (ATP).

Die Bereitstellung der energiereichen Phosphate erfolgt durch die in der lateralen und basalen Membran der Mukosazellen lokalisierte Adenosintriphosphatase (ATPase).

Äthanol beeinflußt den ATP-Gehalt verschiedener Gewebe und vermag auch den Transport von Na$^+$ und K$^+$ sowie die Na$^+$-K$^+$-ATPase zu hemmen (ISRAEL et al. 1965).

Im Rahmen einer intestinalen Perfusionsuntersuchung bei chronischen Alkoholikern fanden KRASNER et al. (1976) eine Reduktion der D-Xylose-Resorption sowie niedrige L-Askorbinsäure- und Folsäurespiegel.

Die Resorption von Na$^+$ und Cl$^-$ war ebenfalls reduziert. Ähnliche Befunde wurden von KUO u. SHANBOUR (1978) unter akutem Äthanoleinfluß am Kaninchendarm erhoben. DINDA et al. (1975) beobachteten, daß 2,6% Äthanol den Glukosetransport und den Transport von Na$^+$ von der Mukosa- zur Serosaseite hemmte.

Da bei Alkoholintoxikation häufig Diarrhöen bestehen (LINDENBAUM u. LIEBER 1969, wäre es möglich, daß diese durch eine Hemmung der Wasser- und Elektrolytresorption durch Alkohol bedingt sind.

Nicht nur die Resorption, sondern auch die Enzymaktivitäten der Dünndarmmukosa werden durch Äthanol erheblich beeinflußt (PERLOW et al. 1977;
ELOY et al. 1979).

PERLOW et al. (1977) zeigten einen eindeutigen Zusammenhang zwischen Alkoholkonsum und Disaccharidasenaktivität. Die Saccharase war um 33% im
Dünndarm bei Alkoholikern vermindert, Abstinenz besserte die Enzymreduktion
nach 8–15 Tagen. Tierexperimentell fanden ELOY et al. (1979) nach Äthanolgabe
über 8–90 Tage bei Ratten deutliche Reduktionen (30–50%) der Aktivitäten
von Saccharase und alkalischer Dünndarmphosphatase.

Störungen der Funktion des Dünndarms durch Alkohol können durch strukturelle oder morphologische Veränderungen der Dünndarmschleimhaut bedingt
sein.

Äthanol, in ähnlichen Konzentrationen verabreicht, wie sie bei Trinkern
im Dünndarm erreicht werden, bewirkte im Rattendünndarm hämorrhagische
Erosionen der Darmzotten (BARAONA et al. 1974).

Die konzentrationsabhängigen Veränderungen waren am ausgeprägtesten im
oberen Dünndarm, zudem war eine Verminderung der Enzymaktivität (Disaccharidasen) der Dünndarmmukosa nachweisbar.

Ähnliche hämorrhagische Erosionen an der Spitze der Zotten des Dünndarms
wurden bei Freiwilligen nach einer einzelnen Einnahme von 1 g Äthanol/kg
Körpergewicht beobachtet (GOTTFRIED et al. 1976). Langzeitgabe von Äthanol
bei normaler Ernährung bewirkte im Dünndarm von Ratten und Menschen
ultrastrukturelle Veränderungen der Epithelzellen (RUBIN et al. 1972). Sie betrafen die Mitochondrien, das endoplasmatische Retikulum sowie den Golgi-Apparat und ähnelten den Veränderungen, die Äthanol auch an der Leber induziert.

Chronischer Alkoholkonsum scheint sich somit auf die Funktion des Dünndarms stärker auszuwirken als auf die Struktur.

X. Biguanide

Biguanide werden seit über 15 Jahren als orale Antidiabetika genutzt. Beobachtungen über eine Verbesserung der oralen Glukosetoleranz nach Biguanidvor-
behandlung ohne gleichzeitige Beeinflussung der intravenösen Glucosebelastung
deuten darauf hin, daß möglicherweise ein Hemmeffekt der Biguanide auf die
intestinale Glukoseresorption als wichtiger Wirkungsmechanismus dieser oralen
Antidiabetika anzusehen ist (BECKMANN 1971; CASPARY 1977). BIRO et al. (1961)
zeigten erstmals, daß Phenätylbiguanid (Phenformin) die Glukoseresorption im
Rattendünndarm in vivo hemmte. Mittels einer In-vitro-Technik konnten CAS-
PARY u. CREUTZFELDT (1971) zeigen, daß nicht nur der aktive Transport von
Zuckern durch Biguanide gehemmt wird, sondern auch die intestinale Resorption
verschiedener Aminosäuren (CASPARY u. CREUTZFELDT 1973), Kalzium im Duo-
denum (CASPARY 1971) und die aktive Rückresorption von Gallensäuren aus
dem Ileum der Ratte (CASPARY u. CREUTZFELDT 1975; CASPARY u. LÜCKE 1975)
(Abb. 6). Daß Biguanide auch nach therapeutischen Dosen eine Hemmung der
Glukoseresorption im Dünndarm induzieren, haben inzwischen auch Perfusionsstudien am Menschen gezeigt (ARVANITAKIS et al. 1973; BLOCH et al. 1973).
Biguanide werden nicht nur nach oraler Gabe (BECKMANN 1971) sondern auch
nach intravenöser Applikation in Leber und Dünndarm angereichert (LINTZ
et al. 1974).

Da Biguanide (Phenformin und Metformin) bei therapeutischer Dosierung
eine Vitamin-B_{12}-Malabsorption (BERCHTOLD et al. 1969; CREUTZFELDT et al.

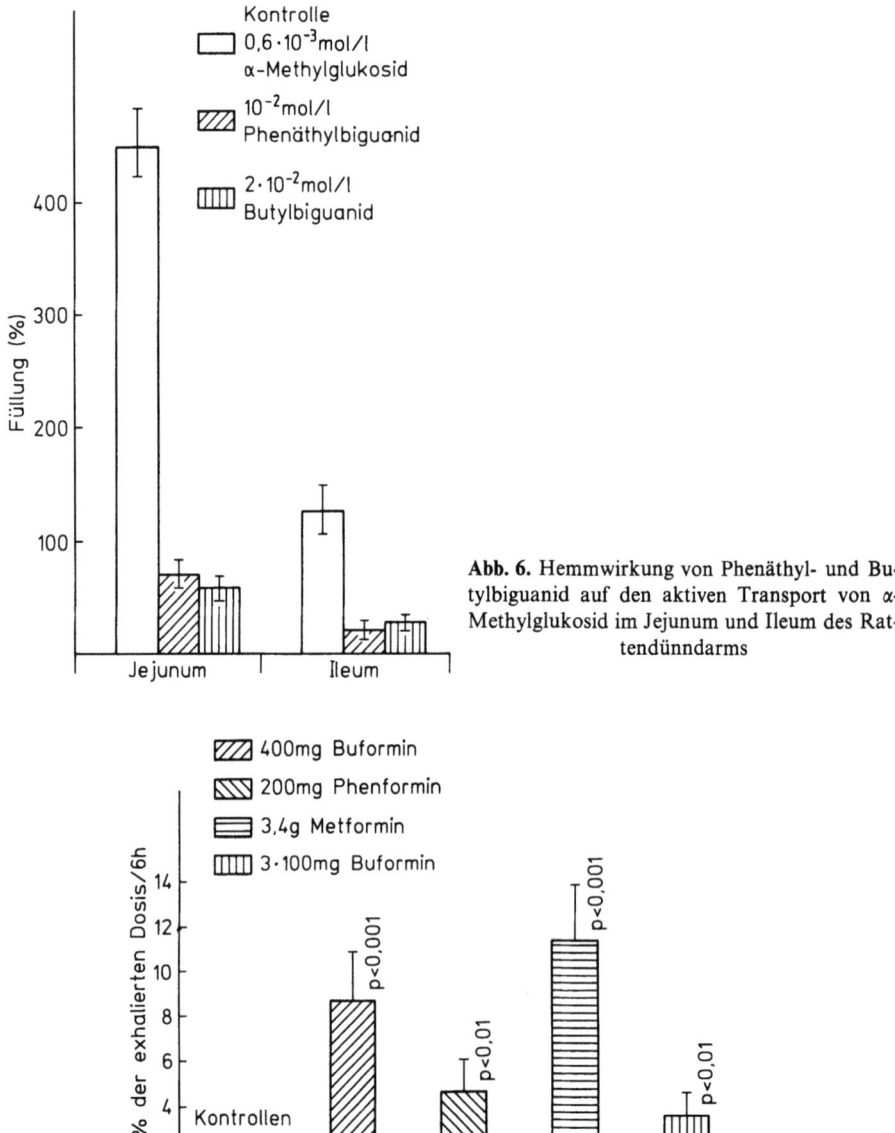

Abb. 6. Hemmwirkung von Phenäthyl- und Butylbiguanid auf den aktiven Transport von α-Methylglukosid im Jejunum und Ileum des Rattendünndarms

Abb. 7. ^{14}C-Glykocholat-Atemtest bei Patienten unter Behandlung mit Buformin, Phenformin oder Metformin. Biguanide bewirkten im Vergleich zur Kontrollperiode eine gesteigerte Dekonjugation von Gallensäuren gemessen an der erhöhten $^{14}CO_2$-Exhalation nach Gabe von ^{14}C-Glykocholat. (Nach Caspary et al. 1977)

1971; Tomkin 1973) bewirken, könnte angenommen werden, daß im Ileum Gewebskonzentrationen erreicht werden, die beim Diabetiker eine Gallensäuremalabsorption bewirken und den cholesterinsenkenden Effekt dieser oralen Antidiabetika verursachen (Caspary u. Creutzfeldt 1975). Untersuchungen bei Diabetikern haben jedoch ergeben (Caspary et al. 1977), daß Biguanide (Phenformin, Buformin und Metformin) selbst bei hoher Dosierung keine Malabsorption von Gallensäuren und Steatorrhö induzieren. Biguanide führten jedoch zu einer erheblichen Steigerung der Dekonjugation von Gallensäuren im Dünndarm wie bei einer bakteriellen Überwucherung des Dünndarms (CASPARY et al. 1977) (Abb. 7). Gleichzeitig konnte gezeigt werden, daß sowohl die insbesondere durch Metformin-induzierte Steigerung der bakteriellen Dekonjugation von Gal-

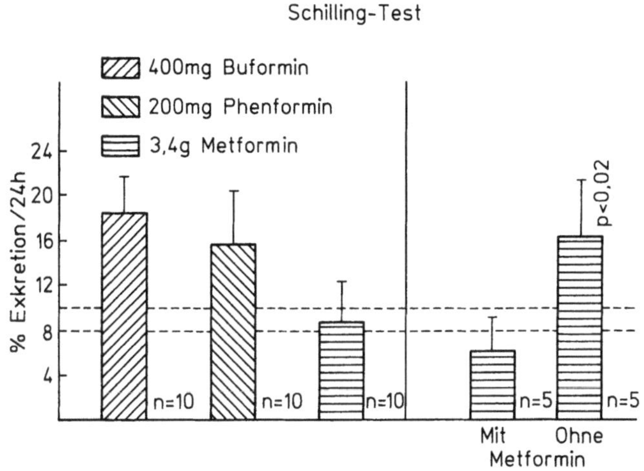

Abb. 8. Schilling-Test bei Diabetikern unter Therapie mit Buformin, Phenformin und Metformin. Die Wiederholung des Schilling-Tests bei Patienten mit pathologischem Schillingtest unter Metformin nach Absetzen des Biguanids. Sowohl Absetzen des Metformins als auch Antibiotikatherapie mit Tetracyclin verbesserte oder normalisierte die Vitamin-B_{12}-Resorption. (Nach CASPARY et al. 1977)

Tabelle 3. Beeinflussung der intestinalen Resorption durch Biguanide

Hemmwirkung	Literatur
Aktiver Zuckertransport in vitro	CASPARY u. CREUTZFELDT (1971)
Glukoseresorption in vivo (Ratte, Hund)	BIRO et al. (1961), BLOCH et al. (1973)
Resorption von Glukose und Wasser beim Menschen mittels Dünndarmperfusionstechnik	ARVANITAKIS et al. (1973), BLOCH et al. (1973)
Aminosäurenresorption in vitro und in vivo	BLOCH et al. (1973), CASPARY u. CREUTZFELDT (1973)
Kalziumresorption in vitro (Duodenum der Ratte)	CASPARY (1971)
Vitamin-B_{12}-Resorption (Metformin, Phenformin) beim Menschen unter therapeutischen Dosen	BERCHTOLD et al. (1969), CREUTZFELDT et al. (1971), TOMKIN (1973), CASPARY et al. (1977)
Resorption von Gallensäuren im Ileum der Ratte in vitro und in vivo	CASPARY u. CREUTZFELDT (1975), CASPARY u. LÜCKE (1975)
Gesteigerte Dekonjugation von Gallensäuren nach Metformin, Phenformin und Buformin	CASPARY et al. (1977)

lensäuren wie auch die Vitamin-B_{12}-Malabsorption durch Gabe von Antibiotika (Doxycyclin) gebessert bzw. normalisiert werden konnte (Caspary et al. 1977). Es muß also angenommen werden, daß Biguanide wahrscheinlich durch ihren motilitätshemmenden Effekt zu einer bakteriellen Aszension in den oberen Dünndarm führen, wodurch eine gesteigerte Dekonjugation von Gallensäuren wie auch eine Bindung von Vitamin-B_{12} an Bakterien (und damit ein pathologischer Schilling-Test) bewirkt wird (Abb. 8). Es muß auch angenommen werden, daß die bisher beschriebene reversible Vitamin-B_{12}-Resorptionsstörung bei Behandlung mit Phenformin (Tomkin 1973) und Metformin (Berchtold et al. 1969; Creutzfeldt et al. 1971) deshalb am ehesten durch eine Bindung von Vitamin-B_{12} an Bakterien bedingt ist. Die Wirkungen der Biguanide auf die Funktion des Dünndarms sind in Tabelle 3 zusammengestellt.

XI. Prenylamin

Ähnlich wie Biguanide hat Prenylamin einen positiven therapeutischen Effekt auf die Beschwerden beim Dumpingsyndrom (Szlatloczky et al. 1971). Dieser Effekt wurde auf eine Beeinflussung der Darmresorption zurückgeführt. Unter In-vitro-Bedingungen hemmt Prenylamin in ähnlichen Dosen wie Biguanide die aktive Resorption von Zuckern und Aminosäuren (Caspary u. Creutzfeldt 1972). Auch unter In-vivo-Perfusionsbedingungen läßt sich der Hemmeffekt von Prenylamin auf die intestinale Zuckerresorption beim Menschen nachweisen (Gottesbühren et al. 1974). Die Vorbehandlung mit Prenylamin führte jedoch bei Diabetikern zu keiner Verbesserung der oralen Glukosetoleranz (eigene persönliche Erfahrung).

XII. Diphenylhydantoin

Diphenylhydantoin hat neben seiner Hemmwirkung auf die Insulinsekretion, seiner antiarrhythmischen Wirkung und der Hemmung der intestinalen Folsäurekonjugase (Hoffbrand u. Necheles 1968; Rosenberg et al. 1969) einen hemmenden Effekt auf die intestinale Kalziumresorption (Caspary 1972; Koch et al. 1972), ohne jedoch die Resorption anderer aktiv transportierter Substanzen zu hemmen (Caspary 1972). Diphenylhydantoin scheint sogar die Resorption von Zuckern bei In-vitro-Zugabe zu Darmgewebe, möglicherweise durch eine Stimulation der Na^+-Pumpe zu steigern (van Rees et al. 1974). Beim spezifischen Hemmeffekt von Diphenylhydantoin auf die Kalziumresorption handelt es sich nicht um einen direkten Einfluß des Diphenylhydantoins, sondern vielmehr um einen sekundären Effekt auf die Kalziumresorption, die durch eine Änderung des Vitamin-D-Stoffwechsels bei Gabe dieses Antiepileptikums induziert wird (Caspary et al. 1975; Kraft et al. 1974; Silver et al. 1974).

Vorbehandlung mit Diphenylhydantoin führte im Rattenduodenum zu einer deutlich erniedrigten Kalziumresorption, die sich 20 Tage nach Absetzen der Behandlung wieder völlig normalisierte (Caspary 1972). Kalziumresorptionsuntersuchungen an Epileptikern während antiepileptischer Therapie (Primidon, Diphenylhydantoin, Phenobarbital) haben gezeigt, daß bei einem hohem Prozentsatz dieser Patienten eine Kalziummalabsorption besteht, die als frühester Hinweis auf eine beginnende antiepileptische Osteomalazie anzusehen ist (Caspary et al. 1975). Durch laufende Stimulation des endoplasmatischen Retikulums nach Gabe von Phenobarbital (KUNTZMANN 1969; SILVER et al. 1974), wahrscheinlich auch durch Phenylhydantoin, kommt es zu einer gesteigerten Hydroxylierung des Vitamin D_3 zu 25-Hydroxycholekalziferol und zu einer gesteigerten biliären Ausscheidung dieses und weiterer Vitamin-D-Metaboliten über die Galle (SILVER et al. 1974). Patienten, die eine antiepileptische Dauertherapie erhalten, verarmen deshalb an im Fettgewebe gespeichertem Vitamin-D und geraten in einen Vitamin-D-Mangelzustand (CASPARY et al. 1975; KRAFT et al. 1974; SILVER et al. 1974). Im Serum dieser Patienten ist der 25-Hydroxycholekalziferol-Spiegel erniedrigt (HAHN et al. 1975).

XIII. Gallensäuren

Gallensäuren beeinflussen die resorptive Funktion im Jejunum beim Menschen und im Tiermodell (CASPARY 1973; FORTH u. RUMMEL 1975; HARRIES u. SLADEN 1972; TEEM u. PHILIPS 1972; WINGATE et al. 1973; HEATON 1972). Hemmung der Resorption oder eine Nettosekretion von Flüssigkeit und Elektrolyten sowie eine Hemmung aktiver Transportprozesse wurden beobachtet. Die histologischen Veränderungen der Dünndarmschleimhaut sind meist minimal und können die ausgeprägten funktionellen Veränderungen nicht erklären (CASPARY 1973). Dihydroxygallensäuren beeinflussen den Elektrolyttransport stärker als Trihydroxygallensäuren. WINGATE et al. (1973) zeigten, daß Perfusion des Jejunums mit Glykochenodesoxycholsäure eine Nettosekretion bewirkte, während die Perfusion mit Glykochenodesoxycholsäure und Lezithin (gemischte mizellare Lösung) den Flüssigkeitstransport nicht beeinflußte. Der Wirkungsmechanismus der Gallensäuren auf den Elektrolyttransport im Jejunum ist nicht ganz klar, qualitativ jedoch sind die Effekte der Gallensäuren auf Wasser- und Elektrolyttransportprozesse im Jejunum ähnlich wie im Ileum und Kolon (KRAG 1974; MEKHJIAN et al. 1970).

Konjugierte Trihydroxygallensäuren vermögen im Ileum die Resorption von Zuckern und Aminosäuren ebenfalls zu hemmen, während sie im Jejunum, in dem nur eine minimale Resorption von Gallensäuren durch „ionic" und „non-ionic" Diffusion erfolgt, geringere Hemmeffekte auf aktive Transportmechanismen haben (CASPARY 1973). Dekonjugierte Gallensäuren, insbesondere Desoxycholsäure, bewirken allerdings auch mikroskopisch sichtbare strukturelle Veränderungen der Dünndarmschleimhaut (GRACEY et al. 1973; TEEM u. PHILIPPS 1972). Dekonjugierte Gallensäuren scheinen bei der bakteriellen Überwucherung des Dünndarms Resorptionsstörungen infolge Veränderungen von Struktur und Funktion der Dünndarmmukosa zu verursachen (AMENT et al. 1972; GRACEY et al. 1971, 1973, 1974, 1975). BINDER et al. (1975) zeigten, daß Gallensäuren den Kurzschlußstrom („short circuit current") steigern und stellten die Hypothese auf, daß die durch die Gallensäuren induzierten Veränderungen des Elektrolyttransportes im Jejunum und Kolon durch zyklisches Adenosinmonophosphat (cAMP) in der Mukosa bedingt seien, ähnlich wie die Sekretionssteigerung von Wasser und Elektrolyten bei der Cholera (FIELD et al. 1972; KIMBERG et al. 1971). In der Tat induzierten Taurochenodesoxycholsäure (TCD) sowie auch Theophyllin einen Anstieg des Kurzschlußstroms, TCD bewirkte jedoch nach Exposition von Theophyllin (10 mmol/l) keinen Anstieg des Kurzschlußstroms mehr (VOLPE u. BINDER 1975). Es ist durchaus möglich, daß das Adenylzyklasesystem eine wichtige Rolle bei der durch Gallensäuren induzierten Sekretion von Wasser und Elektrolyten spielt, wichtiger jedoch scheint nach den Arbeiten

der Gruppe von Rummel, daß die Resorptionshemmung und Sekretionssteigerung durch Gallensäuren durch eine Auflockerung parazellulärer Shunt-Wege
induziert wird (Rummel et al. 1975).

C. Sekundäre Malabsorption durch Pharmaka

Nach Gabe von Mitosehemmern (Folsäureantagonisten oder 5-Fluoruracil)
kann es zu schweren morphologischen Mukosaveränderungen mit konsekutiver
Malabsorption und Durchfällen kommen (Übersicht: Robinson 1972;
s.S. 571 ff.). Diese Veränderungen sind durch eine Hemmung der mitotischen
Aktivität in den Krypten und fehlende Erneuerung der abgeschilferten Epithelzellen bedingt. Auch der Transport von Zuckern und Aminosäuren kann vermindert sein (Robinson et al. 1966). Aufgrund der erheblichen morphologischen
Schleimhautveränderungen (Trier 1962a, b) würde man allerdings noch schwer-
wiegendere funktionelle Einschränkungen erwarten, als tatsächlich zu beobachten sind (Robinson 1972; Trier 1967). Roche et al. (1970) fanden hingegen
nach Gabe einzelner Dosen von 5-Fluoruracil eine gute Korrelation zwischen
Glukoseresorption in vivo und der Anzahl von Zellen pro Zotte. Indessen gibt
es zahlreiche Beobachtungen über die Beeinflussung der Struktur und Funktion
(Resorption und Digestion) der Dünndarmschleimhaut unter Zytostatika, die
auf S. 571 ff. abgehandelt wurden. Fast alle wirksamen Zytostatika beeinflussen
außer Alteration der Transportfunktion und der Morphe zumindest auch die
Enzymsynthese in der Mukosa (Hartwich (1974).

Von klinischer Bedeutung sind ferner Durchfälle als Nebenwirkung bei Behandlung des akuten Gichtanfalls mit *Kolchizin*. Kolchizin führt ebenfalls durch
eine Mitosehemmung in den Krypten zu Zottenatrophie der Dünndarmschleimhaut, Malabsorption und Enzymverlust. Niedrige Dosen, die die Mitosarate
noch nicht beeinflussen, führen bereits zu ausgeprägten Störungen der intestinalen Enzymsynthese beim Menschen (Herbst et al. 1970), und im Tierversuch
(Robinson 1972).

I. Strahlentherapie

Auch die Strahlentherapie kann zu Durchfällen führen. Trier u. Browning
(1966) fanden bei Untersuchungen der Dünndarmmukosa nach Strahlenbehandlung eine Reduktion der mitotischen Aktivität, Zottenverkürzung, Infiltration
der Lamina propria sowie ausgeprägte ultrastrukturelle Veränderungen der Epithelzellen. Es besteht auch hier oft keine gute Korrelation zwischen dem Ausmaß
der morphologischen Schäden und der Einschränkung der resorptiven Funktion
(Sullivan 1961; Trier u. Browning 1966; Robinson 1972). Herzer et al.
(1970) beobachteten bei Ratten nach Bestrahlung mit 1500 R eine starke Reduktion der ATPase, was möglicherweise die von Curran et al. (1960) beobachtete
Hemmung der Wasser- und Natriumresorption erklärt.

Da aktive, energieabhängige Transportmechanismen durch Strahlentherapie
empfindlicher als passive Transportprozesse beeinflußt werden und bei gynäko-
gischer Strahlentherapie das Ileum besonders exponiert ist, scheint eine vorüber-

gehende Hemmung der Gallensäurenrückresorption im Ileum die Ursache für die Durchfälle nach Strahlenbehandlung zu sein. Ein positiver ^{14}C-Glykocholat-Atemtest bei Frauen während gynäkologischer Strahlentherapie zeigte eine gesteigerte Dekonjugation von Gallensäuren, wahrscheinlich infolge einer Ileumfunktionsstörung, an (NEWMAN et al. 1973). Diese Vermutung wird gestützt durch den oft positiven Therapieeffekt der Strahlenenteritis mit Colestyramin.

Ein günstiger therapeutischer Effekt mit Azetylsalizylsäure (Aspirin) bei Strahlenenteritis (MENNIE et al. 1975) wird mit dem Hemmeffekt der Verbindung auf die Prostaglandinsynthese erklärt. Sollte dies zutreffen, dann sollte Indometacin (Amuno) ebenfalls wirksam sein, da es auch die Prostaglandinsynthese hemmt.

Bei der Zöliakie oder Erwachsenensprue besteht als Folge eines gesteigerten Zellverlusts eine überstürzte Zellneubildung, die zur Aufhebung der Zottenstruktur der Dünndarmschleimhaut führt (RIECKEN et al. 1969). *Triparanol*, ein Hemmer der Cholesterinbiosynthese, vermag morphologische und funktionelle Schleimhautveränderungen im Tiermodell zu induzieren, die den Veränderungen bei Sprue sehr ähnlich sind (RIECKEN et al. 1969). Die Resorptionskapazität der Dünndarmschleimhaut ist nach Vorbehandlung mit Triparanol ebenfalls vermindert.

II. Proteinsynthesehemmer
(Actinomycin, Puromycin, Cycloheximid)

Proteinsynthesehemmer beeinflussen bereits kurz nach Applikation die Resorption von Zuckern (CASPARY 1975c; FRIZZELL et al. 1973; HANOUNE u. CHAMBAUT 1971) und Aminosäuren wie auch die Aktivität digestiver Bürstensaumenzyme (Disaccharidasen, alkalische Phosphatase, Peptidasen). Allerdings kommt es auch zu morphologischen Veränderungen der Schleimhaut. Als Ursache der Resorptionsverminderung nach Verabfolgung eines Proteinsynthesehemmers wird eine Abnahme der Carrierproteinsynthese angesehen (CASPARY 1975c; FRIZZELL et al. 1973).

D. Nichtklassifizierbare Beeinflussung der Resorption

I. Neomycin

Neomycin kann ebenfalls ein reversibles Malabsorptionssyndrom mit überwiegender Steatorrhö induzieren (GORDON et al. 1968; JACOBSEN et al. 1960a; PAES et al. 1967; ROBINSON 1972). Unklar ist, ob diese Veränderungen allein durch eine strukturelle Veränderung der intestinalen Mukosa bewirkt werden (DOBBINS et al. 1968; JACOBSEN et al. 1960a, b; ROBINSON 1972).

DESOMER et al. (1964) vermuteten erstmals, daß Neomycin Gallensäuren präzipitiere. Später wurde tatsächlich berichtet, daß dieses polybasische Antibiotikum Fettsäuren, Gallensäuren und Cholesterin aus mizellarer Lösung präzipitieren kann (Thompson et al. 1970, 1971). Hardison u. Rosenberg (1969) fanden jedoch in der mizellaren Phase des Duodenalinhalts nach Gabe von Neomycin keine Verminderung der Konzentration von Gallensäuren und Fettsäuren. Nicht nur Neomycin (Faloon et al. 1966) sondern auch Kanamycin (Faloon et al. 1966) und Paromomycin (Samuel et al. 1964) senken den Cholesterinspiegel. Es lag daher nahe zu vermuten, daß Neomycin eine Steatorrhö und den cholesterinsenkenden Effekt durch eine Präzipitation von Gallensäuren, Fettsäuren und Cholesterin im Darmlumen bewirkt (Eyssen et al. 1966). Sedaghat et al. (1975) bestätigten den cholesterinsenkenden Effekt des Neomycins; sie fanden eine deutliche Hemmung der Cholesterinresorption bei Patienten mit Hypercholesterinämie nach Applikation von 2 g/Tag. Bei dieser Dosierung nahm zugleich die Stuhlausscheidung neutraler Steroide deutlich zu, die Ausscheidung sekundärer Gallensäuren im Stuhl jedoch ab. Deshalb glaubten die Autoren, Neomycin wirke nicht als Präzipitans von Gallensäuren sondern hemme entweder die Cholesterinresorption, steigere die Cholesterinsynthese und bewirke einen Ausstrom von Cholesterin aus dem Gewebe (Sedaghat et al. 1975). Eine Einzeldosis von 2 g Neomycin führte bereits zu einer deutlichen Hemmung der Vitamin-A-(Retinol-)Resorption beim Menschen (Barrowman et al. 1973).

II. p-Aminosalizylsäure

p-Aminosalizylsäure kann ein Malabsorptionssyndrom mit Steatorrhö induzieren (Coltart 1969; Halsted u. McIntyre 1972; Levine 1968). Über den Mechanismus herrscht Unklarheit. Bei der intestinalen Malabsorption, induziert durch p-Aminosalizylsäure, ist möglicherweise ein primärer Effekt auf intestinale Transportsysteme anzunehmen, da sowohl eine Malabsorption für D-Xylose und Vitamin B_{12} besteht als auch ein Disaccharidasemangel und eine Steatorrhö bei normaler Dünndarmschleimhaut beobachtet wurden (Coltart 1969).

III. Colestyramin

Colestyramin ist ein nichtresorbierbares Ionenaustauschharz, das im Darmlumen Gallensäuren bindet und damit deren Rückresorption im Ileum verhindert. Dadurch kommt es zu einer Steigerung des fäkalen Gallensäurenverlusts und einer Verkleinerung des Gallensäurepools, so daß nach Unterschreiten der kritischen mizellaren Gallensäurenkonzentration im Darmlumen eine Steatorrhö entstehen kann (Hardison u. Rosenberg 1969). In die Therapie wurde Colestyramin zunächst zur Behandlung der Hypercholesterinämie eingeführt (Bergen et al. 1959), später zur Behandlung des Pruritus bei Cholestase (Datta u. Sherlock 1963), der chologenen Diarrhö bei Ileumresektion (Hofmann u. Poley 1969) und neuerdings bei enteraler Hyperoxalurie nach Ileumresektion (Caspary 1975b; Smith et al. 1972).

Da Colestyramin auch andere Substanzen wie Digitoxin (Caldwell u. Greenberger 1971) und Eisen (Thomas et al. 1971) binden kann, ist zu erwarten, daß diese Substanz bei entsprechend hoher Dosierung eine Malabsorption verschiedener Mineralien und Pharmaka bewirkt. Colestyraminbehandlung führt zu Steatorrhö (Hashim et al. 1961) und Malabsorption fettlöslicher Vitamine (West u. Lloyd 1975). Daher wurde empfohlen, bei Colestyraminbehandlung wegen Hypercholesterinämie fettlösliche Vitamine zu substituieren. West u.

LLOYD (1975) fanden bei 8 Kindern während Behandlung mit Colestyramin wegen familiärer Hypercholesterinämie einen Folsäuremangel sowie eine Verminderung der Serumkonzentration von Vitamin A, Vitamin E und anorganischem Phosphat, während die Serumkonzentration von Eisen, Vitamin B_{12}, Kalzium und Prothrombin normal war.

Eine Osteomalazie während Colestyraminbehandlung wurde bei einer Patientin nach Ileumresektion beobachtet (HEATON et al. 1972). THOMPSON u. THOMPSON (1969) fanden bei Ratten eine colestyraminbedingte Hemmung der Vitamin-D-Resorption, während die Kalziumresorption nicht verändert war; HARKINS u. HAGERMAN (1965) beobachteten jedoch einen Anstieg des fäkalen Kalziumverlusts, den sie durch die Steatorrhö bedingt interpretierten.

Literatur

Ament ME, Shimido SS, Saunders DR et al. (1972) Pathogenesis of steatorrhea in three cases of small intestinal stasis syndrome. Gastroenterology 63:728

Arvanitakis C, Lonrezsonn V, Olson W (1973) Phenformin-induced alterations of small intestinal function and mitochondrial structure in man. J Lab Clin Med 82:196

Baraona E, Pirola RC, Lieber CS (1974) Small intestinal damage and changes in cell population produced by ethanol ingestion in the rat. Gastroenterology 66:266

Barrowman JA, D'Mello A, Herxheimer A (1973) A single dose of neomycin impairs absorption of vitamin A (retinol) in man. Eur J Clin Pharmacol 5:199

Beckmann R (1971) Biguanide. In: Eichler O, Farah A, Herken H, Welch AD (Hrsg) Handbook of experimental pharmacology, vol XXIX. Springer, Berlin Heidelberg New York, 1971, p 439

Berchtold P, Bolli P, Arbenz H et al. (1969) Intestinale Absorptionsstörung infolge Metforminbehandlung. (Zur Frage der Wirkungsweise der Biguanide). Diabetologia 5:405

Bergen SS, Itallie TB van, Tennent DM et al. (1959) Effect of an anion exchange resin on serum cholesterol in man. Proc Soc Exp Biol (NY) 102:676

Binder HJ, Filburn Ch, Volpe BT (1975) Bile salt alteration of colonic electrolyte transport. Role of cyclic adenosine monophosphate. Gastroenterology 68:503

Biro L, Bányász T, Kovacs MB (1961) Die Wirkung des Phenäthylbiguanids auf die Glucoseresorption. Klin Wochenschr 39:760

Bloch R, Menge H, Schaarschmidt WD et al. (1973) Biochemische, histochemische und funktionelle Untersuchungen zur Phenforminwirkung auf die Dünndarmschleimhaut bei Ratte und Mensch. Klin Wochenschr 51:235

Blum AL, Haemmerli UP, Lorenz-Meyer H (1975) Is phlorizin or its aglycon the inhibitor of intestinal glucose transport? Eur J Clin Invest 5:285

British Medical Journal (1971) Mercury poisoning and beyond. Br Med J 2:808

Caldwell JH, Greenberger NJ (1971) Interruption of the enterohepatic circulation by cholestyramine. I. Protection against lethal digitoxin intoxication. J Clin Invest 50:2626

Caspary WF (1971) Effect of biguanides on intestinal transport of sugars, amino acids and calcium. Naunyn-Schmiedebergs Arch Pharmacol 269:421

Caspary WF (1972) Inhibition of intestinal calcium transport by diphenylhydantoin in rat duodenum. Naunyn-Schmiedebergs Arch Pharmacol 274:146

Caspary WF (1973) Inhibition of active hexose and amino acid transport by conjugated bile salts in rat ileum. Eur J Clin Invest 4:17

Caspary WF (1975a) Resorption von Kohlenhydraten und Proteinen im Dünndarm unter normalen und krankhaften Bedingungen. Thieme, Stuttgart

Caspary WF (1975b) Erworbene Hyperoxalurie und Nephrolithiasis bei gastroenterologischen Erkrankungen („Enterale" Hyperoxalurie). Dtsch Med Wochenschr 100:1509

Caspary WF (1975c) Die Beeinflussung der Resorptionsleistungen der Darmmukosa durch Pharmaka. Arzneimittel-Forsch 25:489

Caspary WF (1977) Biguanides and intestinal absorptive function. Acta Hepatogastroenterol (Stuttg) 24:473

Caspary WF (1978) Sucrose malabsorption in man after ingestion of α-glucoside-hydrolase inhibitor. Lancet 1:1231

Caspary WF (1982) Neues therapeutisches Prinzip in der Behandlung des Diabetes mellitus: α-Glukosidaseninhibition durch Acarbose. Inn Med 9:69

Caspary WF, Creutzfeldt W (1971) Analysis of the inhibitory effect of biguanides on glucose absorption. Inhibition of active sugar transport. Diabetologia 7:379

Caspary WF, Creutzfeldt W (1972) Hemmung der intestinalen Resorption von Zuckern und Aminosäuren durch Prenylamin (Segontin®). Dtsch Med Wochenschr 97:394

Caspary WF, Creutzfeldt W (1973) Inhibition of intestinal amino acid transport by blood sugar lowering biguanides. Diabetologia 9:6

Caspary WF, Creutzfeldt W (1975) Inhibition of bile salt absorption by bloodsugar lowering biguanides. Diabetologia 11:113

Caspary WF, Graf S (1979) Inhibition of human intestinal α-glucosidehydrolases by a new complex oligosaccharide. Res Exp Med 175:1

Caspary WF, Kalisch H (1978) Effect of α-glucosidasehydrolase inhibition on intestinal absorption of sucrose, water, and sodium in man. Gut 20:750

Caspary WF, Lücke H (1975) Inhibition of bile acid and water absorption by phenylethylbiguanide in rat ileum in vivo. Digestion 12:179

Caspary WF, Hesch RD, Matte R et al. (1975) Effect of vitamin D and 25-hydroxy-cholecalciferol on intestinal calcium absorption in epileptics under anticonvulsant therapy. Horm Metab Res 7:271

Caspary WF, Zavada I, Reimold V et al. (1977) Alteration of bile acid metabolism and vitamin-B_{12} absorption in diabetics on biguanides. Diabetologia 13:187

Chignell CF (1968) The effect of phenolphthalein, and other purgative drugs on rat intestinal (Na^+-K^+) adenosine triphosphatase. Biochem Pharmacol 17:1207

Coltart DJ (1969) Malabsorption induced by para-aminosalicylate. Br Med J 1:825

Coupar IM, McColl I (1975) The pharmacology of absorption. In: McColl I, Sladen GF, (eds) Intestinal absorption in man. Academic Press, London, p 315

Crane RK (1968) Absorption of sugars. In: Code CF (ed) Handbook of physiology, sect 6: Alimentary canal, vol III. American Physiological Society, Washington, DC, p 1323

Creutzfeldt W, Willms B, Caspary WF (1971) The mechanism of action of blood glucose-lowering biguanides. In: Rodriguez RR, Vallance-Owen J (eds) Diabetes. Proc 7th Congress of the International Diabetes Federation, Buenos Aires 1970. Excerpta Medica, Amsterdam, p 95

Csáky TZ, Hartzog HG, Fernald GW (1961) Effect of digitalis on active intestinal sugar transport. Am J Physiol 200:459

Curran PF, Webster EW, Hovsepian JA (1960) The effect of X-irradiation on sodium and water transport in the rat ileum. Radiat Res 13:369

Datta DV, Sherlock S (1963) Treatment of pruritus of obstructive jaundice with colestyramine. Br Med J 1:216

DeSomer P, Vanderhaege H, Eyssen H (1964) Influence of basic antibiotics on serum- and liver cholesterol concentrations in chickens. Nature 204:1306

Diedrich DF, Hanke DW, Evans JO (1975) Relationship between glycosidase activity and sugar transport in the intestine. In: Csáky TZ (ed) Intestinal absorption and malabsorption. Raven Press, New York, p 143

Dinda PK, Beck IT, Beck M et al. (1975) Effect of ethanol on sodium-dependent glucose transport in the small intestine of the hamster. Gastroenterology 66:1517

Dobbins WO, Herrero BA, Mansbach CM (1968) Morphological alterations associated with neomycin-induced malabsorption. Am J Med Sci 225:63

Donowitz M, Binder HJ (1975) Effect of dioctyl sodium sulfosuccinate on colonic fluid and electrolyte movement. Gastroenterology 69:941

Dunham PB, Gunn RB (1972) Adenosine triphosphatase and active cation transport in red blood cell membrane. Arch Intern Med 129:241

Eloy R, Battinger F, Brignon JY et al. (1979) Intestinal brush border enzymes and chronic alcohol ingestion. Res Exp Med 175:257

Ewe K, Hölker B (1974) Einfluß eines diphenolischen Laxans (Bisacodyl) auf den Wasser- und Elektrolyt-Transport im menschlichen Colon. Klin Wochenschr 52:827

Eyssen H, Evrad E, Vanderhaeghe H (1966) Cholesterol-lowering effects of N-methylated neomycin and basic antibiotics. J Lab Clin Med 68:753

Faloon WW, Paes IC, Woolfolk D et al. (1966) Effect of neomycin and kanamycin upon intestinal absorption. Ann NY Acad Sci 132:879

Field M, Fromm D, Al-Awqatu Q et al. (1972) Effect of cholera enterotoxin on ion transport across isolated ileal mucosa. J Clin Invest 51:796

Forsling M, Remfry JC, Widdas WF (1968) Uptake of N-ethylmaleimide and 1-fluoro-2,4-dinitro-benzene in relation to the irreversible inhibition of glucose transfer in the human erythrocyte. J Physiol 194:535

Forth W, Rummel W (1967) Wirkung von Herzglycosiden auf Calcium-, Natrium-, Wasser-, und Glucosetransport am isolierten Dünndarm. Helv Physiol Pharmacol Acta 25:8

Forth W, Rummel W (1975) Activation and inhibition of intestinal absorption by drugs. In: Forth W, Rummel W (eds) International encyclopedia in pharmacology and therapeutics. Pharmacology of Intestinal Absorption: Gastrointestinal absorption of drugs, vol I, sect 39B. Pergamon Press, Oxford, p 171

Forth W, Rummel W, Glasner H (1966) Zur resorptionshemmenden Wirkung von Gallensäuren. Naunyn-Schmiedebergs Arch Pharmacol 254:364

Frizzell RA, Nellans HN, Acheson LS et al. (1973) Effect of cycloheximide on influx across the brush border membrane of rabbit intestine. Biochim Biophys Acta 191:302

Gordon SJ, Haro EN, Paes IC et al. (1968) Studies of malabsorption and calcium excretion induced by neomycin sulfate. JAMA 204:129

Gottesbüren H, Raida H, Riecken EO (1974) Untersuchungen zum Einfluß von Prenylamin (Segontin®) auf die Dünndarmresorption beim Menschen. 29. Tagung Dtsch Ges Verdauungs- u Stoffwechselkr, Würzburg

Gottfried EB, Korsten MA, Lieber CS (1976) Gastritis and duodenitis induced by alcohol: an endoscopic and histologic assessment. Gastroenterology 70:890

Gracey M, Burke V, Oshim A et al. (1971) Bacteria, bile salts, and intestinal monosaccharide absorption. Gut 12:683

Gracey M, Papadimitriou K, Burke V et al. (1973) Effects on small-intestinal function and structure by feeding deconjugated bile salts. Gut 14:519

Gracey M, Papadimitriou J, Bower G (1974) Ultrastructural changes in the intestines of rats with self-filling blind loops. Gastroenterology 67:646

Gracey M, Houghton M, Thomas J (1975) Deoxycholate depresses small-intestinal enzyme activity. Gut 16:53

Greene HL, Stifel FB, Hermann RH et al. (1974) Ethanol-induced inhibition of human intestinal enzyme activities reversal by folic acids. Gastroenterology 67:434

Guiraldes E, Lamabadusuriya SP, Oyesiku JE et al. (1975) A comparative study on the effect of different bile salts on mucosal ATPase and transport in the rat jejunum in vivo. Biochim Biophys Acta (Amst) 389:495

Hahn TJ, Hendin BA, Scharp CR et al. (1975) Serum 25-hydroxy-cholecalciferol levels and bone mass in children on chronic anticonvulsant therapy. N Engl J Med 292:550

Halsted CH, McIntyre PA (1972) Intestinal malabsorption caused by aminosalicylic acid therapy. Arch Intern Med 130:935

Halsted CH, Griggs RC, Harries JW (1967) The effect of alcoholism on the absorption of folic acid (^{3}H-PGA) evaluated by plasma levels and urinary secretion. J Lab Clin Med 69:116

Halsted CH, Robles EA, Mezey F (1971) Decreased jejunal uptake of labelled folic acid (^{3}H-PGA) in alcoholic patients: roles of alcohol metrition. N Engl J Med 285:701

Hanoune J, Chambaut AN (1971) Action of actinomycon D on gastrointestinal glucose uptake and on the glucose effect upon rat liver tyrosine transaminase activity. Biochim Biophys Acta 252:212

Hardison WGM, Rosenberg IH (1969) The effect of neomycin on bile salt metabolism and fat digestion in man. J Lab Clin Med 74:564

Harkins RW, Hagerman LM (1965) Retention of dietary fats in experimental steatorrhea induced by cholestyramine. Fed Proc 24:375

Harries JT, Sladen GE (1972) The effect of different bile salts on the absorption of fluid, electrolytes, and monosaccharides in the small intestine of the rat in vivo. Gut 13:596

Hartwich G (1974) Side effects of a cytostatic treatment on the gastrointestinal tract. Acta Hepatogastroenterol (Stuttg) 21:89

Hashim SA, Bergen SS, van Itallie TB (1961) Experimental steatorrhea induced in man by bile acid sequestrant. Proc Soc Exp Biol (NY) 106:173

Heaton KW (1972) Bile salts in health and disease. Churchill/Livingstone, Edinburgh London

Heaton KW, Lever JV, Barnard D (1972) Osteomalacia associated with cholestyramine therapy for postileectomy diarrhea. Gastroenterology 62:642

Heizer WD, Kerley RL, Isselbacher KJ (1972) Intestinal peptide hydrolases. Differences between brush border and cytoplasmic enzymes. Biochim Biophys Acta 264:450

Herbst JJ, Hurwitz R, Sunshine P et al. (1970) Effect of colchicine on intestinal disaccharidases. Correlation with biochemical aspects of cellular renewal. J Clin Invest 49:530

Herzer JJ, Dennhardt R, Merker HJ (1970) Morphologische Veränderungen am Dünndarm von Ratten nach Ganzkörperbestrahlung bei verschiedenen osmotisch induzierten Zuständen der Resorption und Sekretion (elektronenmikroskopische Untersuchungen). Fortschr Röntgenstr 113:101

Hoffbrand AV, Necheles TF (1968) Mechanism of folate deficiency in patients receiving phenytoin. Lancet 2:528

Hofmann AF, Poley R (1969) Cholestyramine treatment of diarrhea associated with ileal resection. N Engl J Med 281:397

Iber FL (1971) Alcohol and the gastrointestinal tract. Gastroenterology 61:120

Israel Y, Kaplant H, Laufer I (1965) Effects of ethanol on Na, K, Mg-stimulated microsomal ATPase acticity. Biochem Pharmacol 14:1803

Israel Y, Salazar I, Rosenmann G (1968) Inhibitory effects of alcohol on intestinal amino acid transport in vivo and in vitro. J Nutrition 96:499

Jacobsen ED, Chodos RB, Faloon WW (1960a) An experimental malabsorption syndrome induced by neomycin. Am J Med 28:524

Jacobsen ED, Prior JT, Faloon WW (1960b) An experimental malabsorption syndrome induced by neomycin. Morphological alterations in the jejunal mucosa. J Lab Clin Med 56:245

Kimberg DV, Field M, Johnson J et al. (1971) Stimulation of intestinal mucosal adenyl cyclase by cholera enterotoxin and prostaglandins. J Clin Invest 50:1218

Koch HU, Kraft D, Herrath D von et al. (1972) Influence of diphenylhydantoin and phenobarbital on intestinal calcium transport in the rat. Epilepsia 13:829

Kraft D, Herrath D von, Schaefer L (1974) Antikonvulsiva und Vitamin-D-Stoffwechsel. Münch Med Wochenschr 116:1579

Krag E (1974) Effect of free and conjugated bile acids on net water, electrolyte and glucose movement in the perfused human ileum. J Lab Clin Med 83:947

Krasner N, Cochran KM, Russel RI et al. (1976) Alcohol and absorption from the small intestine I Impairment of absorption from the small intestine in alcoholics. Gut 17:245

Kuntzmann R (1969) Drugs and enzyme induction. Annu Rev Pharmacol 9:21

Kuo Y, Shanbour LL (1978) Effects of ethanol on sodium, 3-O-methyl-glucose, and L-alanine transport in the jejunum. Dig Dis 13:51

Levine RA (1968) Steatorrhea induced by para-aminosylicylic acid. Ann Intern Med 68:1265

Lindenbaum J, Lieber CS (1969) Alcohol-induced malabsorption of vitamin B_{12} in man. Nature 224:806

Lindenbaum J, Shea N, Saha JR et al. (1972) Alcohol-induced impairment of carbohydrate absorption. Clin Res 20:459

Lintz W, Berger W, Aenishaenslin W et al. (1974) Butylbiguanide concentration in plasma, liver, and intestine after intravenous and oral administration to man. Eur J Pharmacol 7:433

Lorenz-Meyer H, Blum AL, Haemmerli P et al. (1972) A second enzyme defect in acquired lactase deficiency: lack of small intestinal phlorizin-hydrolase. Eur J Clin Invest 2:326

Malathi P, Crane RK (1969) Phlorizin-hydrolase: an α-glucosidase of hamser intestinal brush border membrane. Biochim Biophys Acta 173:245

Mekhjian HS, Philipps SF, Hofmann AE (1970) Colonic secretion of water and electrolytes induced by bile acids. Perfusion studies in man. J Clin Invest 50:1569

Mennie AT, Dalley VM, Dinneen LC et al. (1975) Treatment of radiation-induced gastrointestinal distress with acetylsalicylate. Lancet 2:942

Mezey E, Jow E, Slavin RE, Tobon F (1970) Pancreatic function and intestinal absorption in chronic alcoholism. Gastroenterology 59:657

Newey H, Sanford PA, Smyth DH (1965) Uranyl ions and intestinal hexose transfer. Nature 205:389

Newman A, Katsaris J, Blendis LM et al. (1973) Small intestinal injury in patients who have had pelvic radiotherapy. Lancet 2:1471

O'Keane M, Russel RI, Goldberg A (1972) Ascorbic acid status of alcoholics. J Alcoholism 7:6

Paes IC, Searl P, Rubert MW et al. (1967) Intestinal lactase deficiency and saccharide malabsorption during oral neomycin administration. Gastroenterology 53:49

Passow H, Rothstein A, Clarkson TW (1961) The general pharmacology of the heavy metals. Pharmacol Rev 13:185

Perlow W, Baraona E, Lieber CS (1977) Symptomatic intestinal disaccharidase deficiency in alcoholics. Gastroenterology 72:680

Ponz Piedrafeta F, Leurich W, Trull J, Allemany I (1957) Inhibition of intestinal absorption of sugars by mercuric ion. Rev Esp Tisiol 13:265

Puls W, Keup U (1975) Inhibition of sucrase by Tris in rats and man, demonstrated by oral loading tests with sucrose. Metabolism 24:93

Puls W, Keup U, Krause HP et al. (1977) Glucosidase inhibition. A new approach to the treatment of diabetes, obesity, and hyperlipoproteinemia. Naturwissenschaften 64:536

Ramaswamy K, Malathi P, Caspary WF, Crane RK (1974) Studies on the transport of glucose from disaccharides by hamster small intestine in vitro. II. Characteristics of the disaccharidase-related transport system. Biochim Biophys Acta 345:39

Rees H van, Wolff FA de, Noach FL (1974) The influence of diphenylhydantoin on glucose absorption in the rat. Eur J Pharmacol 82:310

Riecken EO, Rosenbaum R, Bloch R (1969) Tierexperimentelle Untersuchungen zur Frage der Spezifität der Dünndarmschleimhautveränderungen bei der einheimischen Sprue. Klin Wochenschr 47:202

Robinson JWL (1972) Experimental intestinal malabsorption states and their relation to clinical syndromes. Klin Wochenschr 50:173

Robinson JWL, Antoniolo JA, Vannotti A (1966) The effect of methotrexate on the rat intestine. Biochem Pharmacol 15:1479

Roche AC, Boguel JC, Boguel C et al. (1970) Correlation between the histological changes and glucose intestinal absorption following single dose of 5-fluoro-uracil. Digestion 3:195

Roggin GM, Iber FL, Kater RMH, Tabon F (1969) Malabsorption in the chronic alcoholic. Johns Hospkins Med J 125:321

Rosenberg IH, Streiff RR, Godwin HA et al. (1969) Absorption of polyglutamic folate. Participation of deconjugating enzymes of the intestinal mucosa. N Engl J Med 280:985

Rothstein A (1962) Functional implications of interactions of extracellular ions with ligands of the cell membrane. Circulation 26:1189

Rubin E, Ryback B, Lindenbaum J et al. (1972) Ultrastructural changes in the small intestine included by ethanol. Gastroenterology 63:801

Rummel W, Nell G, Wanitschke R (1975) Action and mechanism of antiabsorptive and hydragogue drugs. In: Csáky TZ (ed) Intestinal absorption and malabsorption. Raven Press, New York, p 209

Samuel P, Shalchi OB, Holtzman CM (1964) Reduction of serum cholesterol concentrations by paromomycin in patients with arteriosclerosis. Proc Soc Exp Biol (NY) 115:718

Schaeffer JF, Preston RL, Curran PF (1973) Inhibition of amino acid transport in rabbit intestine by p-chloromercuriphenylsulfonic acid. J Gen Physiol 62:131

Schmidt DD, Frommer W, Junge B et al. (1977) α-Glucosidase inhibitors. New complex oligosaccharides of microbial origin. Naturwissenschaften 64:535

Schultz SG, Curran PF (1970) Coupled transport of sodium and organic solutes. Physiol Rev 50:637

Sedaghat A, Samuel P, Crouse JR et al. (1975) Effects of neomycin on absorption, synthesis, and/or flux of cholesterol in man. J Clin Invest 55:12

Sepúlveda FV, Robinson JWL (1974) Harmaline, a potent inhibitor of sodium-dependent transport. Biochim Biophys Acta 373:527

Silver J, Neale G, Thompson GR (1974) Effect of phenobarbital treatment on vitamin D metabolism in mammals. Clin Sci 46:433

Small M, Longarini A, Zamcheck N (1959) Disturbance of digestive physiology following acute drinking episodes in "skid-row" alcoholics. Am J Med 27:575

Smith LH, Fromm H, Hofmann AF (1972) Acquired hyperoxaluria, nephrolithiasis, and intestinal disease. N Engl J Med 286:1371

Sullivan MF (1961) Absorption from gastrointestinal tract after X-irradiation. Am J Physiol 201:1013

Szatloczky E, Gallyas A, Szarvas H (1971) Die Beeinflussung der Kohlenhydratresorption durch Prenylamin. In: Magyar J, Beringer A (Hrsg) Internationales Donausymposium über Diabetes mellitus, Bd II. Wiener Medizinische Akademie, Wien, S 517

Teem MV, Philipps SF (1972) Perfusion of the hamster jejunum with conjugated bile acids. Inhibition of water absorption and effects on morphology. Gastroenterology 62:261

Thomas FB, McCullough FS, Greenberger NJ (1971) Inhibition of the intestinal absorption of inorganic and hemoglobin iron by cholestyramine. J Lab Clin Med 78:70

Thompson GR, MacMahon M, Claes P (1970) Precipitation by neomycin of fatty acids and cholesterol from mixed micellar solutions. Eur J Clin Invest 1:40

Thompson GR, Barrowman J, Gutierrez L, Dowling RH (1971) Action of neomycin on the intraluminal phase of lipid absorption. J Clin Invest 50:319

Thompson WG (1973) Effect of cholestyramine on absorption of ^{3}H-digoxin in rats. Am J Dig Dis 18:851

Thompson WG, Thompson GR (1969) Effect of cholestyramine on the absorption of vitamin D_3 and calcium. Gut 10:717

Thomson AD, Baker H, Levoy CM (1970) Patterns of ^{35}S-thiamine hydrochloride absorption in the malnourished alcoholic patient. J Lab Clin Med 76:34

Tomasulo PA, Kater RMA, Iber FL (1968) Impairment of thiamine absorption in alcoholism. Am J Clin Nutrition 21:1341

Tomkin GH (1973) Malabsorption of vitamin B_{12} in diabetic patients treated with phenformin. A comparison with metformin. Br Med J 3:673

Trier JS (1962a) Morphological alterations induced by methotrexate in the mucosa of the human small intestine. II. Electron microscopic observations. Gastroenterology 43:407

Trier JS (1962b) Morphological alterations induced by methotrexate in the mucosa of human small intestine. Gastroenterology 42:306

Trier JS (1967) Structure of the small intestine as it relates to intestinal function. Fed Proc 26:1391

Trier JS, Browning TH (1966) Morphologic response of the mucosa of the human small intestine to X-ray exposure. J Clin Invest 45:194

Volpe BT, Binder HJ (1975) Bile salt alterations of ion transport across jejunal mucosa. Biochim Biophys Acta 394:597

West RJ, Lloyd KJ (1975) The effect of cholestyramine on intestinal absorption. Gut 16:93

Wingate DL, Phillips SF, Hofmann AF (1973) Effect of glycine-conjugated bile acids with and without lecithin on water and glucose absorption in perfused human jejunum. J Clin Invest 52:1230

Dünndarmveränderungen unter Zytostatika

R. ECKNAUER †

Mit 2 Abbildungen und 2 Tabellen

A. Einleitung

Limitierende Faktoren der Krebschemotherapie sind die Nebenwirkungen auf rasch proliferierende Zellsysteme wie die Hämopoese (MARSH 1976) und die Enteropoese. Im Vergleich zu den die therapeutischen Anstrengungen begrenzenden Nebeneffekten auf die Hämopoese haben die Nebeneffekte auf das Darmepithel nicht deren klinische Bedeutung. Dies ist nur so lange richtig, als ausschließlich die Digestion und Absorption von Nahrungsmitteln betrachtet wird. Hier liegt eine enorme Reservekapazität des Intestinaltrakts vor. Die Zerstörung der Schranke zwischen milieu exterieur (Darminhalt) und milieu interieur (Blut) bringt mit sich, daß nun vermehrt Moleküle ins Blut übertreten, die dies sonst nur in minimalem Umfang können: bakterielle Toxine, antigenwirksame Moleküle sowie u.U. Viren und Bakterien. Im Zusammenwirken mit der Suppression der Leukopoese kann diese gestörte Barrierefunktion (ECKNAUER u. ROMMEL 1978) des Intestinaltrakts ernsthafte klinische Bedeutung erlangen.

Im folgenden wird die Wirkung von Zytostatika auf den Zellumsatz und die Funktion der Dünndarmschleimhaut beschrieben. Die Mehrzahl der Erkenntnisse stammt aus Versuchen mit Ratten und Mäusen. In der Regel wurden Fragen der Grundlagenforschung bearbeitet. Die hier gefundenen grundlegenden Reaktionen der Dünndarmschleimhaut auf Zytostatika sind – soweit überprüfbar – beim Menschen ähnlich denen der Labortiere.

B. Zellumsatz des Dünndarmepithels und Morphologie der Dünndarmwand

I. Zellproliferation

Der primäre Angriffspunkt aller Zytostatika ist die proliferierende Zellpopulation der Krypten. Je nach Spezifität (Übersicht bei HILL 1978 und HOFFMANN u. POST 1973) schädigen sie hierbei Zellen in einer bestimmten Phase des Zellzy-

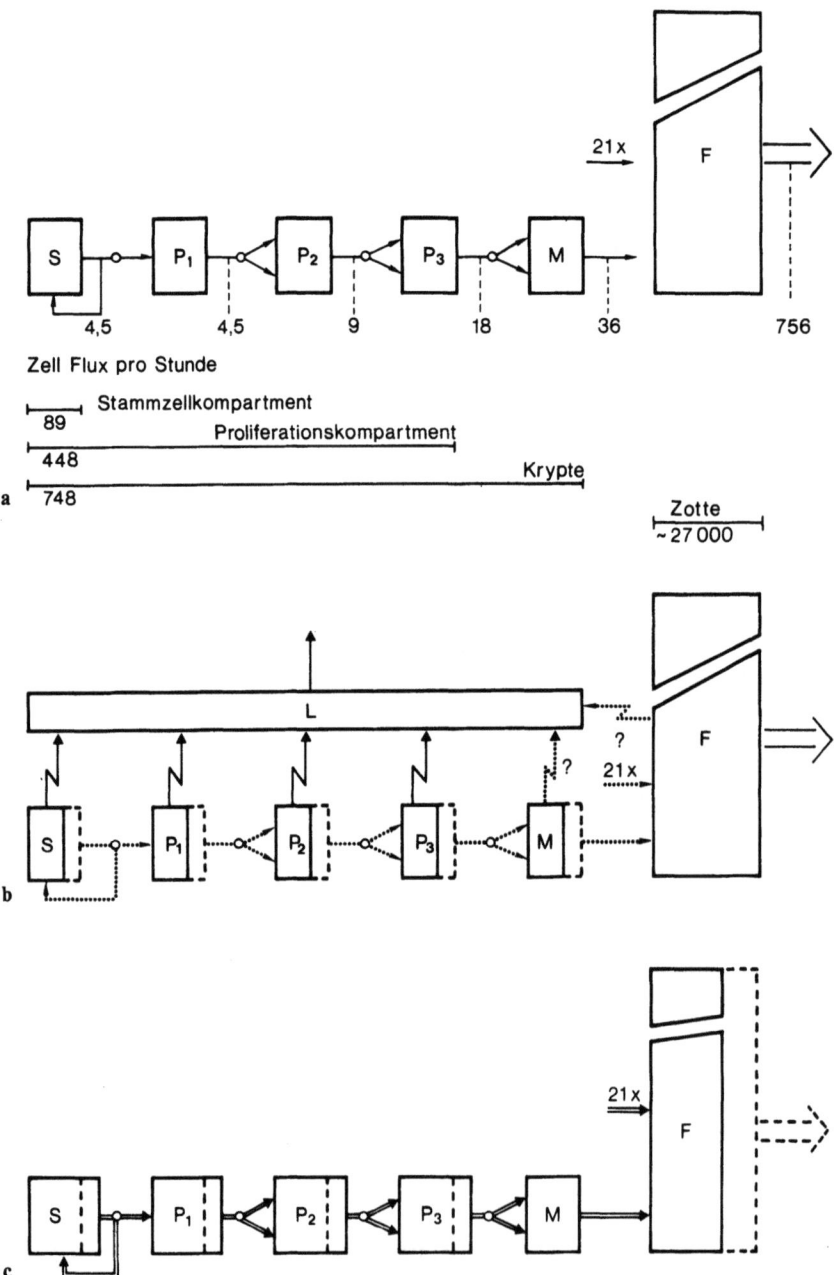

Abb. 1a–c. Kompartmentmodell einer Krypten-Zotten-Einheit des Rattenjejunums in Höhe des Treitz-Bands. Im vorliegenden Fall liefern 21 Krypten den Zellnachschub für eine Zotte. Die Zellfluß-raten zwischen den Kompartmenten sind durch Pfeile gekennzeichnet. Die in **a** angegebenen Zahlen geben die Zellflußrate pro Stunde aus dem vorausgehenden Zellkompartment an, so beträgt die Zellflußrate aus der Gesamtkrypte 36 Zellen/h. S Stammzellkompartment (omnipotente Zellen fähig alle Zelltypen nachzubilden), P_{1-3} Proliferationskompartment (Differenzierung in einen der Zelltypen des Epithels bereits erfolgt), M Reifekompartment (endgültige morphologische und biochemische Differenzierung), F Funktionskompartment (Ausübung der digestiv-absorptiven sowie der Barriere-funktion), L Kompartment letal geschädigter Zellen. Zur Vereinfachung wurden Regulationsmecha-

klus mit nur geringem oder fehlendem Einfluß auf Zellen in anderen Phasen des Zellzyklus oder auf ausgereifte Zellen. Diese Schädigung der proliferierenden Zellpopulation führt zur zahlenmäßigen Verminderung der Kryptenzellen und zum Auftreten von nekrobiotischen Zellen (Abb. 1a u. b) (ALTMANN 1974; BÜRKLE et al. 1973; DETHLEFSEN u. RILEY 1973, 1979, DEVIK u. HAGEN 1973; ECKNAUER 1976; ECKNAUER u. LÖHRS 1976; EDER et al. 1966; EISENHUTH u. GEYER 1966; ESTENSEN u. BASERGA 1966; JELLINGHAUS et al. 1977; LEACH et al. 1969; RAYMACKERS u. HUGON 1973; ROCHE et al. 1970; SOBHON et al. 1977; TRIER 1962a; WALDECK 1972; WRIGHT 1978. Die durch Zytostatika bedingte, verminderte Zellproliferation wird erfaßt als verringerte Zahl an Mitosefiguren und der Zahl an Zellen, die markiertes Thymidin oder Uridin in die Kerne einbauen (BÜRKLE et al. 1973; DETHLEFSEN u. RILEY 1973, 1979; DEVIK u. HAGEN 1973; ECKNAUER u. LÖHRS 1976; EDER et al. 1966; MILLINGTON et al. 1962a; MOORE u. HENDRY 1978; PALME et al. 1963, 1964; SCHUSTER 1968; SOBHON et al. 1977; TRIER 1962a; WALDECK 1972; WRIGHT 1978). Biochemisch kann die verminderte Proliferation durch das Absinken der Aktivität von Enzymen der DNA-Synthese wie der Thymidinkinase oder DNA-Polymerase (ECKNAUER u. LÖHRS 1976; HERBST et al. 1970) geändertem Polyaminstoffwechsel (PORTER et al. 1980) oder dem verringerten Einbau von markiertem Thymidin in DNA (in vivo gegeben oder In-vitro-Inkubation) nachgewiesen werden (COHEN 1975; DETHLEFSEN u. RILEY 1979; ESTENSEN u. BASERGA 1966; HOUGHTON u. HOUGHTON 1979; LIEBERMANN et al. 1970; MARGOLIS et al. 1971). Letzteres Verfahren könnte durch vermehrten Einsatz von In-vitro-Inkubation von Biopsieproben (CASTRUP et al. 1973; DESCHNER et al. 1963) oder durch den In-vivo-Einsatz von mit stabilen Isotopen markiertem Thymidin (HECK et al. 1977) zunehmend Bedeutung beim Menschen erlangen. Die Schädigung der proliferierenden Zellen ist in der Regel irreversibel und führt zur Degeneration der betreffenden Zellen (Abb. 1b). Diese werden dann ins Kryptenlumen abgestoßen (ALTMANN 1974; EDER et al. 1966; EISENHUTH u. GEYER 1966; HAMPTON 1966; JELLINGHAUS et al. 1977; JOST 1968; MILLINGTON et al. 1962a; TRIER 1962a; WALDECK 1972) oder von benachbarten Zellen phagozytiert (PHILIPS u. STERNBERG 1975; RAY-MACKERS u. HUGON 1973; STOLPMANN u. MERKER 1967; TRIER 1962a). Die Befunde von SOBHON et al. (1977), daß die nekrotischen Zellen von Lymphozyten und Granulozyten, nicht aber von Epithelzellen stammen, stehen im Gegensatz

---

nismen (z.B. von F und M auf den Zellflux von S nach P_1 und innerhalb P_{1-3}) nicht eingezeichnet. ----→ kennzeichnet erniedrigte, ====⇒ erhöhte Flußraten, ---↙→ zytostatikabedingte Zellverluste. **a** Das Modell stellt den Zustand des dynamischen Gleichgewichts (steady state) dar. **b** Der steady state wurde in diesem Modell akut durch Verabreichung eines Zytostatikums gestört. Hier sind die Verkleinerung der proliferativen Kompartmente, die erniedrigten Flußraten (bedingt durch Hemmung der Mitose oder der DNA-Synthese) sowie die letale Zellschädigung eingezeichnet. Fraglich sind letale Zellschädigungen im Reife- und Funktionskompartment. In dieser Phase ist das Funktionskompartment noch nicht (wesentlich) verändert. **c** In diesem Modell wurde der Zeitpunkt der Regeneration herausgegriffen. Hier bestehen erhöhte Zellflußraten und vergrößerte Proliferationskompartmente sowie ein, als Folge der in **b** skizzierten Veränderungen, reduziertes Funktionskompartment. Aus Gründen besserer Übersichtlichkeit wurde verzichtet darzustellen, ob der Proliferationsanstieg primär vom Stammzellkompartment oder primär von den nachgeschalteten Proliferationskompartmenten ausgeht. Es wurde auch darauf verzichtet, den Ausfall ganzer regenerativer Einheiten (Krypten) darzustellen. Dies würde im hier dargestellten Modell bedeuten, daß weniger als 21 Krypten den Zellnachschub für eine Zotte liefern. (Nach ECKNAUER u. RAFFLER 1977, modifiziert nach KICHERER 1980)

zu den Ergebnissen aller übrigen Autoren. Das Ausscheiden der nekrobiotischen Zellen aus dem Zellverband und die weiterhin, wenn auch vermindert bestehende Auswanderung von Zellen aus der Krypte auf die Zotte führen zur beschriebenen Zellverarmung und Größenreduktion der Krypten (Abb. 1b). Ein Teil der Krypten verliert durch Zellverlust im oberen Anteil den Anschluß an das Darmlumen und bildet Zysten (JEYNES u. ALTMANN 1978; ROBINSON et al. 1966; RYBAK 1962). Erst unter höchsten Dosen der Zytostatika werden so viele Zellen einer Krypte geschädigt, daß die morphologische Kryptenstruktur verlorengeht (ALTMANN 1974; HANSON et al. 1979; LEACH et al. 1969; MILLAR et al. 1978a; MOORE 1979; PHELPS 1979). Im histologischen Präparat erscheint dies als Abnahme der Kryptenzahl.

Für die Erholung von den durch Zytostatika verursachten Epithelschädigungen sind folgende Faktoren von Bedeutung:

1. Die Zytostatika weisen meist eine ausgesprochene phasenspezifische Wirkung auf die Zellen im Zyklus auf (Übersicht bei HILL 1978 und HOFFMANN u. POST 1973). Nur ein Teil der teilungsfähigen Kryptenzellen befindet sich zum Zeitpunkt der Zytostatikagabe in der jeweilig sensiblen Phase und werden somit letal geschädigt.

2. Sehr häufig besteht gleichzeitig eine Blockierung des Übertritts von Zellen aus einer Phase des Zellzyklus in die nachfolgende Phase. Dies kann bedeuten, daß weniger Zellen in die sensible Phase eintreten und letal geschädigt werden können als nach den zellkinetischen Daten zu erwarten wäre.

3. Nach einmaliger Gabe eines Zytostatikums gibt es einen typischen Verlauf der Konzentration im Blut und Gewebe, der schließlich mit einem Abfall unter der wirksamen Konzentration endet. Nun kann durch vermehrte Proliferation der Ersatz der letal geschädigten Zellen erfolgen.

Der Ersatz der nekrobiotischen und verlorengegangenen Zellen erfolgt einerseits durch vermehrte Teilung im Stammzellspeicher (primärer Mechanismus nach Hydroxyharnstoff in der Ratte, WRIGHT 1978) oder durch vermehrte Teilung in einem dem Stammzellspeicher nachgeschalteten Zellspeicher mit unterschiedlicher proliferativer Potenz (primärer Mechanismus nach Arabinosylzytosin (Ara-C) in der Maus, WRIGHT 1978). Da diese beiden Zellpopulationen (modellhafte Darstellung in Abb. 1) mit großer Wahrscheinlichkeit unterschiedlichen Regulationsmechanismen unterworfen sind, unterschiedliche Potenz in der Repopulationsfähigkeit des Epithels aufweisen (nur die Stammzellen sind in der Lage, Ausgangspunkt für alle Zelltypen des Dünndarmepithels zu sein) und die Zytostatika diese Zellpopulationen in unterschiedlichem Ausmaß schädigen, kommt der Erkennung der möglichen Reparationsmechanismen möglicherweise sogar klinische Bedeutung zu.

II. Zellreifung

Nach erfolgter Teilung durchlaufen die Epithelzellen sowohl in den oberen Anteilen der Krypte als auch auf der Zottenbasis (Abb. 2) eine Reifungszone, in deren Verlauf sie die morphologischen und biochemischen Charakteristika der differenzierten Zottenepithelzellen erhalten. Inwieweit dieser Ausreifungsprozeß durch Zytostatika beeinflußt wird, ist nicht gezielt untersucht.

Unter Puromycin und Folsäureantagonisten wurde eine Inhibition der RNA- und Proteinsynthese beschrieben (ESTENSEN u. BASERGA 1966; MARGOLIS et al. 1971; PHILIPS et al. 1973). Interferenz mit dem Proteinumsatz der Epithelzellen führt zur Änderung der durch Zytostatika bedingten Epithelschädigung. Wird

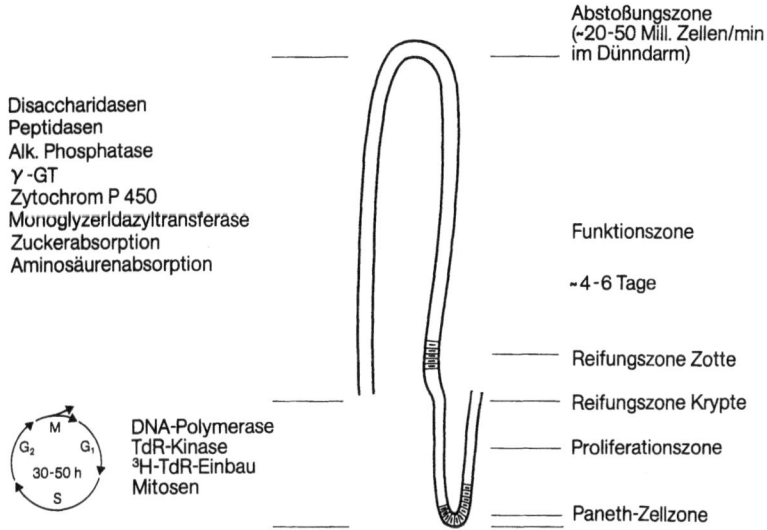

Abb. 2. Schematische Darstellung einer Krypten-Zotten-Einheit. Eingetragen wurden nur die Enzymsysteme und Funktionen, die experimentell nachgewiesen wurden. Dies sind die Enzymsysteme der Enddigestion der Nahrung (Disaccharidasen, Peptidasen), die Transportsysteme der Monomere (Zucker- und Aminosäurenabsorption). Enzyme der Reesterifikation der Nahrungslipide (Monoglyzeridamyltransferase) sowie die Enzymsysteme des Xenobiotenmetabolismus (vereinfacht unter der Bezeichnung Zytochrom P-450 zusammengefaßt). Die Funktion der Becherzellen und des als GALT (gut associated lymphoid tissue) zusammengefaßten Systems ist noch nicht genügend untersucht und wurde daher zur besseren Übersichtlichkeit weggelassen. *TdR* Thymidin. Diese Darstellung ist eine weitere Schematisierung der Darstellung bei ECKNAUER u. ROMMEL (1978)

durch z.B. Cycloheximid die Proteinsynthese gehemmt, führen Ara-C und Colchicin im Dünndarm wie auch Knochenmark zu deutlich geringeren Schäden (BEN ISHAY u. FARBER 1975; DINDSDALE 1975; ESTENSEN u. BASERGA 1966; LIEBERMANN et al. 1970; PHILIPS et al. 1969; VERBIN et al. 1973; WEISSBERG et al. 1978). Es sei vermerkt, daß Cycloheximid in hoher Dosierung selbst schwere Epithelschäden verursacht (ALTMANN 1975; VERBIN u. FARBER 1967).

III. Zellwanderung

Die Wanderung der Epithelzellen entlang der Basalmembran aus den Krypten auf die Zotten wird in der Schädigungsphase verlangsamt, kommt aber nicht zum Stillstand. In der Reparationsphase kommt es zu einer überschießenden Zellwanderungsgeschwindigkeit (BÜRKLE et al. 1973; EDER et al. 1966; HENNINGS u. DEVIK 1971; HERBST et al. 1970; JOST 1968; LOEHRY u. CREAMER 1969; MÜNNICH 1971; WURTH u. MUSACCHIA 1973).

IV. Zellverlust

In der Schädigungsphase scheint der Zellverlust im Dünndarm zuzunehmen (ECKNAUER u. LÖHRS 1976; MARGOLIS et al. 1971; MILLINGTON et al. 1962a).

Es ist noch nicht geklärt, ob dieser Zellverlust ausschließlich am Ort des normalen Zellverlustes, der Zottenspitze, erfolgt oder ob die bereits erwähnte Zellab-
stoßung ins Kryptenlumen dazu beiträgt.

V. Zottenepithel

Der weiterhin bestehende Zellverlust an der Zottenspitze führt im Zusammenwirken mit dem verminderten Zellnachschub aus den Krypten zu einer Zellverarmung der Zotten mit gleichzeitiger Reduktion der Zottengröße (ALTMANN 1974;
BÜRKLE et al. 1973; ECKNAUER u. LÖHRS 1976; EDER et al. 1966; JEYNES u.
ALTMANN 1978; LOEHRY u. CREAMER 1969; REDGRAVE u. SIMMONDS 1967; ROCHE
et al. 1970; WURTH u. MUSACCHIA 1973). Nach hohen Gaben von Methotrexat
oder Vincristin werden im Tierversuch Synechien und Verschmelzungen benachbarter Zotten gefunden (GOULSTON u. SKYRING 1966; HOBSON et al. 1974; JEYNES
u. ALTMANN 1978; LEACH et al. 1969; WILLIAMS 1961). Erst bei erheblicher
Zellverarmung der Zotte treten vergrößerte, abgeflachte und z.T. mehrkernige
Zellen auf (BASKERVILLE u. BATTER-HATTON 1978; HOBSON et al. 1974; JEYNES
u. ALTMANN 1978; LEACH et al. 1969; MILLINGTON et al. 1962a; WURTH u.
MUSACCHIA 1973).

VI. Ultrastruktur des Darmepithels

Die im Licht- und Elektronenmikroskop faßbaren strukturellen Veränderungen der Epithelzellen sind unspezifisch, d.h. nicht typisch für zytostatikabedingte
Schädigungen. Beschrieben werden Vakuolisierung des Zytoplasmas, Kernfrag-
mentierung, Einschlußkörperchen, Phagolysosomen sowie Schwellung, Frag-
mentierung, Verkürzung, zahlenmäßige Verminderung der Mikrovilli bis zu deren völligem Verlust (DINDSDALE 1975; EISENHUTH u. GEYER 1966; HAMPTON
1966, 1967; HOBSON et al. 1974; MARRONE et al. 1973; MILLINGTON et al. 1962a;
RAYMACKERS u. HUGON 1973; RYBAK 1962; TERANISHI et al. 1976; TRIER 1962b;
WALDECK 1972). Über eine Aussparung der Mikrovilli wird nur von WOLF
et al. (1968) und TERANISHI et al. (1976) berichtet. Die Mitochondrien werden
weder in ihrem Aussehen noch in ihrer Zahl verändert (HAMPTON 1967; JEYNES
u. ALTMANN 1975; MILLINGTON et al. 1962a; TERANISHI et al. 1976). Hervorgehoben wird stets das Nebeneinander von unverändert aussehenden Zellen und
schwerst geschädigten Zellen (TRIER 1962b). Derartige Veränderungen treten
stets in den Kryptenzellen auf (ALTMANN 1974; DINDSDALE 1975; EISENHUTH
u. GEYER 1966; HAMPTON 1966, 1967; HOBSON 1974; MILLINGTON et al. 1962a;
TRIER 1962b; WALDECK 1972).
Die Zottenzellen können bereits kurz nach Applikation der Zytostatika morphologisch faßbare Veränderungen aufweisen (RAYMACKERS u. HUGON 1973;
WALDECK 1972). Meist werden Zottenepithelalterationen zeitlich deutlich nach
den Kryptenzelländerungen gefunden (MARGOLIS et al. 1971; MILLINGTON et al.
1962a; TRIER 1962b). Der Wert der meisten ultrastrukturellen Untersuchungen
leidet darunter, daß die zeitliche Abhängigkeit der Veränderungen zu wenig
berücksichtigt wird und unterschiedliche experimentelle Bedingungen (Art und
Dosierung der Zytostatika, Tierhaltungsbedingungen, Ernährung etc.) bestehen.

VII. Subepitheliales Gewebe

Die Veränderungen im subepithelialen Gewebe, also der Lamina propria mucosae und der Submukosa, sind viel schwächer ausgeprägt als die epithelialen Veränderungen und werden allgemein nur am Rande erwähnt. Häufigster Befund ist die Infiltration mit sog. Rundzellen (Leukozyten, Lymphozyten, Histiozyten etc.) (BÜRKLE et al. 1973; HAMPTON 1966; HERBST et al. 1970; JOLLY u. FLETCHER 1977; LEACH et al. 1969; LEVIN 1966; MARRONE et al. 1973; OBRECHT u. FUSENIG 1966; RAYMACKERS u. HUGON 1973; TRIER 1962a; WALDECK 1972; WHITE et al. 1971; WURTH u. MUSACCHIA 1973). Auch Gefäßdilation, Hyperämie und Blutungen sowie Ödeme im Gewebe werden beschrieben (EISENHUTH u. GEYER 1966; FERGUSON et al. 1950; LEACH et al. 1969; LEVIN 1966; WALDECK 1972). Nach Abklingen der akuten zytostatikabedingten Veränderungen im Epithel wird von einer Proliferation bzw. einer Vermehrung von Fibroblasten und fibröser Elemente berichtet (HOBSON et al. 1974; THIERSCH u. PHILIPS 1949; WOLL u. OLESON 1951). Systematische Untersuchungen zu den Spätschäden im subepithelialen Gewebe nach Zytostatikagabe stehen aus.

VIII. Zeitlicher Ablauf der Schädigung

Das zeitliche Auftreten der Veränderungen im Dünndarmepithel ist z.T. abhängig von Art und Dosierung des verwendeten Zytostatikums. So ist bei Colchicin und den Vinkaalkaloiden das erste Zeichen der Schädigung, das Auftreten arretierter Metaphasen, bereits ca. 0,5 h nach Applikation zu beobachten (CLARKE 1971; JELLINGHAUS et al. 1977). Andere Zytostatika, die die postmitotische Ruhephase (G_1), den Übergang in die DNA-Synthesephase (G_1-S-Übergang) oder die DNA-Synthesephase (S) beeinflussen, führen als erstes zu einer Reduktion der DNA-Synthese. Dies ist am Abfall der Zahl markierter Zellen nach ^{3}H-Thymidenmarkierung, frühestens in dem Zeitraum von 0,5-4 h nach Zytostatikaapplikation, zu erkennen (COHEN 1975; DETHLEFSEN u. RILEY 1973, 1979; HENNINGS u. DEVIK 1971; MARGOLIS et al. 1971; PALME et al. 1963; WRIGHT 1978). Die Reduzierung der Mitosehäufigkeit tritt in diesen Fällen etwas später auf, frühestens ist sie etwa 2 h nach Applikation des Zytostatikums erkennbar (DETHLEFSEN u. RILEY 1979; DEVIK u. HAGEN 1973; LEACH et al. 1969; MARGOLIS et al. 1971; PHILIPS et al. 1969; SOBHON et al. 1977; VERBIN et al. 1972; WRIGHT 1978). Diese zeitliche Verschiebung kann gut durch die Dauer der prämitotischen Ruhephase (G_2) von 1 h oder mehr erklärt werden. Nekrobiotische Zellen treten bereits 1 h nach Zytostatikaapplikation auf und erreichen innerhalb der ersten 12 h ein Maximum (DETHLEFSEN u. RILEY 1973, 1979; DEVIK u. HAGEN 1973; JELLINGHAUS et al. 1977; LEACH et al. 1969; MARGOLIS et al. 1971; WALDECK 1972). Die Verringerung der Kryptenlänge und Zellzahl wird erst nach etwa 8 h meßbar, mit einem Maximum zwischen 10 und 18 h nach Zytostatikagabe (Abb. 1b) (DETHLEFSEN u. RILEY 1979; ECKNAUER 1976; EDER et al. 1966; JOST 1968; WRIGHT 1978). Zu diesem Zeitpunkt haben Inhibition der Zellproliferation sowie Zellschädigung ihr Maximum bereits überschritten und es sind Zeichen der Rekonstitution zu erkennen. Mit anfänglich überschießender Proliferation (Mitosehäufigkeit, ^{3}H-Thymidin-Einbau) normalisiert sich die Kryptenzellzahl innerhalb der ersten 2-5 Tage (DETHLEFSEN u. RILEY 1979; DEVIK u. HAGEN 1973; ECKNAUER u. LÖHRS 1976; EDER

et al. 1966; JOST 1968; MARGOLIS et al. 1971; ROCHE et al. 1970; WRIGHT 1978).
Die Verkürzung der Zotten wird frühestens etwa 12–24 h nach Zytostatikagabe,
einem Zeitpunkt geringster Kryptenzellzahl, meßbar (BÜRKLE et al. 1973; EDER
et al. 1966; HERBST et al. 1970; ROCHE et al. 1970). Die Verkürzung der Zotten
wird maximal zwischen 48 und 72 h nach Zytostatikagabe, einem Zeitpunkt
sich bereits wieder normalisierender Zellproliferation, erreicht (Abb. 1c) (DETH-
LEFSEN u. RILEY 1979; EDER et al. 1966; JOST 1968; LEACH et al. 1969; LOEHRY
u. CREAMER 1969; MARGOLIS et al. 1971; MILLINGTON et al. 1962a; ROCHE et al.
1970; WRIGHT 1978). In den meisten untersuchten Fällen ist die morphologische
Rekonstitution der Schleimhaut im Laufe etwa einer Woche nach Zytostatikagabe abgeschlossen (EDER et al. 1966; JOST 1968; LEACH et al. 1969; MILLINGTON
1962a; ROBINSON et al. 1966; ROCHE et al. 1970). Bei den Unterschieden in
der Dauer der einzelnen Phasen des Zellzyklus zwischen Mensch und den am
häufigsten untersuchten Labortieren, Ratte und Maus, (Übersicht bei ECKNAUER
u. ROMMEL 1978) sind entsprechend unterschiedliche zeitliche Abläufe nach Zytostatikagabe zu erwarten. Es liegen kaum vergleichende Untersuchungen über
den zeitlichen Ablauf bei den verschiedenen Klassen von Zytostatika vor (HILL
1978; HOFFMANN u. POST 1973). Generell scheinen S-phasenspezifische Zytostatika (Hydroxyharnstoff, Ara-C) zum raschen Auftreten von Nekrosen mit rasch
einsetzender Regeneration zu führen. Zytostatika, die an mehreren Stoffwechsel-
prozessen angreifen, d.h. weder phasenspezifisch sind noch ausschließlich die
DNA-Synthese inhibieren (z.B. Folsäureantagonisten und Alkylantien), führen
zu langsam auftretenden Schleimhautschäden, die dann länger anhalten (PHILIPS
u. STERNBERG 1975).

IX. Wiederholte Applikation der Zytostatika

Bei der Maus konnte nachgewiesen werden, daß das S-phasenspezifische
Zytostatikum Hydroxyharnstoff zu einer Synchronisation der Zellteilung führt
(DETHLEFSEN u. RILEY 1973; DETHLEFSEN et al. 1975; DEVIK u. HAGEN 1973).
Erfolgen wiederholte Gaben von Hydroxyharnstoff, etwa 9–12 h nach vorangegangenen Applikationen, so werden schwerere Schädigungen im Dünndarm
bei höherer Gesamtletalität beobachtet als bei davon abweichenden zeitlichen
Abständen (DETHLEFSEN et al. 1975; DEVIK u. HAGEN 1973). Dies rührt daher,
daß sich nach 9–12 h durch die Synchronisation mehr Kryptenzellen in der
sensiblen S-Phase befinden. Eine derartige Abhängigkeit der Schleimhautschädigung vom Dosierungsintervall wurde bislang für Hydroxyharnstoff, Amethopterin, Stickstofflost und Bestrahlung beschrieben (DETHLEFSEN et al. 1975; DEVIK
u. HAGEN 1973; WITHERS u. ELKIND 1969). Da die Zellzykluszeiten vieler Tumoren deutlich von denen des Dünndarmepithels abweichen und diese sich auch
synchronisieren lassen (DETHLEFSEN et al. 1975), läßt sich das Prinzip einer „zell-
zyklusorientierten" Zytostatikatherapie (HILL 1978) möglicherweise therapeutisch ausnutzen. In solchen Fällen würden natürlich Intervalle gewählt, zu denen
sich möglichst wenig Kryptenzellen und möglichst viele Tumorzellen in der
sensiblen Phase befinden.
Vorbehandlung mit Cyclophosphamid, Melphelan oder Ara-C in geeignetem
zeitlichem Abstand (1–2 Tage) und niedriger Dosierung war in der Lage, die
Toxizität von Melphelan in hoher Dosierung auf die Dünndarmschleimhaut
und das Knochenmark sowie die Gesamtletalität der Tiere deutlich zu reduzieren
(MILLAR u. MCELWAIN 1978). Eine ähnliche Abhängigkeit der Dünndarmtoxizität von Reihenfolge, Dosis und Dosierungsintervall wurde für 3-Deazauridin

und Ara-C berichtet (PATERSON et al. 1979). Der Mechanismus dieses Effektes ist nicht bekannt, ist aber nicht in einer Synchronisation der Zellen zu suchen. Auch dieses Therapiekonzept könnte klinische Bedeutung erlangen.

Über langdauernde Gabe niedriger Dosen von Zytostatika liegen nur spärliche Angaben vor. Generell wird von einer hyporegeneratorischen Atrophie mit Abnahme der Größe und Zellzahl sowohl der Krypten wie auch der Zotten berichtet (ALTMANN 1974; BASKERVILLE u. BATTER-HATTON 1978; EDER et al. 1966; HERBST et al. 1970; HILL 1972; JOLLY u. FLETCHER 1977; JOST 1968; STOPA et al. 1979; WURTH u. MUSACCHIA 1973). Außer den ausführlichen Arbeiten von TRIER (1962a) liegen kaum Untersuchungen zu Dünndarmveränderungen nach langdauernder Zytostatikatherapie beim Menschen vor (EGGER u. ACKMANN 1971; WESTON u. GUIN 1955; WHITE et al. 1971; WOLFF 1967). Die Befunde entsprechen weitgehend den im Tiermodell beschriebenen Veränderungen.

X. Ergebnisse beim Menschen

Beim Menschen werden Dünndarmveränderungen gefunden, die den Befunden bei den Labortieren weitgehend entsprechen: Zottenverkürzung bis zur völligen Abflachung der Mukosa, Kryptenverkürzung, Abflachung des Epithels und nekrobiotische Zellveränderung. Diese Schleimhautveränderungen können von Krypte zu Krypte, von Zotte zu Zotte und sogar von Zelle zu Zelle in der Ausprägung variieren. Änderungen dieser Art wurden für Antimetaboliten (WESTON u. GUIN 1955), Folsäureantagonisten (TRIER 1962a; WESTON u. GUIN 1955) und Kombinationstherapie (TERANISHI et al. 1976) sowie nach langdauernder Mylerantherapie (PERERA et al. 1975) beschrieben. Cyclophosphamid (WOLFF 1967; WOLF et al. 1968) und Azothioprin (EGGER u. ACKMANN 1971) scheinen in der verwendeten Dosierung die Morphologie der Dünndarmmukosa nur gering zu beeinflussen. Die Mikrovilli, Ort der digestiv-absorptiven Kapazität, werden von TRIER (1962b) in Übereinstimmung mit Tierversuchen (MILLINGTON et al. 1962a; RYBAK 1962; WILLIAMS 1961), aber im Gegensatz zu WOLF et al. (1968) und TERANISHI et al. (1976) als pathologisch verändert beschrieben.

XI. Klinische Bedeutung der Befunde

Die Zellproliferation ist zwar der unmittelbare Ansatzpunkt der Zytostatika im Dünndarmepithel, hat jedoch als solche keine klinischen Äquivalente. Erst wenn das Funktionskompartment (Zottenepithel) deutlich reduziert ist, treten klinisch faßbare Symptome auf. Die Untersuchung der Dünndarmmorphologie im Verlauf einer Zytostatikatherapie liefert folgende Informationen:

1. Über die Unterbrechung der Kontinuität des Epithels (Erosion, Ulzeration etc.) und somit Schaffung einer potentiellen Eintrittspforte für Infektionen. Eine leukozytäre Infiltration der Lamina propria sowie der nur ausnahmsweise gelingende Nachweis von Bakterien im Gewebe können Hinweis auf den erfolgten Durchtritt von Bakterien liefern.

2. Über die Reduktion der Größe des Funktionskompartments (Zotten). Meist verlaufen morphologische und funktionelle Veränderungen annähernd parallel (Diskussion bei ECKNAUER u. ROMMEL 1978). Von morphologischen

Veränderungen lassen sich aber nur sehr bedingt Aussagen zur Funktion des Epithels machen.

3. Über die Adaptationsfähigkeit des Epithels aus dem zeitlichen Verlauf des Auftretens der Schädigung und der Erholung.

C. Funktion des Dünndarms

I. Motilität

Gezielte Untersuchungen zur Motilität des Gastrointestinaltraktes nach Gaben von Zytostatika liegen nicht vor. Im Tierversuch wird mehrfach von einer verzögerten Magenentleerung berichtet (Bernier et al. 1967; Jolly u. Fletcher 1977; Levin 1966; Millington et al. 1962 b; Sharma u. Nagchaudhuri 1976). Die intramuralen Nervenplexus weisen Änderungen im Katecholamingehalt und in der Ultrastruktur auf (Hobson et al. 1974).

II. Luminale Digestion

Die Digestion und die anschließende Absorption von Nahrungsfetten ist unter Zytostatikagabe gestört (Altenbrunn et al. 1967; Fromm u. Rodgers 1971; Hampton 1966; Millington et al. 1962 b; Redgrave u. Simmonds 1967). Im Gegensatz zu früheren Untersuchungen (Redgrave u. Simmonds 1967) konnten Fleischer und Fiedler (1973) und Fleischer und Meckel (1975) im Tierexperiment wie beim Menschen eine verminderte Sekretion von Pankreasenzymen nachweisen.

III. Aktivität zellgebundener, digestiver Enzyme

Ausgiebig untersucht ist die Aktivität einiger Bürstensaumenzyme wie der Disaccharidasen, der alkalischen Phosphatase, der γ-Glutamyltransferase sowie der Leuzylnaphtylamidase (Abb. 2). Generell wird ein Abfall dieser Enzymaktivitäten, bezogen auf das Feuchtgewicht oder den Proteingehalt der Mukosa, beschrieben (Tabelle 1). Trotz faßbarer histologischer Veränderungen wurde von einigen Autoren (Bounous et al. 1971 b; Ecknauer 1976; Ecknauer u. Löhrs 1976; Hartwich et al. 1978; Herbst et al. 1970) für einige Enzyme kein Abfall oder gar ein Anstieg bemerkt. Unterschiedliche Gewebepräparation und das gewählte Bezugsystem sind wahrscheinliche Ursachen dieser Diskrepanzen (Ecknauer 1978). Die Enzymaktivität an dem Ort biologischer Wirksamkeit, der Bürstensaumfraktion, wurde nur von 2 Autoren untersucht (Bounous u. Maestracci 1976; R. Ecknauer, unveröffentlichter Vorversuch). Nach 9tägiger Gabe von 5-Fluoruracil (5-FU) wurde im Bürstensaum die Aktivität, bezogen auf das Protein, von Saccharase und Leuzylnaphtylamidase vermindert, die der γ-GT unverändert gefunden. In den eigenen Versuchen sank 24 h nach Hydroxyharnstoff die Saccharaseaktivität in der Bürstensaumfraktion des Jejunums, bezogen auf die Darmlänge, ab, nicht aber bezogen auf Bürstensaumpro-

Tabelle 1. Aktivität der Bürstensaumenzyme nach Zytostatikaapplikation. (Aus ECKNAUER u. ROMMEL 1978)

Spezies	Zytostatikum	Dosis (mg/kg)	Dauer	Enzym		Bezugssystem Bemerkungen	Autor
Ratte	Colchicin	1,0	SD	SA	→	M.F.G.	HERBST et al. (1970)
Ratte	Colchicin	1,0	SD	ALP	→	Histochem.	FREDERICSSON u. WIRSEN (1956)
Ratte (1)	Vincristin	0,1	SD	MA/SA	→ →	M.PROT.	HARTWICH et al. (1976a)
Ratte	5-Fluorouracil	40	SD	MA/TA/LA/CA	→	M.PROT.	MIELKE (1975)
Ratte (1)	5-Fluorouracil	100	SD	MA/SA/LA/CA	→	M.PROT.	HARTWICH et al. (1974)
		250	SD	MA/SA/LA/CA	↓↓	M.PROT.	
Ratte	5-Fluorouracil	375	SD	SA/ALP	↑↑	24 h, M.PROT.	BOUNOUS et al. (1971b)
				SA/ALP	↓↓	72 h, M.PROT.	
Ratte (2)	Aminopterin	1,2	SD	SA/LA	↓↓	M.F.G.	REDGRAVE u. SIMMONDS (1967)
Ratte	Cyclophosphamid	100	SD	MA/SA/LA	=	M.PROT./M.DA 24 und 48 h	ECKNAUER u. LÖHRS (1976)
Ratte	Cyclophosphamid	100	SD	MA/SA/LA	=	D.L./M.T.G./M.PROT./ M.DNA 6 und 12 h	ECKNAUER (1976)
Ratte (1)	Ifosphamid	100	SD	ALP/γ-GT	=	M.PROT.	HARTWICH et al. (1976b)
		250		MA/SA/LA/CA	→		
Ratte	Trenimon	0.2	SD	ALP	→	Histochem.	POLACHOWSKI (1978)
Ratte	Bencyclan	100	SD	MA/TA/LA/CA	→		FRISIUS et al. (1976)
Ratte (1)	Adriamycin		SA	MA	↑	M.PROT.	HARTWICH et al. (1975)
Ratte	Colchicin	1,0	MD 3	MA	→	M.F.G. C-sensibel	LEVIN (1966)
Ratte	Colchicin	4–5 oral	MD 14	MA	=	M.F.G.	HERBST et al. (1970)
				SA/ALP	↓↓		
				LA	→		
Ratte (2)	Aminopterin	0,2	MD 7	MA/SA/LA	→	M.F.G.	SCHIRALDI u. MARANO (1961)
Ratte	Amethopterin	5	MD 3	MA/SA/LA	→	M.F.G.	MARRONE et al. (1973)
Ratte	Cyclophosphamid	2 × 50	MD 2	MA/SA/LA/TA	→	M.PROT.	ROMMEL et al. (1969)
Ratte	Cyclophosphamid	3	MD 20	MA/SA/LA	=	M.PROT./M.DNA	ECKNAUER u. ROMMEL (unveröffentlicht)
Ratte	Ifosphamid	100	MD 3	MA/SA/LA	→	M.PROT.	HARTWICH et al. (1976b)
		10	MD 22	MA/SA/LA/TA	(↓)		

Tabelle 1. (Fortsetzung)

Spezies	Zytostatikum	Dosis (mg/kg)	Dauer	Enzym		Bezugssystem Bemerkungen	Autor
Meerschwein	Colchicin	0,5	SD	MA/SA γ-GT	→ (↓)	M.F.G.	COHEN u. McNAMARA (1970)
Hamster	5-Fluorouracil	50	MD 3	MA/SA LA	↑ ↓↓	M.F.G./M.PROT.	FERNÁNDEZ-OTERO et al. (1972)
		100	MD 3	MA/SA LA	→↓ ↓↓		
Maus (2)	5-Fluorouracil	75	MD 5	ALP	→	Histochem.	KAUFMANN et al. (1967)
Kaninchen	Amethopterin	5	MD 4	MA/LA/ALP SA	→ =	M.F.G.	ACHORD (1969)
Hund (1)	Colchicin	0.36	MD 14	MA/SA LA	(↓) →	M.F.G.	HILL (1972)
Mensch	Colchicin	2–4 mg/die	MD 4	MA/SA/LA	→	M.F.G.	RACE et al. (1970)

Die Zahl in der Spalte „Spezies" kennzeichnet den untersuchten Darmabschnitt: *(1)* getrennte Untersuchung von Duodenum, Jejunum und Ileum; *(2)* Darmabschnitt nicht spezifiziert; *ohne Kennzeichnung* Jejunum. *SD, MD* Einzel- bzw. Mehrfachgabe; *MA, SA, LA, CA, TA* Maltase-, Saccharase-, Laktase-, Zellobiase-, Trehalaseaktivität; *ALP* Alkalische-Phosphatase-Aktivität; *M.F.G., M.T.G.* Feucht- bzw. Trockengewicht der Mukosa; *M.PROT., M.DNA* Protein- bzw. DNA-Gehalt der Mukosa; *Histochem.* histochemischer Nachweis; *D.L., D.G.* Länge bzw. Gewicht eines Darmabschnittes

tein. Im Ileum traten keine Veränderungen auf. Drei Tage nach Aminopterin fanden REDGRAVE u. SIMMONDS (1967) eine verminderte Aktivität der Saccharase im Homogenat der Mukosa und ein vermehrtes Auftreten ungespaltener Saccharose im Urin nach oraler Gabe. Dies ist die bislang einzige Studie, die eine Beziehung zwischen verminderter Enzymaktivität (Saccharase) und der biologischen Funktion dieses Enzyms (Hydrolyse von Saccharose in vivo) herstellt.

Die Differenzierung des Isoenzyms der alkalischen Phosphatase intestinalen Ursprungs im Serum wurde bislang diagnostisch noch nicht ausgenützt. Im Tierversuch trat nach 5-FU wie auch nach Bestrahlung ein Aktivitätsabfall der alkalischen Phosphatase auf, der im wesentlichen durch das Verschwinden des Isoenzyms intestinalen Ursprungs bedingt war (BOUNOUS et al. 1971b; HIGHMAN u. HANKS 1970). In eigenen Versuchen mit Ratten (ECKNAUER, in Vorbereitung) wurde ein Absinken der intestinalen Komponente der alkalischen Phosphatase im Serum 24 und 48 h nach Hydroxyharnstoff gefunden. Die Identifizierung der intestinalen Komponente erfolgte sowohl durch Inhibition mit Antikörpern als auch durch Inhibition mit L-Phenylalanin. In der Arbeitsgruppe um F.G. LEHMANN (†) konnte unter Polychemotherapie bei Patienten ein Ansteigen der intestinalen Komponente der alkalischen Phosphatase im Fäzes nachgewiesen werden (R. HOGE, persönliche Mitteilung).

IV. Absorption

Die wesentlich schwieriger meßbare, klinisch aber bedeutsamere Funktion des Dünndarms, die Absorption von Nahrungsbestandteilen und anderen, oral verabreichten Stoffen, wird ebenfalls durch Zytostatikagabe beeinträchtigt (Tabelle 2, Abb. 2). Nach einmaliger, auch hochdosierter Zytostatikagabe wird diese verminderte Absorption, gemessen im lebenden Organismus, nicht früher als etwa 24 h nach Applikation beobachtet. Diese Absorptionsverminderung ist weitgehend unabhängig von den Versuchsbedingungen und gilt für nahezu alle untersuchten Substrate.

Für die Messung der Absorptionskapazität von Bedeutung ist die Diskrepanz zwischen Beeinträchtigung der Galaktose- und Glukoseabsorption im Vergleich zur Xyloseabsorption (BÖHMER et al. 1976; HILL 1972; ROMMEL et al. 1973). In verschiedenen Spezies (Ratte, Hund und Mensch) fanden diese Autoren eine Beeinträchtigung der Xyloseabsorption (CRAFT et al. 1977), nicht aber der Absorption von Galaktose oder Glukose. Die Absorption von Vitamin B_{12} ist nach Colchicin vermindert (RACE et al. 1970; STOPA et al. 1979; WEBB et al. 1968). Die Absorptionsminderung korreliert direkt mit der Zahl an Intrinsicfactor-Vitamin-B_{12}-Rezeptoren im Ileum (STOPA et al. 1979). In In-vitro-Versuchen, die z.B. auch an Biopsieproben durchgeführt werden könnten, wurde in Tierversuchen ebenfalls eine verminderte Absorption von Zuckern und Aminosäuren (ANTONIOLI et al. 1966; CAPEL et al. 1979; CAPELLI u. SCAPOLI 1971; GARDNER et al. 1978; JOLLY u. FLETCHER 1977; LEVIN 1966; ROBINSON et al. 1966; SHIFF et al. 1968; WURTH u. MUSACCHIA 1973) sowie eine verminderte Reesterifikation von Fettsäuren (FROMM u. RODGERS 1971) gefunden. Die Synthese von Cholesterin und Lipoproteinen durch die Darmschleimhaut wurde bislang noch nicht im Zusammenhang mit Zytostatikaschädigung untersucht. Die Absorption einiger Pharmaka (Thiopental, Sulfanilamid, Phenobarbital, Methotrexat) ist nach Zytostatikagabe vermindert (FREEMAN-NARROD 1962; KOMURO et al. 1975; VENHO 1976). Nach 6tägiger, hochdosierter oraler Gabe von

Tabelle 2. Absorption durch den intakten Darm. (Aus ECKNAUER u. ROMMEL 1978)

Spezies	Zytostatikum	Dosis (mg/kg)	Dauer	Methode	Substrat (mmol/l)	Absorption	Bemerkung	Autor
Ratte	5-Fluorouracil	40	SD	Perfusion	Glk: 14–111	⇊ ⇊	2. u. 3. Tag 4. u. 5. Tag	ROCHE et al. (1970)
Ratte	Aminopterin	2.5	SD	Perfusion	¹⁴C-Triolein	→	Erscheinen im Ductus thoracicus	FROMM u. RODGERS (1971)
Ratte	Aminopterin	1	SD	Perfusion	Olivenöl	=	1. Tag	REDGRAVE u. SIMMONDS (1967)
Ratte	Aminopterin	5	SD	Belastung intragast.	Olivenöl 0.5 ml	⇊ ⇊	2.–4. Tag Fettgehalt des Fäzes	MILLINGTON et al. (1962b)
						→	Elektronenmikroskop.	
Ratte	Stickstofflost	1 u. 2	SD	Perfusion	Glk. 20	= →	1. Tag 3. Tag	SULLIVAN (1961b)
Ratte	Stickstofflost	2 u. 6	SD	Perfusion	Glk. 2,8–22	→ =	Abs. total Abs./D.G.	LEIBOWITZ u. MERKER (1971)
Ratte	Cyclophosphamid	100	SD	Perfusion	Gal. 16	=	6 u. 12 h GF-SPF Abs./D.L. Abs./M.T.G Abs./M.PROT	ECKNAUER (1976)
Ratte	Vincristin Daunorobicin Prednison		SD	Perfusion	Xyl. 3,3	→ → =	CV CV dekontaminiert GF	BÖHMER et al. (1976)
					Gal. 2,7	= =	CV CV dekontaminiert GF	
Ratte	Colchizin	1,0	MD 3	Perfusion	Glk. 28 Gal. 28 Fru. 28 Sorb. 28	↑ → → =	Aktiver Transport Aktiver Transport Aktiver Transport Passiver Transport	LEVIN (1966)
Ratte	Colchicin	0.8	MD 3	Perfusion	H₂O K′ 4 Na′ 140	→ → →		GOULSTON u. SKYRING (1966)

Tier	Substanz	Dosis	SD/MD	Methode	Teststoff		Messgröße	Autor
Ratte	Colchicin	1,6–2	SD	Belastung intragast.	Xyl. 32 mg	=	Urinausscheidung	CLARK u. HARLAND (1963)
Ratte	Vinblastin	1	MD 2 / MD 3	„Darmsack"	Prolin 200	→ / ⇊	Bis 12 h / Ab 16 h	SHARMA u. NAGCHAUDHURI (1976)
Ratte	Colchicin	25 / 5	MD 1–5 / SD / MD 3	„Darmsack"	Fe 400 γ%	=	0,5 h / 0,5–18. Tag	GASIC et al. (1971)
Ratte	Stickstofflost	12	MD 3	Perfusion	Glk. 28 / Gal. 28 / Fru. 28	→ / =	Abs./D.L. / Abs./D.G.	LEVIN (1968)
Ratte	Aminopterin	0,43	MD 8	Belastung intraduod.	Xyl. 5 gr.	→	Darminhalt nach 1 h	SMALL et al. (1959)
Ratte	Cyclophosphamid	3	MD 20	Perfusion	Gal. 16 u. 128	(↓) / =	SPF / GF	
Hund	Colchicin	0,24	SD	Belastung intragast.	Xyl. 0,39/kg	→	Plasmakonz. nach 30–210 min	LUKETIC u. SHAPIRO (1964)
Hund	Colchicin	0,36	MD 14	Belastung intragast.	Xyl. / Glk.	→ / =	Plasmakonz. nach 90 min	HILL (1972)
Mensch	Colchicin	1,9–3,6 (mg/pers.)	MD 4–8	Belastung	B_{12}	→		WEBB et al. (1968)
Mensch	Colchicin	1,9–3,9 (mg/pers.)	MD 4	Belastung	Xyl. 25 g / Vit. B_{12}	→ / →	Urinausscheidung / Schilling-Test	RACE et al. (1970)
Mensch	Vincristin / Daunorobicin / Prednison		MD 25–85	Belastung	Xyl 25 g / Gal	= / → / =	CV / CV dekont. / CV und CV dekont.	ROMMEL et al. (1973)

CV Konventionelles Lebewesen (unbekannte Mikroflora); *SPF* Spezifiziert pathogenfreies Lebewesen, Mikroflora frei von pathogenen Keimen; *GF* Germfree, keimfreies Lebewesen, Fehlen einer Mikroflora; *Glk., Gal., Xyl.* Glukose, Galaktose, Xylose, aktiv über gleiches Transportsystem absorbierte Zucker; *Fru.* Fruktose, aktiver Transport über gesondertes Transportsystem; *Sorb.* Sorbose, passiver Transport durch das Dünndarmepithel. Weitere Abkürzungen s. Tabelle 1

Methotrexat an Ratten war die Absorption von Methotrexat erhöht (Jolly u. Fletcher 1977).

V. Barrierefunktion

1. Zelluläre Barriere

Zu einer weiteren Teilfunktion des Dünndarms, der Barrierefunktion, (Formation einer Barriere zwischen milieu exterieur und interieur) liegen nur vereinzelte Resultate vor. Es wird eine Verminderung (Eisenhuth u. Geyer 1966; Jeynes u. Altmann 1978; Teranishi et al. 1976; Waldeck 1972), ein Gleichbleiben (Raymackers u. Hugon 1973) oder gar eine Vermehrung der Zahl von Becherzellen (Graff et al. 1948; Herbst et al. 1970) beschrieben. Diese widersprüchlichen Angaben lassen sich bei großzügiger Auslegung häufig fehlender methodischer Angaben folgendermaßen interpretieren: Die Becherzellen entgehen der zytostatikabedingten Epithelschädigung nicht (Hobson et al. 1974; Trier 1962a), werden aber in ihrer Zahl weniger reduziert als die Zylinderepithelzellen. Dies täuscht dann eine Zunahme ihrer Zahl vor, dies aber nur relativ im Vergleich zu den übrigen Zellen. Die Freisetzung ihres Sekrets scheint gestört zu sein (Eisenhuth u. Geyer 1966; Hobson et al. 1974; White et al. 1971), jedoch liegen keine gezielten Untersuchungen hierzu vor. Auch die Paneth-Körnerzellen werden nur gering oder gar nicht durch Zytostatika geschädigt (Eisenhuth u. Geyer 1966; Hobson et al. 1974; Jeynes u. Altmann 1978; Raymackers u. Hugon 1973; Sobhon et al. 1977; Trier 1962a). Die Zahl der endokrinen Zellen in der Dünndarmschleimhaut und die Freisetzung ihrer Hormone war bislang nicht Gegenstand gezielter Untersuchungen. So waren 48 h nach Bestrahlung keine Änderungen der argentaffinen Zellen zu beobachten (Lebreuil et al. 1968).

2. Gut Associated Lymphoid Tissue

Von den Elementen des GALT (gut associated lymphoid tissue) wurde nur das Verhalten der Peyer-Plaques und der intraepithelialen Lymphozyten beschrieben. Die intraepithelialen Lymphozyten auf den Zotten zeigen, auch beim keimfreien Tier, nach Cyclophosphamid wie auch Hydroxyharnstoff eine leichte Abnahme (Ecknauer u. Löhrs 1976; Ecknauer, in Vorbereitung). Die zwischen den Kryptenepithelzellen gelegenen Lymphozyten und eosinophilen Granuolozyten zeigen einen initialen Anstieg (Sobhon et al. 1977; Verbin et al. 1972) und verschwinden dann nahezu vollständig für etwa 12 h. Etwa 5 Tage nach Cyclophosphamid erreichen sie wieder den Ausgangswert (Sobhon et al. 1977). In den Peyer-Plaques treten Nekrosen auf (Chin u. Hudson 1970; Hobson et al. 1974; Liebermann et al. 1970; Verbin et al. 1972), die sich im Gegensatz zu den Schleimhautschädigungen nicht durch Cycloheximidgabe reduzieren lassen (Liebermann et al. 1970).

3. Biotransformation

Außer dem histochemisch beobachteten Abfall der Zytochromoxidase und der Arylsulfatase liegen keine Untersuchungen zum Verhalten der Biotransformation nach Zytostatikagabe vor (Polachowski 1969; Raymackers u. Hugon 1973).

4. Permeabilität

Die Permeabilität des Dünndarmepithels stellt einen weiteren Aspekt der Barrierefunktion des Epithels dar. Der Nachweis ungespalten aufgenommener Saccharose im Urin kann auch – unabhängig von der gleichzeitig bestehenden Verminderung der Saccharaseaktivität – als gesteigerte Permeabilität des Dünndarmepithels gedeutet werden (MENZIES 1974; REDGRAVE u. SIMMONDS 1967). COBDEN et al. (1981) hingegen berichten nach Gabe von Methotrexat in der Ratte von einer verminderten Permeabilität des Dünndarmepithels für Mannit und Lactulose. Eigene Versuche in Ratten konnten eine verminderte Permeation 24 und 48 h nach Hydroxyharnstoff nur für Insulin und Polyvinylpyrrolidon bestätigen, nicht aber für Mannit und Phenolrot (ECKNAUER, in Vorbereitung). Der Durchtritt von Sulfanilamid und Polyvinylpyrrolidon vom Blut ins Darmlumen ist nach Zytostatikagabe gesteigert (KOMURO et al. 1975; SULLIVAN 1961a). Als morphologische Basis könnte teilweise die bislang nur nach Röntgenbestrahlung nachgewiesenen Änderungen der tight junctions herangezogen werden (TICE et al. 1979). Diese Zell-Zell-Verbindungen werden generell als der „Dichtungsring" zwischen den Epithelzellen angesehen (FARQUHAR u. PALADE 1963).

Untersuchungen zum „humoralen" Aspekt der Barrierefunktion, d.h. der Sekretion von Antikörpern, deren Adsorption in der Glykokalyx etc., sind bislang nicht durchgeführt.

Ein direkter Hinweis auf eine gestörte Barrierefunktion ist der Nachweis von Bakterien innerhalb von Kryptenzellen nach Stickstofflost, nicht aber nach Bestrahlung (HAMPTON 1967). In der Lamina propria wurden sowohl nach Stickstofflost als auch nach Bestrahlung Bakterien nachgewiesen (HAMPTON 1966, 1967). MILLINGTON et al. (1962a) beschrieben eine große Zahl von Bakterien in den Krypten 4 Tage nach Aminopterin, einem Zeitpunkt, zu dem die Kryptenzellen mit der Regeneration einsetzen.

SIBER et al. (1980) konnten bei Patienten, die wegen Karzinomleidens einer Polichemotherapie unterzogen wurden, einen vermehrten Durchtritt von ^{14}C-Polyvinylpyrrolidon ins Blut und von dort in den Urin beobachten. In einem Patient traf der Zeitpunkt der stärksten Permeabilität für ^{14}C-PVP mit dem Zeitpunkt der geringsten Granulozytenzahl im Blut zusammen. Zum selben Zeitpunkt trat auch eine E.-coli-Bakteriämie auf. Dieser zeitliche Zusammenhang der Ereignisse drängt den Verdacht auf einen kausalen Zusammenhang auf.

VI. Zellmetabolismus

Je nach den verwendeten Zytostatika werden nahezu alle Stoffwechselprozesse des Dünndarmepithels beeinträchtigt (FUSENIG et al. 1966; LUKETIC et al. 1964, 1966; OBRECHT u. FUSENIG 1966; POLACHOWSKI 1969; ROBINSON et al. 1966; VITALE et al. 1954). Die Aktivität lysosomaler Enzyme scheint anzusteigen (ECKNAUER 1976; LUKETIC et al. 1966; POLACHOWSKI 1969).

VII. Klinische Bedeutung der Befunde

Die durch Zytostatikagabe bedingte Verringerung des Funktionskompartmentes (Zotten) und eine für einige Zytostatika sicherlich bestehende direkte Zellschädigung der ausgereiften Zottenzellen (Diskussion bei ECKNAUER u. ROM-

MEL 1978) führt zu einer verminderten Digestion von Nahrungsbestandteilen sowie zu einer verminderten Aufnahme von Nahrungsbestandteilen und derer Spaltprodukte. Klinisch kann sich dies in Form einer Diarrhö und Steatorrhö äußern. Bedingt durch die enorme Reservekapazität des Dünndarms treten solche Störungen jedoch nur selten klinisch in Erscheinung.

Die sich aus den spärlichen vorhandenen Ergebnissen andeutende Störung der Barrierefunktion ließe sich klinisch folgendermaßen interpretieren:

1. Vermehrter Einstrom von Substanzen, die das „gesunde" Epithel nur im geringen Umfang durchdringen können (Bakterien, Viren, antigenwirksame Substanzen, Toxine, etc. aber auch nichtabsorbierbare Antibiotika etc.).

2. Vermehrter Verlust von Bestandteilen des Plasmas wie z.B. Proteine.

3. Möglicherweise geänderter Metabolismus von Xenobioten (z.B. Arzneimittel wie auch Zytostatika) in der Schleimhaut des Dünndarms.

D. Experimentelle Ansätze, die Schädigung des Dünndarmepithels zu reduzieren

I. Zirkadiane Rhythmik (Chronotherapie)

Das Dünndarmepithel weist eine ausgesprochene Tagesschwankung in der Proliferationstätigkeit auf (AL DEWACHI et al. 1976; BOSSHARD et al. 1979; PANSU et al. 1974). Eine unterschiedliche Sensitivität des Dünndarmepithels gegenüber Zytostatika zu Zeiten unterschiedlicher proliferativer Aktivität wurde bereits bei der Behandlung wiederholter Zytostatikagaben erwähnt. Solche Tagesschwankungen wurden auch beim Menschen beschrieben (ASCHOFF 1978), wenn auch Untersuchungen zu den Tagesschwankungen der Zellproliferation im Darmepithel noch ausstehen. Die einzigen Versuche zur zirkadianen Variation der Empfindlichkeit auf Zytostatika wurden mit Cyclophosphamid durchgeführt. Hierbei wurden ausgeprägte Unterschiede in der Toxizität (Gipfel 9.00) und der Heilungsrate von Leukämie (Gipfel 18.00) gefunden (CARDOSO et al. 1978). Auch gegenüber Bestrahlung weist das Dünndarmepithel zirkadiane rhythmische Variationen auf (HENDRY 1975). Die normale Tageschwankung der Zellproliferation im Duodenum wird durch die Gegenwart eines Tumors gestört. So löst das Lewis-Lungenkarzinom bei der Maus den normalerweise um 5.00 bestehenden Gipfel der Zellproliferation in bis zu 3 Gipfel auf (BURNS et al. 1979). Vor einem therapeutischen Einsatz der tageszeitgerechten Zytostatikagabe sind noch weitere Untersuchungen zu den Tagesschwankungen der Zellproliferation beim Menschen nötig.

II. Gastrointestinale Hormone

Trotz eindeutig nachgewiesener trophischer Wirkung einiger gastrointestinaler Hormone (JOHNSON 1976) oder antitrophischer Wirkung (JOHNSON u. GUTHRIE 1978; MAY et al. 1979; PANSU et al. 1974) wurde dies weder experimentell noch therapeutisch ausgenutzt. Die Reduzierung der Zellproliferation vor

Zytostatikagabe durch antitrophe Hormone (z.B. Sekretin) oder die Beschleunigung der Erholung des Darmepithels nach Zytostatikagabe durch trophische Hormone (z.B. Gastrin), ist organspezifisch und mit physiologischen Dosen dieser Hormone erreichbar.

Besonders bei Vorliegen von Kolonkarzinomen ist das unterschiedliche Ansprechen der intakten Dünndarmmukosa und der Karzinomzellen auf Neurotransmitter (z.B. adrenerge Pharmaka, biogene Amine) auch von therapeutischem Interesse (TUTTON u. BARKLA 1979). So kann im Tierexperiment durch α-adrenerge Antagonisten die Zellproliferation im Dünndarm reduziert werden, ohne die Proliferation der Kolonkarzinomzellen zu beeinflussen.

Nekrosen der Magenschleimhaut durch kochendes Wasser, absoluten Alkohol, 0,6 molare Salzsäure, 0,2 molare Natronlauge etc., können durch niedrigste Dosen von Prostaglandin-E_2 (PG E_2, 300 µg/kg Ratte) verhindert werden (CHAUDHURY u. JACOBSON 1978; ROBERT et al. 1979). Die PG E_2-Konzentration für den halbmaximalen Effekt auf die Zytoprotektion ist um den Faktor 500 niedriger als die für den halbmaximalen Effekt auf die Magensaftsekretion. Auch endogen freigesetztes PG E_2 weist diesen zytoprotektiven Effekt auf. Bislang liegen keine Ergebnisse zu einem zytoprotektiven Effekt der Prostaglandine im Dünndarm oder nach Zytostatikagabe vor.

III. Synthetische Diäten

Die Verabreichung synthetischer, niedermolekularer Diäten (Mono-, Disaccharide, Aminosäuren, Oligopeptide etc.), führt zur geringeren Ausprägung der Schädigung des Dünndarmepithels durch 5-FU oder Bestrahlung. Dies wurde erfaßt durch Überlebensrate, Zottenhöhe, pathologischen Zellveränderungen und Aktivitätsabfall von Bürstensaumenzymen (BOUNOUS et al. 1971a, b; BOUNOUS u. MAESTRACCI 1976; PAGEAU u. BOUNOUS 1977). Nahrung mit einem Proteinanteil von 15% hatte keinen protektiven Effekt, wohl aber Nahrung mit einem Proteinanteil von 9,5%. Dieser günstige Effekt synthetischer Diäten auf Bürstensaumenzyme und Absorption konnte von GARDNER u. HEADING (1979) nicht bestätigt werden. Parenterale Ernährung scheint beim Hund zu einer verminderten Schleimhautschädigung und geringeren Letalität nach Bestrahlung zu führen (DUBOIS et al. 1976).

Die Befunde von GRAFF et al. (1948) über eine höhere Stickstofflosttoxizität in Mäusen, denen 18–24 h vorher das Futter entzogen wurde verglichen mit normal ernährten, wurden nie wieder aufgegriffen. Diese Autoren berichten von schwersten Schleimhautschädigungen bis zur Perforation nur in hungernden Mäusen. Diese Versuche können jedoch nur mit größter Zurückhaltung auf andere Spezies übertragen werden, da Mäuse wesentlich empfindlicher auf Änderungen der Ernährung reagieren als z.B. Ratten (NELSON et al. 1973).

IV. Pharmakologische Verfahren

Durch Änderung des Methotrexatmoleküls trat eine verzögerte Aufnahme dieses Zytostatikums in das Darmepithel bei gleichzeitiger Steigerung der Aufnahme in Tumorzellen auf (CHELLO et al. 1977). Die Modifikation des 5-FU zum Ftorafur brachte eine markante Verringerung der Allgemein- und Dünndarmtoxizität bei unveränderter Wirksamkeit gegenüber dem getesteten Mammakarzinom der Maus mit sich (COHEN 1975; PALLAVICINI et al. 1979). Die Erzielung einer stärkeren Organselektivität durch Bindung der Zytostatika an verschiedene Trägermoleküle (zellspezifische Antikörper, Polysaccharide, Liposomen etc.) befindet sich noch im experimentellen Stadium (TROUET 1978) und wurde hinsichtlich eines Effekts auf das Dünndarmepithel noch nicht untersucht.

V. Intestinale Mikroflora

Ein wesentlicher Bestandteil des Darminhalts ist die bakterielle Mikroflora. Änderungen dieser Flora durch z.B. Antibiotika, ändert Absorption und Metabolismus (COHEN et al. 1976; CREAVEN et al. 1976; ZAHARKO et al. 1969) von oral gegebenem Amethopterin. Werden Aminopterin und Tetracycline gleichzeitig verabreicht, beginnen die morphologischen Schleimhautalterationen zu einem späteren Zeitpunkt und sind schwächer ausgeprägt als bei Mäusen, die keine Tetracycline erhalten hatten (RYBAK 1962). Dekontamination von Ratten vor der Verabreichung der Zytostatika führt zu einer geringeren Störung der Absorption (BÖHMER et al. 1976; ROMMEL et al. 1973). Bei keimfreien Tieren scheint die Kryptenzellschädigung später und in schwächerem Ausmaß aufzutreten als bei Ratten mit intestinaler Mikroflora (ECKNAUER u. LÖHRS 1976; ECKNAUER 1976). Von einer Steigerung der Letalität durch antibiotische Therapie im Zusammenhang mit Zytostatikagabe berichteten BRUCKNER (1976) und O'MALLEY et al. (1969).

Literatur

Achord JL (1969) The effect of methotrexate on rabbit intestinal mucosal enzymes and flora. Am J Dig Dis 14:315–323

Al Dewachi HS, Wright NA, Appleton DR, Watson AJ (1976) Studies on the mechanism of diurnal variation of proliferative indices in the small bowel mucosa of the rat. Cell Tissue Kinet 9:459–467

Altenbrunn HJ, Georgi P, Berndt H, Bohn H, Pospišil CH (1967) Die Prüfung der Fettresorption mit ^{131}J-triolein bei Patienten mit malignen Tumoren nach Cyclophosphamid- und Methotrexattherapie. In: Hoffmann G (Hrsg) Radioisotope in der Gastroenterologie. Schattauer, Stuttgart, S 67–73

Altmann GG (1974) Changes in the mucosa of the small intestine following methotrexate administration or abdominal X-irradiation. Am J Anat 140:263–280

Altmann GG (1975) Morphological effects of a large single dose of cycloheximide on the intestinal epithelium of the rat. Am J Anat 143:219–240

Antonioli JA, Robinson JWL, Fasel J, Vannotti A (1966) Effet du méthotrexate in vivo sur l'intestine grêle du rat. Gastroenterologica 106:217–224

Aschoff J (1978) Zirkadiane Rhythmen des Menschen. Arzneim Forsch 28:1850–1857

Baskerville H, Batter-Hatton D (1978) Intestinal lesions induced experimentally by methotrexate. Br J Exp Pathol 58:663–669

Ben-Ishay Z, Farber E (1975) Protective effects of an inhibitor of protein synthesis, cycloheximide, on bone marrow damage induced by cytosine arabinoside or nitrogen mustard. Lab Invest 33:478–490

Bernier JJ, Bognel JC, Bognel C, Rambaud JC (1967) Etude expérimentale de la toxicité digestive du méthotrexate I. Effets sur la motricité digestive. Rev Fr Etud Clin Biol 12:576–580

Böhmer R, Binder R, Rommel K, Dietrich M, Wolf G (1976) Jejunale Xylose- und Galactoseabsorption der Ratte in Abhängigkeit von der bakteriellen Darmflora und nach Cytostaticagabe. Z Gastroenterol 14:30–40

Bosshard A, Pansu D, Dechelette MA, Reinberg A (1979) Circadian rhythm of cell renewal in the jejunum of the rat: influence of fasting and feeding. Bull Group Rhythm Biol 11:37–39

Bounous G, Maestracci D (1976) Use of an elemental diet in animals during treatment with 5-fluorouracil (NSC-19839) Cancer Treat Rep 60:17–22

Bounous G, Hugon J, Gentille JM (1971a) Protection of intestinal mucosa by elemental diet. In: Boley S (ed) Vascular disorder of intestine. Appleton Century Crofts, New York, pp 441–449

Bounous G, Hugon J, Gentille JM (1971b) Elemental diet in the management of the intestinal lesion produced by 5-fluorouracil in the rat. Can J Surg 14:298–311

Bruckner H (1976) Effects of antibiotics on mice treated with cyclophosphamide. J Natl Cancer Inst 57:1249–1252

Bürkle G, Bühler B, Dietz J, Bürkle V (1973) Veränderung der Zellkinetik der Dünndarmschleimhaut durch Bleomycin. Virchows Arch [Pathol Anat] 360:209–222

Burns ER, Scheving LE, Tsai TH (1979) Circadian rhythms in DNA-synthesis and mitosis in normal mice and in mice bearing Lewis lung carcinoma. Eur J Cancer 15:233–242

Capel ID, Pinnock MV, Williams DC (1979) An in vitro assessment of the effect of cytotoxic drugs upon the intestinal absorption of nutrients in rats. Eur J Cancer 15:127–131

Capelli V, Scapoli GL (1971) Modificazioni strutturali e funzionali dell'intestino di ratto in seguito a trattamento acuto e cronico con ametopterina. Farmaco [Sci] 26:29–36

Cardoso SS, Avery T, Venditti JM, Goldin A (1978) Circadian dependence of host and tumor responses to cyclophosphamide in mice. Eur J Cancer 14:949–954

Castrup HH, Fuchs K, Schiller U (1973) Zur Zellerneuerung der menschlichen Magenschleimhaut. Autoradiographische in vitro-Untersuchungen an Magenschleimhautbiopsien. Res Exp Med (Berl) 161:311–320

Chaudhury TK, Jacobsen ED (1978) Prostaglandin cytoprotection of gastric mucosa. Gastroenterology 74:58–63

Chello PL, Sirontak FM, Dorick DM, Donsbach RL (1977) Therapeutic relevance of differences in the structural specificity of the transport systems for folate analoges in L 1210 tumor cells and in isolated murine intestinal epithelial cells. Cancer Res 37:4297–4303

Chin KN, Hudson G (1970) Effects of cyclophosphamide on the ultrastructure of Peyer's patches. Br J Exp Pathol 51:563–569

Clark PA, Harland WA (1963) Experimental malabsorption with jejunal atrophy induced by colchicine. Br J Exp Pathol 44:520–523

Clarke RM (1971) A comparison of metaphase arresting agents and tritiated thymidine autoradiography in measurement of the rate of entry of cells into mitosis in the crypts of Lieberkühn of the rat. Cell Tissue Kinet 4:263–272

Cobden I, Rothwell J, Axon ATR (1981) Passive permeability in experimental intestinal damage. Clin Sci 60:115–118

Cohen AM (1975) Comparative effects of ftorafur and 5-fluorouracil on DNA-synthesis in rat small intestine. Life Sci 17:1363–1368

Cohen MI, McNamara H (1970) The effect of colchicine on guinea pig intestinal enzyme activity. Am J Dig Dis 15:247–250

Cohen MH, Creaven PJ, Fossieck BE, Johnston AV, Williams CL (1976) Effect of oral prophyllactic broad spectrum non absorbable antibiotics on the gastrointestinal absorption of nutrients and methotrexate in small cell bronchogenic carcinoma patients. Cancer 38:1556–1559

Craft AW, Kay HEM, Lawson DN, McElwain TJ (1977) Methotrexate-induced malabsorption in children with acute lymphoblastic leukaemia. Br Med J II:1511–1512

Creaven PJ, Cohen MH, Allen LM (1976) Methotrexate plasma kinetics: possible alteration in patients undergoing gut sterilization. Br J Cancer 34:571–575

Deschner EE, Lewis CM, Lipkin M (1963) In vitro study of human rectal epithelial cells. I. Atypical zone of ^{3}H thymidine incorporation in mucosa of multiple polyposis. J Clin Invest 42:1922–1928

Dethlefsen LA, Riley RM (1973) Hydroxyurea effects in the C3H-mouse. I. Duodenal crypt cell kinetics. Cell Tissue Kinet 6:3–16

Dethlefsen LA, Riley RM (1979) The effects of adriamycin on murine duodenal crypt cell proliferation. Int J Radiat Oncol Biol Phys 5:501–506

Dethlefsen LA, Sorensen SP, Riley RM (1975) Effects of double and multiple doses of hydroxyurea on mouse duodenum and mammary tumors. Cancer Res 35:694–699

Devik F, Hagen S (1973) Effects of X-ray and cytotoxic agents on the cell population of the small intestine in mice. Cell proliferation kinetics after single administrations and effects of variations in multiple dose schudules. Virchows Arch [Cell Pathol] 12:223–237

Dindsdale D (1975) Colchicine-induced lesions in the rat duodenum. Pathol Eur 10:95–104

Dubois JB, Joyeux H, Yakoun M, Pourquier H, Solassol CL (1976) Total abdominal irradiation and parenteral nutrition: an experimental study in the dog. Biomedicine 25:123–125

Ecknauer R (1976) Morphology and enzyme activity in rat small intestinal epithelium 6 and 12 hrs after an alkylating agent (cyclophosphamide). Acta Hepatol-Gastroenterol 23:365–371

Ecknauer R (1978) Starvation and sucrase activity in rat small intestine. An evaluation of different tissue-preparations and reference systems. Biomedicine 29:129–133

Ecknauer R, Löhrs U (1976) The effect of a single dose of cyclophosphamide on the jejunum of specific pathogen-free and germ-free rats. Digestion 14:269–280

Ecknauer R, Raffler H (1977) Cell population and aging. Letter to the editor. N Engl J Med 296:947

Ecknauer R, Rommel K (1978) Zytostatika und Dünndarm. Klin Wochenschr 56:579–592

Eder M, Rostock H, Vogel G (1966) Die Wirkung von Folsäureantagonisten (Methotrexat) auf die Regeneration der Darmschleimhaut. Virchows Arch [Pathol Anat] 34:164–176

Egger G, Ackmann D (1971) Light microscopic examination of the jejunum after a long standing azathioprine treatment. Experientia 27:326–327

Eisenhuth J, Geyer G (1966) Veränderungen am Dünndarmepithel der Albinomaus durch chronische Behandlungen mit den N-Loststoffen Endoxan, Trimitan und Degranol unter besonderer Berücksichtigung der Paneth'schen Körnerzellen. Acta Histochem 25:71–85

Estensen RD, Baserga R (1966) Puromycin – induced necrosis of crypt cells of the small intestine of mouse. J Cell Biol 30:13–22

Farquhar MG, Palade GE (1963) Junctional complexes in various epithelia. J Cell Biol 17:375–412

Ferguson FC, Thiersch JB, Philips FS (1950) The action of 4-amini-N-10-methyl-pteroyl-glutamic acid in mice, rats and dogs. J Pharmacol Exp Ther 98:293–299

Fernández-Otero P, Núñez A, Lamas MA, Saumartín E (1972) Cambios anatómicos y functionales on el intestino delgado de hamster inducidos por er 5-fluorouracilo. Rev Esp Fisiol 28:43–46

Fleischer K, Fiedler R (1973) Die Wirkung von Cyclophosphamid auf die exkretorische Funktion des Rattenpankreas. Arch Pharmacol 277:R 17

Fleischer K, Meckel H (1975) Exocrine pancreatic function in man after cytotoxic treatment. Acta Hepatol-Gastroenterol 22:392–398

Fredericsson B, Wirsen C (1956) In vivo effect of colchicine on alkaline phosphatase of rat intestinal epithelium. Exp Cell Res 10:749–751

Freeman-Narrod M (1962) The pharmacology of methotrexate. In: Porter R, Wiltshaw E (eds) Methotrexate in the treatment of cancer. Williams & Wilkins, Baltimore, pp 17–21

Frisius H, Al-Abadi H, Heidrich H (1976) Depression der Disaccharidasenaktivitäten unter Bencyclan-hydrogenfumarat. Klin Wochenschr 54:895–897

Fromm H, Rodgers IB (1971) Effect of aminopterin on lipid absorption. Depression of lipid reesterifying enzymes. Am J Physiol 221:998–1003

Fusenig NE, Obrecht P, Strickstrock KH (1966) Zur Biochemie der sogenannten cytostatischen Nebenwirkungen. Vergleichende Untersuchungen. I. NAD, TP und FDP in Dünndarmschleimhaut, Hoden und Leber nach Trenimon, Velbe und Natulan. Klin Wochenschr 44:1335–1339

Gardner MLG, Heading RC (1979) Effects of elemental diet on absorptive and enzyme activities and on 5-fluorouracil toxicity in rat small intestine. Clin Sci 56:243–249

Gardner MLG, Samson RR, Heading RC (1978) Changes in absorptive and peptide hydrolase activities in rat small intestine after administration of 5-fluorouracil. Clin Sci Mol Med 54:411–418

Gasic S, Klotz U, Stefenelli N (1971) Änderung der Resorption von Eisen durch den Dünndarm der lebenden Ratte unter Wirkung einer Colchizinverbindung. Wien Klin Wochenschr 83:921–924

Goulston KJ, Skyring A (1966) The effect of colchicine on the absorption of water and electrolytes by rat jejunum. Aust J Exp Biol Med Sci 44:93–100

Graff I, Karnofsky DA, Jager VB, Krichesky B, Smith HW (1948) Clinical and pathological effects of the nitrogen and sulfur mustards in laboratory animals. Am J Pathol 24:1–48

Hampton JC (1966) A comparison of the effects of X-irradiation and colchicine on the intestinal mucosa of the mouse. Radiat Res 28:37–59

Hampton JC (1967) The effects of nitrogen mustard on the intestinal epithelium of the mouse. Radiat Res 30:576–589

Hanson WR, Fry RJM, Sallese AR (1979) Cytotoxic effects of colcemid or high specific activity tritiated thymidine on clonogenic cell survival in B6CF$_1$ mice. Cell Tissue Kinet 12:569–580

Hartwich G, Domschke W, Matzkies F, Pesch HH, Prestele H (1974) Disaccharidasen der Dünndarmschleimhaut der Ratte unter einer cytostatischen Behandlung mit 5-Fluorouracil. Klin Wochenschr 52:930–938

Hartwich G, Domschke W, Matzkies F, Pesch HJ (1975) Disaccharidases in rat small intestinal mucosa following cytostatic treatment with Adriamycin. Res Exp Med 166:23–34

Hartwich G, Leicher H, Müller H, Domschke W, Matzkies F (1976a) Disaccharidasen der Dünndarmschleimhaut der Ratte unter zytostatischer Behandlung mit Vincristin-sulfat. Arzneim Forsch 26:58–62

Hartwich G, Domschke W, Matzkies F (1976b) Disaccharidasen der Dünndarmschleimhaut der Ratte unter Behandlung mit Ifosphamid. Arzneim Forsch 26:244–248

Hartwich G, Weisshaar K, Domschke W (1978) Rat intestinal disaccharidases during cyclophosphamide treatment. Arzneim Forsch 28:973–976

Heck HDA, McReynolds JH, Anbar M (1977) A stable isotope method for measurement of thymidine incorporation into DNA. Cell Tissue Kinet 10:111–119

Hendry JH (1975) Diurnal variations in radiosensitivity of mouse intestine. Br J Radiol 48:312–314

Hennings H, Devik F (1971) Comparison of cytotoxicity of hydroxyurea in normal and rapidly proliferating epidermis and small intestine in mice. Cancer Res 31:277–282

Herbst JJ, Hurwitz R, Sunshine P, Kretchmer N (1970) Effect of colchicine on intestinal disaccharidases: correlations with biochemical aspects of cellular aspects of cellular renewal. J Clin Invest 49:530–536

Highman B, Hanks AR (1970) Serum intestinal alkaline phosphatase in rats after 800 R whole-body or regional x-irradiation. Proc Soc Exp Biol Med 133:1201–1206

Hill BT (1978) Cancer chemotherapy. The relevance of certain concepts of cell cycle kinetics. Biochim Biophys Acta 516:389–417

Hill FWG (1972) Malabsorption in dogs induced with oral colchicine. Br Vet J 128:372–378

Hobson RW, Jervis HR, Kingry RL, Wallace JR (1974) Small bowel changes associated with vincristine sulphate treatment: an experimental study in the guinea pig. Cancer 34:1888–1896

Hoffman J, Post J (1973) The effect of antitumor drugs on the cell cycle. In: Zimmermann AM, Padilla GM, Cameron IL (eds) Drugs and cell cycle. Academic press, New York, pp 219–247

Houghton JA, Houghton PJ (1979) Evaluation of cytotoxic agents in human colonic tumor xenografts and mouse gastrointestinal tissues using a ^{3}H-thymidine fractional incorporation assay. Eur J Cancer 15:763–769

Jellinghaus W, Schultze B, Maurer W (1977) The effect of vincristine on mouse jejunal crypt cells of differing cell age: double labelling autoradiographic studies using ^{3}H and ^{14}C-TdR. Cell Tissue Kinet 10:147–156

Jeynes BJ, Altmann GG (1975) A region of mitochondrial division in the epithelium of the small intestine of the rat. Anat Rec 182:289–296

Jeynes BJ, Altmann GG (1978) Light and scanning electronmicroscopic observations of the effect of sublethal doses of methotrexate on the rat small intestine. Anat Rec 191:1–18

Johnson LR (1976) The trophic action of gastrintestinal hormones. Gastroenterology 70:278–288

Johnson LR, Guthrie PD (1978) Effect of secretin on colonic DNA-synthesis. Proc Soc Exp Biol Med 158:521–523

Jolly LE, Fletcher HP (1977) The effect of repeated oral dosing of methotrexate on its intestinal absorption in the rat. Toxicol Appl Pharmacol 39:23–32

Jost R (1968) Die Wirkung von Folsäureantagonisten (Methotrexat) auf die Regeneration der Dünndarmschleimhaut der Maus. Med. Dissertation, Universität München

Kaufmann HJ, Spiro HM, Floch MH (1967) Intestinal epithelial enzyme abnormalities induced by 5-fluorouracil translocation of NADPH$_2$-dehydrogenase. Am J Dig Dis 12:598–606

Kicherer G (1980) Ein mathematisches Modell der Zellkinetik des Columnarzellstems der Dünndarmschleimhaut im normalen und strahlengeschädigten Zustand. Inaugural Dissertation, Universität Stuttgart

Komuro T, Kitazawa S, Sezaki H (1975) Effect of fasting and antineoplastic agents on the intestinal absorption of drugs in the rats. Chem Pharm Bull (Tokyo) 23:400–408

Leach WB, Laster WR, Mayo JG, Griswold DP, Schabel FM (1969) Toxicity studies in mice treated with 1-β-D-arabinofuransosylcytosine (ara C). Cancer Res 29:529–535

Lebreuil G, Thiery G, Masse R, Nizza P (1968) The effects of ionizing radiation on the enterochromaffine cells of the rat, guinea pig and swine GI tract. In: Sullivan MF (ed) Gastrointestinal radiation injury. Excerpta Medica, Amsterdam, pp 444–451

Leibowitz MJ, Merker PC (1971) The effect of nitrogen mustard intoxication on glucose absorption from small intestine of the rat. Gut 12:123–125

Levin RJ (1966) Effect of colchicine on intestinal function in the rat. Gut 7:250–257

Levin RJ (1968) Anatomical and functional changes of the small intestine induced by 5-fluorouracil. J Physiol 197:73 P–74 P

Liebermann MV, Verbin RS, Landay M, Liang H, Farber E, Lee TN, Starr R (1970) A probable role for protein synthesis in intestinal epithelial cell damage in vivo by cytosine arabinoside, nitrogen mustard, or X-irradiation. Cancer Res 30:942–951

Loehry CA, Creamer B (1969) Three dimensional structure of the rat small intestinal mucosa related to mucosal dynamics. Gut 10:112–120

Luketic GC, Shapiro M (1964) Effect of colchicine on xylose absorption in dogs. Clin Res 12:31

Luketic GC, Myren J, Sachs G, Hirschowitz BI (1964) Effect of therapeutic doses of colchicine on oxidative enzymes in the intestine. Nature 202:608–609

Luketic GC, Sachs G, Myren J, Tsuji T, Hirschowitz BI (1966) Effects of colchicine on intestinal mucosal dehydrogenases. II. Biochemical observations. Am J Dig Dis 11:404–409

Margolis S, Philips FS, Sternberg SS (1971) The cytotoxicity of methotrexate in mouse small intestine in relation to inhibition of folic acid reductase and of DNA synthesis. Cancer Res 31:2037–2046

Marrone JD, Cantor DS, Cecchetti CJ, Costa JA (1973) The enzymatic content of small intestine in the rats after methotrexate treatment. Acta Gastroenterol Latinoam 5:129–132

Marsh JC (1976) The effects of cancer chemotherapeutic agents on normal hematopoietic cells: a review. Cancer Res 36:1853–1882

May RJ, Quaroni A, Kirsch A, Isselbacher KJ (1979) A specific inhibitor of intestinal cell proliferation. Isolation from rat intestinal villous cell. (Abstr) Gastroenterology 76:1196

Menzies IS (1974) Absorption of intact oligosaccharide in health and disease. Biochem Soc Trans 2:1042–1047

Mielke F (1975) Verhalten der Disaccharidase-Aktivitäten in der Mukosa des Rattendünndarms nach einmaliger 5-Fluorouracil Gabe. Z Gastroenterol 13:356–361

Millar JL, McElwain TJ (1978) Combination of cytotoxic agents that have less than expected toxicity on normal tissues in mice. Antibiot Chemother 23:271–282

Millar JL, Hudspith BN, McElwain TJ, Phelps TA (1978) Effect of high dose melphelan on marrow and intestinal epithelium in mice pretreated with cyclophosphamide. Br J Cancer 38:137–142

Millington PF, Finean JB, Forbes OC, Frazer AC (1962a) Studies of the effects of aminopterin on the small intestine of the rat. 1. The morphological changes following a single dose of aminopterin. Exp Cell Res 28:162–178

Millington PF, Forbes OC, Finean JB, Frazer AC (1962b) Studies of the effects of aminopterin on the small intestine of the rat. 2. Fat absorption defects following a single intramuscular injection. Exp Cell Res 28:179–191

Moore JV (1979) Ablation of murine jejunal crypts by alkylating agents. Br J Cancer 39:175–181

Moore JV, Hendry JH (1978) Response of murine jejunal crypts to single doses of cyclophosphamide and radiation. Int J Radiat Oncol Biol Phys 4:415–418

Münnich H (1971) Über die Wirkung von Colchicin auf die Darmkrypten der Maus. Biol Rundsch 9:262–263

Nelson W, Cadotte L, Halberg F (1973) Circadian timing of single daily "meal" affects survival of mice. Proc Soc Exp Biol Med 144:766–769

Obrecht P, Fusenig NE (1966) Zur Biochemie der sogenannten cytostatischen Nebenwirkungen. Vergleichende Untersuchungen. II. Anaerobe und aerobe Glycolyse sowie Atmung in Dünndarmschleimhaut, Hoden und Leber nach Trenimon, Velbe und Natulan. Klin Wochenschr 44:1339–1344

O'Malley JA, Jividen J, Jirand EA (1969) The effect of intestinal flora on toxicity of nitrogen mustard. In: Mirand EA, Back N (eds) Germfree biology. Plenum, New York, pp 191–196

Pageau R, Bounous G (1977) Systemic protection against radiation. III. Increased intestinal radioresistance in rats fed a formula diet. Radiat Res 71:622–627

Pallavicini MG, Cohen AM, Dethlefsen LA, Gray JW (1979) In vivo effects of 5-fluorouracil and ftorafur [1-(tetrahydrofuran-2-yl)-5-fluorouracil] on murine mammary tumors and small intestine. Cell Tissue Kinet 12:177–189

Palme G, Liss E, Oeff K, Platis A (1963) Der Einfluß von Cyclophosphamid auf die DNS-Synthese von normalen proliferierenden Zellen sowie Ascites-tumorzellen. Arzneim Forsch 13:1034–1039

Palme G, Liss E, Wiebel F (1964) Autoradiographische Untersuchungen über das Verhalten einzelner Interphasenabschnitte des Dünndarmepithels der Maus unter der Einwirkung von Cyclophospha-mid. Naturwissenschaften 51:197

Pansu D, Berard A, Dechelette MA, Lambert R (1974) Influence of secretin and pentagastrin on the circadian rhythm of cell proliferation in the intestinal mucosa in rats. Digestion 11:266–274

Paterson ARP, Jakobs ES, Lauzon GJ, Weinstein WM (1979) Drug sequence-dependent toxocity and small bowel mucosal injury in mice treated with low doses of 3-deazauridine and 1-β-D-arabino-furanosyl-cytosin. Cancer Res 39:2216–2219

Perera DR, Weinstein WM, Rubin CE (1975) Small intestinal biopsy. Hum Pathol 6:157–217

Phelps TA (1980) The effect of cytosine arabinoside and other phase-specific cytotoxic agents on proliferation, radiosensitivity and survival of jejunal stem cells. In: Appleton DR, Sunter JP, Watson AJ (eds) Cell proliferation in the gastrointestinal tract. Pitman Medical, Bath, pp 213–229

Philips FS, Sternberg SS (1975) The lethal actions of antitumor agents in proliferating cell systems in vivo. Am J Pathol 81:205–218

Philips FS, Sternberg SS, Lenaz L (1969) Susceptibility of intestinal crypt epithelium to hydroxyurea and other antitumor agents. In: Fry RJM, Griem ML, Kirsten WH (eds) Normal and malignant cell growth. Springer, Berlin Heidelberg New York, pp 104–108

Philips FS, Sirotnak FM, Sodergren JE, Hutchison JD (1973) Uptake of methotrexate, aminopterin, and methasquin and inhibition of dihydrofolate reductase and of DNA synthesis in mouse small intestine. Cancer Res 33:153–158

Polachowski K (1969) Action of trenimon „Bayer" cytostatic on the morphological picture and some histochemical reactions of the intestinal mucosa of the rat. Folia Histochem Cytochem 7:315–323

Porter CW, Dworacyk D, Ganis B, Weiser MM (1980) Polyamines and biosynthetic enzymes in rat intestinal mucosa and the influence of Methylglyoxal-bit (guanylhydrazone). Cancer Res 40:2330–2335

Race TF, Paes IC, Faloon WW (1970) Intestinal malabsorption induced by oral colchicine. Comparison with neomycine and cathartic agents. Am J Med Sci 259:32–41

Raymackers E, Hugon JS (1973) Morphological and cytochemical modifications in the duodenal epithelium of mouse. Histochemie 34:65–76

Redgrave TG, Simmonds WJ (1967) Effect of aminopterin on the absorption of fat into lymph of unanaesthetized rats. Gastroenterology 52:54–66

Robert A, Nezamis JE, Lancaster C, Hanchar AJ (1979) Cytoprotection by prostaglandins in rats. Prevention of gastric necrosis produced by alcohol, HCl, NaOH, hypertonic NaCl, and thermal injury. Gastroenterology 77:433–443

Robinson JWL, Antonioli JA, Vannotti A (1966) Effect of oral methotrexate on the rat intestine. Biochem Pharmacol 15:1479–1489

Roche AC, Bognel JC, Bognel C, Bernier JJ (1970) Correlation between the histological changes an glucose intestinal absorption following a single dose of 5-flouorouracil. Digestion 3:195–212

Rommel K, Naupert CH, Grimmel K (1969) Wirkung von Cyclophosphamid (Endoxan) auf die Disaccharidasenaktivität der Dünndarmschleimhaut der Ratte. Z Gastroenterol 7:474–475

Rommel K, Dietrich M, Böhmer R, Binder R (1973) Differences of actively absorbed sugar in "gnotobiotic patients" In: Heneghan JB (ed) Germfree research. Academic Press, New York, pp 83–85

Rybak BJ (1962) Electron microscopic studies of intestinal lesions. I. Aminopterin induced lesions in mice. Gastroenterology 42:306–318

Schiraldi O, Marano R (1961) Enteropatia acuta in ratti trattati con antimetaboliti (aminopterina). Rass Fisiopatol Clin Ter 33:920–934

Schuster R (1968) Auswirkungen der kombinierten Anwendung von Cyclophosphamid (Endoxan) und ionisierenden Strahlen auf Proliferationsvorgänge normaler Gewebe. Histologische und autoradiographische Untersuchungen mit ^{3}H-Thymidin am Epithel der Zunge und des Dünndarms der Maus. Strahlentherapie 135:48–58

Sharma RK, Nagchaudhuri J (1976) A study of amino acid absorption from small intestine of vinblastine-treated rats with altered mucosal morphology. Indian J Med Res 64:1225–1234

Shiff T, Rohiem PS, Gordon EE (1968) Inhibition of intestinal glucose transport by 4-aminopyrazol-pyrimidine. (Abstr) Fed Proc 27:385

Siber GR, Mayer RJ, Levin MJ (1980) Increased gastrointestinal absorption of large molecules in patients after 5-fluorouracil therapy for metastatic colon carcinoma. Cancer Res 40:3430:3436

Small MD, Cavanagh RL, Gottlieb L, Colon PL (1959) The effect of aminopterin on the absorption of xylose from the rat small intestine. Am J Dig Dis 4:700–705

Sobhon P, Wanichanon C, Sretarugsa P (1977) Morphological Changes induced by cyclophosphamide in crypt epithelium of the small intestine in mice: light and electron microscopic studies. Am J Anat 149:563–584

Stolpmann HJ, Merker HJ (1967) Elektronenmikroskopische Befunde am Epithel des Dünndarms und des Endometriums der Maus nach Colchizin-gabe. Verh Dtsch Ges Pathol 51:401–406

Stopa EG, O'Brien R, Katz M (1979) Effects of colchicine on guinea pig intrinsic factor-vitamin B_{12} receptor. Gastroenterology 76:309–314

Sullivan MF (1961a) Intestinal vascular permeability changes induced by radiation or nitrogen mustard Am J Physiol 201:951–954

Sullivan MF (1961b) Absorption from gastrointestinal tract of the rat after X-irradiation. Am J Physiol 201:1013–1016

Teranishi S, Kitade F, Itaya H (1976) Effects of anticancer agents of the intestinal epithelium. A morphologic study. Gastroenterol Jpn 11:182–188

Tice LW, Carter RL, Cahill MB (1979) Changes in tight junctions of rat intestinal crypt cells associated with changes in their mitotic activity. Tissue Cell 11:293–316

Thiersch JB, Philips FS (1949) Effects of 4-aminopteroyl-glutamic acid in dogs with special reference to megaloblastosis. Proc Soc Exp Biol Med 74:484–490

Trier JS (1962a) Morphologic alterations induced by methotrexate in the mucosa of human proximal intestine. I. Serial observations by light microscopy. Gastroenterology 42:295–305

Trier JS (1962b) Morphologic alterations induced by methotrexate in the mucosa of human proximal intestine. II. Electron microscopic observations. Gastroenterology 43:407–424

Trouet A (1978) Increased selectivity of drugs by linking to carriers. Eur J Cancer 14:105–111

Tutton PJM, Barkla DH (1980) A final common pathway promoting cell proliferation in normal and in neoplastic intestinal epithelia. In: Appleton DR, Sunter JP, Watson AJ (eds) Cell proliferation in the gastrointestinal tract. Pitman Medical, Bath, pp 298–302

Venho VMK (1976) Effect of methotrexate on drug absorption from the rat small intestine in situ and in vitro. Acta Pharmacol Toxicol 38:450–464

Verbin RS, Farber E (1967) Effect of cycloheximide on the cell cycle of the crypts of the small intestine of the rat. J Cell Biol 35:649–658

Verbin RS, Diluiso G, Liand H, Farber E (1972) The effects of cytosine arabinoside upon proliferating epithelial cells. Cancer Res 32:1476–1483

Verbin RS, Diluiso G, Farber E (1973) Protective effects of cycloheximide against 1-β-D-arabinosyl-cytosine-induced intestinal lesions. Cancer Res 33:2086–2093

Vitale JJ, Zamchek N, Di Giorgia J, Hegsted DM (1954) Effects of aminopterin administration on the respiration and morphology of the gastrointestinal mucosa of rats. J Lab Clin Med 43:583–594

Waldeck HH (1972) Die Dünndarmschleimhaut nach hohen Dosen Cyclophosphamid. Morphologische und histochemische Untersuchungen beim Goldhamster. Z Gastroenterol 10:543–554

Webb DI, Chodos RB, Mahar CQ, Faloon WW (1968) Mechanism of vitamin B_{12} malabsorption in patients receiving colchicine. N Engl J Med 279:845–850

Weissberg JB, Herion JC, Walker RI, Palmer JG (1978) Effect of cycloheximide on the bone marrow toxicity of nitrogen mustard. Cancer Res 38:1523–1527

Weston JT, Guin GH (1955) Epithelial atypias with chemotherapy in 100 acute childhood leukemias. Cancer 8:179–186

White RS, Fuqua WB, O'Neill B (1971) The effect of 5-fluorouracil on small bowel mucosa. J Surg Oncol 3:501–506

Williams AW (1961) Light and electron-microscopic studies of the effects of 4-amino-pteroyl-acid (aminopterin) on the mucous membranes of the small intestine of the rat. Gut 2:346–351

Withers HR, Elkind MM (1969) Radiosensitivity and fractionation response of crypt cells of mouse jejunum. Radiat Res 38:598–613

Wolf M, Ley I, Klein K (1968) Der Einfluß von Cyclophosphamid auf die Ultrastruktur der Dünndarmschleimhaut. Z Inn Med 23:727–729

Wolff G (1967) Morphologische Veränderungen der Dünndarmmukosa unter Zytostatikabehandlung. Ber Ges Inn Med 5:159–160

Woll E, Oleson JJ (1951) The effects of folic acid antagonist (aminopterin) on albino rats. A study in the pathogenesis of sprue. Br J Exp Biol 32:458–461

Wright NA (1978) The cell population kinetics of repopulating cells in the intestine. In: Lord BI, Potten CS, Cole RY (eds) Stem cells and tissue homeostasis. Cambridge University Press, Cambridge, 335–358

Wurth MA, Musacchia XY (1973) Mechloretamine effects on intestinal absorption in vitro and on cell proliferation. Am J Physiol 225:73–80

Zaharko DS, Bruckner H, Oliveria VT (1969) Antibiotics alter methotrexate metabolism and excretion. Science 166:887–888

Strahlenschäden des Dünndarms

V. LENNER und F. KÜMMERLE

Mit 4 Abbildungen und 4 Tabellen

A. Einleitung

Die Strahlentherapie intraabdomineller Malignome, überwiegend im gynäkologischen und urologischen Bereich, führt, da kurative oder palliative Effekte aus technischen Gründen nicht ohne biologische Auswirkungen auf die Nachbarstrukturen zu erreichen sind, in einem nicht geringen Prozentsatz zu ausgeprägten aktinischen Schädigungen des Gastrointestinaltrakts, die für den Einzelfall kaum kalkulierbare Risiken in sich bergen. Entsprechend der Tumorlokalisation sind durch die anatomischen Beziehungen Prädilektionsstellen für das Auftreten von Strahlenschäden vorgegeben. Bei der Bestrahlung gynäkologischer und urologischer Karzinome stellen die fixierten Darmanteile wie das Rektum, der rektosigmoidale Übergangsbereich sowie das terminale Ileum und der Zökalpol die kritischen Organe dar. Werden gleichzeitig die paraaortalen Lymphbahnen miterfaßt, kommen zusätzlich Ileum- und Jejunumanteile in den Strahlenkegel (FOCHEM 1966; NUMMI et al. 1973; CARLTON et al. 1976; BOSCH u. FRIAS 1977). Nierenbestrahlungen belasten v.a. das Duodenum und Jejunum (LACKNER u. SCHRÖTER 1972; VERGAU et al. 1972). Aktinische Schäden am ganzen Darm sind in etwa 10% zu erwarten, der Dünndarm ist in 0,5–5% betroffen (ASHBAUGH u. OWENS 1963; DE COSSE et al. 1969; CRAM et al. 1977; RUSSELL u. WELCH 1979).

B. Strahlenschäden des Dünndarms

I. Ätiologie

1. Radiotherapeutische Faktoren

Die Strahlentherapie zielt auf die Vernichtung oder Eindämmung eines nachgewiesenen Malignoms. Waren früher schwere Hautreaktionen ein limitierender Faktor in der Dosierung energiereicher Strahlen, so ermöglicht die moderne

Technologie heute die Einstrahlung großer Herddosen an einen in der Tiefe des Körpers gelegenen pathologischen Prozeß. Begrenzt wird die einzustrahlende Dosis durch die den Tumor umgebenden Organe, wobei die Toleranzdosis die maximale Strahlendosis darstellt, bei der es noch nicht zu einer Gewebsnekrose kommt. Es besteht eine direkte Abhängigkeit zwischen der Höhe der verabfolgten Gesamtdosis und dem Ausmaß des aktinischen Darmschadens (PERKINS u. SPJUT 1962; LACKNER u. SCHRÖTER 1972; ROSWIT et al. 1972; HORNSEY u. SILVESTER 1974).

Die Intensität der Strahlenreaktion des Intestinaltrakts ist ferner abhängig von der Fraktionierung der Gesamtstrahlendosis, der Höhe der Einzeldosis und der Gesamtdauer der Therapie. Dosen, die bei einem aggressiven Bestrahlungsverlauf, d.h. einer kurzen Gesamtbestrahlungszeit mit hohen Einzeldosen zu einer starken Darmreaktion führen, werden bei einer gemäßigten Fraktionierung und niedrigeren Einzeldosen, ggf. unter Einschaltung einer Erholungspause nach Verabfolgung der halben Gesamtstrahlendosis (split course technique) wesentlich besser toleriert (ROSWIT et al. 1972; ROSWIT 1974; DEITEL et al. 1977; SINGH 1978; KUTZNER et al. 1979).

Eine weitere direkte Beziehung besteht zwischen der Größe des bestrahlten Volumens und dem Schweregrad der auftretenden Strahlenreaktion im Bereich des Darms (PERKINS u. SPJUT 1962; GRAUDINS 1969; PECKHAM et al. 1969; ROSWIT 1974).

2. Anatomisch-pathologische Faktoren

Die einzelnen Darmabschnitte zeichnen sich durch eine unterschiedliche Strahlensensibilität aus, die durch unterschiedliche mitotische Aktivitäten der Mukosazellen bedingt ist. Das Duodenum mit einer hohen Epithelregeneration ist besonders strahlenanfällig, nach distal ist im Verlaufe des Intestinaltrakts eine zunehmende Strahlenresistenz zu verzeichnen (BAKER u. MITCHELL 1963). Nach RUBIN und CASARETT (1971), sowie ROSWIT et al. (1972) liegt die Toleranzdosis des Magens bei 4500 rad, die des Dünndarms bei 4000 rad und für den kolorektalen Bereich bei rund 5000 rad. Die genannten Werte stellen jedoch nur Richtwerte dar, die individuelle Strahlensensibilität eines bestimmten Patienten ist nie vorhersehbar (KUTZNER et al. 1979).

Aufgrund der großen Mobilität des Dünndarms werden bei der Radiotherapie stets wechselnde Darmareale in einem Bestrahlungsfeld zu liegen kommen, so daß schädigende Dosen sich nicht addieren können. Gefährdet sind allerdings die in ihrer Lage fixierten Dünndarmanteile, sei es aufgrund ihrer anatomischen Lage oder infolge von Adhäsionen. So wird es verständlich, daß vorausgegangene Operationen, bzw. intraabdominelle entzündliche Prozesse das Schadenrisiko erheblich erhöhen (MARUYAMA et al. 1974; GREEN et al. 1975; LOIUDICE et al. 1977) (Tabelle 1).

Tabelle 1. Bei Bestrahlung bekannte Risikofaktoren von 71 Patienten (Chirurgische Universitätsklinik Mainz 1965–1981)

Risikofaktoren	Zahl der Fälle
Laparotomie vor Bestrahlung	50
Hypertonie	18
Diabetes mellitus	10

3. Allgemeine Faktoren

Hohes Alter, schlechter Allgemein- und Ernährungszustand, Angiopathien bei einem Diabetes mellitus oder einer Hypertonie (Tabelle 1) erhöhen das Risiko von Spätschäden ebenso, wie eine der Radiotherapie vorausgegangene oder begleitende zytostatische Therapie erheblich (Fochem 1966; Green et al. 1975; Phillips et al. 1975; Deitel et al. 1977).

II. Pathogenese

1. Pathomorphologisches Bild

Die Erkenntnisse über die dosishöhenabhängige „nicht-stochastischen Wirkungen" (Stieve 1980) energiereicher Strahlen auf die Zellen erklärt den biphasischen Verlauf aktinischer Darmschädigungen (Graudins u. Remé 1975). Während oder im Anschluß an die Bestrahlung werden pathomorphologische Veränderungen im wesentlichen im Bereich verstärkter Epithelregeneration, also der Darmmukosa gefunden. Die Anzahl der Mitosen in den Krypten nimmt ab, die generativen Zellen zeigen Kernschwellungen, Pyknosen und Kernfragmentationen. Die Zottenhöhe wird reduziert, bis schließlich ein Verlust der Zottenstruktur eintritt. Diese Veränderungen sind dank der großen Reparationsleistung der Stammzellen rückbildungsfähig (Wiernick 1966; Fochem 1966; Vergau et al. 1972; Neumeister 1973). Epitheldesquamation führt schließlich zur Ausbildung von Ulzera mit Blutung in das Darmlumen, im Stoma finden sich plasmazelluläre und leukozytäre Infiltrate sowie vereinzelt Kryptenabszesse, im Bereich der Blut- und Lymphgefäße meist nur Endothelproliferationen. Darmwandnekrosen oder Perforationen sind zu diesem Zeitpunkt eher die Ausnahme (Perkins u. Spjut 1962; Breit 1969; Ochsner u. Head 1973; Hornsey u. Silvester 1974; Winkler u. Reynders-Frederix 1980).

Im chronischen Stadium des aktinischen Darmschadens imponieren dann v.a. Veränderungen im Bereich des Gefäßsystems. Diese reichen von einer Endothelproliferation und Endothelvakuolisierung bis hin zu einer partiellen Medianekrose mit thrombotischen Verschlüssen der Arterien und Venen. Die Durchtränkung der Gefäßwände mit Plasmabestandteilen führt schließlich zu einer fortschreitenden Sklerose. Ein bestehender Gefäßschaden wird im bestrahlten Gebiet empfindlich verstärkt, ein latenter Schaden manifest. Eine besondere Form der Gefäßlumeneinengung durch subintimal gelegene sog. Schaumzellplaques soll für den strahlengeschädigten Darm pathognomonisch sein (Perkins u. Spjut 1962; Bosniak et al. 1969; Breit 1969; Zollinger 1970; De Cosse 1972). Die Folge der resultierenden Minderperfusion der Darmwand sind zum einen die Ausbildung eines submukös gelegenen Ödems aus dem sich im Laufe der Zeit durch Hyalinisierung und Fibrosierung Darmstenosen entwickeln können, zum anderen Darmwandnekrosen oder Perforationen sowie innere und äußere Fisteln (Abrahamson 1960).

Auf die Möglichkeit der Tumorentstehung im Rahmen der Spätveränderungen als „stochastische Wirkung auf die Somazellen" sei hingewiesen (De Cosse et al. 1969; Greenwald et al. 1978).

2. Pathophysiologische Veränderungen

Steigerungen der intestinalen Motilität nach abdominellen Bestrahlungen sind bekannt, wobei das Ausmaß der Motilitätsstörungen von der zeitlichen

Dosisverteilung abhängig ist. Als mögliche auslösende Parameter werden neben kortikoviszeralen, lokale Faktoren (Störung neurohumoraler Vorgänge in den intramuralen Plexus) diskutiert (KAGNOFF 1970; NEUMEISTER 1973).

Malabsorptionssyndrome sind nach Radiatio meist nur leicht ausgeprägt. Mit schweren diesbezüglichen Funktionseinschränkungen muß bei diffuser Schädigung des Dünndarms gerechnet werden, wobei sich die strahleninduzierte Mukosazellschädigung und die beschleunigte Darmpassagezeit und damit eine Verminderung der Kontaktzeit der Ingesta in ihren negativen Auswirkungen addieren dürften (DUCAN u. LEONHARD 1965; NEUMEISTER 1973).

III. Klinisches Bild

Nach dem Manifestationszeitpunkt, der klinischen Symptomatik und dem morphologischen Bild wird zwischen einem Frühschaden, dem akuten Stadium und einem Spätschaden, dem chronischen Stadium unterschieden (ROSWIT et al. 1972; GRAUDINS u. REMÉ 1975; LENNER et al. 1977).

1. Strahlenfrühschaden

Der Frühschaden ist Ausdruck einer akuten Schädigung der Darmmukosa. Führendes klinisches Symptom ist die Diarrhö, bisweilen in Verbindung mit leichten intestinalen Blutungen. Übelkeit und Erbrechen sowie uncharakteristische Leibschmerzen stellen weitere Beschwerden dar.

Im allgemeinen bilden sich diese Beschwerden unter konservativen Maßnahmen innerhalb weniger Wochen zurück. Massive Intestinalblutungen, Nekrosen oder Spontanperforationen sind zu diesem Zeitpunkt selten, machen aber eine unverzügliche chirurgische Intervention unumgänglich (ROSWIT et al. 1972; VERGAU et al. 1972).

Diese Phase der Erkrankung läuft vorübergehend bei ca. 50% der bestrahlten Patienten ab (NEUMEISTER 1973). ROSEN u. SHAPIRO (1964) sind der Ansicht, daß bei praktisch allen Patienten nach Bestrahlung mit kurativen Tumordosen Frühreaktionen auftreten, die jedoch nicht immer klinische Relevanz erreichen. Die Häufigkeit ist aber sicher davon abhängig, ob im wesentlichen Dünndarmanteile, oder strahlenresistentere Kolonanteile der Strahlenbelastung ausgesetzt waren.

2. Strahlenspätschaden

Nach einem symptomenfreien oder symptomenarmen Intervall (subakutes Stadium) von durchschnittlich 3–6 Monaten kann sich zu jedem Zeitpunkt ein Strahlenspätschaden manifestieren. In der überwiegenden Zahl der Fälle tritt jedoch die Spätsymptomatik innerhalb der ersten beiden Jahre nach Abschluß der Strahlenbehandlung auf (Tabelle 2). Der Spätmanifestation muß keine Frühsymptomatik vorausgehen, in seltenen Fällen kann aber ein Frühschaden fugenlos in einen Spätschaden einmünden.

Klinisch manifestiert sich der Strahlenspätschaden im Bereich des Dünndarms überwiegend unter dem Bild eines intermittierenden Subileus oder Ileus. Enteroenterale, enteroorganische sowie enterokutane Fistelbildungen sind ein relativ häufiges Ereignis, stärkere Intestinalblutungen und Darmperforationen werden hingegen seltener beobachtet (Tabelle 3). Dementsprechend findet sich

Tabelle 2. Auftreten von strahlenbedingten Spätkomplikationen (Chirurgische Universitätsklinik Mainz
1965–1981)

Zeitraum nach Bestrahlung in Jahren	Zahl der Fälle
1	48
2	12
3	3
5	1
7	1
12	1
14	3
22	1
26	1
Summe	71

Tabelle 3. Strahlenbedingte Spätkomplikationen im Bereich des Dünndarms bei 24 Patienten (Chirurgische
Universitätsklinik Mainz 1965–1981)

Komplikationen	Zahl der Fälle
Subileus	8
Ileus	12
Blutung	1
Perforation	2
Innere Fistel	5
Äußere Fistel	5

ein breites Spektrum vorwiegend unspezifischer, subjektiver Beschwerden. Diffuse abdominelle Schmerzen, Appetitlosigkeit, Völlegefühl und Gewichtsverlust
sind die häufigsten Symptome. Rezidivierendes Erbrechen sowie Wechsel zwischen Diarrhö und Obstipation deuten auf eine bestehende Darmpassagestörung
hin. Eine Steatorrhö ist Folge eines manifesten Malabsorptionssyndroms (GRAU-
DINS 1969; SWAN et al. 1976).

3. Begleitschäden

Dysurische Beschwerden im Sinne einer Pollakisurie und Blasentenesmen
oder einer intermittierenden Hämaturie sind als Symptome einer radiogenen
Spätreaktion der Blase aufzufassen. Wie im Verlaufe des Magen-Darm-Kanals,
kann sich durch Fibrose im Laufe der Zeit eine Schrumpfblase mit all ihren
negativen Folgen (verstärkte dysurische Beschwerden, Rückwirkungen auf die
Nierenfunktion) entwickeln.

Ist es gleichzeitig zu einer aktinischen Läsion der Ureteren gekommen, die
die Urinpassage behindern, treten Harnleiterkoliken auf. Ureterstenosen führen
schließlich zum Funktionsverlust der betroffenen Niere (REMÉ 1964; DE COSSE
et al. 1969; VAN NAGELL et al. 1974; LICHTENAUER u. REMÉ 1975).

Beckenvenenthrombosen oder Lymphabflußbehinderungen im Beckenbereich können komplizierend hinzutreten.

IV. Diagnose und Differentialdiagnose

Während die unmittelbar nach der Bestrahlung einsetzende klinische Symptomatik eindeutig auf das aktinische Trauma bezogen werden kann, ist die Diagnose „Strahlenschaden" bei einem erst nach Monaten, Jahren oder Jahrzehnten auftretenden entsprechenden Beschwerdebild nicht ohne weiteres zu stellen. Der meist reduzierte Allgemein- und Ernährungszustand der Patienten kann leicht an eine Progression des malignen Grundleidens denken lassen, was zu fatalen Fehlentscheidungen führen kann. Von unseren 71 Patienten wurden 23 unter der Verdachtsdiagnose „Tumorrezidiv" in die Klinik eingewiesen, jedoch konnte nur bei 4 intraoperativ ein solches gesichert werden. Den entscheidenden diagnostischen Hinweis liefert bei diesen Patienten immer die genau erhobene Anamnese.

Die Abdomen- und Thoraxübersichtsaufnahme im Stehen zeigt bei manifestem Ileus Spiegelbildung und/oder stehende Schlingen. Die bei einem tiefen Dünndarmileus sonst typische diagonale Anordnung der Spiegel wird aber in diesen Fällen wegen der häufig vorhandenen Adhäsionen der Dünndarmschlingen untereinander meist vermißt. Freie Luft unter dem Zwerchfell zeigt ein Perforationsgeschehen an.

Die Magen-Darm-Passage mit Barium- bzw. wasserlöslichen Kontrastmitteln, ggf. in der Sellink-Technik zeigt typischerweise Dünndarmsegmente mit beschleunigtem oder verlangsamtem Transport bei insgesamt meist verkürzter Passagezeit des Kontrastmittels. Auffallend sind erhebliche Kaliberschwankungen der einzelnen Dünndarmschlingen und das Fehlen einer zusammenhängenden Kontrastmittelsäule (NEUMEISTER 1973). Charakteristisch sind weiterhin sägezahnartige Konturen (saw-teeth) der Mukosa, die durch das submuköse Ödem und die Fibrose zustande kommen und das Bild eines Morbus Crohn simulieren können (PERKINS u. SPJUT 1962; OCHSNER u. HEAD 1973; EGGER u. WITZEL 1964; ROSWIT 1974). Gelegentlich stellen sich mehrere zu einem Konglomerattumor verbackene Darmschlingen, die sich nicht auseinanderdrängen lassen, als Bariumpool dar (Abb. 1). Schließlich gelingt es, vor allem mit der Sellink-Technik, ein bestehendes Passagehindernis im Bereich des Dünndarms zu lokalisieren, auch kann bisweilen eine enteroenterale oder enteroorganische Dünndarmfistel bildhaft dargestellt werden (Abb. 2).

Kontrastmittelinjektion in die kutane Fistelöffnung gibt Aufschluß über Ausdehnung und den Verlauf einer enterokutanen Fistel und deckt die Topographie des Darmanschlusses auf (Abb. 3).

Auch bei röntgenologisch nachgewiesener Dünndarmläsion ist die Durchführung einer Kolonkontrastdarstellung in Prallfüllung und Doppelkontrast obligat, da beide Darmanteile gleichzeitig betroffen sein können. Kaliberreduzierung eines Darmareals mit Vergröberung des Schleimhautreliefs und Wandstarre bilden das röntgenologische Korrelat für aktinische Veränderungen im Rektum-Sigma-Bereich (MASON et al. 1970; PRIGNITZ 1980). Darmstenosen sind typischerweise als trichter- oder sanduhrförmige Engen bei aufgehobener Darmmotilität und fehlendem Schleimhautrelief ausgebildet. Die glattwandige und zirkuläre Beschaffenheit der Strahlenstenose ermöglicht i. allg. die Abgrenzung von einem metachronen Kolonkarzinom oder einem extraluminären Karzinomrezi-

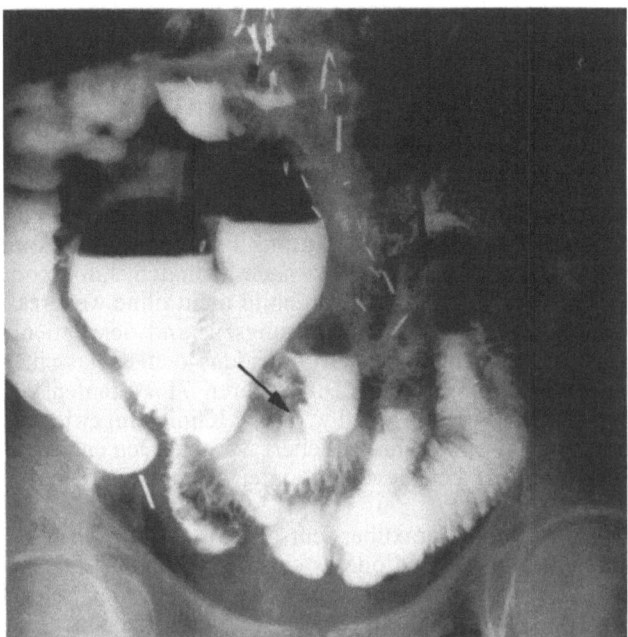

Abb. 1. MDP mit Gastrografin bei rezidivierendem Subileus infolge Strahlenschadens des distalen Ileumdrittels. Kaliberschwankungen der Ileumschlingen die im Sinne eines Konglomerates im rechten Unterbauch verbacken sind. Eine Ileumstenose (*Pfeil*) kommt zum Nachweis

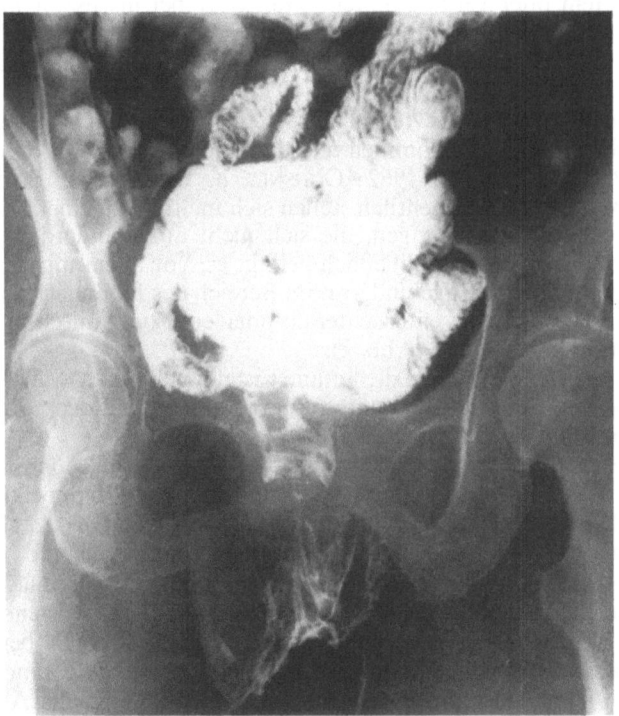

Abb. 2. MDP bei Strahlenschaden im terminalen Ileum mit Ausbildung einer Ileum-Scheiden-Fistel

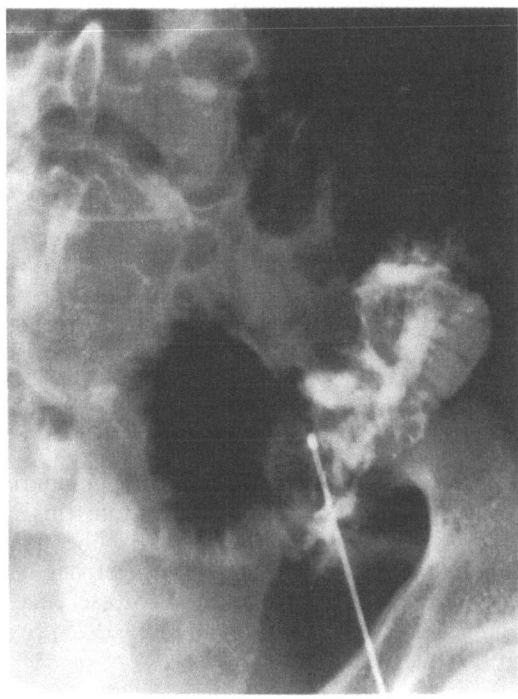

Abb. 3. Fistelfüllung bei ausgedehntem Strahlenschaden des Ileums mit Ausbildung einer ileokutanen Fistel

div (PERKINS u. SPJUT 1962; PRIGNITZ 1980). Die Endoskopie mit Entnahme von Probebiopsien sichert die Genese des pathologischen Wandprozesses (WEISBROT et al. 1975; WANITSCHKE et al. 1978).

In differentialdiagnostischer Hinsicht liefert heute die Computertomographie wesentliche Informationen hinsichtlich der Abgrenzung eines Tumorrezidivs, mit der Sonographie kann eine Lebermetastasierung ausgeschlossen werden.

Ein integrierter Bestandteil des präoperativen röntgenologischen Untersuchungsprogramms stellt die i.-v.-Pyelographie dar. Sie gibt die entsprechenden Hinweise auf eine mögliche Mitbeteiligung der Ureteren oder der Blase. Ferner informiert sie über Verlagerungen der Ureteren, deren Kenntnis für den Operateur von Bedeutung ist (GRAUDINS u. REMÉ 1975).

Angiographische Untersuchungen bringen i. allg. keine zusätzlichen Informationen bezüglich der Genese des Darmwandprozesses, die Arteriographie der Aa. mesenterica superior und inferior wird aber im Falle einer massiven Intestinalblutung die Blutungsquelle sichern können (SPRAYREGEN u. GLOTZER 1971 DENCKER et al. 1972; KUTZNER et al. 1979).

V. Therapie

1. Konservative Therapie

Das akute Strahlensyndrom mit Übelkeit, Erbrechen, Diarrhöen und Tenesmen wird i. allg. durch eine stärkere Fraktionierung und ggf. eine Unterbrechung der Bestrahlung zu beherrschen sein. Bei persistierender klinischer Symptomatik kommen unter Berücksichtigung eines möglichen Malabsorptionssyndroms diätetische Maßnahmen z.B. mit rückstandsfreier Diät sowie die Zufuhr von Mineralien und Vitaminen in Betracht. Die Antidiarrhoika wie Loperamid (Imodium) oder Diphemoxyläthyldrochloridatropinsulfat (Reasec) sowie Lavonoidpräparate, z.B. o-β-Hydroxyäthylrutoside (Venoruton) oder auch Sulazosulfapyridin (Azulfidine) führen i. allg. zu einer Normalisierung der Diarrhöen. Die radioprotektive Wirkung einer systemischen Kortisontherapie ist ebenso bekannt (Neumeister u. Schmidt 1966; Goldstein et al. 1976; Kutzner et al. 1979; Ernst 1980).

Auch bei rezidivierender Ileussymptomatik erscheint eine konservativ abwartende Haltung zunächst gerechtfertigt. Nur bei perakuten Krankheitsverläufen mit massiver Intestinalblutung und Darmperforationen wird die sofortige chirurgische Therapie erforderlich sein (De Cosse et al. 1969; Deitel et al. 1977; Russel u. Welch 1979).

2. Operative Therapie

Patienten mit Spätfolgen am Dünndarm bedürfen unter symptomatischer Therapie einer strengen Observation. Im Einzelfall kann es durchaus möglich sein, Subileuszustände konservativ über längere Zeitabstände unter Kontrolle zu halten, doch wird in der Regel bei dem progressiven Charakter der an der Darmwand ablaufenden Prozesse eine chirurgische Intervention nicht zu umgehen sein (Graudins u. Remé 1975; Swan et al. 1976; Russell u. Welch 1979; Lenner 1980).

a) Operationsindikationen

Subileus- bzw. Ileuszustände, die auf dem Boden stenotischer Darmsegmente entstehen, stellen die häufigste Indikation zum operativen Eingriff dar (Tabelle 3), wobei überwiegend das terminale Ileum betroffen ist (Tabelle 4).

Fistelbildungen der unterschiedlichsten Ausprägung, Darmwandnekrosen sowie freie Perforationen folgen in abnehmender Häufigkeit und sind prognostisch besonders ernst zu bewerten. Intestinalblutungen im Bereich des Dünndarms sind selten, können aber massiven Charakter annehmen.

b) Präoperative Maßnahmen

Chronische Unterernährung, Eiweißmangel, Anämie und Anergie sind in Verbindung mit der Mangeldurchblutung des betroffenen Darmanteils ursäch-

Tabelle 4. Lokalisation der Darmstrahlenschäden (Chirurgische Universitätsklinik Mainz 1965–1981)

Lokalisation	Anzahl
Duodenum	1
Jejunum	5
Ileum	18
Summe	24
Ileum, Kolon u. Sigma	8

lich für die hohe postoperative Komplikationsrate verantwortlich. Grundsätzlich sollte daher der chirurgische Eingriff unter elektiven Bedingungen erfolgen. Die Ileussymptomatik bei Darmstenosen wird zunächst durch Sondenbehandlung und physikalische Abführmaßnahmen und ggf. medikamentös (Sympathikolytika) zu beherrschen sein, so daß ein ausreichender Spielraum für eine adäquate Operationsvorbereitung erreicht wird. Parenterale Hyperalimentation mit Ersatz des Wasser-, Elektrolyt- und Eiweißverlustes oder orale hyperkalorische Ernährung mit chemisch definierter Kost, wenn keine Passagestörung nachweisbar ist, tragen ebenso wie die präoperative, orthograde Darmspülung wesentlich zur Verbesserung der Ausgangssituation bei (DEITEL et al. 1977; LENNER et al. 1977; MORGENSTERN et al. 1977).

c) Operatives Vorgehen

Adhäsionen, die nur in Ausnahmefällen die eigentliche Ursache für einen bestehenden Ileus sind, sollten äußerst behutsam und dann nur soweit wie unbe-

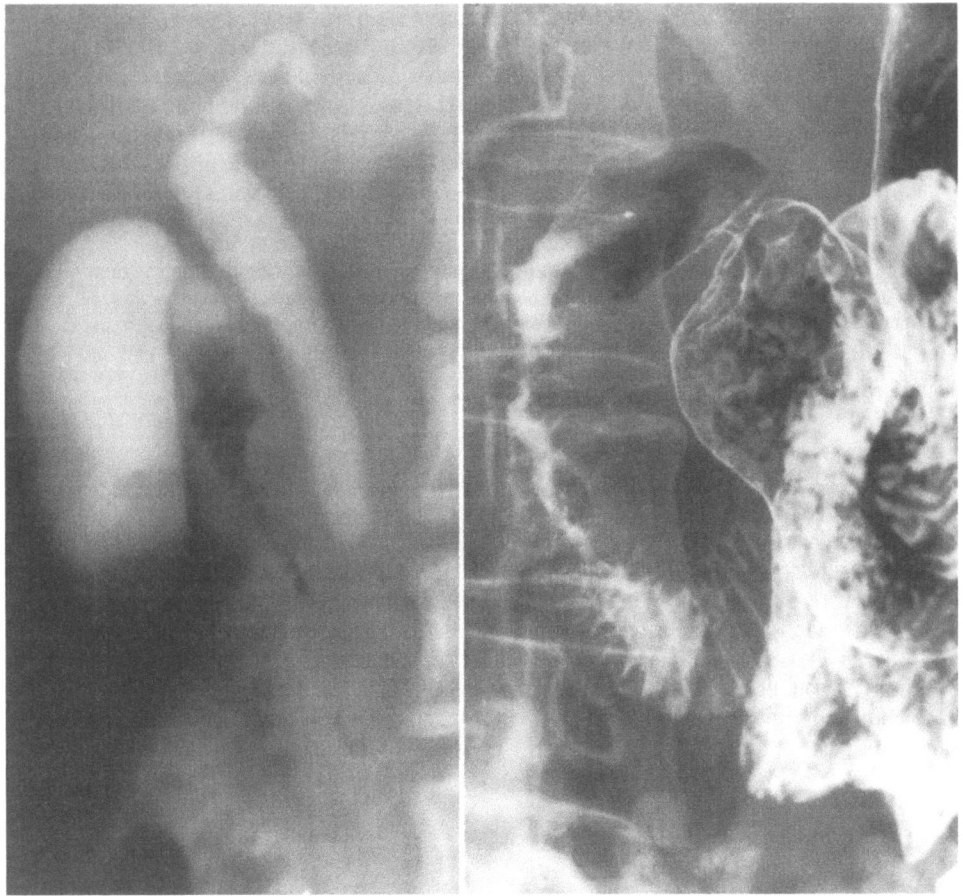

a   b

Abb. 4a, b. Strahlenschaden des Duodenums. **a** Cholezystcholangiographie mit Nachweis einer präpapillären Stenose, **b** die MDP zeigt Faltenstarre und Engstellung des Duodenums im postbulbären Bereich

dingt erforderlich, gelöst werden. Übersehene Serosaeinrisse an der aktinisch geschädigten Darmwand bei einer ausgedehnten Adhäsiolyse können leicht zum Ausgangspunkt von Perforationen und/oder Fisteln werden (CRAM et al. 1977; MORGENSTERN et al. 1977).

Bei Strahlenschäden des Dünndarms sollte, auch wenn größere Darmsegmente betroffen sind, die Resektion mit Wiederherstellung der Darmpassage durch eine terminoterminale Anastomose angestrebt werden. Für die Sicherheit der Anastomose sowie zur Vorbeugung eines Stenosenrezidivs im Bereich der Anastomose ist entscheidend, daß im Gesunden reseziert wird. Freilich ist es, ähnlich wie beim Morbus Crohn, nicht immer ganz leicht, makroskopisch die Grenzen zwischen geschädigter und nicht geschädigter Darmwand festzulegen. Schnellschnittuntersuchungen können hilfreich sein. Zu achten ist ferner auf mögliche Begleitschäden im Bereich des Kolons (GRAUDINS u. REMÉ 1975; CRAM et al. 1977; KINDHÄUSER et al. 1977; LENNER et al. 1977; MORGENSTERN et al. 1977; YASUNA et al. 1979). Bei der von SWAN et al. (1976) bei diesen Fällen bevorzugten Umgehungsanastomose kann sich ein Blind-Loop-Syndrom entwickeln, ferner besteht bei der Progression des pathologischen Wandprozesses immer die Gefahr der Blutung, der Fistelbildung oder der Perforation. Auch muß an die Möglichkeit der Karzinomentstehung in dem in situ belassenen geschädigten Darmanteils gedacht werden (CASTRO et al. 1973; PALMER u. BUSH 1976; MORGENSTERN et al. 1977). Umgehungsanastomosen bleiben daher Fällen mit einem Karzinomrezidiv oder technisch nicht resektabel erscheinenden Konglomerattumoren vorbehalten. Sie sind auch dann als gerechtfertigt anzusehen, wenn die angestrebte Resektion eine große Ausweitung des Eingriffes bedeuten würde wie z.B. bei einer aktinischen Duodenalstenose (KÜMMERLE 1963) (Abb. 4a, b).

In diesem Fall war es ein Jahr nach Bestrahlung eines rechtsseitigen Nierenmalignoms mit 6000 rad Herddosis zu einer aktinischen Stenose im Bereich der Pars descendens duodeni mit einer zusätzlichen aktinischen Papillenstenose gekommen. Im weiteren Verlauf kam es zu einer Begleitpankreatitis. Die Darmunwegsamkeit wurde durch eine vordere Gastroenteroanastomose mit Braun-Fußpunktanastomose umgangen und die Galle über eine biliodigestive Y-Anastomose nach Roux abgeleitet. Die Pankreatitis konnte konservativ zur Ausheilung gebracht werden.

d) Postoperative Komplikationen und Letalität

Mit Anastomoseninsuffizienzen nach Dünndarm- und Dickdarmresektionen muß in etwa 35% der Fälle gerechnet werden (GRAUDINS u. REMÉ 1975; SWAN et al. 1976; RUSSELL u. WELCH 1979; LENNER 1980).

Das nach ausgedehnten Dünndarmresektionen auftretende Syndrom des „kurzen Darms" bedarf der exakten diätetischen und medikamentösen Einstellung (DEITEL et al. 1977; MORGENSTERN et al. 1977).

Die postoperative Letalität wird in Einzelstatistiken mit 7–53% angegeben (DE GOSSE et al. 1969; SWAN et al. 1976; RUSSELL u. WELCH 1979; LENNER 1980).

Literatur

Abrahamson RH (1960) Radiation ileitis. Arch Surg 81:553

Ashbaugh OG, Owens JC (1963) Intestinal complications following irradiation for gynecologic cancer. Arch Surg 87:100

Baker DG, Mitchell RJ (1963) Studies of the intestine during acute radiation syndrome. Gastroenterology 44:291

Bosch A, Frias Z (1977) Complications after radiation therapy for cervical carcinoma. Acta Radiol (Ther) 16:53

Bosniak MA, Hardy MA, Quint J, Ghossein NA (1969) Demonstration of the effect of irradiation on canine bowel using in vivo photographic magnification angiography. Radiology 93:1361

Breit A (1969) Arteriographie vor und nach Tumorbestrahlung. Fortschr Röntgenstr 111:379

Carlton DE, Hudgins PT, Guerriero WG, Scott R (1976) Radiotherapy in the management of stage carcinoma of the prostate. J Urol 116:206

Castro EB, Rosen PP, Quan SHQ (1973) Carcinoma of large intestine in patients irradiated for carcinoma of cervix and uterus. Cancer (Philad) 31:45

Cram AE, Pearlman NW, Jochimsen PR (1977) Surgical management of complications of radiation injured gut. Am J Surg 133:551

De Cosse JJ (1972) Radiation injury to the intestinal tract. In: Sabiston DC (ed) Textbook for surgery. Saunders, Philadelphia London Toronto, p 920

De Cosse JJ, Rhodes RS, Wentz WB, Reagan JW, Dworken HJ, Holden WD (1969) The natural history and management of radiation induced injury of the gastrointestinal tract. Ann Surg 170:369

Deitel M, Degani C, Alexander MA (1977) Major gastrointestinal problems after radiotherapy. Int Surg 62:334

Dencker H, Holmdahl KH, Lunderquist A, Olivercrona H, Tylen U (1972) Mesenteric angiography in patients with radiation injury of the bowel after pelvis irradiation. Am J Roentgenol 114:476

Ducan W, Leonhard JC (1965) The malabsorption syndrome following radiotherapy. Q J Med 34:319

Egger G, Witzel L (1974) Strahlenschäden des Gastrointestinaltraktes. Fortschr Med 92:516

Ernst H (1980) Strahlenreaktionen, Bestrahlungsfolgen, Strahlenschäden. Diagnostik 13:291

Fochem K (1966) Der strahlenbedingte Ileus. Strahlentherapie 129:319

Goldstein F, Khoury J, Thornton JJ (1976) Treatment of chronic radiation enteritis and colitis with salicylazosulfapyridine and systemic corticosteroids. Am J Gastroenterol 65:201

Graudins J (1969) Über Strahlenschäden am Dünndarm. Langenbecks Arch Chir 324:120

Graudins J, Remé H (1975) Strahlenschäden an Dünn- und Dickdarm. Zentralbl Chir 100:844

Green N, Jba G, Russel Smith W (1975) Measures to minimize small intestine injury in the irradiated pelvis. Cancer 35:1633

Greenwald R, Barkin JS, Hensley GT, Kalser MH (1978) Cancer of the colon as a late sequel of pelvis irradiation. Am J Gastroenterol 69:196

Hornsey S, Silvester A (1974) The relative effectiveness of super- und orthovoltage X-rays for intestinal damage in man and mouse: an apparent discrepancy and its explantation. Br J Radiol 47:670

Kagnoff MF (1970) Motor activity in vitro of rate small intestine following whole body ^{X} irradiation. Radiat Res 42:565

Kindhäuser V, Boettcher J, Badziong K, Stauch G (1977) Zur chirurgischen Behandlung von Komplikationen am Intestinaltrakt nach Strahlenbehandlung maligner Tumoren. Fortschr Med 95:1054

Kümmerle F (1963) Die chirurgischen Erkrankungen des Dünndarms. Enke, Stuttgart

Kutzner J, Wanitschke R, Ewe K, Goldhofer W, Gabbert H (1979) Strahlenproktitis als Folge onkologischer Radiotherapie. Praktologie 1:14

Lackner J, Schröter J (1972) Veränderungen am Duodenum nach Co 60. Teletherapie von Hypernephromen. Strahlentherapie 144:691

Lenner V (1980) Therapie von Strahlenfrüh- und Spätschäden des Darmes. Dtsch Med Wochenschr 105:912

Lenner V, Hofmann G, Daniels V (1977) Der Strahlenschaden des Dünn- und Dickdarms. Leber Magen Darm 7:92

Lichtenauer P, Remé H (1975) Strahlenschäden an Harnleiter und Blase. Zentralbl Chir 100:833

Loiudice T, Baxter D, Balint J (1977) Effects of abdominal surgery on the development of radiation enteropathy. Gastroenterology 73:1093

Maruyama Y, van Nagell LR, Utley J, Vider ML, Parker JC (1974) Radiation and small bowel complications in cervical carcinoma therapy. Radiology 112:699

Mason GR, Dietrich P, Friedland GW, Hanks GE (1970) The radiological findings in radioinduced enteritis and colitis. Clin Radiol 21:232

Morgenstern LR, Thompson R, Friedman NB (1977) The modern enigma of radiation enteropathy. Sequalae and Solutions. Am J Surg 134:166

Nagell J van, Parker J, Maruyama G, Utley J, Luckett P (1974) Bladder or rectal injury following radiation therapy for cervical cancers. Am J Obstet Gynecol 119:727

Neumeister K (1973) Die Strahlenreaktionen des Gastrointestinaltraktes. Thieme, Leipzig

Neumeister K, Schmidt W (1966) Die Behandlung der radiogenen Darmreaktion durch Zufuhr physiologischer Darmflora. Radiobiol. Radiother (Berlin) 7:565

Nummi P, Titinen J, Mähönen H (1973) Radiation-induced small bowel injury following telecobalt therapy of bladder tumor. Scand J Urol Nephrol 7:30

Ochsner SF, Head LH (1973) Radiation enteritis. J Luisiana State Med Soc 125:149

Palmer JA, Bush RS (1976) Radiation injuries to the bowel associated with the treatment of carcinoma of the cervix. Surgery 80 458

Peckham B, Klein J, Schultz A, Cameron J, Vermond H (1969) Radiation dosage and complications in cervical cancer therapy. Am J Obstet Gynecol 104:485

Perkins DE, Spjut HJ (1962) A röntgenologic-pathologic study. Am J Roentgenol 88:953

Phillips TL, Wharam MD, Margolis LW (1975) Modification of radiation injury to normal tissues by chemotherapeutic agents. Cancer 35:1678

Prignitz R (1980) Strahlenschäden am Darmtrakt: Entstehung und Erkrankungsformen. Diagnostik 13:295

Remé H (1964) Rückwirkungen von Strahlenschäden auf Darm und Harnleiter. Langenbecks Arch Klin Chir 308:172

Rosen JB, Shapiro BJ (1964) Radiation enteropathy of the small bowel. Can Med Assoc J 91:681

Roswit P (1974) Complications of radiation therapy: the alimentary tract. Semin Roentgenol 9:54

Roswit B, Malsky SJ, Reid CB (1972) Severe radiation injuries of the stomach, small intestine, colon and rectum. Am J Roentgenol 114:460

Rubin P, Casarett GW (1971) Direction for clinical radiation pathology: the tolerance dose. In: Vaeth JM ((ed) Frontiers of radiation therapy and oncology, vol VI. Karger, Basel

Russell JC, Welch JP (1979) Operative management of radiation injuries of the intestinal tract. Am J Surg 137:433

Singh K (1978) Two regimes with same TDF but differing morbidity used in the treatment of stage III carcinoma of the cervix. Br J Radiol 51:357

Sprayregen S, Glotzer P (1971) Angiographic demonstration of radiation colitis. Am J Roentgenol 113:335

Stieve F-E (1980) Schädigung durch Strahlung. Diagnostik 15:289

Swan RW, Fowler WC, Boronow RC (1976) Surgical management of the small intestine. Surg Gynecol Obstet 142:325

Vergau W, Bürkle G, Herzer R, Sadowski P (1972) Dünndarmschädigung bei Telekobalt-Pendelbestrahlung der Nierenregion. Strahlentherapie 144:697

Wanitschke R, Ewe K, Brockerhoff P, Kutzner J, Barth M, Michel J (1978) Klinische, endoskopische und histologische Aspekte der Strahlenproktitis. Verh Dtsch Ges Inn Med 84:1022

Weisbrot JM, Liben AF, Gordon BS (1975) The effects of the therapeutic radiation on colonic mucosa. Cancer 36:931

Wiernik G (1966) Changes in the villous pattern of the human jejunum associated with heavy radiation damage. Gut 7:149

Winkler R, Reynders-Frederix V (1980) Bestrahlungsfolgen am Darmtrakt: Pathogenese, Nachweismethoden, Therapie. Diagnostik 15:167

Yasuna O, Ogiwara M, Koyama S, Yamaura Y, Hatayama Y, Yabe M (1979) Surgical treatment of radiation injured bowel. Jpn J Surg 9:203

Zollinger HU (1970) Die Strahlenvaskulopathie. Pathol Eur 5:145

Funktionelle und morphologische Veränderungen des Dünndarms bei systemischen und extraintestinalen Erkrankungen

F. Hagenmüller

Eine Vielzahl systemischer Erkrankungen manifestiert sich am Gastrointestinaltrakt. Auch nicht-systemische extraintestinale Krankheitsbilder können funktionelle und morphologische Veränderungen des Dünndarms zur Folge haben. Derartige intestinale „Begleiterscheinungen" beherrschen gelegentlich das Beschwerdebild, sind aber auch oft von untergeordneter klinischer Bedeutung. Der differentialdiagnostische Anspruch intestinaler Mitreaktionen liegt im unspezifischen Charakter der Symptome, die oftmals primäre Erkrankungen des Gastrointestinaltrakts imitieren.

A. Endokrine und metabolische Erkrankungen

I. Diabetes mellitus

Der Diabetes mellitus kann nach längerfristigem Verlauf gastrointestinale Veränderungen verursachen. Die diabetische Gastroenteropathie ist Ausdruck der Neuropathie des vegetativ-autonomen peripheren Systems, die unter dem Begriff der „viszeralen Neuropathie" (ELLENBERG 1964) von der diabetischen Neuropathie des motorischen und sensiblen Systems abgegrenzt wird. Sie betrifft den gesamten Magen-Darm-Trakt. Über die Häufigkeit der diabetischen Gastroenteropathie liegen keine exakten Daten vor, da sie auch bei ausgeprägten objektiven Veränderungen oft ohne subjektive Symptome verläuft (TAUB et al. 1979).

Die gastrointestinalen Veränderungen bestehen vorwiegend in einer Schwächung der Motilität. Patienten mit Diabetes mellitus befördern einen Breischluck langsamer durch die Speiseröhre als Gesunde (MANDELSTAM u. LIEBER 1967). Die Frequenz, Amplitude und Fortpflanzungsgeschwindigkeit ihrer peristaltischen Wellen im Ösophagus sind vermindert (MANDELSTAM et al. 1969; HEITMANN et al. 1973). Die betroffenen Patienten weisen in der Regel auch eine diabetische Neuropathie des motorisch-sensiblen Systems auf (MANDELSTAM et al. 1969; Vela u. Balart 1970; Stewart et al. 1976), die den Funktionsstörungen des Ösophagus meist vorausgeht (Hollis et al. 1974). Am Magen verursacht die diabetische Gastroenteropathie ebenfalls hypomotile Störungen, die zur Dilatation des Organs mit Retention von Speise führt (Katz u. Spiro 1966) und mit dem Begriff der Gastroparesis diabeticorum (Kassander 1958) beschrieben wird. Die basale und stimulierte Säuresekretion des Magens soll bei Diabetikern vermindert sein (Dotevall 1961). Der postprandiale gastrokolische Reflex ist bei Diabetikern mit schwerer Obstipation, die 20% dieser Patienten betrifft (Goyal u. Spiro 1971), nicht nachzuweisen (Battle et al. 1980).

Im Gegensatz zur meist symptomlos verlaufenden diabetischen Dysfunktion der Speiseröhre (Heitmann et al. 1973; Mandelstam u. Lieber 1967) lösen Dünndarmveränderungen meistens Beschwerden aus. Männer im dritten und vierten Lebensdezennium werden am häufigsten von der diabetischen Diarrhö befallen (Holtermüller 1975). Die Blutzuckereinstellung soll in der Vorgeschichte vieler Betroffener unter Insulinbehandlung nicht optimal gelungen sein. Eine diabetische Neuropathie des motorisch-sensiblen und des autonomen Systems liegt bei fast allen Patienten vor und ist oft mit einer Retinopathie und Nephropathie assoziiert. Rundles wies 1945 als erster auf ausgeprägte Störungen der Verdauungsfunktion in Form schwerer Obstipation, chronischer Diarrhö, Anorexie oder Nausea hin, die 61,8% seiner 125 Patienten mit diabetischer Neuropathie betrafen. Hingegen war bei Diabetikern ohne Neuropathie keine Häufung gastrointestinaler Symptome gegenüber Nichtdiabetikern festzustellen. Der diabetische Durchfall ist braun, wäßrig, voluminös und kann mit Tenesmen einhergehen (McNally et al. 1969). Die Stuhlentleerungen treten bei einigen Patienten bevorzugt nachts auf (Malins u. French 1957). Viele sind inkontinent. Typisch für den Verlauf ist das episodische Auftreten der Diarrhö, die für Tage bis Wochen anhält und von wochen- bis monatelangen Phasen der Spontanremission unterbrochen wird. Die Hälfte bis Dreiviertel der Patienten mit diabetischer Diarrhö weisen eine Steatorrhö als Zeichen der Fettmalabsorption auf.

Röntgenologisch läßt sich bei der diabetischen Diarrhö meist eine verzögerte Magenentleerung feststellen. Die Lumenweite des Dünndarms ist sehr variabel, die Darmschlingen können stark erweitert und segmentiert sein. Eine Schwellung der intestinalen Schleimhautfalten gilt als typisch. Die Kontrastmittelpassage durch den Dünndarm ist meistens verzögert (Whalen et al. 1969), sie kann aber auch beschleunigt erfolgen (Malins u. French 1957). Morphologische Veränderungen werden bei der lupenoptischen und mikroskopischen Untersuchung des Dünndarmbiopsats nicht gefunden, auch wenn eine Steatorrhö vorliegt. Die Absorptionsuntersuchungen für Zucker, Aminosäuren und Vitamin B_{12} fallen normal aus.

Als pathogenetisches Prinzip der diabetischen Diarrhö wird die viszerale Neuropathie angenommen, deren klinische und pathophysiologische Folgen dem Postvagotomie-Syndrom ähneln. Mit zunehmender diabetischer Polyneuropathie weisen die Patienten Motilitätsveränderungen mit Tonusverlust bei gleichzeitiger Frequenz- und Amplitudenzunahme der peristaltischen Dünndarmwellen auf (McNally et al. 1969). Während eine Xylose-Testmahlzeit den Dünndarm verzögert passiert, nimmt ihr Volumen zu. Patienten mit diabetischer Diarrhö sind gegenüber experimenteller Dehnung des Jejunums durch einen Ballon weniger schmerzempfindlich als Normalpersonen (Whalen et al. 1969). Diese Befunde begründen die Annahme einer gestörten afferenten sympathischen Innervation. Das Bestehen einer durch Denervation bedingten Hypersensitivität des Dünndarms gegenüber adrenergen und cholinergen Pharmaka

wurde bei Diabetikern mit Diarrhö durch neurophysiologische Studien ausgeschlossen. Die Reaktion der Jejunummotilität auf intravenöse Gaben von Adrenalin, Noradrenalin und Methacholin ist bei Patienten mit diabetischer Diarrhö
und Gesunden gleich (HENSLEY u. SOERGEL 1968). Neuropathologische Untersuchungen an drei Patienten mit diabetischer Diarrhö und sensorischer und viszeraler Neuropathie haben als einzige pathologische Befunde „sympathische Rie-
senneurone" und „Dendritenschwellungen" der Neurone prä- und paravertebra-
ler Ganglien ergeben. In geringerem Ausmaß fanden sich ähnliche Veränderungen allerdings auch in den Kontrollgruppen (HENSLEY u. SOERGEL 1968).

Die Pathogenese der diabetischen Diarrhö kann nicht als geklärt angesehen
werden. Eine Schlüsselrolle scheint der Motilitätsstörung als Folge der viszeralen
Neuropathie zuzukommen. Die pathomorphologischen Kenntnisse sind noch
unbefriedigend, wiewohl es überhaupt angezweifelt wird, daß als Grundlage
eines episodisch verlaufenden Syndroms degenerative Veränderungen spezifischer Neuronengruppen erwartet werden können (PALLIS u. LEWIS 1974). Die
Pathogenese der begleitenden Steatorrhö bei diabetischer Diarrhö ist ebenfalls
nicht vollständig aufgeklärt. Nur selten ist die diabetische Steatorrhö durch
das gleichzeitige Vorliegen einer exkretorischen Pankreasinsuffizienz oder Sprue
verursacht. Die Annahme eines gehäuften Vorkommens der Sprue bei Diabetikern (MANN et al. 1970) ist nicht gesichert (WALSH et al. 1978). Dem pathogenetischen Konzept der diabetischen Diarrhö folgend, wird die bakterielle Fehlbesiedlung des Dünndarms – begünstigt durch die intestinale Motilitätsstörung
– als Ursache der Steatorrhö diskutiert (CASPARY 1977). Bei Patienten mit hypo-
motilem Dünndarm könnte eine pathologische Keimaszension zu einer Art
„Blind-loop-Syndrom" mit vorzeitiger Dekonjugation von Gallensäuren und
Steatorrhö führen. Diese Auffassung wird unterstützt durch Berichte über Patienten mit diabetischer Steatorrhö, die im ^{14}C-Glykocholat-Atemtest eine vermehrte Gallensäuredekonjugation erkennen lassen, die unter antibiotischer Behandlung verschwindet (CASPARY u. REIMOLD 1976; SCARPELLO et al. 1976).
Die diabetische Steatorrhö kann in einzelnen Fällen durch eine pathologische
Keimbesiedlung des Dünndarms schlüssig erklärt werden. Allerdings kann dieses
pathogenetische Prinzip nicht allgemein gültig sein, da die Motilität des Dünndarms keineswegs bei allen Patienten *vermindert* ist und die diabetische Steatorrhö sehr viel häufiger als eine pathologische Dünndarmflora nachweisbar
ist (GOLDSTEIN et al. 1970; RIECKEN et al. 1969).

Zur diagnostischen Differenzierung der Diarrhö des Diabetikers werden
nach Erhebung der Anamnese und körperlicher Untersuchung zunächst infektiöse Durchfallursachen mittels Bluttests und bakteriologischer Untersuchung
des Stuhls ausgeschlossen. Ösophagus, Magen, Duodenum, Kolon und Rektum
können endoskopisch oder röntgenologisch untersucht werden, um entzündlichen oder tumorösen Ursachen nachzugehen. Der Dünndarm wird röntgenologisch untersucht zum Nachweis der typischen Motilitätsveränderungen und zum
Ausschluß anderer organischer Ursachen der Diarrhö. Die Stuhlfettanalyse
klärt, ob eine Steatorrhö vorliegt. Beim Nachweis einer Steatorrhö müssen vor
allem die Sprue (durch Dünndarmbiopsie) und die exkretorische Pankreasinsuffizienz (durch Pankreassekretionsanalyse) von der diabetischen Steatorrhö abgegrenzt werden.

Zur Therapie der diabetischen Diarrhö soll eine optimale Stoffwechselfüh-
rung durch strenge Diäteinhaltung und exakte Anpassung des Insulinbedarfs
angestrebt werden. Eisgekühlte Getränke sollen vermieden werden (TAUB et al.
1979). Bei Steatorrhö und pathologischem ^{14}C-Glykocholat-Atemtest ist die
längerfristige Behandlung mit Tetracyclinen erfolgversprechend, allerdings ist

ein Persistieren der Diarrhö trotz Verschwindens der Steatorrhö möglich (Caspary u. Reinold 1976). Loperamid soll ebenfalls hilfreich sein (Scarpello u. Sladen 1978).

Die Wirksamkeit medikamentöser Therapie ist wegen der häufigen Spontanremissionen schwer zu beurteilen.

II. Schilddrüsenerkrankungen

1. Hyperthyreose

Gastrointestinale Symptome sind bei der Hyperthyreose häufig aber nicht obligat. Die Diarrhö gilt als typisch, sie ist oft mit Steatorrhö assoziiert. 60% der hyperthyreoten Patienten können eine Steatorrhö aufweisen (Thomas et al. 1973). Anderen Angaben zufolge soll die Obstipation bei Patienten mit Hyperthyreose sogar häufiger vorkommen als der Durchfall (Miller et al. 1978). Die basale myoelektrische Aktivität des Duodenums ist bei Hyperthyreose beschleunigt (Christensen et al. 1964). Röntgenologisch ist bei Patienten mit hyperthyreotem Durchfall der intestinale Kontrastmitteltransit stark beschleunigt. Motilitätssteigerung und erhöhte Konzentrationen an zirkulierendem Serotonin und Prostaglandinen werden als mögliche Ursachen der raschen Passage angeführt (Roseman u. Sleisenger 1978). Auch die Hypergastrinämie, die bei 38% unbehandelter hyperthyreoter Patienten gefunden wurde (Dahlberg et al. 1981), könnte bei der Pathogenese des hyperthyreoten Durchfalls eine Rolle spielen. Die Steatorrhö wird auf die erhöhte Nahrungszufuhr des Hyperthyreoten bei beschleunigter Darmpassage zurückgeführt. Die verkürzte intraluminale Phase der Fettverdauung reicht für eine suffiziente Absorption nicht aus. Die Glukoseabsorption ist bei Hyperthyreose meistens gesteigert. Die Absorption von D-Xylose ist regelrecht, ihr Metabolismus kann allerdings gestört sein. Die Absorption von Vitamin B_{12} ist normal, gelegentlich soll eine reversible Laktoseintoleranz vorkommen. Die jejunale Kalziumabsorption ist bei Hyperthyreose gehemmt (Peerenboom et al. 1979); eine Störung des transmuralen Kalziumtransports wird angenommen. Die fäkale Kalziumausscheidung ist erhöht. Eine negative Kalziumbilanz und Osteoporose werden bei Hyperthyreose nicht selten vorgefunden. Die Histologie der Dünndarmschleimhaut ist meistens unauffällig, allerdings können bei Patienten mit hyperthyreoter Diarrhö auch ödematöse Schwellung und Rundzellinfiltration der Schleimhaut vorliegen.

Die Therapie der intestinalen Veränderungen bei Hyperthyreose besteht in der Behandlung der Grundkrankheit, die zum prompten Verschwinden der gastrointestinalen Beschwerden führt.

Anorexie, Übelkeit und Erbrechen oder monosymptomatische Malabsorption wurden als seltene primäre Erscheinungsformen der Hyperthyreose beschrieben (Chapman u. Maloof 1956).

2. Hypothyreose

Die Hypothyreose führt neben anderer gastraler Störungen zu einer allgemeinen Hypomotilität des Magen-Darm-Trakts. Die chronische Obstipation ist das gastrointestinale Leitsymptom der Hypothyreose. Sie kann extreme Ausmaße annehmen und schwere Komplikationen nach sich ziehen. Ebenso wie das Kolon kann der atonische Dünndarm mit eingedicktem Inhalt verstopfen. Wenn die

Darmpassage vollständig zum Erliegen kommt, kann die hypothyreote Dünn-darmobstipation sogar zum Tod führen (CHADHA et al. 1969). Die Darmwand wird vom Myxödem und Rundzellen infiltriert. Die funktionellen Veränderun-gen werden als Folge des intestinalen Myxödems aufgefaßt. Das Myxödem könnte die Impulsübertragung an den neuromuskulären Schaltstellen behindern und auf diese Weise das Bild der intestinalen Pseudoobstruktion hervorrufen (SNAPE 1982). An den Axonen der myenterischen Plexus wurden pathologische Veränderungen nachgewiesen (WELLS et al. 1977). Die Frequenz der myoelek-trischen „slow waves" des Dünndarms und Kolons ist bei Hypothyreose herab-gesetzt (CHRISTENSEN et al. 1964). Die Stimulierbarkeit der Kolonmotilität durch Gabe parasympathikomimetischer Substanzen kann bei Patienten mit Hypothy-reose völlig aufgehoben sein. Dies wird als Ausdruck einer irreversiblen Muskel-zelldegeneration aufgefaßt. Die Glukoseabsorption ist bei Hypothyreose mei-stens vermindert.

Die Behandlung der gastrointestinalen Symptome der Hypothyreose besteht ebenso wie bei der Überfunktion der Schilddrüse in der Korrektur der Grund-krankheit.

3. Medulläres Schilddrüsenkarzinom

Das medulläre Schilddrüsenkarzinom soll etwa 6% aller Schilddrüsenkarzi-nome ausmachen. Es handelt sich um ein Karzinom der C-Zellen, das histolo-gisch durch charakteristische Amyloideinlagerungen gekennzeichnet ist und große Mengen Calcitonin sezerniert (HILL et al. 1973). Es tritt oft im Rahmen der multiplen endokrinen Adenopathie Typ II auf. Das intestinale Leitsymptom sind wäßrige Durchfälle, die plötzlich und explosiv entleert werden. Ihr Wasser-gehalt erreicht 90%, das Stuhlgewicht übersteigt 500 g pro Tag. Einige Patienten verspüren Tenesmen vor dem Stuhlgang. Eine Steatorrhö liegt in der Regel nicht vor. Die histologische Untersuchung der Dünndarmschleimhaut fällt mei-stens normal aus, nur selten soll eine partielle Zottenatrophie vorliegen. Die Diarrhö kommt durch eine gesteigerte Motilität und Sekretion des Dünndarms zustande, wobei sich die pathogenetische Rolle des Calcitonins auf die Steige-rung der Wasser- und Elektrolytsekretion des Jejunums zu beschränken scheint. Für die Motilitätssteigerung scheinen andere, bisher ungeklärte Mechanismen verantwortlich zu sein.

Wenn eine radikale Tumorentfernung gelingt, verschwinden die intestinalen Symptome.

III. Erkrankungen der Nebenschilddrüsen

Der Hyperparathyreodismus manifestiert sich am Verdauungssystem in viel-fältiger Weise. Er kann Anorexie, Übelkeit und Erbrechen, Oberbauchschmer-zen, Durchfall oder Obstipation verursachen. Allerdings sind Dünndarmver-änderungen hierfür nicht mit Sicherheit allein verantwortlich. Übelkeit und Er-brechen können allein durch Hyperkalzämie verursacht sein. Peptische Ulzera des Duodenums, akute und chronische Pankreatitis sollen bei Hyperparathyreo-dismus gehäuft vorkommen. Nur ein kleiner Anteil der Patienten mit Hyperpa-rathyreodismus weist ein Malabsorptionssyndrom auf, dessen Pathogenese nicht geklärt ist. Auch der primäre Hypoparathyreodismus wird in einzelnen Fällen von Steatorrhö und Malabsorption begleitet. Morphologische Veränderungen der Dünndarmschleimhaut werden nicht gefunden. Die Therapie der intestinalen Symptome besteht in der Behandlung der Grundkrankheit.

IV. Phäochromozytom

Das Phäochromozytom löst nur selten gastrointestinale Beschwerden aus, die in Bauchschmerzen, Diarrhö oder Obstipation und gastrointestinaler Blutung (Huston u. Stewart 1965) bestehen können. Hypomotile Funktionsstörungen des Darms kommen häufiger als Diarrhö vor. Sie werden durch den motilitätshemmenden Effekt von Epinephrin und Norepinephrin erklärt. Am Dickdarm kann die Motilitätsbeeinträchtigung zum Megakolon führen und sogar zur Fehldiagnose einer Hirschsprung-Krankheit und falschen therapeutischen Konsequenzen Anlaß geben (Bahner 1973).

Die Motorik des Dünndarms kann ebenfalls gehemmt sein; sehr selten tritt ein paralytischer Ileus auf (Cruz u. Colwell 1972). Vasokonstriktion der Splanchnikusgefäße kann eine ischämische Enteritis mit Blutung verursachen (Rosati u. Augur 1971). Auch dieses Ereignis ist eine sehr seltene Manifestation des Phäochromozytoms.

V. Fabry-Krankheit

Die Fabry-Krankheit ist der seltene Defekt der Alpha-Galactosidase, die beim Glykolipidabbau für die Umwandlung von Ceramidtrihexosid in Cytosid notwendig ist. Sie wird geschlechtsgebunden in unvollständig rezessiver Weise vererbt und führt zur pathologischen Speicherung von Ceramidtrihexosid. Neben den gastrointestinalen Organen wird das Glykolipid in Gefäßwänden, Ganglienzellen, Herz, Nieren, Augen und anderen Geweben gespeichert. Die charakteristischen Haut- und Schleimhautveränderungen sind Ausdruck des generalisierten Gefäßbefalls und bestehen in kleinen rot- bis blau-schwarzen Papeln. Krampfartige Bauchschmerzen und Durchfall können die intestinale Manifestation anzeigen (Rowe et al. 1974). Bei ausgeprägtem Befall der intestinalen Blutgefäße können die Glykolipidablagerungen eine Vaskulitis mit Thrombose und ischämische Enteritis zur Folge haben. Dünndarmperforation ist eine seltene Komplikation (Bryan et al. 1977). Störungen der intestinalen Motorik sollen durch Befall der Ganglien des autonomen Nervensystems vorkommen.

VI. Tangier-Krankheit

Die Tangier-Krankheit besteht im fast vollständigen Fehlen der Alpha-Lipoproteine (An-Alpha-Lipoproteinämie). Sie wird autosomal rezessiv vererbt. Die Folge des Alpha-Lipoproteinmangels ist die Speicherung von Cholesterinestern vor allem im retikuloendothelialen System und in geringerem Ausmaß auch im Magen-Darm-Trakt. Intestinale Beschwerden sind nur selten, gelegentlich tritt Durchfall auf. Steatorrhö ist bei der Erkrankung nicht zu erwarten, da die Absorption von Triglyceriden und die Bildung von Chylomikronen ungestört ablaufen. Die Cholesterinester lagern sich in Makrophagengruppen ab, die zu blaß-gelben flachen Erhabenheiten von 1–2 mm Durchmesser in der Haut und den Schleimhäuten führen (FERRANS u. FREDRICKSON 1975). Im Dünndarm sind die Submukosa und das lymphatische Gewebe bevorzugte Lokalisationen der cholesterinhaltigen Makrophagenansammlungen. Der endoskopische Aspekt dieser Läsionen im Dünn- und Dickdarm ist charakteristisch (GHEORGHIU et al. 1976).

Weitere endokrine und metabolische Erkrankungen s. S. 252, 277, 323.

B. Primäre Immunmangelkrankheiten

Immunkompetente Zellen sind im Dünndarm besonders zahlreich. Sie konzentrieren sich in den Peyer-Plaques und sind im Schleimhautepithel und der Lamina propria des gesamten Dünndarms verteilt. 80% der Plasmozyten in der Dünndarmschleimhaut produzieren IgA, 15% IgM und 5% IgG (BRANDT-ZAEG u. BAKLIEN 1976). Dem sekretorischen IgA des Dünndarms werden Aufgaben der Schleimhautprotektion und der lokalen und systemischen Immunreaktionen zugeschrieben (JIAN et al. 1978). Wenn dieses lokale Immunsystem gestört ist, treten funktionelle und morphologische Veränderungen des Dünndarms auf.

Die primären Immunmangelsyndrome umfassen eine Vielzahl von Erkrankungen, die auf Störungen des B- oder T-Zellsystems oder beider Systeme zurückgehen. B-Zelldefekte verändern die humorale Immunität, T-Zelldefekte beeinträchtigen die zellvermittelte Immunantwort. Die primären Immunmangelsyndrome wurden von einem Komitee der Weltgesundheitsorganisation klassifiziert (FUDENBERG et al. 1971). Gemeinsam ist diesen Erkrankungen eine erhöhte Anfälligkeit gegenüber Infektionskrankheiten. Gastrointestinale Symptome sind häufig, aber nicht obligat. Typische Dünndarmveränderungen bestehen in Diarrhö mit oder ohne Malabsorption, Zottenatrophie und abnormaler Verteilung der Lymphplasmazellen in der Schleimhaut, nodulärer lymphoider Hyperplasie und Infektion mit Lamblia intestinalis.

Häufigkeit und quantitative Ausprägung dieser Symptome ist für die verschiedenen Immunmangelkrankheiten unterschiedlich. Für die Zottenatrophie bei Immunmangelzuständen sind der diskontinuierliche Befall des Dünndarms und die quantitative Abnahme der Veränderungen in analwärtiger Richtung charakteristisch. Die noduläre lymphoide Hyperplasie des Dünndarms ist eine unspezifische Begleiterscheinung nicht nur der Immunmangelsyndrome, sie wird auch bei perniziöser Anämie, entzündlichen Hauterkrankungen, Morbus Boeck, akuter Pankreatitis und gastrointestinalen Karzinomen beobachtet. Im Kindes- und Jugendalter ist die noduläre lymphoide Hyperplasie des terminalen Ileums ohne Krankheitswert. Die hyperplastischen Follikel liegen im Schleimhautstroma und bilden halbkugelige polypoide Erhabenheiten von 1–3 mm Durchmesser. Die Follikel werden von einer schmalen Lymphozytenschale umgeben; Plasmazellen fehlen weitgehend (OTTO u. GEBBERS 1977). Die histologischen und röntgenologischen (HODGSON et al. 1967) Merkmale der nodulären lymphoiden Hyperplasie des Dünndarms sind so charakteristisch, daß keine differentialdiagnostischen Schwierigkeiten entstehen. Die Immunmangelkrankheiten begünstigen Infektionen mit Lamblia intestinalis, die bei 10% der beschwerdefreien und bei 50% der symptomatischen Patienten vorliegen sollen (ROSEMAN u. SLEI-

SENGER 1978), nach einzelnen Angaben sogar bei 90% (AMENT et al. 1973). Die Lamblieninfektion kann bei Immunmangelkrankheiten die alleinige Ursache der Diarrhö und Malabsorption sein oder kann diese verstärken. Die Pathophysiologie der Lambliendiarrhö ist nicht aufgeklärt. Die überwiegende Zahl der Trophozoiten hält sich im Lumen des Dünndarms auf, nur die Minderzahl invadiert die Schleimhaut oder hält Kontakt zu ihrer Oberfläche. Sie können eine totale Zottenatrophie auslösen, die nach medikamentöser Beseitigung der Infektion reversibel ist (LEVINSON u. NASTRO 1978; WRIGHT et al. 1977). Die zuverlässigsten Methoden zum Lambliennachweis sind die mikroskopische Untersuchung des Abstrichs von Duodenalbiopsaten (KAMATH u. MURUGASU 1974) und die mikroskopische Nativuntersuchung des frischen, endoskopisch entnommenen Duodenalsafts (WURBS u. CLASSEN 1979). Die Behandlung erfolgt mit Metronidazol.

Bakterielle Fehlbesiedlung des proximalen Dünndarms mit coliformen Keimen ist bei Patienten mit Immundefekten häufig (PARKIN et al. 1972).

Die *erworbene Hypogammaglobulinämie* (Synonym: variabler Immundefekt) ist eine Erkrankung ungeklärter Ursache (FUDENBERG et al. 1971). Bei allen Patienten liegen Hinweise auf eine Dysfunktion der B-Zellen vor; T-Zelldefekte sind hingegen nicht obligat. Die stets schwere Hypogammaglobulinämie geht meistens mit einem ausgeprägten Mangel aller drei Immunglobulinklassen IgG, IgM und IgA einher. Chronische Infektionen der Luftwege bestimmen meistens das klinische Bild. 20–50% der Patienten leiden an Diarrhö. Eine Malabsorption liegt in den meisten Fällen nicht vor oder ist nur gering ausgeprägt. Das Zottenrelief der Dünndarmschleimhaut ist in der Regel normal. In seltenen Fällen besteht eine ausgeprägte Malabsorption, die das klinische Bild der Sprue imitiert. Einige Autoren beschreiben diesen Zustand mit dem Begriff der hypogammaglobulinämischen Sprue (EIDELMAN et al. 1968; OTTO u. GEBBERS 1977). Die Dünndarmzotten sind partiell oder subtotal atrophiert. Oft sind diese Läsionen nur herdförmig lokalisiert. Ein histologisches Unterscheidungsmerkmal gegenüber der einheimischen Sprue ist das Fehlen der Plasmazellen in der Lamina propria der Dünndarmschleimhaut (OTTO u. GEBBERS 1977). Lamblieninfestation ist bei einem großen Teil der Patienten mit Hypogammaglobulinämie und Durchfall nachzuweisen. Der häufig nachzuweisende Laktasemangel der Dünndarmschleimhaut soll in der Regel durch die Lambliasis verursacht sein (MCGUIGAN u. LEIBACH 1978). Die pathogenetische Rolle der vielfach angeschuldigten bakteriellen Fehlbesiedlung des Dünndarms für die Entstehung der Diarrhö kann nicht als gesichert gelten.

Eine seltene intestinale Komplikation der Hypogammaglobulinämie ist die ulzerierende Enterokolitis. Die Patienten entwickeln eine schwere akute Entzündung der betroffenen Darmabschnitte mit multiplen Ulzera und Schleimhautödem. Klinisch bestehen ausgeprägte Diarrhö und Malabsorption. Die Prognose dieser Komplikation ist schlecht.

Die Diagnostik der gastrointestinalen Manifestation der erworbenen Hypogammaglobulinämie besteht in der quantitativen Analyse der Immunglobuline, Dünndarmbiopsie einschließlich Fahndung nach Lamblia intestinalis, Untersuchung des Stuhlgewichts und der Stuhlfettausscheidung sowie der Absorptionstests für Laktose, D-Xylose und Vitamin B_{12}. Eine Röntgenuntersuchung des Dünndarms ergänzt die morphologische Diagnostik zwecks Suche nach lymphoider nodulärer Hyperplasie und differentialdiagnostischem Ausschluß entzündlicher oder maligner Dünndarmerkrankungen.

Die Behandlung besteht bei nachgewiesener Lambliasis in der Gabe von Metronidazol. Wegen der Häufigkeit der Lambliasis wird die systematische Behandlung aller Patienten unabhängig vom Parasitennachweis erwogen (JIAN et al. 1978). Beim Vorliegen einer Zottenatrophie sollte ein Behandlungsversuch mit glutenfreier Kost gemacht werden, von dem allerdings nur in einzelnen Fällen eine Besserung zu erwarten ist. Wenn ein pathologischer ^{14}C-Glykocholat-Atemtest auf eine bakterielle Fehlbesiedlung des Dünndarms schließen läßt, erscheint eine Behandlung mit Antibiotika sinnvoll (AMENT 1975). Die Wirksamkeit von Gammaglobulininjektionen ist zweifelhaft.

Der häufigste Immundefekt ist der *selektive IgA-Mangel* (AMMANN u. HONG 1971). Er verläuft nicht selten symptomlos. Die IgA-Konzentrationen im Serum sind stark erniedrigt. Klinische Leitsymptome sind rezidivierende Infektionen der Atemwege und die häufige Assoziation mit allergischen Erkrankungen und Autoimmunkrankheiten. Morphologische und funktionelle Dünndarmveränderungen sind beim selektiven IgA-Mangel nicht häufig. Sie ähneln den Befunden bei einheimischer Sprue (CRABBE u. HEREMANS 1967). Histologisch ist das Fehlen oder eine starke Verminderung der IgA-produzierenden Plasmazellen in der Dünndarmschleimhaut charakteristisch (OTTO u. GEBBERS 1977). Die sprueähnliche Zottenatrophie der Schleimhaut ist nicht obligat. Glutenfreie Diät lindert die Diarrhö und Steatorrhö bei einigen, aber nicht bei allen Patienten.

Die *schweren kombinierten Immundefekte* sind erbliche Leiden mit gestörter T- und B-Zellfunktion, deren Beschwerdebild in fast allen Fällen von gastrointestinalen Störungen beherrscht wird. Soorinfektionen sind das Leitsymptom (HITZIG 1973). Die Dünndarmbiopsie läßt eine Zottenatrophie unterschiedlichen Ausmaßes erkennen. Große vakuolisierte („schaumige") Makrophagen im apikalen Zottenstroma sind für den histologischen Befund bei isolierten T-Zelldefekten und kombinierten T-B-Zelldefekten typisch (LAWLOR et al. 1974; OTTO u. GEBBERS 1977).

Die *Alpha-Kettenkrankheit* ist ein immunproliferatives Syndrom, charakterisiert durch die Synthese eines Immunglobulins aus schweren unvollständigen Alphaketten und das Fehlen von leichten Ketten (SELIGMANN et al. 1968). Es betrifft vorwiegend das sekretorische IgA-System. Die Krankheitserscheinungen manifestieren sich normalerweise am Gastrointestinaltrakt, extraintestinale Erscheinungsformen sind die Ausnahme (FLORIN-CHRISTENSEN et al. 1974).

Die intestinale Form der Erkrankung führt zu chronischem Durchfall mit fakultativer Steatorrhö. Bauchschmerzen, leichtes Fieber und die Folgesymptome der Malabsorption wie Aszites, Ödeme, Amenorrhö und hypokalzämische Tetanie können hinzukommen. Meistens besteht eine globale Malabsorption, die durch die entsprechenden Funktionstests diagnostisch gesichert wird. Bei der Röntgenuntersuchung des Dünndarms zeigen sich die Schleimhautfalten des Dünndarms pseudopolypös vergrößert. Segmente stenosierter Dünndarmschlingen können mit dilatierten Abschnitten wechseln.

Die Alpha-Kettenkrankheit ist eine Präkanzerose, die regelmäßig in ein immunoblastisches malignes Lymphom übergeht, sofern der Patient nicht vorher verstirbt. Der Krankheitsverlauf ist durch drei Stadien gekennzeichnet, die histologisch definiert sind (JIAN et al. 1978). Die morphologischen Veränderungen betreffen meistens den gesamten Dünndarm. In den Anfangsstadien der Erkrankung ist die Darmwand makroskopisch verdickt, das Relief der Schleimhaut ist vergröbert, die Lymphgefäße sind erweitert. Im Stadium 1 der Erkrankung ist die Dünndarmmukosa mit ausgereiften Plasmazellen massiv infiltriert. Im Stadium 2 überschreitet die Zellinfiltration die Mukosa. Neben reifen tauchen atypische Plasmazellen und dystrophische Immunoblasten auf. Das immunoblastische maligne Lymphom kennzeichnet das Stadium 3 der Erkrankung. Es kann als diffuse maligne Zellproliferation im Dünndarm auftreten oder in Form multilokulärer Tumoren erscheinen. Bevorzugte Lokalisation der Lymphominfiltrationen sind mesenteriale und retroperitoneale Lymphknoten, Mesenterium, Magen, Rektum, periphere Lymphknoten und Knochenmark. Als Eigentümlichkeit des Krankheitsverlaufs sind an verschiedenen Manifestationsorten unterschiedliche histologische Entwicklungsstadien zu beobachten. So soll das histologische Fortschreiten der Erkrankung in den mesenterialen Lymphknoten schneller voranschreiten als bei den intestinalen Infiltraten. Der Verlauf der Erkrankung kann sich über viele Jahre erstrecken.

Die Diagnose wird histologisch am Dünndarmsaugbiopsat gestellt; immunhistochemische Untersuchungen können die mikroskopische Beurteilung sinnvoll ergänzen. Für den Nachweis des pathologischen IgA in der Immunelektrophorese kann die Verwendung eines speziellen IgA-Antiserums notwendig sein. Zur qualitativen und quantitativen Beurteilung der Malabsorption wird die übliche Funktionsdiagnostik (s. oben) eingesetzt. Im Hinblick auf die Asynchronie der histopathologischen Veränderungen in verschiedenen Organen wird zur Stadienfestlegung eine explorative Laparotomie mit multiplen Gewebsentnahmen aus Darmwand, mesenterialen Lymphknoten und Leber empfohlen (JIAN et al. 1978). Die Stadiendefinition entscheidet über die Therapie. Im Anfangsstadium der Alpha-Kettenkrankheit soll die Behandlung mit Antibiotika zur Remission führen können, wenngleich die Wirksamkeit dieser Therapie nicht gesichert ist. Für die Behandlung des immunoblastischen Lymphoms wird die Bestrahlung mit anschließender Polychemotherapie empfohlen.

C. Kollagenosen, Bindegewebs- und Gelenkerkrankungen

I. Sklerodermie

Die Sklerodermie (Synonym: progressive Systemsklerose) gehört zur Krankheitsgruppe der Kollagenosen, deren gemeinsames Merkmal eine systemische Vaskulitis ist. Sie manifestiert sich an Bindegewebsstrukturen und parenchymatösen Organen. Ihre Ätiologie ist ungeklärt. Frauen erkranken zwei- bis dreimal häufiger als Männer. Die pathogenetische Entwicklung der Erkrankung beginnt mit einer histologisch erkennbaren Verdickung der Basalmembran von Kapillaren und Arteriolen. Diese behindert die Mikrozirkulation und führt zur Proliferation des Kollagens. Eine Sklerose des betroffenen Gewebes schließt sich an. Sie kann schließlich von einer ausgeprägten Gewebsatrophie gefolgt werden.

Das klinische Bild der Erkrankung wird zu Beginn von den Hautsymptomen geprägt. Ödematöse Schwellung der Handrücken, der Finger und der Gesichtshaut wird begleitet von Raynaud-Symptomen, Morgensteifigkeit und Teleangiektasien der Gesichtshaut. Diese Veränderungen kennzeichnen das Stadium oedematosum, das später vom Stadium indurativum mit Sklerodaktylie, Fingerkuppennekrosen, Verdickung des Zungenbändchens, maskenhafter Spannung der Gesichtshaut und Bewegungseinschränkung der Gliedmaßen abgelöst wird. Schrumpfung des Bindegewebes kann schließlich zur ausgeprägten Gewebsatrophie führen (Stadium atrophicum).

Die Sklerodermie manifestiert sich bei den meisten Patienten auch am Magen-Darm-Trakt. Funktionsstörungen der Speiseröhre in Form einer Schwächung der peristaltischen Kontraktionen und der Verschlußkraft des unteren Ösophagussphinkters liegen bei über 85% der Patienten vor, lösen aber nur in der Hälfte der Fälle Beschwerden aus (WEIHRAUCH et al. 1978; WEIHRAUCH u. KORTING 1982). Veränderungen am Magen und Darm lassen sich mit röntgenologischen Methoden bei ca. 50% der Patienten mit Sklerodermie nachweisen (HOSKINS et al. 1962; BLUESTONE et al. 1969; POIRIER u. RANKIN 1972). Sie sind durchweg Ausdruck der generalisierten gastrointestinalen Hypomotilität. Nur ein Teil der Patienten mit nachgewiesener Manifestation der Erkrankung am Magen-Darm-Trakt leidet unter abdominellen Beschwerden. Druck- und Blähgefühl, postprandialer Borborygmus, Übelkeit, Erbrechen und Gewichtsverlust sind häufige Symptome. Durchfall kann kontinuierlich oder im Wechsel mit Obstipation auftreten. Die Hälfte der Patienten mit intestinaler Krankheitsbeteiligung leidet unter Steatorrhö.

Die Röntgenuntersuchung des Dünndarms zeigt bei vielen Patienten eine Dilatation des Duodenums und proximalen Jejunums, die sich in kontinuierlicher oder segmentierter Anordnung über den gesamten Dünndarm erstreckt. Die Valvula Bauhini sieht im Röntgenbild verdickt aus. Die Kontrastmittelpassage durch den Magen-Darmtrakt ist stark verzögert. Lebensbedrohliche Impaktionen bariumhaltigen Kontrastmittels im Darm können vorkommen (THOMPSON u. SUMMERS 1976). Bei längerdauernder intestinaler Atonie entwickelt sich das klinische Bild der intestinalen Pseudoobstruktion (SNAPE 1982) mit anhaltendem Erbrechen, Auftreibung des Abdomens und dilatierten Darmschlingen mit röntgenologisch erkennbaren Flüssigkeitsspiegeln. Mesenterialinfarkt, Pneumatosis cystoides intestinalis und spontane Darmperforation (REGAN et al. 1978) sind seltene Komplikationen der intestinalen Sklerodermie.

Der geschwächten intestinalen Motilität kommt die pathophysiologische Schlüsselrolle zu. Sie wird röntgenologisch, manometrisch und elektromyographisch beurteilt. Bei einer elektromyographischen Untersuchung von 6 Patienten mit klinisch und röntgenologisch nachgewiesener intestinaler Sklerodermiemanifestation war die kontraktile Aktivität des proximalen Dünndarms in allen Fällen stark reduziert; bei 3 der 6 Patienten war der zyklische Ablauf der interdigestiven Motorik aufgehoben (REES et al. 1982). Der interdigestive myoelektrische Komplex läuft bei Sklerodermie-Patienten ohne klinisch erkennbare Dünndarmbeteiligung normal ab. Die myoelektrische Aktivität läßt sich durch Aufdehnung des Duodenums beim Vorliegen einer Sklerodermie nicht stimulieren. Die motorische Reaktion auf Sekretin- und Pentagastringabe ist nur bei ausgeprägter Dünndarmmanifestation der Erkrankung gestört (DI MARINO et al. 1973). Die Motilitätsstörungen des Dünndarms werden auf Defekte der glatten Muskulatur zurückgeführt. Ob neurogene Mechanismen eine zusätzliche Rolle spielen, ist bislang nicht geklärt. Über die Motilitätsstörungen der Speiseröhre bei Sklerodermie, die wesentlich besser erforscht sind als die des Dünndarms, liegen zu dieser Frage kontroverse Ansichten vor (COHEN et al. 1972; KREJS u. PETER 1976; WEIHRAUCH et al. 1978). Für Patienten mit Steatorrhö wird eine bakterielle Fehlbesiedlung des Dünndarms angenommen, deren Entwicklung durch das Verweilen von Darminhalt in erweiterten, atonischen Darmschlingen gefördert wird. Die Verhältnisse sind dem Syndrom der blinden Schlinge analog (s.S. 388). Abnormale Dekonjugation und Dehydroxylierung der Gallensäuren mit konsekutiver Störung der Fettabsorption sind die Folgen. Auch die Vitamin-B_{12}- und Xyloseabsorption kann durch die abnormale Bakterienflora gestört sein.

Histologisch ist eine sklerosierende Fibrose vor allem der stark verbreiterten Submukosa zu erkennen. Die submukösen Lymphgefäße sind dilatiert. Die Muscularis propria ist atrophisch und bindegewebig infiltriert. Das Zottenrelief der Schleimhaut bleibt meistens erhalten. Die histologischen Veränderungen können im Verlauf des Dünndarms diskontinuierlich angeordnet sein (OTTO u. GEBBERS 1977).

Zur Behandlung wird beim Vorliegen einer Steatorrhö die intermittierende Gabe von Breitbandantibiotika empfohlen. Diese Behandlung führt meistens zu einer Normalisierung der Stuhlfettausscheidung und der Vitamin-B_{12}-Absorption. Im übrigen beschränkt sich die Behandlung auf die Linderung der Grundkrankheit.

II. Lupus erythematodes disseminatus

Der Lupus erythematodes disseminatus ist die häufigste Kollagenose. Sie ist durch eine systemische Immunvaskulitis gekennzeichnet, die zu Erythem, Arthritis, Polyserositis, Nephritis und Neuritis führen kann. Der gastrointestinale Befall der Erkrankung ist seltener als bei der Sklerodermie. Funktionsstörungen der Speiseröhre kommen in 10–15% der Fälle vor (KREJS u. PETER 1976). Die häufigsten Veränderungen am Dünndarm sind ischämischer Art und werden durch die Vaskulitis verursacht (ROSEMAN u. SLEISENGER 1978). Mesenterialinfarkt, Darmperforation oder hämorrhagische Ulzera können die Folge sein. Submuköse Darmblutungen können bei der Röntgenuntersuchung als „Pseudotumoren" imponieren. Eine seltene Erscheinungsform des Lupus erythematodes ist die intestinale Pseudoobstruktion (SCHUFFLER et al. 1981). Einige Fälle von Lupus erythematodes mit Malabsorption und subtotaler Zottenatrophie des Dünndarms sind beschrieben worden (BAZINET u. MARIM 1971). Selten führt der Lupus zu einem enteralen Eiweißverlustsyndrom, das in einem Fall auf die begleitende intestinale Lymphangiektasie zurückgeführt (PEREIRA et al. 1981) und bei einer anderen Patientin mit einer histologisch nachgewiesenen, schweren Jejunumvaskulitis erklärt wurde (WEISER et al. 1981). Der enterale Eiweißverlust läßt sich durch niedrig dosierte Kortikosteroidtherapie bessern (TRENTHAM u. MASI 1976; PEREIRA et al. 1981). Die Vaskulitis kann am Dünndarm ähnliche histologische Veränderungen wie an der Haut hervorrufen. Die diffuse Vaskulitis betrifft die Venolen der Submukosa und Muscularis externa; sie ist von einer Infiltration polymorphkerniger Leukozyten und Makrophagen begleitet. Die kleinen Gefäße in der Lamina propria weisen ähnliche Beschädigungen in herdförmiger Begrenzung auf. Die Basalmembran der Dünndarmzotten ist verdickt, sie enthält C3-Ablagerungen (WEISER et al. 1981).

III. Dermatomyositis, Polymyositis

Die Dermatomyositis und Polymyositis umfassen eine Gruppe von Erkrankungen ungeklärter Ätiologie, deren gemeinsame Merkmale Hautödem und fibrosierende perivaskuläre Infiltrate mit konsekutiver Muskelfaserdegeneration sind.

Dysphagie und Funktionsstörungen des proximalen Ösophagus liegen bei 60% der Patienten vor (KREJS u. PETER 1976). Dünndarmveränderungen kommen nur selten vor. Hypomotilität kann den intestinalen Transit verzögern und zur Dilatation und Segmentation der Dünndarmschlingen führen (FELDMAN u. MARSHAK 1963). Darmperforation, chronisches Pneumoperitoneum und Pneumatosis intestinalis sind seltene Komplikationen der Dermatomyositis (MUELLER et al. 1972). Hämorrhagische Ulzerationen des Gastrointestinaltrakts kommen ebenfalls vor.

Morphologisch führt die intestinale Dermatomyositis zu ödematöser Verdikkung der Darmwand. Das Ödem betrifft vorwiegend die Submukosa. Die Muskelschichten sind atrophiert und fibrosiert. Lymphozyten und Plasmazellen infiltrieren die Schleimhaut.

Weitere Kollagenosen (Panarteriitis nodosa) s.S. 301.

IV. Ehlers-Danlos-Syndrom

Das Ehlers-Danlos-Syndrom beinhaltet Hypermobilität der Gelenke und abnorme Dehnbarkeit und Vulnerabilität der Haut. Diese kann die Schleimhaut des Magen-Darm-Trakts einbeziehen. Darmperforation und intestinale Blutungen können die Folge sein (BEIGHTON et al. 1969). Die Hyperelastizität der Schleimhautschichten begünstigt die Entstehung von Divertikeln im gesamten Magen-Darm-Trakt.

V. Pseudoxanthoma elasticum

Beim Pseudoxanthoma elasticum degenerieren die elastischen Bindegewebsfasern. Embolische Gefäßverschlüsse sind eine häufige Begleiterscheinung, die zu abdominellen Schmerzen durch viszerale Ischämie führen kann. Rezidivierende Magen-Darmblutungen treten bei vielen Patienten auf. Das Jejunum wurde als Quelle einer massiven Blutung beschrieben (SAMES 1961). Angiographisch wurden verdickte und übermäßig geschlängelte Mesenterialarterien mit Intimasklerose und Mikroaneurysmen nachgewiesen (BARDSLEY u. KOEHLER 1969).

VI. Rheumatoide Erkrankungen

Die *rheumatoide Arthritis* ist in seltenen Fällen von einem milden Malabsorptionssyndrom begleitet. Selektiver Laktasemangel soll ebenfalls bei der rheumatoiden Arthritis vorkommen, ohne daß der pathophysiologische Zusammenhang geklärt ist. Patienten mit rheumatoider Arthritis verlieren auf enteralem Weg mehr Eiweiß als Gesunde (PLAUTIN u. STRANDBERG 1974). Die Menge des Eiweißverlustes ist gering, sie könnte aber die häufig erniedrigten Albumin- und Transferrin-Konzentrationen im Serum der Patienten erklären. Die rheumatoide Vaskulitis wird pathophysiologisch für das Eiweißverlustsyndrom verantwortlich gemacht. Sie kann im übrigen auch schwere Komplikationen wie Dünndarminfarkt und -perforation verursachen.

Beim *Morbus Behçet* treten schmerzhafte rezidivierende Mundaphthen, Genitalulzera und Hypopyoniritis auf. Die Erkrankung ruft vielfältige Begleitsymptome an verschiedenen Organsystemen hervor, der Gastrointestinaltrakt ist nicht selten befallen. Der Dünndarm kann mit Lymphangiektasie, Ulzerationen und Steatorrhö beteiligt sein. Diese Erscheinungen liegen allerdings nur bei einzelnen Fällen der ohnehin seltenen Erkrankung vor.

D. Dermatologische Erkrankungen

I. Dermatitis herpetiformis

Die Dermatitis herpetiformis ist eine stark juckende Hautkrankheit mit vielgestaltigen Effloreszenzen. Neben Flecken, Quaddeln und Knötchen sind subepidermale Blasen ein typischer Befund. Etwa 60–80% der Patienten weisen Dünndarmveränderungen auf, deren klinische, pathophysiologische und morphologische Befunde der einheimischen Sprue ähneln (BROW et al. 1971; SCOTT et al. 1977). Lediglich die vorwiegend diskontinuierliche Verteilung der morphologischen Veränderungen im Dünndarm („patchy lesions") und der extrem hohe Gehalt an interepithelialen Lymphozyten weichen von der üblichen Pathomorphologie der Sprue ab (OTTO et al. 1979), alle übrigen Befunde sind identisch. Die morphologischen Veränderungen sind im proximalen Dünndarm am deutlichsten ausgeprägt und nehmen in analwärtiger Richtung ab. Die gehäufte Koinzidenz des Histokompatibilitätsantigens HL-A8 bei einheimischer Sprue gilt gleichermaßen für Patienten mit Dermatitis herpetiformis, und zwar unabhängig vom Vorliegen intestinaler Veränderungen (SEAH et al. 1976; SCOTT et al. 1977). Es ist eine Frage der Übereinkunft, ob die Dünndarmveränderungen als Symptom der Dermatitis herpetiformis oder als begleitende einheimische Sprue aufzufassen sind. Der größere Teil der Patienten ist frei von abdominellen Beschwerden.

Diarrhö, Steatorrhö und enteraler Eiweißverlust (MCKENZIE u. RANDEL 1974) sind die Krankheitserscheinungen der symptomatischen Patienten. Glutenfreie Kost lindert die Beschwerden und führt zur Restitution der Dünndarmzotten. Die Hauteffloreszenzen bleiben von der diätetischen Therapie unbeeinflußt, wenngleich einzelne Beobachtungen für einen Zusammenhang zwischen Diätfehlern und Exazerbation von Hauterscheinungen angeführt werden (PEHAMBERGER et al. 1980). Die Behandlung der Hauteffloreszenzen mit Sulfapyridin oder DADPS (Diamino-Diphenyl-Sulfon) ist ihrerseits unwirksam gegenüber der Enteropathie. Die Verordnung glutenfreier Kost ist nur für Patienten mit Malabsorption sinnvoll.

Aufgrund zahlreicher Beobachtungen ist anzunehmen, daß die Entwicklung maligner Dünndarmlymphome durch die Dermatitis herpetiformis begünstigt wird (GEBBERS et al. 1977; GOULD u. HOWELL 1977; OTTO et al. 1979; SILK et al. 1977; TOENDER et al. 1976). Dieser Zusammenhang ist zwar statistisch nicht gesichert, wäre aber in Analogie zur präkanzerosen Eigenschaft der einheimischen Sprue plausibel (HARRIS et al. 1967).

II. Mastozytose (Urticaria pigmentosa)

Die Mastozytose kann als isolierte Hautkrankheit oder systemisch auftreten. Es handelt sich um eine abnorme Proliferation der Mastzellen mit urtikariellem Exanthem, das durch Reiben der Haut provoziert werden kann. Die kutane Mastozytose ist sehr viel häufiger und betrifft vorwiegend Kinder. Im jugendlichen Alter verschwinden die Krankheitserscheinungen meistens. Die seltene systemische Mastozytose befällt Skelett, Leber, Milz, Pankreas, Herz, Lunge und den Gastrointestinaltrakt. Sie wird in der letzten Zeit als Retikuloendotheliose aufgefaßt. Die Symptomatik wird durch episodische Histaminfreisetzung bestimmt. Sie löst anfallsweise Hautrötung mit Juckreiz, Kopfschmerzen, Herzrasen, Hypotonie und bei manchen Patienten Asthma bronchiale aus (BURGOON et al. 1968; WILDGRUBE u. CLASSEN 1981). Die Hälfte der Patienten leidet unter gastrointestinalen Beschwerden mit Übelkeit, Erbrechen, krampfartigen Bauchschmerzen und Durchfall. Funktionelle Veränderungen des Dünndarms bestehen in gesteigerter Motilität, die den Durchfall begünstigt, und in einzelnen Fällen Malabsorption (AMMANN u. SPYCHER 1972; BANK u. MARKS 1963; BROITMAN et al. 1970; JARNUM u. ZACHARIAE 1967). Die Malabsorption kann global sein oder Teilfunktionen betreffen. Bei der röntgenologischen und endoskopischen Untersuchung fällt die ödematös verdickte Schleimhaut mit vergröberten Falten auf. Das Ödem findet sich bei der histologischen Untersuchung der Dünndarmschleimhaut wieder, die im übrigen von Mastzellen und eosinophilen Granulozyten in wechselnder Menge infiltriert ist. Die Zottenarchitektur ist meistens erhalten oder nur gering verändert. Der histologische Befund ist keineswegs pathognomonisch sondern gelegentlich schwer von der eosinophilen Gastroenteritis und der allergischen Gastroenteropathie abzugrenzen (OTTO u. GEBBERS 1977). Über die pathophysiologische Priorität der Schleimhautinfiltration und der erhöhten Serum-Histaminkonzentration für die Entstehung des Durchfalls und der Malabsorption herrscht noch keine Klarheit (DANTZIG 1976). Der Verlauf der Erkrankung wird durch das Fortschreiten der Organinfiltrationen und der Heftigkeit der anfallsweisen Kreislaufbeeinträchtigung bestimmt.

Zur Behandlung des Durchfalls, der Bauchschmerzen, der Haut- und Kreislaufbeschwerden wurden mit der Gabe von Histamin-H2-Rezeptorantagonisten und Cromoglycinsäure günstige Wirkungen erzielt (BERG et al. 1981; SOTER et al. 1979; ACHORD u. LANGFORD 1981).

III. Andere dermatologische Erkrankungen

Psoriasis und *ekzematöse Hauterkrankungen* können in sehr seltenen Fällen durch Steatorrhö, Vitamin-B_{12}- und Folsäuremalabsorption kompliziert sein. Diese sog. „dermatogene Enteropathie" (MARKS u. SHUSTER 1971) verschwindet, wenn die Hauterkrankung ausheilt. Histologisch läßt sich eine partielle Zottenatrophie der Dünndarmschleimhaut mit Aktivitätsminderung der Membranenzyme nachweisen (HOLZMANN et al. 1973).

Bei der *multiplen Neurofibromatose* (Morbus Recklinghausen) können intestinale Neurofibrome den Dünndarm verlegen und rezidivierende Blutungen verursachen. Sie müssen chirurgisch entfernt werden.

Die *hereditäre hämorrhagische Teleangiektasie* (Morbus Osler-Rendu-Weber) gibt bei 13% der betroffenen Patienten zu gastrointestinalen Blutungen Anlaß. Meist handelt es sich um chronische oder rezidivierende Sickerblutungen, die lebensbedrohliche Ausmaße annehmen können. Die Teleangiektasien können im gesamten Magen-Darm-Trakt verteilt sein. Sie werden endoskopisch als Blutungsquelle identifiziert und behandelt, soweit sie für das Endoskop zugänglich sind (HAGENMÜLLER et al. 1975).

E. Kardiale Erkrankungen

Konstriktive Perikarditis, Trikuspidalinsuffizienz, Vorhofseptumdefekt und Pulmonalstenose können ein enterales Eiweißverlustsyndrom auslösen (GLEICH 1973; PETERSEN u. HASTRUP 1963; STROBER et al. 1968). Voraussetzung für den kardial bedingten Eiweißverlust scheint die starke Erhöhung des zentralen Venendrucks zu sein. Unter diesen Bedingungen weiten sich die intestinalen Lymphgefäße auf (Dumont et al. 1963). Es resultiert ein morphologischer Befund ähnlich der intestinalen Lymphangiektasie (Kumpe et al. 1975). Die Drainage der Lymphe ist behindert, sie fließt z.T. ins Darmlumen ab. Die resultierende Hypalbuminämie fördert wiederum die periphere Ödembildung. Das kardial verursachte Eiweißverlustsyndrom ist meistens von einer Lymphopenie begleitet, die möglicherweise Folge des enteralen Lymphozytenverlusts ist. Im Dünndarmbiopsat ist histologisch die Dilatation der Lymphgefäße zu erkennen, im übrigen weist die Schleimhautmorphologie keine wesentlichen Veränderungen auf.

Wenn sich die Rechtsherzinsuffizienz beheben läßt, normalisiert sich auch der enterale Eiweißverlust. Entwickelt sich ein Kreislaufschock, so kann eine akute hämorrhagische Nekrose nicht nur des Dünndarms, sondern auch des Magens oder Kolons eintreten. Dieses Ereignis kann auch bei Sepsis, ausgedehnten Verbrennungen, schwerem Operationstrauma oder Blutverlust mit Schocksymptomatik vorkommen. Die akute intestinale Nekrose ist in den letzten Jahren als Folge der weitverbreiteten Anwendung intensivmedizinischer Maßnahmen bei Schwerkranken häufiger geworden (Bounous 1982). Ihre Pathogenese ist weitgehend ungeklärt.

Literatur

Achord JL, Langford H (1981) The effect of cimetidine and propantheline on the symptoms of a patient with systemic mastocytosis. Am J Med 69:610–614

Ament ME (1975) Immunodeficiency syndromes and gastrointestinal disease. Pediatr Clin North Am 22:807–825

Ament ME, Ochs HD, Davids SD (1973) Structure and function of the gastrointestinal tract in primary immunodeficiency syndromes: a study of 39 patients. Medicine (Baltimore) 52:227–248

Ammann AJ, Hong R (1971) Selective IgA deficiency: Presentation of 30 cases and a review of the literature. Medicine 50:223–236

Ammann R, Spycher C (1972) Malabsorptionssyndrom bei generalisierter Mastozytose (Urticaria pigmentosa). Schweiz Med Wochenschr 102:213–216

Bahner F (1973) Endokrinium und Gastrointestinaltrakt. In: Demling L (Hrsg) Klinische Gastroenterologie. Thieme, Stuttgart, S 1054

Bank S, Marks IN (1963) Malabsorption in systemic mast cell disease. Gastroenterology 45:535–538

Bardsley JL, Koehler PR (1969) Pseudoxanthoma elasticum; angiographic manifestations in abdominal vessels. Radiology 93:559–561

Battle WM, Snape WJ Jr, Alavi A (1980) Colonic dysfunction in diabetes mellitus. Gastroenterology 79:1217–1221

Bazinet P, Marim G (1971) Malabsorption in systemic lupus erythematosus. Am J Dig Dis 16:460–463

Beighton PH, Merdoch JL, Votteler T (1969) Gastrointestinal complications of the Ehlers-Danlos syndrome. Gut 10:1004–1007

Berg MJ, Bernhard H, Schentag JJ (1981) Cimetidine in systemic mastocytosis. Drug Intel Clin Pharm 15:180–183

Bluestone R, MacMahon M, Dawson JM (1969) Systemic sclerosis and small bowel involvement. Gut 10:185–193

Bounous G (1982) Acute necrosis of the intestinal mucosa. Gastroenterology 82:1457–1467

Brandtzaeg P, Baklien K (1976) Immunglobulin producing cells in the intestine in health and disease. Clin Gastroenterol 5:251–269

Broitman SA, McCray RS, May JC, Deren JJ, Ackroyd F, Gottlieb LS, McDermott W, Zamchek N (1970) Mastocytosis and intestinal malabsorption. Am J Med 48:382–384

Brow JR, Parker F, Weinstein WM, Rubin CE (1971) The small intestinal mucosa in dermatitis herpetiformis. I. Severity and distribution of the small intestinal lesion and associated malabsorption. Gastroenterology 60:355–362

Bryan A, Knauft RF, Burns WA (1977) Small bowel perforation in Fabry's disease. Ann Intern Med 86:315–317

Burgoon CF, Graham JG, McCaffree DL (1968) Mast cell disease. A cutaneous variant with multisystem involvement. Arch Dermatol 98:590–593

Caspary WF (1977) Dünndarm und Stoffwechselerkrankungen. In: Ritter U, Classen M (Hrsg) Ergebnisse der Gastroenterologie 1976. Demeter, Gräfelfing, S 79–94

Caspary WF, Reimold W (1976) Klinische Bedeutung des ^{14}C-Glykocholat-Atemtests in der gastroenterologischen Diagnostik bei Erkrankungen mit gesteigerter Dekonjugation von Gallensäuren. Dtsch Med Wochenschr 101:353–360

Chadha JS, Ashby DW, Cowan WD (1969) Fatal intestinal atony in myxedema. Br Med J 3:398–402

Chapman EM, Maloof F (1956) Bizarre clinical manifestations of hyperthyroidism. N Engl J Med 254:1–4

Christensen J, Schedl HP, Clifton JA (1964) The basis electrical rhythm of the human duodenum in normal subjects and patients with thyroid disease. J Clin Invest 43:1659

Cohen S, Fisher R, Lipshutz W, Turner R, Myers A, Schumacher R (1972) The pathogenesis of esophageal dysfunction in scleroderma and Raynaud's disease. J Clin Invest 51:2663–2668

Crabbe PA, Heremans JF (1967) Selective IgA deficiency with steatorrhea: A new syndrome. Am J Med 42:319–323

Cruz SR, Colwell JA (1972) Pheochromocytoma and ileus. JAMA 219:1050–1053

Dahlberg PA, Karlsson FA, Lundquist G (1981) High serum gastrin levels in thyrotoxic patients. Clin Endocrinol 14:125–131

Dantzig PI (1976) Tetany, malabsorption, and mastocytosis. Arch Intern Med 135:1514–1518

Dotevall G (1961) Gastric secretion of acid in diabetes mellitus during basal conditions and after maximum histamine stimulation. Acta Med Scand 170:59–69

Dumont AE, Clauss RH, Reed GE, Tice DA (1963) Lymph drainage in patients with congestive heart failure. N Engl J Med 269:949–952

Eidelman S, Davis SD, Rubin CE (1968) Immunologic studies in hypogammaglobulinemic sprue. Clin Res 16:117–121

Ellenberg M (1964) Diabetic neuropathy, with special reference to visceral neuropathy. Ann Intern Med 12:11–32

Feldman F, Marshak RH (1963) Dermatomyositis with significant involvement of the gastrointestinal tract. Am J Roentgenol 90:746–747

Ferrans VJ, Fredrickson DS (1975) The pathology of Tangier disease. A light and electron microscopic study. Am J Pathol 78:101–107

Florin-Christensen A, Doniach D, Newcomb PB (1974) Alpha chain disease with pulmonary manifestations. Br Med J 2:413–415

Fudenberg H, Good RA, Goodman HC, Hitzig W, Kunkel HG, Roitt IM, Rosne FS, Rowe DS, Seligmann M, Soothill JR (1971) Primary immunodeficiencies. Report of a World Health Organization Committee. Pediatrics 47:927–943

Gebbers JO, Otto HF, Müller-Wieland K (1977) Immunoblastisches Sarkom („Retikulumzellsarkom") des Gastrointestinaltrakts bei Dermatitis herpetiformis Duhring. Dtsch Med Wochenschr 102:242–247

Gheorghiu T, Assmann G, Schaefer HE (1976) Endoscopic findings in Tangier disease. Endoscopy 8:164–167

Gleich CJ (1973) Cardiomyopathy, heart failure, and protein-losing enteropathy. Chest 64:417–421

Goldstein C, Wirts CW, Kowlessar OD (1970) Diabetic diarrhea and steatorrhea. Ann Intern Med 72:215–218

Gould DJ, Howell R (1977) Dermatitis herpetiformis and reticulum cell sarcoma, a rare complication. Br J Dermatol 96:561–562

Goyal RK, Spiro HM (1971) Gastrointestinal manifestations of diabetes mellitus. Med Clin North Am 55:1031–1044

Hagenmüller F, Wurbs D, Raschke E, Classen M (1975) Endoskopie in der Diagnostik und Therapie der hereditären hämorrhagischen Teleangiektasie (Morbus Osler-Rendu-Weber) im Magen-Darm-Trakt. Inn Med 2:389–392

Harris OD, Cooke WT, Thompson H, Waterhouse JAH (1967) Malignancy in adult coeliac disease and idiopathic steatorrhea. Am J Med 42:899–908

Heitmann P, Stöss U, Gottesbüren H, Martini GA (1973) Störungen der Speiseröhrenfunktion bei Diabetikern. Dtsch Med Wochenschr 98:1151–1155

Hensley GT, Soergel KH (1968) Neuropathologic findings in diabetic diarrhea. Arch Pathol 85:587–597

Hill CS, Ibanez ML, Hamann NA (1973) Medullary (solid) carcinoma of the thyroid gland: An analysis of the M.D. Anderson Hospital experience with patients with a tumor, its special features and its histogenesis. Medecine 52:141–146

Hitzig WH (1973) Congenital thymic and lymphocytic deficiency disorders. In: Stiehm ER, Fulginiti V (eds) Immunologic disorders in infants and children. Saunders, Philadelphia London Toronto, pp 215–235

Hodgson JR, Hoffman HN, Huizenga KA (1967) Roentgenologic features of lymphoid hyperplasia of the small intestine associated with dysgammaglobulinemia. Radiology 88:883–886

Hollis JB, Braddon RL, Castell DO (1974) Esophageal motor dysfunction in diabetes mellitus and its relation to peripheral neuropathy. Gastroenterology 66:713

Holtermüller KH (1975) Diabetische Diarrhoe. Dtsch Med Wochenschr 100:1017–1020

Holzmann H, Hoede N, Morsches B (1973) Organbefunde bei Psoriasis. Dtsch Med Wochenschr 98:1535–1538

Hoskins LC, Norris HT, Gottlieb LS (1962) Functional and morphological alterations of the gastrointestinal tract in progressive systemic sclerosis (scleroderma). Am J Med 33:459–470

Huston JR, Stewart WRC (1965) Hemorrhagic pheochromocytoma with shock and abdominal pain. Am J Med 39:502–504

Jarnum S, Zachariae H (1967) Mastocytosis (urticaria pigmentosa) of skin, stomach, and gut with malabsorption. Gut 8:64–67

Jian R, Galian A, Modigliani R, Matuchansky C, Rambaud JC (1978) Dünndarm und Immunopathien. In: Barthelheimer H, Classen M, Ossenberg FW (Hrsg), Der kranke Dünndarm. III. Hamburger Medizinisches Symposium. Witzstrock, Baden-Baden Köln New York, S 190–204

Kamath KR, Murugasu M (1974) A comparative study of four methods for detecting Giardia lamblia in children with diarrheal disease and malabsorption. Gastroenterology 66:16

Kassander R (1958) Asymptomatic gastric retention in diabetics: Gastroparesis diabeticorum. Ann Intern Med 48:797–812

Katz LA, Spiro HM (1966) Gastrointestinal manifestations of diabetes. N Engl J Med 275:1350–1361

Krejs GJ, Peter P (1976) Oesophagus bei Sklerodermie und anderen Kollagenosen. In: Siewert R, Blum AL, Waldeck F (Hrsg) Funktionsstörungen der Speiseröhre. Springer, Berlin Heidelberg New York, S 298–303

Kumpe DA, Jaffe RB, Waldmann DA (1975) Constrictive pericarditis and protein-losing enteropathy; an imitator of intestinal lymphangiectasis. Am J Roentgenol Radium Ther Nucl Med 124:365–368

Lawlor GJ, Ammann AJ, Wright WC (1974) The syndrome of cellular immunodeficiency with immunoglobulins. J Pediatr 84:183–188

Levinson JD, Nastro LJ (1978) Giardiasis with total villous atrophy. Gastroenterology 74:271–274

Malins JM, French JM (1957) Diabetic diarrhoea. J Med 26:467–480

Mandelstam P, Lieber A (1967) Esophageal dysfunction in diabetic neuro-gastroenteropathy. JAMA 201:88–92

Mandelstam P, Siegel CI, Lieber A, Siegel M (1969) The swallowing disorder in patients with diabetic neuropathy-gastroenteropathy. Gastroenterology 56:1–12

Mann JG, Brown WR, Kern F (1970) The subtle and variable clinical expression of gluten-induced enteropathy (adult celiac disease, nontropical sprue). An analysis of twenty-one consecutive cases. Am J Med 48:357–360

Marino AJ di, Carlson G, Myers A (1973) Duodenal myoelectrical activity in scleroderma. N Eng J Med 289:1220–1223

Marks J, Shuster S (1971) Intestinal malabsorption and the skin. Gut 12:938–942

McGuigan JE, Leibach JR (1978) Immunology and disease of the gastrointestinal tract. In: Sleisinger MH, Fordtran JS (eds) Gastrointestinal disease, 2nd edn. Saunders, Philadelphia London Toronto, p 52

McKenzie AW, Randel JR (1974) Protein-losing enteropathy in dermatitis herpetiformis. Br J Dermatol 90:716–718

McNally EF, Reinhard AE, Schwartz PE (1969) Small bowel motility in diabetics. Am J Dig Dis 14:163–169

Miller LJ, Gorman CA, Go VLW (1978) Gut-thyroid interrelationships. Gastroenterology 75:901–911

Mueller CF, Morehead R, Alter AJ (1972) Pneumatosis intestinalis in collagen disorders. Am J Roentgenol 11:300–302

Otto HF, Gebbers J-O (1977) Die Dünndarmbiopsie. In: Gheorghiu T (Hrsg) Das gastroenterologische Kompendium, Bd 2. Witzstrock, Baden-Baden Brüssel Köln New York

Otto HF, Sack J, Gebbers JO, Schulz KH, Müller-Wieland K (1979) Über die „malabsorptive" Dermatitis herpetiformis Duhring. Eine katamnestische Studie unter besonderer Berücksichtigung dünndarm-bioptischer Befunde. Virchows Arch Pathol Anat 383:195–206

Pallis CA, Lewis PD (1974) The neurology of gastrointestinal disease. In: Major problems in neurology, vol III. Saunders, London Philadelphia Toronto, p 249

Parkin DM, McClelland DB, O'Moore RR (1972) Intestinal bacterial flora in bile salt studies in hypogammaglobulinemia. Gut 13:182–185

Peerenboom H, Vornholz U, Keck E, Jäckel W, Strohmeyer G (1979) Hemmung der intestinalen Absorption von Calcium bei Hyperthyreose. In: Seifert G, Classen M (Hrsg) Ergebnisse der Gastroenterologie 1978. Demeter, Gräfelfing, S 88

Pehamberger H, Konrad K, Holubar K (1980) Juvenile dermatitis herpetiformis: an immunoelectron microscopic study. Br J Dermatol 101:271–277

Pereira AS, Pereira Filho RA, Trevisan MA, Magalhaes AF (1981) Intestinal lymphangiectasia in systemic lupus erythematosus. Arg Gastroenterol 17:210–212

Petersen VP, Hastrup J (1963) Protein-losing gastroenteropathy in constrictive pericarditis. Acta Med Scand 173:401–404

Plautin LO, Strandberg O (1974) Gastrointestinal protein loss in rheumatoid arthritis studied with ^{51}Cr-chromic chloride and ^{125}J-albumin. Scand J Rheumatol 3:169–172

Poirier TJ, Rankin GB (1972) Gastrointestinal manifestations of progressive systemic scleroderma based on a review of 364 cases. Am J Gastroenterol 58:30–44

Rees WDW, Leigh RJ, Christofides ND, Bloom SR, Turnberg LA (1982) Interdigestive motor activity in patients with systemic sclerosis. Gastroenterology 83:575–580

Regan PT, Weiland LH, Geall MG (1978) Scleroderma and intestinal perforation. Am J Gastroenterol 68:566–571

Riecken EO, Trojan HJ, Sauer H, Martini GA (1969) Diabetische Enteropathie und glutensensitive Enteropathie bei Diabetes mellitus. Internist 10:269–275

Rosati LA, Augur NA (1971) Ischemic enterocolitis in pheochromocytoma. Gastroenterology 60:581–583

Roseman DM, Sleisenger MH (1978) Systemic disease and the gut. In: Sleisenger MH, Fordtran JS (eds) Gastrointestinal disease, 2nd edn. Saunders, Philadelphia London Toronto, p 454

Rowe JW, Gilliam JI, Warthin TA (1974) Gastrointestinal manifestations of Fabry's disease. Ann Intern Med 81:628–632

Rundles RW (1945) Diabethic neuropathy. Medicine (Baltimore) 24:111–160

Sames CP (1961) Pseudoxanthoma elasticum: severe melaena from the jejunum treated by resection. Proc R Soc Med 54:519

Scarpello JHB, Sladen GE (1978) Diabetis and the gut. Gut 19:1153–1162

Scarpello JHB, Hagne RV, Cullen DR, Sladen GE (1976) The ^{14}C-glycocholate test in diabetic diarrhoea. Br Med J 2:673–675

Schuffler MD, Rohrmann CA, Chaffee RG, Brand DL (1981) Chronic intestinal pseudo-obstruction: a report of 27 cases and review of the literature. Medicine 60:173–196

Scott BB, Young S, Rajah SM, Marks J, Loskowsky MS (1977) Coeliac disease and dermatitis herpetiformis: Further studies of their relationship. Gut 17:759–762

Seah PP, Fry L, Kearney JW, Campbele E, Mowbray JF, Stewart JS, Hoffbrand AV (1976) A comparison of histocompatibility antigens in dermatitis herpetiformis and adult coeliac disease. Br J Dermatol 94:131–138

Seligmann M, Donon F, Huvez D, Mihaesco E, Preud'Homme J (1968) Alpha chain disease: a new immunoglobulin abnormality. Science 162:1396–1397

Silk DB, Mowat NA, Riddell RH, Kirby JD (1977) Intestinal lymphome complicating dermatitis herpetiformis. Br J Dermatol 96:555–560

Snape WJ Jr (1982) Pseudo-obstruction and other obstructive disorders. In: Connell AM (ed) Motility and its disturbances. Clinics in gastroenterology, vol XI. Saunders, London Philadelphia Toronto, pp 593–608

Soter NA, Austen KF, Wassermann SI (1979) Oral disodium cromoglycate in treatment of systemic mastocytosis. N Engl J Med 301:465–469

Stewart IM, Hoaking DJ, Preston BJ, Atkinson M (1976) Osophageal motor changes in diabetes mellitus. Thorax 31:278–283

Strober W, Cohen LS, Waldmann TA, Braunwald E (1968) Tricuspid regurgitation. A newly recognized cause of protein-losing enteropathy, lymphocytopenia and immunologic deficiency. Am J Med 44:842–847

Taub S, Mariani A, Barkin JS (1979) Gastrointestinal manifestations of diabetes mellitus. Diabetes Care 2:437–447

Thomas FB, Caldwell JH, Greenberger NJ (1973) Diarrhea and thyrotoxicosis. Ann Intern Med 78:669–672

Thompson MA, Summers R (1976) Barium impaction as a complication of gastrointestinal scleroderma. JAMA 235:1715–1717

Toender M, Soerlie D, Kearney MS (1976) Adult coeliac disease. A case with ulceration, dermatitis herpetiformis and reticulosarcoma. Scand J Gastroenterol 11:107–111

Trentham DE, Masi AT (1976) Systemic lupus erythematosus with a protein-losing enteropathy. JAMA 236:287–290

Vela AR, Balart L (1970) Esophageal motor manifestations in diabetes mellitus. Am J Surg 118:21–29

Walsh CH, Cooper BT, Wright AD (1978) Diabetes mellitus and coeliac disease: a clinical study. Q J Med [New Series] 47:89–100

Weihrauch TR, Korting GW (1982) Manometric assessment of oesophageal involvement in progressive systemic sclerosis, morphea and Raynaud's disease. Br J Dermatol 106:

Weihrauch TR, Korting GW, Ewe K, Vogt G (1978) Esophageal dysfunction and its pathogenesis in progressive systemic sclerosis. Klin Wochenschr 56:963–968

Weiser MW, Andres GA, Brentjens JR, Evans JT, Reichlin M (1981) Systemic lupus erythematosus and intestinal venulitis. Gastroenterology 81:570–579

Wells J, Smith B, Hinton M (1977) Acute ileus in myxedema. Br Med J 1:211–212

Whalen GE, Soergel KH, Geenen JE (1969) Diabetic diarrhea − a clinical and pathophysiological study. Gastroenterology 56:1021–1032

Wildgrube HJ, Classen M (1981) Die Mastozytose: ein vieldeutiges Krankheitsbild. Inn Med 8:169–172

Wright SG, Tomkins AM, Ridley DS (1977) Giardiasis. Clinical and therapeutic aspects. Gut 18:343–346

Wurbs D, Classen M (1979) Lamblia intestinalis als Krankheitserreger. Dtsch med Wochenschr 104:1156–1157

Funktionelle Störungen des Dünndarms

M. Wienbeck und J. Erckenbrecht

Mit 3 Tabellen

A. Syndrom des irritablen Darms (Reizdarm)

Der Reizdarm ist gekennzeichnet durch die Leitsymptome Abdominal-schmerz und abnorme Stuhltätigkeit. Das Krankheitsbild ist sehr komplex. Nach allgemeiner Ansicht wird es vorwiegend durch funktionelle Störungen des Dick-darms hervorgerufen (WIENBECK u. ERCKENBRECHT 1982). Mehrere Untersu-chungsbefunde weisen jedoch darauf hin, daß auch höhere Abschnitte des Ver-dauungstrakts in ihrer Funktion gestört sein können. Dies gilt besonders für den Dünndarm.

I. Dünndarmmotorik

Die Ergebnisse von manometrischen Messungen im Dünndarm beim Reiz-darm sind widersprüchlich. Einer Einzelbeobachtung von gestörter Nüchternmo-tilität in Höhe des Treitzschen-Bands (THOMPSON et al. 1979) stehen Befunde bei 6 Patienten entgegen, die völlig regelrechte interdigestive motorische Kom-plexe zeigten (LUX et al. 1981).

Signifikante Unterschiede gegenüber Kontrollpersonen fanden sich jedoch hinsichtlich der Passagezeit durch den Dünndarm (CORBETT et al. 1981). Wäh-rend die Transitzeit, gemessen anhand des Wasserstoffexhalationstests, norma-lerweise $93,0 \pm 6,6$ (SEM) min betrug, war sie bei Patienten mit Reizdarm und Durchfallsymptomatik auf $54,1 \pm 6,3$ min verkürzt. Das antidiarrhöisch wir-kende Opioid Loperamid war in der Lage, diese Beschleunigung aufzuheben und die Passagezeit durch den Dünndarm auf $100,0 \pm 10,2$ min anzuheben. Hier zeigen sich mithin Ansätze für eine rationale Therapie.

II. Gas im Darm

Viele Patienten mit einem Reizdarm klagen über einen Blähbauch (MANNING et al. 1978). Dem steht oft ein völlig unauffälliger objektiver Befund mit norma-lem Darmgasgehalt gegenüber. Auf der Suche nach der Ursache für die Beschwerden stellten Lasser et al. (1975) fest, daß Kranke mit funktionellen Abdominalschmerzen bereits bei Insufflation geringer Gasmengen in den Dünndarm zu einem hohen Prozentsatz über die anamnestisch bekannten Symptome klagten. Die Empfindlichkeitsschwelle ist also bei diesen Patienten herabgesetzt, so daß schon physiologische Volumina ein störendes Blähgefühl verursachen können.

In derselben Untersuchung wurde das weitere Schicksal des insufflierten Gases verfolgt. Bei den Patienten mit Blähbauch strömten gegenüber den Kontrollpersonen wesentlich größere Anteile des Gases zurück in den Magen; bei 3 von 16 Kranken wurde sogar die gesamte eingebrachte Gasmenge im Magen wiedergefunden. Gleichzeitig war die Gaspassage zum Rektum stark verlangsamt. Dimethylpolysiloxan beeinflußt diese Gasbewegung wenig oder nicht. Ziel der Behandlung sollte es mithin sein, durch Vermeidung besonders stark blähender Speisen (z.B. Kohl, Hülsenfrüchte) die Gasmenge im Dünndarm möglichst gering zu halten.

III. Sekretion

Die Flüssigkeitsbewegung im terminalen Ileum ist normalerweise vorwiegend mukosawärts gerichtet, so daß eine Nettoresorption resultiert. Bei Patienten mit irritablem Darm ergab sich jedoch eine Nettosekretion (Oddson et al. 1978).

Gallensäure in niedriger Konzentration (1,5 mmol/l Glykochenodesoxycholat) verstärkte bei den Kranken diesen lumenwärts gerichteten Wasserfluß (Tabelle 1). Flüssigkeitssekretion im terminalen Ileum kann mithin zu dem klinischen Symptom der funktionellen Diarrhö beitragen.

Tabelle 1. Transmuköser Wassertransport im terminalen Ileum beim Reizdarm (ml/min/25 cm)

	Kontrollpersonen (n = 10)	Patienten (n = 6)
Basaltransport	0,15	−0,54
Nach Gabe von Glykocheno- desoxycholat (mmol/l)		
0,5	0,14	−0,43
1,5	0,17	−0,93
2,5	−0,35	−1,01

Gallensäurebindende Substanzen, wie Cholestyramin, sollten in der Lage sein, unter bestimmten Umständen diese Sekretion zu vermindern. Möglicherweise läßt sich auch durch den gezielten Einsatz von nebenwirkungsarmen Opioiden das Symptom bessern. Loperamid kann im Dünndarm eine Nettosekretion in eine Resorption umkehren (Sandhu et al. 1981).

B. Intestinale Pseudoobstruktion

Der Begriff „intestinale Pseudoobstruktion" beschreibt ein heterogenes Krankheitsbild mit den Symptomen und Befunden einer intestinalen Obstruktion ohne konkrete Hinweise auf ein tatsächliches mechanisches Hindernis. Es wird eine akute, meist spontan reversible Form der Erkrankung von chronischen Formen mit und ohne Grundkrankheit unterschieden.

I. Akute intestinale Pseudoobstruktion

Nicht selten werden von Chirurgen bei einer Laparotomie dilatierte Darmabschnitte beobachtet, ohne daß die Exploration des Abdomens eine mechanische Obstruktion erkennen ließe. Diese akute intestinale Pseudoobstruktion tritt in Verbindung mit zahlreichen Allgemeinerkrankungen auf (Tabelle 2). Besonders

Tabelle 2. Ursachen der akuten intestinalen Pseudoobstruktion

Postoperative Darmatonie
Niereninsuffizienz
Rechtsherzinsuffizienz
Respiratorische Insuffizienz
Pankreatitis
Nephrolithiais
Unbekannte Ursache

bei alten und schwerkranken Patienten können sich Teile des Dünn- oder Dickdarms ohne mechanisches Hindernis erweitern. Elektrolytstörungen im Rahmen chronischer Nierenerkrankungen oder sympathikomimetische Medikamente können bei der Entstehung der akuten intestinalen Pseudoobstruktion beteiligt sein. Eine gemeinsame Erklärung für diese Veränderung gibt es jedoch bisher nicht. In jedem Fall muß individuell nach einer auslösenden Ursache gefahndet und diese behandelt werden (ANONYMUS 1979). Nicht selten ist jedoch eine auslösende Störung nicht auffindbar. Meist ist für die Prognose der Patienten die begleitende Allgemeinerkrankung entscheidend. Kann sie therapeutisch gebessert werden, dann bildet sich die Darmdilatation gewöhnlich spontan zurück.

II. Chronische intestinale Pseudoobstruktion

1. Chronische idiopathische intestinale Pseudoobstruktion

Zeichen einer intestinalen Obstruktion ohne mechanische Ursache können über Jahre bestehen. Fehlt eine begleitende Grundkrankheit, so wird das Krankheitsbild als chronische idiopathische intestinale Pseudoobstruktion (CIIP) bezeichnet.

Die Erkrankung ist selten. Sie tritt bei beiden Geschlechtern auf und beginnt häufig schon im Kindes- oder Jugendalter (SCHUFFLER et al. 1981). Der Verlauf ist episodisch mit wechselnden Remissions- und Exazerbationsphasen. Für die Erkrankung sind Perioden mit Übelkeit, Erbrechen, krampfartigen abdominellen Schmerzen und Aufblähung des Abdomens typisch (FAULK et al. 1978a). Intensität, Dauer und Häufigkeit dieser Phasen wechseln stark. Die Symptome ähneln denen bei akuter Lumenverlegung des Darms. Im Gegensatz zur mechanischen

Obstruktion klagen die meisten Patienten jedoch über Durchfall (Anuras et al. 1978).

Bei der klinischen Untersuchung fallen Zeichen der intestinalen Malabsorption auf, so daß die Patienten nach langer Krankheitsdauer kachektisch werden. Die Malabsorption trägt wesentlich zur hohen Letalität der Erkrankung bei (Faulk et al. 1978a). Meist läßt sich schon in frühen Stadien eine deutliche Steatorrhö nachweisen. Ursache ist eine Überwucherung von Bakterien im Dünndarm, die infolge verminderter propulsiver Motorik nicht mehr frühzeitig aus diesem Darmabschnitt hinausbefördert werden (Schuffler et al. 1981).

Die krankheitstypische Funktionsstörung der glatten Muskulatur des Gastrointestinaltrakts läßt sich röntgenologisch und manometrisch nachweisen. Schlaffe Dilatation von Speiseröhre, Magen, Dünn- und Dickdarm in unterschiedlichem Ausmaß und unterschiedlicher Ausdehnung ist das charakteristische röntgenologische Symptom. Meist ist die Dilatation im Dünndarm am ausgeprägtesten. Daneben werden verstärkte, ungeordnete Kontraktionen ohne propulsive Wirkung beobachtet (Schuffler et al. 1976). Die Autoren vermuten als Ursache dieser Hypermotilität eine Störung des myenterischen Nervenplexus, während hypomotile Störungen durch Veränderungen an den glatten Muskelzellen zustande kommen sollen. Es wird daher eine nervale Form von einer muskulären Form abgegrenzt. Bei der nervalen Form wurden elektronenmikroskopisch Einschlußkörperchen in den intramuralen Plexus (Schuffler et al. 1978a) sowie mikroskopisch Degenerationserscheinungen (Dyer et al. 1969) gefunden, bei der muskulären hingegen Veränderungen an den glatten Muskelzellen (Naish et al. 1960) sowie ein pathologisches Muskelwachstum in der Zellkultur (Ionasescu et al. 1981). Beide Formen lassen sich auch manometrisch von einander unterscheiden (Schuffler et al. 1981): Auf der einen Seite finden sich besonders kräftige, langdauernde nichtpropulsive Kontraktionen, auf der anderen Seite steht eine schwache oder aufgehobene Kontraktionstätigkeit (Lewis et al. 1978; Maldonado et al. 1970; Naish et al. 1960; Schuffler u. Pope 1976).

Elektromyographisch wurden sowohl eine normale Aktivität der langsamen Wellen im Duodenum und Sigma (Sullivan et al. 1977) als auch ein Fehlen der langsamen Wellen im Dünndarm (Lewis et al. 1978; Sarna et al. 1978) und Veränderungen der Spikeaktivität ohne migrierende myoelektrische Komplexe (Waterfall et al. 1981) beschrieben. In-vitro-Studien zeigten eine normale Antwort der glatten Muskulatur auf Cholinergika und Anticholinergika (Lewis et al. 1978; Sarna et al. 1978; Sullivan et al. 1977). In anderen Fällen wurde ein Defekt der extrinsischen cholinergen Innervation der glatten Muskulatur vermutet, da eine Reaktion auf Cholinergika und Anticholinergika ausblieb (Bannister u. Hoyes 1981). Bei Patienten mit CIIP unterblieb der postprandiale Anstieg der Motilität im Sigma und Rektum nach einer 1000-kcal-Mahlzeit (Snape et al. 1980). Der Verlust dieses überwiegend vagal kontrollierten „gastrokolischen Reflexes" weist auf eine Störung der neuralen Kontrollmechanismen der gastrointestinalen Motilität hin.

Die Mehrzahl der Patienten zeigt unterschiedliche morphologische Veränderungen der intestinalen Mukosa (Schuffler et al. 1978b). Diese Schleimhautveränderungen korrelieren jedoch weder mit der Dauer oder Schwere der Erkrankung noch mit der Fettmalabsorption oder der bakteriellen Fehlbesiedlung des Dünndarms. Für einige Formen der CIIP wurde eine familiäre Häufung, z.T. mit autosomal dominantem Erbgang wahrscheinlich gemacht (Faulk et al. 1978c; Schuffler et al. 1977, 1978a; Schuffler u. Pope 1977; Jacobs et al. 1979). Bei diesen Patienten traten nicht selten zusätzliche Störungen der Harnblasen- und der Schweißdrüsenfunktion auf. Diese Befunde zeigen mithin, daß es sich bei der CIIP um ein Syndrom mit unterschiedlicher Ätiologie, Pathophysiologie und Pathologie, aber ähnlicher klinischer Symptomatik handelt.

Durch die Seltenheit und den natürlichen Verlauf der Erkrankung mit wechselnden Remissions- und Exazerbationsphasen ist die Wirksamkeit von Therapiemaßnahmen schwer zu beurteilen. Eine kausale Therapie ist für das heterogene Krankheitsbild nicht bekannt und auch nicht zu erwarten.

a) Medikamentöse Therapie

Cholinerg wirksame Medikamente, Metoclopramid und Prednison scheinen unwirksam zu sein (FAULK et al. 1978c; LEWIS et al. 1978; LIPTON u. KNAUER 1977; MALDONADO et al. 1970; NAISH et al. 1960). Der Effekt einer antibiotischen Therapie ist im Einzelfall nicht vorherzusagen. Durch sie wird versucht, die durch bakterielle Fehlbesiedlung des Dünndarms ausgelöste Steatorrhö und Diarrhö zu bessern. Nur bei der Hälfte der Patienten trat eine symptomatische Besserung wirklich ein (SCHUFFLER et al. 1981). In Einzelfällen mit erhöhten Prostaglandin-E-Spiegeln konnte durch eine Therapie mit Indometacin das Krankheitsbild vorübergehend günstig beeinflußt werden (LUDERER et al. 1976; PETROKUBI et al. 1980).

b) Diät

Eine Verringerung der Nahrungsanteile von Laktose, langkettigen Fettsäuren oder pflanzlichen Fasern hat keine Auswirkungen auf den Krankheitsverlauf (SCHUFFLER et al. 1981).

c) Operation

Obwohl in Einzelfällen nach resezierenden oder überbrückenden Operationen Besserungen beschrieben wurden (DYER et al. 1969; MASSARAT et al. 1977), scheinen Operationen für die meisten Patienten keine Vorteile zu bringen (FAULK et al. 1978a). Im Gegenteil sind Operationen bei dieser Erkrankung mit einer hohen Letalität verbunden (SCHUFFLER et al. 1981). Überdies zieht eine Laparotomie meistens Folgeoperationen nach sich, da bei Wiederauftreten obstruktiver Erscheinungen nicht sicher zwischen einem Bridenileus und einer Pseudoobstruktion unterschieden werden kann.

d) Parenterale Ernährung

Einzig wirksame symptomatische Behandlung ist in vielen Fällen die langfristige parenterale Ernährung, die deshalb zunehmend häufiger eingesetzt wird (FAULK et al. 1978b). Die Grunderkrankung wird dadurch nicht beeinflußt.

2. Sekundäre intestinale Pseudoobstruktion

Chronische intestinale Pseudoobstruktion ohne mechanische Lumeneinengung tritt auch in Assoziation mit zahlreichen Grunderkrankungen und aus iatrogener Ursache, v.a. im Gefolge unterschiedlicher Medikamente, auf (Tabelle 3). Die dabei vorhandenen funktionellen und morphologischen Veränderungen des Dünndarms werden auf S. 548ff. und S. 611ff. besprochen.

Tabelle 3. Ursachen bei sekundärer intestinaler Pseudoobstruktion. (Modifiziert nach Faulk et al. 1978a; Schuffler et al. 1981)

1. Kollagenosen
   1.1 Sklerodermie
   1.2. Dermatomyositis
   1.3. Systemischer Erythematodes (SLE)

2. Primäre Muskelerkrankungen
   2.1. Myotone Dystrophie
   2.2. Progressive muskuläre Dystrophie
   2.3. Heriditäre Hohlorganmyopathie; familiäre viszerale Myopathie

3. Neurologisch-psychiatrische Erkrankungen
   3.1 M. Parkinson
   3.2. Chagas-Krankheit
   3.3. Familiäre autonome Dysfunktion
   3.4. Psychose

4. Endokrine Erkrankungen
   4.1. Diabetes mellitus
   4.2. Myxödem
   4.3. Hypoparathyreoidismus
   4.4. Phäochromozytom

5. Medikamente
   5.1. Phenothiazine
   5.2. Trizyklische Antidepressiva
   5.3. Antiparkinsonmittel
   5.4. Ganglienblocker
   5.5 Clonidin
   5.6. Antrachinonhaltige Laxantien
   5.7. Amanitavergiftung
   5.8. Alkohol

6. Verschiedenes
   6.1. Jejunoilealer Bypass
   6.2. Jejunumdivertikulose
   6.3. Amyloidose
   6.4. Sklerosierende Mesenteritis
   6.5. Zöliakie?
   6.6 Ceroidose?

C. Funktionelle Dünndarmstörungen nach Vagotomie

Chirurgische Eingriffe am Dünndarm und ihre Folgezustände werden auf S. 454ff., S. 503ff. und S. 535ff. beschrieben. Funktionelle Störungen des Dünndarms treten darüber hinaus auch nach Vagotomie auf. Ziel dieser Operation ist es, die säuresezernierenden Parietalzellen des Magenfundus und -corpus vagal zu denervieren, um damit die Säuresekretion des Magens zu reduzieren. Häufigkeit und Schweregrad der Nebenwirkungen hängen vom Ausmaß der vagalen Denervierung ab. Nur bei der trunkulären Vagotomie sind funktionelle Störungen des Dünndarms durch Verlust der intestinalen vagalen Innervierung zu erwarten. Diese funktionellen Störungen äußern sich in einer Beeinträchtigung der intestinalen Steuerung der Magenentleerung und in Veränderungen der Dünndarmmotilität (Koelz u. Gewertz 1980).

I. Intestinale Steuerung der Magenentleerung

Die Entleerung von Flüssigkeit aus dem Magen wird neben gastralen Mechanismen durch die Azidität, Osmolarität und chemische Zusammensetzung des Duodenalinhalts reguliert (Cooke 1975). Dieser „enterogastrale Reflex" beeinflußt über vagale Afferenzen von unterschiedlichen Rezeptoren im Duodenum die Magenmotilität. Trunkuläre Vagotomie führt zu einer Durchtrennung des Reflexbogens auf der afferenten und efferenten Seite. Dementsprechend ist in diesem Fall, anders als bei der selektiven Vagotomie, nicht nur der gastrale, sondern auch der duodenale Anteil der Steuerung der Magenentleerung gestört. Säure im Duodenum hemmt die Magenmotorik nach trunkulärer Vagotomie nur noch wenig, Glukoselösungen und Fettemulsionen verlieren ihre hemmende Wirkung auf die Magenentleerung völlig (ROZÉ et al. 1977). Die Entleerung von Flüssigkeiten aus dem Magen wird insgesamt erheblich beschleunigt und von der Körperlage abhängig (MC KELVEY 1970). Die Magenentleerungsstörungen tragen wesentlich zur Symptomatik der Postvagotomiediarrhö und des sog. Dumpingsyndroms bei (KOELZ u. GEWERTZ 1980).

II. Dünndarmmotilität

Bewegungsvorgänge im Verdauungskanal können manometrisch oder elektromyographisch registriert werden. Die Motilität im menschlichen Dünndarm in der interdigestiven Phase ist durch den zyklischen Ablauf motorischer und elektrischer Aktivität, den migrierenden Motorkomplex (MMC), gekennzeichnet (s. Bd. III/3A, S. 464ff.). Durch koordinierte Motorik und Sekretion bereiten die migrierenden Komplexe der Nüchternphase den Dünndarm auf die nächste Nahrungsaufnahme vor. Ihnen wird daher eine wichtige Rolle in der Aufrechterhaltung einer normalen Dünndarmphysiologie zugeschrieben. Die Kontrollmechanismen, die die Auslösung und die distalwärts gerichtete Fortleitung des MMC regulieren, sind bisher nur unzureichend bekannt. Gastrointestinale Hormone und extrinsisches sowie intrinsisches Nervensystem sind beteiligt (WINGATE 1981). Nach trunkulärer Vagotomie ist das interdigestive Motilitätsmuster nur gering verändert. Migrierende Komplexe treten weiter auf, jedoch ist ihr Ablauf unregelmäßiger als vor der Operation (GIDDA u. GOYAL 1980; MARIK u. CODE 1975; STODDARD u. DUTHIE 1973). Nach Nahrungsaufnahme wird das interdigestive Motilitätsmuster unterbrochen. Bei Patienten mit trunkulärer Vagotomie ist jedoch der Zeitraum bis zum Wiedereinsetzen der migrierenden Komplexe nach Nahrungsaufnahme erheblich kürzer als bei Normalpersonen (THOMPSON et al. 1980). Besonders ausgeprägt wurde diese ungenügende postprandiale Unterdrückung bei den vagotomierten Patienten gefunden, die über Durchfall klagten. Die Postvagotomiediarrhö scheint also mit dem frühzeitigen Wiederauftreten des interdigestiven Motilitätsmusters nach Nahrungsaufnahme assoziiert zu sein. Möglicherweise werden dadurch dem Kolon vermehrt ungenügend resorbierte Nahrungsanteile und Gallensäuren zugeführt.

Literatur

Anonymus (1979) Intestinal pseudo-obstruction. Lancet I:535–536

Anuras S, Crane SA, Faulk DL, Hubel KA (1978) Intestinal pseudoobstruction. Gastroenterology 74:1318–1324

Bannister R, Hoyes AD (1981) Generalised smooth-muscle disease with defective muscarinic-receptor function. Br Med J 282:1015–1018

Cooke AR (1975) Control of gastric emptying and motility. Gastroenterology 68:804–816

Corbett CL, Thomas S, Read NW, Hobson N, Bergman I, Holdsworth CD (1981) Electrochemical detector for breath hydrogen determination: measurement of small bowel transit time in normal subjects and patients with the irritable bowel syndrome. Gut 22:836–840

Dyer NH, Dawson AM, Smith BF, Todd IP (1969) Obstruction of bowel due to lesion in the myenteric plexus. Br Med J 1:686–689

Faulk DL, Anuras S, Christensen J (1978a) Chronic intestinal pseudoobstruction. Gastroenterology 74:922–931

Faulk DL, Anuras S, Freeman JB (1978b) Idiopathic chronic intestinal pseudoobstruction. Use of central venous nutrition. JAMA 240:2075–2076

Faulk DL, Anuras S, Gardner GD, Mitros FA, Summers RW, Christensen J (1978c) A familial visceral myopathy. Ann Intern Med 89:600–606

Gidda JS, Goyal RK (1980) Influence of vagus nerves on electrical activity of opossum small intestine. Am J Physiol 239:G406–G410

Ionasescu V, Ionasescu R, Christensen J, Anuras S (1981) Alterations in synthesis of contractile proteins in fresh and cultured stomach smooth muscle cells in familial visceral myopathy. Z Gastroenterol 19:408

Jacobs E, Ardichoili D, Perissino A, Gottignies P, Hanssens J-F (1979) A case of familial visceral myopathy with atrophy and fibrosis of the longitudinal muscle layer of the entire small bowel. Gastroenterology 77:745–750

Koelz HR, Gewertz BL (1980) Postvagotomie-Syndrom. In: Siewert JR, Blum AL (Hrsg) Postoperative Syndrome. Springer, Berlin Heidelberg New York, S 93–111

Lasser RB, Bond JH, Levitt MD (1975) The role of intestinal gas in functional abdominal pain. N Engl J Med 293:524–526

Lewis TD, Daniel EE, Sarna SK, Waterfall WE, Marzio L (1978) Idiopathic intestinal pseudoobstruction. Report of a case with intraluminal studies of mechanical and electrical activity, and response to drugs. Gastroenterology 74:107–111

Lipton AB, Knauer CM (1977) Pseudo-obstruction of the bowel. Therapeutic trial of metoclopramide. Am J Dig Dis 22:263–265

Luderer JR, Demers LM, Bonnem EM, Saleem A, Jeffries GH (1976) Elevated prostaglandin E in idiopathic intestinal pseudoobstruction. N Engl J Med 295:1179

Lux G, Femppel J, Lederer C, Scharnagel I, Bösl G, Domschke W, Rösch W (1981) Diagnostik des irritablen Kolons. Manometrische und myographische Untersuchungen. Dtsch Med Wochenschr 106:994–998

Maldonado JE, Gregg JA, Green PA, Brown AL (1970) Chronic idiopathic intestinal pseudoobstruction. Am J Med 49:203–212

Manning AP, Thompson WG, Heaton KW, Morris AF (1978) Towards positive diagnosis of the irritable bowel. Br Med J III:653–654

Marik F, Code CF (1975) Control of the interdigestive myoelectric activity in dogs by the vagus nerves and pentagastrin. Gastroenterology 69:387–395

Massarat S, Schneider J, Seidel W, Schmitz-Moormann P, Dombrowski H (1977) Intestinale Pseudoobstruktion. Z Gastroenterol 15:300–310

McKelvey STD (1970) Gastric incontinence and post-vagotomy diarrhoea. Br J Surg 57:741–747

Naish JM, Copper WM, Brown NJ (1960) Intestinal pseudo-obstruction with steatorrhoea. Gut 1:62–66

Oddson E, Rask-Madsen J, Krag E (1978) A secretory epithelium of the small intestine with increased sensitivity to bile acids in irritable bowel syndrome associated with diarrhoea. Scand J Gastroenterol 13:409–416

Petrokubi RJ, Jeffries GH, Demers LM (1980) Prostaglandin E in chronic idiopathic intestinal pseudo-obstruction. Gastroenterology 78:1236

Rozé C, Couturier D, Chariot J, Debray C (1977) Inhibition of gastric electrical and mechanical activity by intraduodenal agents in pigs and the effects of vagotomy. Digestion 15:526–539

Sandhu BK, Tripp JH, Candy DCA, Harris JT (1981) Loperamide: studies on its mechanism of action. Gut 22:658–662

Sarna SK, Daniel EE, Waterfall WE, Lewis TD, Marzio L (1978) Postoperative gastrointestinal electrical and mechanical activities in a patient with idiopathic intestinal pseudoobstruction. Gastroenterology 74:112–120

Schuffler MD, Pope CE II (1976) Esophageal motor dysfunction in idiopathic intestinal pseudoobstruction. Gastroenterology 70:677–682

Schuffler MD, Pope CE II (1977) Studies of idiopathic intestinal pseudoobstruction. II. Hereditary hollow visceral myopathy: family studies. Gastroenterology 73:339–344

Schuffler MD, Rohrmann CA, Templeton FE (1976) The radiologic manifestations of idiopathic intestinal pseudoobstruction. Am J Roentgenol 127:729–736

Schuffler MD, Lowe MC, Bill AH (1977) Studies of idiopathic intestinal pseudoobstruction. I. Hereditary hollow visceral myopathy: clinical and pathological studies. Gastroenterology 73:327–338

Schuffler MD, Bird TD, Sumi SM, Cook A (1978a) A familial neuronal disease presenting as intestinal pseudoobstruction. Gastroenterology 75:889–898

Schuffler MD, Kaplan LR, Johnson L (1978b) Small-intestinal mucosa in pseudoobstruction syndromes. Am J Dig Dis 23:821–828

Schuffler MD, Rohrmann CA, Chaffee RG, Brand DL, Delaney JH, Young JH (1981) Chronic intestinal pseudo-obstruction. Medicine 60:173–196

Snape WJ, Sullivan MA, Cohen S (1980) Abnormal gastrocolic response in patients with intestinal pseudo-obstruction. Arch Intern Med 140:386–387

Stoddard CJ, Duthie HL (1973) The changes in gastroduodenal myoelectrical activity after varying degrees of vagal denervation. Gut 14:824

Sullivan MA, Snape WJ, Matarazzo SA, Petrokubi RJ, Jeffries G, Cohen S (1977) Gastrointestinal myoelectrical activity in idiopathic intestinal pseudo-obstruction. N Engl J Med 297:233–238

Thompson DG, Ritchie HD, Wingate DL (1980) The effect of food on human jejunal motor activity in normal subjects and in duodenal ulcer patients. Gastroenterology 78:1278

Thompson DG, Wingate DL, Laidlouv JM (1979) Abnormal small bowel motility demonstrated by radio-telemetry in a patient with irritable colon. Lancet II:1321–1322

Waterfall WE, Cameron GS, Sarna SK, Lewis TD, Daniel EE (1981) Disorganised electrical activity in a child with idiopathic intestinal pseudo-obstruction. Gut 22:77–83

Wienbeck M, Erckenbrecht J (1982) Meßbare Funktionsparameter beim Reizdarm-Syndrom. Leber Magen Darm 12:1–7

Wingate DL (1981) Backwards and forwards with the migrating complex. Dig Dis Sci 26:641–666

Ätiologische und epidemiologische Aspekte chronisch-entzündlicher Darmerkrankungen

H. MALCHOW

Mit 1 Abbildung und 4 Tabellen

A. Einleitung

Mehrere Gründe sprechen dafür, die ätiologischen und epidemiologischen Aspekte von Colitis ulcerosa und M. Crohn gemeinsam zu betrachten. Einerseits sachliche, denn nicht immer können beide Krankheiten diagnostisch sauber voneinander unterschieden werden. Auch genetische Studien deuten auf gemeinsame Vererbungsmerkmale hin. Andererseits sind es pragmatische Gründe, denn Anfang der 70er Jahre wurde u.a. im nordamerikanischen Schrifttum keine Trennung zwischen M. Crohn und Colitis ulcerosa vorgenommen (möglicherweise auch um bei den doch recht selten vorkommenden Krankheiten zu größeren Zahlen zu kommen), so daß zahlreiche Ergebnisse der (immunologischen) Forschung nur unter dem gemeinsamen Aspekt der chronisch-entzündlichen Darmerkrankungen gewertet werden können.

Obwohl mehr und mehr auch über die Grundlagen der zu besprechenden Krankheiten publiziert wird, muß die Ätiologie nach wie vor als ungelöst angesehen werden. Die wichtigsten Ansatzpunkte werden in den folgenden Abschnitten aufgezählt.

B. Infektion

I. Übertragungsversuche

Experimente an Mäusen durch MITCHELL und REES (1970) haben den Hinweis erbracht, daß durch ein Homogenat aus „Crohn-Gewebe" eine granulomatöse Reaktion in Mäusepfoten hervorgerufen werden kann. Dieser ersten Arbeit folgten zahlreiche weitere, die von Übertragungsversuchen mit unterschiedlichen Techniken und Tiermodellen berichten (MITCHELL u. REES 1976, 1979; MITCHELL et al. 1976). Diese Experimente wurden durch TAUB et al. (1974, 1976) bestätigt, die beobachtete Spezifität der Versuche jedoch in Frage gestellt. Weitere Untersuchungen der gleichen Arbeitsgruppe (MITCHELL et al. 1976; CAVE et al. 1978; MITCHELL u. REES 1979) deuteten dann infolge der Filtrierbarkeit durch 0,2 μm-Filter darauf hin, daß das übertragbare Agens sehr klein sein muß und möglicherweise einem Virus oder der L-Form von Bakterien entsprechen könnte. Andere Arbeitsgruppen haben jedoch durch ihre negativen Ergebnisse der Interpretation der Befunde der Arbeitsgruppe um MITCHELL widersprochen (BOLTON et al. 1973; AHLBERG et al. 1978; BERGSTRAND et al. 1978), obwohl auch Übertragungsversuche in anderen Tiermodellen erfolgreich waren (CAVE et al. 1973, 1975).

Wie immer dem auch sei, die erfolgreichen Übertragungsversuche sind der entscheidende Impuls gewesen, bei der Suche nach den Ursachen der chronisch-entzündlichen Darmerkrankungen auch an Viren oder Bakterien zu denken.

II. Viren

Der erste Bericht über den Nachweis von Viren aus Geweben von Patienten mit M. Crohn und Colitis ulcerosa wurde 1973 von FARMER et al. veröffentlicht. Sie isolierten Zytomegalieviren in der Gewebekultur bei 1 von 4 Patienten mit M. Crohn. Allerdings konnten die Beobachtungen nicht wiederholt werden (ROCHE u. HUANG 1977). Später bestätigten 3 Arbeitsgruppen nacheinander und unabhängig voneinander das Vorkommen eines kleinen RNA-Virus im Gewebe von Patienten mit M. Crohn, Colitis ulcerosa, Kolonkarzinom und anderen gastroenterologischen Krankheiten, selten jedoch bei gesunden Kontrollen (ARONSON et al. 1975; GITNICK et al. 1976; STRICKLAND et al. 1979). Virusähnliche Partikel wurden elektronenoptisch beobachtet (GITNICK u. ROSEN 1976; WHORWELL et al. 1977; RIEMANN 1977). Antikörpertiter, die sich signifikant von Kontrollen unterschieden, wurden nur für das Zytomegalievirus und Chlamydia trachomatus LGV beschrieben (BEEKEN 1979). Der gegenwärtige Stand in der Virusforschung bei den chronisch-entzündlichen Darmerkrankungen ist auf einer Arbeitstagung in Tarrytown wie folgt beschrieben worden:

1. Ein zytopathisches Agens wurde bei M. Crohn sowie anderen gastrointestinalen Erkrankungen identifiziert.

2. Dieses Agens mißt etwa 60 nm im Durchmesser und bleibt sowohl bei Erhitzen als auch durch Behandlung mit Äther oder Säure stabil.

3. Das Agens ist in der Gewebekultur übertragbar und wächst mit niedrigem Titer.

4. Seine Identität (als Rotavirus) ist unbewiesen.

5. Elektronenmikroskopische Beobachtungen sind bisher nicht beweiskräftig.

6. Die ätiologische Rolle dieses Agens für die Entstehung chronisch-entzündlicher Darmerkrankungen und anderer Erkrankungen ist bisher noch ungeklärt (BEEKEN 1979).

III. Bakterien

Bakterien könnten eine primäre Rolle für die Ätiologie der chronisch entzündlichen Darmerkrankungen spielen, entweder weil sie in das Gewebe eindringen und eine Zerstörung hervorrufen oder indem sie eine immunologische oder Gewebsreaktion in Gang setzen, die durch einen chemischen Bestandteil der

Bakterienzelle ausgelöst wurde. Hinzu kommt möglicherweise die sekundäre, bakterielle Besiedlung von Gewebe, welches ursprünglich durch einen anderen Mechanismus zerstört wurde. Diese sekundäre Besiedlung mit Bakterien könnte ein entscheidender Wesenszug der Pathogenese sein.

Hinweise für eine mögliche Rolle von Bakterien sind durch folgende Beobachtungen entstanden:

1. Übertragungsversuche wie bereits oben beschrieben.

2. Bakterienkulturen: Bislang gibt es noch keine positiven Kulturergebnisse für pathogene Bakterien aus dem Gewebe von chronisch-entzündlichen Darmerkrankungen. Lediglich aus dem Gewebe von einem Patienten mit M. Crohn konnte *Mycobacterium kansasii* angezüchtet werden (BURNHAM et al. 1978). Übertragungsversuche haben jedoch keine M.-Crohn-ähnlichen Läsionen hervorrufen können.

Quantitativ wurden in Resektionspräparaten von M. Crohn eine vermehrte Anzahl von *E. coli* und *B. fragilis* (im Ileum) sowie *E. coli* und *Lactobacilli* (im Kolon) nachgewiesen. Diese Befunde waren unabhängig von Aktivität, Stenose oder Befall des Kolons (KEIGHLEY et al. 1978).

Zellwanddefekte Bakterien, die wahrscheinlich als pseudomonasähnliche Bakterien der Gruppe Va bezeichnet werden müssen, wurden von PARENT und MITCHELL 1978 beschrieben. Antikörpertiter waren bei Patienten mit M. Crohn meßbar. Postoperativ wurde ein Titerabfall festgestellt (MITCHELL u. PARENT 1979).

Zellwanddefekte Mykobakterien wurden von BURNHAM et al. 1978 sowie STANFORD et al. 1979 vermutet. Sowohl bei M. Crohn als auch bei der Colitis ulcerosa waren Kulturen aus Lymphknoten deutlich häufiger positiv als bei den Kontrollen.

3. Die mikroskopische Untersuchung von Gewebsschnitten hat mit den Methoden der Lichtmikroskopie und der Immunfluoreszens keinen Bakteriennachweis erbracht. Lediglich elektronenoptische Untersuchungen haben bei 6 von 11 Patienten mit M. Crohn eine Anhäufung von Bakterien in tieferen Gewebsschichten ergeben, die allerdings durch keine andere Methode zu verifizieren war. Bei Patienten mit Colitis ulcerosa und Kontrollen wurden solche Ansammlungen nicht gesehen (ALUWIHARE 1971).

4. Immunantwort auf Bakterien:

a) Humorale Antikörper auf *E.-coli*-O-Antigene wurden vermehrt bei Patienten mit chronisch-entzündlichen Darmerkrankungen gefunden, bei M. Crohn jedoch etwa doppelt so häufig wie bei der Colitis ulcerosa. Spezifische O-Serotypen wurden nicht entdeckt (TABAQCHALI et al. 1978). Antikörper mittels des Immunfluoreszenznachweises gegen *Mycobacterium kansasii 1129* wurden in gleich starker Ausprägung bei M. Crohn und Colitis ulcerosa erhalten (WHITE et al. 1978). Auch gegen Chlamydien (intrazelluläre, den Bakterien ähnelnde Parasiten) wurden kürzlich Antikörper bei Patienten mit M. Crohn nachgewiesen (SCHULLER et al. 1979).

b) Zelluläre Immunität: Obwohl Patienten mit M. Crohn eher eine schwächere Tuberkulinreaktion als gesunde Kontrollen zeigen, erbrachten ähnliche Tests mit *Mycobacterium kansasii* mehr positive Hautreaktionen bei Patienten als bei gesunden Kontrollpersonen (BURNHAM et al. 1978).

IV. Epidemiologie

Epidemiologische und Familienstudien haben bislang keinen Hinweis für eine Infektiosität der chronisch-entzündlichen Darmkrankheiten erbringen können. Die familiäre Häufung bei Verwandten 1. Grades und die Seltenheit der Erkrankung von Ehepartnern sprechen gegen eine infektiöse Genese (McCONNELL 1979). Die günstige Wirkung von antibiotisch wirkenden Substanzen muß jedoch eher durch die Beherrschung der Sekundärphänomene erklärt werden, als daß sie durch die Anwendung des Prinzips „ex iuvantibus" auf die Ätiologie rückschließen ließe.

Zusammenfassend reichen die bisherigen Befunde nicht aus, die Ätiologie der chronisch-entzündlichen Darmerkrankungen durch Bakterien erklären zu können. Auf allen Teilgebieten bedarf es weiterer Arbeit und der Bestätigung durch andere, unabhängige Arbeitsgruppen.

C. Immunreaktionen

I. Humorale (antikörpervermittelte) Immunreaktionen

Durch den Nachweis von zirkulierenden Antikörpern gegen Kolonepithelien, die mit Liposacchariden aus *E. coli* kreuzreagierten, wurde angenommen, daß die chronisch-entzündlichen Darmerkrankungen „Autoimmunkrankheiten" seien. Diese These besagte, daß die Antikörper, die sich gegen *E. coli* bilden, auch mit den intestinalen Zellen reagieren und dadurch pathogen wirken (BROBERGER u. PERLMANN 1959; LAGERCRANTZ et al. 1968). Diese Beweiskette konnte jedoch nicht geschlossen werden (BROBERGER u. PERLMANN 1963; WRIGHT u. TRUELOVE 1966a, b).

Inzwischen werden die meisten der zahlreichen humoralen Immunreaktionen gegen mikrobielle und Nahrungsmittelantigene als Folge einer erhöhten Absorption dieser Antigene durch den entzündeten Darm angesehen (AUER 1979). Veränderungen im Komplementspiegel als Hinweis für Immunkomplexe als auch allergische Reaktionen vom Soforttyp sind bislang unbewiesen und spekulativ (SACHAR et al. 1980). Gegenwärtig wird angenommen, daß die antikörperabhängige, zellvermittelte Zytotoxizität gegen Enterozyten, bei der eine Kreuzreaktivität mit dem common antigen der Enterobacteriaceae vorliegt, eine Bedeutung für Ätiologie oder Pathogenese besitzen könnte (AUER 1979).

II. Zellvermittelte Immunreaktionen

Wie bei der humoralen Immunantwort, gibt es auch bei den zellvermittelten Immunreaktionen keinen überzeugenden Anhalt für einen primären Defekt (mögliche Ausnahme s.o.). Allerdings kann es in Abhängigkeit von Krankheitsdauer sowie -aktivität und somit auch von der Behandlung zu einer sekundären Einschränkung verschiedener Immunparameter kommen. So sind die Absolutkonzentrationen von T- und B-Lymphozyten erniedrigt (AUER 1979). In der Darmwand selbst findet sich dagegen eine ausgeprägte Aktivierung des B-Zell-Systems und im Zusammenhang mit dem Entzündungsprozeß auch eine abweichende lokale Immunglobulinsekretion (BRANDTZAEG u. BAKLIEN 1979). Auch die primäre und anamnestische zellvermittelte Immunantwort sowie die Stimulierbarkeit mit Mitogenen ist eingeschränkt. Alle Phänomene sind jedoch sekundär und müssen als Folge der Krankheiten aufgefaßt werden (AUER 1979; SA-

CHAR et al. 1980). Untersuchungen mit Lymphozyten der Darmwand scheinen eine Perspektive für die Zukunft zu bringen (BREUCHA u. RIETHMÜLLER 1975; SHORTER et al. 1979).

III. Phagozytose

Segmentkernige Granulozyten und Makrophagen werden bei M. Crohn geringfügig vermehrt produziert. Sie besitzen auch eine gesteigerte metabolische und funktionelle Aktivität. Ist der Dünndarm beteiligt, so ist die Phagozytoseeigenschaft der neutrophilen Granulozyten eingeschränkt und die Wanderung in Hautfenstern reduziert. Bei Colitis ulcerosa hingegen ist die Chemotaxis herabgesetzt (WARD 1979). Von WARD wurde eine Hypothese zur Pathogenese des M. Crohn aufgestellt, die besagt, daß ein wahrscheinlich genetisch determinierter Phagozytosedefekt vorliegt, möglicherweise ein Block, der auf der molekularen Ebene der Degradation der Makrophagen zu suchen wäre. Der extrinsic faktor, der die Granulombildung hervorruft, kann dann von Mensch zu Mensch und von Zeit zu Zeit unterschiedlich sein (WARD 1977).

D. Faktoren der Nahrung

Da Colitis ulcerosa und M. Crohn Krankheiten sind, die sich ausschließlich am Gastrointestinaltrakt manifestieren – die systemischen Fernwirkungen an anderen Körperorganen sind nicht als Manifestation sondern nur als Auswirkung der Krankheiten zu betrachten – liegt der Schluß nahe, Faktoren der Nahrung für ihre Ätiologie verantwortlich zu machen.

Auch epidemiologische Überlegungen weisen auf Nahrungsfaktoren bei M. Crohn hin. Während die Erkrankung in Westeuropa und Nordamerika relativ häufig vorkommt, ist sie in den weniger stark technisierten Ländern selten oder gar unbekannt (KYLE 1972; MENDELOFF 1980). Dort wo die Krankheit häufig ist, sind viele Bestandteile der Nahrung von ihrem ursprünglichen Zustand technisch verändert. In Europa hat die Inzidenz des M. Crohn in den letzten 50 Jahren stark zugenommen. In dem gleichen Zeitraum haben sich unsere Eßgewohnheiten (und somit auch die Art und Zusammensetzung der Nahrung) schneller geändert als zu irgendeiner Zeit der Geschichte zuvor. So sind in den letzten hundert Jahren die traditionellen stärkehaltigen Mahlzeiten von Brot, Haferbrei und Kartoffeln immer mehr zugunsten von Zucker (und im geringeren Maße auch Fett) ersetzt worden (HEATON et al. 1979).

Milchallergie, Milchintoleranz und Laktoseintoleranz sind lange Jahre für die Colitis ulcerosa als ursächlich angesehen worden (ANDERSON 1942; TAYLOR u. TRUELOVE 1961).

Spätere Überprüfungen konnten jedoch keinen Zusammenhang mehr zwischen Antikörpern gegen Milch und Krankheitsaktivität aufzeigen (JEWELL u. TRUELOVE 1972). Das Auftreten dieser Antikörper beruht am ehesten auf einer vermehrten Durchlässigkeit der entzündeten und geschädigten Schleimhaut und wird daher auch bei der Sprue in gleicher Weise beobachtet (FALCHUK u. ISSELBACHER 1976).

I. Nahrungszusatzstoffe

Die chemischen Zusatzstoffe zur Nahrung sind in Verdacht geraten, an der Ätiologie oder der Pathogenese der chronisch-entzündlichen Darmerkrankungen beteiligt zu sein (CARSTENSEN u. POULSEN 1971). Dabei hat sich das Interesse besonders auf Carragenin konzentriert (MELNYK 1975). Carragenine sind eine Gruppe heterogener Polymere, die aus Einheiten sulfatierter Polygalaktulose zusammengesetzt sind. Drei Haupttypen der Carragenine kommen vor. Nur die degradierte Form von Eucheuma spinosum mit einem Molekulargewicht von 16000 ruft bei Meerschweinchen, Kaninchen und Affen Ulzera im Zökum und Kolon hervor und bewirkt bei der Ratte eine Metaplasie der Rektumschleimhaut (ABRAHAM u. COULSTON 1979). Die Carragenine werden in der Nahrungsmittelindustrie im breiten Umfang als Stabilisatoren eingesetzt. Während andere modifizierte Stärkeprodukte offenbar unbedenklich sind, ist dies für die Carragenine und Furcellaran nicht bewiesen (CARSTENSEN 1979).

II. Zucker

MARTINI und BRANDES haben 1976 zeigen können, daß Patienten mit M. Crohn mehr Zucker verzehren als eine entsprechend ausgesuchte Kontrollgruppe. Diese Befunde konnten mittlerweile von 4 anderen Arbeitsgruppen bestätigt werden (MILLER et al. 1976; HEATON et al. 1979; KASPER u. SOMMER 1979; MAYBERRY et al. 1980). Dabei konnte gezeigt werden, daß Patienten nicht nur während der Krankheit sondern auch vor Beginn der ersten Symptome mehr Zucker, Süßigkeiten und süße Stückchen verzehrten als Kontrollpersonen. Obwohl es sich bei diesen Untersuchungen um retrospektive Studien handelt und somit eine gewisse Skepsis angezeigt scheint, gibt es bisher keine Berichte, die das Gegenteil anzeigen und die Befunde in Frage stellen. Immerhin betrug die Aufnahme von raffiniertem Zucker während der Erkrankung 116 g/Tag (Kontrollen 74 g/Tag) und 117 g/Tag vor Ausbruch der ersten Symptome (MARTINI u. BRANDES 1976).

Tabelle 1. Durchschnittliche Nahrungsaufnahme (g/Tag) von neu diagnostizierten Patienten mit M. Crohn und gesunden Kontrollpersonen (*n.s.* nicht signifikant). (Aus HEATON et al. 1979)

	Patienten	Kontrollen	Signifikanz
Kohlehydrate (Gesamtmenge)	295 ± 15	241 ± 17	$p < 0,02$
Zucker	123 ± 9	78 ± 10	$p < 0,002$
Eiweiß	73 ± 3	74 ± 3	n.s.
Fett	112 ± 5	111 ± 5	n.s.
Faserstoffe (Gesamtmenge)	17,3 ± 0,6	19,2 ± 0,9	n.s.
Getreidefasern	7,2 ± 0,5	7,8 ± 0,6	n.s.
Gemüse- und Fruchtfasern (Gesamtmengen)	10,1 ± 0,5	11,4 ± 0,7	n.s.
Fasern aus rohem Gemüse und Früchten	1,1 ± 0,2	2,3 ± 2,3	$p < 0,001$
Alkohol	9,4 ± 2,8	12,8 ± 3,3	n.s.
Kalorienaufnahme	2480 ± 107	2284 ± 122	n.s.

III. Mangel an Ballaststoffen

Aufgrund allgemeiner Überlegungen wurde die faserarme Nahrung als eine mögliche Ursache des M. Crohn angesehen. Das erkrankte Organsystem, der Magen-Darm-Trakt, hat nämlich als primäre Funktion die Verarbeitung der Nahrung zur Aufgabe und verhält sich entsprechend der Zusammensetzung der Nahrung sehr unterschiedlich. Eine Weißbrotmahlzeit ist zum Beispiel im terminalen Ileum weit mehr konzentriert und wird langsamer vorantransportiert als eine Vollkornmahlzeit (Heaton et al. 1979). Heaton et al. (1979) haben zwar bei Patienten mit M. Crohn im Vergleich zu einer Kontrollgruppe keine signifikanten Unterschiede im Gesamtfasergehalt gefunden, bei der Aufschlüsselung jedoch zeigen können, daß besonders der Faseranteil aus rohem Gemüse und rohen Früchten bei den Crohn-Patienten erniedrigt war (Tabelle 1).

E. Epidemiologie

Die Daten zur Inzidenz und Prävalenz für Colitis ulcerosa und M. Crohn variieren weltweit erheblich. Die meisten epidemiologischen Studien stammen aus USA, England und Skandinavien. Viele der Zahlen sind mit Skepsis zu betrachten, da bei den Diagnosen nicht immer sorgfältig zwischen den beiden Krankheiten unterschieden wurde und auch die epidemiologische Methodologie nicht immer einwandfrei war (Mendeloff 1980). Der Bereich der Inzidenz (Tabelle 2) umfaßt bei der Colitis ulcerosa 2–8 (Prävalenz 40–100) und bei M. Crohn (Tabelle 3) 1–7 (Prävalenz 10–100) pro 100000 Einwohner und Jahr.

Während die Zahl an Neuerkrankungen für die Colitis ulcerosa in den publizierten Beobachtungszeiträumen stets relativ konstant blieb, nimmt die Zahl an Neuerkrankungen bei M. Crohn ständig zu (Abb. 1) (Miller et al. 1974).

Tabelle 2. Inzidenz und Prävalenz der Colitis ulcerosa

Land	Stadt	Beob-achtungs-zeitraum	Autoren	Inzi-denz	Prä-valenz
USA	Baltimore	1960–63	Monk et al. (1967)	4,6	
	Baltimore	1963–73	Garagliano et al. (1979)	4,7	
	Rochester	1935–64	Sedlack et al. (1972)	7,2	87
England	Oxford	1951–60	Evans u. Acheson (1965)	6,5	69,9
Norwegen	Oslo	1956–60	Myren et al. (1971)	2,3	
		1965–69		3,3	
Schweden	Malmö	1958–73	Brahme et al. (1975)	6,4	
Dänemark	Kopenhagen	1961–67	Bonnevie et al. (1968)	7,3	44,1
Neuseeland		1954–58	Wigley u. MacLaurin (1962)	6	
Israel	Tel Aviv	1961–70	Gilat et al. (1974)	3,7	37,4

Tabelle 3. Inzidenz und Prävalenz des M. Crohn

Land	Stadt	Beob-achtungs-zeitraum	Autoren	Inzi-denz	Prä-valenz
USA	Baltimore	1960–63	MONK et al. (1967)	1,8	
		1963–73	GARAGLIANO et al.	3,7	
England	Oxford	1951–60	EVANS u. ACHESON (1965)	0,8	9
	Leeds	1963–68	DE DOMBAL (1971)	3,4	25
	Gloucester	1966–70	TRESADERN et al. (1973)	1,5	
Nordirland	Belast	1966–73	HUMPHREYS (1975)	1,3	
Schottland	Aberdeen	1962–68	KYLE (1971)	2,2	32,5
Norwegen	Oslo	1956–60	MYREN et al. (1971)	0,23	
		1961–63		0,31	
		1964–69		1,05	
Schweden	Uppsala	1956–61	KRAUSE et al. (1971)	1,7	
		1962–67	NORLÉN et al. (1970)	3,1	27,1
		1968–73	BERGMANN u. KRAUSE (1975)	5,0	50
	Malmö	1958–65	BRAHME et al. (1975)	3,5	
		1966–73		6,0	75,2
Dänemark	Kopenhagen	1960–70	HÖJ et al. (1973)	1,3	
Schweiz	Basel	1960–61	FAHRLÄNDER u. BAERLOCHER (1971)	1,6	
Israel	Tel Aviv	1970–76	ROZEN et al. (1979)	1,28	12,31

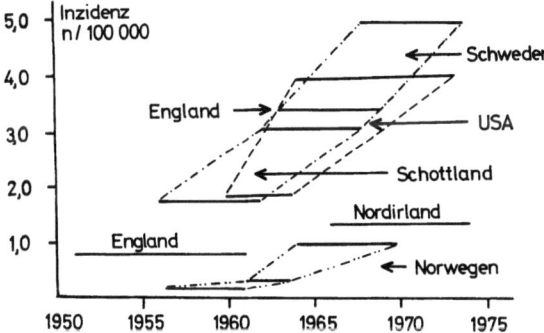

Abb. 1. Zunahme der Inzidenz des M. Crohn zwischen 1950 und 1975. Beobachtungszeitraum (*waagerechte Striche*), Inzidenzzunahme in Norwegen (–··–··–), Schweden (–·–·) und den USA (– – – –)

Obwohl noch nicht bestätigt, scheint der M. Crohn heute häufiger vorzukommen als die Colitis ulcerosa, während noch vor 20 Jahren die Colitis ulcerosa etwa 4–5 mal so häufig diagnostiziert wurde wie der M. Crohn. Bemerkenswert ist weiterhin, daß mehr Menschen in Westeuropa und in den USA an M. Crohn (und Colitis ulcerosa) erkranken als in den anderen Teilen der Welt. Weiße sind häufiger betroffen als Farbige (MENDELOFF 1979). Die Juden der Region Baltimore in den USA haben etwa eine 3- bis 9-fach höhere Inzidenzrate als die übrige Bevölkerung, während bei den Juden in Israel die Inzidenzzahlen niedriger liegen als der allgemeine Durchschnitt für Westeuropa und USA (Mendeloff 1979; Rozen et al. 1979).

F. Genetik

Wie in der Einleitung zu diesem Abschnitt bereits angeführt, ist einer der Gründe, die Ätiologie von Colitis ulcerosa und M. Crohn gemeinsam abzuhandeln, der, daß in Familien von Patienten mit der einen Erkrankung auch die andere Krankheit beobachtet wird. Die Publikation eines solchen „Stammbaums" hat die Aufmerksamkeit auf diese Situation gelenkt (Almy u. Sherlock 1966). Spätere Untersuchungen an einer größeren Patientenzahl haben dies bestätigt (Tabelle 4). Dabei sind 2 Beobachtungen besonders bemerkenswert:

Tabelle 4. Familiäre Häufung der chronisch-entzündlichen Darmkrankheiten

Krankheit	Anzahl	Erkrankungen bei Verwandten				Autoren
		Colitis ulcerosa		M. Crohn		
		absolut	%	absolut	%	
Colitis ulcerosa	1084	75		14		Kirsner u. Spencer (1963)
	103	4	6,7	3	1,4	Lewkonia u. McConnell (1973)
M. Crohn	255	13		14		Kirsner u. Spencer (1963)
	39	4	5,8	7	7,1	Lewkonia u. McConnell (1973)

1. Patienten mit M. Crohn haben mehr Verwandte mit chronisch-entzündlichen Darmkrankheiten als Patienten mit Colitis ulcerosa.

2. Unter den Verwandten von Patienten mit der einen Krankheit befinden sich auch zahlreiche mit der anderen Krankheit.

Patienten mit einem Erkrankungsbeginn vor dem 21. Lebensjahr haben einen höheren Prozentsatz an Verwandten in der Familie (Colitis ulcerosa 29%, M. Crohn 35%) als bei einem späteren Erkrankungsbeginn (Farmer et al. 1980; McConnell 1979).

Patienten mit den Transplantationsmerkmalen HLA-B 27 haben eine größere Wahrscheinlichkeit (66%), an einer Spondylitis ankylopoetica (M. Bechterew) zu erkranken, als der Rest der HLA-B-27-positiven Bevölkerung, bei der diese mit etwa 5% angenommen werden muß.

Nach McConnell (1979) können die Beobachtungen aus den Familienuntersuchungen dahingehend gedeutet werden, daß beide Erkrankungen denselben Genotyp besitzen. Für die Entwicklung einer chronisch-entzündlichen Darmerkrankung könnten 10–15 Gene verantwortlich sein. Hat eine Person nur wenige dieser Gene, so wird sie eher eine Colitis ulcerosa entwickeln. Besitzt sie aber einen mehr kompletten Genotyp, so wird das klinische und pathologisch anatomische Bild mehr dem M. Crohn gleichen (McConnell 1979).

G. Psychosomatische Faktoren

Seit der ersten Arbeit über die psychologischen Aspekte der Colitis ulcerosa (MURRAY 1930) pendeln die Auffassungen über die Theorie, daß die Colitis ulcerosa der Prototyp einer psychosomatischen Krankheit sei, von begeisterter Zustimmung bis zu totaler Ablehnung.

Nach den Vorstellungen der Befürworter einer psychosomatischen Theorie haben die Colitis-ulcerosa-Patienten eine charakteristische prädisponierende Persönlichkeit, die sie gegenüber Streß empfindlich macht, so daß dadurch die Symptome ausgelöst oder verstärkt werden können. Colitis-ulcerosa-Patienten sind emotional unreif, abhängig, passiv und zurückhaltend in ihren Bindungen zu anderen. Besonders die Trennung (oder deren Androhung) von Schlüsselfiguren oder die Übernahme von Verantwortlichkeiten überfordern leicht die emotionale Kapazität (LINDEMANN 1950). Zahlreiche Arbeiten belegen das Vorausgehen einer Colitis-ulcerosa-Persönlichkeit vor dem Ausbruch der ersten Symptome (ENGEL 1955; GROEN u. BASTIAANS 1955). Weitere Unterstützung erfährt die psychosomatische Theorie durch Einzelfallmitteilungen über Patienten, die sich erst unter einer Psychotherapie gebessert haben, nachdem zuvor eine konservative Therapie versagt hatte (WEINSTOCK 1962).

Das Wissen über den M. Crohn ist dagegen noch sehr gering (LATIMER 1978). Saubere, kontrollierte Studien werden in der Zukunft zeigen müssen, inwiefern psychosomatische Faktoren zur Ätiologie oder Pathogenese der chronisch entzündlichen Darmerkrankungen beitragen, denn die bisherigen Untersuchungen kranken alle daran, daß jeweils nur über ausgesuchte (und somit nicht randomisierte und kontrollierte) Patientenkollektive berichtet wurde.

H. Zusammenfassung

Trotz mannigfacher Ansatzpunkte ist es bis heute nicht gelungen, die Ätiologie der chronisch-entzündlichen Darmkrankheiten aufzuklären. Durch epidemiologische und Familienstudien gilt es als erwiesen, daß die Bereitschaft an Colitis ulcerosa oder M. Crohn zu erkranken, vererbt wird. Andere auslösende Momente müssen dann hinzukommen, um die Krankheit manifest werden zu lassen. Ob dies durch Viren, zellwanddefekte Bakterien, Konservierungsstoffe der Nahrung, zu viel Zucker und zu wenig Ballaststoffe der Nahrung, eine Kombination mehrerer Faktoren (einschließlich psychogener) oder etwas ganz anderes bedingt ist, kann z.Z. nicht entschieden werden. Eine primäre immunologische Störung liegt nicht vor. Auch der postulierte Phagozytosedefekt der Makrophagen bedarf seiner experimentiellen Bestätigung.

Literatur

Abraham R, Coulston F (1979) Ulcerative lesions due to carregeenan. Z Gastroenterol (Suppl) 17:154–158

Ahlberg J, Bergstrand O, Holmstrom B, Kronevi T, Reiland S (1978) Negative findings in search for a transmissible agent in Crohn's disease. Acta Chir Scand (Suppl) 482:45–47

Almy TP, Sherlock P (1966) Genetic aspects of ulcerative colitis and regional enteritis. Gastroentero-
    logy 51:757–760
Aluwihare APR (1971) Electron microscopy in Crohn's disease. Gut 12:509–518
Anderson AFR (1942) Ulcerative colitis – an allergic phenomenon. Am J Dig Dis 9:91–98
Aronson MD, Phillips CA, Beeken WL et al. (1975) Isolation and characterization of a viral
    agent from intestinal tissue of patients with Crohn's disease and other intestinal disorders.
    Prog Med Virol 21:165–176
Auer IA (1979) Immunology in Crohn's disease. Z Gastroenterol (Suppl) 17:83–93
Beeken WL (1979) Evidence of virus infection as a cause of Crohn's disease. Z Gastroenterol
    (Suppl) 17:101–104
Bergman L, Krause U (1975) The incidence of Crohn's disease in Central Sweden. Scand J Gastroent
    10:725–729
Bergstrand O, Holmstrom B, Gustafsson BG (1978) Contamination of germfree animals with
    intestinal Crohn's tissue: a preliminary report. Acta Chir Scand (Suppl) 482:48–50
Bolton PM, Owen E, Heatley RV, Jones Williams W, Hughes LE (1973) Negative findings in
    laboratory animals for a transmissible agent in Crohn's disease. Lancet II:1122–1123
Bonnevie O, Riis P, Anthonisen P (1968) An epidemiological study of ulcerative colitis in Copenha-
    gen country. Scand J Gastroenterol 3:432–438
Brahme F, Lindström C, Wenckert A (1975) Crohn's disease in a defined population. An epidemiolo-
    gical study of incidence, prevalence, mortality, and secular trends in the city of Malmö, Sweden.
    Gastroenterology 69:342–351
Brandtzaeg P, Baklien K (1979) Immunopathology of the intestinal lesion in Crohn's disease.
    Z Gastroenterol (Suppl) 17:77–82
Breucha G, Riethmüller G (1975) Intestinal lymphocytes in Crohn's disease. Lancet I:976
Broberger O, Perlmann P (1959) Autoantibodies in human ulcerative colitis. J Exp Med 110:657–674
Broberger O, Perlmann P (1963) In vitro studies of ulcerative colitis. 1. Reactions of patients'
    serum with human fetal colon cells in tissue culture. J Exp Med 117:705–715
Burnham WR, Lennard-Jones JE, Stanford JL, Bird RG (1978) Mycobacteria as a possible cause
    of inflammatory bowels disease. Lancet II:693–696
Carstensen J (1979) Food additives and their possible role in Crohn's disease. Z Gastroenterol
    (Suppl) 17:145–153
Carstensen J, Poulsen E (1971) Food additives and food contaminants. In regional enteritis (Crohn's
    disease). Engel, A., Larsson, T. (eds.). Skandia International Symposia. Nordiska Bokhandelns
    Forlag, Stockholm, pp 283–299
Cave DR, Mitchell DN, Brooke BN (1975) Experimental animal studies of the etiology and pathoge-
    nesis of Crohn's disease. Gastroenterology 69:618–624
Cave DR, Mitchell DN, Kane SP, Brooke BN (1973) Further animal evidence of a transmissible
    agent in Crohn's disease. Lancet II:1120–1122
Cave DR, Mitchell DN, Brooke BM (1978) Induction of granulomas in mice by Crohn's disease
    tissue. Gastroenterology 75:632–637
De Dombal FT (1971) Symposium on Crohn's disease: epidemiology and natural history. Proc
    R Soc Med 64:161
Engel GL (1955) Studies of ulcerative colitis. III. The nature of the psychological process. Am
    J Med 19:231–256
Evans JG, Acheson ED (1965) An epidemiological study of ulcerative colitis and regional enteritis
    in the Oxford area. Gut 6:311–324
Fahrländer H, Baerlocher Ch (1971) Clinical features and epidemiological data on Crohn's disease
    in the Basle area. Scand J Gastroenterol 6:657–662
Falchuk KR, Isselbacher KJ (1976) Circulating antibodies to bovine albumin in ulcerative colitis
    and Crohn's disease. Gastroenterology 70:5–8
Farmer GW, Vincent MM, Fucillo DA et al. (1973) Viral investigations in ulcerative colitis and
    regional enteritis. Gastroenterology 65:8–15
Farmer RG, Michener WM, Mortimer EA (1980) Studies of family history among patients with
    inflammatory bowel disease. Clin Gastroenterol 9/2:271–278
Garagliano CF, Mendeloff AI, Lilienfeld AM. First hospitalization rates for ulcerative proctocolitis
    and Crohn's disease in Baltimore 1963–1973, and for 16 other areas in 1973.
Gilat T, Ribak J, Benaroya Y (1974) Ulcerative colitis in the Jewish population of Tel-Aviv Jafo.
    I. Epidemiology. Gastroenterology 66:335–342

Gitnick GL, Rosen VJ (1976) Electron microscopic studies of viral agents in Crohn's disease. Lancet II:217–219

Gitnick GL, Arthur MH, Shibata I (1976) Cultivation of viral agents from Crohn's disease. A new sensitive system. Lancet II:215–217

Groen J, Bastiaans O (1955) Studies on ulcerative colitis: personality structure, emotional conflict, situations and effects of psychotherapy. In: Modern trends in psychosomatic medicine. O'Neill DF (ed), Butterworths, London, pp 242ff.

Heaton KW, Thornton JR, Emmet PM (1979) Dietary factors in Crohn's disease. Z Gastroenterol (Suppl) 17:140–144

Höj L, Jensen B, Bonnevie O, Riis P (1973) An epidemiological study of regional enteritis and acute ileitis in Copenhagen country. Scand J Gastroenterol 8:381–384

Humphreys WG (1975) An epidemiological survey of Crohn's disease in Northern Ireland. Proc R Soc Med 68:1975

Jewell DP, Truelove SC (1972) Circulating antibodies to cow's milk proteins in ulcerative colitis. Gut 13:796–801

Kasper H, Sommer H (1979) Dietary fiber and nutrient intake in Crohn's disease. Am J Clin Nutr 32:1898–1901

Keighley MRB, Arabi Y, Dimock F, Burdon DW, Allen RN, Alexander-Williams J (1978) Influence of inflammatory bowel disease on intestinal microflora. Gut 19:1099–1104

Kirsner JB, Spencer JA (1963) Familial occurrences of ulcerative colitis, regional enteritis and ileocolitis. Ann Intern Med 59:133–144

Krause U, Bergmann L, Norlén BJ (1971) A clinical study based on 186 patients. Scand J Gastroenterol 6:97–108

Kyle J (1971) An epidemiological study of Crohn's disease in Northeast Scotland. Gastroenterology 61:826–833

Kyle J (1972) Crohn's disease. Heinemann, London

Lagercrantz R, Hammarstrom S, Perlmann P, Gustafsson BE (1968) Immunological studies in ulcerative colitis. III. Incidence of antibodies to colon-antigen in ulcerative colitis and other gastrointestinal diseases. Clin Exp Med 128:1339–1352

Latimer PR (1978) Crohn's disease: a review of the psychological and social outcome. Psychol Med 8:649–656

Lewkonia RM, McConnell RB (1973) Familial inflammatory bowel disease – heredity or environment? Gut 17:235–243

Lindemann E (1950) Modifications in the course of ulcerative colitis in relationship to changes in life situations and reaction patterns. Proc Assoc Res Nervous Mental Dis 29:706–723

Martini GA, Brandes JW (1976) Increased consumption of refined carbohydrates in patients with Crohn's disease. Klin Wochenschr 54:367–371

Mayberry JF, Rhodes J, Newcombe RG (1980) Increased sugar consumption in Crohn's disease. Digestion 20:323–326

McConnell RB (1979) Genetics in Crohn's disease. Z Gastroenterol (Suppl) 17:61–65

Melnyk CS (1975) Experimental colitis. In: Kirsner JB, Shorter RG (eds) Inflammatory bowel disease. Lea & Febiger, Philadelphia, pp 23–26

Mendeloff AI (1979) Epidemiology of Crohn's disease. Z Gastroenterol (Suppl) 17:66–69

Mendeloff AI (1980) The epidemiology of inflammatory bowel disease. Clin Gastroenterol 9/2:259–270

Miller B, Fervers F, Robbeck R, Strohmeyer G (1976) Zuckerkonsum bei Patienten mit Morbus Crohn. Verh Dtsch Ges Inn Med 82:922–924

Miller DS, Keighley AC, Langmann MJS (1974) Changing pattterns in epidemiology of Crohn's disease. Lancet II:691–693

Mitchell PD, Parent K (1979) Cell wall-defective pseudomonas-like bacteria: their possible significance in the etiology of Crohn's disease. Z Gastroenterol (Suppl) 17:109–112

Mitchell DN, Rees RJ (1970) Agent transmissible from Crohn's disease tissue. Lancet II:168–171

Mitchell DN, Rees RJ (1976) Further observations on the transmissibility of Crohn's disease. Ann NY Acad Sci 278:546–558

Mitchell DN, Rees RJ (1979) Possible role of infectious agents in Crohn's disease. Z Gastroenterol (Suppl) 17:98–100

Mitchell DN, Rees RJ, Goswami KK (1976) Transmissible agents from human sarcoid and Crohn's disease tissues. Lancet II:761–765

Monk M, Mendeloff AI, Siegel CI, Lilienfeld A (1967) An epidemiological study of ulcerative colitis and regional enteritis among adults in Baltimore. I. Hospital incidence and prevalence, 1960 to 1963. Gastroenterology 53:198–210

Murray CB (1930) Psychogenic factors in the etiology of ulcerative colitis and bloody diarrhea. Am J Med Sci 180:239–248

Myren J, Gjone E, Hertzberg JN (1971) Epidemiology of ulcerative colitis and regional enterocolitis (Crohn's disease) in Norway. Scand J Gastroenterol 6:511–514

Norlén BJ, Krause U, Bergmann L (1970) An epidemiological study of Crohn's disease. Scand J Gastroenterol 5:385–390

Parent K, Mitchell P (1978) Cell wall defective variants of pseudomonas-like (Group Va) bacteria in Crohn's disease. Gastroenterology 75:368–372

Riemann JF (1977) Further electron microscopic evidence of virus-like particles in Crohn's disease. Acta Hepatogastroenterol 24:116–118

Roche JK, Huang ES (1977) Viral DNA in inflammatory bowel disease. CMV bearing cells as a target for immune mediated enterocytolysis. Gastroenterology 72:228–233

Rozen P, Zonis J, Yekutiel P, Gilat T (1979) Crohn's disease in the jewish population of Tel-Aviv-Yafo. Gastroenterology 76:25–30

Sachar DB, Auslander MO, Walfish JS (1980) Aetiological theories of inflammatory bowel disease. Clin Gastroenterol 9/2:231–257

Schuller J, Piket-Van Ulsen LJ, Veeken IVD, Michel MF, Stolz E (1979) Antibodies against Chlamydia of lymphogranuloma venereum type in Crohn's disease. Lancet I:19–20

Sedlack RE, Nobrega FT, Kurland LT, Sauer WG (1972) Inflammatory colon disease in Rochester, Minnesota, 1935–1964. Gastroenterology 62:935–941

Shorter RG, Chiba M, Thayer WR, Bartnik W, Remine SG (1979) Further studies of cell-mediated immunity in inflammatory bowel disease – a preliminary report. Z Gastroenterol (Suppl) 17:72–76

Stanford JL, White SA, Burnham WR, Lennard-Jones JE, Bird RG (1979) Mycobacteria and inflammatory bowel disease. Lancet I:444

Strickland RG, Volpicelli NA, Robinson JM et al. (1979) Isolation of infectious agents from patients with inflammatory bowel disease (Abstr). Clin Res 27:29 A

Tabaqchali S, O'Donoghue DP, Bettelheim KA (1978) Escherichia coli antibodies in patients with inflammatory bowel disease. Gut 19:108–113

Taub RN, Sachar DB, Siltzbach LE, Janowitz HD (1974) Transmission of ileitis and sarcoid granulomas to mice. Trans Assoc Am Physicians 87:219–224

Taub RN, Sachar DB, Janowitz HD, Siltzbach LE (1976) Induction of granulomas in mice by inoculation of tissue homogenates from patients with inflammatory bowel disease and sarcoidosis. Ann NY Acad Sci 278:560–564

Taylor KB, Truelove SC (1961) Circulating antibodies to milk proteins in ulcerative colitis. Br Med J II:924–929

Tresadern JC, Gear MWL, Nicol A (1973) An epidemiological study of regional enteritis in the Gloucester area. Br J Surg 60:366–368

Ward M (1977) The pathogenesis of Crohn's disease. Lancet II:903–905

Ward M (1979) Phagocytic function in Crohn's disease. Z Gastroenterol (Suppl) 17:116–124

Weinstock HI (1962) Successful treatment of ulcerative colitis by psychoanalysis: a survey of 28 cases with follow-up. J Psychosom Dis 6:243–249

White SA, Nassau E, Burnham WR, Stanford JL, Lennard-Jones JE (1978) Further evidence for a mycobacterial aetiology of Crohn's disease. Gut 19:A 443–444

Whorwell PJ, Phillips CA, Beeken WL (1977) Isolation of reovirus-like agents from patients with Crohn's disease. Lancet I:1169–1171

Wigley RD, MacLaurin BP (1962) A study of ulcerative colitis in New Zealand, showing a low incidence in Maoris. Br Med J II:228–231

Wright R, Truelove SC (1966a) Autoimmune reactions in ulcerative colitis. Gut 7:32–40

Wright R, Truelove SC (1966b) Serial rectal biopsy in ulcerative colitis during the course of a controlled therapeutic trial of various diets. Am J Dig Dis 11:847–857

Therapie

Diätetische Behandlung

Diättherapie bei Dünndarmerkrankungen

B. MILLER

A. Allgemeine Prinzipien

Für eine detaillierte Darstellung der allgemeinen und speziellen Grundlagen der Diätbehandlung von Dünndarmerkrankungen wird auf die neueren monographischen Darstellungen von KASPER (1978, 1980) sowie von FLOCH (1981) hingewiesen. Eine rationale Diättherapie hat von der Kenntnis der Pathophysiologie der zu behandelnden Krankheiten auszugehen. Eine kausale Therapie durch diätetische Maßnahmen ist nur bei Erkrankungen möglich, bei denen Nahrungsbestandteile selbst die pathologischen Veränderungen am Dünndarm hervorrufen. Die Elimination dieser Substanzen aus der Nahrung beseitigt die auslösende Ursache der Erkrankung. Lediglich die glutensensitive Enteropathie (Zöliakie oder einheimische Sprue) und die seltenen intestinalen Nahrungsmittelallergien, bei denen Nahrungsallergene immunologische Reaktionen am Dünndarm auslösen, sind einer kausalen Diättherapie zugänglich. Häufiger haben diätetische Maßnahmen das Ziel, durch qualitative oder quantitative Veränderungen in der Nahrungszufuhr krankheitsbedingten Funktionsausfällen und deren Folgen zu begegnen. Werden bestimmte Nahrungssubstanzen nicht resorbiert und löst ihr Verweilen im Darmlumen Beschwerden (z.B. Durchfälle) oder pathologische Folgen (z.B. Elektrolytverlust) aus, so können diese Krankheitssymptome durch Weglassen dieser Nahrungsbestandteile behandelt werden. Dieses Prinzip liegt der Diät bei allen Formen der Kohlenhydrat- oder Fettmalabsorption zugrunde. Gleichzeitig muß bei verminderter Funktionskapazität des Resorptionsorgans durch entsprechende Nahrungsauswahl die Deckung des Nahrungsbedarfs sichergestellt werden. Durch spezielle diätetische Nahrungsmittel (z.B. mittelkettige Triglyzeride, Formula-Diäten) wurden hier die Möglichkeiten der Diättherapie erheblich erweitert. Einzelheiten werden bei der Darstellung der speziellen Diätetik der einzelnen Dünndarmerkrankungen beschrieben.

B. Spezielle Diätetik

I. Glutensensitive Enteropathie

Bei der glutensensitiven Enteropathie (Zöliakie, einheimische Sprue) löst α-Gliadin, eine Fraktion des Klebereiweißes (Gluten) einheimischer Getreidearten (PATEY 1974), morphologische Veränderungen der Dünndarmschleimhaut aus, die infolge Reduktion der resorbierenden Oberfläche (Watson u. Wright 1974) zu einem unterschiedlich ausgeprägten, meist aber generalisierten Malabsorptionssyndrom führen. Schleimhautveränderungen wie auch Dünndarmfunktion normalisieren sich nach Weglassen der auslösenden Substanz (Dicke 1950a, b; Dicke et al. 1953; van de Kamer u. Weijers 1955; Weijers et al. 1957; Anderson 1960; Rubin et al. 1960; Stewart 1974). Da bereits kleinste Mengen von α-Gliadin die Schleimhauttransformation unterhalten oder erneut hervorrufen können (Rubin et al. 1960; Shiner u. Ballard 1972), muß diätetisch eine komplette Elimination des α-Gliadins aus der Kost erreicht werden.

Es besteht Übereinstimmung, daß die toxische Gliadinfraktion im Klebereiweiß des Weizens, Roggens und der Gerste, nicht aber in Mais, Reis und Hirse enthalten ist (Cornell u. Townley 1974; Dissanayake et al. 1974a, b). Obwohl verschiedene Autoren keine Gliadintoxizität im Hafer nachweisen konnten (Thoulton 1959; Dissanayake et al. 1974b), ist es kontrovers, ob Hafereiweiß auch tatsächlich von allen Patienten mit einer glutensensitiven Enteropathie toleriert wird (van de Kamer et al. 1953). Angesichts dieser Unsicherheit sollte eine glutenfreie Kost auch keine Haferprodukte enthalten. Reine Stärke aus Weizen, Roggen, Gerste oder Hafer ist nicht toxisch.

In der Praxis ist es meist unproblematisch, aus den betreffenden Getreidearten hergestellte Nahrungsmittel wie Brot, Brötchen, Kuchen, Nudeln, Grieß, Graupen usw. zu meiden. Die Lebensmittelindustrie bietet glutenfreie Mehle an, die meist aus reiner Stärke bestehen und bei denen Backfähigkeit durch Zusatz von glutenfreiem Klebereiweiß, z.B. aus Johannesbrotkernmehl, erreicht wird. Darüber hinaus befinden sich eine Vielzahl glutenfreier Fertigpräparate (z.B. Milchnahrungen, Breie, Breikost für Säuglinge und Kleinkinder, Backwaren, Nährmittel usw.) im Handel (Übersicht in Grüne Liste 1980). Schwieriger ist es häufig, auch alle Nahrungsmittel zu meiden, bei denen der Zusatz von Getreideprodukten nicht unmittelbar ersichtlich ist (Baker et al. 1975). Es handelt sich dabei besonders um von der Lebensmittelindustrie hergestellte Fertigprodukte wie Suppen, Soßen, Fleisch- und Gemüsekonserven, manche Wurstsorten, verschiedene Getränke und Süßigkeiten; aber auch Hotel- und Kantinenessen, bei denen Zusätze von Mehl zu Gemüsen, Soßen, Suppen oder als Paniermehl zu Fleischspeisen oft übersehen wird. Wenig bekannt ist ferner, daß auch manche Produkte der pharmazeutischen Industrie, insbesondere Dragees, Gluten enthalten. Wichtige Auskunftsquelle für alle Fragen, die eine glutenfreie Kost betreffen, sind das von der Deutschen Zöliakiegesellschaft e. V. (Adresse: Ganzenstr. 13, 7000 Stuttgart 70; Telefon 0711/71 39 69) herausgegebene und immer auf dem neuesten Stand gehaltene „Zöliakiehandbuch" sowie die „Aufstellung glutenfreier Lebensmittel".

Bei Kindern und Jugendlichen führt die Glutenelimination manchmal bereits innerhalb einiger Tage, meist aber innerhalb weniger Wochen zur Besserung der Krankheitssymptome. Bei älteren Patienten ist das klinische wie auch das morphologische Ansprechen auf die glutenfreie Ernährung oft weniger dramatisch und kann mehrere Monate in Anspruch nehmen (Stewart 1974).

In der Anfangsphase bis zur Normalisierung der intestinalen Funktion ist es häufig erforderlich, die kausale Diättherapie durch eine unspezifische Diätbehandlung zu ergänzen. Diese besteht in einer Elimination von Laktose, bei ungenügendem Effekt auch von Saccharose (Arthur et al. 1966), sowie in einer Reduktion der Fettzufuhr, wobei langkettige durch mittelkettige Triglyzeride ersetzt werden können (Gracey et al. 1970). Da die unbehandelte Zöliakie von einer reversiblen exokrinen Pankreasinsuffizienz begleitet sein kann (Regan u. DiMagno 1980), ist insbesondere bei ungenügendem Ansprechen auf den Glutenentzug anfangs auch eine Substitution von Pankreasenzymen oder der Einsatz einer glutenfreien peptidhaltigen Elementardiät (ADIBI et al. 1974; CLARK et al. 1977) sinnvoll. Bestehen zu Beginn der Behandlung ausgeprägte Mangelzustände, ist zur rascheren Restitution die orale oder auch parenterale Substitution von wasser- und fettlöslichen Vitaminen, Elektrolyten und Mineralien erforderlich.

Die Diättherapie der Zöliakie bzw. einheimischen Sprue mit einer glutenfreien Kost muß derzeit als lebenslange Dauertherapie empfohlen werden, da bei diesen Patienten mit wenigen Ausnahmen (wahrscheinlich höchstens 3%) von einer permanenten Glutenintoleranz auszugehen ist (SHMERLING 1978a, b; EGAN-MITCHELL et al. 1978). Darüber hinaus zeigten prospektive Studien (SHMERLING 1978a; VISAKORPI et al. 1970; McNICHOLL et al. 1975), daß bei Glutenreexposition ein Teil der morphologischen Rezidive über längere Zeit (bis zu mehreren Jahren) klinisch asymptomatisch verlaufen können. In dieser Zeit können aber, vom Patienten zunächst unbemerkt, insbesondere am Skelettsystem irreversible Veränderungen entstehen.

Ungeklärt ist die Frage, ob eine lebenslange glutenfreie Ernährung das bei dieser Erkrankung erhöhte Malignitätsrisiko senkt (STOKES u. HOLMES 1974; HOLMES et al. 1978).

Treten trotz strikter Einhaltung der glutenfreien Kost erneut Symptome einer Malabsorption auf, ist an die Entwicklung folgender Komplikationen zu denken: maligne Lymphome, ulzerierende Jejunitis, kollagene Sprue und Vaskulitis mit Kryoglobulinämie (STEWART 1974).

II. Intestinale Nahrungsmittelallergien

Intestinale Nahrungsmittelallergien erfordern die Elimination des auslösenden Allergens aus der Nahrung. So einfach dieses Prinzip ist, so schwierig und im Einzelfall oft auch fraglich ist häufig die Identifizierung des unverträglichen Nahrungsmittels (HAFTER 1971; WERNER 1974; GREENBERGER u. GRYBOSKI 1978; FLOCH 1981). Nicht selten scheinen intestinale Allergien transitorischen Charakter zu haben, so daß die Patienten nach einiger Zeit das Allergen wieder tolerieren.

Wahrscheinlich häufigste und als Krankheitseinheit klar abgegrenzte Nahrungsmittelallergie ist die Kuhmilchproteinallergie des Kleinkindes. Da bis zu 40% dieser Kinder unter entsprechender Exposition eine Allergie gegen Sojaproteine entwickeln (GREENBERGER u. GRYBOSKI 1978), darf die Eliminationsdiät keine Sojaprodukte enthalten. Von praktischer Bedeutung ist ferner, daß Kuhmilchallergene in die Muttermilch übertreten und somit auch beim brusternährten Säugling entsprechende Symptome auslösen können. In solchen Fällen erwies sich eine kuhmilchproteinfreie Ernährung der Mutter als erfolgreich (JAKOBSSON u. LINDBERG 1978). Da Milch und Milchprodukte eine wichtige Kalziumquelle darstellen, ist bei milchfreier Ernährung auf entsprechende Substitution zu achten.

Neben Milchproteinen scheinen selten auch andere Nahrungsproteine (z.B. Proteine in Eiern, Hühnerfleisch, Schweinefleisch, Thunfisch, Reis) ein sprueähnliches Krankheitsbild mit partieller Zottenatrophie und Malabsorption auslösen zu können, das sich alleinigem Glutenentzug gegenüber als refraktär erweist (POCK-STEEN 1973; BAKER u. ROSENBERG 1978).

Bei schweren intestinalen Hypersensitivitätsreaktionen kann sehr selten, v.a. im Kindesalter, anfänglich eine totale parenterale Ernährung erforderlich sein (FLOCH 1981).

III. Disaccharidasemangel

Ist die Aktivität von disaccharidspaltenden Bürstensaumenzymen vermindert, oder fehlt sie ganz, können die entsprechenden mit der Nahrung aufgenommenen Disaccharide (Laktose, Saccharose) nicht resorbiert werden (KISTLER u. HAEMMERLI 1966). Folge ihrer osmotischen Aktivität im Darmlumen sowie des bakteriellen Abbaus zu kurzkettigen Fettsäuren, Milchsäure, Kohlendioxyd und Wasserstoff im Kolon sind vermehrter Meteorismus, krampfartige Leibschmerzen sowie saure, schaumige Durchfälle. Das Prinzip der Diätbehandlung dieser Resorptionsstörungen besteht in der Elimination der die Beschwerden auslösenden Zucker (LINDQUIST u. MEEUWISSE 1966).

1. Laktasemangel (GRAY 1972; GRYBOSKI 1975; FLOCH 1981)

Das unterschiedliche Ausmaß der Verminderung der Laktaseaktivität bis hin zum völligen Fehlen bedingt große individuelle Unterschiede in der Laktosetoleranz, die von der manchmal erwünschten laxierenden Wirkung größerer Trinkmilchmengen bis zur akuten Schmerz- und Durchfallsymptomatik nach Milchgebäck reichen. Da die Behandlung lediglich Beschwerdefreiheit durch Anpassung der oralen Laktoseaufnahme an die individuelle intestinale Toleranz anstrebt, genügt häufig schon eine Reduzierung der Milchzufuhr. Nur bei ausgeprägtem Laktasemangel ist eine laktosefreie Diät erforderlich, die neben Milch auch Milchprodukte mit geringem Laktosegehalt (Quark, Käse) und mit Milch zubereitete Nahrungsmittel (Backwaren) meidet. Zu beachten ist, daß manchen Fleischwaren (Wurstsorten) Milcheiweiß und damit auch gewisse Mengen Laktose zugesetzt wird. Viele Medikamente in Tabletten- oder Drageeform enthalten als Grundsubstanz oder zur Geschmackskorrektur Laktose. Alle Formula-Diäten, deren Proteinkomponente aus Milcheiweiß besteht, sind nicht laktosefrei und daher bei Patienten mit einem Malabsorptionssyndrom, das häufig die Laktosemalabsorption einschließt, nicht zur Therapie geeignet.

Da in unserer Gesellschaft Milch und Milchprodukte die wichtigste Kalziumquelle darstellen, muß bei milchfreier Kost auf entsprechenden Ersatz durch andere Nahrungsmittel (z.B. Fisch, Lammfleisch, Sojamehl, Nüsse) oder medikamentöse Substitution geachtet werden.

2. Saccharase-Isomaltase-Mangel (GRAY 1972; GRYBOSKI 1975)

Klinisch fällt bei dieser seltenen angeborenen Resorptionsstörung nur die Unverträglichkeit von Saccharose ins Gewicht, da nur wenige Prozent der glykosidischen Bindungen in der Stärke aus den von der Isomaltase zu spaltenden 1,6-glykosidischen Bindungen bestehen, und die übrigbleibenden, unverdaulichen α-Dextrine ein hohes Molekulargewicht mit entsprechend geringer osmotischer Aktivität besitzen (GRAY 1972). Erst bei übermäßiger Stärkezufuhr können gelegentlich Symptome auftreten. Saccharose muß gemieden und durch andere Zucker bzw. Süßstoffe ersetzt werden. Mit zunehmendem Alter scheint sich die Toleranz gegenüber Saccharose zu erhöhen, so daß ältere Kinder und Erwachsene mehrere Gramm ohne Beschwerden vertragen können.

IV. Monosaccharidmalabsorptionssyndrome

Hierbei handelt es sich um seltene angeborene Defekte der spezifischen Monosaccharidtransportmechanismen in den Enterozyten. Die Pathogenese der klinischen Symptomatik wie auch die Therapieprinzipien entsprechen denen bei Disaccharidasemangel (LINDQUIST u. MEEUWISSE 1966).

1. Glukose-Galaktose-Malabsorption (GRAY 1972; GRYBOSKI 1975)

Da neben der intestinalen Resorptionsstörung auch ein Defekt der tubulären Glukosereabsorption vorliegt, führt die orale Kohlenhydrataufnahme nicht nur zu Durchfällen, sondern infolge der Glukosurie auch zu vermehrten renalen Flüssigkeits- und Elektrolytverlusten. Sämtliche Kohlenhydrate (Mono-, Di- und Polysaccharide) außer reiner Fruktose müssen aus der Nahrung eliminiert werden. Einzige natürliche Kohlenhydratquelle für diese Patienten ist der Topinambur, welcher Inulin als Polysaccharid enthält. Manche der betroffenen Kinder tolerieren allerdings Saccharose bis zu gewissen Mengen, da eine der beiden Monosaccharidkomponenten die unbehindert resorbierbare Fruktose ist. Alle Früchte sowie stärkehaltige Nahrungsmittel dürfen nicht gegeben werden; erlaubt sind Fleisch, Fisch, Eier, pflanzliche und tierische Fette, zuckerfreie Getränke sowie Süßstoffe (FRANCIS 1974).

2. Trehalosemalabsorption (BERGOZ 1971)

Da Trehalose (nichtreduzierendes Disaccharid aus 2 Glukosemolekülen) in nennenswerten Mengen nur in jungen Pilzen, v.a. Champignons enthalten ist, führt diese sehr seltene Resorptionsstörung lediglich zur Pilzunverträglichkeit ohne sonstige therapeutische Konsequenzen.

V. Fettmalabsorption

Eine Fettmalabsorption liegt vor, wenn die Fettausscheidung im Stuhl 7–8 g/Tag übersteigt (Steatorrhö). Eine Vielzahl von Erkrankungen, nicht nur des Dünndarms, kann zur Fettmalabsorption führen (FLOCH 1981). Nichtresorbierte Triglyzeride und Fettsäuren führen zu Durchfällen, da sie infolge des vermehrten intraluminalen Volumens die Darmpassage beschleunigen, und da ihre bakteriellen Umwandlungsprodukte (insbesondere Hydroxyfettsäuren) im Kolon die Wasser- und Elektrolytresorption hemmen und damit laxierend wirken. Zugleich beeinträchtigen sie die Resorption anderer Nahrungssubstanzen, insbesondere der fettlöslichen Vitamine sowie des Kalziums (Kalkseifenbildung) und Magnesiums. Eine Reduktion der Aufnahme von Nahrungsfetten kann beide Wirkungen, sowohl die Auslösung von Beschwerden als auch die Folgemalabsorption anderer Substanzen, zumindest vermindern.

Läßt sich die Grundkrankheit behandeln (z.B. eine glutensensitive Enteropathie oder ein M. Whipple) und damit die durch diese Erkrankung bedingte Malabsorption beseitigen, ist höchstens während der initialen Therapieperiode bis zur Normalisierung der Dünndarmfunktion eine diätetische Beeinflussung der Steatorrhö durch Verminderung der Fettzufuhr erforderlich. Steht dagegen keine spezifische Therapie zur Verfügung (z.B. bei Kurzdarmsyndrom, Gallensäurenverlustsyndrom, der intestinalen Lymphangiektasie, der Abetalipoproteinämie), muß durch diätetische Dauermaßnahmen versucht werden, die Folgen der chronischen Malabsorption zu beseitigen.

Eine Verminderung der oralen Fettzufuhr unter 50 g/Tag ist auf längere Dauer aus praktischen Gründen (unsichtbarer Fettgehalt tierischer Nahrungsmittel, Schmackhaftigkeit, Speisenzubereitung) kaum möglich. Soweit diese reduzierte Fettmenge die verminderte Resorptionskapazität des Dünndarms nicht wesentlich übersteigt, d.h. weitgehend resorbiert wird, läßt sich das durch die Fettreduzierung bedingte Defizit in der Energiezufuhr durch vermehrte Aufnahme von Kohlenhydraten und in geringerem Ausmaß von proteinreichen Nahrungsmitteln kompensieren. Es muß lediglich darauf geachtet werden, daß ein ausreichender Anteil des Nahrungsfettes essentielle Fettsäuren (mehrfach ungesättigte Fettsäuren in pflanzlichen Ölen) enthält. Liegt aber eine schwere Fettresorptionsstörung vor, kann die verminderte Fettaufnahme zwar die Beschwerden durch Verringerung der Steatorrhö lindern, zusätzliche diätetische Maßnahmen müssen aber die Energieversorgung sicherstellen. Für diesen Zweck eignen sich am besten Triglyzeride mittelkettiger Fettsäuren (MCT).

MCT unterscheiden sich in ihrer intestinalen Assimilation wesentlich von konventionellen Nahrungsfetten, die aus Triglyzeriden langkettiger Fettsäuren (LCT) bestehen (Isselbacher 1966; Hashim 1967; Senior 1968; Kasper 1978). Die in der Diätetik verwandten MCT-Präparate enthalten vorwiegend Fettsäuren mit 8 und 10 C-Atomen (entsprechend 80% Cypryl- und 17% Caprinsäure), nur 3% entfallen auf Fettsäuren mit 6 bzw. 12 C-Atomen. Die Kaloriendichte von MCT liegt mit 8,2–8,4 kcal/g (36,3–37,1 kJ/g) unter der von LCT. MCT werden im Dünndarm noch bei sehr geringer Lipaseaktivität und Gallensalzkonzentration sehr rasch gespalten, und die Spaltprodukte ohne vorherige Mizellenbildung in die Enterozyten aufgenommen. Darüber hinaus können auch ungespaltene MCT resorbiert werden. Im Gegensatz zu langkettigen Fettsäuren passieren mittelkettige Fettsäuren ohne Reveresterung und Chylomikronenbildung die Enterozyten und werden mit dem Pfortaderblut abtransportiert.

Die Resorption von MCT beeinträchtigt die gleichzeitige Resorption von LCT sowie von fettlöslichen Vitaminen nicht (Kasper u. Kühn 1968). Magenentleerung und Passage durch den Gastrointestinaltrakt erfolgen langsamer als bei LCT (Pirk u. Skála 1970).

Wegen dieser physiologischen Besonderheiten eignen sich MCT bei der Diätbehandlung der Fettmalabsorption infolge Lipase- oder Gallensäurenmangel, reduzierter Resorptionsfläche oder gestörter Resorptionsfunktion, fehlender Chylomikronenbildung sowie behindertem intestinal-mesenterialem Lymphabfluß (Gracey et al. 1970). In größeren Mengen lösen MCT allerdings bei manchen Patienten über unbekannte Mechanismen Durchfälle aus, so daß sich anfangs eine langsam steigernde Dosierung empfiehlt. Der Bedarf an essentiellen Fettsäuren muß durch ausreichende Zufuhr eines linolsäurereichen Fettes (pflanzliche Öle) gedeckt werden, fettlösliche Vitamine müssen u.U. besonders substituiert werden.

Jede Erkrankung mit Fettmalabsorption erfordert zur Verhinderung einer Osteopathie eine ausreichende Kalziumzufuhr, die wegen der meist gleichzeitig vorliegenden Milchunverträglichkeit (Laktasemangel) am besten in Form eines Kalziumpräparats erfolgt.

Da Fettresorptionsstörungen häufig zu einer intestinalen Hyperoxalurie mit erhöhtem Risiko für eine Nephrolithiasis führen (Dobbin u. Binder 1976; Stauffer et al. 1973), muß zusätzlich eine oxalatarme Kost eingehalten werden (Chadwick et al. 1973; Earnest et al. 1974). Die orale Zufuhr von Kalzium im Überschuß vermindert ebenfalls die intestinale Hyperoxalurie.

VI. Zustand nach Dünndarmresektion

Das Ausmaß der Ernährungsprobleme nach Dünndarmresektion hängt von der Länge und der Lokalisation des resezierten Darmabschnitts ab (BOOTH 1961, 1965). Spezifische Funktionen des distalen Ileums wie Vitamin-B-12- und Gallensäurenresorption können von proximalen Dünndarmabschnitten nicht übernommen werden. Umgekehrt können Resektionen des Jejunums i. allg. voll vom Ileum kompensiert werden. Bei Verlust des Ileums ist die Fettmalabsorption schwerer als bei Verlust eines gleich langen Jejunumabschnitts, da zum Verlust resorbierender Oberfläche noch die Störung der Mizellenbildung infolge des Gallensäurenverlustsyndroms hinzukommt.

Gleichzeitig führt der Einstrom von Gallensäuren ins Kolon über eine Hemmung der Wasser- und Elektrolytresorption zur Verstärkung der Durchfälle (chologene Diarrhö) und zur intestinalen Hyperoxalurie (s.a. S. 660).

Die Vitamin-B-12-Malabsorption bei Resektion des terminalen Ileums muß durch parenterale Substitution ausgeglichen werden (500–1000 µg alle 1–2 Monate). Die Fettmalabsorption erfordert die im Abschn. V beschriebenen diätetischen Maßnahmen. Durch Reduktion der Fettaufnahme bzw. teilweisen Austausch des Nahrungsfetts gegen Triglyzeride mittelkettiger Fettsäuren (MCT) kann die Steatorrhö wie auch die damit verbundenen Beschwerden (Diarrhö, Blähungen, kolikartige Schmerzen) verringert werden (KISTLER 1967; SICKINGER 1969). Bei ausgedehnteren Resektionen gelingt eine Deckung des Energiebedarfs nur durch eine hochkalorische Ernährung, die überwiegend aus leicht aufschließbaren Kohlenhydraten und Eiweiß bestehen muß. Um die verbliebene Resorptionskapazität des Dünndarms nicht zu überschreiten und sie möglichst kontinuierlich zu nutzen, muß die Nahrung in häufigeren kleinen Mahlzeiten über den Tag verteilt aufgenommen werden (KASPER 1980). Da neben der Fett- besonders die Laktoseresorption vermindert ist, muß zur Vermeidung von Passagebeschleunigung und Durchfall eine laktosefreie Kost eingehalten werden.

Bei den Mineralstoffen und Elektrolyten ist besonders die Aufnahme von Kalzium, Magnesium und Kalium herabgesetzt (KASPER 1978), nicht beeinträchtigt ist offensichtlich die Ausnutzung des mit der Nahrung aufgenommenen Eisens (BOOTH 1961). Die Resorption der fettlöslichen Vitamine ist früher und ausgeprägter gestört als die der wasserlöslichen Vitamine. Eine medikamentöse Substitution von Mineralstoffen und Vitaminen ist häufig erforderlich (TRIER 1978; FLOCH 1981).

Besondere Probleme bietet die Frühphase nach der Resektion, da in dieser Zeit die Malabsorption am ausgeprägtesten ist. Später kommt es infolge einer morphologischen und funktionellen Adaptation zu einer Zunahme der Resorptionskapazität des Restdarms (DOWLING u. RIECKEN 1974; CUSCHIERI 1977; TRIER 1978; WILLIAMSON 1978). Diese Adaptation erfordert jedoch die frühzeitige Zufuhr von Nahrungsstoffen über das Darmlumen; sie kommt während einer rein parenteralen Ernährung nicht in Gang. Der Kostaufbau muß stufenweise über etwa 6 Wochen erfolgen (CANZLER 1979; STEINHARDT et al. 1981), wobei sich leicht resorbierbare, faserstofffreie Elementardiäten bewährt haben (VOITK et al. 1973; STEINHARDT et al. 1981). In der Anfangsphase kann durch kontinuierliche Infusion der Elementardiät über eine Sonde sowohl die Resorptionskapazität des Restdarms optimal genutzt als auch, bei Lage der Sondenspitze in Höhe des Treitz-Bandes, eine Pankreasstimulation weitgehend vermieden und dadurch eine Reduzierung der intestinalen Flüssigkeitsbelastung erreicht werden (MCARDLE et al. 1973; RAGINS et al. 1973). Bei einem Patienten mit massiver Dünndarmresektion und gleichzeitigem Jejunostoma konnte die intestinale Wasser- und Flüssigkeitsresorption durch orale Gabe von 100 g Glukose soweit verbessert werden, daß die vorher negative Flüssigkeitsbilanz weitgehend ausgeglichen war (KENDALL u. HAWKINS 1971).

VII. Zustand nach totaler Kolektomie mit Ileostoma

Beim Ileostomaträger besteht infolge des Verlusts der Kolonfunktion eine gewisse Instabilität des Wasser- und Elektrolythaushalts sowie wegen des Fehlen des Kontinenzorgans und der anatomischen Besonderheiten des Stomas eine Unverträglichkeit für bestimmte Nahrungsmittel. Die Nährstoffbedarfsdeckung einschließlich der Vitamine wird durch die totale Kolektomie nicht beeinträchtigt (LAMBLING et al. 1961; KASPER 1978).

Da die Resorptionskapazität des Dünndarms für Wasser und Natrium begrenzt ist, steigert sowohl eine hohe orale Kochsalzzufuhr als auch eine große Trinkmenge das Volumen des Stomaausflusses (KANAGHINIS et al. 1963). Kochsalz hat beim Ileostomaträger die Wirkung eines osmotischen Laxans (KRAMER 1966), das zu vermehrtem Wasserverlust führt. Da die Natriumkonzentration der Ileostomaentleerungen unabhängig vom Volumen konstant um 120 mval/l liegt, bedeutet umgekehrt ein vermehrtes Volumen infolge großer Trinkmenge einen erhöhten Natriumverlust (LE VEEN et al. 1962; KRAMER et al. 1962; HULTEN et al. 1971).

Fehlende orale Flüssigkeitsaufnahme führt nicht zum Sistieren der Stomaausscheidungen, wohl aber sehr rasch zur Exsikkose. Die damit verbundene Einschränkung der renalen Flüssigkeitsausscheidung mit Produktion eines konzentrierten Urins ist Ursache einer erhöhten Inzidenz der Nephrolithiasis beim Ileostomaträger (LE VEEN et al. 1962). Zur Vermeidung dieses Risikos sollte die orale Flüssigkeitsaufnahme so bemessen werden, daß die tägliche Urinmenge 1 l nicht unterschreitet.

Wegen des obligaten Flüssigkeits- und damit auch Elektrolytverlustes aus dem Stoma (40–50 mmol Natrium bei einem minimalen Stomaausfluß von etwa 400 ml/Tag) führt jede stärkere Einschränkung der Kochsalzaufnahme zu einer Natriumverarmung des Organismus. Dies ist begleitet von einer Zunahme der intestinalen Kaliumausscheidung über das Stoma, so daß jede Natriumverarmung eine Kaliumverarmung nach sich zieht (GALLAGHER et al. 1962; KRAMER 1966; RICOUR et al. 1973). Zur Vermeidung von Störungen im Elektrolythaushalt ist eine Kochsalzzufuhr von 6–9 g/Tag angezeigt.

Nahrungsmittelunverträglichkeiten beziehen sich auf nahrungsabhängiges Stomaverhalten, das den Ileostomaträger wegen dem fehlenden Kontinenzorgan über das normale Maß hinaus belästigt. So führen große Mahlzeiten zu vermehrter Stomaaktivität, die eine prompte Entleerung des Versorgungssystems erforderlich machen. Kohlensäurehaltige Getränke und Gemüse lösen vermehrt Gasbildung, Eier, Fisch und bestimmte Käsesorten eine verstärkte Geruchsbelästigung und konzentrierte Alkoholika flüssige Stomaentleerungen aus (LE VEEN et al. 1962; THOMSON et al. 1970; GAZZARD et al. 1978). Diese Unverträglichkeiten sind jedoch individuell unterschiedlich ausgeprägt, so daß sich daraus keine allgemeingültigen Diätregeln ableiten lassen. Die meisten Stomaträger haben keine Schwierigkeiten, sich weitgehend normal, d.h. entsprechend ihren präoperativen Eßgewohnheiten zu ernähren (LE VEEN et al. 1962; RHODES u. KIRSNER 1965; ROY et al. 1970; THOMSON et al. 1970; GAZZARD et al. 1978). Lediglich die Häufigkeit einer Stomaobstruktion durch faserreiche Gemüse (Spargel, grüne Bohnen, Sellerie), Obstschalen, Pilze, zähes Fleisch, Nüsse, Kokosmakronen und Popkorn läßt die Vermeidung dieser Nahrungsmittel geboten sein (SPARBERG 1971).

VIII. Exudative Enteropathie bei intestinaler Lymphangiektasie

Bei dieser seltenen Erkrankung führt eine Abflußstörung zu erhöhtem Druck in intestinalen Lymphgefäßen mit daraus resultierender vermehrter Exudation eiweißreicher Lymphflüssigkeit in das Darmlumen. Folge ist eine Hypoproteinämie mit Ausbildung von Ödemen. Durch eine extrem fettarme Kost kann der intestinale Lymphfluß und damit der enterale Eiweißverlust soweit verringert werden, daß sich die Hypoproteinämie und die Ödeme zurückbilden (HOLT 1964; JEFFRIES et al. 1964; EDITORIAL 1964; HOLT et al. 1965; SICKINGER 1968). Da Triglyzeride mittelkettiger Fettsäuren (MCT) nach der Resorption über die Pfortader abtransportiert werden, belasten sie die intestinalen Lymphwege nicht und können anstelle der gewöhnlichen Nahrungsfette gegeben werden. Wie bei jeder fettarmen Kost ist auf die ausreichende Zufuhr essentieller Fettsäuren zu achten. Eine eiweißreiche Kost, die gleichzeitig die Fettreduktion erschwert, ist nur dann sinnvoll, wenn der Eiweißverlust in den distalen Dünndarm erfolgt und damit das exsudierte körpereigene Eiweiß nicht mehr verdaut und resorbiert werden kann, also ein echter enteraler Eiweißverlust vorliegt, der durch vermehrte Zufuhr ausgeglichen werden muß. Bei Exudation des Eiweißes in den proximalen Dünndarm liegt dagegen kein eigentlicher Eiweißverlust, sondern ein vermehrter intestinaler Eiweißkatabolismus vor, der durch die bereits maximal gesteigerte Albuminsynthese der Leber nicht kompensiert werden kann. Die Unterscheidung dieser beiden Erkrankungen ist nur durch die Stickstoffbestimmung im Stuhl möglich.

IX. Abetalipoproteinämie

Bei der sehr seltenen, autosomal rezessiv vererbten Abetalipoproteinämie kommt es im Zusammenhang mit der Unfähigkeit, Chylomikronen zu bilden, bereits im Säuglingsalter zur Fettmalabsorption (WOLFF 1965; KOWLESSAR 1978). Durchfälle und Wachstumsstörungen sprechen gut auf eine fettarme Kost an (SALT et al. 1960; LAMY et al. 1963), die mit mehrfach ungesättigten Fettsäuren (KUO u. BASSETT 1962; WAYS et al. 1967; BARNARD et al. 1970) und mittelkettigen Triglyzeriden angereichert werden kann (WOLFF 1965; KOWLESSAR 1978). Fettlösliche Vitamine müssen zusätzlich substituiert werden. Die Entwicklung der okulären und zentralnervösen Symptome (atypische Retinitis pigmentosa, progressive zerebellare Ataxie) wird durch diese diätetischen Maßnahmen wahrscheinlich nicht beeinflußt, ebensowenig das Auftreten einer Kardiomyopathie, die oft die Prognose quoad vitam bestimmt.

X. Enteritis regionalis Crohn

Die Beobachtung, daß Patienten mit M. Crohn mit einer gewissen Vorliebe Zucker, Süßigkeiten und andere raffinierte Kohlenhydrate essen (MILLER 1982), berechtigt zur Zeit noch nicht, eine Kost frei von raffinierten Kohlenhydraten als möglicherweise kausale Diättherapie des M. Crohn zu empfehlen. Hier müssen kontrollierte Diätstudien abgewartet werden (Heaton et al. 1979).

Hat die Erkrankung oder aber eine notwendige chirurgische Therapie ein Malabsorptionssyndrom ausgelöst, richtet sich die Diättherapie nach den in Abschn. V und VI beschriebenen Grundsätzen. Liegen Passagebehinderungen durch Stenosen vor, sind grobe, schwerverdauliche Nahrungsmittel (faserreiches Obst und Gemüse, Pilze, Nüsse, zähes Fleisch, Vollkornbrot) zu meiden.

Während akut entzündlichen Krankheitsphasen bewährt sich eine totale parenterale Ernährung (Peters 1977; Rault u. Scribner 1977; Fromm et al. 1978; Mullen et al. 1978; Burmeister et al. 1978) oder aber die Ernährung mit voll resorbierbaren Elementardiäten (Berg u. Classen 1973; Goode et al. 1976; Göschke et al. 1977; Axelsson u. Jarnum 1977; Morin et al. 1980; O'Morain et al. 1980). Der Effekt dieser Ernährungstherapien beruht auf der Normalisierung des Ernährungszustands und der „Ruhigstellung des Darms" (Fromm 1981). Bei Kindern kann die Retardierung von Wachstum und Reifung durchbrochen werden (Kelts et al. 1979; Strobel et al. 1979; Morin et al. 1980). Eine Abheilung von enterokutanen Fisteln wird entgegen anfänglichen Erwartungen meist nur vorübergehend erreicht.

Literatur

Adibi SA, Fogel MR, Agrawal RM (1974) Comparison of free amino acid and dipeptide absorption in the jejunum of sprue patients. Gastroenterology 67:586–591

Anderson CM (1960) Histological changes in the duodenal mucosa in coeliac disease: Reversibility during treatment with gluten free diet. Arch Dis Child 35:419

Arthur AB, Clayton BE, Cottom DC, Seakins JWT, Platt JW (1966) Importance of disaccharide intolerance in the treatment of coeliac disease. Lancet 1:172

Axelsson C, Jarnum S (1977) Assessment of an elemental diet in chronic inflammatory bowel disease. Scand J Gastroenterol 12:89

Baker AL, Rosenberg JH (1978) Refractory sprue: recovery after removal of nongluten dietary proteins. Ann Intern Med 89:505

Baker PG, Barry RE, Read AE (1975) Detection of continuing gluten ingestion in treated coeliac patients. Br Med J 1:486–488

Barnard G, Fosbrooke AS, Lloyd JK (1970) Neutral lipids of plasma and adipose tissue in a-beta-lipoproteinaemia. Clin Chim Acta 28:417

Berg G, Class M (1973) Erfahrungen mit einer bilanzierten balastfreien Ernährung beim Morb. Crohn und Colitis ulcerosa. Med Klin 68:487

Bergoz R (1971) Trehalase malabsorption causing intolerance for mushrooms. Gastroenterology 60:909

Booth CC (1961) The metabolic effects of intestinal resection in man. Postgrad Med J 37:725

Booth CC (1965) Therapie des Malabsorptionssyndroms nach Dünndarmresektion. Gastroenterologia (Basel) 104:49

Burmeister W, Müller JM, Pichlmaier H (1978) Totale parenterale Ernährung als Primärtherapie bei Morbus Crohn. Leber Magen Darm 8:207

Canzler H (1979) Kostaufbau nach Magen-Darm-Operationen. Aktuel Ernaehr 4:122

Chadwick VS, Modha K, Dowling RH (1973) Mechanism for hyperoxaluria in patients with ileal dysfunction. N Engl J Med 289:172

Clark ML, Fairclough PD, Silk DB (1977) Amino acid and peptide absorption in patients with coeliac disease. Z Ernaehrungswiss [Suppl] 20:32–37

Cornell HJ, Townley RRW (1974) The toxicity of certain cereal proteins in coeliac disease. Gut 15:862

Cuschieri A (1977) Intestinal decompensation following extensive resection of the small intestine. In: Richards R, Kinney JM (eds) Nutritional aspects of care in the critically ill. Churchill Livingstone, Edinburgh London New York, pp 431–448

Dicke WK (1950a) Coeliakie. Eine Untersuchung über den ungünstigen Einfluß von einigen Getreidesorten bei Coeliakie (in Niederländisch) Med Dissertation, Universität Utrecht

Dicke WK (1950b) Celiac disease: A study of the damaging effect of some cereals, especially wheat, caused by a factor outside of their starch, on the fat absorption of children with celiac disease. Vortrag auf dem Internat Kongreß f Pädiatrie, Zürich

Dicke WK, Weijers HA, van de Kamer JH (1953) Celiac disease: Presence in wheat of factor having deleterious effect in cases of celiac disease. Acta Paediatr 42:34

Dissanayake AS, Jerrome DW, Offord RE et al. (1974a) Identifying toxic fractions of wheat gluten and their effect in the jejunal mucosa in coeliac disease. Gut 15:931

Dissanayake AS, Truelove SC, Whitehead R (1974b) Lack of harmful effect of oats on small-intestinal mucosa in coeliac disease. Br Med J 4:189

Dobbin JW, Binder HJ (1976) Effect of bile salts and fatty acids on the colonic absorption of oxalate. Gastroenterology 70:1096

Dowling RH, Riecken EO (1974) Intestinal adaption. Schattauer, Stuttgart

Earnest DL, Johnson G, Williams HE (1974) Hyperoxaluria in patients with ileal resection: An abnormality in dietary oxalate absorption. Gastroenterology 66:1114

Editorial (1964) Low-fat diet in intestinal lymphangiectasia. Nutr Rev 22:223

Egan-Mitchell B, Fottrell PF, McNicholl B (1978) Prolonged gluten tolerance in treated coeliac disease. In: McNicholl B, McCarthy CF, Fottrell PF (eds) Perspectives in coeliac disease. MTP Press, Lancaster, p 251

Floch MH (1981) Nutrition and diet therapy in gastrointestinal disease. Plenum, New York

Francis DEM (1974) Diets for sick children, 3rd edn. Blackwell Scientific Publications, Oxford

Fromm H (1981) Die Bedeutung der Ernährungstherapie in der Behandlung von entzündlichen Darmerkrankungen. In: Malchow H, Peters H, Röckler CE (Hrsg) Ernährungstherapie in der Gastroenterologie. Reihe: Klinische Ernährung 4. Zuckschwerdt, München, S 3

Fromm H, Gebel M, Schroeter U, Canzler H, Schmidt FW (1978) Results of treating the acute stage of Crohn's disease by a dietary regimen. Dtsch Med Wochenschr 103:377

Gallagher ND, Harrison DD, Skyring AP (1962) Fluid and electrolyte disturbances in patients with long-established ileostomies. Gut 3:219

Gazzard BG, Saunders B, Dawson AM (1978) Diets and stoma function. Br J Surg 65:642

Göschke H, Buess H, Gyr K, Leutenegger A, Ott S, Stalder GA, Thölen H, Fahrländer H (1977) Elementare Diät als Alternative zur intravenösen Ernährung bei schweren gastrointestinalen Krankheiten. Schweiz Med Wochenschr 107:143

Goode A, Hawkins T, Feggetter JGW, Johnston IDA (1976) Use of an elemental diet for long-term nutritional support in Crohn's disease. Lancet 1:122

Gracey M, Burke V, Anderson CM (1970) Medium chain Triglycerides in paediatric practice. Arch Dis Child 45:445

Gray GM (1972) Intestinal disaccharidase deficiencies and glucose-galactose malabsorption. In: Stanbury JB, Wyngaarden JB, Fredrickson DS (eds) The metabolic basis of inherited disease, 3rd edn. McGraw-Hill, New York, pp 1453–1464

Greenberger N, Gryboski JD (1978) Allergic disorders of the intestine and eosinophilic gastroenteritis. In: Sleisenger MH, Fordtran JS (eds) Gastrointestinal disease, 2nd edn. Saunders, Philadelphia London Toronto, Chapter 75, p 1228

Grüne Liste (1980) Verzeichnis diätetischer und diätgeeigneter Lebensmittel. Bundesverband der diätetischen Lebensmittelindustrie e.V., 8. Aufl. Editio Cantor, Aulendorf

Gryboski J (1975) Gastrointestinal problems for infants. Saunders, Philadelphia London Toronto

Hafter E (1971) Nahrungsmittelallergien. Med Welt 1:964

Harms HK (1979) Ernährung bei Zöliakie. Aktuel Ernaehr 1:19

Hashim SA (1967) Medium chain triglycerides – Clinical and metabolic aspects. J Am Diet Assoc 51:221

Heaton KW, Thornton JR, Emmett PM (1979) Treatment of Crohn's disease with an unrefined carbohydrate, fibre-rich diet. Br Med J 2:764

Holmes GKT, Cooper BT, Cooke WT (1978) Malignant lymphoma in coeliac disease. In: McNicholl B, McCarthy CF, Fottrell PF (eds) Perspectives in coeliac disease. MTP Press, Lancaster, p 301

Holt P (1964) Dietary treatment of protein loss in intestinal lymphangiectasia. Pediatrics 34:629

Holt PR, Hashim SA, van Itallie (1965) Treatment of malabsorption syndrome and exsudative enteropathy with synthetic medium chain triglycerides. Am J Gastroenterol 43:549

Hulten L, Holm C, Kewenter J (1971) A comparison of the ileostomy function in patients procto-colectomized for ulcerative colitis and Crohn's disease of the colon. Acta Chir Scand 137:689

Isselbacher KJ (1966) Biochemical aspects of fat absorption. Gastroenterology 50:78

Jakobsson J, Lindberg T (1978) Cow's milk as a cause of infantile colic in breast-fed infants. Lancet 2:437

Jeffries GH, Chapman A, Sleisenger MH (1964) Low-fat diet in intestinal lymphangiectasia. N Engl J Med 270:761

Kanaghinis T, Lurban M, Coghill NF (1963) The composition of ileostomy fluid. Gut 4:322

Kasper H, Kühn HA (1968) Der Einfluß von Triglyceriden mittelkettiger Fettsäuren auf die Vitamin A-Resorption beim Menschen. Klin Wochenschr 46:1227

Kasper H (1978) Ernährung und Darmkrankheiten. In: Cremer HD, Heilmeyer L, Holtmeier HJ, Hötzel D, Kühn HA, Kühnau J, Zöllner N (Hrsg) Ernährungslehre und Diätetik. Thieme, Stuttgart, Bd II, Teil 1, S 235

Kasper H (1980) Ernährungsmedizin und Diätetik, 3. Aufl. Urban & Schwarzenberg, München Wien Baltimore

Kelts DG, Grand RJ, Shen G, Watkins JB, Werlin SL, Boehme C (1979) Nutritional basis of growth failure in children and adolescents with Crohn's disease. Gastroenterology 76:720

Kendall MJ, Hawkins CF (1971) Oral glucose in reduction of jejunostomy effluent. Lancet 2:411

Kistler HJ (1967) Die Nachbehandlung von Patienten mit ausgedehnten Dünndarmresektionen. Schweiz Med Wochenschr 97:457

Kistler H, Haemmerli UP (1966) Disaccharid-Malabsorptions-Syndrome als Ausdruck intestinaler Enzymopathien. Internist 7:242

Kowlessar OD (1978) Intestinal Lymphangiectasia and A-Beta-Lipoproteinemia. In: Sleisenger MH, Fordtran JS (eds) Gastrointestinal disease, 2nd edn. Saunders, Philadelphia London Toronto, p 1201

Kramer P (1966) The effect of varying sodium loads on the ideal excreta of human ileostomized subjects. J Clin Invest 45:1710

Kramer P, Kearney MM, Ingelfinger FJ (1962) The effect of specific foods and water loading on the ileal excreta of ileostomized human subjects. Gastroenterology 42:535

Kuo PT, Bassett DR (1962) Blood and tissue lipids in a family with hypo-beta lipoproteinaemia. Circulation 26:660

Lambling A, Bernier JJ, Trémolieres J, Kaess H (1962) Diätetische Probleme im Zusammenhang mit endgültiger Ileostomie. Verh Dtsch Ges Inn Med 67:806

Lamy M, Frézal J, Polonovski J, Druez G, Rey J (1963) Congenital absence of beta-lipoproteins. Pediatrics 31:277–289

Le Veen HH, Lyons A, Becker E (1962) Physiologic adaption of ileostomy. Am J Surg 103:35

Lindquist B, Meeuwisse GW (1966) Diets in disaccharidase deficiency and defective monosaccharide absorption. J Am Diet Assoc 48:307

McArdle AH, Echave W, Brown RA, Thompson AG (1973) Effect of elemental diet on pancreatic secretion. Am J Surg 128:690

McNicholl B, Egan-Mitchell B, Fottrell PF (1975) Varying gluten susceptibility in coeliac disease. Acta Paediatr Scand 64:144

Miller B (1982) Crohn's disease and nutrition: aetiological aspects. In: Goebell H, Kasper H (eds) Colon and nutrition. Falk Symposium 32. Internat Medical Publications, Lancaster, p 251

Morin CL, Roulet M, Roy CC, Weber A (1980) Continuous elemental enteral alimentation in children with Crohn's disease and growth failure. Gastroenterology 79:1205

Mullen JL, Hargrove C, Dudrik S, Fitts WT, Rosato EF (1978) Ten years experience with intrave-nous hyperalimentation and inflammatory bowel disease. Ann Surg 187:523

O'Morain C, Segal AW, Levi AJ (1980) Elemental diets in treatment of acute Crohn's disease. Br Med J 281:1173

Patey AL (1974) Gliadin: The protein mixture toxic to coeliac patients. Lancet 1:722

Peters H (1977) Die konservative Behandlung von Colitis ulcerosa und Morbus Crohn mit chemisch definierter Diät. Z Ernaehrungswiss [Suppl] 20:58

Pirk F, Skála I (1970) Motility of the digestive tract after administration of medium chain triglyceri-des (MCT) as compared with long chain triglycerides (LCT). Digestion 3:73

Pock-Steen OCH (1973) The role of gluten, milk and other dietary proteins in chronic or intermittent dyspepsia. Clin Allergy 3:373

Ragins H, Levenson SM, Signer R, Stanford W, Seifter E (1973) Intrajejunal administration of an elemental diet at neutral pH avoids pancreatic stimulation. Am J Surg 126:606

Rault RMJ, Scribner BH (1977) Treatment of Crohn's disease with home parenteral nutrition. Gastroenterology 72:1249

Regan PT, Dimagno EP (1980) Exocrine pancreatic insufficiency in celiac sprue. Gastroenterology 78:484

Rhodes JB, Kirsner JB (1965) The early and late course of patients with ulcerative colitis after ileostomy and colectomy. Surg Gynecol Obstet 121:1303

Ricour C, Millot M, Balsan S (1973) Sodium conservation after total or subtotal colonic resection in children. Scand J Gastroenterol 8:743

Roy PH, Sauer WG, Beahrs OH, Farrow GM (1970) Experience with ileostomies (497 patients). Am J Surg 119:77

Rubin CE, Brandborg LL, Phelps PC, Taylor HC (1960) The apparent identical and specific nature of the duodenal and proximal jejunal lesion in celiac disease and idiopathic sprue. Gastroenterology 38:28

Salt HB, Wolff OH, Lloyd JK, Fosbrooke AS, Cameron AH, Hubble DV (1960) On having no beta-lipoprotein – a syndrome comprising a-beta-lipoproteinaemia, acanthocytosis, and steatorrhoea. Lancet 2:325–329

Senior JR (1968) Medium chain triglycerides. University of Pensylvania Press, Philadelphia

Shiner M, Ballard J (1972) Antigen-antibody reactions in jejunal mucosa in childhood coeliac disease after gluten challenge. Lancet 1:1202

Shmerling DH (1978a) Zöliakie: Diagnostik und Langzeittherapie. Schweiz Med Wochenschr 108:665

Shmerling DH (1978b) Questonaire of the European Society for Paediatric Gastroenterology and Nutrition of coeliac disease. In: McNicholl B, McCarthy CF, Fottrell PF (eds) Perspectives in coeliac disease. MTP Press, Lancaster, p 245

Sickinger K (1968) Therapie der Steatorrhoe durch Substitution des Nahrungsfettes mit mittelkettigen Triglyceriden. Dtsch Med Wochenschr 93:1600

Sickinger K (1969) Die Behandlung der cholagenen Diarrhoe und Steatorrhoe des enteralen Gallensäureverlustsyndroms mit Cholestyramin und mittelkettigen Triglyceriden. Dtsch Med Wochenschr 94:1151

Sparberg M (1971) Ileostomy care. Thomas, Springfield, Ill, p 87

Stauffer JW, Humphreys MH, Weir GJ (1973) Acquired hyperoxaluria with regional enteritis after ileal resection. Ann Intern Med 79:383

Steinhardt HJ, Brandl M, Iwatschenko P, Egberts EH, Kummer D (1981) Kombiniertes chirurgisch-internistisches Vorgehen zum Ernährungsaufbau nach massiver Dünndarmresektion – Internistischer Teil. In: Malchow H, Peters H, Zöckler CE (Hrsg) Ernährungstherapie in der Gastroenterologie. Reihe: Klinische Ernährung 4. Zuckschwerdt, München, S 111

Stewart JS (1974) Clinical and morphologic response to gluten withdrawal. Clin Gastroenterol 3:109

Stokes PL, Holmes GKT (1974) Coeliac disease: Malignancy. Clin Gastroenterol 3:159

Strobel CT, Byrne WJ, Ament ME (1979) Home parenteral nutrition in children with Crohn's disease: an effective management alternative. Gastroenterology 77:272

Thomson TJ, Runcie J, Khan A (1970) The effect of diet on ileostomy function. Gut 11:482

Thoulton ALC (1959) The place of oats in the celiac diet. Arch Dis Child 34:51

Trier JS (1978) The short bowel syndrome. In: Sleisenger MH, Fordtran JS (eds) Gastrointestinal disease, 2nd edn. Saunders, Philadelphia London Toronto, p 1137

Van de Kamer JH, Weijers HA (1955) Coeliac disease: V. Some experiments on the cause of the harmful effect of wheat gliadin. Acta Paediatr 44:465

Van de Kamer JH, Weijers HA, Dicke WK (1953) Coeliac disease. IV. Investigation into injurious constituents of wheat in connection with their action on patients with coeliac disease. Acta Paediatr 42:223

Visakorpi JK, Kuitunen D, Savilahti E (1970) Frequency and nature of relapses in children suffering from the malabsorption syndrom with gluten intolerance. Acta Paediatr Scand 59:481

Voitk AJ, Echave W, Brown RA, Gurd FN (1973) Use of elemental diet during the adaptive stage of short gut syndrome. Gastroenterology 65:419

Watson AJ, Wright NA (1974) Morphology and cell kinetics of the jejunal mucosa in untreated patients. Clin Gastroenterol 3:11

Ways PO, Parmentier CM, Kayden HJ, Jones JW, Saunders DR, Rubin CE (1967) Studies on the absorptive defect for triglyceride in a-beta-lipoproteinaemia. J Clin Invest 46:35

Weijers HA, van de Kamer JH, Dicke WK (1957) Celiac disease. Adv Pediatr 9:277

Werner M (1974) Grundlagen der Behandlung nahrungsmittelallergischer Magen-Darm-Erkrankungen. Dtsch Med Wochenschr 99:1775

Williamson RCN (1978) Intestinal adaptation. N Engl J Med 298:1393, 1444

Wolff OH (1965) A-Beta-Lipoproteinaemia. Ergeb Inn Med Kinderheilkd N.F. 23:190

Synthetische Diäten und Sondenernährung

H. LORENZ-MEYER

Mit 1 Tabelle

A. Definition der synthetischen Diäten

I. Vorbehandlung und Fertigung

Als synthetische oder elementare Diäten werden chemisch und enzymatisch vorbehandelte, meist pulverförmige Diäten bezeichnet, die mit Wasser eine flüssige oder stabile, fettenthaltende Suspension geben und deren Nahrungsbestandteile in niedermolekularer Form vorliegen.

In den letzten Jahren sind eine Anzahl verschiedener Präparate auf den Markt gebracht worden, die sich in der Zusammensetzung ihrer Nahrungskomponenten, in dem Grad ihrer enzymatischen und chemischen Vorbehandlung, ihrem Nahrstoffgehalt sowie ihre Osmolarität z.T. deutlich unterscheiden. Zum Teil existieren kontroverse Ansichten über Nomenklatur derartiger Diäten. Gebräuchliche Bezeichnungen sind: „synthetische, elementare und chemisch definierte Diäten, Astronautenkost, voll bilanzierte und balastfreie Peptiddiät" u.a. Diese Diäten müssen von den eigentlichen Sonden- oder Formeldiäten abgegrenzt werden, die auf S. 683 ff. abgehandelt werden, wenn auch z.T. durch die Art ihrer Zusammensetzungen fließende Übergänge zwischen verschiedenen Produkten bestehen.

Die eigentlichen synthetischen Diäten wurden Ende der 60er Jahre in der Absicht entwickelt, leicht resorbierbare, vorverdaute, alle lebenswichtigen Nahrungsbestandteile enthaltende balastfreie Diäten für den Einsatz in der Raumfahrt zu entwickeln. In den folgenden Jahren sind sie in zunehmendem Umfang unter anderen Gesichtspunkten in den klinischen Einsatz gebracht worden.

II. Zusammensetzung

1. Proteinkomponenten

Die Erstpräparate dieser synthetischen Diäten enthielten Aminosäuren in molekularer Form (WINITZ et al. 1965, 1970a; MILLER u. TARBOADA 1975), neuere Präparate hingegen meist Oligopeptide aus Hydrolysaten von Milch,

Soja, Fleisch und Eiproteinen mit z.T. unterschiedlicher Peptidlänge zwischen 2–10 Aminosäuren (Bury 1976; Russel 1975; Caspary 1978). Ihr Anteil an essentiellen Aminosäuren entsprechen (bei ausschließlicher Ernährung mit diesen Diäten) dem durchschnittlichen Bedarf. Der Proteingehalt ist in einem Teil der älteren Produkte zunächst relativ niedrig gehalten, bei den neueren Präparaten jedoch angehoben worden. Di-, Tri- und Oligopeptide ersetzen als Proteinbestandteile die den Elementardiäten in reiner Form beigemischten Aminosäuren, nachdem aus kinetischer Sicht (Matthews u. Adibi 1976; Silk et al. 1973; Adibi et al. 1974) gezeigt werden konnte, daß auch diese Aminosäurenträger gut und z.T. besser durch die Membran der Enterozyten transportiert werden können als freie Aminosäuren, zumal ihr Geschmack dem reinen Aminosäuregemisch vorzuziehen ist und sie in der Herstellung billiger sind.

2. Kohlenhydratkomponenten

Auch bei der Zusammensetzung der Kohlenhydratkomponenten findet man in den Elementardiäten überwiegend Di- bzw. Oligosaccharide, deren Transport durch die Dünndarmzelle gegenüber den Monosacchariden nicht benachteiligt ist (Caspary 1975) und deren osmotischer Effekt gegenüber Monosacchariden wie auch bei den Aminosäureträgern geringer ist.

3. Fettanteil

Die Elementardiäten sind fettarm, manche von ihnen enthalten wegen ihrer gallensäure- bzw. pankreaslipaseunabhängigen Resorbierbarkeit mittelkettige Fettsäuren (Shils et al. 1977), die meisten von ihnen jedoch einen hohen Anteil ungesättigter Fettsäuren, um den Bedarf an essentiellen Fettsäuren zu decken, welches durch die Beimengung von mittelkettigen Fettsäuren (MCT) alleine nicht gewährleistet ist.

4. Vitamine, Spurenelemente, Elektrolytanteile

Obwohl vielen Präparaten Vitamine zugesetzt sind, haben nicht alle Präparate einen ausreichenden Vitamingehalt; ebenso ist eine Beimengung von Spurenelementen wie Magnesium und Zink, deren Mangel bei längerer, ausschließlicher Ernährung zu Symptomen führen kann, z.Zt. noch nicht gewährleistet. Der tägliche Elektrolytbedarf wird durch die Zusätze zu den Diäten in der Regel gedeckt, sie sind jedoch relativ elektrolytarm.

5. Fehlende Bestandteile im Vergleich zu normaler Kost

Gegenüber einer normalen Ernährung unterscheiden sich die Elementardiäten u.a. durch das vollständige Fehlen von Fasern oder Ballaststoffen. Sie sind frei von potentiellen höhermolekularen Antigenen, Cholesterin, Purinen, Gliadin und Laktose (Russel 1975) und arm an langkettigen gesättigten Fettsäuren.

Infolge ihres hohen Anteils an niedermolekularen Bestandteilen entfalten viele Produkte in den proximalen Darmabschnitten zunächst einen hohen osmotischen Druck. Zur Veranschaulichung sind die Daten der Nahrungsbestandteilzusammensetzung sowie der Osmolarität einiger, z.Zt. im Handel befindlicher Präparate in Tabelle 1 zusammengestellt.

Tabelle 1. Zur Zeit im Handel erhältliche Elementardiäten (die Liste erhebt keinen Anspruch auf Vollständigkeit) (CHERNOFF et al. 1980)

Produktname	AKV	Vivonex (Viva-sorb)	BSD 1980 (Vivo-nex HN)	Nutri-naut	Flexical	Vital (Survimed)	Vipep
Protein-bestandteil	Amino-säuren	Amino-säuren	Amino-säuren	Amino-säuren	70% freie AS 30% Oligo-peptide	4% freie AS 80% Oligo- u. Poly-peptide	Amino-säuren Fisch-protein-Hydro-lysat
Nährstoffrelation in Joule %							
Eiweiß	8	8	17	11	9	14	10
Fett	7	1	1	29	30	8	22
Kohlenhydrate	85	92	82	60	61	78	68
Laktosegehalt	laktose-frei	laktose-frei	laktose-frei	laktose-frei	laktose-frei	0,7 g/100 g	laktose-frei
Osmolarität in mosmol/l bei 4,2 KJ (1 kcal)/ml	650	900	600	540	723	400	520
Bedarfsdeckend an essenteriellen FS [a]	ja	nein	nein	ja	ja	ja	ja

[a] Laut Empfehlung für Nährstoffzufuhr der Deutschen Gesellschaft für Ernährung

B. Änderungen physiologischer und struktureller Eigenschaften des Verdauungstraktes unter dem Einfluß synthetischer Diäten

Infolge der niedermolekularen Zusammensetzung der synthetischen Diäten sollten die Nahrungsbestandteile bereits in den proximalen Abschnitten des Duodenums und Jejunums vollständig zur Resorption kommen (RUSSEL 1975; SHILS et al. 1977 u.a.). Neuere Untersuchungen, die unter Verwendung einer Perfusionstechnik gewonnen wurden, belegen jedoch, daß im proximalen Jejunum zwischen einer aminosäureenthaltenden synthetischen Diät und einer nicht vorverdauten Sonderkost in der Resorption keine wesentlichen Unterschiede bestehen (HECKETSWEILER et al. 1979).

Eine länger anhaltende, ausschließliche Ernährung mit Elementardiäten hat Änderungen der in den Verdauungsprozeß einbezogenen physiologischen Funktionen zur Folge.

I. Magensekretion

Die Wasserstoffionensekretion der Magenschleimhaut wird unter Elementardiäten beim Tier und beim Menschen gehemmt. Zudem sinkt der Natrium-,

Kalium- und Chloridgehalt im Magensaft (RIVILIS et al. 1973; BURY u. JUMBUNA-
THAN 1974). Ätiologisch wird für diesen Effekt vor allem eine verminderte Vagus-
stimulation unter synthetischen Diäten verantwortlich gemacht (BURY u. JUMBU-
NATHAN 1974). Auf die Magenentleerung wirkt die Gabe synthetischer Diäten
verlangsamend (BURY u. JUMBUNATHAN 1974).

II. Effekte auf das exokrine Pankreas

Abhängig vom Applikationsmodus wird auch das exokrine Pankreas beeinflußt: Intragastrale Gabe stimuliert die Sekretion v.a. eines trypsinogenrei-
chen Pankreassekretes; weniger deutlich ist dieses bei intraduodenaler Verabreichung. Eine intrajejunale Gabe hat auf die exokrine pankreatische Sekretion
so gut wie keinen stimulierenden Einfluß (RAGINS et al. 1973; WOLFE et al.
1975; HILL et al. 1976). Der Gallenfluß scheint, soweit die bisher spärlichen
Untersuchungen Schlüsse zulassen, unter Elementardiät eher vermindert zu sein
(HILL et al. 1976; NELSON et al. 1977). Detaillierte Analysen über Änderungen
der Zusammensetzung der Galle unter Elementardiät liegen jedoch nicht vor.

III. Effekte auf das funktionelle und strukturelle Verhalten
der Dünndarmschleimhaut

Am Dünndarm induzieren die synthetischen Diäten trotz adaptiver Verringerung des resorbierenden Zottenepithels und Verminderung des Darmgewichtes
einen Anstieg der spezifischen Aktivität der Saccharase und der Laktase (LO-
RENZ-MEYER et al. 1980a), andererseits wird die Aktivität intestinaler Peptidasen
unter aminosäurehaltigen synthetischen Diäten vermindert gefunden (GARDNER
u. HEADING 1979). Befunde verschiedener Arbeitsgruppen deuten zudem darauf
hin, daß die intestinale Wasserresorption der oligopeptidhaltigen synthetischen
Diäten vermindert ist (LORENZ-MEYER et al. 1980a; NELSON et al. 1980; SILK
et al. 1980). Dieses geht mit einer verminderten Kationenresorption einher (LO-
RENZ-MEYER et al. 1980a). Da die Änderung der Kationenfluxe nicht elektroge-
nisch ist, handelt es sich hierbei möglicherweise um die Folgen einer veränderten
Permeabilität bzw. eines veränderten solvent drag (LORENZ-MEYER u. NELL,
et al. 1981; LORENZ-MEYER et al. 1980a).

Auf welche Komponente der synthetischen Diäten das veränderte Verhalten
der intestinalen Ionen- bzw. Flüssigkeitsbewegungen zurückzuführen sind ist
bislang nicht geklärt, auch bestehen hier möglicherweise Unterschiede zwischen
den verschiedenen Präparaten infolge ihrer unterschiedlichen Zusammensetzung
(SILK et al. 1980).

Ein relevanter Effekt auf die resorptive Kapazität des Dünndarmepithels
scheinen Elementardiäten nicht zu verursachen.

Nach ersten Mitteilungen, nach denen Elementardiäten in bekannten, die
Dünndarmschleimhaut schädigenden Effekt zytostatisch wirksamer Antimetabo-
lite verhindern sollen (BOUNOUS et al. 1971) haben neuere Untersuchungen dieses
nicht bestätigen können (GARDNER u. HEADING 1979).

IV. Beeinflussung des Wirkspiegels gastrointestinaler Peptidhormone

Völlig ungeklärt ist bislang der Effekt der synthetischen Diäten auf die Freisetzung gastrointestinaler Peptidhormone aus der Schleimhaut des Magens und des Dünndarms, wenn auch vermutet wird, daß die oben beschriebenen Effekte dieser Diäten neben einer möglichen Hemmung vagaler Stimulationen durch eine verminderte Ausschüttung des Gastrins, Cholezystokinins (CCK), gastric inhibitory polypeptide (GIP) u.a. zurückzuführen sein dürfte (RAGINS et al. 1973). Dieses ist zumindest in Anbetracht der in unphysiologischen Konzentrationen anflutenden und mögliche luminale Rezeptoren ansprechenden niedermolekularen Nährstoffe naheliegend.

V. Veränderungen der intestinalen Bakterienflora und des Stuhlverhaltens

Auch die Anfang der 70er Jahre publizierte Beobachtung einer erheblichen Reduzierung der bakteriellen Darmbesiedlung v.a. durch Verminderung coliformer Bakterien, Enterokokken und solcher der Bakteroidesgruppe (WINITZ et al. 1970a) konnte in zahlreichen, in den letzten Jahren durchgeführten Nachuntersuchungen nicht bestätigt werden (GROWTHER et al. 1979; BOUNOUS u. DEVROEDE 1974). Dennoch scheint es unter ausschließlicher Ernährung synthetischer Diäten wahrscheinlich neben einer Reduzierung der täglichen Stuhlmenge (GROWTHER et al. 1979; HILL et al. 1976; WINITZ et al. 1970) zu einer relativen Verminderung zumindest der Enterokokken und Streptokokken unter den Darmkeimen zu kommen (GROWTHER et al. 1979; BOUNOUS u. DEVROEDE 1974). Die Gesamtbakterienzahl/Stuhlgewicht wird jedoch nicht signifikant vermindert (BOUNOUS u. DEVROEDE 1974), der Keimgehalt intestinaler Fisteln dagegen reduziert (WOLFE et al. 1972).

Unter dem Einfluß des veränderten Spektrums der Stuhlkeime kann ein veränderter Metabolismus der Gallensäuren erwartet werden. So wurde ein Abfall der neutralen und sauren Steroide im Stuhl von elementardiäternährten Patienten beobachtet, die Umwandlung von Cholesterin in Koprosterin geht quantitativ zurück (GROWTHER et al. 1979).

Durch Verminderung der Ingestamasse verlängert sich die intestinale Passagezeit, geringe Stuhlmengen im Kolon führen zu selteneren Stuhlentleerungen. Dieses geht mit dem veränderten Verhalten der myoelektrischen Aktivität des Darmes einher. So konnte bei der Analyse des elektrischen Verhaltens in verschiedenen Darmabschnitten unter synthetischen Diäten im Tierversuch eine signifikante Abnahme der elektrischen Aktivität gegenüber Kontrollbedingungen gefunden werden (MOORE 1976).

C. Veränderungen des Stoffwechsels
unter synthetischen Diäten

I. Stickstoffbilanz

In zahlreichen Untersuchungen der letzten Jahre konnte gezeigt werden, daß eine länger anhaltende, ausschließliche Ernährung mit synthetischen Diäten auch unter den Bedingungen krankhafter Prozesse, wie chronisch-entzündlicher Darmerkrankungen, mit einer ausgeglichenen Stickstoffbilanz einhergeht, wenn der Proteinanteil in den Diäten hoch genug ist (Yeung et al. 1979; Stephens u. Randall 1969; Birnbaum et al. 1957; Perrault et al. 1973 und Hill et al. 1977). In früheren Jahren wurden allerdings unter Verwendung von Präparaten mit relativ niedrigem Protein- bzw. Aminosäurenanteil auch negative Stickstoffbilanzen beobachtet (Boehles 1977).

II. Triglyzerid- und Cholesterinstoffwechsel

Direkte Stoffwechselwirkungen einer ausschließlichen Elementardiäternährung sind nur wenige bekannt. Hier ist u.a. eine Senkung des Plasma-Triglyzerid und Cholesterinspiegels – abhängig von dem Kohlenhydratanteil der synthetischen Diäten – von Bedeutung, welche auch therapeutisch von Wichtigkeit sein kann (Perrault et al. 1973; Winitz et al. 1970a u.a.).

Besondere Beachtung muß dem Verhalten des Blutzuckerspiegels geschenkt werden, da das hohe Angebot rasch resorbierbarer Kohlenhydrate bei Patienten mit diabetischer Disposition eine diabetische Stoffwechsellage zur Folge haben kann; Glukosurie und Azetonurie können in Erscheinung treten (Kaminski 1976).

D. Störungen und unerwünschte Nebenwirkungen unter
ausschließlicher Ernährung mit synthetischen Diäten

I. Gastrointestinale Störungen und Komplikationen

Folgende, in direktem Zusammenhang mit einer Elementardiätbehandlung mögliche Komplikationen sind in der Literatur festgehalten (Bury 1976):
1. Nausea und
2. verzögerte Magenentleerung gefolgt von Völlegefühl.
Beide Symptome sind wahrscheinlich Folge einer intragastralen Applikation hyperosmolarer Lösungen und treten auf, wenn das Magenvolumen mehr als 300 cm^3 überschreitet, wobei dann auch die Gefahr von Erbrechen und Aspiration besteht.
3. Diarrhöen, ähnlich einem Dumpingsyndrom u.a. infolge hyperosmolarer Verhältnisse im proximalen Dünndarm und
4. gastrointestinale Blutungen.

II. Störungen der Flüssigkeits- und Elektrolytbilanz

Diese Komplikation tritt v.a. bei zu rascher Umstellung auf synthetische Diäten mit hohem Kohlenhydratanteil nach längerer Unterernährung auf. Einerseits besteht die Gefahr einer Flüssigkeitsretention, andererseits auch die der hyperosmolaren Dehydratation bei nicht ausreichender Flüssigkeitszufuhr. Gefürchtet ist die Entwicklung eines hypertonischen, nicht ketoazidotischen Komas.

III. Mangelzustände nach ausschließlicher Ernährung mit synthetischen Diäten

Mangelzustände unter anhaltender, ausschließlicher Ernährung mit synthetischen Diäten sind für das Vitamin K mit nachfolgender Hypoprothrombinämie bekannt, die Ausbildung einer Eisenmangelanämie infolge eines chronischen Eisendefizits sowie auch Zinkmangelzustände mit der Gefahr der Entwicklung einer Acrodermatitis enteropathica wurden beschrieben (BURY et al. 1971; BOEHLES et al. 1977). Auch das Auftreten einer Wernicke-Enzephalopathie wohl infolge eines Vitamin-B_1-Defizits wurde beobachtet (BLENNOW 1975).

IV. Unerwünschte Nebenwirkungen

Transaminasenanstiege sowie Zeichen einer hämolytischen Anämie (ZARCHY et al. 1978; FROMM et al. 1978) sind eher den zusätzlich verabreichten Medikamenten anzulasten als der Diät.

Schließlich sind auch unerwünschte Komplexbildungen von Arzneimitteln mit Bestandteilen der Elementardiät im Darm denkbar, die eine veränderte Resorption des Arzneimittels zur Folge haben kann (Br Med J 1977).

V. Applikationsbedingte Gefahren

Bei Applikation der synthetischen Diäten über eine falsch plazierte, im Ösophagus hochgeschlagene Sonde kann es v.a. bei älteren, geschwächten Patienten zu einer Aspirationspneumonie kommen.

E. Indikationen zum Einsatz der synthetischen Diäten in der Gastroenterologie

Die synthetischen Diäten sind in den letzten Jahren in der Behandlung verschiedener Erkrankungen des Gastrointestinaltraktes eingesetzt worden, so bei M. Crohn, Colitis ulcerosa, Short-bowel-Syndrom, gastrointestinalen Fisteln, Divertikulitits, Malabsorptionszuständen, bei der Behandlung maligner Systemerkrankungen sowie adjuvant zur Zytostatika- und Strahlentherapie. Weitere Indikationen für deren Einsatz werden in einer therapieresistenten Diarrhö unklarer Ätiologie, Nahrungsmittelallergie, verschiedenen Zuständen und Komplikationen einer Pankreatitis sowie auch zur Behandlung des Coma hepaticum gesehen.

I. Chronisch-entzündliche Darmerkrankungen

In der Behandlung chronisch-entzündlicher Darmerkrankungen sind synthetische Diäten in den letzten Jahren an vielen Zentren eingesetzt worden. Über welchen Mechanismus die Diäten in den entzündlichen Prozeß bei M. Crohn und der Colitis ulcerosa eingreifen ist bislang nicht völlig geklärt. In Betracht gezogen werden können die folgenden Möglichkeiten:

Die Reduktion des Ingestavolumens am Ort der Entzündung durch bereits weitgehende Resorption in den proximalen Darmabschnitten. Nachfolgend kommt es zu einer Art Ruhigstellung des distalen erkrankten Darmabschnittes und es entwickeln sich intraluminale Bedingungen wie unter totaler parenteraler Ernährung, die einen ebenso günstigen Einfluß auf den Verlauf chronisch-entzündlicher Darmerkrankungen hat (Vogel 1974). Unklar ist in diesem Zusammenhang ihre Wirkung auf Krankheitsverläufe mit Befall des Duodenums und proximalen Jejunums, da auch unter ihrer Zufuhr nahrstoffreiche Ingesta (zwar in anderer Zusammensetzung als unter normaler Ernährung) im Lumen vorhanden ist. Immerhin sind bei Befall des Duodenums durch einen M. Crohn ernsthafte Komplikationen wie Blutungen unter synthetischen Diäten beschrieben worden (Rocchio et al. 1974). Gesicherte Aussagen zu diesem Komplex sind allerdings erst nach Auswertung größerer kontrollierter Studien zu erwarten.

Ein weiterer günstiger Faktor ist die Antigenfreiheit der Elementardiäten. Zwar ist eine primär immunologische Ätiologie der chronisch-entzündlichen Darmerkrankungen bislang nicht zu sichern (Auer 1979), doch sind sowohl bei M. Crohn wie auch bei der Colitis ulcerosa Immunphänomene bekannt (Auer et al. 1978; Fahrländer et al. 1979).

Ob die Beeinflussung der Bakterienzusammensetzung des Darminhaltes durch die Diäten einen bedeutenden Faktor ihres Effektes darstellen, ist offen, nachdem wie o.a. keine Verminderung des Darmkeimgehaltes unter Elementardiäten auftritt. Die beobachtete Verschiebung der Darmkeimzusammensetzung unter den Diäten kann jedoch von therapeutischer Bedeutung sein.

Bei einigen Patienten mit M. Crohn und Colitis ulcerosa besteht Milch- bzw. Milchzuckerunverträglichkeit infolge eines sekundären intestinalen Laktasemangels. Hier kann die Laktosearmut der synthetischen Diäten symptomatisch günstig wirken.

In manchen Fällen mit M. Crohn führen mechanische Stenosen zu immer wiederkehrenden akuten, schmerzhaften Zuständen mit Stenosesymptomen und – Peristaltik, Ileuszuständen und peritonealen Reaktionen. Auslösende Faktoren sind in der Regel Nahrungspartikel, die zur Okklusion der Stenose führen. Derartige Zustände sind unter der Gabe synthetischer Diäten nicht zu erwarten.

1. Morbus Crohn

Elementardiäten haben in der Behandlung des M. Crohn ihren Platz gefunden (Kasper 1975, 1976; Russel 1976; Rocchio et al. 1974; Fromm et al. 1978; Voitk et al. 1973b; Axelsson u. Jarnum 1977a, b u.a.).

Diese Diäten werden in der Regel zusätzlich in der Kombination mit Steroiden und Sulfosalazopyridin angewandt. Dabei ist ihr Effekt bei den bisher publizierten, durchweg retrospektiven, nicht kontrollierten Studien auf den Verlauf des entzündlichen Prozesses – auch unter Berücksichtigung der Organmanifestation – allein nicht zu erfassen.

In der im Jahre 1980 abgeschlossenen europäischen multizentrischen Crohn-Studie III wurde der Effekt einer mehrwöchigen ausschließlichen Ernährung mit einer synthetischen Diät (Survimed) auf das akute Stadium des M. Crohn geprüft und mit der Wirkung der Behandlung mit Sulfosalazopyridin (Azulfidinc) und Prednisolon (Urbason) verglichen. Die vorläufige Auswertung läßt erkennen, daß sie ähnlich gut abschließt wie Medikamentenkombination – sieht man von dem Problem oft vorzeitiger Unterbrechung wegen Geschmacksproblemen ab (die Kost wurde oral verabfolgt) (MALCHOW et al., Crohn-Studie III, eine multizentrische, kontrollierte, randomisierte Studie, unveröffentlicht).

Diese Ergebnisse rechtfertigen zusammen mit den bislang publizierten Beobachtungen den Schluß, daß der Einsatz der Elementardiäten den klinischen Verlauf oft günstig beeinflussen, v.a. bei akut entzündlicher Stadien dieses Krankheitsbildes mit hohem Aktivitätsgrad, fieberhaften Zuständen, entzündlicher Elektrophoresekonstellation mit Leukozytose und Thrombozytose, auch z.T. gerade dann, wenn eine alleinige medikamentöse Therapie mit Prednisolon und/oder Sulfosalazopyridin keinen Erfolg bringt. Die Beobachtungen rechtfertigen daher die Elementardiäternährung der effektiven, jedoch mit dem Risiko der septischen Komplikationen, Thrombosen, Überwässerung und Stoffwechselproblemen behafteten, totalen parenteralen Ernährung als relativ risikofreie Alternative entgegenzusetzen.

Hervorgehoben wird dabei v.a.:

1. Änderung einer primär katabolen in einer anabolen Stoffwechselsituation. Dieses wird v.a. zurückgeführt auf die gute Resorbierbarkeit der Nährstoffe in den proximalen – meist auch nicht vom Erkrankungsprozeß befallenen – Jejunumabschnitten. Dazu kommt ein rascher Ausgleich des Flüssigkeitsdefizits des Organismus.

2. Besserung von abdominellen Schmerzen,

3. Abklingen von Subileuszuständen,

4. Schließung von postoperativ entstandenen enterokutanen Fisteln (spontan entstandene Fisteln sprechen allerdings weniger gut auf die Diäten an) (FROMM et al. 1978),

5. Rückgang der Stuhlfrequenz und der Neigung zu profusen Diarrhöen,

6. Langanhaltende Remission nach Elementardiätbehandlung. Zum Teil werden jedoch nach einer dararitgen Behandlung auch schwere Rezidive beobachtet, die dann auf erneute Therapie mit Elementardiät nicht immer gleich gut ansprechen und

7. Erlangung eines besseren Zustandes für eine nachfolgende erforderliche Operation.

Beziehungen zwischen dem diätinduzierten therapeutischen Ansprechen und der Aktivität und Lokalisation der Erkrankung konnten bis jetzt nicht gesichert werden. Keine Informationen liegen zudem darüber vor, ob es unter Elementardiäten zu einer, sei es röntgenologisch oder endoskopisch faßbaren Verbesserung des entzündlichen Befundes am Darm kommt.

2. Colitis ulcerosa

In der Behandlung akut entzündlicher Zustände bei Colitis ulcerosa ist der Einsatz von Elementardiäten weniger überzeugend. So ist offen, ob sie einen direkten Effekt auf den Verlauf dieser Erkrankungen haben, der über das Ausmaß einer effektiven Kaloriensubstitution hinausgeht, welche für sich v.a. schwere Verläufe günstig beeinflußt (Stephens u. Randall 1969).

Bei diesem Krankheitsbild werden Remissionsraten von annähernd 50% unter synthetischen Diäten gesehen (Axelsson u. Jarnum 1977a, b) doch ist bei allen publizierten Fällen der Effekt der gleichzeitig gegebenen Steroiden bzw. des Sulfosalazopyridins gegenüber dem alleinigen Effekt der Elementardiäten nicht abgrenzbar. Keine sicheren Informationen sind in der Literatur bislang über das Ansprechen der synthetischen Diäten bei verschiedener Ausdehnung der Colitis ulcerosa zu gewinnen, doch legen die Ergebnisse von Axelsson und Jarnum (1977b) nahe, daß das Risiko eines Therapieversagens unter synthetischen Diäten größer ist, wenn der gesamte Dickdarm befallen ist. In der Studie kam es bei 4 von 24 Patienten unter der Diät zu einer Verschlimmerung der Beschwerden, bei 8 von 24 blieben Symptome und Beschwerden unverändert, bei 7 von 10 mit schwererem Verlauf sah man sich zu einer Kolektomie genötigt.

Die Ergebnisse einer kleineren Studie aus der Bundesrepublik sind etwas günstiger (Berg u. Claassen 1973).

Von Bedeutung ist, das die durch Elementardiätbehandlung induzierten Remissionsphasen oft nicht von Dauer sind und es im Abstand bereits weniger Monate zu erneuten schweren Rezidiven kommen kann.

Kontrollierte Studien über den Einfluß der Elementardiäten auf den Verlauf dieses Krankheitsbildes im Vergleich zu bisher etablierter konservativer medikamentöser Therapie liegen bisher nicht vor.

II. Short-Bowel-Syndrom

Auch Patienten, die nach operativer Revision bei M. Crohn oder nach Operation wegen anderer Dünndarmerkrankungen an einem Short-bowel-Syndrom leiden, können erfolgreich mit Elementardiäten behandelt werden. Ein günstiger Effekt ist v.a. dann zu erwarten, wenn die Resektionen eine Ausdehnung von 75% des gesamten Dünndarmes nicht überschreiten (Lancet 1975). Der Einsatz der Diäten ist hierbei jedoch nicht unproblematisch. Wegen der reduzierten Resorptionsfläche treten osmotische Effekte der Diäten stärker in den Vordergrund und können eine Verschlimmerung der Durchfallsneigung bewirken (Axelsson u. Jarnum 1977b). Es ist deshalb wichtig, die Diäten einschleichend zu geben, um den positiven Effekt einer sich entwickelnden adaptiven Hyperplasie der verbliebenen Dünndarmschleimhaut für die Ernährung nutzen zu können.

Im Tierexperiment konnte nach hochgradiger Dünndarmresektion unter synthetischen Diäten eine hyperplastische Schleimhautadaptation gesichert werden, wenn auch weniger deutlich wie unter normaler Kost (Voitk u. Crispin 1975).

Neuere bioptische Untersuchungen an Patienten mit M. Crohn und Zustand nach ausgedehnter Dünndarmresektion lassen allerdings die Fähigkeit zur hyperplastischen Schleimhautanpassung vermissen (Lorenz-Meyer et al. 1980b). Es bleibt somit offen, ob die klinisch beobachtete Adaptation der Patienten an eine vorsichtig eingeleitete Elementardiätbehandlung beim M. Crohn allein Folge morphologischer Schleimhautveränderungen ist.

Die Behandlung von Patienten mit dem Short-bowel-Syndrom sollte unter sorgfältiger kritischer Überwachung der Elektrolyt- und Flüssigkeitsbilanz erfolgen. Im Anfang steht eine Phase einer zunächst ausschließlichen parenteralen Elektrolyt- und Kaloriensubstitution. Nach Stabilisierung der Bilanz folgt die vorsichtige Umstellung auf die synthetische Diät am günstigsten über eine intraduodenal oder intrajejunal liegende Sonde mit kontinuierlicher, über 24 h dauernder Perfusion (Voitk et al. 1973b; Voitk et al. 1973a).

Unter solchen Bedingungen gelingt es oft, den enteralen Flüssigkeitsverlust deutlich zu senken, v.a. wenn das Kolon in der Kontinuität belassen werden konnte. Die Patienten können nun auch ohne parenterale Substitution in einem, wenn auch labilen Gleichgewicht gehalten werden. Kommt es zu einem langsamen Gewichtsanstieg, kann später der Versuch eines Übergangs auf eine normale Kost gewagt werden.

Bei Verlust des Kolons ist ein günstiger Therapieeffekt nicht immer zu erreichen. Entsprechend schwierig gestaltet sich die Einstellung von Patienten mit höhergradigen Resektionen des Dünndarms.

III. Intestinale Fisteln

Der Einsatz von synthetischen Diäten hat in Verbindung mit einer total parenteralen Ernährung die früher bekannte hohe Mortalität gastrointestinaler enterokutaner Fisteln von über 70% dramatisch senken können (BURY et al. 1971).

In tierexperimentellen Untersuchungen konnte dabei eine eindeutige Verminderung des Natrium-, Kalium-, Chlorid und Kalorienverlustes im Fistelsekret gesehen werden; nur die Glukoseausscheidung über die Fisteln war unter Elementardiäten erhöht (WOLFE et al. 1972).

Effektiv sind die synthetischen Diäten v.a. in der Behandlung ösophagealer, gastroduodenaler, Kolon- und pankreatobiliärer Fisteln. Weniger effektvoll ist ihr Einsatz in der Behandlung von Dünndarmfisteln (BURY 1976). Die noch verbliebene Restletalität von ca. 17% ist meistens Folge zusätzlich bestehender, ernsthafter Komplikationen im Zusammenhang mit denen zur Ausbildung der Fistel führenden Grundkrankheiten.

Der gute Effekt der Behandlung gastrointestinaler Fisteln ist v.a. Folge des Einsatzes von synthetischen Diäten über Sonden, die je nach Lokalisation der Fistel, sei es oral oder operativ, in einem funktionstüchtigen Darmabschnitt eingeführt wird. Die Patienten können so in einen erheblich besseren Allgemeinzustand versetzt und falls erforderlich, nachfolgend korrigierenden Operationen zugeführt werden.

IV. Ileostomie

Synthetische Diäten haben aus theoretischer Sicht in der Betreuung von Patienten mit langjährig bestehender Ileostomie infolge verschiedener Krankheitsbilder an Bedeutung gewonnen, nachdem gezeigt wurde, daß es unter ihrem Einfluß zu einer Verminderung der täglichen Stuhlmenge, des Natrium- und Kaliumverlusts über den Stuhl sowie auch des Trypsingehaltes (und dem damit verbundenen Risiko für das Ileostoma) kommt (HILL et al. 1976). Die Diäten sind deshalb unter den Bedingungen komplizierender entzündlicher Veränderungen am Ileostoma adjuvant in der Behandlung neben den erforderlichen lokalen Maßnahmen therapeutisch sinnvoll einzusetzen.

V. Zytostatika- und strahleninduzierte Schäden des Darms

Um die bei zytostatischer oder Strahlentherapie auftretende intestinale Schleimhautschädigung und Ausbildung eines sekundären Malabsorptionssyndroms entgegenzuwirken, sind die synthetischen Diäten nach ersten günstigen tierexperimentellen Ergebnissen (Bounous et al. 1971) auch klinisch bei diesen Zuständen eingesetzt worden, wobei die Erfahrungen über ihren Effekt noch spärlich sind. Bounous et al. (1971) beobachteten, daß elementardiäternährte Karzinompatienten bei gleicher Kalorienzufuhr ihr Gewicht unter 5-Fluorurazilbehandlung halten konnten, normalernährte, gleichbehandelte Patienten jedoch weiterhin (bei insgesamt geringerer Kalorienaufnahme) Gewicht verloren.

Histologische Untersuchungen bioptisch entnommener Rektumproben der normalernährten Patientengruppe zeigten deutlicher die toxischen Effekte der Antimetabolitenbehandlung auf das Kryptenepithel als bei der elementardiäternährten Gruppe. Dieser günstige Effekt der synthetischen Diäten soll auf einen Ausgleich der an sich verschlechterten Aminosäurenresorption unter Zytostatika zurückzuführen sein, welche zu einer Abnahme der intestinalen Dipeptidasenaktivität führt (Bounous et al. 1971). Neuere Untersuchungen, nach denen v.a. die Art der Proteinzufuhr das Verhalten der Peptidasen beeinflußt, relativieren jedoch diese Hypothese, zumal die Aktivität der Dipeptidasen nicht unbedingt zum Ausmaß der Aminosäurenresorption korreliert (Gardner u. Heading 1979).

Auch nach Bestrahlung wurden in tierexperimentellen Untersuchungen günstige Effekte unter synthetischen Diäten beobachtet (Hugon u. Bounous 1972). Über den klinischen Einsatz der Diäten bei Strahlenkolitis liegen bislang nur einzelne Beschreibungen vor, wobei v.a. auf die Möglichkeit hingewiesen wird unter Verwendung dieser Ernährung die Patienten in einer anabolen Stoffwechselsituation zu halten (Mitty et al. 1976).

VI. Malnutrition und einheimische Sprue

Neben der Behandlung M.-Crohn-assoziierter Malabsorptionszustände werden die synthetischen Diäten auch bei unterernährten und dehydrierten Kindern mit Erfolg eingesetzt, v.a. bei Folgen unbehandelbarer Diarrhöen (Lancet 1975). Bei diesen Kindern ist jedoch der Gefahr einer hypertonischen Dehydratation durch die hohe Osmolarität der Diäten Beobachtung zu schenken und es wird dringend empfohlen, die Behandlung zunächst mit einer relativ verdünnten Lösung der synthetischen Diäten zu beginnen (Lancet 1975; Axelsson u. Jarnum 1977a).

Die synthetischen Diäten sind frei von Gluten bzw. Gliadinbestandteilen und kommen daher aus theoretischer Sicht bei der Behandlung des Malabsorptionssyndromes bei der einheimischen Sprue in Betracht. Welchen Effekt jedoch die erhöhte Osmolarität auf das Verhalten des erkrankten Jejunums bei diesem Krankheitsbild hat (die für sich mit einer vermehrten intestinalen Sekretion einhergeht) ist offen. Größere Erfahrungen liegen bisher nicht vor, und einzelne Beobachtungen (Axelsson u. Jarnum 1977b) zeigten keinen überzeugenden Effekt.

VII. Weitere Indikationen

Auch in der Behandlung der akuten und chronisch-rezidivierenden Pankreatitis wird der Einsatz synthetischer Diäten empfohlen (Göschke u. Leutenegger 1977; Stephens u. Randall 1969). Überzeugende klinische Beobachtungen liegen zu diesem Komplex allerdings bislang nicht vor. Wie o.a. liegt es nahe, bei diesem Krankheitsbild die Diäten intrajejunal zu applizieren, um einen stimulierenden Effekt auf das exokrine Pankreas zu vermeiden.

Als weitere Indikationen im Bereich der Gastroenterologie ist der Einsatz der synthetischen Diäten bei intestinalen Allergien zu nennen, da die Diäten von höhermolekularen, potentiellen Allergenen praktisch frei sind. Als eine weitere Indikation wird schließlich der Einsatz der synthetischen Diäten bei Divertikulitis mit Stenosesituationen benannt (BURY 1976).

VIII. Prädiagnostische und präoperative Kolonvorbereitung

In einer Anzahl von Arbeiten wird die Verwendbarkeit synthetischer Diäten für die prädiagnostische (Röntgen und endoskopische Verfahren) und präoperative Vorbereitung des Kolons hingewiesen (GURRY u. ELLIS-PEGLER 1976; COONEY et al. 1974; GLOTZER et al. 1973 u.a.).

F. Der klinische Einsatz von synthetischen Diäten

Synthetische Diäten können therapeutisch eingesetzt werden zur Deckung des täglichen Kalorienbedarfs, zur Gewährleistung einer positiven Stickstoffbilanz und zum Ausgleich des Defizits an essentiellen Fettsäuren sowie Vitaminen, eignen sich aber auch zur Durchführung einer enteralen Hyperalimentation, die jedoch vermehrt Probleme v.a. durch die höhere Osmolarität der Diäten schafft.

I. Voraussetzungen für eine Ernährung mit synthetischen Diäten, Kontraindikationen

Voraussetzungen für die Behandlung:
1. intestinale Darmgeräusche ohne Zeichen einer hochgradigen Obstruktion und
2. eine gesicherte Magenentleerung.

Relative Kontraindikationen (BURY 1976) für den Einsatz synthetischer Diäten:
1. Kinder unter 3 Monaten tolerieren keine hypertonische Ernährung, es kommt zur Elektrolyt-Imbalance, wenn die synthetischen Diäten unverdünnt gegeben werden.
2. Kachektisierte und im Flüssigkeitsdefizit stehende Patienten mit schwerem Short-bowel-Syndrom können nicht ohne vorbereitende, total parenterale Ernährung direkt auf synthetische Diäten eingestellt werden.
3. Gastrektomierte Patienten vertragen häufig keine synthetischen Diäten, sie leiden unter Dumpingerscheinungen, auch sind Blutungen unter synthetischen Diäten beobachtet worden. Der Versuch einer langsamen kontinuierlichen Perfusion über eine Sonde kann gewagt werden.
4. Der akut kranke Patient mit schweren metabolischen Störungen und Ileuszuständen ist kein Kandidat für eine frühe, aggressive orale Diätgabe.

5. Der Zustand von Patienten mit Fehlbesiedlungen des Dünndarms durch Hefen verschlechtert sich unter synthetischer Diät unter Zunahme der Diarrhöen infolge intraluminal einsetzender Gärung und Gasbildung (eigene Beobachtung).

6. Patienten mit Jejunumfisteln sind ober- oder unterhalb der Fistel nur schwer mit synthetischen Diäten zuernähren, da es oft an der erforderlichen absorbierenden Oberfläche fehlt. Der Befund solcher Fisteln verschlechtert sich oft unter dieser Ernährung.

7. Patienten mit schwerer Malabsorption oder nach längerem Hunger benötigen meist zunächst eine längere Phase einer totalen parenteralen Ernährung zur Stabilisierung des Zellmetabolismus und Wiederherstellung des erforderlichen Enzymbesatzes der Dünndarmschleimhaut.

Diabetiker, Patienten mit hohen Dosen von Steroiden und Patienten mit anderen Abnormalitäten des Kohlenhydratmetabolismus vertragen das hohe Angebot von Kohlenhydraten in den synthetischen Diäten nicht ohne Störungen. Hier kann ggf. eine Insulinsubstitution unter Blutzuckerkontrolle erforderlich werden.

II. Applikationsmodus

1. Orale Zufuhr

Die Zufuhr der synthetischen Diät kann oral oder aber über eine Sonde erfolgen. Da die Sondenernährung von vielen Patienten als lästig empfunden wird, kann eine orale Zufuhr versucht werden. Das den Mahlzeiten analoge Angebot der Diät führt jedoch nicht selten durch das revelative Überangebot höherosmolarer Substanzen zu osmotischen Diarrhöen. Als weiterer Nachteil erweist sich bei oraler Zufuhr auch heute noch der relativ schlechte Geschmack sowie die Abwechslungsarmut der angebotenen Diäten. Sie führen oft bereits nach wenigen Tagen zu starken Aversionen.

2. Sondenernährung

Ein günstigerer therapeutischer Effekt der synthetischen Diäten ist v.a. durch Verwendung einer Sondenernährung zu erreichen. Sie ermöglicht durch anhaltende Zufuhr über eine Perfusionspumpe das Angebot von osmotisch wirksamen Nahrungsbestandteilen pro Zeiteinheit gering zu halten und vermeiden somit das Problem osmotisch induzierter Diarrhöen. Auch wird die Gefahr diätinduzierter Hyperglykämien und Glukosorien sowie hyperosmolarer, nicht ketoazidotischer Komasituationen verringert. Eine längerfristige Gabe von Elementardiäten ist durch die Sondenapplikation eher gewährleistet, und es gelingt leichter, eine Behandlungsdauer über 10 Tage zu erreichen, nach denen spezifische, auf die synthetische Diät zurückzuführende therapeutische Effekte erwartet werden können. Bei Sonderernährung ist es aus geschmacklichen Gründen und zur Vermeidung stimulierender, oft unerwünschter Effekte auf das exokrine Pankreas sinnvoll, den Katheter in das Duodenum oder, günstiger noch, in das Jejunum einzuführen.

Wegen der oben beschriebenen Gefahr der Aspirationspneumonie bei im Ösophagus hochgeschlagener Sonde sollte eine röntgenologische Lagekontrolle der Sonde erfolgen.

3. Kalorien- und Mengenzufuhr

Das pro Tag über die Sonde zugeführte Volumen sollte 3 l nicht überschreiten. In den ersten Tagen der Therapie empfiehlt sich eine einschleichende Erhöhung sowohl des Volumens als auch der Kalorien. Die Kalorienzufuhr kann in den ersten 24 h auf $^1/_3$ kcal/ml festgesetzt und bei ausbleibenden unerwünschten Reaktionen an den folgenden Tagen langsam über $^2/_3$ kcal/ml auf 1 kcal/ml erhöht werden. Dieses erfolgt unter wiederholter Kontrolle der Blutzuckerwerte, der Urinzuckerausscheidung sowie der Kontrolle des Stuhlverhaltens.

Bei anhaltender negativer Stickstoffbilanz kann die maximale tägliche Kalorienzufuhr über das Ausmaß des durchschnittlichen täglichen Kalorienbedarfs (30–35 kcal/kg Idealgewicht) auf 50–60 kcal/kg Idealgewicht gesteigert werden (KAMINSKI 1976).

III. Erforderliche laborchemische und klinische Kontrollen

Unter ausschließlicher Ernährung mit synthetischen Diäten empfiehlt es sich in 2–3tägigen Abständen das Verhalten folgender Parameter zu kontrollieren:
1. Blutzucker,
2. Serumosmolarität,
3. Hämatokrit und Hämoglobin,
4. Serumkalium- und -natriumspiegel,
5. Urin: Nachweis und quantitative Bestimmung von Zuckern im Urin und
6. 24-h-Exkretion des Harnstoffes zur Berechnung der Stickstoffbilanz.

G. Einsatz von synthetischen Diäten als Therapeutikum

Der Einsatz synthetischer Diäten in der Behandlung chronisch-entzündlicher Darmerkrankungen hat kassenrechtlich zu Problemen geführt, da sich die Kassen zunächst weigern, synthetische Diäten als Heilmittel im Sinne des Arzneimittelgesetzes anzuerkennen und für die entstehenden Kosten aufzukommen. In einem Urteil des Sozialgerichtes Nürnbergs vom 12. Februar 1974 (AZ: S 9/Kr 57/73) werden jedoch synthetische Diäten nicht als Lebensmittel im Sinne des Lebensmittelgesetzes eingestuft, wo es heißt: Lebensmittel im Sinne dieses Gesetzes sind alle Stoffe die dazu bestimmt sind, in unverändertem oder zubereitetem oder verarbeiteten Zustand von Menschen gegessen oder getrunken zu werden, *soweit sie nicht überwiegend zur Beseitigung, Linderung oder Verhütung von Krankheiten bestimmt sind.* In diesem Sinne können synthetische Diäten als Heilmittel im Sinne des Arzneimittelgesetzes angesehen werden.

H. Sondenernährung

I. Definition der Sondenernährung

Von Sondenernährung spricht man, wenn eine Ernährung mit einer flüssigen, in ihrer Zusammensetzung variablen, chemisch oder enzymatisch nicht vorbehandelten Kost ausschließlich über eine nasogastral liegende Sonde zugeführt wird.

II. Zweck und Anforderungen an eine Sondenkost

Eine ausschließliche Sondenernährung kann verschiedenen klinischen Zwecken dienen:

1. Sie ermöglicht eine klinisch relativ ungefährliche, kontrollierte Ernährung von Patienten mit verschiedensten Krankheitsbildern, die einer geregelten oralen Nahrungsaufnahme nicht nachkommen können, und

2. eine präzise Flüssigkeits-Elektrolyt- und Kalorienbilanz.

3. Sie ermöglicht es, durch Veränderungen der Nahrungsbestandteile, Spurenelemente und Vitamine, spezifische Bedürfnisse bei verschiedenen Krankheitsbildern gezielt zu korrigieren;

4. dient als Vehikel für Medikamentenapplikation;

5. ermöglicht die Zufuhr einer kontrolliert keimarmen Ernährung;

6. gestattet eine über den Bedarf hinausgehende hyperkalorische Ernährung;

7. Erfordert einen relativ geringen Arbeits- und Zeitaufwand in der Verabreichung und

8. läßt sich zu einem relativ niedrigen Preis herstellen.

III. Formen der Sondenkost

Sondenkosten werden in verschiedenen Formen angeboten. Gebräuchlich sind:

1. Homogenisierte Kosten, wobei herkömmliche Nahrungsbestandteile in einem Mixer homogenisiert und mit ausreichend Flüssigkeit suspensiert werden, um eine Sondenpassage zu ermöglichen (GÖSCHKE 1974).

2. Sondenkost aus flüssigen Nahrungsmitteln; sie enthalten Milch und Milchprodukte, Eier, Frucht- und Gemüsesäfte, Geschmackszusätze, Zucker-, Stärkeprodukte u.a.

Diese Sondenkosten stehen in vielen Kliniken u.a. als Mixgetränke zur Verfügung.

3. Industrielle Fertigprodukte: Hierbei handelt es sich um von zahlreichen Firmen hergestellte käufliche, standardisierte Produkte, die sich grundsätzlich nicht wesentlich von den unter 2. aufgeführten Kosten unterscheiden, jedoch spezifischen Bedürfnissen der Klinik angepaßt sind; so gibt es eiweißarme bzw. eiweißreiche oder kochsalzarme, bzw. kochsalzreiche oder MCT-haltige Präparate.

In der Regel sind die heute verfügbaren käuflichen Sondenkosten relativ schlackenarm, ihr Laktosegehalt ist meist gering und sie sind in der Regel glutenfrei.

IV. Indikationen für eine Sondenernährung

Eine längeranhaltende Sondenkost wird bei den folgenden Indikationen empfohlen (GÖSCHKE 1974):

1. Bewußtseinsstörungen infolge Schädeltraumen, Intoxikationen, Apoplexie u.a.,

2. neurogene Schluckstörungen infolge Myasthenia gravis, Muskeldystrophien, Bulbärparalyse,

3. mechanische Behinderung der Nahrungspassage nach Operationen, Traumen, bei Tumoren im Bereich der Mundhöhle, des Pharynx oder Larynx, Ösophagustumoren oder Stenosen,

4. respiratorische Insuffizienz wie pulmonale Infekte, chronische Bronchitis bei liegendem Trachealtubus oder bei Tracheotomie,

5. psychiatrische Krankheitsbilder wie Anorexia nervosa und senile Demenz und

6. Tumorkachexie und allgemeine Inappetenz bei konsumierenden Erkrankungen.

V. Voraussetzung für die Durchführung einer Sondenernährung

Die Sonde sollte einen möglichst geringen Durchmesser haben und aus einem gewebeverträglichen Material bestehen. Hierfür eignen sich vor allem die Polyurethansonden, die auch bei längerer Liegezeit keine Änderung ihrer Konsistenz erfahren und relativ inert sind. Die Sonden werden nach Benetzen mit einem Gleitmittel transnasal, möglichst unter Verwenden eines stabilisierenden Mandrains in den Magen eingeführt. Nach Ziehen des Mandrains erfolgt eine Lagekontrolle mittels Stethoskop durch Soufflation von Luft im oberen Epigastrium, ggf. auch eine röntgenologische Lagekontrolle. Bei polytraumatisierten Patienten kann über diese Sonde kontinuierlich säurehaltiges Nüchternsekret zur Vermeidung einer Streßulzeration abgesaugt werden.

Die Nahrungszufuhr erfolgt, wenn möglich, über eine an einem Infusionsständer hängende Flasche über einen Zeitraum von 20–30 min.

Die Sondenernährung kann zur Vermeidung von Übelkeit und Völlegefühl vorher auf ca. 35 °C angewärmt werden.

VI. Komplikationen

Eine ausschließliche Ernährung mit Sondenkost ist nicht ohne Komplikationen. Nicht selten wird die Neigung zu Durchfällen unter einer Sondenkost beobachtet. Dieses ist teilweise zurückzuführen auf eine zu hohe Osmolarität der zugeführten Kost (z.T. über 600 mosmol/l), z.T. auf eine bakterielle Verunreinigung oder Zersetzung nicht frisch angesetzter Sondenkost. In manchen Fällen lassen sich derartige Symptome durch eine einschleichende Umsetzung auf die Sondenkost vermeiden. Auch zu rasche Zufuhr der Sondenkost pro Zeiteinheit kann zu Unverträglichkeitsreaktionen und u.a. Erbrechen führen.

Bei zu tiefer Sondenlage können Dumpingsymptome in Erscheinung treten.

Einer besonderen Aufmerksamkeit ist in der Literatur das Tube-feeding-Syndrom gewidmet worden, einem Krankheitsbild, das mit einem Anstieg der Serumwerte für Kreatinin und Harnstoff und einer Hypernatriämie einhergeht und über das Bild einer Dehydratation zu Bewußtseinstrübungen bis zu Komazuständen führen kann. Hier sind tödliche Verläufe berichtet (ENGEL u. JÄGER 1954). Für das Syndrom wird ein relatives Defizit an Flüssigkeit in der Sondenkost verantwortlich gemacht, das über eine vermehrte intestinale Sekretion von Flüssigkeit zu einer Dehydratation führt.

Zur Vermeidung dieser Komplikationen muß für eine ausreichende Flüssigkeitsbeimengung zur Sondenkost Sorge getragen werden. Unter Berücksichtigung der Urinausscheidung, Perspiratio insensibilis und dem auch bei Sondenkost anfallenden Oxydationswasser errechnet sich unter Normalbedingungen ein täglicher Flüssigkeitsbedarf von ca. 1.700 ml/die (GÖSCHKE 1974), der jedoch bei fieberhaften Zuständen deutlich darüber liegen kann. In jedem Fall sollte unter einer ausschließlichen Sondenkost eine sorgfältige Bilanzierung der Ein- und Ausfuhr sowie eine Kontrolle der harnpflichtigen Substanzen und der Elektrolytkonzentrationen im Serum erfolgen, um eine derartige Entwicklung rechtzeitig zu erfassen.

Darüber hinaus empfiehlt sich eine regelmäßige Kontrolle der Blutzuckerwerte und hämatologischer Parameter, bei länger anhaltender Sondenernährung die Beachtung allfälliger Vitaminmangelzustände und ggf. deren gezielter Behandlung durch Substitution.

Literatur

Adibi SA, Foget MR, Agrawa RM (1974) Comparison of free amino acid and dipeptid absorption in the jejunum of sprue patients Gastroenterology 67:586

Auer IO (1979) Immunology in Crohn's disease. Z Gastroenterol 17:83–93

Auer IO, Wechsler W, Ziemer E, Malchow H, Sommer H (1978) Immunstatus in Crohn's disease I. Leucocyte and lymphocyte subpopulations in peripheral blood. Scand J Gastroenterol 13:561–577

Axelsson C, Jarnum S (1977a) Assessment of the therapeutic value of an elemental diet in chronic inflammatory bowel disease. Scand J Gastroenterol 12:89–95

Axelsson C, Jarnum S (1977b) Elemental diet in gastrointestinal disease. Experience from a case material of 59 patients. Infusionstherapie 4:313–318

Berg G, Classen M (1973) Erfahrungen mit einer bilanzierten ballastfreien Ernährung bei Morbus Crohn und Colitis ulcerosa. Med Klin 68:487–490

Birnbaum SM, Greenstein JP, Winitz M (1957) Quantitative nutrional studies with water-soluble, chemically defined diets. II. Nitrogen balance and metabolism. Arch Biochem Biophys 72:417–427

Blennow G (1975) Clinical memoranda, Wernicke encephalopathy following prolonged artificial nutrition. Am J Dis Child 129:1456

Böhles H, Koch H, Heid H, Fekl W (1977) Klinische und metabolische Untersuchungen im akuten Stadium von Morbus Crohn unter Verwendung totaler parenteraler Ernährung und Elementardiät. Infusionstherapie 4:259–263

Bounous G, Devroede GJ (1974) Effects of an elemental diet on human fecal flora. Gastroenterology 66:210–214

Bounous G, Gentile JM, Hugon J (1971) Elemental diets in the management of the intestinal lesion produced by 5-fluorouracil in man. Can J Surg 14 (1971):312–324

Br Med J (1977) Food and the handling of drugs. 1:1304–1305

Bury DB, Jumbunathan G Effects of elemental diets of gastric emptying and gastric secretion in man. Am J Surg 127 (1974):59–64

Bury KD (1976) Elemental diets in parenteral nutritions. In: Fischer JE (ed) Total parenteral nutrition. Little Brown, Boston MA, pp 395–411

Bury KD, Stephens RV, Randall HT (1971) Use of chemically defined, liquid elimental diet for nutritional management of the fistular of the alimentary tract. Am J Surg 121:174–181

Caspary WF (1975) Resorption von Kohlenhydraten und Proteinen im Dünndarm unter normalen und krankhaften Bedingungen. Thieme, Stuttgart

Caspary WF (1978) Peptide oder freie Aminosäuren – ein Problem der Elementardiät. Dtsch Aerztebl 5:243–247

Chernoff R (1980) Enteral feedings. Am J Hosp Pharm 37:65–74

Cooney DR, Wassner J, Grosfeld JL, Jesseph JE (1974) Are elemental diets useful in bowel preparation? Arch Surg 109:206–209

Engel FL, Jaeger C (1954) Dehydratation with hypernatremia, hyperchloremia and azotemia complicating nasogastric tube feeding. Am J Med 17:196

Fahrländer H, Bianchi L, Mikatsch MJ (1979) Die chronisch-entzündlichen Darmerkrankungen. Ergeb Inn Med Kinderheilkd 42:1–111

Fromm H, Gebel M, Schroeter U, Canzler H, Schmidt FW (1978) Zur Behandlung des Morbus Crohn im akuten Stadium. Dtsch Med Wochenschr 103:377–380

Gardner MLG, Heading R (1979) Effects of elemental diets in absorption and enzymic activities and on 5-fluorouracil toxicity in rat small intestine. Clin Sci 56:243–249

Glotzer DJ, Boyle PL, Silen W (1973) Preoperative preparation of the colon with an elemental diet. Surgery 74:703–707

Göschke H (1974) Sonderernährung. Schweiz Rundschau Med (Praxis) 63:999–1002

Göschke H, Leuttenegger A (1977) Indikation der schlackenfreien synthetischen Diät. In: Heuckenkamp P-U, Weinheimer B (Hrsg) Grundlagen und neue Aspekte der parenteralen und Sondenernährung. Thieme, Stuttgart, S 105–109

Growther JS, Drasar BS, Goddard P, Hill MJ, Johnson K (1979) The effect of a chemically defined diet on the faecal flora and faecal steroid concentration. Gut 14:790–793

Gurry JF, Ellis-Pegler RB (1976) An elemental diet as praeoperative preparation of the colon. Br J Surg 63:790–793

Hecketsweiler P, Vidon N, Emonte P, Bernier JJ (1979) Absorption of elemental and complex nutritional solutions during a continous jejunal perfusion in man. Digestion 19:213–217

Hill GL, Mair WS, Edwards JP, Goligher JG (1976) Decreased trysin and bile acids in ileal fistula drainage during the administration of a chemically defined liquid elemental diet. Br J Surg 63:133–136

Hugon JS, Bounous G (1972) Elemental diets in the management of the intestinal lesions produced by radiation in the mouse. Can J Surg 15:18–26

Kaminski MT (1976) Enteral hyperalimentation. Surg Gynecol Obstet 143:12–16

Kasper H (1975) Internistische Therapie der Enteritis regionalis (Morbus Crohn). Med Klin 70:743–746

Kasper H (1976) Enteritis regionalis (Morbus Crohn). Ergeb Gastroenterol

Lancet (1975) (Editorial) Elemental diets. II:68

Lorenz-Meyer H, Nell G, Fimmel CJ (1981) Elemental diets – possible mechanisms of their effects in chronic inflammatory bowel disease and other gastrointestinal diseases. In: Ruppin H, Domschke W, Soergel VH (eds) Diarrhea in disorders of intestinal transport. Thieme, Stuttgart

Lorenz-Meyer H, Fimmel C, Teutenberg M (1980a) Der Effekt der Elementardiät auf Morphologie und Funktion der Dünndarmschleimhaut nach Langzeitexposition. Aktuel Ernaehrungsmed 5:74–80

Lorenz-Meyer H, Ziegler K, Böger M, Adler G, Rohde H, Brandes W (1980b) Quantitative Untersuchungen zur Struktur und Funktion der Dünndarmschleimhaut an endoskopisch gewonnenem Biopsiematerial. Z Gastroenterol 12:605–616

Matthews DM, Adibi SA (1976) Peptide absorption. Gastroenterology 71:151–161

Miller M, Tarboada JC (1975) Clinical experience with an elemental diet. Am J Clin Nutr 28:46–50

Mitty WT, Nealon TF, Gossi C (1976) Use of elemental diets in surgical cases. Am J Gastroenterol 65:297–304

Moore E, Copeland EM, Dudrick SJ, Weisbrodt NW (1976) Effect of an elemental diet on the electric activity of the small intestine in the dog. J Surg Res 20:533–537

Nelson LM, Carmichael HA, Russel RI, Atherton ST (1977) Use of elemental diet (Vivonex) in the managemant of bile acid-induced diarrhea. Gut 18:792–794

Nelson LM, Russel RI, Lee FD (1980) Elemental diets and small bowel structure and function: effect of diet composition on changes induced in normal rat jejunum and ileum (Abstr 11). European Congress on Parenteral and Enteral Nutrition, Sept 80. Newcastle, p 76

Perrault J, Devroede G, Bounous G (1973) Effects of an elemental diet in healthy volunteers. Gastroenterology 64:569–576

Ragins H, Levenson SM, Signer R, Stamford W, Seifter E (1973) Intrajejunal administration of an elemental diet at neutral pH avoids pancreatic stimulation. Am J Surg 126:606–614

Rivilis J, MacArdle AH, Wlodek GK, Gurd FN (1973) Effect of an elemental diet on gastric secretion. Am J Surg 179:226–229

Rocchio MA, Cha CJM, Haas KT, Randall HT (1974) Use of chemical defined diets in the managements of patients with acute inflammatory bowel disease. Am J Surg 177:469–475

Russel RI (1975) Elemental diets. Progress report. Gut 16:68–79

Shils ME, Bloch AS, Chernoff R (1977) Liquid formular for oral and tube feeding. J Parent Enteral Nutr 1:89–96

Silk D, Marrs C, Addison JM, Burston D, Clark ML, Matthews M (1973) Absorption of amino acids from an amino acid mixture simulating casein and tryptic hydrolysate of casein in man. Clin Sci 45:715

Silk D, Fairelaugh P, Clark M, Hegarty JE, Marvs T, Addison JM, Burston D, Clegg KM. Matthews DM (1980) Use of a peptide rather than free amino acid nitrogen source in chemically defined "elemental" diets. J Parent Enteral Nutr 4:548–553

Stephens RV, Randall HT (1969) Use of concentrated, balanced, liquid elemental diet for nutritional management of catabolic states. Ann Surg 170:642–667

Vogel CM (1974) Intravenous hyperalimentation in the treatment of inflammatory diseases of the bowel. Arch Surg 108:460–467

Voitk AK, Crispin JS (1975) The ability of an elemental diet to support nutrition and adaptation in the short gut syndrome. Ann Surg 181:220–225

Voitk A, Echave V, Brown RA, Gurd FN (1973a) Use of elemental diet during the adaptive stage of short gut syndrome. Gastroenterology 65:419–426

Voitk AI, Echave V, Feller J, Brown RA, Fraser NG (1973b) Experience with elemental diet in the treatment of inflammatory bowel disease. Arch Surg 107:329–333

Winitz M, Graff J, Gallagher N, Narkin A, Seedman DA (1965) Evaluation of chemical diets as nutrition for man-in-space. Nature 205:741–743

Winitz M, Adams RF, Seedman DA, Davis PN, Jayko LG, Hamilton JA (1970a) Studies in metabolite nutrition employing chemically defined diets. II. Effect on gut microflora populations. Am J Clin Nutr 23:546–569

Winitz N, Seedman DA, Graff J (1970b) Studies on metabolite nutrition employing chemically defined diets. I. Extended feeding of normal human adult males. Am J Clin Nutr 23:525–545

Wolfe BM, Keltner RM, Willmann VL (1972) Intestinal fistula output in regular, elemental and intervenous alimentation. Am J Surg 174:803–816

Wolfe BM, Keltner RM, Kaminski DL (1975) The effect of an intraduodenal elemental diet on pancreatic secretion. Surg Gynecol Obstet 140:241–245

Yeung CK, Smith RC, Hill GL (1979) Effect of an elemental diet on body composition. Gastroenterology 77:652–657

Zarchy TM, Lipmann T, Finkelstein J (1978) Elevated transaminases assoziated with an elemental diet. Ann Intern Med 89:221–222

Parenterale Ernährung

R. Dölp

Mit 8 Abbildungen und 4 Tabellen

A. Grundlagen

I. Einführung

Der eine parenterale Ernährung durchführende Arzt erfüllt stets die gleiche Aufgabenstellung: die Wiederherstellung oder Erhaltung der Homöostase. Er muß durch eine gezielte, dem aktuellen Bedarf angepaßte, also einem vorhandenen Defizit und zusätzlichen Verlusten qualitativ und quantitativ entsprechende Infusionstherapie die richtige Zusammensetzung der Körperflüssigkeiten garantieren. Nur dadurch werden die erforderlichen Leistungsbedingungen für den störungsfreien Ablauf aller Organfunktionen und die darüber hinaus erforderlichen reparativen Vorgänge geschaffen.

Zwischen den theoretischen Vorstellungen über eine vollständige parenterale Ernährung und deren Durchführung in der klinischen Routine besteht oft noch eine erhebliche Differenz. Denken wir an unser Wissen auf dem Gebiet der Vitamine und Spurenelemente, so leuchtet ein, daß diese z.T. noch lückenhaften Kenntnisse nur schwer in ein praktisches Konzept umzusetzen sind.

Aber selbst Wasser und Elektrolyte als wesentliche Grundlagen der parenteralen Ernährung werden oft nicht bilanziert, sondern mehr oder weniger schematisiert zugeführt. Die Auswahl bleibt nicht selten dem Zufall überlassen, da längst nicht jeder Arzt über die notwendigen Grundkenntnisse verfügt. Wahrscheinlich werden deshalb die sog. Halbelektrolytlösungen bevorzugt als Universallösungen eingesetzt.

Der gewünschte Erfolg einer Infusionstherapie läßt sich sicher nicht nur durch eine subtile Bilanzierung erreichen, bei der versucht wird, auch noch das Bronchialsekret oder das Oxidationswasser in die Berechnung aufzunehmen. Dennoch darf die Bilanz nicht nur aus Schätzwerten resultieren. Sie muß um so genauer sein, je länger die ausschließliche intravenöse Zufuhr anhält, je größer die außergewöhnlichen Verluste und je ausgeprägter die Organfunktionen eingeschränkt sind. Auch dann gilt der Grundsatz, daß der eine parenterale Ernährung durchführende Arzt primär nicht als Bilanzierer, sondern als Homöostatiker arbeitet. Will man zu den Grundvoraussetzungen der parenteralen Ernährung Stellung nehmen, muß man auf die Bedürfnisse ganz unterschiedlicher Patienten eingehen.

Der polytraumatisierte Patient auf der Intensivtherapiestation stellt das eine Extrem dar. Er ist bedroht von Hirnödem, Lungenversagen oder septischen Komplikationen, und eine bedarfsgerechte Infusiontherapie und parenterale Ernährung ist für ihn von wesentlicher Bedeutung.

Als Beispiel für das andere Extrem kann ein Patient dienen, dessen Grundkrankheit, z.B. eine septische Enterokolitis, längst ausgeheilt ist. Er wird z.B. wegen ausgedehnter Dünn- und Dickdarmresektionen (Short-bowel-Syndrom) seit längerer Zeit parenteral ernährt und ist daher zusätzlich von speziellen Mangelkrankheiten bedroht.

Es gibt also nicht den Standardpatienten mit parenteraler Ernährung, sondern nur einen Patienten, der eine spezielle parenterale Ernährung benötigt. Jedes Konzept ist auf den einzelnen Patienten auszurichten.

II. Indikationen der parenteralen Ernährung

Die Geschichte der parenteralen Ernährung beginnt um die Jahrhundertwende, als FRIEDRICH 1904 in Leipzig eine künstliche subkutane Ernährung in der Chirurgie durchführte. Er benutzte dazu Wasser, Kochsalz, Kohlenhydrate, Fette und Peptone, wobei er letztere aus Fibrin gewann. Im Tierversuch hatte allerdings nach einer Monographie von ELMAN (1945) bereits CLAUDE BERNARD – bekannt u.a. durch seine Arbeiten über die Existenz des Organismus als biologisches System, dessen Beständigkeit von der Stabilität des milieu interieur abhängt – im Jahre 1858 Hühnereiweißlösungen intravenös appliziert. ELMAN (1945) beschäftigte sich in der genannten Monographie ausführlich mit der parenteralen Ernährung. Er schilderte, daß er mit Hilfe von Kaseinhydrolysaten bei operierten Patienten eine positive Stickstoffbilanz 2 Wochen lang halten und auch dramatische klinische Besserungen des Ernährungszustandes erzielen konnte.

Trotz dieser Erfolge der parenteralen Substitution konnte ein bilanzierter Ersatz erst möglich werden, nachdem Kenntnisse über die essentiellen Bestandteile der Eiweißkörper vorlagen. Grundlegende Untersuchungen dazu leitete ROSE (1957) ein, der zunächst Threonin als letzte essentielle Aminosäure entdeckte und danach bewies, daß sich nicht alle Aminosäuren hinsichtlich der Deckung des Eiweißbedarfes gleich verhalten, sondern daß zwischen den essentiellen Aminosäuren – die unter allen Umständen zugeführt werden müssen, da sie der Organismus nicht selbst synthetisieren kann – und den nichtessentiellen Aminosäuren, die im Stoffwechsel endogen gebildet werden zu unterscheiden ist. Schließlich dauerte es aber noch bis 1966, als DUDRICK et al. nachwiesen, daß durch eine langdauernde parenterale Ernährung eine Gewichtszunahme, körperliche Entwicklung und positive Stickstoffbilanz möglich ist.

Der stoffwechselgesunde, in seinen Organfunktionen durch Erkrankungen oder Traumen nichtbeeinflußte Mensch stellt sich aus einem natürlichen Nahrungsangebot eine individuell bedarfsadaptierte Nahrung zusammen. Diese Fähigkeit kann teilweise oder vollständig, kurz oder langfristig durch Störungen der enteralen Nahrungsaufnahme infolge endogener oder exogener Einflüsse verloren gehen. In Abhängigkeit vom Ausmaß der Einschränkung wird dann ein unterstützender, ergänzender oder vollständiger Ersatz der gestörten Aufnahme- und Absorptionsbedingungen durch eine gezielte Behandlung erforderlich, um der Entwicklung einer defizitären metabolischen Haushaltslage vorzubeugen, oder sie zu korrigieren. Eine ausgeglichene Stoffwechselbilanz und in

Abhängigkeit davon die Erhaltung der Homöostase sind Grundvoraussetzungen für alle reparativen Leistungen des Organismus, also auch für die Heilung.

Die Nahrungsaufnahme hat das Ziel, durch kontinuierliche Protein- und Energiezufuhr die Voraussetzungen für die ständige Synthese zu liefern und durch den Ersatz von Körpersubstanz und -wirkstoffen einen labilen Gleichgewichtszustand zu erhalten, durch den das Leben gekennzeichnet ist. Die Energiegewinnung ist notwendig, um die im Organismus laufend anfallenden Stoffwechselreaktionen durchzuführen. Hierzu gehören die mechanische Arbeit – im wesentlichen durch die Muskelkontraktionen gekennzeichnet, – die osmotische Arbeit – als Transportleistung zu definieren, – und die chemische Arbeit in Form der Biosynthese. Der Organismus stellt ein offenes System dar, d.h. der stetige Verlust von Substanzen muß kontinuierlich substituiert und resynthetisiert werden. Nahrungsmangel oder bereits das Fehlen essentieller Nahrungsbestandteile bei noch ausreichender Nährstoffzufuhr führen schnell zu Störungen dieses Gleichgewichts und in der Folge zu Funktionsstörungen und schließlich zum Tode.

Daraus abgeleitet lassen sich, pauschal formuliert, die Indikationen für eine parenterale Ernährung zusammenfassen: *Der Patient kann, darf oder will nicht essen.*

Die daraus resultierende Aufgabe lautet: Es sind geeignete Wege zu finden, die diesen partiellen oder totalen Ausfall einer lebensnotwendigen Funktion übernehmen. Die Indikation für eine Ernährungsbehandlung, das läßt sich folgern, ist immer dann zu stellen, wenn eine selbständige, ausreichende Nährstoffzufuhr nicht möglich ist, die Organfunktion jedoch noch ausreicht, um eine Verwertung sicherzustellen. Die Grundkrankheiten, die die Situation des Nichtessenkönnens, -wollens und -dürfens nach sich ziehen sind so zahlreich, daß ich auf eine Aufzählung an dieser Stelle verzichte.

III. Wasser, Elektrolyte, Spurenelemente und Vitamine

Entsprechend dem „Corpora agunt nisi soluta" stellt der Wasser-Elektrolyt-Haushalt die Grundlage für eine erfolgreiche Ernährung dar.

Zunächst soll ein kurzer Überblick über die Ausdehnung der Flüssigkeitsräume des Organismus gegeben werden (Abb. 1).

1. Flüssigkeit

Beim Gesunden erfolgt die Flüssigkeitsaufnahme aufgrund der Eß- und Trinkgewohnheiten. Die nichtregulierbare Flüssigkeitsabgabe über Hautorgan und Respirationstrakt ist ebenfalls inkonstant und abhängig von körperlicher Belastung.

Die Aufgabe der Niere ist es u.a., Größe und Zusammensetzung der Flüssigkeitsräume des Organismus konstant zu halten. Da immer harnpflichtige Substanzen (Harnstoff, NH_3, Harnsäure), ausgeschieden werden müssen, kann die Urinproduktion nie ganz eingestellt werden, ohne daß der Organismus Schaden erleidet; der Urin kann aber bis maximal 1 500 mosmol/l konzentriert werden. Die dazu erforderliche Konzentrationsarbeit ist groß. Bei parenteral ernährten Patienten sollten die Organsysteme aber möglichst nicht bis an die Grenze ihrer Leistungsfähigkeit belastet werden.

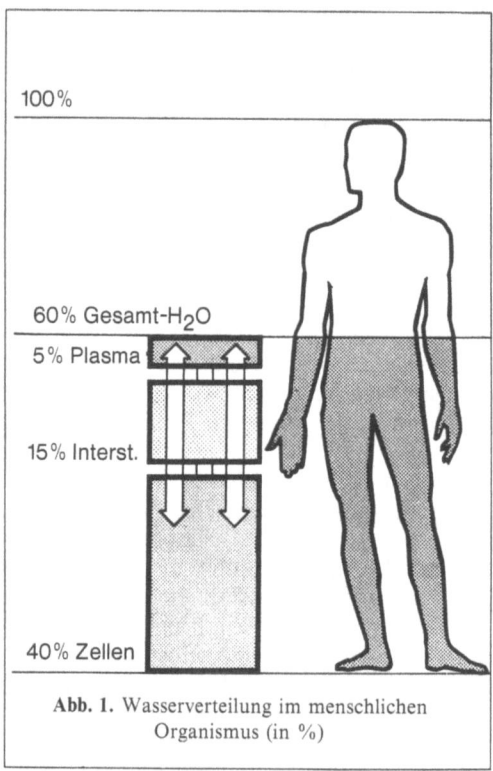

100%

60% Gesamt-H$_2$O

5% Plasma

15% Interst.

40% Zellen

Abb. 1. Wasserverteilung im menschlichen Organismus (in %)

Die Ausscheidung harnpflichtiger Substanzen beträgt beim Gesunden unge-fähr 700 mmol/Tag, bei parenteral ernährten Intensivtherapiepatienten liegt sie zwischen 800 und 1000 mmol/Tag. Wir streben eine Urinosmolalität von 500–600 mosmol/l an, was einer Urinmenge von 1200–2000 ml/24 h entspricht. Die okkulten Wasserverluste (TRUNIGER 1971) schätzen wir beim nichtfiebernden, spontanatmenden Patienten auf 700–1000 ml/Tag (Tabelle 1). Beziehen wir die Schätzungen auf einen normalgewichtigen Patienten, so kommen wir auf die von den meisten Autoren vertretene Flüssigkeitszufuhr von 40 ml/kg KG/Tag (DICK u. SEELING 1975).

Tabelle 1. Wasserhaushalt und Ausscheidung harnpflichtiger Substanzen

Ausscheidung harnpflichtiger Substanzen beim *Gesunden*	ca. 700 mmol/Tag
Intensivpflegepatient:	
Ausscheidung harnpflichtiger Substanzen bei parenteraler Ernährung	800–1000 mmol/Tag
Angestrebte Urinosmolalität	500– 600 mosmol/l
Urinmenge	1200–2000 ml/Tag
Okkulte Wasserverluste	700–1000 ml/Tag
Wasserzufuhr	2000–3000 ml/Tag oder 40 ml/kg KG/Tag

Tabelle 2. Natriumhaushalt. Bestand und Substitution bei parenteraler Ernährung

Gesamtmenge im Organismus eines Erwachsenen	60–70 mmol/kg KG
	(4–5 mol = 90–120 g)
Davon intrazellulär	2% = 100 mmol
im Interstitium	54% = 2,5 mol
im Skelett	44% = 2,0 mol
Schnell austauschbares Na^+ im Knochen	1000 mmol
Mindestverlust bei max. Aldosteronaktivität	0,5 mmol/kg KG/Tag
Substitution	1–4 mmol/kg KG

Tabelle 3. Kaliumhaushalt. Bestand, Aufnahme, Verluste und Substitution bei parenteraler Ernährung

Kaliumbestand des Organismus	50 mmol/kg KG (≙ 3,5 mol = 140 g)
Davon intrazellulär	45 mmol/kg KG (≙ 3,2 mol = 120 g)
im Skelett	4 mmol/kg KG
Extrazellulär	1 mmol/kg KG (≙ 70 mmol = 2,8 g)
Aufnahme gemischter Kost	50–100 mmol/Tag
Renale Verluste	40–90 mmol/Tag
Enterale Verluste	10 mmol/Tag
Obligater Verlust bei K^+-freier Ernährung	10–50 mmol/Tag
Substitution bei parenteraler Ernährung	1–4 mmol/kg KG/Tag

2. Natrium

Der Organismus eines Erwachsenen enthält, verteilt auf Intra- und Extrazellulärraum sowie das Skelett ca. 60–70 mmol Natrium/kg KG, das sind insgesamt 4–5 mol (90–120 g) (Tabelle 2). Die Hälfte des Natriums in den Knochen ist schnell austauschbar und kann bei akuten Natriumverlusten (Schwitzen, Diarrhö, Blutung) kurzfristig mobilisiert werden. Selbst bei maximaler Aldosteronaktivität (natriumfreier Ernährung, Aldosteronismus) beträgt der Natriumverlust ca. 0,5 mmol/kg KG/Tag. Natrium reguliert als Hauptkation des extrazellulären Raumes dessen Flüssigkeitsvolumen und Osmolalität.

Die Empfehlungen über eine Natriumsubstitution bei parenteraler Ernährung sind unterschiedlich und bewegen sich für den Erwachsenen zwischen 1 und 4 mmol/kg KG/Tag, wobei wir selbst in der postoperativen parenteralen Ernährung die höheren Bedarfszahlen zugrunde legen. Beim Ausgleich metabolischer Azidosen mit Natriumbikarbonat werden u.U. größere Natriummengen stoßweise zugeführt.

3. Kalium

Kalium (Daten s. Tabelle 3) reguliert das intrazelluläre Flüssigkeitsvolumen, ist neben Natrium für die Ionenfluxe bei bioelektrischen Vorgängen beteiligt und ist (zusammen mit Magnesium) Kofaktor bei einer Reihe enzymatischer Reaktionen. Verminderte Kaliumzufuhr, gastrointestinale und renale Flüssigkeitsverluste, Hyperaldosteronismus, Diuretikatherapie sowie bestimmte seltene hormonaktive Tumoren können die Ursache für einen Kaliummangel sein.

Der Organismus verliert bei kaliumfreier Ernährung 10–50 mmol Kalium/ Tag. Als Mindestmenge der Kaliumzufuhr bei parenteraler Ernährung gelten 0,7–1 mmol/kg KG/Tag, bei anabolem Stoffwechsel ist eine Zufuhr von 2–4 mmol/kg KG/Tag angebracht, allein um die für die Synthese von Eiweiß und Glykogen zusätzlich notwendigen Mengen an Kalium bereitstellen zu können.

Wird die Kaliumzufuhr nicht an die Zufuhr von Energie und Substraten adaptiert, folgt daraus zwangsläufig eine schwerwiegende Hypokaliämie. Die immer noch weitverbreitete, sogar angepriesene postoperative Zufuhr kaliumfreier Aminosäurenlösungen kann unter diesen Gesichtspunkten nur auf mangelnden Kenntnissen beruhen.

4. Chlor

In diesem Zusammenhang soll das Chloridion nicht vergessen werden. Seine Substitution ergibt sich allerdings fast zwangsläufig aus der Natrium- und Kaliumzufuhr und sollte 2–4 mmol/kg KG/Tag betragen, wird aber meist etwas darüber liegen.

5. Magnesium

Magnesium steht mengenmäßig nach Kalzium, Natrium und Kalium mit ca. 1 mol (25 g) im Organismus eines Erwachsenen an vierter Stelle der Kationen.

Es ist an allen Reaktionen, bei denen ATP synthetisiert oder gespalten wird, beteiligt. Magnesium hat somit eine wichtige Aufgabe im Energiestoffwechsel der Zelle zu erfüllen. Letztere hält Magnesium auch fester als Kalium, ihr zweites Hauptkation. Für eine erfolgreiche Kaliumsubstitution ist es wichtig, daß ein Magnesiumdefizit ausgeglichen wird.

Bei einer Infusionstherapie oder parenteralen Ernährung mit magnesiumfreien Lösungen treten nach etwa 3 Wochen klinische Mangelsymptome auf, wenn der Magnesiumstatus des Patienten vorher normal war. Ein vorbestehendes Magnesiumdefizit kann bei Patienten mit Malabsorptionssyndrom, bei Laxanzienabusus oder Alkoholikern angenommen werden.

Schwere Magnesiummangelzustände bleiben oft lange unentdeckt, weil ihre Symptome nur schwach ausgeprägt sind und die Magnesiumkonzentration im Serum lange normal bleibt. Muskelzuckungen und bizarre Bewegungen des Patienten, Tachykardie, Extrasystolie mit den Extremen Koma und Kammertachykardie sind Zeichen eines schweren, lebensbedrohlichen Magnesiummangels. Die Auswirkungen von Kalium- und Magnesiummangelzuständen sind synergistisch.

Bei längerdauernder Infusionstherapie oder parenteraler Ernährung sollten 0,1 mmol/kg KG/Tag substituiert werden. Bei schweren Magnesiummangelzuständen werden am ersten Tag 0,5 mmol/kg KG, vom 2.–5. Tag je 0,25 mmol/kg KG empfohlen. Es ist sicher sinnvoll, in dieser Situation Lösungen zu verwenden, die Kalium und Magnesium enthalten (z.B. Kalium-Magnesium-Aspartatlösungen).

Unsere Patienten erhalten in der Regel ca. 10 mmol/Tag, wobei die Magnesiumkonzentration im Serum bei allen bisherigen Untersuchungen im Normbereich (0,7–0,9 mmol/l) lag.

6. Phosphat und Kalzium

Die Phosphatsubstitution bei parenteraler Ernährung ist leichter geworden, seit α-Glyzerophosphat als Phosphatspender bekannt wurde.

Da Phosphatmangelsyndrome nicht nur bei parenteraler Ernährung mit großen Zufuhrmengen an Kohlenhydraten sondern auch schon nach wenigen Tagen einer postoperativen Infusionstherapie (HEROLD et al. 1978) beschrieben wurden, sollten bei jeder parenteralen Ernährung zumindest 0,2 mmol Phosphat/kg KG/Tag zugeführt werden.

Antazida behindern die Phosphatresorption. Somit können Patienten, die lange Zeit entsprechende Präparate eingenommen haben, einen vorbestehenden Phosphatmangel aufweisen. Um Störungen des Kalziumstoffwechsels zu vermeiden, wird die Zufuhr von 0,1–0,2 mmol Kalzium/kg KG bei der parenteralen Ernährung empfohlen.

Eine parenterale Ernährung, die Monate oder sogar Jahre dauert, ist sicher eine Ausnahmesituation. Es können dabei Mangelzustände besonderer Art auftreten, mit denen bei kurzfristiger Infusionstherapie oder parenteraler Ernährung nicht gerechnet zu werden braucht.

7. Spurenelemente

Spurenelementmangelzustände sind aus experimentellen Untersuchungen am Versuchstier schon seit Jahrzehnten bekannt, beim Menschen gelten sie als Rarität. Dies gilt weniger für den Eisenmangel, sicher aber für Zink- und Kupfermangelzustände.

Da sich Spurenelementmangelzustände nur sehr langsam bemerkbar machen, ist nicht sicher zu sagen, wann mit klinischen Zeichen gerechnet werden muß. Beim Kind sollte Zink sicher von Anfang an einer parenteralen Ernährung zugesetzt werden. Wie beim Zinkmangel kennen wir auch das Auftreten und die Symptome eines Kupfermangels aus der Pädiatrie. Bei parenteral ernährten Patienten scheinen ebenfalls Monate vergehen zu können, bis Kupfermangelsymptome auftreten. Die regelmäßige Kontrolle des Serumkupfers führt bei Kupfermangelzuständen auf die richtige Spur. Da Kupfer und Zink im Organismus teilweise antagonistisch wirken, ist es denkbar, daß bei Vorliegen eines marginalen Kupfermangels dann klinische Symptome auftreten, wenn allein Zink in größeren Mengen substituiert wird.

Andere für den Menschen essentielle Spurenelemente sind Mn, Se, Mo und J. Co ist Bestandteil von Vitamin B_{12}. Die Konzentration dieser Elemente im Organismus liegen um mehrere Zehnerpotenzen unter denen von Eisen, Kupfer und Zink; entsprechend gering sind die bisher heute geschätzten Bedarfsangaben. Es ist nichts dagegen einzuwenden, die von verschiedener Seite angebotenen Spurenelementzubereitungen in der parenteralen Ernährung einzusetzen, vorausgesetzt, Zink wird gezielt substituiert. Allerdings muß man wissen, daß sämtliche bis heute untersuchten Infusionslösungen – auch ohne beabsichtigte Zugabe – verschiedene Spurenelemente in wechselnder Konzentration aufweisen (HAUER u. KAMINSKI 1978). Es ist denkbar, daß allein diese unbeabsichtigte Zufuhr den Bedarf an den „extremen Spurenelementen" deckt.

8. Vitamine

Spurenelemente und Vitamine haben mehrere Gemeinsamkeiten. Nach ungenügender Zufuhr treten Mangelkrankheiten oft erst nach längerer Latenzzeit auf. Die Bedarfsangaben über Vitamine sind z.T. noch recht unsicher und somit auch die Zufuhrmengen, die für eine parenterale Ernährung empfohlen werden. Analytische Untersuchungen, die Aufschluß darüber geben sollen, ob ein noch kompensierter Mangelzustand vorliegt, sind nur in speziellen Laboratorien möglich. Wenn bei parenteraler Ernährung ein bestimmter Mangelzustand eintritt können die Symptome durch andere Mangelerscheinungen z.T. überdeckt werden, so daß ein recht buntes Bild entsteht.

Es ist einleuchtend, daß eine parenterale Ernährung ohne Vitaminsubstitution nach einer gewissen Zeit zu den entsprechenden Mangelerscheinungen führen muß. Wie aber wird eine vollständige Vitaminsubstitution durchgeführt?

Zunächst einmal verwirrt der unterschiedliche Vitamingehalt der verschiedenen Infusionslösungen. Eine vollständige Vitaminsubstitution wird auf diesem Wege nicht erreicht, so daß es sinnvoller ist, die von der pharmazeutischen Industrie hergestellten Vitaminkonzentrate gezielt den Infusionslösungen (ausgenommen Aminosäurenlösungen wegen der Gefahr der Inkompatibilität) zuzusetzen.

IV. Kohlenhydratstoffwechsel

Für eine ökonomische Proteinsynthese, auf die noch eingegangen wird, ist die Zufuhr von Kohlenhydraten als Energiedonatoren unerläßlich. Im Rahmen der parenteralen Ernährung haben sich Glukose, Fruktose, Sorbit, Xylit und begrenzt auch Äthanol als geeignete energieliefernde Substrate erwiesen. Für Bedarf, Umsatz, Bilanz und energetische Nutzung dieser Substrate unter parenteraler Verabfolgung gibt es keine allgemein gültigen Zahlen. Die Geschwindigkeit der Zufuhr, die Kombination mit anderen Substraten und insbesondere die jeweilige Stoffwechselsituation in der die Anwendung erfolgt, haben einen wesentlichen Einfluß auf diese Daten. Welche erhebliche Bedeutung z.B. die Stoffwechselsituation auf den Substratumsatz hat zeigt die Verstoffwechselung von Glukose und Xylit bei gesunden Versuchspersonen und bei Patienten in der postoperativen Phase. Wir erhalten sehr unterschiedliche Daten bezüglich Glukosämie und Glukosurie bei diesen beiden Patientengruppen, denn Glukose wird in der postoperativen Phase wesentlich schlechter verwertet als bei normaler Stoffwechselsituation. Xylit zeigt demgegenüber ein umgekehrtes Verhalten. Xylit wird – sichtbar an den niedrigeren Xylitblutspiegeln und den geringeren renalen Verlusten – von Patienten in der postoperativen Phase besser verstoffwechselt als von gesunden Versuchspersonen (Förster et al. 1974).

Die maximalen, an der Grenze der Umsatzkapazität liegenden Zufuhrraten betragen bei gesunden Versuchspersonen für Glukose und Fruktose 1,5 g/kg KG/h, für Sorbit 0,5 g/kg KG/h und für Xylit 0,375 g/kg/h. Der maximale Umsatz für Glukose und Fruktose ist demnach etwa 3- bis 4mal höher als der für die Polyole Sorbit und Xylit. Für den Umsatz von Äthanol wurden solche, unter Infusionsbedingungen in der Steady-state-Phase gemessenen Daten noch nicht aufgestellt. Die maximale Zufuhrrate bei der sich ein steady state der Blutalkoholkonzentration einstellt ist jedoch wesentlich niedriger und dürfte um 0,1 g/kg KG/h liegen (Schaub et al. 1974).

Ein extrazellulär gut erfaßbarer Parameter des Substratumsatzes ist die Laktatkonzentration. Da dieser Metabolit in höherer Konzentration zusätzlich noch pathophysiologische Bedeutung hat, ist eine wesentliche Umsatzbehinderung des Stoffwechsels auf dieser Stufe höchst unerwünscht. Fruktose erweist sich als stärkster Laktatbildner. Die hohe Umsatzkapazität für Fruktose sollte bei der Applikation daher nicht voll ausgenützt werden, da zumindest auf der Stufe Laktat/Pyruvat eine Durchsatzbehinderung im Stoffwechsel auftritt. Bei ausreichenden Sauerstoffverhältnissen wird sich zwar ein steady state für den Laktatumsatz auf einem höheren Laktatniveau einpendeln, doch zeigen einige in der Literatur beschriebenen Fälle, daß dieses Niveau so hoch sein kann, daß es zu Störungen im Säuren-Basen-Gleichgewicht führt (BERGSTRÖM et al. 1968). Bei Vorliegen einer durch Hypoxie bereits erhöhten Laktatkonzentration wird durch höhere Fruktosezufuhr ein weiterer Anstieg der Laktatkonzentration auftreten, der zur Ausbildung einer Laktatazidose führen kann. Dies gilt auch für eine hohe Glukosezufuhr. Hier kann ebenfalls die weitere Laktatnachlieferung aus dem peripheren Glukoseumsatz eine durch Hypoxie bereits erhöhte Laktatkonzentration verstärken. Wählt man somit die Laktaterhöhung als begrenzenden Parameter für die Substratzufuhr, so sind, weniger aus Gründen der Ökonomie, sondern vornehmlich aus Gründen der Sicherheit die maximalen Zufuhrraten für Fruktose und Glukose niedriger als ihrer Umsatzkapazität entsprechend anzusetzen: für Glukose 0,75 g/kg KG/h für Fruktose, Sorbit und Xylit jeweils 0,25 g/kg KG/h.

Für die parenterale Ernährung bietet es sich an, Glukose, Fruktose und Xylit in einem Infusionsgemisch gemeinsam einzusetzen. Der Vorteil dieser Kohlenhydratkombination liegt darin, daß die 3 Substrate auf zunächst unabhängigen Stoffwechselwegen metabolisiert werden, wobei, wie experimentell gezeigt werden konnte, keine gegenseitigen Umsatzhemmungen auftreten (BÄSSLER u. BICKEL 1972). Die Dosierungen der einzelnen Verbindungen können dabei sehr niedrig gehalten werden, so daß Umsatzkapazität und substratspezifische Laktaterhöhung keine Rolle mehr spielen. Während die Infusion von Glukose einen steilen Anstieg der Blutglukose bewirkt, zeigen sich nach Infusion der Kohlenhydratmischung wesentlich geringere Erhöhungen der Blutglukose Das mäßige Ansteigen der Blutglukose bei Zufuhr von Nichtglukosekohlenhydraten (NGK) ist ein noch ungeklärtes Phänomen, obwohl man weiß, daß weit über die Hälfte parenteral zugeführter NGK vornehmlich in der Leber in Glukose umgewandelt werden. Offensichtlich tritt aber diese hepatisch gebildete Glukose extrazellulär, auch bei einer bestehenden Glukoseverwertungsstörung, die in der unmittelbaren postoperativen Phase sicher vorliegt, wenig in Erscheinung. Vermutlich werden die NGK, da sie überwiegend in der Leber umgesetzt werden, primär der Energieversorgung dieses Organs dienen, zumal der Leberstoffwechsel mit 30% am Grundumsatz beteiligt ist und somit einen beträchtlichen Energiebedarf hat.

Da bei einer Glukosezufuhrrate von 0,5 g/kg KG/h in der postoperativen Phase die Blutglukose stets in den hyperglykämischen Bereich ansteigt und teilweise zu hohen renalen Verlusten führt, können wir diese, von stoffwechselgesunden Patienten noch gut tolerierte Zufuhrrate für Patienten in einer Streßphase nicht mehr als ökonomisch und sicher bezeichnen. Auch für Glukose liegt daher in solchen Stoffwechselsituationen die tolerable Zufuhrrate unter 0,5 g/kg KG/h und damit im gleichen Bereich wie o.g. tolerable Zufuhrrate von Fruktose, Sorbit und Xylit.

Während für den internistischen Bereich eine energetische Versorgung des Patienten im Rahmen der parenteralen Ernährung durch Glukose gut erreicht werden kann, gilt also für die Energieversorgung von Patienten mit Postaggressionsstoffwechsel, daß die Zufuhr von Kohlenhydratgemischen vorteilhafter erscheint als die jeweilige Substitution der Einzelsubstrate Glukose, Fruktose und Xylit. Es ist jedoch hervorzuheben, daß Mischungen von Substraten zur Energieversorgung weder qualitativ noch quantitativ frei nach eigenem Ermessen gesetzt werden dürfen, was aus nachfolgenden Ausführungen hervorgeht. Die Dehydrierung von Äthanol und der Polyalkohole Sorbit und Xylit findet nicht wie die meisten Dehydrierungsreaktionen in den Mitochondrien statt, sondern ist im Zytosol der Zelle lokalisiert. Von hier aus muß der Wasserstoff aus dem Zytosol in die Mitochondrien transportiert werden, um Anschluß an die Atmungskette zu bekommen. Die Geschwindigkeit dieses Transports, der über bestimmte Substratzyklen erfolgt, ist aber begrenzt, und so kommt es beim Umsatz von Äthanol oder von Polyolen zu einem Anstieg des Laktat/Pyruvat-Quotienten als Ausdruck eines erhöhten Quotienten von NADH/NAD im Zytosol auch ohne daß ein Sauerstoffmangel vorliegt. Das Ausmaß dieses Effekts, der wiederum Auswirkungen auf andere Stoffwechselvorgänge haben kann, hängt von der Umsatzgeschwindigkeit der Substrate und somit auch von deren Dosierung ab.

V. Fettstoffwechsel

Die Indikation für eine Neutralfettinfusion im Rahmen der parenteralen Ernährung ist auch heute noch ein umstrittenes Problem. Grundvoraussetzung für die Beurteilung der Energieversorgung über endogene Speicher des Fettgewebes ist die analytische Quantifizierung der Versorgung mit körpereigenen Nichtesterfettsäuren (NEFS). Die NEFS bilden das verbindende Substrat zwischen den Speichern und Verbrauchsstellen. Diese Fraktion, die in relativ niedriger Konzentration zwischen 0,2 und ca. 1,0 mmol/l unter physiologischen Bedingungen im Blut vorkommt, ist analytisch schwer zu erfassen, da sie neben der geringen Konzentration in komplizierter Weise an Albumin gebunden ist.

Hervorzuheben ist, daß der Ernährungszustand einerseits wie auch die Qualität der Körperzusammensetzung und die Qualität des Stoffwechselzustands andererseits vorrangige Bedeutung für die Erörterung einer Fettinfusion haben. Es gibt auch für Fettinfusionen Voraussetzungen, die Beachtung finden müssen. So muß z.B. unter Fettbelastung die Homöostase der Glukose gewährleistet bleiben. Aufgrund dieser Bedingungen ergeben sich 2 überzeugende Indikationen für die Infusion von Fettemulsionen (Abb. 2):

1. Bei einer Langzeiternährung – die Dauer liegt über 4 Wochen – ist eine ausreichende Substitution von essentiellen Fettsäuren erforderlich, um Mangelsituationen, mit z.B. Hautveränderungen vorzubeugen.

2. Ist die akute Phase einer Erkrankung oder eines Traumas abgeschlossen, d.h. sind die vitalen Funktionen einschließlich des Stoffwechsels normalisiert und besteht über lange Zeit ein hoher kalorischer Bedarf, können Fettemulsionen in die parenterale Ernährungstherapie einbezogen werden.

Für die Sicherstellung des Bedarfs an essentiellen Fettsäuren werden pro Woche ca. 100 g Fett benötigt. Diese Menge soll ca. 50 g Linolsäure, auf die es entscheidend ankommt, enthalten. Der genannte Bedarf ist mit 1 l einer 10%igen Fettlösung abzudecken. Bei hohem Kalorienbedarf, speziell bei einer Kachexie, können schließlich bis zu 25% des Gesamtkalorienbedarfes mit Fett abgedeckt werden.

Falls nicht bekannt ist, ob eine exogene Fettapplikation negative Auswirkungen auf die Glukosehomöostase hat, wird über einen Fettsäurenbelastungstest sichergestellt, ob bei einer gewünschten additiven Energiesubstitution mit Fett keine Dysregulation des Glukose-Fettsäuren-Wechselspiels vorliegt. Im Fall der intakten Regulation (Abb. 3) wird sich eine normoglykämische Situation ergeben, die dann auch die Weiterführung der Fettapplikation erlaubt. Im Fall der reaktiven Hyperglykämie ergibt sich eine relative Kontraindikation für die

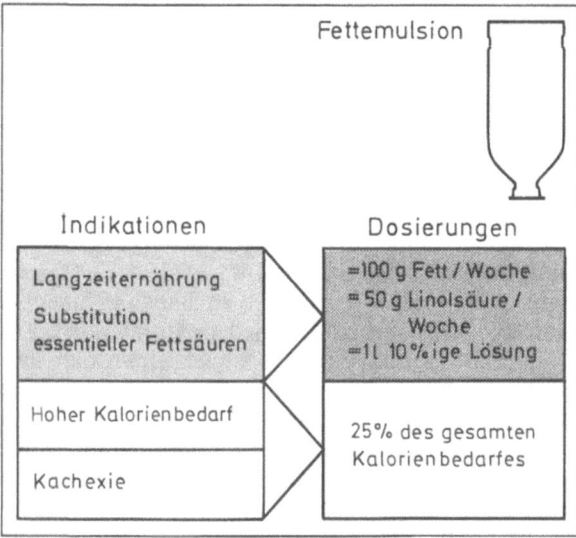

Abb. 2. Indikationen für die parenterale Fettsubstitution

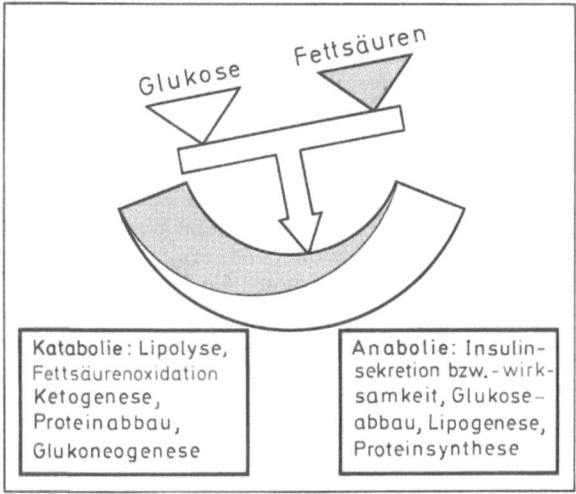

Abb. 3. Wechselbeziehungen von Glukose und Fettsäuren im Organismus

Weiterführung der Fettapplikation, woraus die Folgerung zu ziehen ist, daß vor der Ernährungsbehandlung und Energiebelieferung über zusätzliche Fettgabe ganz sicher eine Therapie und Korrektur des gestörten Stoffwechsels über eine allgemeine Infusionstherapie erforderlich ist.

VI. Eiweißstoffwechsel

Zur Sicherung des Proteinbestands während der parenteralen Ernährung galt es, die wichtige Frage zu klären, ob der Aminosäurenbedarf bezüglich

Gesamtmenge und Zusammensetzung für die Ernährung per os und bei parenteraler Zufuhr derselbe ist. Es zeigte sich an Versuchspersonen, daß lediglich gewisse Besonderheiten der parenteralen gegenüber der enteralen Ernährung durch einige Umstände bei den nichtessentiellen Aminosäuren gegeben sind, wie z.B. die möglichen Nebenwirkungen der Dikarbonsäuren (z.B. Glutaminsäure) bei zu rascher Infusion, und die Notwendigkeit, Arginin zur Verhütung einer Hyperamonämie infolge des raschen, nicht durch die intestinale Resorption gebremsten Aminosäurenumsatzes nach intravenöser Applikation zu geben. Es ist das große Verdienst moderner Ernährungsforschung, die Bedeutung der nichtessentiellen Aminosäuren für den Stickstoffhaushalt des Menschen unter parenteraler Ernährung experimentell erarbeitet zu haben. Danach gelten Histidin und Arginin als essentieller Bestandteil jeder parenteralen Ernährung. Auch Prolin steht in seiner Bedeutung für den Stickstoffhaushalt des Menschen bei parenteraler Zufuhr den essentiellen Aminosäuren näher als den nichtessentiellen. Das Gleiche gilt für Tyrosin, eine Aminosäure, die insbesondere bei urämischen Stoffwechselstörungen und für Neugeborene als essentiell angesehen wird. Die verbleibenden Aminosäuren werden zwar als nichtessentiell bezeichnet, ihrer proportionierten Zufuhr sollte jedoch die gleiche Aufmerksamkeit gewidmet werden wie den essentiellen Aminosäuren.

Grundsätzlich ergeben sich verschiedene Ansätze, um zu geeigneten Aminosäurenlösungen zu kommen:

1. Das sog. *Rose-Muster* hat die 8 klassischen essentiellen Aminosäuren zur Grundlage. Der Minimalbedarf jeder einzelnen Aminosäure wurde nach oraler Gabe bestimmt und – um einen Sicherheitsspielraum zu haben – verdoppelt (ROSE 1957). Das auf dieser Basis entwickelte Infusionsmuster ist in der Zwischenzeit quantitativ und qualitativ modifiziert worden; auch das Spektrum der nichtessentiellen Aminosäuren wurde – wie schon dargestellt – erweitert.

2. Die Aminosäurenlösung nach dem *Kartoffel-Ei-Muster* bezieht sich ebenfalls auf eine orale Diät (MÜLLER-WECKER u. KOFRANYI 1973). Dieses Proteingemisch hatte bei oraler Gabe eine hohe biologische Wertigkeit und ist als Lösung der entsprechenden Aminosäuren in die parenterale Therapie übernommen worden. Auch das Aminosäurenmuster dieser Lösung wurde im Laufe der Zeit verändert.

3. Ein anderes Konzept orientiert sich am *Plasmaaminosäurenmuster* (LONGENECKER u. HAUSE 1959). Hierbei wird der Plasmaaminosäurenspiegel mit dem Aminosäurenbedarf korreliert, da die zur Proteinbildung nötigen Mengen aus dem Plasmaaminosäurenpool genommen werden.

Letztlich gilt für die Verwertung von Aminosäuren während parenteraler Ernährung grundsätzlich, daß bei einem bestimmten Patienten zu einem bestimmten Zeitpunkt ein definierter Bedarf an Proteinen bzw. Aminosäuren besteht. Dieser sollte quantitativ und qualitativ ermittelt werden, um ganz besonders bei Schwerkranken und in speziellen Stoffwechselsituationen Krankheitskomplikationen mindern bzw. vermeiden zu können. Da es bislang jedoch in der klinischen Routine nicht möglich ist, den jeweiligen Bedarf des Patienten zu definieren, sind die Konsequenzen aus diesen Überlegungen heute noch nicht für alle Patienten zu ziehen. Die Kenntnisse auf diesem Gebiet sind noch so lückenhaft, daß die Effektivität der Aminosäurenzufuhr nur durch den therapeutischen Erfolg bewiesen werden kann. Es treten deshalb Parameter in den Vordergrund, die über den Ernährungszustand des Patienten und eine sinnvolle Proteinsynthese Auskunft geben können. So sind z.B. die zelluläre Immunantwort, die Funktion des hämatopoetischen Systems, das Verhalten einiger Indikatorproteine, wie Präalbumin, Cholinesterase, retinolbindendes Protein und Komple-

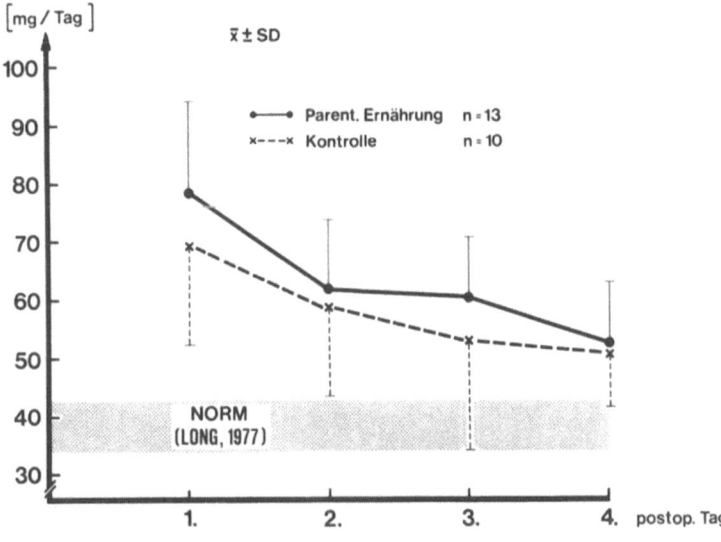

Abb. 4. 3-Methylhistidinausscheidung im Urin

mentproteine eng mit einem ausreichenden, „passenden" Aminosäurenangebot gekoppelt. Zu dieser Gruppe von Parametern zählt auch die Ausscheidung von 3-Methylhistidin im Urin (Abb. 4). Diese Aminosäure gilt als Leitsubstanz bei der Untersuchung des Muskelstoffwechsels. Sie ist eine Aminosäure des Aktomyosins, das 60% des Gesamtproteins der Muskulatur ausmacht. 3-Methylhistidin kann, durch Proteinabbau freigeworden, nicht reutilisiert werden und wird nahezu ausschließlich über den Urin ausgeschieden, so daß die ausgeschiedene Menge – normalerweise je nach Muskelmasse 34–42 mg/Tag (Long et al. 1977) – die Muskelkatabolie repräsentiert. Wir konnten zeigen, daß das Ausmaß der Katabolie durch die parenterale Ernährung nicht zu beeinflussen ist. Sowohl in einer Kontrollgruppe als auch in einer Prüfgruppe mit parenteraler Ernährung fanden wir eine deutlich erhöhte Muskelkatabolie (3-Methylhistidinausscheidung), die durch die parenterale Ernährung nicht reduzierbar war. Diese Aussage erhält einen erheblichen Stellenwert dadurch, daß aufgrund der Schwierigkeiten der quantitativen 3-Methylhistidinanalytik bisher nur wenige Mitteilungen vorhanden sind, die zur Größenordnung der Muskelkatabolie Aussagen machen konnten. Der Effekt der parenteralen Ernährung beruht also allein auf der positiven Beeinflussung des anabolen Stoffwechselgeschehens und nicht auf Verminderung der Katabolie.

Schließlich werden auch das Plasmaaminosäurenmuster, die Kinetik von Plasmaaminosäuren und das intrazelluläre Aminosäurenmuster wichtige Hinweise für die Bewertung von Aminosäurengemischen geben. Dazu liegen von uns ebenfalls umfangreiche Untersuchungen vor, die zum Ziel hatten, eine Aminosäurenlösung mit einem Aminosäurenmuster zu finden, das den Bedingungen im Postaggressionsstoffwechsel operierter und traumatisierter Patienten gerecht wird (Dölp et al. 1978). Interessanterweise wurde festgestellt (Dölp et al. 1980), daß das an die Besonderheiten des Postaggressionsstoffwechsels adaptierte Aminosäurenmuster der Infusionslösung (Traumafusin) bei Patienten ohne diese Stoffwechselstörung in gleicher Weise zu verwenden ist (Abb. 5). Diese Erkenntnis ist um so wichtiger, als wir zwar insgesamt gute Kenntnisse über die postope-

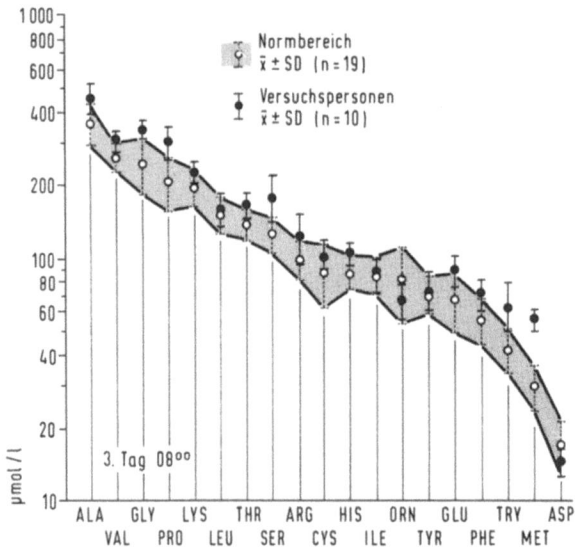

Abb. 5. Konzentration der Aminosäuren im Plasma unter fortlaufender Infusion von Traumafusin

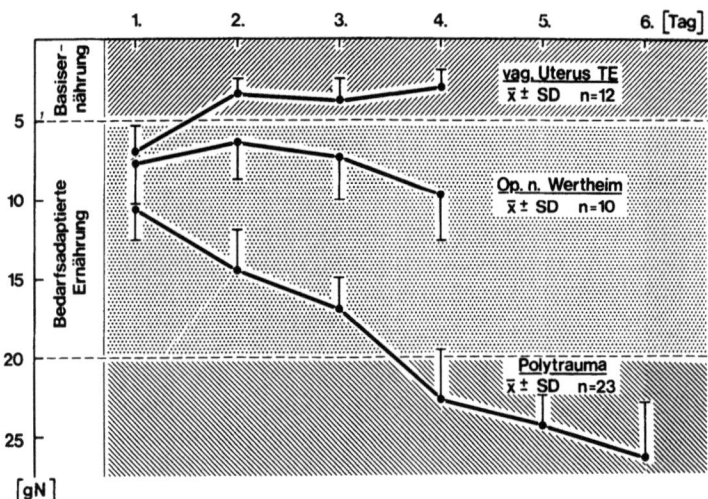

Abb. 6. Negative Stickstoffbilanzen bei 3 unterschiedlichen Patientengruppen mit jeweils gleichem Ernährungsregime (1 g AS/kg KG/Tag)

rativ und posttraumatisch auftretenden Stoffwechselstörungen besitzen, andererseits aber Schwierigkeiten bestehen, diesen Zustand innerhalb einer klinischen Routinetherapie individuell definieren zu können, bzw. den Umschaltzeitpunkt von der Stoffwechselstörung zum ungestörten Stoffwechselablauf zu erfassen. Natürlich kann auch die Stickstoffbilanz als wertvoller Parameter genannt werden, um das Ausmaß der Katabolie zu bestimmen. Diese ist in hohem Maß von der Größe des operativen Eingriffs bzw. Traumas abhängig. Abbildung 6 zeigt negative Stickstoffbilanzen bei Patientengruppen, die alle das gleiche Ernährungsregime, nämlich täglich 1 g Aminosäuren und 30 kcal/kg KG erhalten, aber unterschiedlich schwere Operationen durchgemacht hatten bzw. als polytraumatisierte, beatmete Patienten auf unserer Intensivtherapiestation lagen. Während Patienten nach leichten oder mittelschweren operativen Eingriffen, wie hier nach vaginaler Hysterektomie, mit der von uns eingesetzten Ernährungstherapie auskamen, sollte nach ausgedehnten operativen Eingriffen, z.B. Wertheim-Operationen und bei schwerstverletzten Patienten eine am Bedarf des Patienten orientierte Ernährung durchgeführt werden. Patienten, die trotz Substitution von 1 g Aminosäuren/kg KG/Tag bei gleichzeitig entsprechendem Energieersatz negative Stickstoffbilanzen von über 20 g/Tag aufweisen, sind in ein Ernährungsschema nicht mehr einzuordnen; andere Probleme stehen dann im Vordergrund.

Abschließend zu diesem Kapitel kann festgestellt werden, daß die Verwertung von Aminosäuren um so unproblematischer erscheint, je geringer die Aggression und je jünger der Patient ist. Wenn die Stoffwechselsituation durch Operation und Trauma oder Zusatzerkrankungen wie Diabetes mellitus, Leberversagen, Niereninsuffizienz und Sepsis schwerer beurteilbar wird, kompliziert sich auch die Durchführung der parenteralen Ernährung. Mit dem Konzept, den Proteinbestand des Körpers zu erhalten bzw. seinen Verlust zu vermindern, lassen sich jedoch in vielen Fällen Morbidität und Mortalität zurückdrängen.

B. Praxis der parenteralen Ernährung

I. Konzepte

Auch die parenterale Ernährung hat wie jede andere therapeutische Maßnahme der Prämisse der Verhältnismäßigkeit der eingesetzten Mittel zu folgen, d.h. unterschiedliche Patientengruppen benötigen unterschiedliche quantitative und qualitative Formen der Ernährungsbehandlung.

Die Infusionslösungen zur parenteralen Substitutionsbehandlung lassen sich schematisch unterteilen in:

1. Lösungen zur reinen Wasser- und Elektrolytsubstitution; sie stellen die Basis für jede Ernährungsbehandlung dar.

2. Lösungen zur vorwiegend periphervenös-parenteralen Applikation und/oder zur parenteralen Ergänzung einer enteralen Ernährung. Mit der Zufuhr dieser Lösungen sichern wir eine Basisernährung.

3. Lösungen zur zentralvenös-parenteralen Applikation. Mit diesen Nährstoffgemischen ist eine bedarfsadaptierte parenterale Ernährung zu erreichen (Abb. 7).

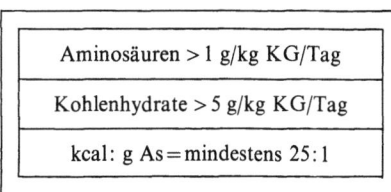

| Aminosäuren > 1 g/kg KG/Tag |
| Kohlenhydrate > 5 g/kg KG/Tag |
| kcal: g As = mindestens 25 : 1 |

Abb. 7. Dosierungen bei bedarfsadaptierter parenteraler Ernährung

1. Wasser-Elektrolyt-Substitution

Die Infusionslösungen zur Substitution von Flüssigkeit und Elektrolyten, sog. Basiselektrolytlösungen, sind in ihrem Elektrolytgehalt sehr unterschiedlich, weshalb dieser besonderer Beachtung bedarf. Eine Indikation für ihre Anwendung ohne zusätzliche Ernährung darf nur für eine kurze Zeit von 2–3 Tage gegeben sein. Die Dosierung liegt für Erwachsene bei 30–40 ml/kg KG/Tag.

2. Periphervenöse Basisernährung

Aufgrund der in den letzten Jahren gewonnenen Erkenntnisse sollte eine Basislösung nicht nur Wasser und Elektrolyte, sondern auch Aminosäuren und Energie im Sinne eines Basisangebotes unter der Voraussetzung enthalten, daß die Infusionstherapie noch über periphere Venen erfolgen kann. Der periphervenöse Zugangsweg wird aber zum Problem sobald Infusionslösungen mit hoher Osmolalität (800–1200 mosmol/l) zur Anwendung kommen. Es kam deshalb darauf an, die Osmolalität einer Infusionslösung zu senken, ohne den Aminosäurengehalt zu reduzieren, da als oberstes Prinzip jeder Ernährungsbehandlung die Erhaltung des körpereigenen Eiweißbestandes gelten kann. Wir setzen deshalb in der periphervenösen Basisernährung Infusionslösungen ein, die 2,5% Aminosäuren und 5% Kohlenhydrate enthalten. Diese Kombinationslösung mit einer Osmolalität von etwa 600 mosmol/l bewirkt trotz des niedrigen Kohlenhydratanteils bei Patienten mit mäßig ausgeprägter Katabolie eine nahezu ausgeglichene Stickstoffbilanz. Entscheidend für den Einsatz dieser Infusionslösung in der klinischen Routine ist die richtig gestellte Indikation.

Ein weiteres Konzept der Basisernährung besteht darin, neben einem 2–3%igen Aminosäurenanteil Kohlenhydrate zuzuführen, die bezüglich ihrer Konzentration den Empfehlungen der Literatur entsprechen. Danach sollte das Verhältnis von Kalorien zu Stickstoff während parenteraler Ernährung zwischen 120 und 200 kcal/g Stickstoff betragen. Derartige Basislösungen erfüllen ebenfalls die Voraussetzungen, eine günstige Stickstoffbilanz bei mäßiger Katabolie zu erreichen, überschreiten andererseits jedoch die Grenzen der peripher-venösen Verträglichkeit mit einer Osmolalität von etwa 1200 mosmol/l. Damit sind sie in der Regel für eine zentralvenöse Zufuhr geeignet. Wenn wir als Beispiel eine 2,5%ige Aminosäurenlösung mit 12,5%igem Kohlenhydratanteil wählen, dann werden bei einer Dosierung von 40 ml/kg KG/Tag etwa 1 g Aminosäuren und 25 kcal jeweils pro/kg KG zugeführt.

3. Zentralvenöse bedarfsadaptierte Ernährung

Reicht eine wie bisher dargestellte und zusammengesetzte Basisernährung aus zeitlichen, quantitativen und qualitativen Gründen nicht mehr aus, ist der Übergang auf anders zusammengesetzte bzw. konzentrierte Lösungen erforderlich. Wir erreichen damit den Bereich der bedarfsadaptierten parenteralen Ernährung (Abb. 7). Dadurch ist auch eine Änderung der Infusionstechnik von der peripheren zur zentralen Applikationsform erforderlich. Im Gegensatz zu der geschilderten Situation sind schematisierende qualitative Empfehlungen zur parenteralen Ernährung nicht mehr möglich, die einzige zulässige Antwort lautet: Der Bedarf liegt bei Aminosäuren über 1 g/kg KG/Tag und bei Kohlenhydraten über 4–5 g/kg KG/Tag. Die im Einzelfall tatsächlich notwendige Dosierung kann nur aus den Ergebnissen der individuellen Bilanz bestimmt werden. Für die Abdeckung dieses Bedarfes stehen unterschiedliche Infusionslösungen zur

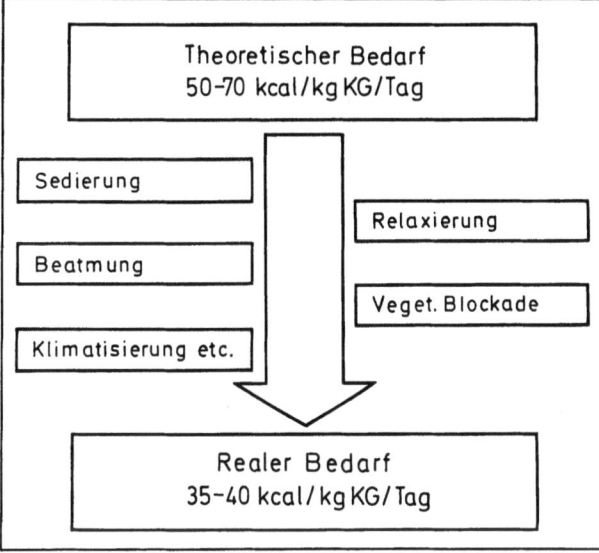

Abb. 8. Flankierende Maßnahmen der parenteralen Ernährung

Verfügung, die sich im wesentlichen aus kohlenhydratfreien Aminosäurenlösungen und verschiedenen konzentrierten Kohlenhydratmischungen zusammensetzen. Das Verhältnis von Energie zu Aminosäuren sollte mindestens 25 kcal/g Aminosäuren betragen, um einer Fehlverwertung von Aminosäuren im Energiehaushalt vorzubeugen.

Patienten mit komplizierenden septischen Prozessen, Schädel-Hirn-Verletzungen, Tetanus oder Verbrennungen haben vielfach einen theoretisch kalkulierbaren Kalorienbedarf, der weit über das bisher dargestellte Maß hinausgeht. Ein derartiger Bedarf ist parenteral kaum noch zu decken und unabhängig davon ist auch die Deckung des gesteigerten Bedarfes in vielen Fällen therapeutisch nicht mehr sinnvoll. Hier kommt es vielmehr darauf an, durch flankierende therapeutische Maßnahmen (Abb. 8) den extrem gesteigerten Bedarf zu senken. Für diese Aufgabe stehen u.a. eine Sedierung und Relaxierung mit Beatmung, eine vegetative Blockade, eine Klimatisierung der Umgebungsbedingungen usw. zur Verfügung. Durch die flankierenden Maßnahmen gelingt es, den theoretisch ermittelten Bedarf von z.B. 50–70 kcal/kg KG/Tag bzw. den um 150% gesteigerten Grundumsatz zu senken und Bedarfswerte um 35–40 kcal/kg KG/Tag oder einen Grundumsatz mit einer Erhöhung von nur noch 50% zu erreichen.

II. Überwachung

Da die parenterale Ernährung einen direkten Eingriff in die Homöostase des Organismus darstellt, erfordert sie eine laufende subtile und gezielte Überwachung, um den Erfolg der Ernährung bzw. ihre Auswirkung auf die Organsysteme zu erfassen. Klinische und labortechnische Kontrollgrößen müssen daher Informationen liefern über die im folgenden aufgeführten Fragenkomplexe:

1. Erfassen der Ausgangslage,
2. Bilanzierung,
3. Effizienz der Ernährung,
4. Auswirkungen auf den Organismus und auf Organfunktionen.

1. Ausgangslage

Entscheidend ist zunächst die Definition der Ausgangslage, in der sich der Patient befindet. Funktionsstörungen der Organe müssen erfaßt und ihre Auswirkungen auf die parenterale Ernährung definiert werden. Ebenfalls müssen alle akuten Ereignisse im Krankheitsverlauf beachtet werden, die die Normwerte der Ausgangslage verändert haben können (z.B. septische Komplikationen, Hypoxie). Weiter ist die Frage zu klären, ob der erhobene Laborwert im speziellen Fall noch im Norm- oder bereits im pathologischen Bereich liegt. So wird z.B. der individuelle pCO_2-Normwertbereich des chronischen Emphysematikers im Vergleich zum „Normwert" mit großer Wahrscheinlichkeit im pathologischen Bereich liegen, dennoch müssen wir den erhöhten Wert als Normwert dieses Patienten akzeptieren und beachten.

2. Bilanzierung

Eine kaufmännische Bilanz wird aufgrund einer exakten Buchführung über Einnahmen und Ausgaben sowie einer Inventur, d.h. einer aktuellen Bestandsaufnahme des Betriebsvermögens erstellt. Am Patienten ist die Genauigkeit der retrospektiven Bilanzführung fast immer unzureichend und eine umfassende exakte „Inventur" unter Einbeziehung der individuellen Norm unmöglich. Die Bilanzierung wird zwar einen Schwerpunkt der Diagnostik bei der parenteralen Ernährung darstellen, das Problem der Bilanzierung muß jedoch auch heute noch als weitgehend ungelöst angesehen werden. So kann z.B. eine exakte Bilanzierung so lange nicht vorgenommen werden, als neben dem Erhaltungsbedarf noch ein bedeutsamer Korrekturbedarf vorliegt. Es würde sonst bedeuten, daß bei Nichtbeachten des Korrekturbedarfs die abnorme Ausgangslage erhalten bliebe. Der Organismus jedes höheren Lebewesens stellt ein offenes System im Fließgleichgewicht dar. Dies bedeutet aber, daß eine Bilanzierung nicht nur im möglichst vollständigen Erfassen von zugeführten und ausgeschiedenen Substanzen bestehen kann, sondern daß mit der Bilanzierung gleichzeitig versucht werden muß, die für den jeweiligen Zustand des Patienten gültigen Normen zu definieren. Der Blutspiegel und die Zu- und Ausfuhr eines Substrats geben nicht notwendigerweise ein Bild über die vorhandene Menge dieses Substrats und dessen Verwertung an erwarteter Stelle. Nicht zu erfassen sind v.a. alle inneren Verluste oder Gewinne im sog. 3. Raum, z.B. sequestrierte Flüssigkeit. Nicht erfaßt wird darüber hinaus in der Bilanz der Füllungszustand und die Kapazität des Pools, in den die einzelnen zugeführten Substanzen eingehen.

3. Effizienz der Ernährung

Breiten Raum wird die Überprüfung der Effizienz der Ernährung einnehmen. Angefangen bei der Kontrolle des Körpergewichts, über die Überprüfung der Stickstoffbilanz bis hin zur Diagnostik eines evtl. Mangels essentieller Fettsäuren werden klinische und labortechnische Daten über die Wertigkeit der parenteralen Ernährung informieren.

4. Auswirkungen auf den Organismus und die Organfunktionen

Die experimentellen Untersuchungen der letzten Jahre haben zunehmend Daten über die Verwertung von Nährstoffen bei eingeschränkten Organfunktionen geliefert (z.B. Niereninsuffizienz). Dagegen scheint über eine Beeinflussung der Stoffwechselvorgänge durch Veränderungen im Bereich der sog. milieubestimmenden Faktoren noch sehr wenig bekannt zu sein (z.B. Na^+, H^+, Cl^-, Viskosität des Blutes, Hypoxie). Es ist noch unbekannt, welche Änderungen in der Menge und in der Zusammensetzung der Infusionen notwendig werden und welche Kontrollgrößen dafür relevant sind, wenn das „milieu interieur" gestört ist.

Die Konzentration eines Substrats wird somit in erster Linie von der Beschaffenheit und der Funktionstüchtigkeit des produzierenden und eliminierenden Organs und darüber hinaus von der Intaktheit des Transportsystems abhängig sein.

Zweck der parenteralen Ernährung ist es, Nährstoffe in einer dem Bedarf und der Ausgangslage adaptierten Zusammensetzung zuzuführen. Sie wird sich zu Beginn in der Mehrzahl der Fälle an gewissen Normwerten orientieren müssen. Dies heißt aber, daß sie nicht immer den Erfordernissen adaptiert sein kann. Die Aufgabe der Kontrollgrößen wird es sein, den Erhaltungsbedarf zu definieren und Korrekturen zu ermöglichen. Dazu muß neben der Menge und der Zusammensetzung der Einfuhr die Ausfuhr möglichst quantitativ erfaßt werden. Dies bedeutet im Hinblick auf Wasser und Elektrolyte mehr ein technisches Problem, in bezug auf die in den Stoffwechsel eingehenden Nährstoffe jedoch die Suche nach geeigneten Endprodukten, deren Kontrolle eine spezifische Aussage über ihre Verwertung im Organismus erlaubt. Darüber hinaus müssen jedoch die Parameter kontrolliert werden, die auf das Ausmaß, die Art und die Geschwindigkeit der Verwertung im Organismus Hinweise geben. Eine Zusammenstellung dieser Kontrollgrößen findet sich in Tabelle 4.

Tabelle 4. Kontrollgrößen der parenteralen Ernährung

Wasser	Körpergewicht
	Osmolalität im Serum, Urin (Drainagen)
	Natriumkonzentration im Serum, Urin (Drainagen)
	Hämatokrit
	Temperatur
Salze	Serumkonzentration
	Menge und Konzentration im Urin
	Säuren-Basen-Haushalt
Energieträger	Glukose
	Bilirubin
	Laktat/Pyruvat
	Transaminasen
	Harnsäure
	Osmolalität
Fette	Glukose
	Triglyzeride
	Glyzerol
	Nefs (nichtveresterte Fettsäuren)
Stickstoff	Gesamteiweiß mit Elektrophorese
	Harnstoff
	Kreatinin
	Harnsäure
	(Aminosäurenkonzentration im Plasma)

III. Komplikationen und Anwendungstechnik

Mit Sicherheit kann die Flüssigkeitssubstitution und häufig auch die Basisernährung über Stunden bis wenige Tage durch eine periphere Vene erfolgen. Dazu können Metall- oder Plastikkanülen Verwendung finden. Für die parenterale Ernährung stellt die Osmolalität der Lösung in bezug auf ihre Applikationsart den limitierenden Faktor dar. Als Regel gilt: Lösungen bis zu etwa 800 mosmol/l können peripher appliziert werden, eine höhere Osmolalität verlangt imperativ nach einer zentralvenösen Zufuhr und damit nach einem Kavakatheter. Zur Genüge bekannt sind die Gefahren, die bei Verweilkanülen in peripheren Venen oder bei der Venenfreilegung auftreten können: Thrombose und Infektion. Die Thrombose kann in seltenen Fällen ausgedehnt vorhanden sein und zur Embolie führen, die Infektion zum septischen Zustandsbild. Zuverlässige Angaben über die Häufigkeit dieser Folgezustände fehlen. Ihre Prophylaxe besteht in sorgfältiger Desinfektion der Haut an der Punktionsstelle, atraumatischer Punktionstechnik und gewissenhafter Überwachung von Eintrittsstelle und kanülentragender Vene.

Präzise Angaben über die Fehler und Gefahren des Kavakatheters zur parenteralen Ernährung fallen leichter, da darüber umfangreiche Daten vorliegen (Burri u. Gasser 1971).

1. In Abhängigkeit vom Zugangsweg treten unterschiedlich schwere Komplikationen auf. So zeigte sich, daß bei einem zentralvenösen Zugang über die *V. femoralis* in 16% der Fälle eine Thrombose auftrat, wobei bei 4% der Fälle der Venenkatheter direkt oder indirekt am Tode des Patienten schuldig war. Konsequenterweise wurde diese Einlegetechnik weitestgehend verlassen.

2. Der *V.-subklavia-Katheter* erfreut sich in vielen Kliniken großer Beliebtheit. Bei diesem Zugang überwiegen die Folgezustände anläßlich der Punktion: so findet man in über 1% der Fälle Verletzungen der A. subklavia und in 1% wurde ein Pneumothorax verursacht. Erstaunlich ist die hohe Trefferquote, die bei 90–95% lag. Thrombose, Embolie und entzündliche Veränderungen sind bei diesem Zugang selten. Immerhin war der Katheter in gut 0,1% der Fälle am Tode des Patienten schuldig, häufig verursacht durch einen beidseitigen Pneumothorax nach Punktionsversuch auf der einen und nachfolgend auf der Gegenseite.

3. Der Zugang über die *V. jugularis interna* besitzt eine überraschend niedrige Komplikationshäufigkeit bei hoher Treffsicherheit. Bei Punktion der rechten Seite imponiert der gradlinige Verlauf des Katheters in der weitlumigen, klappenfreien Vene; Fehllagen, Thrombosen und entzündliche Wandveränderungen gehören daher zu den Raritäten. Ohne weiteres kann bei mißlungenem einseitigen Punktionsversuch die andere Seite anpunktiert werden. Versehentliche Verletzungen der A. carotis haben nie zu ernsten Komplikationen geführt. Daher muß die Punktion der V. jugularis interna als einfachster, sicherster und zugleich risikoärmster Zugang zur V. cava superior empfohlen werden.

Bereits bei der Vorbereitung einer parenteralen Ernährung ergeben sich bestimmte Aufgaben und Regeln, die unbedingt Beachtung finden müssen. Ein vor Infusionsbeginn unverletzter Behälter sowie ein Behälterverschluß sind als Voraussetzung für die Sterilität der Infusionslösung anzusehen. Nicht entdeckte Haarrisse in Glasflaschen oder verletzte Oberflächen bei Plastikbeuteln können ebenso wie defekte Verschlüsse Ursache für eine mikrobielle Kontamination der Infusionslösung und damit für eine mögliche Septikämie des Patienten sein. Nach Auswahl der speziellen Infusionslösung – entsprechend dem Verordnungsbogen – müssen daher als erstes Infusionslösungsbehältnis und Inhalt kontrolliert werden. Verletzungen am Verschluß, Beschädigungen des Behälters, ein unleserliches und stark beschädigtes Etikett, das eine Identifizierung der Lösung nicht mehr sicher zuläßt oder auf dem Chargennr. bzw. das Verfallsdatum nicht mehr sicher erkennbar sind, sollten zu einem sofortigen Verwerfen der Infusionslösung führen.

Beim Anschluß des Infusionsgerätes an den Patienten gilt die besondere Sorgfalt der Verbindungsstelle zwischen Infusionsgerät und Verweilkanüle bzw. Venenkatheter. Diese Verbindung stellt die am meisten kontaminationsgefährdete Stelle des Infusionssystems dar, und zwar besonders durch die Haut des Patienten und den Ansatz des Katheters, der nicht so häufig gewechselt werden kann wie das Infusionsgerät. Reste von Blut- und Infusionsflüssigkeit, die sich aus technischen Gründen besonders oft an dieser Stelle ergeben, bilden einen guten Nährboden für das Wachstum von Keimen aller Art.

Eine besondere Gefahrenquelle im Rahmen jeder parenteralen Ernährung stellt das Zumischen von Medikamenten zu gebrauchsfertigen Infusionslösungen sowie das Zuspitzen von Pharmaka in das Infusionsgerät dar. Dabei müssen die 3 Risikobereiche Inkompatibilität, partikuläre Kontamination und mikrobielle Verunreinigung besonders Beachtung finden. Diese Gefahren können isoliert, aber auch gemeinsam auftreten, wobei ihre Bedeutung um so höher eingeschätzt werden muß, je mehr Manipulationen im Sinne des Zuspitzens und Zumischens vorgenommen werden. Um das Risiko der mikrobiellen Kontamination und die Gefahr der Inkompatibilität zwischen zugespritzten Pharmaka und Infusionslösungen so gering wie möglich zu halten, sollte niemals ein Zumischen oder Zuspritzen in Blut oder Blutderivate erfolgen. Außerdem sollten Aminosäuren, Fett- sowie Konzentratlösungen zur Osmotherapie und Korrektur des Säuren-Basen-Haushalts nicht als Träger für Zusatzinjektionen verwendet werden.

Ein weiteres Risiko, das im Zusammenhang mit der Anwendung von Infusionslösungen, besonders aber durch das Zumischen und Zuspritzen von Medikamenten zu Infusionslösungen auftritt, ist die zusätzliche Belastung des Patientenorganismus mit Partikeln. Dabei führt jedes Durchstechen, sei es des Verschlusses, des Infusionsbehälters oder des elastischen Verbindungstücks am Infusionsgerät zu einem Herauslösen von Teilchen, die in die Blutbahn des Patienten gelangen können. Unabhängig davon finden sich in jeder Infusions- bzw. Injektionslösung, insbesondere durch das Anschließen des Infusionsgerätes an den Behälter bzw. durch das Aufbrechen der Ampulle, erhebliche Mengen von Schwebeteilchen. In Abhängigkeit von Größe und Material können solche Partikel im Organismus Fremdkörperreaktionen und Gefäßverlegungen hervorrufen. Neben der Forderung nach einer strengen Indikationsstellung für jede Zusatzinjektion sollten nur noch Infusionsgeräte nach DIN Verwendung finden, deren eingebauter 15-μm-Filter den größten und gefährlichsten Teil der Partikel in Infusionslösungen abfangen kann.

Eine sorgfältige Indikationsstellung für die parenterale Ernährung über einen zentralvenösen Zugang, für die Auswahl von Infusionslösungen und ergänzenden Medikamenten, eine korrekte Handhabung der Infusionstechnik und strenge Einhaltung der Asepsis bei allen Eingriffen sind die Voraussetzung für einen Therapieerfolg.

IV. Parenterale Ernährung bei Dünndarmerkrankungen

Die Kenntnisse der Überwachung, Komplikationen und Anwendungstechnik der parenteralen Ernährung hat dazu geführt, daß heute diese Ernährungsform über Jahre möglich ist und ein Überleben von Patienten sichert, die aufgrund fehlender Absorptionsfläche des Darms an Unterernährung verstorben wären (Fleming et al. 1980).

Folgende Indikationen für die parenterale Ernährung auf Lebenszeit ergeben sich:

1. (sub-)totale Dünndarmresektion nach traumatischem Mesenterialabriß, Mesenterialinfarkt, ausgedehntem langjährigem M. Crohn, ausgedehntem Strahlenileus.

2. Malabsorption bei Strahlenenteritis.

Dabei leben die Patienten durchaus unter annehmbaren Bedingungen und können sogar Reisen unternehmen und Sport treiben. Statt der perkutanen Direktpunktion einer zentralen Vene wird bei Planung einer Langzeiternährung ein Silikonkatheter mit Hilfe eines kleinen operativen Eingriffes in das Gefäß (V. subclavia) implantiert und nach subkutaner Tunnelierung über dem unteren Sternumdrittel aus der Haut herausgeführt (Heimbach u. Ivey 1976). Durch diese Technik wird das Infektionsrisiko erheblich vermindert.

Nach Beendigung eines definierten Trainingsprogramms sind die Patienten in der Lage, den zentralvenösen Katheter steril zu handhaben und auch die Infusionslösungen steril vorzubereiten, die aus galenischen Gründen nicht bereits als Fertiglösungen zur Verfügung stehen. Innerhalb von 2–3 Wochen wird das Infusionsprogramm aufgebaut bis der Organismus eine Infusionsgeschwindigkeit von 10–12 h (in der Nacht) pro Tagesgesamtdosis toleriert. Somit sind die Patienten dann am Tage frei beweglich. Der Katheter bleibt in dieser Zeit verschlossen und mit Heparin gefüllt. Laborkontrollen sind im Zustand des Steady state nur im Abstand von mehreren Wochen nötig. Die psychische Belastung durch diese Therapie wird niedriger eingeschätzt als z.B. durch die Versorgung eines Anus praeter. Inzwischen wissen wir, daß bei einigen Patienten eine Erholung der absorptiven Fähigkeiten des Darms und sogar ein Darmwachstum möglich ist, so daß die parenterale Ernährung beendet werden kann (Fleming et al. 1980).

Literatur

Bässler KH, Bickel H (1972) The use of carbohydrates alone and in combination in parenteral nutrition. In: Wilkinson AW (ed) Parenteral nutrition. Churchill – Livingstone, London, p 99

Bergström J, Hultmann E, Roch-Norlund AE (1968) Lactic acid accumulation in connection with fructose infusion. Acta Med Scand 184:359

Burri C, Gasser D (1971) Der Vena-Cava-Katheter. Springer, Berlin Heidelberg New York

Dick W, Seeling W (1975) Wasser- und Elektrolytbedarf bei der parenteralen Ernährung. Infusionstherapie 2:109

Dölp R, Gollwitzer U, Ahnefeld FW, Grünert A, Schmitz E (1978) Klinische Untersuchungen über die Konzentration freier Aminosäuren im Plasma und Urin im Postaggressionsstoffwechsel. Infusionstherapie 5:309

Dölp R, Ahnefeld FW, Grünert A (1980) Untersuchungen zum Konzentrationsverhalten der Plasma-Aminosäuren unter kontinuierlicher Infusion von Traumafusin[R] bei Probanden. Infusionstherapie 7:224

Dudrick SJ, Vars HM, Rawnsley HM, Rhoads JE (1966) Total intravenous feeding and growth in puppies. Fed Proc 25:481

Elman R (1945) Parenteral alimentation in surgery. Hoeber, New York

Fleming CR, Beart RW, Berkner S, Mc Gill DB, Gaffron R (1980) Home parenteral nutrition for management of the severely malnourished adult patient. Gastroenterology 79:11

Förster H, Heller L, Hellmund U (1974) Stoffwechseluntersuchungen bei kontinuierlicher Dauerinfusion von Glukose, Fruktose und Xylit über 48 Stunden. Dtsch Med Wochenschr 99:1793

Friedrich PL (1904) Die künstliche subcutane Ernährung in der praktischen Chirurgie. Arch Klin Chir 73:507

Hauer EC, Kaminski MV (1978) Trace metal profile of parenteral nutrition solutions. Am J Clin Nutr 31:264

Heimbach DH, Ivey TD (1976) Technique for placement of a permanent hyperalimentation catheter. Surg Gynecol Obstet 143:634

Herold G, Stephan B, Menzel T (1978) Serumspiegel und Urinausscheidung von Zink, Magnesium, Kalzium und Phosphat während der postoperativen parenteralen Ernährung. Infusionstherapie 5:121

Long CL, Schiller WR, Blakemore WS (1977) Muscle protein catabolism in the septic patient as measured by 3-methylhistidine excretion. Am J Clin Nutr 30:1349

Longencker JB, Hause NL (1959) Relationsship between plasma amino acids and composition of ingested protein. Arch Biochem 84:46

Müller-Wecker H, Kofranyi E (1973) Zur Bestimmung der biologischen Wertigkeit verschiedener Aminosäurenlösungen nach oraler und parenteraler Verabreichung. Hoppe Seylers Z Physiol Chem 354:527

Rose WC (1957) The amino acid requirements of adult man. Nutr Abstr Rev 27:631

Schaub P, Betzler H, Boerner D, Stork H (1974) Stoffwechselverhalten eines Gemisches aus Athanol, Lävulose und Xylit während mehrstündiger parenteraler Zufuhr bei Gesunden. Therapiewoche 24:3594

Truniger B (1971) Wasser- und Elektrolythaushalt. Thieme, Stuttgart

Sachverzeichnis

Mediators and Drugs in Gastrointestinal Motility I

Morphological Basis and Neurophysiological Control
With contributions by numerous experts
Editor: G. Bertaccini
1982. 80 figures. XX, 468 pages.
(Handbook of Experimental Pharmacology, Vol. 59, Part 1)
Cloth DM 360,-. ISBN 3-540-11296-0

Mediators and Drugs in Gastrointestinal Motility II

Endogenous and Exogenous Agents
With contributions by numerous experts
Editor: G. Bertaccini
1982. 74 figures. XVIII, 386 pages.
(Handbook of Experimental Pharmacology, Vol. 59, Part 2)
Cloth DM 310,-. ISBN 3-540-11333-9

The enormous amount of data collected over the last 10 years on gastrointestinal motility is critically summarized in this 2-volume work. Morphology and neurophysiological control is covered in the first volume, highlighting recent discoveries in:
the structure and innervation of the alimentary tract; the endocrine-paracrine cell; the ionic basis of action potentials in smooth muscle and enteric neurones, and; the identification of intestinal neurotransmitters.

Volume II is a compilation of new information on endogenous and exogenous compounds which modify gastrointestinal motility. Included in its coverage are: nomenclature; "true" gastrointestinal hormones (e.g. gastrin and cholecystokinin), "candidate" hormones (e.g. motilin and neurotensin), pancreatic hormones, and others, such as vasopression and TR; locally active substances; biological activity, modes of interaction, and clinical application of physiological substances; pharmacological agents, and their use in research and therapy; hydrophilic colloids, and the results of pressure studies in clinical practice.

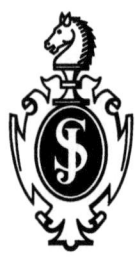

Springer-Verlag
Berlin
Heidelberg
New York

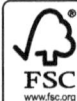

MIX
Papier aus verantwortungsvollen Quellen
Paper from responsible sources
FSC® C105338

FSC
www.fsc.org

If you have any concerns about our products,
you can contact us on
ProductSafety@springernature.com

In case Publisher is established outside the EU,
the EU authorized representative is:
Springer Nature Customer Service Center GmbH
Europaplatz 3, 69115 Heidelberg, Germany

Printed by Libri Plureos GmbH
in Hamburg, Germany